TECOM

小論文・面接・筆記
試験対策の ABC

ハローマッチング 2023

HELLO MATCHING 2023

医師・作家
石黒 達昌
Ishiguro Tatsuaki

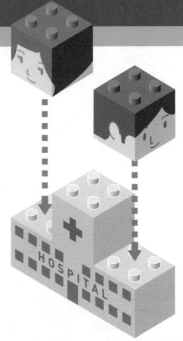

エムスリーエデュケーション

＊正誤情報，発行後の法令改正，最新統計，診療ガイドライン関連の情報につきましては，
　弊社ウェブサイト（https://www.m3e.jp/books/）にてお知らせいたします。
　ご意見，ご質問につきましても上記にて受け付けております。

＊本書の内容の一部あるいは全部を，無断で（複写機などいかなる方法によっても）複写・複
　製・転載すると，著作権および出版権侵害となることがありますので，ご注意ください。

はじめに

臨床研修の必修化に伴うマッチング制度自体はすでに定着しているが，その意義についてはいまだ議論のある所だろう。

実際，医学部の定員増や臨床研修制度の小改革も行われたが，長い目で見れば「医療崩壊」は確実に進行している。

それどころか，「医療崩壊」が行政による自作自演の「医療破壊」であり，研修制度以前の様々な政策が実を結んだ結果（？）にも見える。

しかも，演出はもとより脚本に至るまですべてがデタラメで，破壊すら中途半端な現状では，気がついたら丸焼けということになっているのではないかと我が国の未来がはなはだ心配ではある。

唯一の救いは，マッチングに伴う採用試験が，純粋に試験として見たとき，各施設の努力によって，ずいぶんと整備されてきたということである。

その昔横行していた，大学病院から系列病院への派遣のための，形ばかりの試験とは，大きく様相も異なってきた。

背景にあるのは，病院単位での一括した採用では，各科に対する大学医局の支配が及びにくいという事情であり，いわゆるジッツ（関連病院）という概念の変質である。

内部の叩き上げ昇進が可能になるなど，今までならとてもこんなことはと思われていた人事が起こってきているわけだが，どうも厚生労働省は文部科学省と協力して，「研修医 ≒ ピラミッド造りの奴隷」という元の姿に戻したいと考えているふしもある。

ただ，こうした混乱＝乱世にあって，若い諸君にとっては絶好のチャンスも生まれてきているということだけは間違いない。

チャンスを自分のものにするため，マッチング採用試験の中核をなす論文・面接に対する対策をどのようにすべきかを指南したいと思う。

幸いにして初版以来，好評をいただき，2022年版をさらにバージョンアップしてお届けすることができた。

論文と面接は，それを文章化するか口述であるかだけの違いで，根本は同じである。

論文対策は面接対策につながり，面接対策は論文対策につながる。

便宜的に両者を分けて述べているが，読むにあたってはそのことを常に頭の中に置いてもらいたい。

もっとも，諸君の大部分は筆者とは違って大学入試に論文のあった世代の人で，しかも医学部という難関を通過してきたのだから，ある意味エキスパートなのだと

も思う。

　ただ，「日々に疎し」の言葉通り，入学から少なくとも6年たった今，さすがに往年の腕もにぶってきているだろう。

　やはり文章というのは毎日書かなければダメである。

　逆に言うと毎日書いていけばすぐにコツを思い出すはずだし，コツが身につくはずだ。

　とりあえず毎日テーマを決めて書くことを勧めたい。

　数学の問題ではないのだから，これで正解という答えはなく，答えは無数に存在するが，その一つ一つに完成度の高い低いはある。

　それはたとえば何を書いてもよいはずの小説にも文学賞があって作品の良し悪しが論じられるのと似ている。

　ハードルを高いものに設定すればそれを乗り越えたときの得点は高いが，失敗する可能性も高い。

　そうかといってハードルが低すぎては，うまくいっても高い評価は得られない。

　与えられたテーマに対して自分でハードルをどう設定するのか，問題は答えよりも問いかけの方であり，問題の解決そのものである。

　点数をつけるとしたら，自分が書いてそれを自分が読むことで採点するしかない。

　必要なのは，自分が自分の先生になるということである。

　ただ，「読書百遍，意自ら通ず」「習うより慣れろ」というのはよく言ったもので，文章は書けばそれだけで上達する。

　そして人の数だけ文章の数はある。

　世の中に出回っている，模範解答らしきものを並べたてた論文対策本に意味がないのは，個性を際立たせるべき論文を画一化に向かわせているからである。

　無数にある正解をどうやって自分なりに完璧なものにできるか，それこそが本書のテーマである。

　以下，適宜学生諸君の実例を示しながら論文の書き方を指導していくが，論文を書くということは自分なりの主張をすることであって，私が書く論文も私の主張であることを了解してもらいたい。

　模範論文の細部について，反論や異論のある諸君もいるだろうが，あくまで論文の書き方を学んで欲しいのであって，私の考え方を強要しているわけではない。

　いずれにせよ，反論や異論を持つということは，自分なりの考えを持つということにほかならない。

　批評的な目線で本書を読んでいただければ幸いである。

　予備校で長くマッチング対策の講座を担当した経験から，学生の提出論文の中に見つけたダイアモンドの原石を，本書にも取り入れている。その中では，自分と「身

近に」書いていくことを強調し，自分の書いたものを「読めていない」症状の分析を行っている。紙上での添削を通じてそれを感じ取ってもらいたい。

　私事ではあるのだが，外科医だった父が 92 歳で他界したのをきっかけに，高齢者医療について考える機会が多くなり，やはり本当に「分かる」ためには「感じる」ことが不可欠なのだと認識を新たにし，本書が経験値の少ない読者に疑似体験を供することができればと思う。

　また，もっと経験値の低い高校生の医学部受験にも応用可能な論文・面接のコツを充実させているので活用してもらいたい。

　「直前にハローマッチングを読んでいたところ，『10 年後の私について思うことを述べよ』の問題がまさに本番で出たので，すごく落ち着いて小論文を書くことができた。面接対策編も直前に目を通したのだが，読んでいて気持ちが落ち着き，本番は平常心に近い気持ちで受け答えができた」という，うれしいアンケート回答もいただいたりしている。

　今年度版では特に「論文演習編のパート 4：まとめ」に注目してほしい。今まで数多くの学生の論文を添削してきた集大成である。ここに挙げた 8 つのポイントがクリアーできていれば文章としては OK のはずである。

　新型コロナが出現した数年間で医療（我々の生活自体）はがらりと変わった。このまま収束へ向かうのか，現段階では来年を想像することはまだ難しい。そうした困難な中へ飛び込んでいく皆さんに私が送れるのは，本書を通じてのエールでしかない。ガンバレ！

　筆者としては，何が本質かを常に考えながら読んでもらえれば幸甚である。

　毎年のことではあるが，巻末の資料編は編集部の情熱の結晶であり，本書が輝き続けているのもそのおかげである。感謝したい。

2023 年 3 月

著　者

目　次

はじめに・・ i

論文例・解答作成ヒント一覧・・・・・・・・・・・・・・・・・・・・・・・・・・・・・・ viii

Ⅰ　論文対策編

論文を書くための ABC・・・・・・・・・・・・・・・・・・・・・・・・・・・・・・・・・・ 2

自分の経験から・・ 2

マッチングにおける論文とは・・・・・・・・・・・・・・・・・・・・・・・・・・・・・・ 5

良い文章とは対話ができている文章
　―どういうふうに書くのか？ → しゃべるように書け！―・・・・・・・・・ 8

読み手に快い文章はラセン構造・・・・・・・・・・・・・・・・・・・・・・・・・・・・ 11

自分の中に他者の目を置いてみる・・・・・・・・・・・・・・・・・・・・・・・・・・ 14

身近なものに置き換え，何度も読み返す・・・・・・・・・・・・・・・・・・・・・ 22

自分が書くという前提で多くの文章を読む・・・・・・・・・・・・・・・・・・・ 24

視点を考え，焦点を絞る・・・・・・・・・・・・・・・・・・・・・・・・・・・・・・・・・ 26

ホームグラウンドを持っていること・・・・・・・・・・・・・・・・・・・・・・・・ 28

対立する2人の自分を作って述べてみる―二項対立―・・・・・・・・・・ 46

自由の中にも常識を忘れない・・・・・・・・・・・・・・・・・・・・・・・・・・・・・ 57

中には答えを出すべきでない問題もある・・・・・・・・・・・・・・・・・・・・・ 61

課題文がある場合の書き方・・・・・・・・・・・・・・・・・・・・・・・・・・・・・・・ 63

「です・ます」が良いか「だ・である」が良いか・・・・・・・・・・・・・・・ 64

原稿用紙の使い方について・・・・・・・・・・・・・・・・・・・・・・・・・・・・・・・ 65

Ⅱ　論文演習編

パート0：「天声人語」読み比べ・・・・・・・・・・・・・・・・・・・・・・・・・・・ 68

パート1：他人の論文を読んで感想を持つ・・・・・・・・・・・・・・・・・・・ 71

パート2：添削と読み比べ・・・・・・・・・・・・・・・・・・・・・・・・・・・・・・・ 98

パート3：論文講座から・・・・・・・・・・・・・・・・・・・・・・・・・・・・・・・・ 115

パート4：まとめ・・・・・・・・・・・・・・・・・・・・・・・・・・・・・・・・・・・・・ 139

Ⅲ　面接対策編

面接の ABC・・ 144

フリをするのが基本・・144

間の取り方が重要……一息おいて答える・・・・・・・・・・・・・・・・・・・・・・・147

誠実感のある態度・外見・・・・・・・・・・・・・・・・・・・・・・・・・・・・・・・・・・・148

医学知識についての答え方はポイントを絞って・・・・・・・・・・・・・・・149

知らないことは無理に答えない・・・・・・・・・・・・・・・・・・・・・・・・・・・・151

知っていることを小出しにする・・・・・・・・・・・・・・・・・・・・・・・・・・・・152

ポイントは病院によって異なる・・・・・・・・・・・・・・・・・・・・・・・・・・・・152

面接はファジーな要素が多い・・・・・・・・・・・・・・・・・・・・・・・・・・・・・153

「不満はないですけどね」といった言い方・・・・・・・・・・・・・・・・・・154

自分を売り込む材料を作る・・・・・・・・・・・・・・・・・・・・・・・・・・・・・・・155

声の質も重要なポイント・・・・・・・・・・・・・・・・・・・・・・・・・・・・・・・・・155

面接の実例・・156

面接の Do & Don't ・・・・・・・・・・・・・・・・・・・・・・・・・・・・・・・・・・・・・160

履歴書の書き方・・・164

面接当日の身だしなみ・・・・・・・・・・・・・・・・・・・・・・・・・・・・・・・・・・・170

面接の極意・・172

Ⅳ 面接演習編

面接試験をいかに乗り切るか？―面接のテクニックとコツ―・・・・・・・・・・・・174

Ⅴ 筆記試験対策編

筆記試験の ABC・・・190

英文翻訳のコツ・・・194

筆記試験実例・・・195

Ⅵ 論文・面接のテーマ別ヒント集

最近のトピックスから・・・・・・・・・・・・・・・・・・・・・・・・・・・・・・・・・・・206

Ⅶ 施設別傾向と対策

自分に向いているのはどういう施設か？・・・・・・・・・・・・・・・・・・・・228

施設別傾向分析・・・229

2013〜2022 年度研修医マッチングの結果 ・・・・・・・・・・・・・・・・・235

マッチング不成立は意外とチャンス！・・・・・・・・・・・・・・・・・・・・・246

どんな病院を選ぶべきなのか……私はこう考える・・・・・・・・・・・247

今後の改革について……私はこう思う・・・・・・・・・・・・・・・・・・・・・253

vii

過去 10 年間に行われた研修医採用試験に関するアンケート・・・・・・・・・・・・ 255
2003〜2022 年度研修医採用試験で出題された小論文・面接のテーマ一覧・・・ 542

Ⅷ アメリカの医療について

アメリカの医療とは？・・ 616

試験は難しいか ―あとがきにかえて―・・・・・・・・・・・・・・・・・・・・・・・・・・・・ 619

論文例・解答作成ヒント一覧

＜将来＞
specialist と generalist を考慮した上での，将来の自分の医師像／
specialist と generalist のどちらになりたいか　213
あなたが目指す医師像　74,119
あなたの理想の医師像とは？／医師になって何をしたいか　37〜41,120〜126
10 年後の自分　30〜36

＜臨床研修＞
研修医が都市に集中することによって生じる問題と，その解決策　210
研修医に求められるもの　88
研修でやりたいこと　117
このマッチング制度をどう思うか　90
指導医との意見の対立について　101,102
どういう研修を求めるか　92

＜医師＞
医師の教養とは何か？　216
恋人とのデートの約束の日に受持ち患者が急変したらどうしますか？　107,108
災害時の医師の役割　216
災害被災者となったとき，医師としてどうあるべきか　217
東日本大震災の医師の記事を読んで，自分の思う理想の医師像を述べよ　217

＜医師患者関係＞
言うことを聞いてくれない患者がいたらどうするか　219
医師患者関係について　17〜21
医師患者関係のあり方　76
院内で喫煙している人がいたらどうするか　219
患者から担当医を代えてくれと言われたらどうするか　219
患者さんを好きになったとき，あなたならどうしますか？　215
「患者」に「様」を付けることについて，あなたの考えを述べよ／
患者に「さん」を付けるか，「様」を付けるか　214
患者の死　81
患者を待たせてしまったときにどのように声をかけるか　219
癌の告知について　96
セカンドオピニオンについてどう思いますか？　157
入院加療中の乙さんは，不平不満の多い患者さんで有名です。〜　191
標準治療を行っていた患者が副作用について怒ってきたとき，どのように対応するか　219

＜医療＞
医者と業者の癒着について　208
「いたわり」のある医療とは？　211
医療におけるジレンマについて　83
医療における勇気　94
医療における境界と限界　128,129
医療はサービス業か　219
現在，日本の小児科医療が抱える問題点　210
災害医療について思うことを述べよ　216

災害現場に派遣されることについてどう思うか　216
再生医療と倫理について　53,196
終末期ケアについて思うところを述べよ　59
高齢者医療と働き方改革について　221
震災復興期における医療に必要な考え方を具体的に書け　216
臓器移植について　72
大病院の弊害　99,100
なぜモンスターペイシェントが増えていると思うか　219
脳梗塞のチーム医療についてどう考えますか？　158
包括医療についてどう思いますか？　157
我が国の救急医療の問題点について　210
新型コロナ治療について　224

＜医師不足＞
医学部新設についてどう思うか　210
医師不足に対して医学生の人数を増やすという考えについて　210
小児科，産婦人科といった特定の医師不足に対して自分なりの解決策を述べよ　210

＜安楽死・尊厳死＞
安楽死について　61

＜地域医療＞
あなたの考える地域医療とは　85〜87

＜医療事故＞
医療事故が起こった場合，あなたは医師としてどのように対応しますか　45,79
医療ミスについて　41〜43
院内感染についてどう思いますか？　156
研修医 A が癌患者 B を担当し，上級医 C に「○○療法をするからオーダーを出しておいて」〜　201
手術技術の未熟さによる患者死亡事故　208

＜社会一般＞
医療と AI について　220
勝ち組，負け組の社会構造について　212
クローン人間　113,114
原子力発電の推進について，賛成か反対か　216
脱原発について　216
人間としての自分と社会との関わり　109,110
人の命は地球よりも重いという意見について賛成か，反対か　212
もしも私が寝たきりになったら　103,104
論文データねつ造について　206
ロシアのウクライナ侵略について　224

＜臨床知識＞
EBM について　51
癌の p53 遺伝子について　195
急性虫垂炎の診断・治療について　198

感染症の流行について　209
エマージェントウイルス感染症について　222
当直で寝ていたら，病棟看護師から患者が疼痛を訴えていると電話。主治医からは一応の〜　202
Ⅱ＆Ⅲ度熱傷70％（72歳）の患者について，予後を家族にどう説明するか　197
脳死状態での出産について　207
メタボリックシンドロームについて述べよ　203

＜自己アピール＞
子どもの頃の思い出　111
子どもの頃の悪い思い出　112
自己アピール　185〜187
どんな大学生活を送りましたか？　クラブ活動は？　159
半生の記　115
自分史　134
貴方が生きてきた中で最も印象深い出来事は何ですか？　そこから学んだことは何ですか？　130〜132
もしも医者にならなかったら　105, 106
仕事以外に生きがいはあるか　133
「人生，思い通りにいかない」ということについて　136

| HELLO MATCHING | 2023 |

I

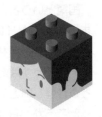

論文対策編

論文を書くための ABC

自分の経験から

　ものを書くにあたって，私自身今までどういう苦労をしてきたかを書くことはみなさんにとっても参考になるだろう。

　私の専門は一般外科なのだが，どういう縁からか医学部の卒業間近になって小説というものを志し，今は曲がりなりにも「作家・医師」の肩書きを持っている。

　作家であると言いながら，実は中学校の頃までは国語という科目が大の苦手だった。

　というより大嫌いだった。

　ちゃんとした答えがないのに，それらしく採点されてくるのが気に食わなかったのだ。

　国語というと，頭の良い人がうすぼんやり考えていることがあって，それをそのまま読まされ，「はい，この人が考えていることは何でしょう？」のように問われるという印象しかなかった。

　その「うすぼんやり考えていること」は作者自身でさえはっきり言葉にできるかどうか怪しいとしか思えなかった。

　ところが，田舎の北海道から高校進学のために上京してまず驚いたのは名物国語教師の授業だった。

　型通り教科書を読み終えると，大した説明もなく，いきなり教師のアンチョコを印刷したものを配って読ませるのだ。

　それが終わると，今度はどこからかコピーしてきた関連評論を読ませる。

　大した説明もなく，とにかく読ませる。

　「走れメロス」を1本読んだだけなのに，「太宰文学の本質」について細かく論じられているのを読むうち，「学習の手引き」にある問いの答えではなく，なぜそういう問いを設定しているのか，それが分かるようになった。

　でもまだ文学青年というわけではなく，大学の6年，しかも国家試験の半年前になって小説を書こうなどと思い立ったのは，街の本屋でたまたま手にした小説雑誌に新人賞の募集広告を目にしたからだった。

　それまで作家になるためには本1冊書かなくてはならないと思っていたのが，な

んと，原稿枚数 100 枚以内の規定で，「受賞すればあなたも作家」とある。
　100 枚くらいならなんとか書けそうというのは，単純に 1 日 5 枚で 20 日という机上の計算にすぎなかった。
　まずやったことは，いくつかある小説雑誌の新人賞当選作を読みまくることだった。
　夏目漱石や森鷗外，渡辺淳一などとは一味違う文章やテーマで，現代文学とはそんなものかと一応納得した。
　ところが，実際に見よう見まねで書いてみると，1 日 5 枚はおろか，最初の 1 枚が書けない。
　何をどう書くかというグラウンドデザインがないのだから当たり前なのだが，それでどうしたかというと，日記風にとりあえず書ける場面をばらばら書き始めた。
　無理やり 1 日 5 枚を守り抜き，100 枚になったところでバラバラの原稿をああでもないこうでもないと並べ替えてみると，なんとなくストーリーができ上がった。
　こうして応募した第 1 作目が幸運なことに応募 1,000 作中 100 作の一次選考に選ばれた。

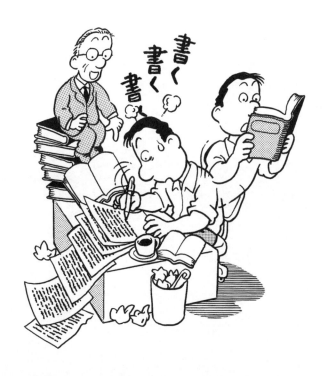

後で聞いた話では，3枚や4枚のひやかし応募も多く，100枚も書けば一次選考くらい通るのが当たり前なのだそうだが，自分に才能があるんじゃないだろうかと勘違いしたのは，倍率10倍くらいならいつかどうにかなるだろうという楽観的な性格が大きく寄与していたに違いない。

もっとも，計画通り順調だったのは，次に応募したものが最終選考の4作に選ばれたときまでで，その後2年間は，いくつもの雑誌に応募してもせいぜい二次選考止まりだった。

結局新人賞を受賞できたのは，しつこく応募し続けたからなのだろう。

文章を書くのは才能だと考えている学生が多いが，私の経験を見てもらえば分かるように，1）私の高校の教師のように適切な指導者あるいは本（『ハローマッチング』！）に出会うこと，2）過去の新人賞当選作を読みまくったように模範的な文章（ただし自分のレベル）を読むこと，3）しつこく投稿し続けたようにとにかく書く（1日でドッサリは×。毎日毎日，スポーツと同じ）こと，の三つが秘訣なのだ。

マッチングにおける論文とは

　臨床研修が必修化され，マッチング制度が整ったことによって，研修先を探すことは第2の大学入試の様相を呈している。

　マッチングとはそもそもアメリカから来た概念である。

　アメリカでは医学部を卒業した学生が研修する病院をマッチングという制度で選ぶ。

　学生が研修したい病院を選び，そこの採用試験を受け，マッチングをコーディネートする機関によって学生の希望と病院の希望をすり合わせ，ある日一斉にそれが決まる。

　日本でも卒後臨床研修が必修化されたのを機に，このマッチングが導入された。

　もっとも，昔もインターン制度なる強制研修制度があって（この時は無給！），研修が終わらなければ免許がもらえなかったのだから，先祖返りしたようなもので，全く目新しいものというわけではない。

　卒後臨床研修の伴う多科研修によって外科の外の字も知らない内科医ばかりやその逆といった異常事態はなくなったわけで，家庭医講座の一般的でない日本において喜ばしいことではある。

　インターン制度がなくなったのは1960年代の大学紛争が関与しているのだが，それはさておき，かつてストレート研修華やかなりし頃，外科の後，内科を回るというローテーションを，白い目で見られつつやった私にとっては当然こうなるべきだった方向性に思える。

　近年のアメリカ追従医療行政の中では遅すぎる導入であったかもしれないが。

　もっとも，職業選択の自由が保証されている時代に何々病院へ行けとは言えないわけだから，幸か不幸かマッチングはハローワークみたいなものにしかなり得ない。

　マッチングとは言っても，その主役はあくまで研修先と自分自身であるということを忘れてはいけない。

　マッチングより各病院が自前でやっている試験合否の客観性の方がはるかに大きな問題だと思うのだが，国はあまりそれを重要視していない。

　医師国家試験など所詮，9割程度が受かる試験である。

　研修医の過剰労働が医療ミスを誘発していると（これが真実かどうかは疑問だが）社会問題化したことから，当分はこの高率をキープせざるを得ないだろう。

今後，医者になること自体は難しくなく，自分の望む先で研修することが難しい時代になっていくはずだ。

従来，すべての病院が大学病院を頂点に系列化されていて，それがまた科別に教授の人事権内にあったため，研修先は自動的に決まっていた。

もう時効だろうから言うが，私の頃，ある病院でその年一人だけ募集した研修医は，北海道から沖縄まで受験者が来たにもかかわらず，募集前から既に決まっていた。

現在はそういったことが難しい。

マッチングでの募集は病院単位なので，教授の人事権や医局単位での勢力が及ばないからだ。

これはマッチングの良い点であり，完全ではないにしても，公平なセレクションを担保する根拠である。

大学病院では相応の出身大学ハンデはあるだろうが，基本的にフェアというのが建て前なのだ。

前述したように，マッチング自体，必ずしも学生のことを思いやってできた制度ではないかもしれない。

受験倍率が数倍なのに，マッチ率が100％に満たない大学では，コネの裏枠があるという根強い噂もあるが，学歴より実力が重視される現代社会の潮流が医学にも導入されるという点において，これをうまく利用すれば，より大きなチャンスが得られることは間違いない。

およそ研修病院の試験はペーパー試験のほか，小論文，面接などに分かれ，それが採点化されることで定員に対する合否が割り振られる。

ペーパー試験はまあよいとしても，一体小論文や面接などはどのようにして採点されるのか，合否の基準は何なのか，受験する側としてはそれが気になるところである。

ここで重要なのは，病院勤めしている医師は必ずしも試験のプロではないという点だ。

それらしいテーマで論文が出題されていても，試験官がそれを点数化できているかどうか，はなはだあやしいのである。

結局のところ小論文や面接で判断しようとしているのは，その人物の医師としての適性と，その施設での協調性ということになるのだろう。

もっと簡単に言うと，「熱心に」ちゃんと仕事ができ，「誠実で」精神的に「安定

した」人物であるかどうかである。

　自分勝手に判断して上司の言うことを聞かず，医療ミスを起こしてしまうような人物を排除することを目的に小論文や面接が行われていることを理解すれば，それらに対する方策も自ずと明確になってくるはずである。

　「熱心で，誠実で，安定した」人間として論文を書くコツを一言で言うとしたら，「体系化されたウソは真実になる！」であると，頭の中に入れておこう。

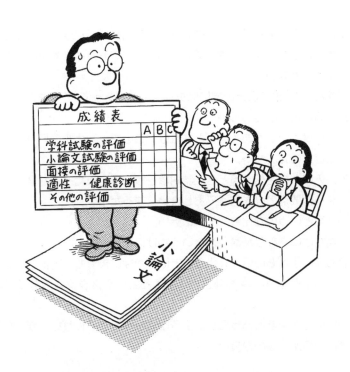

良い文章とは対話ができている文章
―どういうふうに書くのか？ → しゃべるように書け！―

　言うまでもないことのように思われるかもしれないが，医者になろうとする人間にとって文章力を身につけるというのは，薬の使い方やメスさばきを覚えるのと同様，いや今の時代ではそれ以上に大切なことである。

　カルテも論文も文章であり，まとまった内容について意味の通る文章を書いているかどうかで，カルテの書き方や，ひいては患者への接し方まで分かってしまう。

　逆に，ある人物の適性を判断する上で，文章を書かせてみることほど有効なものはない。

　だからこそ，これから雇う人間に小論文を課すのが試験の主流になっている。

　では，良い文章を書くにはどうすればよいか？

　一つ言えることは，文章の上手，下手は才能によるものというより，むしろ慣れの要素が大きいということだ。

　文章がうまく書けないと言っている人も，しゃべらせてみると，面白いことを言ったりする。

　今の学生は明らかに書くことに不慣れな一方，当意即妙な会話に長けている。

　そういう学生には話すように書いてみたら良いとアドバイスするのだが，どういうものかうまくいかない。

　どうも話すことと，書くことの間にはチャンネルがあって，それをカチャンカチャンと切り替えることが必要らしい。

　文章をうまく書くコツがあるのだとすれば，このチャンネルの切り替えがうまくいくということなのだ。

　ところで，人にものを伝えるとき，諸君はどうしているだろうか？

　短気な人ならば要点のみを言っておしまいにするだろう。

　メールの文章というのが比較的それに近い。

　しかし，論文はいきなり結論だけというわけにはいかない。

　何の知識もない子どもに伝えるようにとはいかないまでも，前提となるべき知識の共有がない人間に嚙んで含めるように教えるというスタンスでなくてはならない。

　そのためには，多少まどろっこしいように思われるかもしれないが，分かりきったことの確認から始めるのが良い。

堅固な家を作った子豚のように，一つずつレンガを積み重ねていくのが文章を書くコツなのだ。

ただ，いきなりレンガを積み重ねても仕方ないので，設計図というか，何を書くのか，書き始める前にいわゆる構想を練らなくてはならない。

構想力のある人は良いが，論文試験に「構想3年の大作」というわけにはいかないのだから，いざとなれば書きながら考え，考えながら書くしかない。

文章と構想が同時にでき上がっていくやり方で，いわば紙面に落とした自分との対話である。

長々とした文章を書く小説の場合は特に，この対話が重要で，対話なくして良い小説は書けない。

小説でしばしば理想的とされる，しゃべるように書く文章とは，とりも直さず，対話のできている文章ということにほかならない。

対話のできている文章を別の言葉で言い表すと，一つのテーマについて，ああでもない，こうでもないと思い悩みながら，結論を導いていく文章のことでもある。

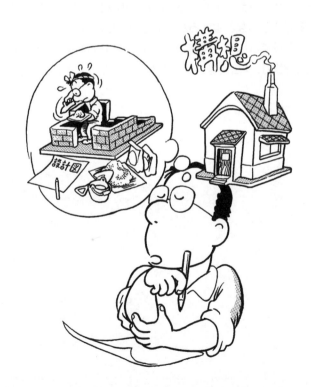

ああでもない，こうでもないの一つ一つがどれほど練られているかで，文章の良さが決まってくる。

　たとえば小林秀雄の評論を読んでみると良い。

　彼の評論が難解なのは，ああでもない，こうでもないの紆余曲折一つ一つに深い基礎があるからで，それらを組み合わせることで，とてつもなく高い塔が建つ。

　難しい文章が必ずしも高級というわけではないが，良い文章にはそれなりの基礎があり，まずそれを身につけなくてはならない。

　良い文章を書くというのが一朝一夕にはできないことの理由はそこにある。

　とはいっても古今東西の評論を読み，医療関係の蘊蓄をごっそり身につければ良いかというと，そうとばかりも言えない。

　所詮，他人の書くものは他人の書くもので，自分の考えるところとは異なる。

　先人の考えを学ぶことは大切だし，まずそこから始めなくてはいけないが，それだけでは模倣にすぎない。

　読み手に感動を与えるのはどこかで読んだ文章ではない。

　ではどうやってオリジナリティーあふれたものを書けば良いのか？

　短時間で独創的なものなど書けるわけはない。しかし，オリジナリティーの意味は「独創的」ばかりではなく，「固有の」という意味もある。「オレは（私は）こうなんだ」と難しい論理じゃなく身近なものから書いていく手があると覚えておこう。

読み手に快い文章はラセン構造

　私自身の経験から始めてみよう。

　新人賞を取って作家としてデビューした私はすぐに壁に突き当たった。

　書くもの書くものすべてが編集者によって没にされたのだ。

　その理由を尋ねると，一言，「弱い」。

　その真意は，要するにどこかで読んだようなものだということだった。

　どんなにうまく書いたとしても，独創性が重んじられる小説の世界では，誰かの亜流にすぎないということになる。

　うまく書こうとすればするほど自分が傾倒している作家の書くものに似てきてしまう。

　没を果てしなく繰り返した私は，半ばやけになって，今まで読んだことのないような小説を書いてみた。

　従来型の小説とは全く様相を異にしたノンフィクション調の文章で，文章もそっけなく，情景描写をするかわりに写真を載せたり，縦書きでなく横書きにしたりと，思いきり遊んだものだったが，蓋を開けてみると，初めて「強い」と評価されて芥川賞の候補にまでなった。

　そのとき学んだことは，オリジナリティーを求めるということが何かをあきらめることでもあるということだった。

　ただ，オリジナリティーを他人に教えることはできないし，芥川賞狙いの小説をみなさんに書いてもらおうというわけではない。

　試験の場では，他人と少しだけ違えば良いのである。

　どうすれば良いか？

　コツがある。

　ある問題に対して，普通考えられる答えが A か B であったとしよう。

　A か B かで論じると，これは二元論になる。

　これに全く新しい C という視点を見つければ，文章としては格段に書きやすく，少しだけオリジナルな風味を醸し出すことができる。

　A か B か，Yes か No かであれこれ思い悩んでみても，結局は同レベルで落ち着くことにしかならないが，C という新たな高みへ抜け出すことは読む者に快さを与える。

下世話なことを言うと，他人に読ませる文章を書くとき，最も留意しなくてはならないのは，それが読み手に快の感情を与えるか，不快の感情を与えるかである。
　この際，文章自体が高尚で高級であることより，読み手にとって快であることの方が優先する。
　では，人はどういうときに快を感じるのか？
　理想的にはラセン構造が多くの人にとって快なのだと，個人的には思っている。
　ある解剖学の名物教師が右手をぐっと突き出し，「繰り返し構造こそが快である」と学生の爆笑を誘っていたが，言い得て妙だ。
　あっちへ行ったりこっちへ来たりというのに振り回されると，人は疲れてしまう。

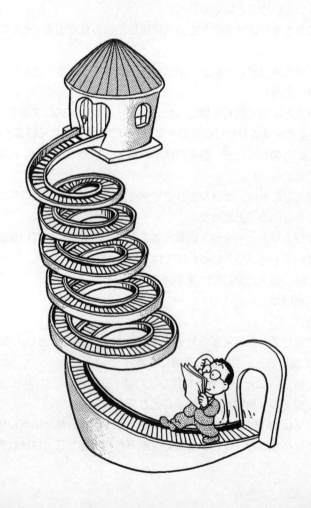

ぐるぐる同じ場所を回っていると，そこに安心感が生まれる。

もっとも，ぐるぐる回りだけでは当然のことながら評価もされないし，相手もすぐに安心感のマジックに気づいてしまう。

ということで，ぐるっと回って戻ってきたとき，少しだけ高みに上っていることがどうしても必要になり，これがラセン運動というわけである。

A vs B，そして C を繰り返すラセン構造は我々の DNA に深く刻み込まれた構造なのである。

人は高みからの眺め，すなわち俯瞰を心地良いと感じる。

同じ所を回っているうちに高みに上っていると認識させられることほど読み手にとって心地良いものはない。

このラセン運動こそ手っ取り早い名文作成法である。

もっとも，あっち行ったり，こっち来たりのギザギザ運動の方がむしろ得意という諸君もいるかもしれない。

混沌を意図的に作り出し，その中から浮かび上がってくる結論というのも確かに悪くはない。

ただ，よほど頭の中が整理されていないと，自分に自分がだまされてしまいかねない。

そうならないようにするために大切なことは，自分自身のポジションがしっかりしていることである。

自分の目線，姿勢がはっきりしていれば，話がどこへすっ飛ぼうが論点まで飛んでしまうことはない。ラセンをえがくには，自分の現在地がはっきりしていなくてはならないのだ。

ともあれ，短い論説的な文章を書く基本的な方法論として，ラセン運動とギザギザ運動の二つがあることを頭の中に入れておいてもらいたい。

自分の中に他者の目を置いてみる

　文章を書くということは，少なくとも論文のレベルでは，予定調和を探し求めることと言い換えられる。

　しかし，予定調和ほどつまらないものはない。

　ハラハラドキドキの映画にこそ人が集まるのであって，こうなるんだろうなというのがあらかじめ予想できてしまうものに人は集まらない。

　大体においてヒットする映画は，大きく広げておいて，手を読ませないまま，次第に目指す所へ収束させるようなものである。

　論文も全く同じで，短いながらも，どうやって最後まで手筋を読まれないかが，評価を決める勝負どころになる。

　当たり前の結論が透けて見えるお利口さんの一般論は読むにあたわず！　で最も嫌われる。

　とはいえ，「結論を読まれない」というのはとても難しい。

　およそすべての推理小説作家はこの一点に日夜腐心している。

　推理小説では容疑者となりうる複数の人物を用意するが，論文の場合，この仕掛けは複数の対立軸ということになる。

　対立項＝多様性であり，多様な見方のできる人間は自分以外の他者の立場に立ってそれを理解できる人間でもある。

　他者の理解はまた，医師に求められる最も重要な資質である。

　自分の中にどういう他者を置くのか，実はこれこそがすべての文章作成におけるキーポイントである。

　しかし，日々多様な見方をしていない人間が簡単に多様さを表現できるわけがない。

　自分の厚みはごまかしようもなく文章の中に出てしまう。

　ただし，「日々の自分」らしきものであれば，これを作り上げるのに何年もかかるわけではない。

　数か月，いや，あるいは数週間で可能かもしれない。

　もともと人間の中には，自分と相反する人間が多かれ少なかれ住みついているからだ。

　自分の中に住みついている他人をどうやって引き出すか，それには多少の訓練が

必要だ。

　自分の中の他者は常に懐疑的であるという原則を忘れないようにして，まず自分の中に自分を否定する自分を置いてみよう。

　当たり前へ流れそうになったら，「本当？」とつぶやいてみる。

　良い文章を書くためには，とにかくたくさん書いてみることだというのは前述した通りだが，実際に書かなくても，書くためのトレーニングはできる。

　概念論ばかりでは退屈するだろうから，具体的にそれをやってみることにしよう。

　たとえば，「医者と看護師のパートナーシップについて」という問題を考えてみる。

　「医者と看護師は対等な立場でパートナーシップを築き，協力し合わなくてはならない」という答えが頭の中に浮かんだとしよう。

　まあ無難で良いかもしれないが，これで 400 字詰め原稿用紙 5 枚を書くのはきつい。

　そこで，上述のように，「本当にそうなのか？」とつぶやいてみる。

　たとえば「対等」といったところが本当なのか，クエスチョンマークをつけてみる（つまり，パートナーシップ≠平等）。

　医者は医師としての免状を持っているのだから，看護師の免許を持っている看護師とは違うはずだ。

　どこが？

　手術できるのは医者だけだし，投与する薬を決められるのも医者だけだ。

　対等という美しい言葉とは裏腹に，現実は医師の指導の下，看護師が働いているのではないか。

　それはそうだろう，違っている部分もあれば同じ部分もある。

　逆に，じゃあさっき同じだと思ったときには，一体何を同じだと思ったのか？

　医療に対する姿勢というか，患者の病気を治すとかいった深い部分では一致しているはずだ，と思ったに違いない。

　その根っこが一緒なら現実に何をやるかという枝葉に多少の違いがあっても，それこそ枝葉末節じゃないか……。

　そう考えられないだろうか。

　で，力を合わせて何かをやるというのは，どういうことなのかに思いを巡らしてみる。

　みんなで一つの目的，目標に向かって何かをするというのは，そうあるべき美しい姿ではある。

クエスチョンマークをつけたことで議論が少し膨らんだが，論文にするにはまだ膨らみ方が足りないので，もう一度，無理やり，「でも……」と考えてみる。

みんなが同じ方を向いてエッサカホイサッサとやるのだけが協力なのだろうか？

サッカーを見ると分かるが，全員がボールの周りに群がっているわけではなく，それぞれのポジションの範囲内でボールを追っている。

気まぐれなボールは，今はこっちにあっても，次は全然別の方向に転がるかもしれず，目標はボールであるよりむしろ得点することで，そのためには一見，目的とは少し違ったところにいることが必要な場合もある。

つまり，みんなが同じことをしていてはダメなのだ。

プレーヤーに限らず，地味に見える裏方も，彼らがいなくてはスタープレーヤーがゴールを決めることはできない。

これを医学の世界に置き換えてみよう。

日本からアメリカへ行った医者が，日本の常識そのままに「〜さんには……の薬でいいかな」と看護師に相談したところ，「それはドクターの考えることで，ナースの考えることじゃありません」とピシャリとやられたという話がある。

すべての医療行為が訴訟と直結するアメリカならではの話だが，医者と看護師，パラメディカルの役割分担がしっかりしているのだ。

結局のところ，協力というのは，他人と力を合わせるということでありながら，最も重要なのは，自分が何をすべきかが分かっていることにほかならない。協力が責任軽減の言いわけであってはならない。

日本でもかつて電気メスのアースの張り忘れをめぐって医療訴訟が行われたことがある。

アースを張るのは看護師の役目だが，そのメスを使うのは医者で，最終責任は医者にあるかどうかが裁判の焦点になった。

判決は看護師の責任を認めるきびしいものだった。

医者に医療行為すべての監督業務があるのは事実だが，医療行為がチームとしての協力の上に成り立っていることが公的に認められた格好となった。

各々が各々の責任において仕事を行うという意味で，医師も看護師も対等ということである。

一つの目標に向かって多くの人間が協力していく上で，各人が自分の責任をとことん追求しなくてはならない。

しかし，全体の中の個人，個人の集合としての全体のバランスが難しい。

I 論文対策編 **17**

有能な医師一人がいれば事足りるわけではない。

どんなにすぐれた外科医であっても，助手がいなければ，うまくメスをふるえないし，鉤引きの研修医も視野の確保には必要不可欠だ。

機械出しの看護師がいなくては，そもそもメスすら出てこない。

いくつもの歯車がうまく嚙み合って，はじめて車輪が前に進む。

そこには大きな歯車もあれば，小さな歯車もある。

大きな歯車ばかりがあっても，それらの間に入る小さな歯車がなければ何の役にも立たないのと同様，研修医や新米看護師にも，大きな存在意義がある。

多少というか，かなり筆者の私見が入っているが，今まで書いてきたことを適当な形にまとめれば論文としてなんとかでき上がるはずである。

協調は大切だという出発点に一つの疑問を置いたことで，ぐるりと一周して少し上の理解へと続くラセン構造が理解してもらえただろうか。

ここで医師患者関係をテーマにした短い文章を読んでみよう。

患者との良好な関係は，医師が患者の教師であるべきなのか，肉親であるべきなのか，友人であるべきなのか，それとも他人であるべきなのか……。

そんなことを頭に置いて読んでもらいたい。

◀ **例文** ▶

　医者は言うまでもなく人間を治すのであって病気を治すのではない。人間が人間を治すのだから，そこに良好な関係を築かなくてはならないことは明白である。しかし，長く付き合ってきた友人でさえ，完全に理解し合うことは難しい。ましてやごく短期間で他者である医者と患者が理解し合うことは至難の技だろう。

　結局のところ，そこにはある程度ビジネスライクの関係，つまりコスト・ベネフィット的な考え方が存在せざるを得なくなる。すべての医療行為には苦痛や副作用など，患者にとって不利な部分が存在する。しかし，それらを行うのは不利益以上に病を治すという利益が大きいからである。コストとベネフィットを天秤にかけて常に最良の道を探していく中に，医者と患者がともに歩むべき方向を探る。そういう意味で医者と患者の関係は少しドライなものかもしれない。

医者と患者の関係を教師-生徒に例えることがあるが，医者が教える一方，患者が学ぶ一方ということでは必ずしも良好なものとは言えない気がする。もちろん患者は医学に関して知識が乏しいのだから医者から多くを学ばなくてはならないが，自分の身体のすべてを医者に任せっきりにして言いなりになるのでは，何も考えない主人-奴隷の関係になってしまう。良い医者は自分の身内を診るように患者を診る。医者は患者の痛みを理解しなくてはならない一方，患者と一緒に痛がってはいけないと言う。医者が自分の身内を受け持つと思わぬミスがあるとも言う。医者と患者はあまり距離を縮め過ぎてもいけないのだろう。
　私の考える良好な医者-患者の関係とは，主人-奴隷や教師-生徒のそれではなく，また，身内の関係でもない，いわば良い友人関係である。どちらが上でどちらが下ということではなく，対等な立場で患者にとっての利益を追求すべく努力していく，そんな関係を目指したいと思う。

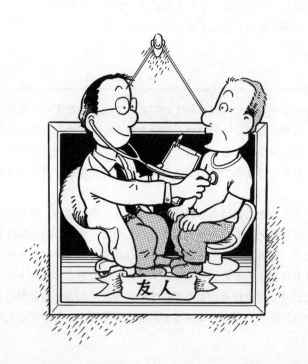

「医者は言うまでもなく人間を治すのであって病気を治すのではない。（中略）ごく短期間で他者である医者と患者が理解し合うことは至難の技だろう」

この部分は導入であり，「医者は病気でなく人間を治す」「医療に大切なのは良好な人間関係」という前提から，どうやって医師患者関係を築いていくかという問題提起を行っている。

「結局のところ，そこにはある程度ビジネスライクの関係，つまりコスト・ベネフィット的な考え方が存在せざるを得なくなる。（中略）コストとベネフィットを天秤にかけて常に最良の道を探していく中に，医者と患者がともに歩むべき方向を探る。そういう意味で医者と患者の関係は少しドライなものかもしれない」

コスト・ベネフィット（費用対効果）という一つの答えを示している。

そして，この考えは合理的な反面，欧米的であり，少しドライなものかもしれないという疑問を提示することで新たな展開が期待される。

「医者と患者の関係を教師-生徒に例えることがあるが，（中略）自分の身体のすべてを医者に任せっきりにして言いなりになるのでは，何も考えない主人-奴隷の関係になってしまう。（中略）医者が自分の身内を受け持つと思わぬミスがあるとも言う。医者と患者はあまり距離を縮め過ぎてもいけないのだろう」

医師と患者の関係について，教師-生徒，主人-奴隷といったモデルに置き換え，比喩的な関係を持ち出すことで，今までとは違った角度から問題を論じようとしている。その中で，医師と患者の距離について，それが遠すぎても近すぎてもダメだと主張している。

「私の考える良好な医者-患者の関係とは，主人-奴隷や教師-生徒のそれではなく，また，身内の関係でもない，いわば良い友人関係である。どちらが上でどちらが下ということではなく，対等な立場で患者にとっての利益を追求すべく努力していく，そんな関係を目指したいと思う」

比喩をそのまま用いる形で，自分が考える最も望ましい医師患者関係を述べている結論部である。

先ほどのコスト・ベネフィットを基本にしながらも，医師と患者が対等な関係で共通の利益を探るという一段高いコスト・ベネフィットの概念を提示しているのがお分かりいただけるだろうか。

さて，この例文を少し修正し，長くしてみよう。

◀ 例文 ▶

　医者患者関係について考えるとき，医者という職業の本質が何なのかを考え
なくてはならないだろう。医者は病人を診察し治療するのが仕事である。では
何を治すのか？　言うまでもなく人間を治すのであって病気を治すのではな
い。患者の目を見ないでカルテばかり書いている医者や患者の話をあまり聞か
ずにすぐ CT をオーダーする医者は，人間ではなく病気を見ていると批判され
ている。医療技術の進歩は病気の状態を定量的画像的に評価できるようにした
が，反面，人間を見ない医者を作り出してしまったのだろうか。しかし，人が
人を治す以上，どうしてもそこに互いに信頼し合える人間関係を築かなくては
ならない。もっとも，長く付き合ってきた友人でさえ，完全に理解し合うこと
は難しいのだから，ごく短期間で医者と患者が理解し合うことなど至難の技で
あることは間違いない。

　結局のところ，そこにはある程度ビジネスライクの関係，つまり，コスト・
ベネフィット的な考え方を介在させざるを得なくなる。コストは様々の医療行
為に伴う代償で，ベネフィットは患者が享受する利益である。手術を受けると
苦痛を我慢しなくてはならず，風邪にかかったときにも苦い薬を飲まなくては
ならない。苦いだけなら良いが，場合によっては重篤な副作用のある場合もあ
る。検査にしても，いくぶんかにせよ放射線を浴びなくてはならないし，相応
の金銭的な負担もかかる。およそありとあらゆる医療行為で，苦痛や副作用，
経済的な負担など，患者にとって不利な部分の存在しないものはないと言って良
い。それゆえ，医療行為を行う根拠として，それらを行うことによる利益が不
利益を上回らなくてはならない。コストとベネフィットを天秤にかけて常に最
良の道を探していく中に，医者と患者がともに歩むべき方向を探るというのが
コスト・ベネフィットの基本概念である。昔の「俺に任せておけ」的医療に比
べると，合理的な分何か冷たい感じがするかもしれない。マニュアルを作り均
一化することの好きな欧米からやって来た概念だけあって，そこに介在する医
者と患者の関係は少しドライなものだ。

　医者と患者の関係を例えるモデルの代表的なものの一つに，教師-生徒関係
がある。これは従来型の医者患者関係をよく表している。しかし，医者が教え
る一方，患者が学ぶ一方という関係は，インフォームドコンセントが進み，患
者の権利が叫ばれる現在，必ずしも理想的なものとは言えない。当然，患者は

医学に関して知識が乏しいのだから，自分の病気の本態や治療法などについて医者から多くを学ばなくてはならないが，自分の身体のすべてを医者に任せっきりにして言いなりになるのでは，むしろ主人-奴隷の関係と言った方が近いかもしれない。よく，良い医者は自分の身内を診るように患者を診るという。そのように親戚関係ならば良いのだろうか？　確かに自分の親を診るのだと思えば丁寧で熱心にもなろう。しかし，医者は患者の痛みを理解しなくてはならないが，患者と一緒に痛がってはいけないとも言う。医者が自分の身内を受け持つと思わぬミスがあるという話も多く聞く。変に意識して普段していないようなことをしたり，過度に痛みを分け合って医師としての判断に誤りが出たりするのだろう。過ぎたるは及ばざるが如しと言うように，医者と患者はあまり距離を縮め過ぎてもいけないのかもしれない。

　私の考える良好な医者-患者の関係とは，主人-奴隷や教師-生徒のそれではなく，また，身内の関係でもない。いわば良い友人関係とも言うべき関係である。良い友人であれば，どちらが上とか下とかいうことはない。対等な関係である。ただ自分にないものを相手が持っている。その中で互いに互いを尊重し，大切に思う。遠過ぎず近過ぎず，対等な立場で病気という共通の敵に立ち向かっていく，そんな関係が私にとっての理想の医者患者関係である。

最初の部分について見てみよう。

「医者は言うまでもなく人間を治すのであって病気を治すのではない。人間が人間を治すのだから，そこに良好な関係を築かなくてはならないことは明白である」というオリジナルの部分が「医者患者関係について考えるとき，医者という職業の本質が何なのかを考えなくてはならないだろう。(中略) 医療技術の進歩は病気の状態を定量的画像的に評価できるようにしたが，反面，人間を見ない医者を作り出してしまったのだろうか。しかし，人が人を治す以上，どうしてもそこに互いに信頼し合える人間関係を築かなくてはならない」と長くなっているが，それは一文一文について，それぞれより詳しい説明を補っているだけであって，内容的に新しいことを付け加えているわけではない。

　このように全体の方向が定まれば，それを膨らませるのはそう難しいことではない。

身近なものに置き換え，何度も読み返す

　前項の文章で示したように，文章を書く上で必要なレトリックの一つに比喩がある。

　テーマについて論じることに困難を感じたとき，思いきって状況を何かに例えてみるのも一つの手だ。

　単に文章技巧というだけでなく，比喩をあれこれいじり回しているうち，議論の新たな方向性を見つけ出すこともある。

　まだ医者になっていない諸君が，自分の経験から具体的に述べるわけにもいかないだろうが，読み手は概念論ばかりの文章にはすぐ飽きてしまう（小難しい文章が一番低級！）。

　そのとき，最も有効なのが，身近なものへの例えである。

　若造の分際で何を！　という反感を買うことなく，具体的に論を進めることができるのも変化球である比喩の特典の一つだ。

　もっとも，一つ注意しておくと，文章の初めからテーマを別の素材に置き換えて論じ始めて例えの世界の中だけで論じるのはやめた方が良い。

　やはりどこかで現実的な問題に立ち返ってリンクさせるべきである。

　よくやる手は，最初に使った例えをまた最後にも持ち出してきて結論を論じるやり方で，これは結論を大きく膨らませる上で有効なことが多く，文章をうまく見せるコツでもある（ラセン構造！）。

　しかし，とりあえず文章を書いて読み返したとき，多くの人がうまさではなく気恥ずかしさを覚えるに違いない。

　その気恥ずかしさの原因は，自分の文章に酔ってしまっている書き手に由来していることが多い。

　文章を書くいま一つのコツは，書いている自分を客観的に見ることができることである。

　何でもそうだが，熱くなって書いているときには，細かい部分にまで目がいかず，ひたすら突っ走っているものである。

　筆が進むというのは決して悪いことではないが，突っ走れば周りが見えなくなる。

　文章の調子も一本調子になり，ボキャブラリーも貧弱になってしまう。

　そうならないためにはどうしたら良いのか？

書きながらマメに読み返してみることである。

そして，細かい方向修正を繰り返すことである。

節目の多い竹は真っ直ぐに伸びると言うが，方向修正をしっかりしていった文章はよくコントロールされ，書き手の頭が整理されている印象を与える。

頭が整理されていなければ，1つの文の中でさえ初めの書き出しを結びまで覚えていられず，係り結びがあやしくなる。

どこがスタートだったのか分からなくなり，ちゃんとしたゴールへ行きつかない文章もしばしば見かける。

もっとも，方向修正ばかりでは，一体何が書きたいのか判然としないので，どこまでがまとまりなのかをよく考え，ポイントポイントでの読み返しが重要である。

小論文は「小」論文であって，論文ではありえない。短い文章にどれだけ興味を持ってもらえるかで勝負が決まる。

自分に切実な問題には他人も共鳴してくれる。やはり，一般論ではなく「私はどうなのか」は強い！

「自分」に興味を持ってもらえれば，八割方勝負は決まる。

自分が書くという前提で多くの文章を読む

　文章をコントロールすると書いたが，これはそう簡単なものでないので，相応のトレーニングが必要となる。

　お勧めは，他人の文章を読んで，自分ならこう書くのに，あるいは，自分はこうは書かないな，などとつぶやいてみることだ。

　ここまで読んだ諸君は，既に私の文章の書き方をある程度学んでいるはずであり，既に自分ならこうは書かないといった意見を持ったかもしれないが，それこそが本書の最も意味のある部分なのだ。

　他人の書いたものをたくさん読むのはとにかく良いことだ。

　これは何も医学関係の書に限ったことではないし，本でなくても，小さな冊子の文章などでも良い。

　今まで諸君は数え切れないほどの文章を読んできてはいるだろう。

　しかし大切なのは，自分が実際に書くという前提で文章を眺め渡してみることである。

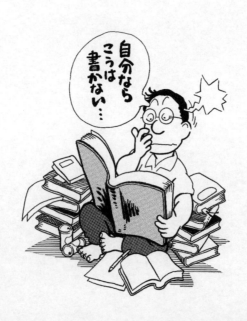

Ⅰ　論文対策編　**25**

　なるほど全体の構成はこうしているのか，文章のつながりと表現はこう工夫しているのかと，いろいろと見えてくる部分があるはずである。

　自分が投手をやっている人間なら，バッターボックスで相手の投手の配球を見て，勉強になるところが多いだろう。

　それと同じで，書き手として文章を読むと，それがフリーペーパーの記事のようなものであったとしても，今までと，全く違うポイントに気付くはずだ。

　採点する側は，最初から絶対的な採点基準を持っているわけではなく，たくさんの論文を読む中で次第に良し悪しの基準ができていくと考えられる。

　とすれば，合格するには周りより少しだけできが良ければよいのである。

　決して百点満点である必要はない。

　「敵を知り己を知れば百戦危うからず」と言うが，他人の書いたものを読めば，必ずしもそれが名文でなくても，越えるべき基準を知る効果がある。

　繰り返すが，ポイントは自分が書く目でなるべく多くの文章を読むことである。

視点を考え，焦点を絞る

　論文の中には「〜について知るところを述べよ」的なものもあり，知識が問われる問題も存在する。

　その書き方について述べてみたい。

　たとえば，「胃癌の手術治療について述べよ」といった問題を考えてみる。

　この場合，専門書の丸写し的な解答も考えられなくはないが，あまり望ましいとは言えないだろう。

　あくまで臨床医になるための試験であり，枚数に制限があるのだから，臨床上何が問題になるかをはっきりさせた上で，焦点を絞っての解答が望ましい。

　治療方針を決めるにあたってまず問題となるのは，それが早期であるのか，進行癌であるのか，場所がどこにあるのか，あるいは組織型がどうであるのか，さらにエコーや CT でその他の部位への転移はどうであるのかといったことであろう。

　それによって，幽門側切除なのか全摘なのか，あるいは部分切除で良いのかが分かれてくる。

　また最近では，内視鏡治療といった選択肢もある。

　早期で深さ m までだとしても，組織型が未分化であれば内視鏡治療の適応から外れるケースもあるだろう。

　気を付けなくてはならないのは，未だ学会全体としてコンセンサスの得られていない部分についての記述だ。

　採点者がどういった立場にいるのか分からない段階で不確定な最新の知識ばかりひけらかすのは危険だが，かといって古めかしい教科書的知識に終始するのも良くない。

　最新の知識については，あくまで「……といった考え方もある」くらいのソフトな表現にとどめておくべきである。

　医学全般について言えることだが，「……だ，である」といった断定的な言い方より，「……だろう，かもしれない」といった，少し含みを持たせた言い方の方が，実情をよく反映している。

　人によっては断定的な言い切りの形そのものに反感を抱くことすらある。

　採点者に反感を持たれないというのは最も重要なポイントで，それは案外，文末といった些細な部分に依存していたりするのだ。

もっとも，それよりも留意しなくてはならないのは，論を進めるにあたって十分
整理された形にすることだ。

　文章なので，表を作るわけではないが，その気になれば書いてあることを表にし
て整理できるくらいの感じが望ましい。

　採点する側からすると，まずチェックするのは，大きな把握ができているかどう
かで，それから細かい点一つ一つのチェックが始まる。

　当然，大きな把握に漏れがある方が，細かい点での間違いより減点は大きい。

　人間にはこの欠落部分をなんとか自分の詳しい分野で補填しようとする習性があ
る。

　しかし，詳しい部分をさらに詳しくしても余分な加点はないかわりに，すっぽり
抜けている部分は確実に減点の対象となる。

　本来，触れたくない部分には触れないのが一番だが，卑しい根性を見透かされて
しまう方が減点は大きい。

　悪いことを教えるわけではないが，なるべく凹凸を減らして大人しくしている方
が，採点者の見落としを誘発する。

　文章の段差は作らない方が良いのだ。

　書ける部分も我慢して書かないことが得策のこともあることになる。

　ペースを守った文章作りが重要である。

ホームグラウンドを持っていること

「10年後の私」というテーマで論文を書くようにという問題が出されたとしよう。「理想の医師像とは？」「将来の展望」「研修で何を目指すか？」「志望の動機は？」などは頻出のテーマであるが，「10年後の私」と言い換えられたりするとすぐに反応できなかったりする。瞬間的に論理を組み立てるのは誰にとっても至難の技なので，5〜10個は，すぐに書けるテーマを確保しておく必要がある。

10年後の自分がどんなにすばらしい医師になっているかを延々と書いたとしても，そこにあまり意味がない。

かといって医師であることの困難さを想像して書こうとしても，それは困難であろう。

まず心すべきは「10年後には〜になって……をして……」みたいな，単調な路線をまっすぐ進むような文章は避けることである。

そういったものも書きようによってはなんとかなるかもしれないが，ちゃんとしたものに仕上げるには相当の力量が要る。

一般には，少しくねった道を創造する方がはるかに楽だと心得た方が良い。

少しくねった道とは，たとえば起承転結に代表されるような構成のことだ。

A→A′→B→Cと言い換えても良いかもしれない。

起承転結は良い文章を書くための古典的とも言える手法だが，文章を磨くには多少入り組んだ構成が必要になる。

いきなり結論では論文にならず，結論へ持っていくための，自作自演の迷路を作る必要がある。

言葉は悪いかもしれないが，読んでいる人間を，目指す目的地へ誘導するため，うまく煙に巻くのである。

その際，あまりにも複雑な迷路にしすぎて理解してもらえないものであってはならないが，できの悪い推理小説のように単純すぎても「なあんだ」ということになってしまう。

結論はなくてはならないが，そのための手が透けるものであってはならない。

ではまず構成から考えてみよう。

どんな文章を書くのか，大体の流れを作ってみよう。

そのために，10年後の私を具体的にイメージしてみる。

「順調にいけば研修医が終わり，その後，専門を決めて数年の臨床研修を積み，さらに博士号取得のための研究をしているだろう。

一人前の医者としての自信も生まれているはずだ。

その反面，患者の命に関わるものかどうかは別として，種々の失敗も経験しているに違いない。

案外，進む道によっては，自分が試験を課す側になっているかもしれない」

まずそんなことをぼんやり考えてみる。

しかしぼんやりと10年後の自分を書いても，それは文字通りぼんやりとした文章にしかならない。

その中の一つの道を選び取って，ストーリーを組み立ててみよう。

先ほどのイメージからすると，臨床医として目指す方向，医師としてどうミスと向き合うか，指導者としての自分について等々が候補に上がる。

イメージがより具体的なものになると，具体的な文章が浮かび上がってくるだろう。

このとき，臨床医として目指す方向というテーマについて，あらかじめきっちりした考えを持っていれば，それは「10年後の私」といった課題にも使えるだろうし，「理想の医師像」としても使えるし，「医師とは？」みたいなテーマにもOKだろう。

ホームグラウンドをしっかり持ち，なるべくそこへ勝負を持ち込んだ方が有利に展開できる。

文章のうまい人間というのはこのホームグラウンドの多い人間でもある。

先ほどA→A′→B→Cという構成について述べたが，これはひねりとしての「転」が一つだけの最も単純なものだ。

典型的な構成を一つあげよう。

「臨床医として〜のような方向を目指したい」（A→A′）。

「しかし高度な医療を目指せばそこに不可避的にミスを犯す危険が増大してくる」（B）。

「ではどうすればよいか」（C），といった進行である。

A→A′の部分で自分の理想とする医師像について言及し，Bでそれに伴う困難をあげ，そしてCで自分の進むべき道に関して述べるようなやり方だ。

実際の試験の場で慌てて構成を考えるとき，Cをどうすべきかということだけが気になって仕方がないだろう。

しかし，A→A′→Bの部分がしっかりしていれば，Cの方向性というのは自ずと見えてくるものである。

あらかじめ結末を知っている映画を観るほど退屈なことはないのと同じように，書き手が結論にこだわるあまり，それが透けて見えてしまう文章を読まされるほどつまらないものはない。

一体どう進んでいくのか読み手に予想させない論文こそ，優れた論文と言える。

では各部分について考えていこう。

まず「起」であるAについてである。

論文の導入部にあたる重要な部分で，これから自分がどう論文を書くのか，そのスタンスを決め，示すものである。

およそ物事に入口と出口があり，この二つがしっかりしていれば，そう間違った方向へは行かないという意味でも，結論に負けず劣らず重要である。

逆に言うと，最初の方向を誤ってしまうと，そこからどんなに頑張っても回復は難しい。

導入を決める際，最も重要なのは指定された長さである。

枚数に余裕があれば何かしら自分の経験したエピソード（子どもの頃の受診体験や実習での出来事など）から始めても良いだろうし，そういったソフトな導入が試験官の興味を引くかもしれない。

往々にして観念論に終始する結論よりも面白い導入部の方が試験官の印象に鮮烈に残ったりするものである。

具体的に「10年後の私」について書いてみよう。

 「10年後の私」について思うところを述べよ。

　10年ひと昔という言葉があるが，IT技術の発達のすさまじさをみていると，いまや5年ひと昔，いや3年ひと昔くらいの感じで，時間が過ぎ去っている。10年後の医療も今とはずいぶん変わったものになっていることだろう。10年後の私を考えるとき，10年前の自分がどうであったのかを改めて思い起こしてみると，医者という職業に対するぼんやりした憧れのようなものはあったが，絶対医者になりたいといった強い意志はなかったような気がする。だから10年後の自分も，今想像しているものとはずいぶんと違ったものになっていると思う。

Ⅰ　論文対策編　**31**

　これは割と普通，というか優等生っぽいバージョンの導入である。
　ここから理屈っぽい文章が続きそうというのは，出だしが全体の方向を想定するという先ほどの説明の通りだ。
　ではもっと別の感じにすればどうかというと……。

　　子どもの頃，病院というのは恐怖の対象だった。母に連れて行かれる度に，注射はない？　と尋ねてばかりいた。もちろん病気の自分を治してくれるという理解もあったが，それより何より，自分に加えられる痛みに対する恐怖が先立った。それがたたって，今でも人間ドックを受けるのがためらわれる。三つ子の魂百までというが，大人になっても自分に加えられる利益と不利益について悩むことになるのだろう。医者の側もそういった事情をよく理解しなくてはならない。

　上記の文章には意識的に「10 年」という言葉を入れていない。
　ここから一体どう進むのか予想させないという点で，少し面白い路線を狙ってみた。
　最初のバージョンとはずいぶん違った方向へ行きそうである。

　10 年後のあるべき自分として，たとえば，求められる医師像という方向で書き進めてみるとどうなるのか。
　このとき，特に注意すべきは，これは大学入試の論文ではなく，あくまでその病院に勤めるかどうかの適性試験であるということだ。
　どういう人間が求められているのかをよく考え，そこから外れない必要がある。
　試験を受けている学生は精神的に安定しているか，問題行動を起こすことはないかといった点が見られていると思って間違いない。
　そういう意味からすると，指導医に逆らうことなく素直に学び，勤勉でよく働き，思慮深い人間であることがにじみ出るような文章が望ましい。
　逆に，過度に自分を売り込んだり，正論ばかりをダラダラと書くような文章は避けなくてはならない。
　しかし，最も避けるべきは反抗的であるという烙印を押されかねない文章だ。

そういったことを念頭に置きつつ，理想的な医師像を列挙してみよう。

列挙することによって頭の中が整理され，書く方向性が見えてくる。

一般に「理想的な医師」の意味するところとは，

　・技術がすぐれていること

　・知識の吸収を怠らず最新の医療を知っていること

　・人格的にすぐれていること

　・他人にきちんと説明し，他人と協調性があること

　・人間に興味があり，仕事をいとわないこと

などであろう。

　これら一つ一つに多少の説明を加えながら並べても，それはそれで一つの文章にはなる。

　10年後の自分を考えることは10年後の自分がどうありたいかということに通じる。自分の考える理想の医師像とは，逆に患者としての自分が求める医師像でもある。注射が痛くなく，やさしく，よく話を聞いてくれ，何でも知っている，堂々としたお医者さんである。つまり医師としての技術にすぐれ，人格的にすぐれていて，コミュニケーションが取れ，最新の医療に詳しく，自分に安心感を与えてくれるような，そんな医師である。

　どうだろう，列挙というのは，書いている人間の頭の中がよく整理されている印象を与えるものではないだろうか。

　「10年後の自分を考えることは10年後の自分がどうありたいかということに通じる」という一文は，出題の意図を自分がどう解釈したのかという一種の宣言でもある。

　次に少しひねりを入れてみよう。

　ではそれらの中で，一体何が大事なのだろうか。名医とは腕の良い医者と言われる。一般には技術のすぐれた医者が良い医者ということになるのだろうか。特に外科系などでは手の器用さが大切だと思われている。しかし，実習などで

見ていると，手術で手がふるえるほど細かい作業をしていることなど，まずない。それよりどこをどう進んでいくか，解剖を熟知していることの方が大切に思える場面が多い。さらに思わぬ出血に対する処置など，実際の手の器用さというより判断，決断にすぐれた外科医が名医という印象が強い。技術は知識を要求するということなのだろうか。

これはたとえば次のように書くことでもできる。

　良い医者の条件として何が最も重要なのだろうか。腕が良くて性格が最悪の医者と，腕は悪いが性格が最高のどちらを選ぶかという問いに置き換えてみよう。もし自分が患者なら，性格より腕に違いない。つまり医者であることの第一条件はやはり病気を治すということだ。しかし，皮肉なことに，クリティカルパスなどを通じて今の医療が目指しているのは，医師の腕によらない米国式の均等な医療だ。それに，癌など，どんなに匙加減に優れ，メスがさえても治らない病気は山ほどある。こうしたとき，患者の側からすると，どう納得して医療を受けられるかが重要になる。どんなに良い医療でも，それを理解，納得して受けなくては意味がないのは，人間は心と身体が一体の動物だということと表裏一体の関係にある。結局のところ，良い医者とは納得させてくれる医者ということに尽きるのかもしれない。

　この文章をよく見てもらえば，自分で一つの問いを設け，それに答えを出す形で書き進めているのが分かると思う。

　このように，論点をより明確にするため，目先に問題を設定して答えを追い求めるのも一つの方法だ。

　自作自演だが，そもそも論文自体，いきなり結論を書くようなものではなく，行きつ戻りつしながら結論にたどり着くものである。

　見晴らしの良いものもそうだが，迷宮を抜けてスカッとした青空が広がっているものを読んだときに，すぐれた論文と感じるものである。

引き続き，B＝「転」について考えてみたい。

前項に続くものとして，以下のような文章はどうだろう。

　どんなに良い医師になったとしても，高度な医療を目指せば必然的にミスは多くなる。簡単な病気しか診ない，簡単な治療しかしないと思っても，そうはいかない。簡単な病気と考えたのが，実際には重い病気の初期症状であったり，その逆ということもあるだろう。ミスのない医者は良い医者ではなく，実は逃げ一方の最悪の医者だったりする。人間は残念ながらミスをするものだし，また，ミスによって多くを学ぶ。私も10年のうちには無数のミスを犯すだろう。ただ，問題はそれがどの程度のものかということと，それにどう対処していくかだろう。点滴の針刺しの失敗なら良いというわけではないが，誰かを死に至らしめたり，元に戻らない障害を残したりするようなことだけは犯したくない。おそらくそのために大切なのは，ミスを隠蔽しないことだろう。なぜならミスというのは往々にして隠すことによって軽いものが取り返しのつかない重大なものへと発展してしまうからだ。すべての医療行為は加害行為だという言葉があるが，try and error という意味で，ミスの連続こそが医療行為という言い方もできる。いちいちすべてのミスに謝罪していては医療行為そのものが成り立たないとしても，事故を事故と認識しない態度が新たな事故を生んでしまうことに間違いはない。ただし，ミスから逃げなかったとしても，その犯してしまうミスの種類や程度によっては，自分の医師としての適性を考え直さなくてはならなくなるかもしれない。

ここでは「理想の医師」から一転して「医療ミス」に視点を変えたわけだが，「転」の部分は，それまでと何らかの関わりを保ちつつ，新たな方向へ話題を向けなくてはならない。

さらにその先に，結論へとつながる糸口を持っていなくてはならない。

こうした「転」を思いつくためにはある程度の知識，準備も必要になってくる。

医療ミスについては日々，新聞などで報じられている。

インターネットなどでも調べることができ，現代医療についてどれだけ自分が普段考え，自分なりの意見を持っているかが大切だ。

医療ミス＝悪といった単純な図式で書くのは，現場を知っている人間にとって低い評価しか得られないだろう。

先ほどの文章をもう一度検証すると分かるように，細かく見ていくと起承転結それぞれがまた起承転結の構造（本例のようにいずれかが欠ける場合もある）を作っていくことで文章に厚みが出てくることは覚えておいて良い。

「転」というのは，それまで自分が進めてきた論旨を，自分で一度否定するようなものなので難しい。

それゆえ，構想段階でどう「転」を持ってくるのか，キーとして意識することが重要になる。

極論するなら「転」から全体を作っていくと良い文章が書ける。

いよいよ C＝「結」，結論を導き出す前に，論文を書かせる目的について確認しておこう。

論文を課す目的は大きく二つに分かれる。

落とすための試験と選ぶための試験である。

似たようなことを言っているように思われるかもしれないが，両者は決定的に異なる。

落とすための試験とは，いわばおかしな人間を見つけてはじき出す目的のものであり，これは倍率でいうと限りなく１に近い，あるいは１以下の場合に用いられる。

それに対して高い倍率の場合，これは競争試験ということになるが，できの良い人間を「選ぶ」試験になる。

何が違うのか？

落とす試験では変な奴と思われないよう目立たないことが重要であるのに対し，選ぶ試験では逆に周囲から目立って差別化されなくてはならない。

目立たない無難なものにするか，それとも積極的に打って出て目立つか，戦略としては 180 度異なる。

自分の受けようとしている施設の試験が一体どちらのタイプに属するのかを見極めることは，合格のための戦略上，とても重要となる。

結論の持って行き方一つで，論文というのはそのどちらのタイプにもなりうる。

それによって，冒険的なものを書いて良いのか，無難な形にするか，戦略を立てなくてはならない。

では多少エキセントリックな結末にしてみよう。

つまるところ，目指す所へ行くために乗り越えなくてはならない困難も含め，10年後の自分を考えるには不確定要素が多すぎる。そもそも癌の特効薬ができれば腫瘍外科など選んでも失業状態になってしまうだろうし，慢性疾患を扱う糖尿病内科だって遺伝子治療や再生医療が進めば同様だろう。医学が進歩すれば医者自体要らなくなるかもしれないのだから，ある意味，医学はその進歩によって自分自身を否定しようとしているとも言える。そもそもどこにするにせよ，自分が専門を一つに決めることにどれほどの必然性があるのか考えると，それはかなりあやしい。10年後の自分を考える前に10年後の医師がどうなっているか，それを考えなくてはならないはずだ。

しかし，これに次の一文を加えると，無難にまとめることもできる。

　もっとも，ロボットが手術する時代になっても変わらない医師の本質，それは人間に対するやさしさと人を治す喜びだと思う。医者として多忙になってもそれを持ち続けられるかどうか，もしそれがかなうなら，今を振り返ったとき，あの頃は駄目だったなと言えるような10年後の自分になりたい。

最後の一文は論文において，特に重要である。
ここに全体を総括する文を置くと重すぎるが，内容と無関係であってもいけない。
ちょっと変わった視点から眺めるものも良い。
この一文によって全体の良し悪しが決まってくるわけではないが，いわばその広がり方次第で，全体の大きさが変わってくる。
一文でなく数文であっても，とにかく結論の中でも何かしら全体を締めくくる部分がなくてはならない。漫然とした終わり方は弱い印象しか残さない。

これまでの構成要素をほんの少しだけ変えれば「10年後の私」がそのまま，「理想の医師像」の解答にもなっている。
実際にお示ししよう。

I 論文対策編 **37**

問題文 あなたの理想の医師像とは？

・MEMO・
医師に必要なもの
・技術と知識
・人を思いやる心
技術，知識，心は互いに他を裏付けるものでなくてはならない。

◀ 例文 ▶

　仏心鬼手という言葉がある。子どもの頃，医者へ行くのが嫌だった。痛いことをされるからだが，考えてみれば痛いことは自分のためになるのだから，母親が診察室を出るとき言っていた「有難うございます」も当然のことだったのだ。しかし，あんなにやさしそうな顔をした先生がなぜ……そんな疑問を解いた言葉が仏心鬼手だった。医者がするすべての治療行為は加害行為である。一歩間違えば殺人者になってしまう中，医者を医者たらしめているもの，それが心なのだ。

　もっとも，医者に求められているのは心だけではない。その証拠に「腕は悪いけれどとてもやさしい医者」と「性格は最悪だけど腕の良い医者」のどちらかを選ばせたら，まず百人中百人が後者の方を選ぶに違いない。腕が良くなければ話にならないのだ。ただ，腕とはいっても，それは器用さを意味するものだけではないだろう。手術にしてからが，ものすごく細かい操作というより，どこをどう切るのかという知識の方が大切に思える。内科医の見立てなども医者の腕とは言うが，知識や経験そのものを表している。手先の器用さは知識によって裏付けされていなければ何の意味もない。

　結局のところ，良い医者の中では技術，知識，心の三つが互いに他を裏付けているように思える。どれだけすぐれた技術を持ち，旺盛な知識欲を持っていても，それが患者を思いやる心から出たものでなくては意味がない。そのどれか一つが欠けても他の二つを極めることはできないと思う。最近は基礎医学研究ですら，臨床応用を視野に入れることが求められる。医者である以上，患者

の治療がすべての大元でなくてはならない。こうしたモチベーションが原動力となって研究も進んでいく。相撲の世界で必要なものは心技体と言われるが，医師にとっても全く同じことが言え，これらをバランス良く持つのが理想の医師と言えるのだろう。

「仏心鬼手という言葉がある。子どもの頃，医者へ行くのが嫌だった。（中略）医者がするすべての治療行為は加害行為である。一歩間違えば殺人者になってしまう中，医者を医者たらしめているもの，それが心なのだ」

↓

「仏心鬼手」という四字熟語や自分の体験を頭に持ってきて文章を始めるのはよくやる手法だが，ごく自然に読み手を引き込む上で効果的である。

また，「すべての治療行為は加害行為である」といった一言は，普段から用意しておくと，いろいろな場面に使えるので便利だ。

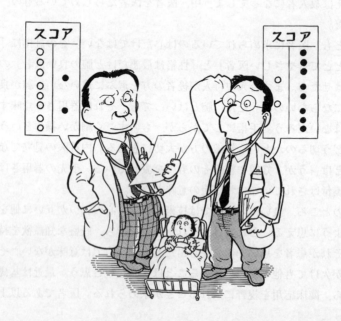

I 論文対策編 **39**

「もっとも，医者に求められているのは心だけではない。（中略）腕が良くなければ話にならないのだ。ただ，腕とはいっても，それは器用さを意味するものだけではないだろう。（中略）手先の器用さは知識によって裏付けされていなければ何の意味もない」

⬇

医師の資質は腕なのか優しさなのかという二元論である。

どちらかと言われたらやはり腕を選ぶという本音を述べ，その場合の腕とは器用さではなく知識なのだという論を展開している。

「結局のところ，良い医者の中では技術，知識，心の三つが互いに他を裏付けているように思える。（中略）相撲の世界で必要なものは心技体と言われるが，医師にとっても全く同じことが言え，これらをバランス良く持つのが理想の医師と言えるのだろう」

⬇

落とし所はやはり腕も心も大事ということなのだが，基礎の研究と絡めて，説得力を強めている。

ではこの文章について，修正を加えてもう少し長いものにしてみよう。

◀ 例文 ▶

　昔から言われる言葉に，仏心鬼手という四字熟語がある。仏の心を持ちながら手は鬼の冷徹さでという意味なのだが，私はこの言葉を大学へ入ってから知った。私は幼い頃，とにかく医者へ行くのが嫌いな子だった。苦い薬はなんとか我慢できても，注射のちくりとする感触が嫌で，予防接種の日に嘘をついてズル休みするほどだった。無理やりされた注射の後，それこそ医者の顔が鬼に見え，母親が「有難うございます」と言っているのも腹立たしかった。しかし，大人になった今になって考えてみれば，痛いことは自分のためになるのだから，母親が丁重に頭を下げていたのも当然のことだったのだ。ただ，注射をするとき以外の先生の顔はとてもやさしく，子ども心にあの二面性を不思議に思ったものだが，それこそ仏心鬼手だったのだろう。医者がするすべての医療行為は，たとえそれが治療でなく検査であったとしても，加害行為であると言われる。検査ですら造影剤ショックで死亡事故の起きることがある。病気を見

つけて治せば名医として感謝されるが，一歩間違えば殺人者になってしまう中，医者を医者たらしめているもの，それは患者を思いやる心なのだろう。加害行為は心があってはじめて医療行為に変わる。

　もっとも，医者に求められているのは心だけではない。医療事故ではそれが患者を思いやった結果だという言いわけは通用しない。心は必要条件であって十分条件ではない。その証拠に病気になった人間に，「腕は悪いけれどとてもやさしい医者」と「性格は最悪だけど腕の良い医者」のどちらかを選ばせたら，まず全員が後者の方を選ぶに違いない。当たり前のことだが，心だけで病気を癒すことはできない。医療行為が専門技術を要求するものである以上，病気に立ち向かう腕が良くなければ話にならないのだ。もっとも腕とはいっても，それは器用さを意味するものだけではない。内科医の見立てなどもやはり医者の腕とは言うが，技術よりむしろ知識や経験を表している。外科医の場合，腕は器用さとかなり近い意味を持つが，麻酔技術が未発達で手早く操作を終えなくてはならなかった昔と違って，現代では手術も，細かい操作を正確に行う器用さより，どこをどう切るのかという解剖学的な知識の方が大切に思える。手早く手術をする外科医は，素早く動く手を持っているのではなく，素早く回転する頭を持っているのだ。手先の器用さは知識によって裏付けされていなければ何の意味もない。

　そう考えてくると，良い医者とは，技術，知識，心の三つをバランス良く持ち，それらが互いに他を裏付けているように思える。知識や技術を持たなければ良い医者になることはできないが，心を持たなければ医者である資格がない。すぐれた技術，旺盛な知識欲，患者を思いやる温かい心，そのどれか一つが欠けても他の二つを極めることはできないと思う。何もそれは臨床医学の分野に限らないだろう。最近は基礎医学研究ですら，臨床応用を視野に入れることが求められる。医者である以上，臨床医であろうと基礎の研究医であろうと，患者の治療，ひいては患者を思いやる心がすべての大元でなくてはならない。こうし

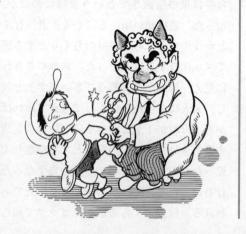

Ⅰ　論文対策編　**41**

たモチベーションが原動力となって，治療に役立つ研究も進んでいくように思える。

　よく相撲の世界で必要なものは心技体と言われる。横綱になると肉体に加えて心の強さも兼ね備えるようになり，心の強さが肉体を堂々としたものに見せる。横綱は容姿からして既に他を圧倒している。理想の医師像を考えるとき，これと全く同じことが言えるに違いない。心技体は互いに他を邪魔するものではなく，切磋琢磨することで互いを高め合っていくように，患者を治したいという心がより深い知識と高い技術を要求し，逆に深い知識と高い技術を身につけた医者はそれをなんとか治療に還元したいと考える。

　医者は仏になれば良いのか鬼になれば良いのか……実は仏と鬼はそう変わらない存在なのかもしれない。人間を治すのは仏でも鬼でもない，単なる人間でしかあり得ない。人間らしい人間が人間を一番よく治すはずなのだ。

　同様に「10年後の自分」を別の方向にひねると「医療ミス」についての小論文にもなる。

> **問題文**　**医療ミスについて思うことを書きなさい。**

◀　例文　▶

　医療ミスについて考えるとき，医師免許を得るということはミスについても相応の責任を負うということになるのだと実感する。医師としてミスを犯したくはない。これは誰もが考えることだろう。新米医師となる自分がどう医療ミスを回避できるのか，それを考えてみたい。未熟な自分の判断だけで行動するのではなく上司の指示と許可を得ることは言うまでもないが，そのためには，たとえ知っていると思うことでもあやふやなことをあやふやなまま行ってしまってはいけないのだろう。また，自分のクセや性格など，自分をよく知っていればミスを未然に予知できるかもしれない。

　しかし，高度化していく医療の中で，ミスはいわば必然的に伴ってくるものと考えなくてはならない。そういう意味で，ミスをなくすことは理想だが，実質的には不可能であって，ミスはあるものという前提ですべての物事を考えて

いく必要があるのだろう。ミスを起こしてしまったときの対応の方が，ミスを起こさないことよりもっと大切なのかもしれない。事故は隠すことで小さなものが大きくなっていく。隠そうとしたり自分だけで何とかしようとせず，上司に報告することが基本だろう。患者の側からすれば自分も病院の一員なのだから，その後の行動は謝罪も含めて，病院全体に迷惑がかかるのだと認識しなくてはならない。

　考えたくないことではあるが，自分もいつかミスを犯す。かつて「勝つのはやさしい。負ける方が難しい」と言ったボクシングの名トレーナーがいたが，全く同じことが医療についても言えるのだろう。良い医者とはミスを犯さない医者ではなく，ミスを犯したとき適切に対処できる，そんな医師ではないのか。

どうすればミスをせずにすむのか？
・自分の判断に必ず上司の許可を得る
・あやしいことをあやしいまま行わない
・自分をよく知る（自分のクセ，性格など）
上記をまとめたのが最初の段落である。

↓

「医療ミスについて考えるとき，（中略）未熟な自分の判断だけで行動するのではなく上司の指示と許可を得ることは言うまでもないが，そのためには，たとえ知っていると思うことでもあやふやなことをあやふやなまま行ってしまってはいけないのだろう。また，自分のクセや性格など，自分をよく知っていればミスを未然に予知できるかもしれない」

次に，ミスをどう考えるのか？　を論じる。
・高度医療には不可欠の表裏一体のもの
・ミスをなくすことは不可能であり，ミスはあるものという前提で物事を考えることが必要
では，ミスを犯してしまったらどうすればいいのか？
・それを隠さず，すぐ上司へ報告する
・自分だけの判断で安易に対応しない＝事故の責任を組織の責任と同一に考えることができる

Ⅰ　論文対策編　**43**

といった対処が考えられる。

　それを次の段落で示した。

↓

　「しかし，高度化していく医療の中で，ミスはいわば必然的に伴ってくるものと考えなくてはならない。（中略）隠そうとしたり自分だけで何とかしようとせず，上司に報告することが基本だろう。患者の側からすれば自分も病院の一員なのだから，その後の行動は謝罪も含めて，病院全体に迷惑がかかるのだと認識しなくてはならない」

　総括として，今まで論じてきた視点から最後の段落を導き出す。

↓

　「考えたくないことではあるが，自分もいつかミスを犯す。かつて『勝つのはやさしい。負ける方が難しい』と言ったボクシングの名トレーナーがいたが，全く同じことが医療についても言えるのだろう。良い医者とはミスを犯さない医者ではなく，ミスを犯したとき適切に対処できる，そんな医師ではないのか」

　ではこれを2倍程度の長さにしたものを作ってみる。骨子は同じなので各文章を詳しく膨らませることになる。

◀　例文　▶

　「成人になったらタバコや酒が飲める自由を手にするかわり，犯罪を犯しても成人として処罰される責任も同時に来てしまう」
　成人式で言われた祝辞だった。空手の有段者になると，喧嘩で相手を怪我させても手が凶器使用とみなされ罪が重くなる。権利と責任が一緒にやってくるのは医の世界でも同じことだろう。医師免許を得たときも，医療を行える権利を得るのと引き換えに，医療ミスを犯したときにも相応の責任を負うことになる。もっとも，医療業務を精力的にしたいが，それに伴うミスとは無縁でいたい，これは誰しもが考えることだろう。新米医師となる自分がどう医療ミスを回避できるのか，それは医師になる前から考えなくてはならないことだ。
　研修医の医療ミスについて，一時マスコミで多く報道され，研修医に向ける社会の目も厳しくなっている。研修医は未熟な分，ミスも犯しやすい。今まで

したことのないことをするのだから試行錯誤になるのは当たり前だ。しかし，小さなミスは別にして，患者の生死に直接関わるようなミスに関しては，それを避けることはできると思う。大きなミスは判断を誤ることによって起こるのだろうから，未熟な自分の判断でなく上司の指示と許可を得ることは言うまでもないが，そのためには，たとえ知っていると思うことでもあやふやなことをあやふやなまま行ってしまうことはしてはならない。同じミスを何度も繰り返す人間もいるのは，そういう性癖があるからで，気合を入れるといった精神論で解決される問題でもないだろう。自分のクセや性格など，自分をよく知ることも，ミスを未然に予知することに通じるかもしれない。

　しかし，ミスが起きないようにすることは難しく，残念ながらミスと無縁でいることはほとんど不可能だろう。高度化していく医療の中で，今後，ミスを起こす素地はむしろ増えていくかもしれない。医療の発達が光だとすると，ミスという影は必然的に伴ってくる。ミスをなくすことは理想だが，ミスはあるものという前提ですべての物事を考え，システムを組み立てていく必要がある。事故が起こったときの対応をどうするかが，事故を起こさないようにするにはどうするかと同じ比重で大切になる。その中で最も大切なのは隠蔽しないことだと思う。最初はくすぶり程度だった炎が，自分一人で消せると思っているうちにどんどんと広がって最後は丸焼けになってしまうように，事故というものは隠すことで小さなものが大きくなっていく。天災ですら，隠すことで人災へと変わる。ミスを犯したら，それを隠そうとしたり自分だけで何とかしようとせず，可及的速やかに上司に報告することが基本だろう。これは何も個人レベルに限ったことではなく，組織での隠蔽はもっと罪が重い。新人の研修医であろうと経験豊かな部長であろうと，医者であることに変わりなく，患者の側からすれば同じ病院という組織の一部にすぎない。その行動や言動は逐一，謝罪も含めて病院全体の意思に基づくものだと認識されると思わなくてはならない。ミスを犯すのは個人でも，その責任は組織すべてが負うことになる。

　考えたくないことではあるが，自分もいつかミスを犯す。ミスを犯さないという発想が一番危険なのは前述の通りだ。考えたくないという発想もやはり危険なのだろう。かつて「勝つのはやさしい。負ける方が難しい」と言ったボクシングの名トレーナーがいた。人間として，チャンピオンになるときよりその座を明け渡すときの方がはるかに大切だと彼は言い続けたが，全く同じことが医療についても言えるように思う。良い医者とはミスを犯さない医者ではなく，

ミスを犯したとき適切に対処できる医者なのだ。そして，自分もそんな医者を
目指したいと思う。

「医療事故を起こした研修医としてどう対応するか，キーワードを 3 つ入れて述
べよ」という出題があった。

その三つとは，①ヒューマンエラー，②ヒヤリ・ハット報告，③情報開示，であ
り，奇しくも例文中にその三つは入っている。①=「人間はミスをする動物」という
前提に立つ，②=ミスを起こしそうな段階での報告，③=ミスを起こしても隠さな
い，だ。それ自体既に大きなヒントであると感じた学生は，楽々と受かっただろう。

対立する2人の自分を作って述べてみる
―二項対立―

今度は「医療と経済について思うところを述べよ」というテーマで考えてみたい。

このテーマについて書くには，医療経済について，多少の知識が要求される。

現在の医療行政がどうなっているのかということに関する新聞知識的一般常識である。

正確に言うと，これは医学知識ではなく医療知識に属するのだが，普段からそういうアンテナをどれだけ伸ばしているかが試されることになる。

この論文についてはＡ→Ｂ→Ｃという書き方をしてみよう。

伝統的に序破急と言い換えられる手法だが，やはりＡＢＣそれぞれの中にＡＢＣという構造が存在する。

まず論文に必要な素材を集めてみよう。

・医療費は年々増大傾向にあり，国政を圧迫するほどになっている。

・今後医療技術が進歩し，新薬が開発されることでますます医療費は増大する。

・高齢社会の進展に伴って保険医療費は収入が減少し，支出が増えると考えられる。

これらは医療費の今後の動向をネガティブに表したものである。

・今後，医師にも医療経済的センスが求められるようになる。

これは医師の側からみた今後の対処である。

おそらく医学部の学生が持ち合わせているのはこの程度の材料だろう。

ここ10年間の医療費の変化についての具体的な数字をあげて論じることができる学生などまずいないはずで，その少ない材料からどう組み立てるか考えてみたい。

Ａ→Ｂ→Ｃに従って考えてみる。

自分の中に2人の自分を作るという操作をしてみよう。

一方は患者の命のため，医療費にこだわらず信じるところに従う医療を行う自分であり，他方は病院経営を考えて節度ある医療に終始する自分である。

「医療費より人命」＝Ａ君，「医療費重視」＝Ｂ君とし，それぞれの論点を探ってみたい。

＜A君の主張＞
　・人命は何にも増して重い
　・経済力で命が買える世の中には住みたくない
　・拝金主義的な医療は医療そのものを否定している
＜B君の主張＞
　・良い医療には金がかかる
　・医療もサービス業の一つである
　・そもそも医療制度が破綻してしまえばどんな医療も行えない

　こうして並べてみることで少し論点に膨らみが出てきた感があるが，A君とB君を客観的に見つめるあなた自身が，さらにそれを膨らませていかなくてはならない。
　一見A君の論点は正論に思え，B君の現実論は理想的ではないと思える。
　しかし，たとえば既に欧米ではB君的見識は常識となっており，あらゆる医療行為がコスト・ベネフィットの面から論じられていることを知っていれば，形勢は逆転する。
　アメリカでは国民皆保険の制度がなく，生命保険で医療費のすべてが賄われていたことがその原因だ。

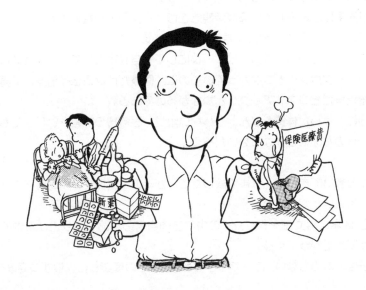

そのため，１日何十万円という負担が個人にそのまましのしかかり，医者も日本のように医療費に無関心ではいられなかった。

　なので，医者は患者に医療費の説明もしなくてはならなかったのだ。

　欧米からやって来たインフォームドコンセントという概念も，大元を探るとキリスト教的契約の概念に基づいているものであって，すべてを合理的に判断しようとする精神はコスト・ベネフィットという概念と相通じるものがある（特にプロテスタントで）。

　しかしながら，諸君が実際に日本の医療現場で働いていればどうだろうか。

　交通事故で今にも死にそうな患者を前に，この薬を使えばいくら，この処置は何点と考えることがあるだろうか？

　出血している患者を夢中で治療しているに違いない。

　それを制限する世の中ならば，洋の東西を問わず，世の中の方が間違っているのだ。

　アメリカの医療もそこまでビジネスライクではないはずだ。

　ただ，不必要な社会的入院（冬は家で暮らすのが大変だからという高齢者の入院）や無意味な癌患者の延命措置（意識のないままただ心臓だけを動かしている）に日本では未だ多額の医療費が使われていることも事実だろう。

　基本的に病院が国に対して医療費の請求を行う日本では，病院が利益追求をすれば，国としての医療費は膨らんでいくしかない。

　つまり医師に求められている経済観念とは，企業型の利益追求ではないという点において，Ａ君とＢ君の間に共通点が生まれるのである。

　それにしても面白いのはコンピュータにしても自動車にしても，テクノロジーの進歩はコストダウンへとつながっていくのに，医療だけは遺伝子治療だ，再生医療だ，移植治療だとコストアップへとつながるのである。

　基本的にこうした体質をなんとかしない限り，医療費の問題をいじってもそれは一時しのぎのものにしかならないだろう。

　と長々と書いてきたが，今まで論じたことがそのまま論文の模範解答になっていることに気付いただろうか。

　Ａ君とＢ君の対立軸を作り，その中で自問自答の議論を作り上げる中で自動的に論文ができ上がってくる。

　つまりはああでもない，こうでもないと考え，その度ごとに少しずつ高みへ上り，

最後には結論らしきところへたどり着けば良いのである。

ここで重要なのは「結論らしき」という点だ。

国家的大問題である医療費の増大に，わずか400字詰め原稿用紙5枚程度で答えなど出るはずもない。

そんなことができるくらいなら，その受験者は病院になど入らず厚生労働省に入って行政の場で活躍してもらいたいぐらいである。

ところで，二項対立の方法を教えると，延々と自問自答し，悩みっぱなしの文章を書く学生がいる。

結論を持つ文章を書く以上，どこかに落としどころを作らなくてはならない。

前文を読み返していただければ分かるように，結局A君とB君のケンカの決着をつけたというより，そこから少し離れた丘の上にたどり着かせて，A君とB君の対立を高みから眺めるというところに落ち着いたのである。

これはいかにも日本的な玉虫色が大好きなやり方かもしれない。

これがアメリカなら，徹底的に論じて白黒をはっきりつけるところだろうし，またそうであったからこそ，欧米ではあれほど科学が進んできたのだろう。

どうも日本人の議論というのは大風呂敷を広げておいて，「名月や池をめぐりて夜もすがら」的ぐるぐる回りのところがある。

正直，作家が書いたようなものでも，結局何が言いたいのだ？　と聞きたくなるような文章があふれている。

しかし，まあそれが日本人のレベル＝ひいては試験官のレベルであると考えることにしよう。

嫌な言い方になるが，そういうレベルにあって，アメリカ式の論じ方をするということは，相当のリスクを覚悟しなくてはならない。

アメリカ式のはっきりと主張する論じ方も，うまくそれを書けば，落とすためではない選ぶための試験に限り有効になる。

そこで，アメリカ式のいわば前進一方の論文についても少し言及しておきたい。

欧米の学者と日本の学者の最大の違いは，彼の国の人々は物事を論じるときには，しかるべき根拠を示し，具体的な数字を織り込みつつ，レンガを一つずつ積み上げるように進んでいくが，我々は当たり前のことを当たり前として処理するところにある。

現在では医療の根幹となっているEBM（evidence based medicine）という元々欧米の医療指針は，その差違を端的に示している。

どこへ行ってもマクドナルドとケンタッキーのアメリカでは治療薬剤の使い方も科学的に効果が証明されている全国一律のメニューだが，EBM 流入以前の日本では乱立している大家の数だけメニューが存在し，その客観的なすり合わせも行われていなかった。

自分が経験したことでなくては信じようとしない日本人あるいは日本の医師は，どうしても勘や個人的経験にとらわれがちで，本来科学に向いていない体質なのかもしれない。

これは余談になるが，「アメリカでは……である」式の論じ方に日本人というのは極端に弱い。

明治以来の欧米に右へ倣えの伝統が身にしみ込んでいるのだろうか。

研修医の頃，手術後の患者さんにする点滴など大体決まっているから，あらかじめ手術の種類ごとに何種類かの指示書を作り，ついでに術後の食事も何日で食出しして，何日ごとに食上げといった指示を出したら，指導医に「患者一人一人異なっているのに，管理メニューを同一にするとは何ごとか」と叱られたものだった。

ところが，クリティカルパスという彼の地の概念が入ってくるや，似たようなものを教室ぐるみで作り，それを守らない研修医が叱られる皮肉なことになってしまった。

先ほどの B 君の論点にもアメリカでの現状がずいぶん貢献している。

かくのごとく論文に対する権威付けとして，「欧米では……」ほど強力なものはない。

何でもかんでもアメリカ，ヨーロッパではいただけないが，やはり医療先進国であるそれらの事例を適当に織りまぜ，別の視点を示すことで論文としてはかなりしまったものになる。

もっとも，私には日本の医療行政がそれ自体，既に望ましいものではないアメリカ追従のような気がしてならないし，本来，欧米を引き合いに出せば論文がしまるようであってはならないのだが……欧米の医療についてどう考えるかも，頻出テーマである。

ここで，EBM についての出題と例文を紹介しよう。

I 論文対策編 **51**

問題文 EBM（evidence based medicine）について述べよ。

・MEMO・
なぜ EBM か？
・EBM とはどんな概念なのか？
・EBM の今後

◀ 例文 ▶

　EBM（evidence based medicine）という言葉は，言うまでもなく欧米からやって来たものだ。日本語に直訳すると根拠に基づいた医療ということになる。しかし，考えてみれば当たり前のことで，これが新しい概念だと言うのなら，今まで一体何に基づいて医療をやってきたのだということになってしまう。これに強いて答えを出すなら，従来の根拠は，医者各人の経験と勘ということになるのだろうか。

　職人肌とでも言えば少しは正当化されるのかもしれないが，経験も勘も他人と共有するのは難しく，客観性を持った評価へつながっていきにくい。徒弟制度のような中で「私の経験では……」「……の気がするよね」と言われ，たまたま結果がその通りだと「やっぱり」ということになって，弟子がその経験を引き継ぐ。結果，みんなが一堂に会すると「私が正しい」「いや私だ」のオンパレードになり，かくして日本にはたくさんの大家が並び立ち，自分こそが正しいと一歩も譲らないことになる。職人の作るものがアートであるのと同様，日本の医学もサイエンスではあり得なかった。

　ところがマニュアルを作ることが好きで，原理原則に基づいた均一化が好きな欧米ではいち早く医学がアートからサイエンスに脱皮すべく，科学的な手法に基づいて，みんなの経験を比較，すり合わせをしようということになった。合理的で，言われてみれば当たり前の考え方だが，昔から日本人は手先が器用だといった考えがあり，同じ手術でもやる人間が違えばまるで別物という認識が根強かった。薬の治験一つ取り上げても，それを科学的に評価するのは日本の風土では難しかった。なぜなら，なんとなくこっちの方が効くと分かってい

る新薬があって，それを従来品と比較するわけだから，そこに日本的な倫理問題が絡む。まだ十分危険性が把握できていない新薬を使うことに対する抵抗も強かった。

　新しいことに積極的にチャレンジしていこうという欧米と，新しいことをするとき必要以上に慎重になる日本では，EBM の育つ素地も違っていた。EBMの背景にはインフォームドコンセントといったまた別の概念の浸透が必要だったことを考えると，一つずつレンガを積み上げてきた欧米とそれを逡巡しながら受け入れるだけだった日本との，認識の差も大きかったのだろう。日本の医療はまだまだ欧米追従に躍起で，EBM という言葉で表現されなければ，今でもまだ統一性より個人差の方が重視されていたかもしれない。外圧によらなくては変わることができず，外圧が加わればすぐに壊れてしまう……。今から自分が関わる日本の医学がそんなものでは少しさびしい。

　新しい動きには必ず反動があり，振れ過ぎた針を少し戻すことで高みに上ることができる。高みに上るためには，いつでも振れ過ぎた針を元に戻さなくてはならない。物理や化学といった科学の分野での先輩達の進歩はそんな作業の繰り返しの上に成り立っている。だとすれば，個人差の大きいアートの部分を簡単に放棄してしまうのは浅はかかもしれない。医学の世界でも今の EBM に対する何らかの反省がなされる可能性があるからだ。もちろん EBM という概念自体に間違いはない。しかし，私もやはり典型的日本人なのだろうか，その根本にある医療の均一化や EBM に基づく手当たりしだいのマニュアル化には抵抗を感じる。もっとも，権威付けされたマニュアルに硬直した考えしか持たない日本の医学者によってではなく，すぐにマニュアルを作るかわり，いとも簡単にそれを変更してしまう欧米の医学者達によって，EBM が個人差を含んだ新たな概念として提唱されるかもしれない。

　そのとき，つまり EBM に基づいた医療の標準化に何らかの反省があったとき，新たな波を受ける日本の医学者は，「ああやっぱり前に考えていた通りだった」とうそぶくのだろうか。今やどの病院でも声高に叫ばれているスローガン，EBM こそが正しいという考えについて，我々はそれが従来のやり方より確実に優れているという確たる証拠を持っているのだろうか。無批判に EBM こそ正しいと信じて方向転換すること，それこそが最も EBM に反しているような気がしてならない。

短くエッセイ風にまとめてみた。

みなさんにこういう風に書けとは言わない。

なぜならこれはあくまで私の意見であって，これが正しいというわけではないからだ。

ただ，学んで欲しいのは，普段から言いたいこと＝文句があると，いかようにも書けてしまうということだ。

私の場合，言いたいのは「日本の医療はいつも欧米追従だ」ということだ。

EBM について学生に書かせたら，10人中9人がその解釈および良い点についてのみ書き連ねるだろう。

教師から学生に至るまで欧米追従は徹底している。

しかし，裏切られるのもまた欧米からなのである。

新しいものを生み出すために古いものを壊さなくてはならない。

日本が追従しているうち，欧米はその手本を崩し始める。

学ぶべきはどうせ崩れる建物ではなく，それを作ろうとした心意気である。

文章を書くポイントは，こうした斜視のテクニックにある。

どこで転調して，どこへ落とすのか。

歌でいうとサビにあたる部分が最も大切なのだ。

ではそうした点に留意しつつ，近年話題に事欠かない再生医療についての出題を見てみよう。

問題文 「再生医療と倫理」について知るところを述べよ。

・MEMO・

再生医療をどう考えるか

・再生医療と人の命

・倫理とは

・再生医療の問題点

以上三つの論点を視野に入れて書いた例文を読んでもらいたい。

◀ 例文 ▶

　ちょっと前まで脳死問題と関連して移植医療が大きく論じられた。しかし，現在では移植手術が大きく報道されることも少なくなり，どこの大学でも日常的な治療の一つと考えられている。医学の進歩の方が私たちの心の進歩よりいつも速い。移植医療にやっと追いついたと思ったら，今はもう試験管内での臓器再生や，果てはクローン人間の時代になっている。

　他人の命を犠牲にしてまで自分が永らえるという考えは，確かに倫理的な問題を孕んでいる。しかし，試験管の中で自分の臓器を再生する，あるいは自分の遺伝子を組み込んだブタから臓器を取るということになると，基本的に誰に迷惑をかけるわけでもない。やりたければどうぞ，というのが正直な考えではある。ただその一方で，どうしても心に引っかかるものがあるのは，自然の摂理や神の意志といった，たぶん大切に違いないもののせいなのだろうか。

　そんなことより，再生医療が進歩して長く生きられるとなると，考えなくてはならないことが山ほど出てくる。再生医療には金がかかるから，まず長生きするためには金を稼がなくてはならない。それより何より，一体自分はいつまで生きるのかを考えなくてはならなくなる。いつまで生きようか……それを考えなくてはならないのは，生きることそのものよりはるかに苦痛に満ちているかもしれない。日々，自分の存在について決断しなくてはならないというのは，人間が神の領域を侵し始めたということになるのだろう。倫理というのは，本来個人的なものであって，それを侵したから罰せられるという類のものではない。倫理とはつまるところ，良いか悪いかではなく，快か不快かなのだと思う。だからいくら倫理規定違反で罰したところで，金もうけを快と感じる政治家の賄賂などいつまでたってもなくならない。社会的に見れば悪いことでも，感覚的に良いものがなくなることはない。倫理をめぐる最も大きな誤解は，それが個人的なものであって社会的なものではないということだ。再生医療が自分にとって快いか不快か，それを判断するのは難しい。なぜならまだ再生医療が現実のものとなっていないからだ。どんな先端技術でも，それが現実のものとなり，常識化すれば倫理とは切り離される。

　少し前など移植までやって生き延びるのはちょっとと思っていた自分も，今ではまあいいかと思いつつある。立場によっても倫理は異なる。手や足を切断してしまった人々にとって再生医療は福音の医療だろうが，その同じ技術が水

泳でコンマ1秒を争う選手に応用されるとなると，悪魔の医療ということにもなろう。リウマチを治すことのできるステロイドは，ドーピングにも用いられる。薬は人の身体を治す役にも壊す役にも立つ。

　考えてみると人間が倫理にもてあそばれているのではなく，倫理が人間をもてあそんでいるようでもある。ただし，倫理を作り出したのは神ではなく人間なのだ。現在多くの国がクローン人間については禁止の法律を作っている。その一方，臓器再生につながるES細胞などについての制限は緩め，iPS細胞の作製など，すさまじい勢いで研究が進められている。

　明確な線引きが行われないまま，再生医療は進み続けている。人間が人間を律することは，それが当たり前のようでいて難しい。難しいばかりでなく，科学の分野では時として不可能と思えることすらある。再生医療に関しては，それがあまりにも早くSFの世界から現実にやって来てしまったために，個人のレベルでも社会のレベルでも，全く解決がついていない。倫理を飛び越えて法律の問題になるのは決して良いことではない。倫理性が科学に必要かどうか，少なくとも科学の自律的な発展に倫理性の必要はないだろう。しかしながら，倫理性の欠如によって最大の不利益を被るのもまた科学であることに間違いはない。

　現実的には，再生医療は臨床の場に，ある日突然にやって来るのだろう。1例目が行われ，2例目が行われ，4例が8例になり……100例目が行われる頃，この医療にもそう違和感がなくなっている気もする。当たり前のことになったとき，それでも倫理性が問われるのかどうか，再生医療は人間とは何なのかという最も根本的な問題を我々に問いかけているように思える。

これも小エッセイ風に書いたものだが，再生医療や移植など，倫理性に絡む問題では，様々な立場の人がいる。
　当然ながら，自分の論文を読む人間がどの立場にあるのか，それをあらかじめ知ることはできない。
　そうした場合，この論文のように明確な立場宣言を避け，少し離れた立場からこの問題について論じるのも一つの手である。
　読み方によってどのようにも解釈できる文というのは，一歩間違えば「何を言っているのか分からない」となるが，うまくいくと深みを持った文章になる。

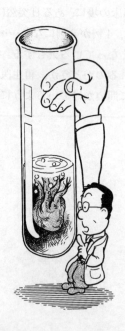

自由の中にも常識を忘れない

　これまでもっぱら論文の書き方の技術的な面について書いてきた。

　こうすれば無難なものが書けるという法則のようなものだが，文章を書く本道からすると付け焼刃の邪道もいいところである。

　しかしながら，短期間で効果的なものが書けるよう指導すると，こうなるのも致し方ない。

　ただ，本来人を唸らせる文章というのは一定の形式にとらわれない，もっと自由なもののはずである。

　それは文学的価値の高いとされる純文学作品と，一枚いくらで書き散らしている大衆文学作品を見比べると一目瞭然である。

　もっとも，決まりきった文章を並べ立てることであれほどのバリエーションを作り出しているポルノ小説というのも相当なものではある。

　みなさんが今から村上春樹や大江健三郎になることはできないのだから，実は目指すべきはポルノ小説なのかもしれない。

　とはいえ，ポルノ小説が書けてもどうかという話なので，そのエッセンスのみを分析してみよう。

　ポルノ小説の真髄を一言で言い表すなら，決まりきった結末へ向かうプロセスの妙である。

　島国に住んでいる単一民族の日本人というのは，水戸黄門の例を待つまでもなく，このお決まりの結末というのが，決して嫌いではない。

　「なあんだ結局は同じことを考えているんじゃないか。でもちょっと考えているコト，面白いなあ」となると，コイツを雇ってみるかとなる。

　つまりは自分とほぼ同じだが少しだけ違うというのが，日本人として目指すべき場所なのである。

　採用試験の場合，試験官がどんなことを考えているのか，それを見通すことが必要不可欠だが，こと試験官という立場にある以上，彼らは常識的な人間を体現していると考えてそう大きな間違いはない。

　あらためて常識は何かと問い直してみると，これが案外難しい。

　「Ⅲ　面接対策編」でも触れるように，常識は世代，あるいは病院などによって異なるし，最近は常識に欠ける学生も散見されるが，医療という面からの常識という

ことであれば，ある程度こんなものという見切りもできる。

部長や教授と言われる人たちが，まず第一に考えるのは組織としての保身である（採点者の側の論理を忘れてはならない）。

つまりは医療事故の防止を含めて，安全第一なのである。

おかしな研修医が入って来ては困る。

非常識な研修医がいては困るのである。

ということで何が常識かを判断するには，それをすることで周囲に迷惑がかかるかどうかをよく考えてみるのが良いということになる。

実はこれこそ協調性という，チームで医療を行う際，最も重要な点なのだ。

使う側からすると，テストの点が良くて多少物を知っていても，実際に手を動かしたことのない学生など五十歩百歩である。

彼らの多くは頭でっかちでフットワークが悪く，独断で誤りを犯してしまいがちである（と使う側は考えている）。

論文で見られているのが頭ではなく足の方だと誰が思うだろう。

協調性は一つのキーワードだ。

「保身」の次に彼らが考えるのは「発展」である。

およそ医者には，その領分を広げ勢力を増大させようという「本能」がある。

多分それは原始的な「なわばり争い」の本能で，脳のこの領域が肥大している人たちの集まりが「彼ら」と言っても過言ではない。

もっとも「彼ら」＝「部長，教授」は勢力争いに勝ち上がって来た人々なのだから，それも当然のことではある。

ということで，諸君は自分がこのなわばり拡張に役に立つ，発展性の期待できる人間であることを，そこはかとなく示さなくてはならない。

つまり自分の優秀さをいやらしくなく表現するということで，これは相当に難しい。

もっともそれこそ欧米では採用にあたって自分の優秀さをアピールすることは当然と考えられていて，決していやらしいというストーリーでは語られない。

欧米追従型の日本でも徐々にこうした自己アピールは認められる方向にある。

ところで，試験をする側の常識はひとまず置いて，医師としての常識を考えるとき一筋縄で行かないのは，一般の常識と医療の常識との間に不可避的なズレがあるからだ。

これは良し悪しといった単純な問題ではない。

Ⅰ　論文対策編　**59**

以下に示す「終末期ケアについて」という例文の中でそれを感じ取ってもらおう。

問題文 **終末期ケアについて思うところを述べよ。**

・医者と患者の関わりについて
・自分はどう死と向き合うか
といったポイントについて注目して読んでもらいたい。

◀　例文　▶

　医者を志す以上，数の多寡の違いはあっても，人を看取らなくてはならない。
人間の価値がその最後だけで決まるわけではないのだろうが，どう生きるかと
同様，どう死ぬかも重要な問題であることに違いはない。トルストイは「アン
ナカレーニナ」の冒頭，「幸せな家族はどこも似たようなものだが，不幸は人そ
れぞれである」と書いた。死という一見同じ終着駅でも，そこに入る入り方は
人それぞれだ。そして，医者は好むと好まざるにかかわらず，その人間の最後
に大きく関わらなくてはならない。

　終末期ケアとは，単に痛み止めをして死亡確認をするだけのことではないは
ずだ。全人間的な関わりの中でのケアが大切とよく言われる。一人の人間と一
人の人間としての関わりは，決して先生という高みから見下ろすものではない
だろうし，対立的な関係にあるものでもないだろう。

　しかしながら，医師として毎日の多忙な生活を考えたとき，死んでいく人で
はなく，生きていく人により多くのエネルギーを割きたいと思うのもまた事実
である。

　死を迎えるにあたって，多くの人はわがままで依存的になる。その要求を叶
えてあげたいと思う一方で，そこに別の価値判断を持ち込んでしまうこともま
た事実だろう。死にゆく人にはすべてが許される。これは真実だと思う。しか
し，すべての人間は死ぬ。人間は誰も絶え間ない生と死の中で生きている。死
が特別なことではないと，良い意味で考えることから終末期ケアの第一歩は始
まるのだと思う。死者に対する同情は死んでいく人間に対する侮辱だ。死者の
中に自分を見つけること，それが患者を理解するということなのだと思う。

　人間以外の動物は，自分の仲間の死を悲しまないという話を聞いたことがあ

る。カモシカがライオンにやられた仲間の死を悼んでいたら，自分が食われて
しまう。良い悪いではない。野生の世界で繰り返される生と死は，それが日常
なのだ。

　しかし，人間は他者の死を悼むことで人間としていられる。患者の死を悼む
ことのできない人間は医師である資格がないのだろうが，その死を冷静に理解
できなければ終末期ケアに関わることはできないだろう。全人的医者という言
葉によって表されるのは結局，そういうことだと思う。

　異なる立場，考え方の中で，どのように「常識」的でいられるか，それを求めて
いくことは難しい。
　この文章を通じて，それが理解してもらえただろうか。

中には答えを出すべきでない問題もある

「安楽死について」という頻出テーマについて考えてみよう。

これをまだ学生の身分である諸君に問うのはどうかと思うが，医者として避けて通れない問題である以上，今この段階から考えておかなくてはならないのもやむを得ないかもしれない。

正直，安楽死については，これをテーマに小説が何本も書けてしまうほど大きな問題を含んでいる。

海外では法的に安楽死が認められている地域もあり，自分の死を予告するショッキングな事例も見られた。

> **問題文** 安楽死について

◀ 例文 ▶

安楽死とは読んで字のごとく，苦痛を感じさせず，患者を死へと導く医療である。定義上，これは，患者に死を与えるものとは異なる。苦痛を取り除くことが主眼であり，たとえば筋弛緩剤やカリウム製剤などを使って積極的に患者を死に至らしめるのは安楽死ではない。

当然，すべての患者の死は安楽死であるべきである。積極的安楽死に対して用いる消極的安楽死という言葉から連想される，たとえば点滴の中止といった行為は，本来，麻薬などで苦痛が取り除かれていると考えられる状況下において，ある種の矛盾を含んでいる。意識がなく，苦痛もない状態では，患者本人に時間の感覚すら存在しないからである。そういう状態に意味があるだろうかと考え，点滴を中止するのは，医師あるいは家族の判断である。むしろこれは尊厳死といった問題と深く関わってくることになる。

尊厳死は，「意味のある生」という，別の問題を提起することに留意しなくてはならない。ただ植物のごとく生きることに意味はないから無意味な生を引き伸ばすだけの治療はやめて欲しいという論理には十分な説得力があるし，現実問題，多くの医師も多かれ少なかれ，そうした前提で医療を行っている。医師が限られた資源の中で最大限の効率を持って人の命を救うことが要求される時

代では必然ですらある。そういう意味で，「人の命は地球より重い」は，地球を
地球上のその人以外のすべての命と読み換えると，真実ではない。さらに，人
の命はその人のものであって，その人のものではない。人間が神を必要とする
根拠はそこにある。しかし，医師は神たりえないし，神であってはならない。

　不確定要素の多い医療行為の中，しかも患者本人の意思がはっきりしない状
況下において，安楽死が何かを規定することはとても難しい。人によって生き
様が異なるように，また死も様々に異なるはずだ。安楽死を単に痛みを取り除
く死と規定できるなら，どれほど気楽だろう。しかしながら，多くの医師は問
題を抱え込む。人が人を診る以上，そこに感情の移入が存在するのはやむを得
ないし，存在すべきとも思う。筋弛緩剤を使う同情死は犯罪で，点滴を中止す
る消極的安楽死は犯罪でないといった簡単なことではない。情が深くなれば，
同じものを目的としていても行為としては犯罪的になるかもしれない。つまり，
ほかの多くの問題とは違って真心があれば良いということにならないところに
安楽死の難しさがある。

安楽死や尊厳死に対する私の考えを短い文章で示した。

私も，諸君も，未だ死というものを経験していない。

死を知らない者が死を論じるところに安楽死問題の難しさがある。

「生きることは苦痛に満ちている」と言うとき，既に安楽死はある矛盾を孕んでいる。

苦痛に意味があるかどうかを論じることもまたしかりである。

生者の側から死者を論じるとき，そこには一種の差別問題すら存在していること
に気づくはずだ。

安楽死について何かを書き，それを採点するというのは恐ろしく難しい。

ただ，この問題について真剣に考えているかどうかは分かる。

そこが採点者の基準になると思う。

所詮，決まった答えなどあるはずもない問題である。

積極的に筋弛緩剤をガンガン使ってやろうなどと書く学生がいるとも思えない。

矛盾を矛盾のまま示しても許されるはずだし，許されるべきである。

むしろ，矛盾を示せない未熟さをさらす方を警戒すべきである。

他にも，原発問題など出題者のスタンスが読めない場合には，「～という点にこの
問題の難しさがある」といった結論の仕方もあることを覚えておくと良い。

Ⅰ　論文対策編　**63**

課題文がある場合の書き方

　小論文程度の長さでは，課題文のテーマについてどう解釈したかを書き，次に，それについて自分が何を知っているかを書き，最後に自分の意見を書けば一杯一杯だろう。

　要するに，解釈，知識，考察（意見）の順に，前を受けて後を書く感じだ。

　大切なことは，その流れの中で論理の組み立てに矛盾がないこと，最初の解釈と考察（意見）がうまく結びつけられていることの2点である。

　特に後者は大切で，こうしてぐるりときれいな輪をえがいて採点者に見せれば，ちゃんと構成されていると判断されて百点満点がもらえる。

　私もこうしたやり方の延長線上で短いエッセイなど書いている。

　私の場合，勢いで書き進めて最後にどう輪を閉じようかウンウン考えて悩むときもあるし，あらかじめ輪の閉じ方をしっかり思い浮かべてから書き始めることもある。

「です・ます」が良いか「だ・である」が良いか

実際に文章を書く段になると種々の迷いが出るものであり，それらについて述べてみたい。

まず，「です・ます」体が良いのか「だ・である」体が良いのかは，最初の一文からして既に迷うところだが，個人的には「だ・である」体の方が論文らしくしまって好きである。

「です・ます」体は文のやさしさに引きずられて内容まで平易すぎるものになってしまうきらいがある。

内容さえしっかりしていればどちらでも良いはずなのだが，「です・ます」体の名文というのはあまり見たことがない。

恐らく，文の緊張感といったものにも関係しているのだろう。

もっとも，私自身「です・ます」体でエッセイの連載を続けているので，絶対にダメというわけではない。絶対にダメなのは，両者の混合（ハイブリッド）である。

次に，構想が立たない，結論をどうしたら良いか分からない……これもよく耳にする相談ではある。

曰く最初の一文が思い浮かばないと。

しかしまあ，思い浮かばないものは仕方がない。

きっちりした構想を立ててから文章を書くことは基本中の基本であるが，書けないまま時間切れになるくらいなら何か書き始めた方がはるかに良い。

人間，書いているうちに考えが浮かんでくることもよくあることではある。

心の揺れのまま行きつ戻りつしてなんとなく結論にたどり着くというのもそう悪くない。

伝統的な日本の随筆など，ほとんどがそういう成り立ちだ。

このとき，何かしら昔の人の言葉や箴言などを頼りに出発点とするのも良い。

「～という言葉があるが……」「～については……であると言われるが……」といった書き出しが何がしかの連想を引き出すきっかけになったりする。

つまり常識に対するチャレンジという，お決まりだが便利なパターンである。

I 論文対策編 **65**

原稿用紙の使い方について

　最後に，基本的な原稿用紙の使い方について確認しておきたい。

　当たり前のことではあるが，論文を書く中で問われているのは，一つには常識であり，どんなに良い文章を書いても，それが出鱈目なフォーマットであれば大減点となってしまう。

　いくつかのポイントを示す。

---

① はっきりと大きな字で，丁寧には基本中の基本。

　（消しゴムのカスもしっかり片付ける！）

② 題名を書いた後，数行あけて名前。

③ 書き出しは一字下げ。

④ 数枚であっても段落分けにした文頭は一字下げとする。

⑤「　」は一マスを使って。

⑥ 特に強調したい言葉には「　」をつけると効果的である。

⑦ ……は一マスに３点で二マス分。

⑧ 文末に通常（了）や（結），（以上）はつけない。

⑨ 文章の中での統一，係り結びに留意する。

　（例：私が貴院を志望いたします理由は，〜である ➡ ×）

HELLO MATCHING　2023

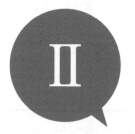

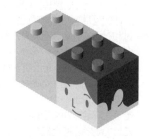

論文演習編

◻ パート0：「天声人語」読み比べ

2014年12月14日から連続3か月，同じ14日付の「天声人語」を見てもらおうと思う。いずれもラストでは初めと同じ場所の少し高みへ来ている「ラセン構造」（p.11〜13参照）となっていることに注目されたい。ちなみに14日を選んだのは，たまたまこの章を書いた2015年度版の入稿期限の前日が2015年2月14日で，そこから逆算しての1月14日，12月14日に過ぎない。つまり，私がわざとそうなるように選んだのではないということだ。

● 2014年12月14日

赤穂義士の物語の本筋は仇討ちだが，脇の話も色々あって面白い。師走の江戸・両国橋の挿話もその一つ。煤払いの笹売りに身をやつした大高源吾が橋の上で俳句の師宝井其角と行き会い，〈年の瀬や水の流れと人の身は〉と詠みかけられる▼源吾は〈あした待たるるその宝舟〉と付句を返す。意味を測りかねて別れた其角は，翌朝になって仇討ちを知り，感極まる。この出会いは作り話とされるが，義士の物語は虚実をまぜて人の心をとらえてきた▼劇場が不入りのときも「忠臣蔵」を上演すれば客足が戻る。漢方の気付け薬の「独参湯」にも例えられてきた。きょうは四十七士の討ち入りの日にして第47回衆院選挙の投票日。芝居人気にあやかりたいが関心はいま一つらしく，投票箱の不入りが懸念される▼多くの所で雪を踏んでの投票となりそうだ。せっかくの意欲が寒波で冷え込む可能性もある。だが，選挙の結果は必ず先の暮らしにはね返る。あとになって，あの日は寒くて──と悔やむのは惜しい▼米国人ビアスの警句集『悪魔の辞典』の「選挙権」の項に，こんなくだりがある。「Aなる者が投票を差し控えると，Bなる者の投票は，一層重要なものとなってくる」。棄権が増えるほど，支持の実体を超えて多数を擁する党派も出てこよう▼政治に背を向けたところで政治の方は我々を巻き込む。「宝舟」は望まぬまでも「泥舟」は避けたい。与党に期待する人も野党を頼む人も，参加することで結果を決めたい年の瀬だ。

（朝日新聞　2014／12／14）

● 2015 年 1 月 14 日

七五三をはじめ，子の成長の節目は色々ある。近頃は「二分の一成人式」もよく聞く。はたちの半分の 10 歳を記念して，学校や地域で祝ったり，夢を発表し合ったりする。「やさしい人になって困っている人を助けたい」。そんな女の子の記事が，何年か前にあった▼その少女も 10 歳前後だったと伝えられる。夢もあったろうに，爆発物を体に巻いて爆死した。爆発はアフリカ，ナイジェリア北東部の市場で起き，大勢を巻き込んだ。別の市場でも若い女性二人が爆死した▼遠隔操作で爆発させた疑いがあるそうだ。イスラム過激派「ボコ・ハラム」が，少女らを「人間爆弾」にしているとの見方がある。西洋の教育を敵視する組織は去年，200 人以上の女生徒らを誘拐した▼かつて先輩記者が書いた本に，一人の少女が出てくる。シエラレオネという国で，制服のまま学校から集団で拉致された。11 歳で銃を持たされ兵士にさせられたという。大人の男の非道と少女の不憫に，胸がつぶれる心地になる▼残忍きわまる男たちも，もとは無理やり少年兵にされた者かもしれない。背景には貧困と無知，憎悪の連鎖。武器商人の暗躍もあろう。小さき者の未来が醜悪な歯に砕かれる図は，同じ地上の現実として耐えがたい▼フランスの悲劇は世界の悲劇になった。ならばアフリカに爆発音を残して消えた少女の死も，世界の悲劇なのだとは思えまいか。「やさしい人になって困っている人を助けたい」――そんな女の子だったかも知れぬ。

（朝日新聞　2015／1／14）

● 2015 年 2 月 14 日

看板の「量り売り」という文字が目立つ。東京・お台場の商業施設の一角で，「ロシェン」というメーカーのチョコレートが期間限定で売られている。色とりどりに包装された一口大のチョコを好みで選んで，100 グラムあたり 450 円。バレンタインデーを前にした昨日はかき入れ時だったろう▼ロシェンは，ウクライナ大統領のポロシェンコ氏が 1996 年に創業した会社だ。キャラメルやゼリーも製造し，世界に商品を展開。これで財を成した氏は「チョコレート王」の異名をとる▼学生時代に国際関係を学んだ大統領は，今回の 16 時間にも及んだマラソン交渉にどんな心境で臨んだのか。ウクライナ東部での政府軍と親ロシア派武装勢力との戦闘を，15 日に停止することが合意された。昨春以来，5 千人超の死者が出ている▼対立するロシアとの間を独仏首脳が取り持つ 4 者会談だったが，米国の存在も大きかった。オバマ大統領はプーチン大統領に電話し，ロシアの出方次第ではウクライナに武器を提供すると示唆したらしい。駆け引きの側面もあるとはいえ，米ロの「代理戦争」を予感させて不気味だった▼危機は本当に去ったのか。昨年 9 月にいったんは停戦合意に至って，ほどなく反故になった経緯がある。ポロシェンコ氏も，合意の履行は「簡単ではない」と述べている。角突き合わせる当事者に賢慮と自制を望むしかない▼ロシェンのパンフレットに「幸せを世界へ」とある。せめて平穏を，今度こそ取り戻せないか。

（朝日新聞　2015／2／14）

「天声人語」と言えば，泣く子もだまる名文の典型であり，大学入試出題率ナンバーワンの連載である。図で示したのは老婆心までだが，これらの文章がみな，期せずして見事な二重の「ラセン構造」をえがいている。明らかに1行目を書き始めたときから着地地点を意識した文章である。だからこそ，読者にコンパクトでよくまとまっていると感じさせる。オリンピックの体操種目でも，着地バッチリなら，全体の評価も上がるだろう。諸君の目指すべき着地地点もここにある。

■ パート1：他人の論文を読んで感想を持つ

　ここで，実際に出題されたいくつかのテーマについて，現役の学生諸君に書いてもらった小論文の実例を見てみたい。

　大体の分量として 400 字詰め原稿用紙 2 枚程度とし，思うところを自由に書いてもらった。

　まず感想を持つトレーニングから始めてみよう。

　他人の書いたものを読み，私の講評を読むことで，論文がどのように評価され，採点されるのかを学んでもらいたい。

　論文としては玉石混交だが，悪い文章を読むことも時には勉強になる。

　論文を読み，後に掲げる私のコメントと同じ感想を持てれば，OK，合格である。

　そうでなくても，ここが良い，あそこが悪い，自分ならこう書くといった感想を抱くことは，自分の書いたものを客観視する第一歩になる。

　自分が添削者になったつもりで読んでもらいたい。

● 臓器移植について ●

　ドナーカードが制度化されてから,「臓器移植」という言葉が一般の人々にも身近に感じられるようになった。近年, 親族間の臓器移植や家族の同意のみでの移植も認められ, 移植をめぐる動きが活発化してきた。しかし, かなり進んでいる生体間移植に比べ, 未だ脳死移植の件数は少なく, 欧米並みになるのはまだまだ先のようだ。

　脳死状態から回復した患者の症例は未だ報告されていない。ならば脳死移植によって他の命を助けたいと考えるのは医療の現場に携わる者なら大抵は持つ感情である。しかし法的な問題だけでなく, それに対する心情的な障壁も大きく, 移植を受けたい側と臓器提供に踏み切れずにいる側には大きな隔たりがある。

　やはりこの問題の難しさは, 医療の進歩により人の命を人が規定するというこれまで経験したことのない事態が出現し, その急激な変化に対応し切れていないという点にあるように思える。日本人は他国と比べると人種・宗教・資産においてかなりの均一性を持つ国民である。それでいて議論が進まないことは逆にこの問題の奥深さを語っているのではないだろうか。

　私自身移植に関して賛否を論じることができる立場にあるわけではないが, 短い学生実習を通しても移植の重要性は感じる。更なる議論が必要なことは言うまでもない。

　その際に忘れてはいけないのは, ドナーおよびその家族の意思を最大限尊重するということだと思う。最終的には自分の命・身体に対する最終的な決定権は本人が持っているはずだ。制度や議論が邪魔してそれが活きないといった事態はなるべく避けたいものである。

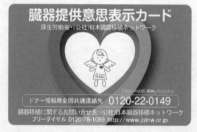

ドナーカード

この文章で筆者は，「臓器移植」，特に脳死移植について，「欧米並みになるのはまだまだ先のようだ」とし，「医療の進歩により人の命を人が規定するというこれまで経験したことのない事態（中略），その急激な変化に対応しきれていない」をその理由としてあげている。

筆者自身，医療に携わる立場から脳死移植の必要性を認めるとしているものの，それがなかなか進まない状況についても一定の理解を示している。

なかなか進まない状況を，ドナーとレシピエントの意識の差という形で示してもいる。

そして，ドナーおよびその家族の意思の尊重が重要であるとの結論に到達している。

無難な線でまとめられていると思うが，一番の問題はその無難さである。

移植に積極的な医者がいる一方で，未だそうではない医者もいるわけで，将来的に親族の同意する必要がない方向が望ましいといった先走りの意見を述べると，採点者が勝手に減点や加点をしかねない。

そういう意味では，無難な線に結論を持っていくというのは一応の得策ではある。

もっとも，大きな減点もないかわり，大きな得点も期待できない。

合格するのが目的である以上，これを悪いとは言えない。

前述の通り，落とす試験の場合，これはこれで一つの見識である。

現在，脳死および移植に関して，日本の法案は諸外国に比して厳しい基準・要件を課しているとされ，脳死移植が進まない原因もそこにあると言われている。

しかしながら，日本的な因習，日本人の死生観も大きな要因の一つではある。

今度の改正によって，レシピエントを規定できない状況から親族間の移植を優先できるようになった。

家族社会，血族社会としての要素の大きな日本社会においては有効な手立てに思える。

日本人を「均一性を持つ国民」と捉えているのであれば，この点についてもう少し踏み込んだ議論があっても良かったかもしれない。

あるいは，個人的にほかにどのような手立てが有効かという提案があっても良かったかもしれない。

● あなたが目指す医師像 ●

　あなたが目指す医師像，と言われてはたと考える。一体自分の目指している
医師とはどのようなものなのだろうか？

　少なくとも大学入学直後くらいの自分だったら比較的簡単に答えが出せたと
思う。「人の役に立ち，患者から慕われる医者」と。しかし，医学部に籍を置い
て医学と接していると次第に簡単には言い切れないと思うようになってきた。
それにはいくつかの理由がある。

　一つは医療というものが単に医者の仕事だけにとどまらず，医療経済・保険
制度・政治方針・他種産業等を巻き込んだ非常に巨大な媒体であるということ
だ。殊に医療保険の見直しも含んだ医療財政の問題は顕著である。よかれと思っ
て病に苦しむ患者に医療を施してきた結果が将来の医療に負担を与えていると
は皮肉な話である。

　また，大学病院で実習していると，医局講座制度を含め古くから受け継がれ
てきた医学界の因習を多く目にすることになる。早い話が入学当初抱いていた
医師像と現実とのギャップに悩まされてしまうのである。どのような医師像を
目指すか，という問いにはまだ明確な答えを与えられないのが正直な感想だ。

　とはいえ「人を救う」というテーマは医師たる上で欠かせないことであると
信じている。それさえ忘れなければ，いつかきっと自分で納得できる医師像を
手に入れられるのではないだろうか。

ここでは「あなたが目指す医師像」として，「人の役に立ち，患者から慕われる医者」という，従来の優等生的答えを，そのまま自分の結論とできない苦悩がえがかれている。

その理由として筆者があげているのは医療財政と医局講座制の古い因習である。

一つ気になるのは，自分の理想が経済によって制約を受けるというのは，「よかれと思って病に苦しむ患者に医療を施してきた結果が将来の医療に負担を与えている」といった形で納得できる理由が示されているのに対し，古くからの医学界の因習がどう自分の理想をためらわせるのか，その根拠があいまいな点だ。古くからの因習が必要悪であるというのなら，もっとその根拠が具体的に示されるべきだろう。

さらに，筆者のネガティブな方向性も気にかかる。

もしも古くからの因習が悪いものならば，ためらうことなくそれを崩したら良い。

これから医学の道に飛び込もうという若者には，それくらいの気概があっても良い。

ただ，問題を掲げ，その問題意識を持つことの中に答えがあるのだという書き方は，どんなテーマにも応用できるので覚えておいて損はない。

● 医師患者関係のあり方 ●

　従来パターナリズムと呼ばれた医師主導の医師患者関係が批判されるように
なって久しいが，個の確立がされていない日本では対等な医師患者関係は難し
いと考える向きもある。そんな中でも良好な医師患者関係を築いてゆくにはど
うすればよいか。

　私は，患者さんの闘病生活を登山に喩えるならば，医師の仕事は登山客であ
る患者さんの登山ガイドのようなものが理想だと考えている。「ここの道は落
石が危険ですよ」「あの道を行くと楽ですよ」と助言しながら患者さんと歩んで
ゆく。患者さんが引き返したくなればその道もまた案内する。そうした押し付
けのない，しかし着実に安心感を与えて力強いサポートをしてゆけるような役
割を担うことを私は目指したいと思う。

　そして，そんな関係を実現するためには，具体的には次のような点が重要で
あると考える。医師が自信を持って診療にあたることができること，医師の技
量が患者に信頼されていること，医師が病状や様々な手技についての説明を分
かりやすく誤解の生じないように行うことができること，医師が患者の話に積
極的に耳を傾けること，などである。信頼は診療行為一つ一つの積み重ねのう
ちに生まれるものであるから，医師としての務めを弁えた上で，それを誠実に
遂行したいと思うのである。

　さらにまた，信頼に足る医療従事者としては，患者さんへのむやみな感情移
入は避けるべきであると私は考える。患者の苦しみに涙をこぼせる感性も無論
大切であるが，むしろ医師の存在意義は悲しみや共感を内在させながらも淡々
と患者さんや家族をサポートしてゆけることにあるのではないだろうか。浅薄
な同情は患者さんを逆に傷つけるだけの結果を招きかねない。

　私は医療行為の一つ一つが「契約」という言葉のみに括られてしまわないと
ころに日本の医療の良さを見出している。患者との距離感の一つ一つの手応え
を確かめながら，臨機応変に個別の診療にあたってゆく医師でありたい。

この文章の中で筆者は，良好な医師患者関係を医師主導ではなく対等なものと考えている。
　これを詳しく説明するものとして，「登山ガイドのような」と比喩を用いているが，前述した「良い友人関係」とほぼ同じものと考えて良いだろう。
　そのための要件として筆者があげているのは，医師の診療に対する自信，逆に患者の側の医師に対する信頼，十分なインフォームドコンセント，医師の誠実な態度などで，これらは多少未整理な感じを受けるが，要するに医師と患者の間の良好なコミュニケーションに必要な信頼と言い換えられる。
　ここまでの論旨は明確であるが，第3段落から第4段落へ移る部分，つまり，互いの信頼関係は必要だが，むやみな感情移入は避けるべきとの展開は，起承転結の転にあたる部分であるので，「さらにまた」という接続よりはむしろ「しかしながら」とした方がすっきりしている。

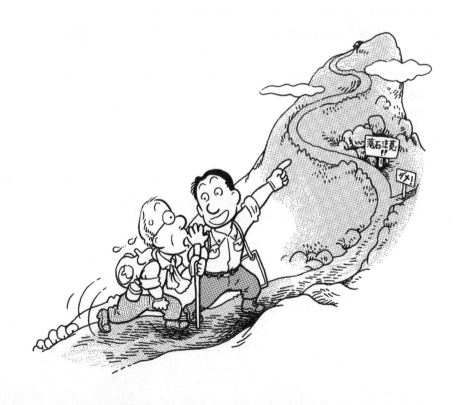

また，結論部で筆者は「契約」にとらわれず臨機応変に個別の診療にあたっていく医師でありたいとし，これ自体はよく分かるのだが，それ以前の四つの段落との関係が今一つ不明であり，第4段落のつなぎがおかしいことと合わせて，全体がバラバラな印象を与えてしまう。

せっかく内容はそれなりなのに，これでは惜しい。

好意的に解釈すれば，「患者との距離感」という観点では，第3段落では患者との密な関係，第4段落ではそうは言いつつも取らなくてはならない距離について述べていると考えられるのだから，「**このように患者との距離の取り方は難しい。しかし，欧米のように，契約という言葉のみに根拠を置いた距離の取り方は日本にはなじまないし，そこに日本的医療の良さがあると思う**」といった文章を置けば，全体のまとまりはもう少し良くなるだろう。

ちなみに「むやみな感情移入」は，前述した「患者と一緒に痛がる」ということと同義であり，細部の考察は評価されても良い。

ただ，「患者さん」と「患者」という単語の不統一が気になった。

これは昨今の「患者様」という院内での言い表しとも無関係ではないのだろうが，私は，学生の立場であれば「患者さん」でも「患者」でも，どちらでも良いと思っている。

ただ，それらをミックスするのは，自分の中でのとまどいを表していると誤解される向きもあるのでやめた方が良い。

● 医療事故が起こった場合，あなたは医師としてどのように対応しますか ●

　医療事故が起きてしまった場合の対応としては，私は次のような点が重要であると考える。まず，何より先にあらゆる手段を使って被害を最小限に食い止めること，事態が収拾に向かったら事実関係を確認すること，そして判明した事実関係を患者と家族に事実を隠さず伝えること，そして事実関係を今後の改善策に反映させてゆくことである。

　事実関係を明らかにするためには，公私の双方のレベルで特別な配慮が必要となる。誰でも自分の非は認めたくないからである。個人レベルでは専門家としてもサイエンティストとしても事故の事実関係に関しては正直でありたいと考えるし，またシステムのレベルでも医療事故の当事者の正直な報告に際しては懲罰を加えないことをうたいながら，スムーズな事後報告がなされるような手続きのシステムを設置しておくべきである。

　また，明らかになった事実関係を患者側に伝えることは，当然の道義上の説明であると同時に，過誤によって生じてしまった不信感を不必要に増大させてしまうことを防ぐためでもある。実際，医事紛争の多くは患者側の医師に対する不信に起因しているといわれる。責任逃れの態度は患者側の不信感と怒りを増幅することはあれ，誰の利益にもならないことは肝に銘じておくべきである。

　さらに，改善策を講じるにあたっては「まさかそんな失敗は」という高の括り方を捨てることが必要である。預かっているのは人の命である。万に一度の失敗も許されないのであるから，常に最悪の状況を考えた予防策を講じるべきなのである。現に起きてしまった事故は最大限の注意を払って傾聴すべき助言を私たちに与えてくれるに違いない。

　最後に，このような対応の行動の根底になければならないのはあくまでも真摯さ，誠意であると思う。医療事故が起こってしまったという事実の重さをしっかりと受け止めて，悔恨と謝罪の気持ちを持って事態の対応にあたりたいと思う。

この文章は，まず第1段落に気になる部分がある。

医療事故が起きてしまった際の対応として，筆者は，「何より先に」あらゆる手段を使って被害を最小限に食い止め，「事態が収拾に向かったら」事実関係を調査して患者と家族にそれを伝えるとしている。

これは一見正しい対応のように思えるが，もし事態が収拾に向かわなかったらどうするのかということを考えてみれば分かるように，医療事故の対応の原則として，何が起こっているのかについては，リアルタイムで患者と家族にそれを伝える必要がある。

もちろん，必死で処置している最中に説明もないだろうが，この書き方ではなんとなく，まず内々でという誤解を与えかねない。

さらに第2段落の第2文「誰でも自分の非は認めたくない」と，第3文「個人レベルでは専門家としてもサイエンティストとしても事故の事実関係に関しては正直でありたいと考えるし……」のつながりが不明で，段落全体としても一体何が言いたいのかつまびらかではない。

修復を試みるならば，「しかしながら専門家，あるいは科学者としての立場では事故の事実関係に関して正直でありたいと考える部分もあるのだから，医療事故の当事者の正直な報告に際して懲罰を加えないシステムが確立されていれば，スムーズな事後報告は可能なのだと思う」といったところになるだろうか。

第3段落で明らかになった事実関係を患者側に伝えることの重要性を言っているのはまあ良いとして，第4段落で「高を括るな」「預かっているのは人の命」といった書き方は，いかにも定型的で，真摯さや誠実さが大切とまとめている最後の結論とも合わせ，息切れしてしまっている感じが否めない。

学生という立場上，経験を書くことができない難しさがあるのは分かるが，もう一工夫あっても良いだろう。

● 患者の死 ●

　私は生まれてから祖父母合わせて3人の死に直面してきた。その度に死という事実の重みを実感させられてきた。何度立ち会っても臨終の場というのは切ないものである。しかし，これから私は医師としてどれほどの死と向き合っていかなければならないのであろうか。考えるだけで気が遠くなってくる。

　自宅の畳の上で看取られることを希望する人も多いが，患者の死の多くは病院の中の出来事であるのが現状である。そして，多くの死の風景に私たちが必然的に携わり，入ってゆかなければならない。これは逃れられない事実である。患者さんの疾患を治し健康な生活に貢献することと，患者の死に向き合うことはあまりにもかけ離れたことにも思えるが，逃げ腰にならずに向き合うべきであろう。人生の最後の1ページに登場する，言わば「脇役」として患者のお世話をできることは大変光栄なことであると思うのである。

　患者の死に，どんな形で遭遇するにしろ，忘れてはいけない点があると思う。それは，専門家としてプロフェッショナルとして取り乱さないことである。また，医学に携わる者，医療者としてできる患者，家族へのサポートの面で万全を尽くすこと，そして生命予後を改善させる方針が尽きてしまったからといって，主治医としての責任を放棄しないことである。戸惑わず，落ち着いて，静かに医療従事者としてできる一つ一つの仕事を真摯に丁寧にこなしてゆきたい。

　死は生き様そのものである，という言葉がある。あまりに重い言葉であり，私たちに容易に受け止めることのできる言葉ではないかもしれない。しかし，患者さんにとって安らかな温かい雰囲気に包まれた死のための環境作りには，自分の技量の範囲でできる限りの貢献ができるようでいたいと思っている。

テーマが大きく，何でも書けるかわりに何を書いたら良いか分からないというジレンマがある課題である。

自己の体験から書き始める導入は好感が持てるが，短い字数制限の中では中途半端なものになりがちである。

「人生の最後の1ページに登場する，言わば『脇役』として患者のお世話をできることは大変光栄なことであると思うのである」という文章の中，「光栄」という単語に少しひっかかりを感じないわけではない。

そこに何かこびた感じがある。

死は患者であれ医師であれ，人間として生まれた以上，避け得ない運命的なものである。

死は万人に平等であり，そういう視点からの文章が欲しかった気がする。

医師として患者の死に向かい合っていく誠実さは感じられるのだが，どうもそこには「生者」から「死者」を見る，ある種の差別も感じられてしまう。

「患者さんにとって安らかな温かい雰囲気に包まれた死のための環境作りには，自分の技量の範囲でできる限りの貢献ができるようでいたいと思っている」という最後の一文は，特に「自分の技量の範囲で」といった言葉に象徴されるように，いかにも優等生的である。

落とされないための試験ならばこれでOKだが，入るため選ばれるための試験ではインパクトに欠ける。

悪ぶる必要はないが，「死は生き様そのものである」といったよく聞く言葉に対し，本当にそうなのか？　という疑問から始めても良いのではないか。

生き様は確かに人によって様々だが，死，特に病院での死はベッドの上で鎮痛剤を使い，呼吸が止まり，心臓が止まるという比較的均一なものだ。

しかし，「死も生の一部であり，こうした均一な死の中にこそ問題があるのではないだろうか……」といった切り口で書けば，また別の論文ができ上がるかもしれない。

模範解答など存在するはずもないが，だからこそ模範的なものであってはいけないのだろう。

● 医療におけるジレンマについて ●

　医療におけるジレンマと聞いて思い出されるエピソードがある。5年生の臨床実習の際，肺癌に対する化学療法を行っていた患者さんなのだが，実は1年前に外来で癌の告知と手術についての説明を受けていたのだ。ただ，その患者さんは手術を拒否し，その後いわゆる「ドクターショッピング」を行って，当院に戻って来たときにはステージが進み，手術適応がなくなっていたのだ。

　もし自分が1年前の外来の医師だったとすると，残念であると同時に，自分の説明力の不足を痛感するであろう。もちろん，検査結果や治療法とその合併症，代替療法，予後などについて説明し納得してもらい，同意を得ることはインフォームドコンセントの観点から必須のことであろうが，キューブラー・ロスの受容までの5段階の説にあるように，癌を告知されたときに否認と怒りが生じるのは自然な反応でもあり，そのような場面で十分なインフォームドコンセントを行うことはかなり難しいと考える。

　一般的に医師がインフォームドコンセントをしたつもりであっても，患者さんは理解しないまま同意することはよくあることだと思う。もちろん法的には同意書をとっていれば良いのかもしれないが，お互い納得した上で治療法を決めていくに越したことはないし，それを極力目指すべきである。まして，癌の告知直後など患者の心理状態が不安定な段階で，治療法を決めていくことは難しく，正確なエビデンスとそれを解釈する能力，臨床経験，さらに患者の解釈モデルをきちんと把握することが欠かせないものであると考える。

　学生のときの臨床実習でもそうであったが，今後も上級医師のムンテラや患者さんへの説明の仕方をしっかり学び，真のインフォームドコンセントができる医師になりたい。

この筆者はインフォームドコンセントにおけるジレンマについて書いているが，ここで述べられているのは，説明したつもりが患者の拒否にあって手術の時期を逸したというコミュニケーションの難しさである。

ただ，ジレンマという言葉からすると，「進むべきか否か」といった典型的かつ分かりやすいものの方が better だろう。

経験に基づいたものはそれなりの興味を引くが，少し特殊過ぎる気がする。

もし，このテーマで書くのなら，ジレンマが誰の側のどういうものかをもう少し明確にし，それがより一般性を持つよう工夫しなくてはならないだろう。

たとえば，インフォームドコンセントといっても，事実をそのまま告げて判断させるのが良いか，ある程度医師の主観を入れて誘導するのが良いか，といった展開でも良い。

要するに論文の最後の方に出てくる「真のインフォームドコンセント」が何なのかを論じて欲しかった。

細かいことを言うと，ムンテラも説明も同義である。

言葉の使い方にも留意すべきだろう。

私がこのテーマで書くとしたら，「Ⅰ　論文対策編」で例文として示した「医師患者関係について」を基本としたものになるだろう。

もう一度読み返して，この論文と比較してもらいたい。

● あなたの考える地域医療とは ●

　地域医療の目的はその地域に住む人の健康を向上させることにあり，ひいてはその地域の活性化につながれば理想的である。僕はそのモデルとして二つの医師像—家庭医と外来小児科医—を思い浮かべる。

　家庭医は病気の診察・治療はもちろん，日頃からの予防や健康増進，さらには悩み事の相談なども引き受けることで住民の身体的・精神的健康を家族ぐるみで支えていくことを役割としており，地域医療の理想と合致している。そのために医師には general な診療能力，人間的資質が求められる。また専門的医療が必要となった際の紹介先として高次医療機関との連携も欠かせない。高次医療機関との連携・情報交換を密にしておくことは，常に医療の進歩の最前線にいるためにも重要である。

　家庭医はその定義上，様々な年代を診ることが必要とされる。しかし小児医療と老人医療を一人の医師が引き受けるのは大変であり，分担した方が医療の質も向上するし日本の現状にも合っている。そこで外来小児科医が二つ目のモデルとしてあがってくる。実を言うと僕は小児科に興味を持っており，クリニカルクラークシップでは小児救急を扱っている病院で実習をした。小児救急は現在マスコミでもその必要性が叫ばれているが，実際見学してみると患者の多くは軽症であり，重症患者を見落とさないことが一番重要なことであるとはいえ，水分の補給法や発熱の際の対応といったいわゆる風邪のケアから育児の相談までいろいろ話し合うことで母親の不安を取り除いてあげることも同じくらい大事であると実感した。また近くの開業医の先生が夜間救急に訪れていたりもして，かかりつけ医との連携の重要性も認識できた。こうした活動により地域の育児環境を向上させ，子どもの増加，さらには地域の活性化につながればまさしく地域医療の理想であり，外来小児科医の果たす役割は大きい。

地域医療について述べよという問題であるが,「あなたの考える」という枕詞がついている。
　多少,自分の土俵に持ち込んでも良いわけである。
　そこでというわけでもないだろうが,この論文の筆者は日頃から興味を持っている外来小児科医を持ち出した。
　家庭医は地域医療の主役であり,それについて論じているのは良いが,小児科について論じている方が長いのは,いかにもバランスが悪い。
　どうしても自分のホームグラウンドへ持ち込みたいなら,この短い論文の中では,二つを並立させるのではなく,渾然一体として論じるか,あるいは一つに絞って論じた方が良い。
　家庭医の部分は,教科書的で,面白くないが,小児科医の方は自らの経験もあって面白く書かれている。
　一つの案として,家庭医,小児科医という割り方はやめてみてはどうだろう。
　以下,ちょっとした修正を加えた文章を載せてみる。
　ずいぶんと印象が違ってくることに気づくだろう。

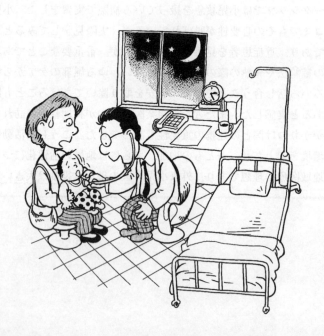

Ⅱ　論文演習編　**87**

（添削例）

　　地域医療の目的はその地域に住む人の健康を向上させることにあり，ひいて
はその地域の活性化につながれば理想的である。
　　そのために病気の診察・治療はもちろん，日頃からの予防や健康増進，さら
には悩み事の相談なども引き受けることで住民の身体的・精神的健康を家族ぐ
るみで支えていくことが求められる。医師には general な診療能力，人間的資
質が求められる。また専門的医療が必要となった際の紹介先として高次医療機
関との連携も欠かせない。高次医療機関との連携・情報交換を密にしておくこ
とは，常に医療の進歩の最前線にいるためにも重要である。
　　医師は様々な年代を診ることが必要とされる。しかし小児医療と老人医療を
一人の医師が引き受けるのは大変であり，分担した方が医療の質も向上するし
日本の現状にも合っている。そこで現在，小児科医の不足が地域医療の問題点
として浮かび上がっている。実を言うと僕は小児科に興味を持っており，クリ
ニカルクラークシップでは小児救急を扱っている病院で実習をした。小児救急
は現在マスコミでもその必要性が叫ばれているが，実際見学してみると患者の
多くは軽症であり，重症患者を見落とさないことが一番重要なことであるとは
いえ，水分の補給法や発熱の際の対応といったいわゆる風邪のケアから育児の
相談までいろいろ話し合うことで母親の不安を取り除いてあげることも同じく
らい大事であると実感した。また近くの開業医の先生が夜間救急に訪れていた
りもして，かかりつけ医との連携の重要性も認識できた。こうした活動により
地域の育児環境を向上させ，子どもの増加，さらには地域の活性化につながれ
ばまさしく地域医療の理想であると考える。

　このように直すことで，地域医療における小児診療の重要性という形で一元的に
論じることができるのではないだろうか。

● 研修医に求められるもの ●

　患者にとって研修医は最もよく接する医師である。そのため，患者の訴えを
きちんと把握し，プロブレムリストの作成とSOAPの実践が最も重要なこと
である。その際，患者は医師と会うことで緊張したり遠慮することが多いので，
普段から話しやすい雰囲気を作ることが必要である。また研修医以上に患者と
接している看護師との連絡を密にすることで，看護師へ投げかけられた訴えも
きちんと吸収し，患者の全体像を把握することが必要である。

　また，研修医という立場は，上級医にチェックをしてもらえるというありが
たい立場であるが，その間に一人前の医者になれるよう学ぶ場でもある。その
ため，プロブレムリストの作成やSOAPの実践においては，まずは自分で教科
書やUp to Date，大規模臨床研究の結果などを参考にしつつ，エビデンスを過
大評価しないよう注意しながら目の前の患者さんに当てはめ，自分なりの
SOAPを作成してから，上級医に報告し確認を得たり，意見が異なれば結論に
至るまでのアプローチ法の違いなどについてディスカッションをすることがで
きればいいと考える。

　　・患者の訴えの把握
　　・プロブレムリストの作成とSOAPの実践
　　・話しやすい雰囲気作り
　　・看護師との密な連絡
　　・自主的な態度

と書いてあることを並べてみると良いことばかりなのに，何か全体にまとまりのな
さを感じる文章である。

　その原因は，この短い文章の中，プロブレムリストやSOAPが何度も繰り返され
ていることである。

　試しに＿＿部を取り除いてみると，なんとなく良い感じになるだろう。

　また，「ありがたい立場」という言葉も，上級医のチェックは，研修医にとって権
利であると同時に義務でもあり，その中で権利しか感じられず，採用する側にして
みれば，勝手なことをするかもしれないという感じを少し抱かせる言葉である。

「一人前の医師になれるよう学ぶ場」という言葉には，患者の側に立った視点が欠如しているし，プロブレムリスト，SOAP の実践という言葉もどこか冷たい響きがあって，もう少し患者の側に立つこと（患者にとって研修医は未熟な医者を示す言葉以外の何物でもない）を考えても良いのではないかと思う。

テーマは「求められるもの」であり，文章は「〜できればいいと考える」で終わっている。

もちろん，求められるものの中には必要なことの意も含まれているが，文字通り誰に求められるかを考えるとき，自分が自分に求めるよりむしろ患者，上級医が自分に求めるものを第一に考えなくてはならないだろう。

教科書に書いてあることを調べ上げてアメリカ式のプロブレムリストや SOAP 重視の医療を行うというのは，あくまで自分の側からの言い分であって，患者の側からの見方ではない。

訴えの把握や話しやすい雰囲気作りも，わずかにその 2 語によって述べられているだけで，できれば第 2 段落で自主性について述べるよりも，患者の側から見てどういう研修医でありたいかということについて言及した方が良いように思われる。

ヒントとして述べておくと，研修医は知識も経験も乏しい存在である。

しかしながら，そのういういしさを逆手に取って，医師よりもむしろ患者に近い存在ではありうる。

論文中にもあるように，患者の訴えをよく聞き，上級医との橋渡しをする存在として，情熱を持って医療にあたることはできる。

『ブラックジャックによろしく』というマンガを知っているだろうか。

多くの読者を引き付け，テレビドラマ化もされたのは，それが現実の医療を反映しているからということのほかに，主人公の研修医の情熱が大きいのだろう。

医療に対する情熱という面では，どんな研修医も熟練医と変わらない一人の医師でありうるのだ。

● このマッチング制度をどう思うか ●

　マッチング制度は，従来の方式に比べ，医学部生，病院双方の希望をより合理的に反映できるシステムであるとされる。実際，この制度によって，多くの学生が希望の病院に就職している。

　さて，学生が病院を選ぶ基準は色々あって，一元的に決めることはできないが，決定するためには当然，十分な情報量が前提となる。しかし現段階では学生は，まだ，病院についての情報が十分に与えられているとは言えないように思う。

　上からシステムだけかぶせても，実際にレールに沿って動く人間にきちんとした情報面等でのサポート体制を作らなければ，たとえ多くの学生が第一志望に就職できたとしても，その学生たちが従来よりも賢い選択をするようになった，ということを意味しない。単に就職活動が効率的になっただけのことかもしれない。

　しかしマッチング制度は，単に就職活動を効率的にするというだけでなく，学生に，自らに本当にふさわしい病院を選ぶことができるチャンスを与えうる。そしてそのためには情報が不可欠である。また，学生が豊富な情報を元に判断するようになれば，学生のニーズをより反映して病院の教育システムも発展しやすくなるだろう。

　今後マッチング制度が，たゆまぬ反省，努力，改善によって，学生，病院双方にとり真に利益のあるものとなることを期待している。

病院についての情報が不十分であるといったことが中心に述べられているが，第3，第4段落は同じことの繰り返しで，冗長な感が否めない。

つまり論文の構想段階での準備不足である。

文章的な面でも，「上からシステムだけかぶせても……就職できたとしても」と，長い文章に2箇所も「……ても」と出てきて，あまりこなれていない。

一番の問題は論点が情報以外ないにもかかわらず，それについての掘り下げが浅すぎることである。

運営の実際，スケジュールに関する情報と病院情報の二つを区別したかったのなら，もっと別の書き方もあっただろう。

おそらく出題者はマッチングという自分の最も身近な問題について，受験者が何を考えているのか知りたかったのだ。

「従来の方式に比べ」という最初の一文をもっと追求し，その長所，短所について論じて欲しかった。

なお，私のマッチングに対する考えは，本書の随所で述べている通りである。

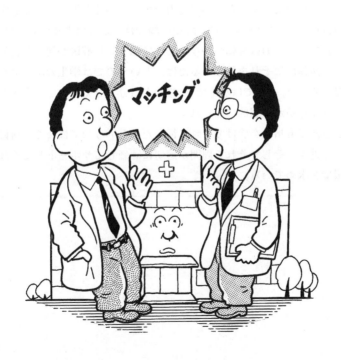

● どういう研修を求めるか ●

卒後臨床研修の一制度であるスーパーローテート方式は，幅広い知識や診療技術を習得することが目的の一つである。僕はこの制度に賛成で，様々な科で研修を積むことでオールラウンドな臨床能力を身につけたいと思っている。ただしこの制度に不安も感じている。それは，研修医が臨床の場で働く医師として機能できるのかということである。内科，外科は6か月回るとしても，その他の科は1，2か月しか回らず，ただの客人となってしまわないのかということである。もちろん研修医が受身の姿勢であっては，客人となってしまうのは必至であろうが，これには研修医を受け入れる病院側の姿勢も大きく影響するはずである。

前述したスーパーローテートの目的に到達するためには，研修医が自分で考え，判断できる体制が必要である。もちろん研修医にすべての決定権を与えるわけにはいかないが，患者を診察し，状態を把握し，診断，治療方針に至るまでを自分で行える機会があって欲しい。その上で指導医に報告し，議論し，フィードバックを受けることで臨床能力がついていくと思う。何でもかんでも指導医の指示に従っているだけでは，その場では分かったような気になっても，実際に一人で考える力は身につかないように思う。指導医が何でも自分でやってしまい，研修医はそれを見ているだけ，というのでは学生のポリクリの延長となるだけであり，そうではなくて，研修医が自分で考えるのを指導医がサポートするような環境が理想的に思われる。

最初から何でも指示を受けてそれに従うだけというのではなく，研修医が自分で考えて動き，そしてそれを周囲が適切に評価してサポートしてくれるような研修環境を求めている。

ものすごく正直な論文で，個人的には賛成したいのだが，ことマッチングの試験
としては誤解を与えてしまうかもしれない。

　論文の要旨としては，研修医であっても一人の医師なのだから，単に指導医の言
いなりではなく，自分で考えて動きたいということなのだろう。

　それはそれで正しくはあるが，研修医は知識も経験も乏しい，まだ学生の延長に
近い存在であることも事実である。

　研修の前提として「患者さんに迷惑をかけてはならない」というのがある。

　診察一つにしても患者にとっては侵襲的なものとなりうる。

　診察も診断も治療も，常に指導医への報告，議論，指導がなくてはならない。

　ところが，この論文の書き方，すなわち，「**患者を診察し，状態を把握し，診断，
治療方針に至るまで自分で行える機会があって欲しい。その上で指導医に報告し，
議論し，フィードバックを受けることで……**」では，自分ですべてを行ってから指
導を受け，その中で誤りがあっても事後に正されるということになる。

　自分勝手にふるまう研修医は多くの病院が最も嫌うものであろう。

　あくまで研修医は仮免許であり，見て学ぶ，やるところを見てもらうことが中心
であって，路上を一人で自由にぐるぐる回れるわけではない。

　仮に論文の筆者が私と同じことを考えていたとしても，もう少しそれを強調しな
いと，このままでは「生意気な学生」と思われてしまうかもしれない。

　おそらく，前半で述べている「**短い期間のローテーションで単なる客人になって
しまうのではないか**」という問題に対する答えとして後半があるのだと思う。

　前半部分の問題提起が的を射ているだけに，もう少し別の書き方，展開ができな
かったかと残念である。

　悪い論文の中には，往々にして係り結びのしっかりしていない文章が散見される
が，これは大きな意味で前半と後半の係り結びができていない例と言える。

● 医療における勇気 ●

　勇気とは不安や恐怖に打ち勝つ心の強さのことを指す，と私は考える。では，医療において不安，恐怖とは何か。不安や恐怖の伴う医療行為はあってはならないはずである。しかし実際，自分に自信を持ち，不安も感じずに医療を行うことは，容易ではない。

　その理由の一つは，医師は経験を積むことにより自らの能力を磨いていくため，経験の浅い医師が不安を感じてしまうことがありうるということである。

　もう一つは，医療は必ずしも確実ではあり得ないということである。検査，診断基準，薬効，どれをとっても 100% 信頼することはできない。そして，得られた診断が 100% 確実ではないとき，不安を感じてしまうことはあるかもしれない。

　しかしこれらの問題に，勇気でもって対処してはならない。医師は，科学的根拠によって不確実性を可能な限り排除するという形で対処するべきである。

　それでもなお，つまり医学をもってしてもなお対処法が分からず，けれども今目の前で苦しんでいる患者をどうするかを決めなければならない，という事態が生じたならば，そのとき初めて勇気が必要となると私は考える。倫理的，社会的，その他あらゆる見地から検討しつつ，最終的にどうするのか医者として判断するとき，その判断を裏打ちするのは，医師としての経験，および責任感に裏打ちされた勇気だろう。

医療に対する勇気について，論旨は明解である。

もっとも，実際の臨床の場では，勇気の連続である。

先輩医師がやるのを見せてもらい，それを手伝い，見てもらいながらやったとしても，それでも初めての処置，手技は怖い。

だから勇気を持って行う。

診断にしても最初から正しい診断に行き着くことは難しく，try and error の連続である。

みな確実でなくても，勇気を持って診断を下す。

しかし，ここで言う勇気とは蛮勇のことではない。

論文に言う科学的根拠に裏付けされた勇気である。

医学は経験の学問である。

経験によって勇気を持たなくても医療に臨めるようになる。

ところが，そこに落とし穴がある。

不安や恐れを抱かない医者は往々にして人間の体に対する畏怖を忘れ，平気で蛮行を行い過ちを犯す。

逆説的な言い方になるかもしれないが，医者は常に恐れに裏打ちされた勇気を持って医療にあたらなければならないと思う。

ただし，恐れるあまり診断や処置の手がちぢこまってしまってはならない。

過ちを犯す以上に，何もしないことは既に重大な誤りである。

一見論文とは逆の論旨のようだが，よく読んでもらうと，そう掛け離れたことを言っているわけではないのが分かるだろう。

● 癌の告知について ●

　癌の告知は積極的になされるべきだと思う。自分の身に起こるすべてのことを受け入れ，自分なりの対処の仕方でそれを乗り越えていくことが人間のあるべき姿である。

　自分の病気がなんであるのかがわからない不安，自分があとどのくらい生きられるのかがわからない不安はとても大きい。その不安を解消するためにも正しい病名は伝えられるべきである。末期癌で，残り数か月の人生であっても，その時間を有意義なものにするためには，癌が告知され患者がそれを受け入れることが必要である。また，現在は医療技術が進歩し，早期癌であれば根治が可能であり，癌である＝自分はもう長くない，という公式もそろそろ崩れつつある。

　病気は人の一生において自分の身に降りかかる最も困難な出来事の一つであるが，自分の生き方をふり返り，自分で自分の死に方を決める絶好のチャンスでもある。癌を告知され，自暴自棄になる人もいるかもしれない。誰もが突然襲う困難にうまく対処できるとは限らない。しかし，人生における困難にどのように対処していくかは，その人次第であり，医師は患者を一人の人間として尊重すべく，患者には真実を伝えるべきである。

　筆者が医者になった頃には，癌の告知はせず，胃癌も胃潰瘍か前癌状態と説明されていた。

　現在はほぼ100％が真実が告げられている。

　この論文でもその線に沿って癌の告知について肯定的な意見が述べられ，癌との闘病についても前向きな姿勢が語られている。

　これはこれでよくまとまってはいるが，この時代にあって，癌であってもどの程度まで真実を述べるのか，医師が真実と思って述べたことと事実の相違などについて，もう少し突っ込んだ議論があっても良かったかもしれない。

　癌である，進行していて根治できない，といったところまでは告知できても，あと半年とか3か月とかいうところまでは，本人に面と向かってなかなか言えないのが現状だろう。

あと半年の命と分かっていればやることがあったという人もいるだろうが，余生をのんびりと送っている老人にわざわざ半年という期限を切ってもという場合もあろう。

もっとも，それを医師が判断できるかどうか，して良いのかどうか，半年と言ってみたところで，それにどれほどの信憑性があるのかという問題もある。

そう考えてくると，やはり知っていることをそのまま言うしかないのかとも思うが，インフォームドコンセントの項でも述べたように（p.48 参照），それが機械的なものであってはならないような気がする。

告知は医師が患者に対して行うものであるのと同時に，人間が人間に対して行うものである。

告知するとき，医師は医療的な専門知識を少しだけ患者よりも持っている存在であって，決して「先生」であってはならない。

元来，上から下に行うというニュアンスのある「告知」という言葉自体があまり良いものではないのかもしれない。

要はその人の病気についての説明だろう。

そこで述べられるものはすべてが真実でなくてはならない。

もっとも，事実がすべて真実とは限らない。

この論文で述べられているように「癌＝死病」という図式が頭の中に固定してしまっている人に癌と告知することは，それが早期癌の場合など，むしろ潰瘍と説明した方が真実に近い認識を与えるかもしれない。

しかし，潰瘍と言うのは，やはり事実とは反する。

癌の告知において事実を述べるとき，それが医師の側の十分な説明を伴うという前提があって初めて事実が真実になるのである。

総じて，この論文では告知について，伝えるという面からはよく書かれているものの，説明という点では少し不十分な気がする。

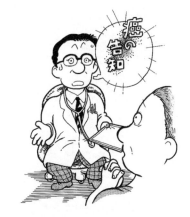

パート 2：添削と読み比べ

　今までに出題された小論文のテーマの中で，これまで論じなかったものについて，取り上げてみよう。

　学生諸君に書いてもらった論文と，私の書いた「解答のヒント」を載せる。

「解答のヒント」は短いコラム・エッセイ風にしてある。

　違った人間だから違った文章になるのは当然だが，どこが違うのかを見て感じてもらいたい。

　それが分かれば，自分の書くものも他人とどう違うかが分かるはずである。

II 論文演習編 **99**

● 大病院の弊害 ●

　大病院の利点としては，様々な科があるので安心して受診できるということがあげられる。しかし，この利点が同時に欠点にもなっている。

　一つ目の弊害としては，各科の連携が困難になりやすいことがあげられる。例えば，腫瘍の治療をする場合に初めに放射線科を受診すれば放射線治療が主となるし，初めに外科を受診すれば外科治療が主となるということが起こる。患者側からすると，初めにどこの科を受診しても結果的には同じ治療となることが望まれているだろう。この対策としては，既に多くの病院で行われていることだが，他科の医師との合同カンファレンスを頻繁に行うことがあげられる。現実的には無理かもしれないが，一人の患者に対して二人の主治医をつけ，一人は他科の医師にすることが理想だと考える。

　また，二つ目の弊害としては，手術室不足があげられる。具体的に述べると，腫瘍の切除を行うときに手術室待ちで１週間も２週間も待つことがあるが，この待ち時間の間にも腫瘍は浸潤しているだろう。ともすると，すぐに手術していれば取りきれていたものであっても，手術待ちの間に他臓器浸潤を起こすこともあるかもしれない。この対策としては，手術室を増やすことも考えられるが，近くにある中小病院と連携をとることも考えられる。つまり，手術室に空きのある病院に手術室を借りるのである。米国では，開業医が大病院に病室や手術室を借りていると聞く。日本では，現実的に無理だと思われるかもしれないが，変革が叫ばれている現在においては，こういった斬新なアイデアも考えてみる必要があるのではないかと思う。

　全体的に，思いつきを乱雑に並べ立てていて，整理されていない感じがする。あくまで「小」論文であり，文字数や時間には制限があるのだからフォーカスを一つに絞るべきである。実は，文章の最後で述べられているは，アメリカ特有のオープンシステムと呼ばれている制度で，開業医であっても大学病院で自分の患者を手術できるという画期的なものであり，限られた医療資源をどう有効に使っていくか，今後のキーにもなりうるものなのだが，読み手にそれがうまく伝わらない。これに絞って書いた方がよほどインパクトのあるものになるだろう。

　フォーカスを絞った私の「解答のヒント」と見比べてもらいたい。

（解答のヒント）

● 大病院の弊害 ●

　大病院は施設も充実していて医者も多く，看護体制もしっかりしていて高度な医療を受けることができる。だから多くの人々は大病院の受診・治療を希望する。その結果，大病院の外来は混雑し，3時間待ちの30秒診療が出現する。外来に限らず病棟でも，次々と入院し，退院していく患者さん達と医療スタッフの触れ合いは希薄なものになりがちだ。

　人間関係の希薄さという面では，院内のスタッフ間のコミュニケーションにも問題のあることが多い。全体が機械的に動いている……そんな印象が大病院にはある。医療スタッフはそうならないよう，つまり仕事をこなすのではなく，人間を診るよう心がけなければならないのだろう。

　しかし，人間関係が雑になってしまう根本の原因は，その多忙さにあることに間違いはない。大病院の弊害を被らなければならない人々自身がその弊害を作り出している皮肉な情況がある。医療関係者のみではなく，行政や一般の人々まで，広く関わらなくてはならない問題である。

● 指導医との意見の対立について ●

　私がこれから研修医として現場に入りますと，すべての周りのスタッフから指導していただく立場にあります。右も左も分からない我々は，いろいろ学ぶ立場ではありますが，時に指導医と意見の対立が生じることもあると思います。それは悪いことではなく，むしろ，それぐらいの高い意識を持って仕事をしていきたいと思っています。

　ただそのときに大事なことがいくつかあると思います。まずは，すべては患者さんのために行うということです。我々，医療スタッフは常にそのことを念頭に置かなければなりません。それぞれの患者さんに最善の医療を提供するために，建設的な意見の対立は必要なことです。いろいろな視点から考えることで，より良い医療を提供できるようになると考えます。そう考えると，立場の違いはそれほど重要ではないし，逆に自分が指導医の立場になったときに建設的な意見を聞ける人でありたいとも思います。そして次に大切なことは，何より謙虚な姿勢でいるということです。謙虚な姿勢でいることは，いろいろ学んでいくためにも，そして患者さんと接していく際にも重要なことであると言えます。そういう姿勢だけは忘れないでいたいと思います。

　意見の対立というのもどういうものかによって様々ですが，その解決策としてエビデンスが役に立つときがあると思います。もちろんすべてがエビデンスで解決できるわけではありませんが，一定の基準として判断できる点では非常に有効です。しかも，エビデンスはグローバルな基準であるので，説得力があると思います。また，それ以外にも解決策として，さらにほかの先生と相談して，お知恵を拝借することもいいのではないでしょうか。

　最後に，指導医との意見の対立があっても，最終的には患者さんが納得して，決定していってもらえれば，私はそれでいいと考えます。それでこそ，患者さん中心の医療だと言えるのではないでしょうか。

全体に良い文章であるのに、最後の結論はダメ。

いくら患者中心の医療、患者が自分で選択する医療と言っても、医療サイドの意見の統一が図られていなければ、医療知識に乏しい患者は混乱するばかりだろう。

いっそ、____部分はカットして、「……いいのではないでしょうか」で終わる方がすっきりしている。

しっかりした研修医になりそうだが、生意気そうではないという好印象を与えるのを目標に「解答のヒント」を書いてみたので読んでもらいたい。

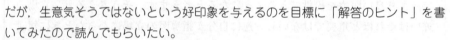

(解答のヒント)

● 指導医との意見の対立について ●

　研修医が未熟な存在であることは分かっている。しかし、6年間医学を学んできた身として、指導医の考え方に疑問を抱くこともあるだろう。特に最近の医療事故を見ていると、抗癌剤の使用量の単純な誤りなど、チームの中の誰かが気づけば防げたと思われるものがあり、それが研修医であっても良かったのにと悔やまれる。

　一方で、指導医の指示に忠実に従うことは必要でありながら、他方、人間である以上思い違いをするかもしれない指導医の指示を批判的な目で眺めてみることも必要だ。ただし、知識も経験も乏しい研修医が、教科書の記載一つを盾に指導医に対抗するような図式であってはならないと思う。必要なのは対立ではなく、違いをどう理解するかということなのだろう。

● もしも私が寝たきりになったら ●

　もしも私が寝たきりになったなら，ベッドの上で私は何を思うだろう。できることなら家族と一緒に過ごしたい。そしてベッドは窓の傍がいい。動きのある世界を見ながら，小さな発見を感情の源にする。それはおそらく一番の楽しみなのだが，かつては何でもなかった世界があまりに輝かしく，自分にはもう入ることのできない世界のような気がして，どこかに寂しさを感じてしまうかもしれない。

　寂しさ。それはどんなに医学が進歩してもそれだけでは解決できない，そして自分を最も苦しめるものではないかと思う。優しい家族がいて，恵まれた環境があったなら，自分がいかに幸せであるかをしみじみと感じることだろう。しかしそれでも，寂しさは残ると思う。自分が何かしようとする度に誰かの手を煩わせなければならず，それでいて自分は何の役にも立つことができない。自分の存在価値を見失ったとき，私は寂しさの沼から抜け出すことはできないと思う。その思いは自分の余命が長ければ長いほど，肉体的苦痛が軽ければ軽いほど強くなるだろう。

　それならば，どんな寝たきりの生活が最も幸せなのだろうか。寝たきりになる状況というのは様々で，それによって思いも変わるだろう。未来の自分がどんなことに幸せを感じるのかも分からない。けれど，今の自分に可能な限りで寝たきりの生活を想像してみれば，やはり家族の負担が重くないことがまず必要だと思う。そのためには，医療従事者の力はもちろんのこと，それらに気兼ねなく頼れるような社会的・経済的援助も必要だろう。さらに，自宅で居心地良く生活するためには，自力でできることを増やしたり，介護をやさしくするような器具や環境作りも重要になるだろう。自分が家族の負担になってはいないと思えてはじめて，安らぎのあるベッドの上での生活が送れるのではないかと思う。

前半の正直な心情の吐露の膨らみに比し，「家族の負担になっていないこと」を重視する後半部では，小さくまとまり過ぎている印象がある。

家族の負担にならない寝たきり生活はあり得ない。

一案として，どう負担をかけるのが良いか，自力でできることから一歩進んで，自分が周囲に働きかけられることについて言及してみるのはどうか。

ペットは何もしないで食べて寝ているだけだが，人々に安らぎを与える。

寝たきりになってもできることはあるはずだ。

私の「解答のヒント」はそういう視点で書いてみた。

（解答のヒント）

● もしも私が寝たきりになったら ●

　もしも私が寝たきりになったら，私は周りの人間に迷惑をかけて生き続けるだろう。そうでなければ自ら命を絶つしかないが，寝たきりの身ではそれすらかなわないかもしれない。寝たきりの私は周囲の親切に感謝するしかない。ただ一つできることがあるとすれば，私を介護することによって，介護してくれる人々にあたたかい心が芽生えるのを期待するだけだ。介護を通して更生した少年や少女達もいると聞く。もっとも，そのために，自分が今のうちから身近な人間の介護や福祉に関心を持たなくてはならない。あたたかさを伝えるためには，自分の心自体があたたかくなっておかなくてはならないのだから。

● もしも医者にならなかったら ●

　私がもしも医者にならなかったら，なろうと思わなければ間違いなく医学部へ入学していなかった。不安いっぱいの浪人生活を送ることもなかっただろう。

　将来について真剣に考え始めたのは高校三年生の頃だ。当時の自分を振り返ると，精神的に幼く世間知らずだった。将来への関心もあったが，恋愛や友人関係のことなどがより頭を占めていた。早く大人になろうと必死でもがいていたけれど，いろいろな意味で経験不足で自分に自信がなかった。

　医学部に入ることで医者になることはほぼ決まる。だから私は10代の終わりという不安定な時期に将来の職業について悩むことはあまりなかった。医学部での学生生活を通じて，専門的知識を学んだ。それだけでなく大学という新しい環境に早く慣れようともがいた。友人を得たり，恋愛をしたり，いろいろな経験をつんで自己が確立されてくる。その過程の中で，医者になろうとする意識はより強くなった。これは幸せなことだ。

　だからもし医者にならなかったら自分がどうなっていたか，もう一人の自分が何を目指したかは想像するのが難しい。医者を志す以前は大企業に入って海外で働いてみたかった。しかしその思いは漠然としたものであり長続きはしなかったはずだ。おそらく漠然とした気持ちのまま大学へ進学しただろう。そして自己を確立しようと同じようにもがいたに違いない。一般の学部は，医学部と違い将来の職業の選択肢が豊富である。その決定を未熟だった高校生のうちではなく，ある程度社会経験をつんだ大学生のときにできるのは有利である。いずれにせよ自己を確立し納得できる決断をして頑張っているだろうとは思う。それを切に願う。

悪い論文の見本として読んでもらいたい。

一体何が言いたいのか分からない。

早い時期に医者になることを決断したのを良いと思っているのか，悪いと思っているのか，何を主張しようとしているのか，全く見えてこない。

総論と各論がごちゃまぜになり，自分でも途中から何を書いているのか分からなくなっているのではないだろうか。結論も支離滅裂である。

このような論文を書いてはいけない。

そもそも，主張がはっきりしていなければ添削の仕様もない。

頭の中が未整理のまま書き始めるとこのようなことになってしまう。

短いものでも何が言いたいかがはっきりしていれば，しまった文章になる。

「解答のヒント」を読んでもらいたい。

ここでは，「自分のこと」にフォーカスを絞っている。

（解答のヒント）

● もしも医者にならなかったら ●

もしも医者にならなかったら消防士になっていたかもしれないし，小学校の教師になっていたかもしれない。ただ，何らかの意味で，人の役に立つ，人を助ける職業を目指していたと思う。もっとも，職業がさほど重要ではないことを先日学んだ。テレビで見た骨髄バンクのドナー第一号の男性の「医者でもない自分が人の命を救えることに喜びを感じた」という言葉は感動的だった。医者や看護師でなくても，人の命を救うことはできる。もっと早くこのことを学んでいれば，あるいは自分は医者を目指さなかったかもしれない。

Ⅱ　論文演習編　*107*

● 恋人とのデートの約束の日に受持ち患者が急変したらどうしますか？ ●

　人の命が関わっていることなのでデートはキャンセルして患者のもとに行くのが当然であると私は思う。しかし，気を付けなければいけないことがある。一つは恋人や病院の人間関係，もう一つはそれによっての心理状態が，患者へ悪影響を及ぼすことである。

　もし，恋人に仕事への理解があって良好な関係が築けている場合であれば，恋人にすまないという気持ちを抱きながらも治療に専念できるだろう。しかし医療の仕事になかなか理解を示してもらえない，あるいは，仕事で会えなくて別れの危機の場合だと，落ち着いて患者の治療にあたれないかもしれない。

　また，病院のシステムで勤務時間が完全に交代制になっていたり，人手が十分に足りていたりして応援の必要がないなど，休みが安心して取れる体制になっていたとしても，受持ち患者の容態が急変したときにいなかったなら他の医師や看護師からの信頼を得ることができず，安心して任せられることもないだろう。逆に，休みでも無理して出ることで相手に同じようにすることを無言で強要してしまうことになりチームワークを乱してしまうことも考えられる。つまり，病院のシステムや他の医師や看護師たちとの日頃からのコミュニケーションによって，デートの約束を断るかどうか考えることになる。

　こういったことで最も注意しなければならないことは，恋人や病院の人間関係によって治療のミスや，態度に表れてしまうことで患者が不利益を被り，不安や不信感を抱いてしまうことであると，私は考える。

　以上のように心理状態が様々な影響を及ぼすことが考えられるが，患者が不利益を被らないためには，まず患者のもとに行くことが大切だと思うので，私はデートをキャンセルして患者のもとに行くと思います。

全体によく書けていて，基本的に私の「解答のヒント」も同じ論旨である。
短くまとめるとこのようになるという例として読んでもらいたい。

(解答のヒント)

● 恋人とのデートの約束の日に受持ち患者が急変したらどうしますか？ ●

　恋人とのデートの約束の日に受持ち患者が急変したらどうするかというのは，医者として深い問題を含んでいると思う。受け持つというのは，その患者のすべてについて責任を持つということである。しかし，医者にも自分の生活があり，プライバシーがある。デート程度なら病院にかけつけるだろうが，子どもや親の急病ならどうするか，家族に任せて自分は病院へ向かうかどうか，微妙なところだ。医者個人個人でどこかに線引きがあるのだろうし，施設の体制によってもそれは異なるだろう。複数受持ち制で，あらかじめ予定を別の医者に告げて出る場合，救急ばかりでいつ外出しても急変がありうる場合など，個人的要件を優先させることがあるかもしれない。

　しかし，研修医である限り，私はどんな個人的要件よりも患者さんを優先させたいと思う。それは，研修医が，少なからず患者さんに迷惑をかけながら学ばせてもらっている身だからである。未熟な研修医にもそれなりの良さがあると思う。それが医療に対する情熱だと思うからだ。

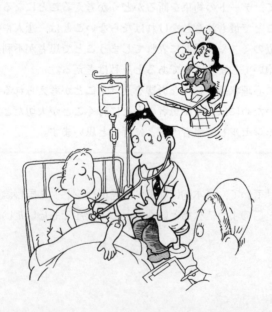

● 人間としての自分と社会との関わり ●

　私たち人間は生まれたときから社会の中で生きている。そもそも社会の始まりは，人間同士が「生存していく」という同じ目的のために形成されたものである。しかし人間というのは，元来自己の生存を第一に考える生き物であり，社会的とは言えない。にもかかわらず，そのような人間が社会を形成するようになったのは，厳しい自然環境の中で，他者と協力することなくして生存を維持することができなかったからである。しかし現在の生活の中では，社会の中で生きていることが自分の生存に関わっていると認識するのは難しい。それに社会自体もどんどんと大規模になってきており，全体を把握することは非常に困難である。そのような状況下において現在の社会というものは，自分にとってどのような存在なのだろうか。

　現在，私は学校，部活動，バイトなどいろいろな社会の中で生きている。それらそれぞれの社会の中で，あるところでは頼れる先輩であり，またあるところではいつも馬鹿なことばかりを言う同僚という感じで私という人間が認識されている。このように，人は一つの社会に属しているというわけではなく，様々な規模の複数の社会に属し，それぞれ自分の役割を演じている。各社会の中で演じているもののどれが本当の自分でどれがそうでないといった鑑別は無意味で，それらの多様な姿すべてが自分自身のあり方の一部であり，そうした人間関係の中で成立しているのが自分であるといえる。つまり自分が何者かということは，自分の帰属する社会から独立して語ることはできないのである。

　したがって社会とは，自分という人間を規定しえる存在である。

人間が社会を規定し，逆に社会によって人間が規定されるという基本ラインは理解できる。

論理としては分かるし，破綻なく書けているが，今一つ心に響いてくるものがない。

論理的に攻めるのであればもっと論理をこね回すべきだろう。

一つの工夫として，自分の体験から始めてみてはどうか（体験談なら情に訴えることも可能である）。

「社会は私に何をしてくれるのか，逆に，私は社会に何ができるのか」といったように，問題を置き換えてみてもよい。

私の「解答のヒント」では，医者が「普通の社会人」であることを主眼に書いている。

社会との関わりを書かせることで，その人間の社会性が見透かされてしまう。

効率的なテーマである。

（解答のヒント）

● 人間としての自分と社会との関わり ●

　人間として社会とどう関わっていくかを考えたとき，自分がこれから目指そうとしている医学の世界が，一方では患者さんとの関わりが重要な社会でありながら，他方では象牙の塔と批判されることの多い閉鎖社会であることに気づく。しかし，だからといって多忙な医師が社会との関わりを多くできるわけではなく，どうしてもその関わりは病気を通じてのものになりがちだ。ただ，医師の社会が，医師の方だけを向いて凝り固まったものであってはならないことははっきりしている。病院という閉ざされた空間の中でも，患者という窓を通じて，「普通の社会人」であること，それが医師に求められる社会性であると思う。

● 子どもの頃の思い出 ●

　子どもの頃の思い出といえば，よく兄と遊んでいた記憶が多いように感じられる。父は勤務医をやっており日曜日もほとんど家にいることもなく，平日も12時以降に帰ることがざらではなかった。そんな多忙な父に代わってか，7歳と6歳年上の2人の兄が私の面倒を見てくれていたので寂しい思いはほとんどすることもなかった。その当時は，何処の家庭も父親というものは，仕事というもので家にほとんどいないのが普通だと思っていた。母は男3人兄弟をほとんど一人で面倒を見て，さらに祖母も含めて家族6人の生活を一手に引き受け切り盛りしてほとんど休む暇はないようだった。

　そんな生活の中で私が小学校4年生のとき母が交通事故にあって，しばらく寝込んでしまう状態になることがあった。左の膝が不自由になってしまい家の仕事をこなしていくのが困難になってしまったのだ。事故から10年たった今では十分走れるまでに回復したのだが，当時は立ち上がることもできず，数年間にわたって走ることができない状況が続くことになった。家事を一手に引き受けていた母が怪我で床に臥してしまい，生活が立ち行かなくなるかと思いきや，驚くことに不自由ながらも母は家事を行い続けた。そのとき父は家事の一部を受け持つことはしたが，母の面倒を看ることはせず今までの仕事を減らそうとはしなかった。母が苦しい思いで家庭を切り盛りしている中，父が仕事に打ち込んでいるから母は苦労しているのだと考えるようになった私は，だんだん父のことが嫌いになっていった。

　マザコンのような考えだなと我ながら思ってしまうが，当時はまだ幼かったから仕方がないように思う。しかし，そんな考えが一変してしまうような出来事があった。

　ある日，一人で留守番をしているとき父の患者だった人の家族の方が訪ねてこられたのだった。その方がおっしゃるにはその患者さんはもう治る見込みのないところを実によく面倒を見てくれて，思い残すところのない最期を故人が遂げることができたということであった。その方との話があった後に父が「治る見込みのない患者さんに何ができるか，どれだけ向き合えるかで医師の価値が決まる」と言っていたのを思い出した。

　医師の仕事は確かにハードであるし，家族に誤解を与えることもあるかもし

れない，がしかし，患者さんに対する責任を果たし続けた父の背中が今では私の目標になっている。

文章に繰り返しが多く，長さの割に内容に乏しい。
父親礼賛は人柄が出ていて良いが，深みがない。
仕事か家庭かというテーマに限らず，もっと奥深いはずである。
同じく医者の息子だった私の文章と見比べてもらいたい。

(解答のヒント)

● 子どもの頃の悪い思い出 ●

　子どもの頃，とにかく注射をされるのが嫌いだった（今でもだが）。その原因ははっきりしている。実家が病院で，風邪をひくたび，熱が高くなると知能の発育が遅れるからとすぐ解熱剤を打たれたからだ。針の痛みが心の傷になり，今で言う心的外傷になってしまったのだろう。
　医者嫌いの自分が医者になったのも不思議な話だが，聞くところによると，子どもの頃医者嫌いになった人は長じてからも人間ドックなどを敬遠し，その結果，病気の発見が遅れたりすることがあるのだとか。子どもの頃の思い出というのは大人が考える以上に大切なのだと思い知らされる。医師になった自分も，自分の診る子どもの心に悪い思い出を残すことのないようにしようと思う。

● クローン人間 ●

　私は，ヒトへのクローン技術の適用がもたらす恩恵には期待しているが，技術応用だけがひとり歩きし議論が不十分な現段階での適用には反対である。
　クローン技術は，様々な不妊治療を試みても子どもができない夫婦の出産，発生や分化などの未知の事実の解明，難治疾患に対する治療法の開発，移植用臓器の作製など，これまで不可能であったことを可能にする手段として，多くの分野で恩恵をもたらしうる。しかし，ヒトへの適用にあたっては，倫理面，安全面などの様々な問題がある。クローン技術による人間の誕生は，これまでの生殖がもつ男女両性の関与や偶然性の介在といった基本的な概念に反しており，優れた表現形質をもたせた人間を意図的に作り出すこともできてしまう。クローン人間に対する人権の軽視や，生殖を介さないことによる親子の概念の希薄化などが生じる可能性も考えられる。また，クローン人間が安全に成長できるのか，子や孫の世代にどのような影響を与えるのかなど，安全面でまだ分かっていない部分が多い。こうした問題に対する議論，検討を十分に行わないまま技術が適用されていくと，人類の尊厳を脅かすような事態につながりかねない。
　各国ではクローン技術を規制する法整備が進められている。しかし法の隙をつくような行為は後をたたず，一部の人間による技術の悪用は，世界全体の生命活動の安全や社会秩序の維持に重大な影響を与える可能性がある。これからは各国それぞれの宗教観や倫理観などの違いを越えて，国際的な議論を進め，統一した法規制を行う必要があるだろう。
　ただし，他の方法では解決できない疾患や障害をもつ人々にとって，この技術がもたらしうる恩恵が希望の光であることを忘れてはならない。盲目的な規制ではなく，そうした希望を実現するような善意の応用への道が閉ざされることのないように議論が進んでいくことを強く願う。

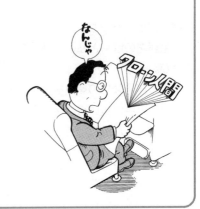

論旨が明解で読み手に分かりやすい文章でよく書けている。

私の文章はエッセイ色を強くしてみた。

（解答のヒント）

● クローン人間 ●

「あなたは自分のクローンを残したいか？」と街の人々に尋ねたら，多くは「いいや」という答えが返ってくるだろう。「理由は？」と尋ねると「何となくこわいから」と答えるかもしれない。少し物を知っている人なら，「身体は自分でも，記憶までは移せないから」と答えるはずだ。しかし，もし記憶のメカニズムが明らかになって記憶を移植可能ということになったらどうだろう。クローンOK という人が多く出てきて，自分も自分もということにならないだろうか。

今は法的に禁じられていても，どこかの国で解禁になれば，もう自国の法など関係なくなってしまう。ただ，個人的には，自分を残す＝永遠の生命という図式がいかにも安易なものに思えてならない。なぜなら，若い女性のほとんどが，美容整形によって今の自分を変えたいと思っているからだ。一方でクローンを望む人がいて，他方で自分を変えたい人がいる。

何が正しくて何が正しくないのかは時代によって変わるはずだが，医学が便利な道具になってはいけないと思う。

どうだったろうか。

学生諸君の解答と私の「解答のヒント」を見比べてみて，その差違が分かっただろうか。

また，自分なりの意見を持つことができただろうか。

良い読み手は良い書き手である。

その逆もまた真である。

パート3：論文講座から

数年前からマッチング対策の講座を始めた。いくつかのテーマを用意し，学生たちに自由に書いてもらっている。読者と同じ立場の人たちである。そのいくつかを紹介しようと思う。まず一つ，読んでもらいたい。

● 論文 Ⓐ　半生の記 ●

　東北の田舎町に生まれた。秋田・青森・岩手三県の境界にある小さな盆地である。周りの子供が野山を駆けまわっているなか，体力がなく入退院をくりかえしていたこともあって自室や病室で本ばかり読んでいた。シャバの空気はうまい，などと考えているような子供であった。本ばかり読んでいたためか勉強はできたのでそれだけを心の支えに学校生活をやりすごし，どうにか推薦だけで高校・大学にもぐりこんだ。あとで苦労したけれど。

　高校のころに知り合いが精神疾患患者専用のグループホームを立ちあげたのを見ていて，精神科のろくにない町だったこともあって，精神科医になろうと決めた。急な理転だったため周りは止めたが押しきった。進路のよくみえないなかでわらにすがっただけであったのかもしれない。前述のように推薦でもぐりこむことができたのでやはり正しかったと思いこみ，同時にひきさがれなくなって，留年・浪人をくりかえしながら今に至る。

　勉強しかできない人間が勉強さえできなくなるとアイデンティティーを失う。何のため生まれてきたのだろうかと考える。そのとき祖母の葬儀をきっかけにキリスト教に出会いのちに洗礼を受ける。これもまたわらにすがっただけかもしれない。しかし八方ふさがりのところで天がひらけたような爽快感だった。十字架のキリストが罪と死を背負ってくださったならば神と人に向かって再び歩み出すことができると思った。肩の荷が下りた。

　自分はどうしようもないところにいる。でもきっとはいあがってみせる……というのではなく，どうしようもないところにいながら，同様にどうしようもないところにいる人に，関わっていきたい。医学部にいると忘れるが病も死も天からふってくるようなものであり患者はどうしようもないところにいるとい

う感じをもっているだろう。医師には向上心も必要だが患者が立っているところから考える下からの医療も必要とされているはずだ。

「とてもよく書けています。原稿用紙の使い方（本書では直し済み）以外，特に直すところもありませんでした。最高点がもらえると思います」が私の添削コメントだった。

なぜよく書けているかは明白で，この人は自分のことをよく知っていて，それが豊かな言葉で表現されているからだ。文学青年なのかも……と思えるほどのできに驚いた。こう言っては元も子もないが，本書を読んだくらいで読者がこれほどの文章を書けるとはとても思えない。「浪人・留年をくりかえし」た人生の重みがあってこその文章だろうな……その通り。

しかし，己の文才のなさに絶望する前に，もう一つ別の論文を読んでもらいたい。

● 論文 Ⓑ　研修でやりたいこと ●

　私が貴院での初期研修を通じ学びたいことは，大きく分けて三つあります。一つ目は様々な手技を身につけること，二つ目は一人の人間かつ医療者としての成長，三つ目はK市の医療に貢献することです。

　研修医が学ぶべきことはたくさんありますが，その中でも手技については確実に習得する必要があると考えます。外来でも病棟でも患者さんの診察・治療には必要不可欠です。手技と一言で言っても非常に多種多様であり，一朝一夕で身につくものではなく，更に一人で習得するのは困難です。貴院では，数多くの研修指導医と，更に700名超の職員全体で指導して下さるという点が大変魅力的であります。また，研修医の数も多すぎないので症例の取り合いや指導の不足もなく，技術を身につけるには素晴らしい環境が整っていると思います。更に，私が経験を多く積みたいと考えているプライマリーケアや救急医療についても力を入れられており，とても充実した研修プログラムと感じます。

　次に二つ目についてですが，私の理想の医師像は技術もさることながら，医師として相応しい人格を持つ人物と考えております。医療は一人で行うものではなく，患者さんを中心に医療者がチームとして患者さんを包み込むような，ちょうどおまんじゅうのような形のイメージとしてとらえております。そのためには，患者さんやコメディカルとの信頼関係が重要です。その獲得にはやはり医師の人格が大いに影響するのではないでしょうか。まずは一人の人間としての成長，更に医師としてのプロフェッショナリズムを持つことが患者さんのためのより良い医療を実現する一つの道であると考えます。貴院での研修を通じ，内面的な成長を得たいと志しております。

　最後に，私はK市で育ち現在もK市に住んでおります。そのため，将来も地元の医療に貢献したいと考えております。貴院は地域の中核を担う病院であり，K市市民の生活を支えておられます。地域医療の経験をここK市で積むことができるのであれば，研修医としての二年間はもちろん，その先においても非常に良い勉強になるはずです。今までは市民として医療を受ける側でしたが，これからは医療を提供し地域の健康や生活を支える側になれたらと切に願っております。医師不足が今日の深刻な問題となっておりますが，その解決に少しでも役に立てるよう精進したいです。

以上三点が私が貴院での研修にて学びたいことであります。また，その他に
も様々な症例を経験したり，同期の方々と助け合い成長したりしながら，たく
さんのことを学び吸収していきたいです。

　どうだろう，Ⓐに比べるとなんのことはない論文に思えるかもしれないが，これ
はこれとして，別の意味でよくまとまっている。
　「言いたいことがよく整理されていて文章に傷が少なく，『良い』論文です。面白
味に欠けるのが唯一の難点でしょうか。個人的にはK市の部分が一番好きです。バ
ランスは悪くなるかもしれませんが，そこをもう少し掘り下げて……いや，やめて
おいた方が無難ですね。OKです」が私の添削コメントだった。
　文章全体から香ってくる誠実さを感じることができる。ややもすると概念論に傾
きがちなのを，「おまんじゅうのような形のイメージ」など，具体的に書いていると
ころに好感が持てる。自分がK市市民であり，この病院にお世話になったのを，今
度は恩返ししたいといったくだりにも十分な説得力がある。実はなかなか書けない
文章なのだ。
　ⒶとⒷ，ともに共通しているのは，書き手が自分のことをよく知っていて（分析
していて），それに正直に書いている（ように見える？）ことである。Ⓐは無理でも
Ⓑならどうにかなる，は間違いであり，正解でもある……といったようなことが分
かれば一歩前進だろう。

Ⅱ　論文演習編　*119*

「理想の医師像」はいつの時代においても問われる定番かつ一番人気のテーマである。これについてはいくつ引き出しがあっても良い。先輩達の文章から学ばせてもらおう。ⓒ～①はいずれも良く書けている例である。私の本人へのコメントともあわせて読んでもらいたい。

● 論文 ⓒ　私の目指す医師像 ●

　目指す医師像を探すに当たって，まずは自分が患者となった場合にどの様な医師にめぐり合いたいか考えてみた。答えは「患者である自分と同じ視線に立って考えてくれる医師」であった。その様な医師になるには ① 探究心 ② 嫌虚さ ③ 冷静さが必要だと私は思う。

　まず ① 探究心についてであるが，医師は目の前の患者の病気についてはもちろん，その患者の性格，思っている事についても興味を持つ必要があると思う。例えば悪い事項を告知しなければならない時，データ以外の患者情報を知らないなら，どの様に告知して良いか分からないだろう。医師患者関係が成立したその時から，医師は患者の病気と同じ，いやそれ以上の興味を患者に対して持ち，良好な関係を築いていかなければならないと思う。

　次に ② 嫌虚さである。医師は患者を「治してあげている」と思い，思われがちである。しかし違うと思う。全くの初見の症状を見て迷うことだってある。医師は患者に様々なパターンを学ばせていただいているのである。そして研修医は特にそうであると言える。私は医療現場に出たら患者とその家族に感謝を感じながら医師として働きたい。

　最後に ③ 冷静さである。医療現場は日々とても忙しくフラストレーションがたまりやすいだろう。その様々な時，人は感情的に発言してしまいがちだ。しかし医師はそれでは駄目である。感情的な物言いでは，病で心が敏感になっている患者は不安になりやすい。こういう時こそ医師が冷静になって不安を取り除いてあげるべきである。

　以上の事から私は，探究心，嫌虚さ，冷静さを忘れずに良好な医師患者関係を築きながら医療にたずさわりたい。

コメント

「この類のテーマでは技術だ知識だと並べてくる学生が多いのですが，「心」に target を絞った点が成功しています。その各々についても掘り下げが充分なされていて好感が持てます。この人は良い医師になるだろうなと思わせる文章です。まだイロハも知らない学生が，技術がどうのと書いても青臭いなとしか思いませんが，心のついてはベテランの医師と同じ地平に立って論じられる好例です。」

● 論文 Ⓓ 　理想の医師像 ●

　私が考える理想の医師像とは，一言で言えば「親身になって患者に対応できる医師」ということである。

　もう少し具体的に書くと次のようになる。

　まず一つ目は「患者の視点で病気を考える」ということだ。例えば主訴が，「頭が痛い」だとすると，それによって患者が日常生活にどのような影響を受けているのか想像してみる。デスクワークがメインの人であれば，頭痛によって仕事が手につかない位，大変ではないのかと，共感がこもった質問の一つでも出てくるだろう。痛みをもつ人は自分の立場を理解してもらうだけでも，多少楽になるものである。

　次に「分かりやすい説明」を心がける必要がある。例えば総合的に判断して心不全が疑われる場合を考えてみよう。「今，あなたの体の状態は心不全です。心不全の治療としては……」と説明をして理解できる人は一部の医療関係者くらいだ。ほとんどの患者にはシンフゼンという音だけが入る。腎不全と勘違いをする患者がいるかもしれない。全身の絵などを書きながら「○○さんの心臓が全身に血液を送るのに，疲れていてうまく血液が行き渡ってない状態なんですよ」などと，かみくだいて説明をしなければならない。相手が成人であっても中学生が理解できるように説明すると良い。

　三つ目は，実力が伴った医師である。今目の前で患者が苦しんでいる症状を取り除くのに必要な治療計画を作成し，それを遂行する実力を備えていることである。そして，予防という視点から生活習慣をどのように改善してゆくのか指導できなければならない。

　患者が来院するということは，自意であれ他意であれ何らかの苦痛（必要性）

があるわけだ。それに対して,「患者の視点に立つ」ことでのみ共感できる。「分かりやすい説明」で納得をしてもらった上で,信頼も得られる。そして患者の苦痛を取り除き,再発を防ぐ。これらのことを総合的にできる医師,それが私の理想とする医師像である。

コメント

　「断定的な言い方がやや気になりますが,これくらい強く書けた方が良いという判断もアリでしょう。「」の使い方がうまくいっていて,舌を巻きました。まるで患者さんへの説明のように,具体的に書かれている点にも好感が持てます。」

● 論文 Ⓔ　理想の医師について ●

　「神の手。」世界最高峰の手技を有する医師に贈られる一種の称号のようなものである。幼い頃から医療ドラマやドキュメントを見ることが好きであった私にとって,「神の手」という響きは非常に魅力的で,医師を志す一つの要因でもあった。また,心筋梗塞で倒れた祖父が,一命をとりとめることができた幸運もその思いに拍車をかけた。祖父を救ってくれた医師はもしかすると外科医としては平均的な腕前の医師であったかもしれない。しかし,幼き頃の私にとって彼の医師はまぎれもなく「神の手」なのであった。

　そのような経緯があり,私も外科医としての最高の手技を身に付け,苦しんでいる人々を救いたいと考えていた。しかし,大学に入学し,被災地でのボランティアや地域医療実習などを経験することで,私の思いは少しずつ変わっていった。限られた医療資源,環境の中で神の手はその力をどれだけ発揮することができるのか,疑問に思えてしまったのである。高価な医療器具はもちろんのこと,薬ひとつでさえ貴重な環境でも,治療だけでなく,傷ついた患者の心をも癒すように努めている先生方の姿に医師としての一つの理想（像）を見た気がした。

　今,私が目指しているのは最高の「神の手」ではなく,平凡な「人の手」である。最高の医療環境でその力を存分に発揮するのではなく,医師としての平均的な技量を身に付け,制限された環境下においても,医師一人いれば救えるはずの命を,救えるような医師である。また,神たらざる人としての視点を大

切にし，同じ人間としての立場から患者の心に寄り添うことができる医師に私はなりたい。

コメント

「＿＿＿＿＿の一文だけでも，この文の意義はあります。小論文を書く（読む）意味は短い一文で表される真理に到ることができるかどうかにかかっているのです。さらに言うなら，長さの感覚が秀逸で無駄のない構成が素晴らしいです。見習うべき文章の一つとして，ここに掲げます。」

● 論文 Ｆ　医師になってからも気を付けたい自分の欠点 ●

　私は人から嫌われることが苦手だ。簡潔かつ乱暴に自身の欠点を述べればそういうことになる。「他人から嫌われたい人間なぞいない」と言われればそれまでなのだが，私の場合はちょっと事情が違う。先に述べた欠点に付け足すなら，「自分が苦しむことになっても，人から嫌われる選択ができない」ということである。自己犠牲的と言えば聞こえは良いが，要は人の顔色をうかがいストレスを溜め込んで最終的にはパンクしてしまう，何とも始末の悪い性質なのだ。もし私が聖人君子の様な広い心を持ち衆生の苦しみを受け入れん，といった有難い人間ならそういった生き方も許されよう。しかし私は悲しい程凡人である。一度パンクしてからというもの，自分も大切にせねばと心に誓った凡夫である。散らかった話しをまとめると，「かつて自己主張をないがしろにしていた故の失敗を教訓に，医師になってからも自身の力量と度量を見極めた生き方をしていきたい」ということだ。

コメント

「短文のお手本のような文章で感心しました。言葉が豊富で文を自由自在にあやつっているのですが，成功の要因は一つ一つの文が持つ力強さでしょう。私はこう思うとはっきり言えることが医師に求められる決断力に通じるからです。」

● 論文 Ⓖ　医師になって何をしたいか ●

　子供の頃の私は，偉人伝を読むのが大好きだった。とりわけ苦学の末に大発見や大発明を成し遂げるといったいわゆる「サクセスストーリー」を好んでいたように思う。私は偉い人になりたかったのだ。

　時は流れ，私は東欧の医学部を数回の留年を経て卒業した。苦学をしたが，子供の頃に思い描いた偉い人へのレールからは外れてしまったのかもしれない。しかし，長い留学生活の中で，私は優しい人になりたいと思うようになった。実習中の回診で，中年のドクターが70代位の女性の患者さんの肩をさすりながらまるで自分の母親に語りかけているように，調子はどうか，不安なことはないかと話しているのを見て病室のピンと張りつめた空気や患者さんの緊張がほぐれていくのが分かった。

　また，ある実技試験で私の担当となった患者さんは，試験に協力してくれたばかりか初対面のアジア人である私が試験に無事にパスできるようにと同室の患者さんを巻き込んで祈り勇気付けてくれた。私はいつかこの人達に恩返しがしたいと思った。遠い異国で私は患者さんを自分の家族のように想うドクターや，病気と戦いながらも他人を優しく思いやる人々から医学を学ぶことができた。

　医師になって何をしたいか。まずは，目の前の患者さんに家族のように寄り添い耳を傾け最善の医療を提供できるようになりたい。そして，海外で医学を学んだ経験を生かし，発展途上国での医療ボランティアに参加したいと考えている。それがいつかの患者さん達への恩返しになると信じたい。優しく親しみやすい医師になって世界に医療を届けることが私の目標である。

コメント
　「パーフェクトです。論旨明解で文章もよくまとまっていて，長さと内容がベストバランスです。直す所はありません。」

● 論文 Ⓗ　理想の医師像 ●

　私が医学を学んだ大学の図書館には一枚の額が飾られている。そのタイトル
は『扶氏医戒乃略』（ふじいかいのりゃく）である。これこそ日本の近代医学の
祖といわれる緒方洪庵先生が，ドイツ人医師フーフェランド（1762〜1836 年）
の独語原著『医学必携』の蘭語訳を『扶氏経験遺訓』として自ら日本語に翻訳
し，その巻末にある「医師の義務」を抄訳して 12ヶ条にまとめたものである。
先生は幕末に大阪で適塾を開いて門弟の教育に当たる傍ら，天然痘やコレラな
ど感染症の治療活動を行い，医学書の翻訳にも力を注いだ。医学についての情
報の少なかった時代に蘭語という外国語を必死に学び，寝食を忘れて医学文献
を翻訳しつつ，治療を実践した姿を想像すると本当に頭が下がる。

　前記『扶氏医戒乃略』は令和の現代，医師を志す我々にも違和感なく受入可
能な内容ではないかと思う。12ヶ条の中でも，特に第 1 条が印象深い。これを
要約すると，

・医とは人の生命を保ち，疾病を回復させ，苦痛を和らげる以外の何ものでも
ない。

・そのためには，自分を捨てて人を救うことのみを願うべきであり，

・自分のために生活するな，人のために生活せよ。

・安楽な生活を望むな。

・名声や利益を顧みるな。

これらは一見，医師として当たり前の心得のように見えるが，よく考えると厳
しい内容を含んでいる。自分を捨ててひたすら人のためにのみ生きることは，
よほどの覚悟がないとそう簡単にできるものではない。医師は世の中に数ある
職業の一つではあるが，単なる労働者ではない。人の生死に関与する選ばれた
職業であり聖職であると思う。なぜなら治療上必要な場合，医師は患者に侵襲
を加えることを国家資格によって担保されており，患者を救うことが使命であ
るからだ。一旦医師という職業を選んだ限りは，患者に寄り添い，患者の利益
を優先してその信頼を得ることに最大限努めねばならない。それができなけれ
ば医師という職業を選んではいけない。

　そこで医師としてその使命を実行するためには，『心』『技』『体』の三要素を
兼ね備えていることが要求される。即ち，

『心』とは，人徳を持っていることである。患者の真の要求に耳を傾け，理解して共感し，寄り添う心を持つことで優れた人格が養成され人徳が備わるようになる。

『技』とは，患者を診て治す力である。問診と的確な身体所見で患者の病態を把握し，できるだけ侵襲の少ない検査と治療を実施できる知識と技量のあること。そのためには，最新の知見や治療法に興味を持って常に貪欲にその吸収・研鑽・アップデートに手間を惜しまないことが重要だ。

『体』とは前記『心』と『技』を100％発揮するための気力，体力である。忙しい日々の業務の中で，どんな過酷な環境においても適切な判断と処置を行える気力・体力を養い，維持することが求められる。普段からの節制と健康増進のための運動も必要であろう。医師とて生身の人間である。緊張状態が長く続くと伸びきったゴムの様にプツンと切れてしまう。そうならないためには適度なオンオフの切り替えもできる柔軟性も必要だ。

心技体をバランスよく持っている医師こそ理想の医師であり，そんな医師に私はなりたいと思う。

コメント

「医師としての在り方を心・技・体の面から促えるというのは斬新なアイデアですばらしいと思います。そこに到る導入部も，確かな知識に基づいていて，安心して読めます。」

● 論文 ①　理想の医師像 ●

私は幼い頃より喘息やアトピー性皮膚炎に悩まされてきた。小学生の頃はほぼ毎日のように病院に通い，症状が悪化した時には入院することもあった。身近に“医療”を見てきたため，「医師になりたい」と思い始めるまで時間はかからなかった。

私の周りの医学生に医師を目指す理由を問うと，「人の役に立ちたいから」「困っている人を助けたいから」といった答えを多く得る。私の周りには優しい人が多い。自分のためではなく，人のため，人の幸せを願う人だ。当然私もそ

のような志を持ちたい。

　しかし，私が医師を目指したのは，「人の役に立ちたい」からではない。自分のためだ。今でもなお続いているアトピー性皮膚炎を治したいからだ。中学生の頃手に入れてしまった食物アレルギーを治したいからだ。数年に一度再発してしまう喘息を治したいからだ。皆のような高い志ではなく，自分のために医師になりたいと思っているのだ。私の夢であり，人生の目標は，「アレルギーを治す」方法を見つけ，治療に携わること，その一点だ。

　お分かりのように，私が理想とする医師像は"臨床医"であり，かつ，"研究医"である。私の友人達のような志を持つことも理想ではあるが，まずは自分の目標のために日々努力し，結果，人の役に立てられると嬉しいと思う。まずは初期研修にて様々な患者さんや治療の方法を学び，将来患者さんがどんな治療を求めているのか考えることから第一歩をふみ出したいと思う。

コメント

　「滅茶滅茶良く書けています。文章になれているし，短い中に論旨がしっかりと示されています。　　　　　の部分は正直な思いやくり返しの効果によって，特に良いと感じた部分です。」

次に同じ学生が書いた2つの文章とそれに対する私のコメントを読んでもらいたい。

● 論文 ①　○○医療センター志望理由 ●

　　○○医療センターは初期医療プログラムが秀逸で指導スタッフも熱心で豊富と聞き、以前から初期研修を考えていました。幸いにも、今年の4月のクリニカルクラークシップで循環器科で実習をすることができました。やはり私の期待は裏切られることはなく現場では研修医の先生方が生き生きと働いており、プライマリケアはもちろん知識と技術も兼ね備えた先生方が数多くいらっしゃいました。改めてここで働きたいと確認することができました。

コメント

　「ポイントがはっきりしていて，ムダな文がなく，よく書けています。採点者にも好印象を持ってもらえるはずです。短い文の中での助詞のくり返しはなるべくさけるようにしましょう。その方が通りのよい文になります。」

● 論文② 医療における境界と限界 ●

　私は医学部に入学するまでは病院に行くのが嫌でした。もちろんそれは痛いことをされるのが嫌だからという理由もありますが、医師に自分の意思を十分伝えられないもどかしさがあったからです。さらに、自分の医学的知識がないために、医師の説明が十分理解できずに、仕方なく納得して治療を受けざるを得なかったからです。このように、医師と患者の間には、不十分な意思疎通と患者の医学的知識不足によって生ずる境界線、つまり見えない溝が存在します。

　この溝を埋めるためには、医師が患者の住む一般の世界の感覚を持って患者に歩み寄り、患者と言語的・非言語的的に関わるコミュニケーションが必要だと考えます。一般の世界の感覚を持つということは、医学部に入る前の自分の感覚を忘れないということが大切です。言語的コミュニケーションを円滑にするためには、まず医師は豊富な最新の医学的知識を備える必要があります。その知識が乏しい患者に過不足なく平易に伝え理解してもらうのが医師に求められるコミュニケーション能力だと考えます。また、非言語的コミュニケーションには、患者に対する思いやりが必要です。

　しかし、コミュニケーションに基づくインフォームドコンセントにも限界があります。患者は一度病気に罹患すると、患者とその家族は非日常の世界にあります。大きな失望や不安に苛まれて、冷静に正しく理解・判断・承諾できず、この溝を埋めることができないことがあります。これは医師の力量不足によるものだと考えます。この医師と患者とその家族との間にある境界線がなくなってこそ、はじめて医療行為が相互に成立したと言えます。

　将来、私自身が医師になったとき、この境界をなくすため常に最新の医学的知識を蓄え、患者に対する思いやりを忘れることなく、コミュ

ニケーション能力を高めたいと思います。そなえた医師になりたいと思っています。

コメント

「文章上のキズを中心に直しました。短い文章なので，くり返しの削除，指示語の多用をさける，などの点に留意して下さい。内容としては可の範囲内と思います。」

▶ 添削後 ◀

● 論文 ②　医療における境界と限界 ●

　医学部に入学するまで私は病院に行くのが嫌でした。もちろん痛いことをされるのが嫌だからというのもありますが、医師に自分の意思を十分伝えられないもどかしさがあったからです。自分の医学的知識がないため、医師の説明が十分理解できず、仕方なく納得して治療を受けざるを得なかったというのもあります。医師と患者の間には、不十分な意思疎通と患者の医学的知識不足によって生ずる境界線、つまり見えない溝の存在する気がします。

　この溝を埋めるためには、医師が患者の住む一般の世界の感覚を持って患者に歩み寄り、患者と言語的・非言語的的に関わるコミュニケーションが必要なのでしょう。一般の世界の感覚を持つためには、医学部に入る前の自分の感覚を忘れないことが大切なはずです。言語的コミュニケーションを円滑にするため、医師は最新の医学的知識を備える必要があります。知識の乏しい患者に過不足なく平易に伝え理解してもらうのが医師に求められるコミュニケーション能力だと考えます。また、非言語的コミュニケーションには、患者に対する思いやりが必須です。

　しかし、コミュニケーションに基づくインフォームドコンセントにも限界があります。一度病気に罹患すると、患者とその家族は非日常の世界にあります。大きな失望や不安に苛まれて、冷静に正しく理解・判断できないのは医師の力量不足によるものだと考えます。この医師と患者、家族との間にある境界線がなくなってこそ、はじめて医療行為が相互に成立したと言えます。

　この境界をなくすため、常に最新の医学的知識を学び、患者に対する思いやりを忘れることなく、コミュニケーション能力をそなえた医師になりたいと思っています。

　長い文章を書くことの難しさが見えてきただろうか。どうしても冗長になりがちなのだ。

授業の中で私の評価の高かった3作を読んでもらいたい。

● 論文③　貴方が生きてきた中で最も印象深い出来事は何ですか？
　　　　そこから学んだことは何ですか？ ●

　2011年3月11日、午後2時46分。突如襲った大揺れに、思わず膝をつく。「地球が割れるんじゃないか。」あの瞬間、全身を走った戦慄を、私は忘れない。

　大学のある仙台から東京の実家へ。翌日に控えた友人との旅行を前に、前日入りで備えるはずだった。心を弾ませ乗り込んだバスの道半ば。休憩に寄った福島のサービスエリアで、未曾有の震災を経験した。

　揺れが収まり、バスは再び走り出す。車窓から深刻な被害の一端が見て取れた。ひび割れた道路。折れた電柱。夜半近づく栃木の街は闇の中、渋滞した車列の光だけが辺りを照らしていた。突然の揺れに奪われた「日常」。それでも人は秩序を失わない。信号の消えた交差点で、懐中電灯片手に交通整理をする警察官。停電したコンビニで、レジが使えず計算機で会計する店員。彼ら自身も被災者である。〈、（句読点）〉不安を抱えながらも自分の役割を全うする姿に、ただただ頭が下がる思いだった。

　3月12日、早朝。東京に到着して程なく、大学から休講と仙台に戻らないように、との連絡があった。何かできることはないか。実家での静かな生活がもどかしかった。〈時間の経過があるので少し説明が必要。〉悔しかった。こんなときになぜ自分は仙台にいないのか。〈、（句読点）〉震災から1週間。在関東の〇〇大生が募金活動を企画し、同じ大学のメンバーを集めているという話を耳にした。〈それからを家で過し、トカ〉

　3月29日、桜木町駅前。自分たちの体験と被災地支援を訴えた。ほとんどの学生が初対面、共通点は〇〇大学の学生であること。始めは小さかった声が、語気に強さと思いを纏ってゆく。足を止め、話を聞いて下さる方〈くれる人（あまりバカていねいなのも…）〉が増えてゆく。老若男女問わず、温かい言葉を添えてご〈トル〉

寄付くださった。4月まで続いたこの活動は全国の支部に広がり、総額60万円を超えるご支援を赤十字に送ることができた。関わった学生は、ご寄付くださった方の思いも一緒に受け取っている。戻っても自分のできることを。身の引き締まる思いだった。

4月下旬。大学の講義が5月頭に再開するとの連絡を受け、震災後初めて仙台に帰った。大学では、バスで学生を沿岸部に派遣する活動が始まり、個人宅の清掃や支援物資の仕分けに伺った。手伝えるのは海岸から数km内陸の家で、より沿岸は家の土台が残るのみ。被災宅の方が自分たちより前向きで、逆に元気を頂くことも多かった。

震災は一瞬で全てを奪い去り、今ある「日常」がいかに儚く貴重なものかを思い知らされた。募金や沿岸での活動を通じ、それでも前を向き続ける人、その背中を押す人の思いを知った。自分も何かしたいと強く願った。医療でも同じである。病は患者の「日常」を脅かす。それでも前を向ける人、諦めてしまう人。色々いて、彼らを支えたいと願う人がいる。患者の心に寄り添い続けること。それを何よりも大切にできる医師に。被災地の医大生であった誇りを胸に。頂いた温かい心に少しずつ、お返しをしていきたい。

（朱書き修正） していただいた。／金額は／た／トル／して／と／向った／した方達／る。／トル／それぞれ／くり返しをさける！／い、／ツメ／ことに気づいた／なりたい／トル　トル／歩んで行こう。／心の底からそう思った。／トカ

コメント

「とてもよく書けています。体言止めを使った短い文が心地良いリズムを作っています。しかしながらそればかりでは単調になるので所々に長い文も入れていて，安心して読めます。被災者に対して少しバカていねいなのが気になりました（あなたも被災者なのですから）。患者「様」でなく，患者「さん」で良いのではないでしょうか。直しは，ほとんどが私の趣味的なものなので，気に入らなければそのままでもかまいません。ラストの2文は同じことのくり返しのように思え，このように直しました。」

▶ 添削後 ◀

● 論文 ③　貴方が生きてきた中で最も印象深い出来事は何ですか？そこから学んだことは何ですか？ ●

　2011 年 3 月 11 日、午後 2 時 46 分。突如襲った大揺れに、思わず膝をつく。「地球が割れるんじゃないか。」あの瞬間、全身を走った戦慄を、私は忘れない。

　大学のある仙台から東京の実家へ。翌日に控えた友人との旅行を前に、前日入りで備えるはずだった。心を弾ませ乗り込んだバスの道半ば。休憩に寄った福島のサービスエリアで、未曾有の震災を経験した。

　揺れが収まり、バスは再び走り出る。車窓から深刻な被害の一端が見て取れた。ひび割れた道路。折れた電柱。夜半近づく栃木の街は闇の中、渋滞した車列の光だけが辺りを照らしていた。突然の揺れに奪われた「日常」。それでも人は秩序を失わない。信号の消えた交差点で、懐中電灯片手に交通整理をする警察官、停電したコンビニで、レジが使えず計算機で会計する店員、彼ら自身も被災者である。不安を抱えながらも自分の役割を全うする姿に、ただただ頭が下がる思いだった。

　3 月 12 日、早朝。東京に到着して程なく、大学から休講と仙台に戻らないように、との連絡があった。何かできることはないか。実家での静かな生活がもどかしかった。悔しかった。こんなときになぜ自分は仙台にいないのか。それからを家で過し、震災から 1 週間、在関東の○○大生が募金活動を企画し、同じ大学のメンバーを集めているという話を耳にした。

　3 月 29 日、桜木町駅前。自分たちの体験と被災地支援を訴えた。ほとんどの学生が初対面、共通点は○○大学の学生であること。始めは小さかった声が、語気に強さと思いを纏ってゆく。足を止め、話を聞いてくれる人が増えてゆく。老若男女問わず、温かい言葉を添えて寄付していただいた。4 月まで続いたこの活動は全国の支部に広がり、赤十字に送ることができた金額は総額 60 万円を超えた。関わった学生は、寄付してくださった方の思いも一緒に受け取っている。戻っても自分のできることをと、身の引き締まる思いだった。

　4 月下旬。大学の講義が 5 月頭に再開するとの連絡を受け、震災後初めて仙台に帰った。大学では、バスで学生を沿岸部に派遣する活動が始まり、個人宅の清掃や支援物資の仕分けに向った。手伝えるのは海岸から数 km 内陸の家で、より沿岸は家の土台が残るのみ。被災した方達の方が自分たちより前向きで、逆に元気を頂くことも多かった。

　震災は一瞬で全てを奪い去る。今ある「日常」がいかに儚く貴重なものかを思い知らされた。募金や沿岸での活動を通じ前を向き続ける人、その背中を押す人、それぞれの思いを知った。自分も何かしたいと強く願い、医療でも同じであることに気づいた。病は患者の「日常」を脅かす。それでも前を向ける人、諦めてしまう人。色々いて、彼らを支えたいと願う人がいる。患者の心に寄り添い続けることを何よりも大切にできる医師になりたい。被災地の医大生であった誇りを胸に歩んで行こう。心の底からそう思った。

● 論文 ④　仕事以外に生きがいはあるか ●

　汗を拭いながら上野の人混みを抜けると、その像が見えてきます。「地獄の門」。オーギュスト・ロダンによる戦前の作品です。現在世界に七つのブロンズ像が存在し、その内の一つが国立西洋美術館に収められています。作品を見ると、門の上に男が腰掛けて考え込んでいます。彼の視線の先には、様々な人々が群れています。不倫の男女、絶望する若者、うずくまる女性……。ブロンズの顔、手、胸、尻、足がニョキニョキと生え、歪に絡み合っています。ロダンは当初、「神曲　地獄篇」をモチーフに制作を始めました。しかし次第に考えを変え、秩序を失った現在の姿に作り上げたということです。男はそれをじっと見つめているのです。

　私も病院で色々な人を見ました。在学している内に慣れてしまったのでしょう、実習中には思いも及びませんでしたが、病院というのは随分、非日常的な空間であると改めて思います。人間の本性が浮き彫りになります。得体の知れない魚が、ぬっと顔を湖面に覗かせるようです。医者になる自信がなくなりました。いや、元々自信なんて無かったのかもしれません。とにかく私は、はたと、「考える人」と化しました。

　日差しをたっぷり受けた葉が風にそよぐ音、上野公園で遊ぶ子供の歓声、それらが遠く遠く聞こえます。「地獄の門」の前に立つと、男の眼が私を見下ろし、私は見下ろされている気になります。男は体を強張らせて考え込んでいます。彼は、自分の見下ろす群衆の中に自分の顔を見付けることでしょう。自分一人、高みから見下ろすのは傲慢であって、妄想であって、理想でもあります。到達できないから理想なのです。

　私は雑踏の中、帰路につきました。

コメント
「表現するとは何かを知っている，すばらしい文章だと思います。唯一の難点は小論文がエッセイとは異なるということでしょうか……」

　なぜ評価が高かったのか，その理由は明らかだろう。自分の経験から書かれていて，その息使いが文章から感じられる論文である。もっとも，その個人的な経験にどれほどの共感を持ってもらえるか，そこが肝腎ではあるのだが……。

● 論文⑤　自分史 ●

　「十日市、背番号19。」暗い梅雨空の下、監督の声が響き、背番号を取りに行く。絶望だった。10年以上続けた野球の集大成がこれかと思った。同時に一人の男の無表情な横顔が頭を過る。増悪にも似た感情が沸々と湧き上がってくるのだった。

　遡ること8か月前、練習中に足を怪我した。立ち上がれないほどの激痛だった。近所の町医者を受診し、告げられた病名は腓骨骨折だった。いつ野球に復帰できるのか、それだけで私の頭の中はいっぱいだった。甲子園にも数回出場したことのある母校のレギュラー争いは熾烈で、最後の夏に向けて一歩も引けない状況だった。その思いを医師に伝えると、パソコンに向かいながら無表情でこう答えた。「骨がくっ付くまで安静にしてもらって、野球の大会があるのは知らないけど、それまでにちゃんと動けるかは、わからないから。」その言葉を聞き、「ふざけるな。」という思いがこみ上げた。必死にリハビリの本を読み漁り、早く回復する方法を探った。しかし、ギプスも取れ、走れるようになっても以前のようなプレーができなかった。怪我前にレギュラーを掴みかけていた自分に突き付けられた「背番号19」は絶望だった。

　幼い頃、大学病院で看護師として働く母に連れられ、診療科の忘年会などによく参加していた。教授に「マブダチ」と呼ばれ、いつも楽しかった記憶がある。5歳のころ、先生に「チンチンが腫れて痛いよ」と泣きついた。土いじりをした手で陰部を触り、炎症が起きたのだ。先生は嫌がるそぶりも見せずに診察をして、「これからはちゃんと手を洗うんだぞ。」と優しい笑顔で諭してくれた。

　高3の夏がまさかの2回戦負けに終わった後、将来の道を考える中で2人の医師のことを考えていた。2人とも同じ医師であるのにどうしてこんなに違うのだと。怪我をした時、診てもらえたのが、幼い頃に診てもらったような医師だったらと。そして、自分がそうなれたらと。病や怪我を持ったヒトを見るのではなく、心の通じた人間を心を通して診る医師になれたらと。

　その思いを胸に一念発起し、高3の夏から医師を目指した。野球ばかりの日々を送っていた私は浪人を重ねながらも、何とか医学部に合格し、そして卒業することができた。

　しかし、3月に厚労省から届いた葉書に書かれていた文字は「不合格」の3文

字だった。不甲斐なかった。医師になる直前の失敗に心が荒んだ。そんな時、ふと本屋に立ち寄り手に取った本が故野村克也さんの「野村再生工場」だった。その中の言葉にこんな一文がある。「『失敗』と書いて『成長』と読む。大切なのは失敗を次につなげることだ。」荒んでいた心が少し洗われた気がした。この失敗を自分の目指す医師像の糧としていこうと素直に思えた。今は亡き「背番号19」の大先輩の言葉を胸に、医師として、そして一人間としてこれからも成長し続けていければと思う。

コメント

「これは良く書けています。しっかりとした「ラセン構造」になっています！ほとんど直す所はありません。」

この論文と他の論文が決定的に違っていることに気づいただろうか？
実は毎年学生達に「ラセン構造」を強調しているのだが，誰も書いて来ず，いかにコレが難しいのか実感しているのだが，初めてまともにコレに取り組んでくれたのがこの論文である。プロとまではいかないものの，その心意気は大したものである。完成度は高くなくとも，とにかく，「四回転アクセル」に取り組むことに大きな意味がある。他と明確に「違う」のである！

最後に示すのは大学入試の小論文である。

実はマッチングの出題と大学入試（医学部）の出題にはかなり共通した部分があり，一方を知ることで他方への理解が深まると考えている。まずは読んでもらいたい。

● 「人生、思い通りにいかない」ということについて ●

「人生、思い通りにいかない」ということについて私は社会を生きるうえで大切な考えだと考える。［最も心しなくてはならないことだ］私たちは生きる上で、様々な場面において試練と向き合わなくてはならない時がある。［トル（なるべくかんけつに）］勿論、成功だけの人生の人は少ないだろう。［トル（〜だろう、考えるは少なく！強く書く）］その時、「人生、思い通りにいかない」と楽観的に考えることは、自分をゆるすということにあたり必要になってくると思うからだ。［ポジティブな生き方を選ぶことにもなる］［なるべく表現をかえる（単調にならない）］

私は小学校受験、中学校受験を経験しているが、どれも第一志望の学校ではない。特に中学受験では自分で決めた第一志望の学校だったため、不合格の通知をいただいた時は落ち込み、その学校に合格した友人をうらやましくも思った。しかし、実際に今の中学、高校に進学してみると、とてもにぎやかで、そのようなことを忘れてしまうくらい充実した学校生活を送ることができた。不合格と知った当時は後ろ向きな考えばかりで受験に失敗したとだけ思っていたが、転んだ先に待っているものも悪くないと思うことができた経験だったと今となっては感じている。［good］

私たちの中にも、ポジティブに考える人もいれば、何でもネガティブに考え、全てを自分の所為にしてしまう人もいる。［否定］［ほとんどの物事について、］勿論、どちらが良い、悪いと決めつけることはできないが、気負いすぎることで、状況が悪くなる一方なのであれば、気持ちを切り換え、「今を楽しむ」ことに集中し、これからに目を向けるべきである。［一元的に］［だろう］［て］［を］［する］［だと思う。→ 大事な意見部分は「〜と思う」と強調！］

Ⅱ　論文演習編　**137**

> 　　成功とは自分が前を向いている時にしかつかめないものである。
> 　　　　　　　トル（シンプルで強く！）
> 「人生、思い通りにいかない」という言葉は一見すると、失敗した人
> の言い訳のように聞こえるかもしれないが、時に、その人の次の成功
> へのステップにもなる。悲観的になりすぎず、息を抜くことも大切だ
> 　　　　　　　　　りう　　　　　　　結論としては少し弱い。前の文章が長いので、
> と考えた。　　　　　　　　　　　　「私はそう考えるのだ。」としめくくった方が、better。

コメント

　「自分の経験に根ざした部分はよく書けていて，それを核にして前後をサンドイッチにした構成はとても good！

　同じことをくり返すことは協調につながってそれ自体悪いことではないが，必ず表現・言葉をかえること，多彩な表現を心がける！

　書いた後（1 文ごと），常にもっと簡潔にならないか，言葉を減らせないか考えると，全体にしまったよい文になる。どうしても長くしようとするあまり，もってまわった，まわりくどい表現になってしまう。

　結論に困ったら，「私はそう考えるのだ。」と書いて終わらせるのもひとつの手。論点は何度もくり返しているはずなので……最後は協調しておわる。

　油断すると，どの文も「〜と思う」になり，「〜だろう」と自信がなくなる。なるべく強い表現になるよう心がける！」

　これは大学受験の小論文問題（「人生，思い通りにいかない」ということについて：杏林大学）に対する学生の解答案である。

　赤を入れた所はそれとして，注目してもらいたいのは good と書いた第 2 段落である。この部分は実体験に基づいた本音がよく書けており，ややもすると浅薄になりがちな観念論を上下に置くことで，文章に手だれの印象を持たせている。

　論文演習をしているうちに，こうしたキラリと光る「核」が出てくればしめたものである。同じ大学が他の年度に「人を評価する」という課題を出しているが，受験は評価そのものであり，やはりこの「核」が使える。

　また他年度には，「自己犠牲について」が出題されているが，これも他人が合格することで自分が他人の人生の犠牲になったという思いを持ったという流れにすれば，論文の「核」になりうる。人生における競争，競争社会の中の生き方，他者と

自己の優劣はそれこそ現代社会の「核」であり，いかようにも応用可能な「魔法のキー」である。

　こうした「魔法のキー」を2つ3つ持つことが小論文マスターへの近道である。

　ちなみに作家と呼ばれる人は，こうしたキーをいくつも持っている人のことである。レゴを一から組み立てるのは大変だが，すでに組み立てられたかたまりを組み合わせるのはさした手間ではない。明日までに10枚程度のエッセイをと言われても，どのかたまりをどうつなぐかだけの労力なので，作家はいともかんたんに対応できる。こうした作家の技を盗むことができれば，試験の小論文など赤子の手をひねるようなものだ。

　キーを見つける方法は，普段から書いている中でそれをさがしておく以外なく，やはり相応の準備は必要なのだ。逆に書けば書くほど容易に書けるようになる。

II　論文演習編　*139*

パート 4：まとめ

　添削のポイントを以下にまとめてみよう。

　この章で示した学生の小論文添削をして直すポイントはほぼ，以下の 8 点に絞られる。

1　「ですます」体か，「だである」体か

　これは結論としては，どちらでも良い。

　ただ，「ですます」体で書く方がややハードルは高い気がする。

　論理的な文章を構築する上で，丁寧体である「ですます」調は，やや緊張感を欠くきらいがあるからだ。

　好みで選べばよいのだが，混在は避けなくてはならない。

2　繰り返し表現を避ける

　かつて三島由紀夫は文末を立て続けに「だった」で終わらせ，ある評論家が「まるで機関銃のようだった」と評した逸話があるが，こういう技は匠にして初めて可能であって，素人がやると稚拙な文章として切り捨てられてしまう。

　私も編集者から赤を入れられる時には，ほとんどが繰り返しを指摘されていると言っても過言ではない。

　同じ内容の文章でも違った表現にすることで，手練れの文章だと感じてもらえるのだと肝に銘じておく必要がある。

3　余分な言葉を削る

　長い文章から余分な装飾や意味のない繰り返しといった贅肉を削ぎ落すと，それだけでよくしまった緊張感のある文章になることが多い。

　その際，個人的な思い入れをきれいさっぱり忘れた方が良いのは，断捨離の原則と似ている。書いたものがいま一つという場合にまずはこれをやってみるべき。

4　「　」をうまく活用する

　駄文を書いてしまった時，いくつか強調したい単語を選んで「　」をつけてみると，見違えるほど良くなっていたりする。

　これは，大して面白くないコントでもテロップでだめ押しされるとそれなりに笑えるのと似ている……といった話をしたら早速自分の論文に「　」を多用

してきた学生がいたが，自分で言っておきながら「その絶大な効果」に驚いた。ありふれた論文を「きらりと光らせる」とっておきの技だ。

5　主語述語関係がちゃんとしているか？

私は主語述語関係を係り結びと呼んでいるのだが，この係り結びがうまくいっていない論文が驚くほど多い。

例えば「～の理由は」で始めて，「～しなくてはならない」で終わっているといったように，対応が取れていないのだ。

これは往々にして文章が長いことが原因で，主語を最後まで覚えていられないために起こる現象だ。

分不相応な長文を書く理由は，その方が高級そうに見えるだろうという思い込みに起因する。

最近のトレンドは，小説の世界においてすら，短くカットアップされた明快な文章だ。

6　前の文章との因果関係はちゃんとしているか？

良い文章は流れる川のごとくである。前の文章は相応の因果関係を持って次の文章につながり，その繰り返しによって全体が明確な方向性を持ってくる。

逆に悪い文章とは，文と文の論理的なつながりが希薄，あるいはてんてんばらばらで一体何が言いたいのか意図不明のまま，あらぬ方向へ結論付けられるような文章である。

これがしっかりしていればしっかりコーディネートされた文章だという評価につながる。

7　時制に対する意識

過去形で語られるべきものが現在形だと，それだけで居心地が悪く，文章の評価は下がってしまうものである。

英語ほどではないが日本語でも動詞の時制には留意すべきである。

ただ，過去形が続く中で，意図的に緊張感を出すため現在形を用いることもある。

こういった小技が使えるようになったら一端の物書きと言える。

8　文末に対する感覚を磨く

文末を断定的に描くべきところと，推量的にすべきところの区別をつけられるかどうかは，かなり重要なポイントである。

一般に「だ，である」は断定的で，「だろう，かもしれない」は推量的，「と

考える，と思う，と信じる」がその中間ということになる。

　採点する側への気配りができれば相当な書き手である。

　添削のポイントは以上の8点に尽きると言っても過言ではない。これらを学んだあとで，もう一度本章の文章を見直してもらいたい。確実に点数アップにつながるはずだ。

HELLO MATCHING

2023

Ⅲ

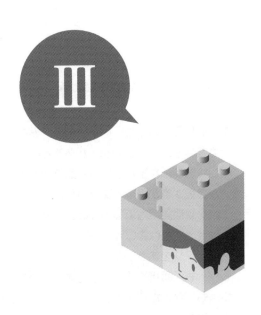

面接対策編

面接の ABC

　論文の部分でも述べたが，病院就職のための面接は普通の面接とは少し違った注意点を要する。

　しかしながら，基本的にはそう変わらない部分もあり，まずは一般的な注意から始めてみたい。

フリをするのが基本

　まず心しておいてもらいたいのは，みなさんの世代と試験官の世代の間には，かなり大きな generation gap があるということである。

　同じく医学部を出たという共通点があるとしても，そこには埋めがたい考え方の違いが存在すると思って間違いない。

　これを短期間で埋めるのはほとんど不可能というより，土台，無理な相談である。

　ではどうすればよいか……。

　結局，フリをするしかない。

　もっとも，面接で「地」を出す人間などいないとも思うが，要するに，相手にこいつはもしかしたら「地」を出しているかもしれないと錯覚させるほどのフリをすることである。

　本心からそう思っていなくても，とりあえずフリをしてその場だけ取り繕う，面接の基本はそれである。

　なあんだと言うなかれ，フリをするということも完璧を目指そうとすれば，ウソを現実に変えるくらい，かなり難しいのである。

　実際，ある学生に入室させてみると，これが結構常識外れだったりする。

　まず入室からチェックしてみよう。

　同じ大学からの受験者や，久しぶりに会った高校の友人などがいても，ガヤガヤ話し込んではいけない。

　当然のことだが，名前を呼ばれたらノックする。

　仮にドアが開いているとしても一応トントンとやり，「どうぞ」と言われてから入る。

入って一礼する。
「お座り下さい」と言われて初めて座る，といった程度の作法は心得ておいて欲しい。
このとき礼はいわゆるアゴ会釈ではなく，きちんと上半身を折り曲げる。
この折り曲げるというのが最近の学生さん達は不得意らしい。
照れが入ってしまうのだろうが，照れながらやるのは良くない。
また，どの程度の角度なのか迷いながらやるのも良くない。
相手の顔色を見ながら徐々に背を折っていったりするのもダメである。
バカ丁寧である必要はないが，丁寧にやられて文句を言う人間はいない。
迷ったら丁寧に，である。
これは患者との接し方についても言えることだ。
最近の「患者様」という言い方には「お医者様」という言い方同様，「様」という語感のいやらしさに少し抵抗はあるが，医療も一種のサービス業である以上，最低限の礼儀をわきまえる必要がある。
礼節をわきまえない人間は往々にして上司に対して反抗的であると思われがちである。
試験官はそこを見ているのである。

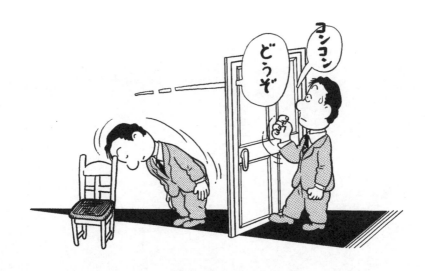

これはすべてについて言えることだが,「～さんですね」といった何げない問いか
けにも「ハイ！」とはっきり大きな声で答えるようにすることだ。

　何でもハイハイとあなたの言うことを聞きますということを（見かけだけでも）
示す大切な儀式と考えれば良いだろう。

　バカバカしくてやってられないと思うかもしれないが，要するにフリを示すだけ
で良いのである。

　病院に就職できればこっちのものだ（という素振りは見せてはいけない）。

　蛇足ながら，退出時のマナーとして「本日はありがとうございました」と言い,
ドアのところで「失礼します」と一礼するのは当然のことである。

間の取り方が重要……一息おいて答える

　面接の場合にも論文で述べたのと同じ原理原則があてはまる。

　つまり，受けているのが選ぶ試験なのか落とす試験なのかを見極めるのが大切だということである。

　たくさんの中から選ぶということであれば自分の優秀さを示さなくてはならないし，逆に落とすための面接であれば無難な線でまとめてあまり目立ってはいけない。

　これは大きなポイントだと自覚して面接の受け答えをすることが重要である。

　基本的に多くの面接は試験官の質問に答える形式なのだが，恐い顔で受けてもリラックスし過ぎてもいけない。

　相手がリラックスして質問してくると，つい，こちらもリラックスして本音をぶちまけてしまうが，相手は笑顔を浮かべていても，心の中では笑っていないのだ。

　およそ面接のときには性悪説を心の中で唱え続けて間違いない。

　もっともコチコチで取り繕い過ぎていても反感をかってしまう。

　要するに試験官より一枚上手であることを目指すことに尽きる。

　質問を受けるとすぐに答え始めたり，長い沈黙の後にしゃべり出したりする人がいるが，これは両方とも禁忌である。

　少しの間考えをまとめて，なるべく手際よく答えるよう努力することがベストと心得るべし（結局のところ面接は，反射神経の問題である）。

　反射神経を鍛えるには，ボーイスカウトではないが，「備えよ常に」である。

　食事をしていてもトイレに入っていてもベッドに入っても，いつでも面接のテーマを自分で設定し，何を尋ねられるか，どう答えるかを考えていれば，自然と堂々と自分の考えを述べることができるようになる。

　総じて，レパートリーを増やすことは論文対策にもつながる。

　少し違ったテーマでも間にブリッジを置いて，自分が得意な領域に無理やり持ち込んでしまえば良いのである。

　ただし，どうでも良いことや雑談に引きずり込む人もいるが，これはダメである。

　限られた時間を乗り切って安心していても，内容のない面接を自分の方から作り出してしまっては得点は高くならない。

　これは特に，選ぶ面接では不利だ。

誠実感のある態度・外見

　態度も外見も誠実さがにじみ出ていること，つまり生真面目であること，しかしながらユーモアもあり，人と人の輪の中に溶け込めることなどが「求められる人物像」だろうが，そのためには外見＝服装も大切な要素だ。
　男性ならネクタイにスーツ，女性なら華美でない服装，色は紺系が定番である。
　特に最近の学生に注意してもらいたいのは髪染め，ピアスなどはもっての外ということだ。
　仮にそれが現代の若者の常識としても，相手にする試験官は一世代も二世代も上である。
　対患者としても，自分の身体を触れられる医師に対して不安感を抱かせるような外見であってはいけない。
　意外と見られているのが靴だったりするのできれいにしておくこと。
　特に女性の試験官の場合，男性より外見をよく見ている。
　女性の場合，化粧をしていくのは悪くないが，それがケバイと受け取られるようでは困る。
　香水プンプンというのは論外。
　要は自分より少し上の世代に常識的であることが大切である。
　そのために少し上の世代の常識を知る必要がある。
　姑息的なようだが，他人の心を思いやること，それこそがチーム医療，医師患者関係の基本である。
　上司に対するオベンチャラも決して無意味というわけではない。
　ほめ殺しにして執刀者が気分よくoperationでき，その結果手術時間が短くなるなら，それも良しである。
　もっとも面接の場で歯が浮くようなオベンチャラは見透かされてしまうのでやめた方が良い。

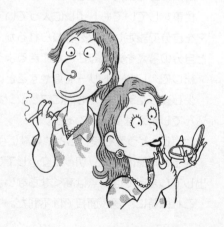

医学知識についての答え方は ポイントを絞って

さて，面接で医学知識を問われたときの答え方についても考えておこう。

この場合，ベースになる医学知識がなければお話にならないが，知識があってもプレゼンテーションの仕方が悪ければゼロである。

逆に言うと不十分な知識でもプレゼンテーションの仕方によってはごまかせるということになる。

「～について説明してください」

「～のときどうしますか？」

「～はどうやって判断しますか？」

などといった形式の問いに対して答えなくてはならないのは，答え全体の流れである。

たとえば，「イレウスはどう判断しますか？」という問いに対して，症状（腹満・嘔吐）→既往（手術歴）→身体所見（腹部膨満・グル音）→所見（エックス線・CT）→治療（イレウス管・手術）などが順序だった形で頭の引き出しから出されてくることが重要である。

いきなり治療法を言い始める学生や，いきなり単純性イレウスと絞扼性イレウスの鑑別について述べ始める学生がいるが，私はそれについてしか知識がありませんと言っているようなものである。

各々の項目ごとに見ていくと，たとえば治療について述べる場合，「治療法については単純性イレウスでは保存的治療，絞扼性イレウスでは手術治療が中心となり……」と列挙していく。

「……については三つあって，一つ目は……，二つ目は……，三つ目は……です」といった整理整頓された答え方ができるようになれば大したものである。

ただし，イレウスについて教科書通り 1 から 10 まで述べていたのでは時間がいくらあっても足りない。

ポイントを絞って答えるのが重要である。

「既往についてのポイントは？→術後の癒着性が最多なので ope 歴が大切→高齢者では腫瘍＝大腸癌によるものも多いので現病歴としてそれまでの便通，血便の有無の確認が重要」といった自問自答が大切なのである。

良い答えを出せる人間は良い問いを発することができる人間である。

つまりは何が問題なのかを知っていることは，その答えを知っていることでもあるということだ。

漠然と問いを発しているようでも，試験官は重要な点にポイントを絞る学生に対しては，文字通りポイントが高いのである。

ではここで，一つの模範解答を示そう。

「……については大きく分けて三つのポイントがあります。一つ目は……で，二つ目は……，三つ目は……です。……についてはさらに三つのポイントがあって，……と……と……です。この際問題になるのは……で，……しておく必要があります。二つ目の……については……と……がポイントで，……の場合には……しなくてはなりません。三つ目の……については四つ，……と……と……と……のポイントがあって，このうち……は……によって知ることができます」

このような答えだと試験官は，この学生はよく整理された知識を持っていると感心するものだ。

整理された知識を披露した上でトピック的に深く知っている知識を出せば，面接としては完璧である。

Ⅲ　面接対策編　*151*

🔲 知らないことは無理に答えない

　意外と分かっていない注意点を一つあげておくと，あやふやな知識まで欲張って披露しないことである。

　試験官はあやふやな部分，誤った部分はすぐに見抜いてくる。

　そしてその部分を集中的に攻めてくる。

　こうなるともうシドロモドロの火の玉地獄へ落ちてしまう。

　ところが，ある部分だけボコッと欠落していても，まず全体の構成を述べ，それがおおむね合っていれば意外とそれに気付かないものだ。

　気付いて攻められたらそのときはそのときである。

　同様に知らないことに無理に答えようとしてはいけない。

　あやふやなままいいかげんに答えていると，「こいつ知らないな」だけでなく，「知らないままいいかげんなことを言ってごまかそうとしている」となり，印象は最悪になる。

　まあ言ってみれば，臨床の場で知らないことはそう悪いことではない。

　と言うか，どうせ研修医などそれほど知らないと思っている。

　決定的に悪いのは知らないままやってしまうことである。

　こういう医者を排除することが面接の最大の目的であると言っても良い。

　なぜなら，知らないまますることがミスにつながるからである。

　知らないときにはあっさりと「知りません，教えて下さい」と言ってしまう勇気もいる。

　面接官が用意しているのは複数の問いであって，その1番目でつまずくと，そこから先には一歩も進まないと思いがちだ。

　しかし，1の答えを教えられれば2と3はあっと言うまにできてしまうということはよくある。

　1も2も3も同じ10点なのである。

　1にこだわって残りの20点まで失うのは得策ではない。

　もっとも，さわやかに「分かりません」だけを繰り返していても大バカ者ということになるので，少しでも知っているなら，それを体系化して膨らませる努力は必要である。

知っていることを小出しにする

答えるとき，大切なもの，重要なものから順序だてて答えることは先ほど述べた通りだが，すべてを言ってしまわないという裏技もある。

いきなり知っていることをすべて言うと底を見透かされてしまうので，尋ねられた分だけ少しずつ小出しにすることで相手に次々と質問させ，「こいつもしかしたら無限大に知っているんじゃないのか？」と思わせるのである。

卑しい小手先のごまかしではあるが，これが意外と効いたりするのだから，面接とは狐と狸の化かし合いだと，つくづく思わされる。

所詮，30分やそこらで一人の人間を判断するなど不可能なことなのだと知れば，化かし合いにも気合が入ってくる。

ポイントは病院によって異なる

「救急医療についてどう思うか？」という問いへの答えは，それが急性期疾患の多い病院か，慢性期疾患の多い病院かによって異なる。

同様に，「麻酔事故についてどう思うか？」という問いについても，麻酔スタッフの少ない臨床研修病院と，多い大学病院では異なるだろう。

面接官が勤務してきた病院の「常識」を，こちら側が「思いやる」必要がある。

「永久就職したいか？」という問いにも，前向きに「ハイ」と答えてはいけない病院もあるかもしれない。

大学支配の強い病院や，メインスタッフは博士号を持っていないとダメと考える一般病院などでは，ストレート就職を嫌う可能性がある。

病院ごとの事前の情報収集は必須である。

正直さや素直さといった絶対的な要素も試験官によっては，評価の対象とならないことだってあるかもしれない。

相手の表情を見て臨機応変に対処することも，時には必要であると銘記すべきである。

面接はファジーな要素が多い

　一般に面接にはあらかじめ一定の答えの存在するものと，答えのないものが存在する。

　「絞扼性イレウスの腸管の切除範囲はどう決めるか？」という問いは前者であり，「あなたの理想の医師像は？」という問いは後者である。

　では一定の答えの存在しないものをどう採点するのか，その採点基準は何なのか？　ということをよく尋ねられる。

　施設によってそれは異なるだろうが，態度，論旨の組み立て方，発表の仕方，結論の妥当性など，いくつかの項目について点数化してその合計をとるという点で，面接の判断基準はオリンピックの体操やフィギュアスケートの採点と似ている。

　かつて，フィギュアスケートの採点で談合，不正の発覚したことがあるが，大学病院を頂点にすべての病院が系列化されている現在の医療体制の中で，それが意図的であるかどうかは別にして，試験官が自分と同じ出身大学の学生に親近感を抱くのはありうることである。

　ここだけの話，私大では（国公立も？）親のコネというものもあるらしい。

　さらに面接というものが本来持つファジーな要素が加わるのだから，採点の不確定さもここに極まれりである。

　ということで，正直なところ面接ほど難しいものはない。

　論文も面接も，客観的採点には程遠いところにあるのだから，合格を目指すのはいろいろな意味で難しい。

　難しいものに多くを期待することはできない。

　もしも学科試験があるのなら，そうしたものでなるべく多く得点しておきたいと勧める所以である。

■「不満はないですけどね」といった言い方

　アメリカでアパートを借りようとしたときのことである。

　「このアパートはどうですか？」とそこに住んでいる日本人の知人に尋ねると，「特に不満はないですけどね」という答えが返ってきた。

　良い悪いの感じ方には個人差がある。

　もしそこで「良いアパートですよ」と彼が言い，それがきっかけになって契約してみたものの，実際に住み始めて不満が出てくれば，あの人はウソつき，となってしまう。

　だからと言って「さあ，どうでしょう」というのも不親切な対応だ。

　「不満はないですけどね」は，そういう意味ではとてもうまい言い方だと思う。

　面接においてもこういった過不足ない言い方ができるかどうかが，大きなポイントだろう。

自分を売り込む材料を作る

　学生さんからの受験後の感想として，「海外の学会を自分で見つけて個人で参加したという点に関して，ものすごく興味を示されたようだ」というのがあった。

　積極的に自分で開拓していこうという人間の評価が低いわけがない。

　好感を持たれるのも当然だ。

　学会の参加自体はさほど難しいものではないし，学生の身分なら参加費も安くなったりする。

　どうせ遊びの海外旅行なら，そのうちの１日や２日，学会に参加して来ても良いだろう。

　面接が近くなってから，あわてて自分を売り込む材料を探しても遅い。

　あらかじめ仕込んでおくのである。

　しかも，できればほかの人間がやらないようなことが良い。

　学会でなくても，たとえば海外の病院の見学などでも面白いかもしれない。

声の質も重要なポイント

　ニュースを読むアナウンサーの声は男女を問わず低い。

　低音は人に安心感を与え，高音は不安を生む。

　落ち着いた低い声——が理想かもしれないが，声質は人によってマチマチ。

　それでもできるだけあがらないよう，落ち着いたしゃべり方をすることが重要だ。

　逆に，落ち着かないときは，いつもより少し低い音質でしゃべってみよう。

面接の実例

面接例をいくつか示す。

面接は反射神経である。

すぐに使える引き出しを増やしておこう。

ここでは要点を書き言葉で示すが，各自が自分の言葉で話してもらいたい。

● 院内感染についてどう思いますか？

● 院内感染対策で気を付けたいこと

● 院内で手洗いを忘れさせないようにするにはどうすればよいか

院内感染について重要なポイントは以下の点である。

・その多くが医療従事者の手を介して起こり，そういう意味では医療事故の一つと考えられるべきである。

・手の洗浄はアルコールによらずとも，流水だけでも十分と言われており，医療従事者の怠慢が重要な要因になっている。

・医療従事者の結核がその原因となることもあり，医療従事者はふだんから自らの健康に気を配らなくてはならない。

・院内感染に早期に気付くためには，自分の受持ちだけでなく，常に同一病室，同一フロアの他の患者の状態にも気を付けていなくてはならず，場合によっては院内全体で情報を交換するシステムが必要となる。

・院内感染を疑ったら速やかに上司を含めた他の医療従事者と連絡を取り，DNA検査を含めた諸検査によってその確定を行い，経路の同定を行わなくてはならない。

・場合によっては患者の隔離を行うが，それとは別に患者やその家族には事実を告げなくてはならない。

・他へ感染が波及しないよう努め，感染者の治療に最善を尽くす。

面接では，このうちのいくつか，あるいはすべてについてコメントすることになるが，感想に近いものが求められているならば，「常に院内感染が起こらないよう，手の洗浄，器具の共有をしないなどの注意をしなくてはならないが，それでも可能性をゼロにすることはできない。その目で全体を見渡して早期発見できることが重要で，院内関係者や患者に情報を伝え，それ以上の広がりを防止するとともに，感

Ⅲ　面接対策編　**157**

染経路の解明，再発予防に努めなくてはならない。院内感染を医療事故の一つとしてとらえ，院内全体で情報を交換するシステムの確立が重要である」といったようなことが言えれば満点だろう。

● **セカンドオピニオンについてどう思いますか？**

　セカンドオピニオンについて重要なポイントを以下に示す。

・セカンドオピニオンは常に強い立場にある医師に対して，患者の側が唯一持っているる防衛手段である。

・患者がセカンドオピニオンを求めてきた場合，医師の側はそれを自己に対する不信ととらえるのではなく，患者の当然の権利であり，結果的には医療全体の質を高めるものととらえ，持っている情報のすべてを開示する必要がある。

・セカンドオピニオンを求められた場合，医師は相手の医師との関係を優先させるのではなく，純粋に患者のことを考えて意見を述べなくてはならない。

　これらをまとめるならば，「セカンドオピニオンは医療の高度化・多様化に伴う患者の当然の権利であり，情報の開示・伝達を求められた医師はそれを自己に対する不信ととらえることなく，協力を惜しんではならない。セカンドオピニオンを求められた方の医師も，患者の利益を最大限に考え，アドバイスすべきである。患者が自分の治療に関して納得することは，インフォームドコンセントの面からも必要不可欠なことであり，セカンドオピニオンは結果的に初診医にとっても利するものとなる。セカンドオピニオンは医療全体の質を向上させるものであり，医師患者間の信頼をより深くするものである」といったところになろうか。

　欧米からやって来たものは，善きにつけ悪しきつけ，すべてが「利益主義」である。

　裁判の多い国の制度でもあろう。

　情を重んじる我々日本人にはなじみにくいが，逆に公に制度化されることでありがたい仕組みでもある。

　そんな感想があっても良い。

　いずれにせよ，患者の側に認められた権利でありながら，それが根づくかどうかは，医療が医師主導である日本にあって，医師の側の姿勢にかかっているだろう。

● **包括医療についてどう思いますか？**

　このような問いかけは微妙な問題を含んでいる。

面接官が包括医療に賛成か反対か，そのスタンスが分からないからである。

こうした「政治的」問題については，あまり明確にこうだとエキセントリックな意見を言わない方が無難であり，一般論に終始した方が良い。

「包括医療は出来高払いとは異なり，疾患ごとに決められた医療費の範囲内で診療を行うもので，増大する医療費抑制を狙って諸外国では既に行われているのを我が国でも導入したものである。病院の収益を高めるために無駄な検査や与薬を削るという努力が期待される一方，患者にとって本当に必要なものが削られてしまう危険も孕んでいる。一定の予算内で医療費を賄おうとすれば有効な制度であるが，出来高払い制が過剰な医療を生むのに対して，この制度では不足を生み，医師に良心が求められることに変わりはない」

以上のようなポイントを自分の言葉で論じれば良いだろう。

繰り返すが，相手のスタンスが分からない場合，過度に踏み込んではならない。

要は，現行の医療制度にどの程度関心を持っているのか，それが知りたいのである。

こういったものは知識問題と割り切ろう。

新聞ネタも時には重要なのである。

● 脳梗塞のチーム医療についてどう考えますか？

「脳梗塞は急性期から既に慢性期管理を視野に入れて医療にあたらなくてはならない病気で，筋硬縮や萎縮防止のためのリハビリは必須であり，長期的視野に立った看護計画を，家族とともに考えなくてはならない。医師は梗塞後出血や肺炎など病態の悪化や合併症に留意する一方，どこまで，どのような経過の回復が図れるのかの判断が求められる。こうしたチーム医療で重要なのは，医師・看護師・理学療法士間のコミュニケーションであるが，最も大切なのは患者本人・家族とのコミュニケーションであり，『患者の回復』という共通の目標に向かって，何が best なのかを決めていかなくてはならない。その中で求められる『良医』とは，病を治す存在より，むしろ良いコーディネーターであるかもしれない」

答えの一例を示したが，もっと他の切り口があっても良い。

要は自分が何を言いたいのか，はっきりさせることである。

ともすれば「4番でピッチャー」でなければ気がすまない医師に求められるのが「頼れるキャプテン役」であるというのが論旨である。

学生なのだから専門的知識を求められているのではなく，自己の主張が求められ

ていると思えば間違いない。

● どんな大学生活を送りましたか？　クラブ活動は？

実はこの手の質問が最もやっかいだ。

正解がないからである。

「テニス部で部長をやっていました」と言えば得点になるかもしれないが，そうでないからといって減点になるとは思えない。

「進学塾で講師のバイトに明け暮れていました」という答えであっても，今，受験期にある子どもを持つ親であるなら興味を持って質問してくるかもしれない。

正解がないということは何を言っても OK ということで，要は話のとっかかりを作り，その話の中で受験生の人格を判断したいのだ。

むしろ，話し方や表情など，他愛ない内容以外の部分を読もうとしていることもありうる。

こういうときこそ，馬脚をあらわさないよう，十分注意すべきである。

特に，難解な知識問題系の質問の後，ソフトな話題になってついうっかり，ということがよくある。

さらして良い「地」と良くない「地」の区別は，あらかじめ自分がやっておくしかない。

ただ一般論として，チャラチャラ系，不真面目系，無気力系，イイカゲン系などは真っ先に嫌われる。

仲間内ではジョークで通る話も，試験官には通じないのだ。

試験官は，「君の味方だよ」という顔をして，あなたのしっぽをつかんでやろうと必死になっているのだということを忘れてはいけない。

面接の Do & Don't

面接でして良いこと良くないこと（Do & Don't）について，今までのまとめも兼ねて述べてみたい。

・時間に遅れない

これは言うまでもなく当然のことである。

相手が遅れても自分が遅れてはいけない。

それだけでルーズでだらしない人間だと思われるだろう。

仮に電車の遅れなど不可抗力のものが原因だったとしても，それを見越して時間に余裕を持たなくてはならない。

それでも遅れてしまいそうなときには，必ず約束の時間前に一報を入れる。

密に連絡を取れば，そのマメマメしさが逆に評価されることだってありうるのだ。

・相手は有志の人を求めている

「理想の医師像」が繰り返しテーマになるのは，医師になる目的意識のしっかりした人間を採りたいという意図の表れである。

所詮，目的意識などやっているうちにわいてくるものだとしても，多少のハッタリは必要である。

面接にあたっては，幕末の志士になったくらいの心意気（自己暗示）で臨みたい。

・その場の雰囲気に合わせる

一人でくだけ過ぎもダメだがコチコチもダメ。

要は相手の示す雰囲気にうまく合わせること。

協調性を見られているのだと考えよう。

・聞かれたことだけ適切に

よく聞かれてもいないことをとうとうと話し出す人を見かけるが，これは減点の対象。

相手の話をちゃんと聞いていない，あるいは無理に自分の領地に引き込もうとしている，ということで嫌われる。

・面接はリサーチの場ではない

「最後に何か質問は？」と言われ，勤務・当直体制や休暇，給与などについて根掘り葉掘り尋ねる学生がいるが，権利主張ばかりで楽をして研修を終えようとしていると思われてしまう危険がある。

知りたいのはよく分かるが，そういったことは事前の見学や実習で研修医などに尋ねた方が実情を把握できる。

・過剰に自分を売り込むな

自己 PR が一般化している欧米ならいざ知らず，まだまだ日本では自分の自慢話は嫌がられる。

少なくとも今の日本では，自己 PR ≠ 自慢話が一般的な図式である。

ただ，その逆に卑屈になり過ぎというのもダメ。

要は別におごり高ぶるわけではなく，堂々とした態度でいるということに尽きる。

・とことん演じる

素の自分を見せて通る人はそうはいないだろう。

多少自分を演じるのは仕方ないし，むしろ望ましいことではある。

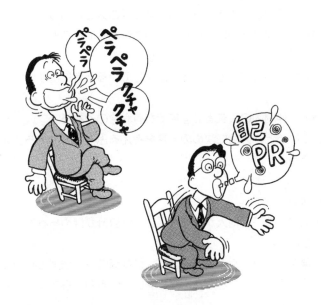

しかし，中途半端はいけない。

ウソのしっぽが出てしまうようでは未熟者！　と思われてしまう。

演じるのならトコトン，ウソをつくのなら最後まで，である。

体系化されたウソは真実になる！

・何を話しているのか，自分で自分の言っていることをよく聞け

受験生の中には弁舌さわやかで意味不明というのが少なくない。

立て板に水でも支離滅裂では困る。

面接の場では，永田町の先生方が理想とする，言語明瞭意味不明ではダメなのである。

自分の話していることを自分で聞きながら，次に話すことを考えるという操作が必要になる。

・反射神経のよさが勝負

たとえば，田中眞紀子さんという政治家は，その全盛期の頃，記者の質問に，ユーモアに富んだ当意即妙な答えを出すことで有名だった。

よく聞いていると内容はないが，その内容のなさを覆い隠してしまうほど実に面白く答えるのである。

面接でそんな答えが返ってきたら，面接官はメロメロだろう。

ただ，この反射神経は多分に生まれつき持ち合わせている要素が大きいので，訓練するのは難しかったりする。

唯一，鍛え方があるとすると，友達と話をしているときに出す爆笑の一言だったりする。

簡単に言うと，仲間内の人気者は面接でも有利なのである。

他人と話しているとき，常に決めの一言を考える思考回路の持ち主なら面接にはかなり有利である。

・悪口は言わない

心理学の法則の一つに，他人が叱られていると自分がほめられているように感じるというものがある。

相手に好印象を持たれようとするあまり，無意識にこの法則を利用して他の病院や医師を悪く言ってしまうことがあるが，聞いている側からすると，自分もそんな

風に言われているのだろうなと感じ，何より他者の悪口を言う人間だと思われてしまう。

　2人の仲が良いこともあるのだから要注意だ。

・ちゃんと試験官の目を見て話す

　人の目を見て話すということは，あなたの言うことをちゃんと聞いていますよ，と示すことにもなる。

　目をそらされて反感を覚えることはあっても，じっと見つめられてコノヤローと思う人間はいないはずだ。

　どうしてもそれができない場合，一つの手として，じっとネクタイの結び目を見つめるやり方があり，結構効果的だ。

・あきらめるのも一つの手と心得よ

　面接は完璧を期したい。

　それは誰もが考えるだろう。

　しかし，100％とはいかないのが世の常。

　何問か出された質問が，最初でつまずいて，すべてバラバラにというのではマズイ。

　一つや二つ，あとでリカバーできると考えていこう。

履歴書の書き方

　マッチングの本家本元アメリカにはマッチング対策本のベストセラーがある。

　そこには履歴書の書き方から写真の撮り方まで説明があって，アメリカという国はなんとマニュアルが好きなのだろうと思わされる。

　がしかし，今の若い人達にはそうした点の指導も必要なのかと思い直し，ここでも一応履歴書の書き方について，「当たり前」のことを記しておく。

　老婆心ながら履歴書の見本を次々ページに示した。

　参考にしてもらいたい。

　用紙については，専用の応募用紙があればそれを，なければ文具店で履歴書用紙を売っているので，それを使うと良い。

　文字はワープロまたは手書きとなるが，一般にワープロの方が読みやすく，ちゃんとしているなという意味での好感は持たれると思う（ただし，専用の履歴書用紙に倣ったフォーマットを用いること）。

　もっとも，手書きだからといって減点されることもないだろうから，要は分かりやすい（読める）字で丁寧に書くことである。

　修正液は許容範囲としても，間違いを二重線で消すのは良くないだろう。

　また，内容については何度も間違いがないかチェックすべきである。面接のとき，ここから尋ねられることもあるので，何を書いたのか分からなくならないよう，1部コピーを取っておくと良い。

　通常，学歴としては高校卒業くらいから書き始めるのが一般的だろうと思う。

　趣味などについては，そこから面接の話題が広がっていくこともあるかもしれないので，あれば書き込んでおけば良いが，無理して書いて後でそれについて尋ねられシドロモドロになるくらいなら，読書や映画鑑賞程度の無難なものにとどめておいた方が良いかもしれない。

　無理して生かじりのものを特技と書き，試験官がその道のプロであわてたという話もあるので要注意だ。

　添付する写真は，写真屋で撮ったものでなくスピード写真でも良いが（カラーの方が明るい印象になる），指定されたサイズは守ることが大切である。

　そのサイズに大きな意味があるわけではないのだろうが，指定されたことをきちんとしているかどうかが見られていると考えるべきだ。

服装，髪型についても，スーツで茶髪はダメといった基本的なことを今さらくどくどとは書かないが，一昔前，ある医局では教授が女性入局者を容姿重視で選んでいたという話を聞いたことがある。
　好感度の高い写真を貼って悪いことはない。
　ただし，だからと言って口元にうっすら笑みくらいは良いとしても，笑顔というのはあぶない奴と思われるかもしれない。
　要は常識の範囲内である。

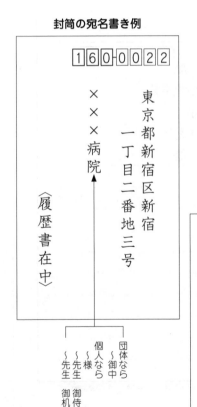

添え状の書き方例

×××病院
事務部　〇〇〇〇様

　拝啓　貴院におかれましては，益々ご隆昌のこととお慶び申し上げます。
　来年度，貴院の研修を希望しており，研修医採用試験の受験のための書類一式を同封させていただきます。
　御査収のほど，よろしくお願い申し上げます。
敬具
令和〇〇年〇〇月〇〇日
△△△大学医学部6年
佐藤　五郎　拝

履歴書

令和 5 年 7 月 10日現在

ふりがな	さとう　　ごろう	印
氏　名	**佐藤　五郎**	佐藤

平成11年　9月　5日生　（満　23歳）　※ 男・女

ふりがな とうきょうとしんじゅくくひゃくにんちょう

現住所 〒（ 169-0073 ）

東京都新宿区百人町1丁目22番地23号

電話 03-5330-××××　（　　方呼出）｜携帯電話・PHS

FAX｜E-mail

ふりがな

連絡先 〒（　　-　　）　（現住所以外に連絡を希望する場合のみ記入）

電話　（　　方呼出）｜FAX

年	月	学歴・職歴（各別にまとめて書く）
		学　歴
平成30	3	新宿医科大学附属高等学校卒業
平成30	4	新宿医科大学医学部入学
令和6	3	新宿医科大学医学部卒業見込
		職　歴
		なし
		以上

記入上の注意　①鉛筆以外の黒又は青の筆記具で記入。②数字はアラビア数字で、文字はくずさず正確に書く。
③※印のところは、該当するものを〇で囲む。

年	月	学歴・職歴（各別にまとめて書く）

年	月	免　許・資　格
平成28	10	普通自動車第一種免許取得
平成30	8	実用英語技能検定1級
令和1	7	国内A級ライセンス取得
		以上

志望の動機、特技、好きな学科など	通勤時間
特に自慢できることはありませんが，一度覚えた人の名前は忘れません。 料理，特に中華料理を作ることが好きです。 好きな学科は外科系全般です。	約　　　時間　20分 扶養家族数（配偶者を除く） 　　　　　　　　　0人 配偶者　　配偶者の扶養義務 ※ 有・無　※ 有・無

本人希望記入欄（特に給料・職種・勤務時間・勤務地・その他についての希望があれば記入）

保護者（本人が未成年の場合のみ記入）

ふりがな	
氏　　名	住所〒（　　−　　　　）
電　　話	（　　　方呼出）　FAX

志望理由について書く欄があれば，面接ではないのでそれほど詳しくする必要はないが，以下を参考に要領よく明解にまとめなくてはならない。
　重要なのは根拠（＝エビデンス）を示すことである。

〈志望理由の主なもの〉
・アカデミックな雰囲気がある（研究がすばらしい）
・移植など大きな医療に関わることができる
・最新の医療環境（設備・レベル）がある
・特殊な疾患まで診ることができる
・多くの患者の診療，治療を行い，医師として必要な技術・知識を身につけることができる
・common disease の管理に習熟できる
・丁寧な指導を受けることができる
・科別間の壁が低く，アットホームな雰囲気がある
・全科がそろっていて総合的な診療ができる
・地域医療に貢献でき，患者と親しく触れ合うことができる

《その根拠》
・実習・見学を通じて
・知人や先輩の話を聞いて
・学会に参加して
・論文を読んで
・ホームページ・広告を読んで
・自分が患者としてかかった経験から

　特技，セールスポイント，自己 PR は何を書いても良いが，それが研修とどのように関連しているかが重要である。

〈主な自己 PR ポイント〉
・厳しい研修に耐えられる体力
・物事を深く考え，追求する思慮深さ，しつこさ
・周りの人間との協調性

- 人（との関わり）に対する興味 → 人の名前を忘れない，など
- 勉強にばかり熱心ではないことの証としての趣味
- その他，医療に役立ちそうなこと → 絵がうまい，メモ魔，海外在住経験がある，など

《**その根拠**》
- クラブ活動をしていたので
- 兄弟が多かったので
- もともと手先が器用だったので
- それなりの苦労をした（家庭環境，いじめられっ子）ので

面接当日の身だしなみ

　ある施設では，身だしなみにも細かい採点基準を決めているという話を聞いたことがある。
　男性はだらしなくなりがち，女性は逆に過剰になりがちなので要注意！

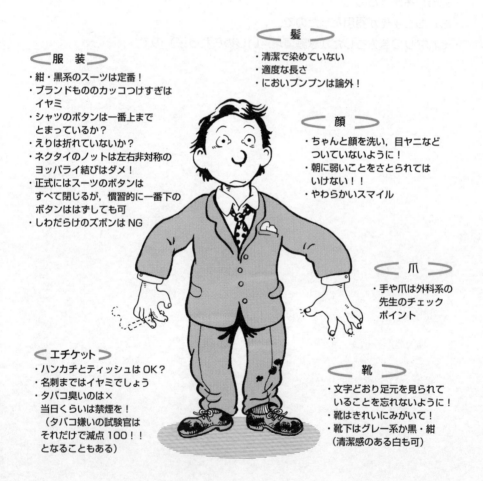

＜服装＞
- 紺・黒系のスーツは定番！
- ブランドもののカッコつけすぎはイヤミ
- シャツのボタンは一番上までとまっているか？
- えりは折れていないか？
- ネクタイのノットは左右非対称のヨッパライ結びはダメ！
- 正式にはスーツのボタンはすべて閉じるが，慣習的に一番下のボタンははずしても可
- しわだらけのズボンは NG

＜髪＞
- 清潔で染めていない
- 適度な長さ
- においプンプンは論外！

＜顔＞
- ちゃんと顔を洗い，目ヤニなどついていないように！
- 朝に弱いことをさとられてはいけない！！
- やわらかいスマイル

＜爪＞
- 手や爪は外科系の先生のチェックポイント

＜エチケット＞
- ハンカチとティッシュは OK？
- 名刺まではイヤミでしょう
- タバコ臭いのは×
  当日くらいは禁煙を！
  （タバコ嫌いの試験官はそれだけで減点100！！となることもある）

＜靴＞
- 文字どおり足元を見られていることを忘れないように！
- 靴はきれいにみがいて！
- 靴下はグレー系か黒・紺（清潔感のある白も可）

＊医者の場合，一般のリクルートスーツの常識とは少し異なることに注意する。

Ⅲ　面接対策編　*171*

＜　髪　＞
・茶髪やカーリーヘアは NG
・毛の長さもほどほどに

＜　顔　＞
・お化粧はほどほどに！
・ケバケバしいのはダメ！
・メガネをコンタクトに，は OK！
（好印象を与えることも）

＜アクセサリー＞
・アクセサリーもピカピカに
　ならないよう……
・鼻ピアスなんてもってのほか！
・腕時計以外は付けない方がよい

＜エチケット＞
・香水は基本的に
　望ましくない

＜服　装＞
・華美な服装はさけて！
・落ち着いた色合いで！
　（黒・紺系のスーツが定番）
・清潔感を重視し，好感を持たれ
　るよう！

＜　爪　＞
・マニキュアは
　外科系はもちろん
　内科系でも㊕

＜　靴　＞
・高すぎるハイヒール
　など論外！

面接の極意

　最後に面接の極意を一つ記そうと思う。

　いきなりだが，小学校の入試にも面接はある。その昔，姪っ子が受験した時，1枚の絵を見せられ，「これは何をしているのかな？」と問われた。「わんちゃんのさんぽ」と答えたそうだが，正解は盲導犬だった。すかさず，試験官は「お母さん教えてあげて下さい」と言ったという。その日の面接ではどの家族にも同じ質問がくり返され，当然のことながら午後の受験組には，塾の先生から問題が伝えられたそうだ。午前受験が不利になるはずはなく，問われていたのが正解（＝盲導犬）ではなかったのは明らかだった。事後か事前かの違いだけで，母親が子供にどう教えるか（教えたか）がポイントだったと想像がつく。これはマッチングの面接にも言えている。「～についてどう思いますか？」にうまく答えられなかったと悔やむ学生は多いのだが，そのようなものの多くには正解などなく，問われているのは別物と考えるべきなのだ。

　では，それは何か？　コミュニケーション能力である（前述の場合，母と子のコミュニケーションが試されている）。答えがどうであれ，面接官はそれを受けて次の一言を発するはずであり，それにどう対応するか，実はそこがポイントなのだ。分からない，知らない……仮にそう答えたとしても（それ自体は正直な答えなのだから減点ではなく加点かもしれない），なぜそれが分からないのか，なぜそれを知らないのかそこがうまく説明できて，面接官とのキャッチボールができれば面接は大成功かもしれない。正解にこだわれば減点されるかもしれないが，感想に対しては，誰もそれを否定することはできないはずだ。面接で排除したいのは，患者とちゃんとコミュニケーションをとれない学生と考えてよいだろう。くり返しになるが，知らないこともムリに答えてしまい患者とトラブルをおこすような学生は真っ先に落とされる。何を答えるかではなく，どう答えるかが問われていると分かれば，おのずと正解は見えてくるはずだ。面接とは面と向かって接することなのである。

| HELLO MATCHING | 2023 |

IV

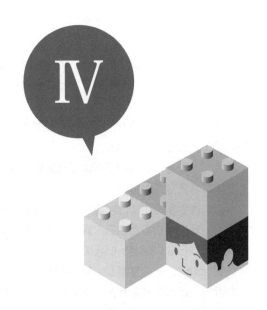

面接演習編

面接試験をいかに乗り切るか？
—面接のテクニックとコツ—

　本章では，面接の実例をいくつか示し，それらの中で，面接を受ける側ではなく，面接を課す側の立場での分析を行ってみたい。

　試験官が何を良いと思い，何を悪いと思うか，それが分かれば百戦百勝である。

　ただ，肝に銘じておいてもらいたいのは，面接は二律背反以外の何物でもないということである。

　たとえば，上司の命令に素直に従う人間が欲しい一方で，上司の犯したミスに気付くよう，ある程度は批判的であっても欲しい。

　真面目でよく働いてもらいたいが，単にそれだけではつまらない。

　個性的すぎては困るが，没個性でもダメ……と，これはもうある意味，理想の高い人の恋人探しに似ている。

　考えてみると，面接の提要は「試験官に好かれること」なのだから，これも当然と言えば言えなくもない。

　最近の医学生の中には常識を心得ていない者がいるといった批判をする試験官もいるが，私の感じるところ，異性を惹きつけることに関しては，ひと昔前の学生など問題にならないほど，いまの学生は長けている。

　問題は単に，その基準が，試験官の世代のものとは異なっているということだ。

　だから，ほんのちょっと，チャンネルを切り替えてやれば，諸君は試験官の恋人になれる素質を十分兼ね備えているのである。

　二律背反の中で，試験官世代に好かれるにはいったいどうしたらよいか……答えは「程良く多面的であること」である。

　この程良い加減というのは，実は人間づきあいの中で最も重要な要素だったりする。

　一本気で絶対後へは引かないというのも，それはそれで魅力的ではあるのだが，やはり臨床の場，研修医の立場としては困るのだ。

　様々な患者が存在し，それに応じて様々な対応が要求される。

　いいかげんではダメだが，良い加減であって欲しいということをまず理解してもらいたい。

　恋のかけ引きだって，押す一方ではうまくいかないこともあるだろう。

　ということで，以下にいくつかの面接例を示してみよう。

Ⅳ 面接演習編 **175**

受験者の言葉の後に ➡ で示されているのは，面接官の心の中のひとり言である。このひとり言が分かれば，「良い加減」が自ずと身につくはずだ。

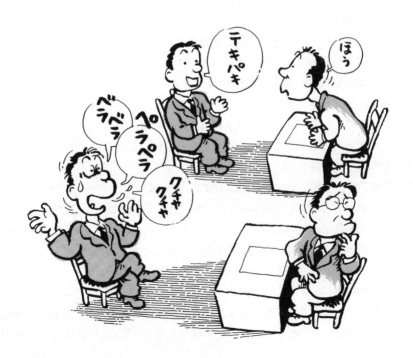

面接実例①

　24歳，男性。M県立医大を来春卒業予定で，都内の公立病院での研修を希望している。両親は都内在住で父親は開業医である。【以下，受験者をA，試験官をSと表記】

S：こんにちは。

A：どうも。（頭は下げている）
　　➡ あいさつがちゃんとできてないのは一番ダメだなあ。

S：どうしてこの病院を希望されたか，それを聞かせてもらえますか？

A：もともと東京の出身で，両親もこちらの在住ですので，都内の病院を希望していました。
　　この病院はスタッフが充実していて設備もすばらしくて……
　　➡ 前半は本音で後半はタテマエだろう。もう少しましなタテマエはないのかね。リサーチ不足がみえみえだな。

S：で，将来的には……？

A：（うれしそうに）こちらの病院に就職させていただければと思っています。
　　➡ 腰かけじゃないというのは評価できるけど，どうせいずれは博士号を取りに大学へ戻るんだろうし……

S：お父さんはB区で眼科を開業されているんですか。

A：はい……こちらの眼科のY先生とは大学の同窓ということで……
　　➡ そんなこと聞いてない。得点にならないよ。

S：どういう科へ進みたいですか？

A：外科です。乳腺外科をやりたいです。（きっぱり）
　　➡ はっきりしているのはいい。でも，オレの内科はいいかげんに回られちゃ困るんだ。こういうのこそもっとファジーでいいんだよ，外科系に興味がありますけど内科系も好きなのでとか。こういう奴に限って思い込みが激しくて，ミスしたりするからなあ……

S：乳腺外科はどんなところが好きですか？

A：あのう……最近は縮小手術になってきて，化学療法のほかにホルモン療法もあったりして，とても治療法が多様なところが面白い気がします。それ

IV　面接演習編　**177**

に……

> ➡ 何が言いたいのかわからん。とってつけたような理由だな。案外ウソついてるのかも。ウソならウソで，体系化されて理論武装してるウソならいいんだよ。こんなみえみえのウソはダメだ。

ということで，A君は明らかに準備不足だった。

「どうしてこの病院を希望したか？」「将来はどんな道へ進みたいか？」といったよく聞かれることに対しては，たとえウソでもよいから，体系化された立派なウソをあらかじめ用意しておくべきだ。

以下にまずまずの得点だった，B君（28歳，男性。N医大を来春卒業予定。A君と同じく，両親は都内在住で父親は整形外科の開業医）の例を示す。

S：こんにちは。

B：よろしくお願いします。

> ➡ いいねえ。少し体育会系入ってるけど。

S：どうしてこの病院を選んだんですか？

B：こちらの出身だというのが大きいんです。でも，以前実習で回らせていただいたとき，とてもよく御指導していただいて，病院も新しいですし，たくさん症例も経験できるだろうと思って応募しました。

> ➡ さっきのA君と同じこと言ってるのに，こっちの方が印象が良いのはなぜだろう？　ちゃんと順序だって説明できてるからだな，たぶん。

S：で，将来はどうするつもりですか？

B：自分としては外科系に興味がありますが，内科系やその他の科も面白そうですし，これからいろいろと経験をしていく中でと，のんびり考えています。

> ➡ 正直なところだろうな。本当は整形外科と決めているとしても，説得力はある。

S：お父さんは整形外科を開業されているんですね。

B：はい。小さな医院ですけど。

> ➡ 控えめでいいね。
>
> S：お父さんはどこの大学の出身？
>
> B：K大です。こちらの眼科のY先生と同窓らしくて……
>
> > ➡ またか。しかし，一応採点シートには書いておくか。

　とまあ，こんな具合である。

　A君のように具体的な科目を言わなかったB君が，この点でどんなところが好きかと突っ込まれることはなかった。

　だいたいにおいて，面接官は傷口を見つけるとそれをさらに広げようとし，受験者は悪循環の中で墓穴を掘る結果になってしまうのである。

面接実例②

　26歳，女性。D大医学部を卒業後，国試浪人中。K大病院での研修を希望している。【以下，受験者をC，試験官をSと表記】

> S：どうぞ。
>
> C：はい，失礼します。
>
> S：どうでした，論文試験の方は？
>
> C：難しくて，思ったことの半分も書けていなかった気がしてます。
>
> S：もう卒業されてるんですよね。
>
> C：はい。国試に落ちてしまって。（苦笑）
>
> > ➡ それしか言いようがないもんな。ま，でも，ゴチャゴチャ言い訳しないところはOKか。
>
> S：大学時代一番心に残っていることについて言って下さい。
>
> C：海外旅行が好きなんですけれども，ロシアへ旅行したことでしょうか。
>
> > ➡ なんだ，そりゃ？
>
> S：へえー，ロシアに……
>
> C：はい。なにか，やっぱりほかの国とは違っていて……
>
> > ➡ 面白そうだな。

IV 面接演習編 **179**

S：どんなふうに違ってるんですか？

C：社会主義から資本主義に変わっても，どことなくその香りが残ってるんです。観光的っていうことからすると，モスクワ市内でも英語の表示が全くなくて歩きにくいんですけど，そのぶん，あまり観光地化されていないっていうか……でも，クレムリンの中とか，いろいろと見るところはあって……

S：えっ？　クレムリンの中が見られるんですか？

C：ええ，見られます。武器庫とか，宝石とか……

　　　　　　　　（この後，延々とロシアの話が続く）

S：（突然，気づいたように）で，医療事情とかはどうなのかな？

C：それが驚きで，男性の平均寿命が5，60歳代なんです。社会体制が変わって生きる目標を失ったからだとか，ウオッカばかり飲んでるからだとか，いろいろ説があるみたいですけど。

S：いまでもウオッカなのかな？

C：徐々に，ビールとかワインに変わってきてるみたいです。

　と，よくありがちな雑談タイプの面接である。

　この雑談タイプ，実は気を付けていないと，得点できていることもあればそうでないこともある。

　雑談に持ち込めれば勝ちと思いがちであるが，そうばかりでもない。

　雑談の中，気のゆるんだところで意外と人柄が見られているのである。

　もっとも，この事例では明らかに受験者の勝ちだ。

　その根拠は二つある。

　一つは，イニシアチブを常に試験官の側に預けていること。

　自分から不要に雑談を長引かせているのではない，というスタンスが取れている。

　雑談でも，一応は試験官の問いかけに答えているという，その形が必要なのである。

　そしてもう一つの根拠，それは，雑談の中でも押さえるべき点（ロシア人男性の平均寿命についてという医学的事象）は押さえているというところである。

　雑談の中で見られているのは，しっかりした受け答えであると思っていい。

　他人にちゃんと説明でき，また，話を聞くこと，それらはインフォームドコンセ

ントの基本でもある。

　ちなみに，国試浪人であっても，この受験者を見習って，決してビクビクしてはいけない。

　海外旅行ばかりしていたから落ちたのだろうと思われるかも，などとケチなことを考えてはいけない。むしろ，そのぶん人生経験を積んでますよとアピールすれば良いのである。

　くどいようだが，厳に慎むべきは，相手から問われもしないのに，ダラダラと雑談を続けてしまうことである。

　面接の要点は恋愛だと書いたが，基本的には話のキャッチボールがうまくいって意気投合していればOKだと思っていい。

　決して，気がついたら自分一人がベラベラと……にはなっていないように。

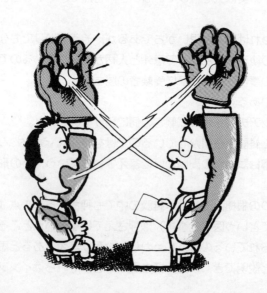

面接実例 ③

　30 歳，男性。L 大理学部を卒業後，医学部へ入り直し，来春卒業予定。H 市立病院での研修を希望している。【以下，受験者を D，試験官を S と表記】

S：こちらに座って下さい。

D：失礼します。

S：では，面接試験ということですけど，たとえば，あなたが主治医をしている老人の癌患者が末期状態になったとして，その家族が安楽死を望むような場合，あなたならどうしますかねえ？

D：本人の意思はどうなんでしょうか？

　　➡ まあ，いいところ聞いてきたな。

S：老人なんで，はっきりしてないんだな。癌であることは知ってるんだけど。

D：まあ，本人の意思がはっきりしないので，当然，積極的安楽死というのは難しいと思います。

S：積極的安楽死っていうのはどういうものですか？

D：あの，たとえば，筋弛緩剤を使うとか，塩化カリウムを使うとか……

S：じゃ，本人の意思がはっきりしていれば，そういうものを使うこともアリですか？

D：いや，そういうことではなくてですね……

S：安楽死の要件を言ってみて下さい。

D：本人の意思がはっきりしていてですね……

（以下，採録にしのびないため，省略）

　さて，どうして D 君がこのような転帰をとってしまったのか？

　これは当然といえば当然の結末ではある。

　試験官は事前に質問事項に対して十分な予習を行っているわけであるから，徒手で飛び込む受験者がその術中にはまってしまうのは目に見えている。

　D 君の最大の失敗は，安楽死について尋ねられたのに，多分本人の中では解答のキーポイントであったであろう，積極的安楽死なる言葉をいきなり出してしまった

ことである。
　要するに，ちゃんと組み立てていないのだ。
　面接において，受験者は「話す中で組み立て，組み立てたものを話す」という作業を行う必要がある。
　流れでいうと，総論から各論であって，いきなり各論ではいけない。
　キリキリキリと，時計を巻き戻してD君に再度チャンスを与えてみよう。

S：……あなたならどうしますかねえ？
D：安楽死というのは，基本的には，文字通り患者本人が安楽に，苦痛を感じずに死を迎えるということですから，その方向で努力するのは，医師として当然のことと思います。その上で，どうしても取り除けない苦痛に対して，あるいは意味のない苦痛を長引かせるのをやめるために，消極的ないし積極的安楽死という方法が言われていますけれども，現在の日本では，たとえ本人の意思があったとしても，積極的安楽死については認められていないので，検討すべきは消極的安楽死だと思います。ただ，いずれにしても前提となるのは患者さんの苦痛の除去であって，まずこれに努力すべきと思います。

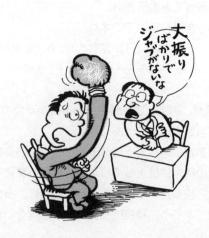

とまあ，ここまで答えられれば百点満点なのだろうが，それは無理としても，少なくとも序論・本論・結論的構成については，これを意識的にやるべきだろう。

このように，テーマを決められての論文形式の面接は最も難しい。

ただ，逆に論文対策をしっかりしておけば怖くないとも言える。

面接実例 ④

28歳，女性。T大医学部を来春卒業後，O大病院での研修を希望して面接に臨んでいる。【以下，受験生をE，試験官をSと表記】

> S：はい，こんにちは。
> E：こんにちは。
> 　　➡ タメ口はいかんよ，タメ口は。
> S：ほう，大学時代はバレー部だったんですか。
> E：ええ，セッターやってました。
> S：じゃあ，スポーツについて，何でもいいから話してみて下さい。
> E：えっ？（絶句したまま後が継げず）
> 　　➡ してやったり。

とまあ，こんな具合に，何でもいいから言ってみろ式の面接が，実は意外と難しかったりする。

何を言ってもいいぶん，一体何を言ったらいいか，分からないからだ。

特に日本人はこの free talking が苦手だったりする。

幼少の頃からトレーニングをさせられている外国の人間に比べ，日本人は物事についての意見を述べるのが下手だ。

慣れていないからだ。

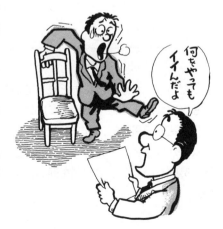

どうしたら良いかは明らかだろう。

トレーニングすればいいのである。

普段から適当にテーマを決めて，5〜10分程度でしゃべってみる。

一歩間違えばアブナイ人だが，これは面接ばかりでなく論文にもかなり有効なトレーニングになる。

さて，件の学生に戻ってみよう。

絶句して少しの間，沈思した後の彼女の答えは，以下のようなものであった。

E：ずいぶん前の雑誌『Nature』に，英国の競馬の優勝タイムが伸び悩んでいることと，サラブレッドの近親相姦による遺伝的多様性の喪失が相関しているっていう論文が載ったことがあります。オリンピックなんかを見ていても同じようなことを感じるんですけれども，競技としては進歩していても，人間の生物学的体力には限界がありますから，タイムにしても点数にしても，伸び悩んでくるんですね。結局，それをテクニックとか用具でカバーすることになるのは，何か少し違うんじゃないかなって思うことがあります。競技ではない面もスポーツにはあるわけで，そういった面も，もう少し広がっていっていいんじゃないかということです。ただ，人間っていうのは単に体に良いからやれって言われてもダメなことは明らかなので，何らかの目標というか，モチベーションが必要ですから，その間のバランスが難しいとは思います。心と身体のバランスが大事なように，身体を動かすスポーツにもバランスが必要なんじゃないでしょうか。

S：……（絶句）

どうだろう，かなりよくまとまっているのではないだろうか。

でも，彼女のようにうまくいくには，日頃の訓練が大切なのだ。

面接演習編の最後に，「自己アピールについて」というテーマで考えてみたい。

こればかりは各人それぞれであろうから，一律に対策するのは難しいだろうが，以下にあげるいくつかの実例を通じ，自分がどのタイプなのかをよく考えてもらいたい。

―元気系の受験生 A―

> 「はい，では自己アピールをさせていただきます。
>
> 勉学の方は 8 年もかけてそれなりに励んできましたが，とにかく一番自信があるのは体力・気力です。
>
> 中学時代は相撲部，高校は柔道部で，大学に入ってからも柔道部で主将をやっておりました。
>
> 個人的には，臨床も心・技・体だと信じており，日本古来の武術で培った日本の心を武器に，攻めも守りもできる医者を目指したいと思っています。
>
> 病棟ではフットワークの良さをアピールしたいです。
>
> それと，ゴリゴリの体育会系ですからチームワークは，もちろん，自信あります。
>
> でも，実は，テレビゲームなどにも造詣が深く，これがエクストラ 2 年の原因にもなったわけですが，どんな難問にもしつこく立ち向かう根気はあると自負しています。
>
> 今までのゲーセン通いも，腹腔鏡手術修得には必ずやプラスになると思っています。
>
> 大胆にして繊細，細かいことにくよくよせず，しかしながら気配りに抜かりなし，が自分のモットーです。
>
> あぁ，あいつを採っておいて良かったなぁと，後で思っていただけるよう，粉骨砕身，ガンバル覚悟でおります。
>
> えー，以上，簡単ではありますが，自己アピールとさせていただきたいと思います」

柔道でなくても，たとえば，野球なら，投げて打って走れる医者を目指します！　だし，陸上なら，走って走ってぶっ倒れるまで走り通します！　だし，とにかく話題提供である。

一見欠点のゲーム漬けの生活だって，ものは言いようである。

要は自分の些細な特徴でも，いかにそれを医療に結びつけ，相手の望む人物像と一致させるか，である。

元気系では，正直さを前面に押し出し，イケイケどんどんで相手を圧倒してしまおう。

―深慮系の受験生 B―

　「なかなか自分で自分を客観的に判断するのは難しいんですけれど，自分が医者に向いているとすれば，それはただ一点，人間に対する興味だと思います。

　学生実習でもそうだったんですけれど，僕の場合，高齢の方の話とかを聞くのがすごく好きで，問診をしたり診察をしたりするのが楽しくて楽しくてしようがない方です。

　推理小説を読むのが趣味なんですけど，患者さんを診て病気を探り出すのって，推理小説そのものですよね。

　証拠集めをして，動機を推理して，犯人の候補を絞って，最後に真犯人を突き止めるっていうのは，鑑別診断のプロセス以外の何物でもなく，大変楽しくて，早く現場に出て勉強したいと思っています。

　で，僕の目指したいのは，靴をすり減らして足で稼ぐタイプの，いわゆるドロくさいデカです。

　というか，現実の世界では，小説の世界と違って，そういうデカでなくてはダメだと思うんです。

　ただ，華麗な推論の名探偵というのもあきらめてはいないんですが……。

　いずれにせよ犯人を絶対に許さないという情熱は人一倍強いと思います」

　なんとなく，夜，医師勤務室のシャーカステンで穴のあくほどCTをながめていそうな学生の自己アピールである。

　こういう深慮遠謀のタイプの研修医も，採る側からすると興味をそそられる人物像ではある。

　唯一留意すべきは，頭でっかちだと思われないようにすることで，この点は前出の元気系とは正反対である。

　何か一つ自慢できる文化系趣味のある学生は，このタイプのプレゼンをヒントにすると良いかもしれない。

―不思議系の受験生 C―

　「あのう，実は飼っていた猫がペルシャだったんですけど，1か月ほど前に死んだんですね。

10 年くらい飼っていて，人間だと 50 歳代らしくて，もう少し長生きでも良かったかなと，大変かわいそうに思いました。

1 週間前まで走り回っていたのが，死んでみると急に身体がしぼんで，死ぬっていうのがどういうことか，今頃になって考えたりして。

で，アパートで一人暮らしですし，埋めるような庭もなくて，火葬しなきゃいけなくなって，手厚くやろうと思うと 2 万円は，下手をすると 5 万円くらいかかるんです。

ただ区役所に引き取ってもらって焼いてもらうだけなら 3 千円なんです。

貧乏学生ですけど，そういうやり方は酷かなって，さすがに思って，でも，5 万円なんてとても払えないし。

結果，3 千円のにしました。

そのとき，これから医者になってやっていく中で，こういうことに四六時中悩まなくちゃいけないんだなって，思ったんです。

その，保険医療とかだけじゃなく，どこまで手厚くやるのかという問題です。

自分はもともと，人の生とか死とかに関わる仕事がしたくて医者を志したはずなのに，現実はそんなに簡単なものじゃないだろうなと，今頃になって感じています。

それでも，自分は悩む医者ではありたいと思います。

以上，おしまいです」

一歩間違うとドツボにはまってしまいそうだが，話し方によっては興味深く聞いてもらえるかもしれない。

こういう自己アピールも，アリかも。

一本筋が通ってさえいれば，本来，どんな風に話を進めようと自由ではあるはずだ。

とまぁ，一応 3 パターンほどやってみたが，実際の面接では，このどれであっても，どれだけハキハキと言えるか，分かりやすく言えるか，逆にボソボソでも魅力的か，など，いわゆるパフォーマンスの部分が大きく印象を左右する。

ただ，口より頭の方を速く回転させなくてはダメである。

それだけは肝に銘じておかなくてはならない。

HELLO MATCHING 2023

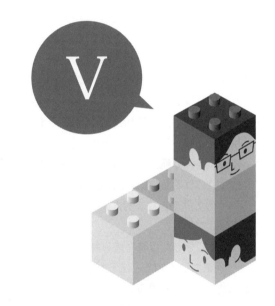

筆記試験対策編

筆記試験の ABC

筆記試験で英文を読ませ，その和訳，あるいは内容を問う出題が多くなってきている。

内容としては医学関連であり，構文的には大学入試レベルで十分対応できるものの，特殊な用語や言い回しがあり，必ずしも日本語としてこなれていないものも含まれていて（たとえば私は diagnostic procedure の訳語は「診断手順」で良いのか？　といつも思ってしまう），ある程度の慣れを要する。

もちろん，ハリソンを原語で読んでいるという人は問題ないだろうが，大部分の学生はそうではないだろう。

今からハリソンというのもお勧めできない。

一番のお勧めは，『The New England Journal of Medicine』（NEJM）の MGH case report を 1 年間読み通すことである。

珍しい症例の検討という意味では国家試験対策にはならないが，鑑別診断でああでもないこうでもないと論じ，知識を増やすのに役立つだろう。

3〜4 報も読むと，次第に特有の言い回しにも慣れ，読む速さもスピードアップしてくるはずだ。

研修医になった以降も読み続けることをぜひお勧めしたい。

「〜病について知るところを記せ」といった出題については，国家試験的知識で十分に対処できると思う。

しかし，ポイントは「Ⅳ　面接演習編」でも書いたように，それをいかに整理して示せるかである。

こうした出題のある施設では，あらかじめ自分でテーマを決めて練習してみるのも良い。

そうして後で自己採点してみることで，試験官が何をポイントにしているかが分かるだろう。

要はその中にキーワードがいくつ含まれているかである。

逆に，答えを発想するとき，まずキーワードあるいはキーセンテンスを書き出し，それを順序よく整理するというやり方もある。

持ち駒の多さで点数が決まるという部分は，知識問題の性でいかんともしがたい。

あまりお勧めはしないが，どうにもならないときには，自分がある程度書ける部分に，無理やりポイントの方をずらしてしまうというやり方もあるにはある。

V　筆記試験対策編　*191*

　コツはただ一つ，どう自然にフォーカスをずらすかである。

　苦笑されるか反感を買うか，あとは天に祈るしかない。

　それでもスカスカの解答よりは，答える熱意を示した点ではるかにましだろう。

　「保険医療制度について記せ」「専門医とプライマリケアについて記せ」といった出題に関しては，ある部分，新聞ネタ，週刊誌ネタである。

　一般紙のほか，医学新聞系のものに目を通しておくことを勧める。

　また，その大学・病院内でのみ発行している「○○だより」的なものにも，病院としての方針が示されていることが多く，できれば実習のときなどにゲットしておきたい。

　いま一つのタイプは，症例を呈示して，どのように対処するかという，小論文とも臨床問題ともとれるようなものがある。

　たとえば，以前の出題に以下のようなものがあった。

　「入院加療中の乙さんは，不平不満の多い患者さんで有名です。あなたは乙さんが，面倒な患者ということを事前に知っていました。忍耐強く聞いていましたが，堪忍袋の緒を切らし，つい心ない言動をしてしまった結果，『部長を呼べ，院長を呼べ』と怒らせてしまいました。あなたならどうしますか」

　実際，臨床をやっていると，この手のコトはよくある。

　というより，この類のコトばかりと言った方が良いかもしれない。

　よく考えられた出題だと思う。

　少なくとも，Basedow 病について多少の知識を試すより 100 倍，臨床上の意味はある。

　もちろんコレだという答えがただ一つだけ存在するわけではないが，逆にこうしてはいけないというのはある。

　相手をこれ以上怒らせてはいけないということである。

　つまり，ガキのケンカになってしまってはいけない。

　だからといってすぐ部長や院長を呼ぶというのもあまり感心はしない。

　子どものケンカに親が出て来るとコジレルというのが世の常である。

　ではどうするか？

　しんぼう強く相手と「交渉」することである。

　交渉のポイントは相手と自分の接点を探すことに尽きる。

　このケースでは，つい心ない言動をしてしまった自分に非があるのは事実だから，まずそれについてはわびる。

しかし，その原因として乙さんに不平不満が多かったのも事実だから，それについても率直に言う。

その上で，なぜ乙さんに不平不満が多かったのか，その根本にあるものは何なのか，2人で考えれば良い。

それがお互いにとって最も「利益の多い」やり方で，今興奮している乙さんを落ち着かせるためには，どうすれば乙さんにとって最も利するところが多いやり方なのか考えましょうというスタンスで臨めば良い。

すぐに相手の怒りはおさまらないかもしれない。

それまでしんぼう強く話し合いを続けることだ。

相手の言動のどこかに，お互いの共通点があるはず。

差異ではなく共通点を見つけること，これが「交渉」の提要である。

幸いなことに医者と患者にはそれが存在する。

つまり「患者の病気を治すこと」である。

「あなたの病気を治すためによく話し合いましょう」と言って，乗ってこない人はいないだろう。

それでも拒否されれば仕方がない。

部長や院長の力を借りるしかないが，患者の多くは病気という異常な状態の中でパニックになっているのであり，元来の hard negotiator は案外少ない。

また，多くの場合，医療従事者の方が患者より強い立場にあり，それをつい忘れてしまいがちなことに原因がある。

良い悪いではいつまでたっても前に進まないのが「交渉」である。

目標を明確にし，相手とともに努力する道筋ができれば，これに越したことはない。

不平不満の多い患者は一転して最も強い信頼関係で結ばれた患者になるだろう。

といったようなことをみなさんが書くと，どうして学生の分際でこんなことを知っているんだと言われそうだが，私が延々と述べてきたことはすべて，『ハーバード流交渉術』という本に書いてある。

さすがに利益・不利益からすべてを論じるアメリカの本だなと思わされるが，多くの部分で共感でき，なるほどと感心する。

『ハーバード流交渉術』によると……などとさりげなく博識をひけらかすのも良いかもしれない。

実際，この本はかなりお勧めで，論理的かつ具体的に心理操作が記してあり，私

V　筆記試験対策編　*193*

自身，人間関係の教科書と思っている。

　最後に，筆記試験は面接ではないが，試験官は諸君の態度を見ている。

　知人との気をゆるしたガヤガヤはもちろん，使ったティッシュペーパーのポイ捨てや消しゴムのカスの放置などないように気を付けて欲しい。

　案外，そうしたところが見られているものである。

　病院を出て電車に乗るまでは気を抜いてはいけない！

英文翻訳のコツ

　英文の翻訳を試験として出題する施設が多い。

　基本的に医学論文は，小説などの文学作品に比べて構文が簡単で，大学入試のレベルかそれ以下といったところだろう。

　問題は単語力だが，こればかりは，たくさん量をこなして覚えてもらう以外ない。

　ただ，いくつかのコツはあるので，それを紹介しよう。

　まず，第1に覚えておかなくてはならないのは，単語一つ分からないために全部をあきらめるなということである。

　形容詞や動詞なら前後からある程度の類推が可能だろうし，名詞なら極端な話，そのままのカタカナ表記という手だってあるのだ。

　transcription の訳語が転写だったか翻訳だったか迷って分からなくなったら，「トランスクリプション」とやったって，せいぜい数点の減点にとどまるだけだろう。

　医学用語の中にはメタ（＝metastasis）のように，そのままどころか略して用いるものもあるのだから，案外減点も少なくしてもらえるかもしれない。

　要は，「この言葉を知らないおまえが悪い」と言えてしまえるほどの自信である。

　勢いがあって文章に冴えがあれば，一つや二つ言葉が違っていても採点ミスを誘発できるかもしれない。

　とはいえ，言葉の感覚というものは，運動と一緒で，ほんの少しのウォームアップ（これだって，元は認知されていない英語だった）で驚くほど鋭くなるものである。

　いまさら1時間や2時間と思うかもしれないが，試験の前に何でも良いから英語に触れておこう。

　10点，20点の加点は間違いなしである。

　1つ，とてもよい本を紹介しよう。Biogenesis（Vertical, Inc.），は医学用語が多様された小説だ（私の本の英訳）。日本語版は絶版になっているものも多いが，「冬至草」（ハヤカワ）はまだ手に入ると思うので，対訳で読んでもよい（ただし本書同様回し読みは不可）。

V 筆記試験対策編 *195*

🔳 筆記試験実例

● 癌の *p53* 遺伝子について

こういう出題の場合，「*p53* 遺伝子は，癌抑制遺伝子の一つであり，多くの癌でその異常が見られることから，最も重要な遺伝子の一つと考えられている。本来は遺伝子に傷を受けた際のアポトーシス誘導などを通じて細胞の恒常性の維持に関与するものである」といった通りいっぺんのものでも悪くはないのだが，こと臨床研修という視点からは，より分かりやすい説明が望まれていると考えて良い。

というわけで，たとえば病気のムンテラをするときの予行として，その能力が試されているのだと思って間違いない。

採点者に興味を持ってもらえるかどうかが勝負なのだ。

人に友人を紹介するときのことを考えれば良い。

順序立てて説明するにはどうすればよいのか……「p53 蛋白質は 1979 年に腫瘍ウイルス SV40 の large T 抗原と結合する蛋白質として発見され，当初は癌遺伝子と考えられていたが，これは実は *p53* の変異型であり，wild type の *p53* は癌抑制遺伝子であることが明らかになった」といった書き出しで始めてみるとどうだろうか。

その素性がよく分かるだろう。

さらに，「*p53* の意味は分子量 53,000 の蛋白質であり，機能は遺伝子損傷の際の細胞周期の遅延化およびその修復であるが，修復不能な場合には，その細胞をアポトーシスへ導くことでゲノムの守護神とも呼ばれる」などと続けると，基本線は押さえているなという印象を与えることができるはずだ。

その上で，臨床との絡みとして，「全悪性腫瘍の約半数でその異常が認められることから，発癌のプロセスの最も重要な因子と考えられており，臨床上，治療への反応性の予測や治療手段の選択，あるいは予後判定などの診断的意義を有し，さらに近年，ベクターを用いた遺伝子治療なども試みられている」と書けば，出題者が要求しているものはすべてクリアしている。

あとは，それに「*p53* は DNA が損傷した細胞を G_1 期に停止させて DNA 修復やアポトーシスへ誘導する」とか，「*p53* の変異の 80％は点突然変異によるものであり，いくつかの hot spot を持つ」とかいった肉付けを，各人の持っている知識量に応じてやっていけば良いのである。

最もダメなのは，「p53 は転写因子として働き，GADD45 遺伝子の発現に関与し……」や「アフラトキシンでは p53 の点突然変異が引き起こされ……」といったような，かつて自分が目にしたことのある論文の枝葉末節をいきなり前の方に持って来てしまうやり方だ。

それしか知識がないと思われたり，頭の引き出しが未整理という印象を与えてしまっては，どんなに良いことが書いてあっても減点大である。

● 再生医療について

「再生医療について」という出題の場合，まず決めなくてはならないのは，再生医療の何について書くか，である。

再生医療の概念，再生医療の方法，再生医療の問題点など様々な切り口が考えられ，これらのうちどれを選ぶのか，あるいはすべてについて書くのかは，指定された枚数によるだろう。

「再生医療と倫理」という切り口では，p.53～56 を参照してもらいたい。

ここでは，知識を試される筆記試験という観点から見ていく。

どんな切り口にせよ，再生医療とは何なのか，その定義についてごく簡単にでも良いから書くところから始めたい。

逆に，定義をきちんとした文章で示すことができればまず第一段階として OK である。

具体的には「再生医療とは損傷や機能不全に陥った臓器を，細胞の分化・誘導を促す薬剤・人工素材・幹細胞などを用いて再び蘇らせることを目指す医療の総称である」といった前置きである。

その上で，「クローン動物の作製，胚性幹細胞（ES 細胞）の応用，人工多能性幹細胞（iPS 細胞）の開発・応用，臓器培養や自己組織の誘導など」の応用が脚光を浴びているといった方法論について述べたりしていけば良いだろう。

問題点について述べるとき，忘れてはならないのは，その前に利点について触れることである。

「人工臓器の技術的限界や，臓器移植のドナー不足，あるいは免疫反応をクリアでき，それらに伴う倫理的な問題を回避できる一方で，その研究がクローン人間作製に関わり，また，胚細胞を一つの生命と見なすことができるのか，といった新たな倫理的問題も生じ始めている」といったふうにまとめることも可能だろう。

こうした基本線が押さえられていれば，あとはどこを膨らませて書いても OK で

ある。

「再生医療の倫理的側面」についてでも，「遺伝子治療との接点」についてでも，個々人が得意な分野へ話を持っていけば良い。

あるいは，これも他項（p.204 参照）で述べるように，かつて話題になった韓国での ES 細胞研究の論文ねつ造といった方向もアリである。

iPS 細胞に関する新聞ネタを書きまくるという手もあるだろう。

要は，論点がはっきりしていること＋基本が押さえられていることだ。

論点は各人によって異なるだろうが，基本はみな一緒であるべきと考えた方が良い。

● II & III度熱傷70％（72 歳）の患者について，予後を家族にどう説明するか

このような出題は，知識と実践の両方を試す問題である。

予後が厳しいことを言っておけば良いのだろうと何となく想像はつくだろうが，問題はその根拠を示せるかどうかにかかっている。

「予後を示す指標としての burn index＝II度（％）×（1/2）＋III度（％）＋年齢が 100 以上では生存予後が著しく悪い」とか，「II度＋III度が全体の 40％以上，60 歳以上，気道熱傷を伴うといったことが生命予後のリスクファクターになる」といった医療知識が示せれば best である。

ムンテラのとき，しかるべき根拠を家族に示すことができるかどうかが見られていると考えた方が良い。

あいまいな知識でごまかそうとする態度はかえって減点の対象となることもありうる。

ただし，具体的な数字や式を示すことができなくても，熱傷面積が大きいこと，高齢であることがリスクになり，多臓器不全といった状態に至ることが考えられるなどと論理立て，分かりやすさに力点を置いて説明するスタンスで一貫すれば，それはそれで認められるだろう。

というか，医学知識に乏しい家族への説明としては，それで十分な場合の方が多い。

基本的に，医療現場では何が起こるか分からない。

数字をあげつらって決めつけたような言い方こそが禁忌なのだ。

ただし，これは試験である。

「どう家族に説明したら良いか？」と問われていても，解答を読むのは医者だ。

必然的に半分は彼らに対するムンテラでもある。

やはり，EBM のエビデンスが示されているかどうかの差は大きい。

ただし，「熱傷といった炎症反応ではサイトカインの放出によって血管の透過性が亢進して……」といった医学知識の羅列は大きな減点の対象となる。

要は，分かりやすく，しかしながら論理的に，である。

● 急性虫垂炎の診断・治療について

国試問題は選択肢形式なので，大部分の学生はこのようなゴリゴリの医学知識問題であっても，記述という部分で苦手意識を持っているはずである。

知識があってもそれをちゃんと提示できないケースもあるだろう。

そこで，上記の問題をどのように考えるのか，示してみたい。

理想は教科書の丸写しだが，解答用紙にそれほどのスペースもなかろう。

採点者はバリバリ現役の臨床医である。

要は臨床の場で用いられる知識，実践の知識が試されているのだと思って間違いない。

たとえば，McBurney の圧痛点がしっかり記載されていて，Rosenstein 徴候くらいが記されていれば，Rovsing 徴候といった珍しいものが抜けていても，そう問題にされることはないだろう。

記述問題の提要は，構成がしっかりしていることに尽きる。

しっかりした構成というのは，つまり，急性虫垂炎について，いきなり診断から始まるのではなく，その言葉の定義から入り，病態生理，診断，治療と続く一連の流れが破綻していないということである。

しかも，それらが単なる事実の羅列であってはならない。

理由→事実というふうに，読む人を納得させるものでなくてはならないのだ。

普通の腸炎に比べ，急性虫垂炎が問題となるのは，「虫垂に急性の炎症が起こり，腫脹すると，狭い内腔圧が高くなるため痛みが強くなり，また，破裂の危険が高くなる」からである。

これらが明記されていることが最低必要条件である。

さらに，症状としては，これまた，この疾患に特有の，「初めは心窩部，あるいは腹部全体の痛みが次第に右下腹部に限局していく」ことも記されていなくては×である。

ただし，理想的には，この機序として，内臓痛から体性痛への移行が説明されて

いることが望ましい。

　要するに，人間というのは，腸（内臓）の痛みに関しては，「回盲部から 50 cm 部が痛い」などとは感じないが，炎症が腸管から周囲の腹膜へ及ぶと，まるで皮膚をつままれているように，はっきりとその部位が同定できる（体性痛）のである。

　で，次は診断である。

　基本は，ヘソと上前腸骨棘を結ぶラインを 3 等分する外側点（McBurney 点）の圧痛である。

　ただし，これだけでは得点にはならず，反跳痛，板状硬についての記載がなければダメである。

　なぜなら手術の決定に際しては，これらがキーになるからである。

　手を離したときにブルンと響く反跳痛（Blumberg 徴候）は周囲腹膜への炎症の波及を意味し，さらに，どんなに力を抜かせても腹筋が硬くなる筋性防御（板状硬）は，穿孔の可能性さえも表している。

　ちなみに，この筋性防御についても，「痛みが反射弓を形成し」とか，それとなく根拠を示せれば best である。

　要するに，痛みのシグナルが脊髄を通って脳まで行き，押されると痛いから腹を硬くしてガンバルといったものではなく，痛みのシグナルが上へ伝わることなく，脊髄レベルで引き返して腹筋を硬くしているのである。

　だからどんなに力を抜かせても，（反射で）腹が硬いのである。

　ちなみに左側臥位にすると圧痛点での痛みが増強する Rosenstein 徴候について書くのなら，虫垂間膜が引っ張られて被刺激性が亢進するためとか，やはり根拠が示されていることが望ましい。

　検査所見では白血球数上昇と CRP 高値のほか，画像診断として，エコーによる虫垂の腫脹や腹水の存在，腹部単純エックス線による局所腸管麻痺によるガス像や

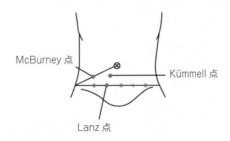

虫垂炎における圧痛点

迷入したバリウムなどの異物が書かれていなくてはならない。

治療のポイントは，内科的には抗生物質，外科的には虫垂切除である。

臨床上最も重要なのは，どちらにするかという判断である。

内科的で診ていて良いのか，外科に回すのか。

そのための指標となるのが，白血球数の上昇，発熱などに加えて，先の Blumberg 徴候，筋性防御などの存在である。

さて，手術は虫垂切除術だが，これについても相応の説明がなされていなくてはならない。

最近では腹腔鏡による手術がさかんだが，どうせ開腹術でも小さな切開なので，リスクの少ないものでは交差切開と呼ばれる切開も用いられる。

この切開の利点は，皮膚-外腹斜筋-内腹斜筋-腹横筋と，それぞれに走行方向の異なる筋線維を分けて入り込むことで，術後の瘢痕ヘルニアのリスクを下げられることであり，また美容的にもすぐれていることである。

ところが，重症の割に症状の出にくい高齢者では（神経系，免疫系ともに活性が低下しているため，痛みや発熱，白血球数上昇が軽度にとどまる），視野を大きく取る目的で Lennander 法（傍腹直筋切開＝腹部正中切開を右脇にずらしたもの）が選ばれる。

高齢者同様，もの言わぬ小児も穿孔のハイリスクがあり，発熱などの症状を重視しなくてはならない。

虫垂の切除自体にも2通りあり，周囲の癒着の具合によって，順行性（血管処理後に虫垂切除）ができなければ逆行性（虫垂切除後に血管処理）が選択される。

本来は，血管処理後の方が出血が少なく虫垂切除できるので順行性が順当ではある。

とまぁ，ここまで一本道で来れば文句はないだろうが，純粋に知識的なこととし

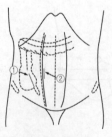

①：交差切開
②：傍腹直筋切開

主な腹壁切開法

て，回盲部に多い疾患として，カルチノイド，Crohn 病，腸結核，悪性リンパ腫があり，さらに，泌尿器疾患，婦人科的疾患（卵巣軸捻転など）が鑑別の対象となることも記されていれば best だろう。

　繰り返すが，記述の要点は，ちゃんと道筋が通っていて，一つ一つの事実が単なる事実としてではなく，理由が，その持つ臨床的意義とともに示されていることである。

　つまらない読み物は誰も読みたくないというポイントは，医学書も小説も同じである。

　そのためには，何かを書く前に，どうしてそうなのか，それにどんな意味があるのかを自分に問いかけ，文章にして織り込んでいくしかない。

● **研修医 A が癌患者 B を担当し，上級医 C に「○○療法をするからオーダーを出しておいて」と言われ，文献で調べてオーダーしたところ，4 日に分けて投与しなければならないものを間違って 1 日で投与してしまった。この医療事故の起こった背景と，それを防ぐための対策を整理せよ**

医療事故に関する極めて実践的な出題である。

　もしかしたら自分もやってしまうかもというくらいの意気込みで取り組んで欲しい。

　問われているのは事故の起こった背景とそれを防ぐための対策であり，必ずしも原因を尋ねられているわけではないが，まず，何が悪かったのか考えてみたい。

　① 上級医 C はもっと具体的に指示し，研修医 A が出した指示をチェックすべきであった。つまり，C の監督責任の怠り。

　② 研修医 A は文献の調べ方が足りず，また，もし不案内な部分があれば，上級医 C に尋ねるべきであった。つまり，A の注意不足。

　③ もしその投与が通常のものとは異なるならば，病院の薬剤部は処方した研修医 A に対して，それで良いかどうかの確認を行うべきであった。つまり，病院のチェックシステムの欠如。

　これら ①～③ の背景にあるのは，「……だろう」「……で良いはずだ」という思い込みである。

　① 上級医 C→研修医はちゃんと処方するだろう。

　② 研修医 A→（一応文献で調べたくらいなので，数多く経験していたわけではないと思われるのに）この用法で良いだろう。

③ 病院→医師はちゃんとミスなくオーダーしているだろう。

これらに共通するのは「人間はミスをする」という前提の欠如であり，チェック体制が必要であるという認識の欠如である。

以上が分かれば，予防策は明らかである。

「気を引き締める」などといった精神論は，長期的に見れば，全く効果的でない。

半年か1年は行けるかもしれないが，また皆が忘れ，人員が入れ替われば，もとのもくあみである。

システムそのものを変える必要がある。

具体的には，

① 上級医は研修医のオーダーをチェックする。

② 薬剤部は医師のオーダーをチェックする。

などといった対策がそれである。

しかしながら，それでも勘違いは起こるかもしれない。

最近はオーダーシステムの多くがコンピュータである。

通常と異なる処方，抗癌剤などの重要薬剤の処方については，自動的に注意を促す警告画面の設定も有効であろう。

● **当直で寝ていたら，病棟看護師から患者が疼痛を訴えていると電話。主治医からは一応の指示あり。あなたはどうするか？**

この出題も臨床ではよくあるシチュエーションである。

もちろん患者に対して最終的な責任を負うのは主治医である。

しかしながら，その夜の責任者は当直医である。

なので，主治医の指示は尊重しつつも，病棟へ行き，最低限患者の様子を見る必要はあるだろう。

主治医の指示に従って痛み止めだけを出して本当に良いものなのか，自分の目で確かめなくてはならない。

主治医と異なった意見を持てば，連絡を取って話し合う必要があるかもしれない。

仮に主治医と同じ意見だったとしても，その後に状態が急変した場合などで呼ばれることもあるだろうから，一度診ていないことには，どう変化したかが把握できない。

まとめると，

① 病棟へ行き，患者を診察する。

② 主治医の指示を確認する。

③ 主治医と意見が異なる場合，主治医と連絡を取り，話し合う。

④ 治療後に患者の状態がどう変化したかもフォローしておく。

以上である。

特に ④ は大切である。

医者にとっての主治医だ当直医だという垣根は，患者には何の関係もない。

セクショナリズムに墜することなく，制度をよりよく活かすべきであり，自分にできる best を尽くすべきである。

● メタボリックシンドロームについて述べよ

我が国での診断基準はあとに示す通りであるが，「～について述べよ」という場合，必ずしもこの診断基準が書けなくても解答することはできる。

というかむしろ，疾患概念の方が重要である。

仮に診断基準を暗記していたとしても，それが何を意味するのか理解できていなければ，何の価値もないし，そもそも診断基準などコロコロ変わるものだからである。

「肥満をベースにした糖・脂質代謝異常や高血圧の合併は動脈硬化を促進し，脳梗塞や心筋梗塞などの発症リスクを高める」➡ イントロ

「従来，肥満やインスリン抵抗性をもとにした生活習慣病（糖尿病，高血圧，脂質異常症，肥満）の合併を Syndrome X，死の四重奏，インスリン抵抗性症候群，マルチプルリスク症候群などと呼んでいたが，近年，メタボリックシンドロームと総称するようになった」➡ 定義

「その背景にはエネルギー貯蔵組織としての脂肪組織（特に内臓脂肪）が TNF-α やレプチンやアディポネクチンなどのホルモン・サイトカイン産生を通じて糖・脂質代謝や血圧調節に重要な役割を果たしていることが明らかになっている」➡ 病態

「診断基準は，① ウエスト男≧85 cm，女≧90 cm であり，② TG≧150 mg/dL，HDL-コレステロール＜40 mg/dL のいずれかまたは両方，③ 血圧：収縮期≧130 mmHg，拡張期≧85 mmHg のいずれかまたは両方，④ FBS≧110 mg/dL のうち 2 つ以上」➡ 診断（正確に書けていなくても OK）

「治療の第一は生活習慣の改善であり，食事や運動療法による減量で病態は改善する。しかしながら，効果の見られない場合は，それぞれの病態に対する薬物治療も必要になる」➡ 治療

「2002 年アメリカの National Cholesterol Education Program（NCEP)-ATP Ⅲ によってメタボリックシンドロームの名称が提唱されたが，NCEP-ATP Ⅲ の診断基準は我が国のものとは若干異なり，日本では独自にアレンジしたものが用いられている」➡ 知っていれば better な蘊蓄

　以上のように整理して書ければ満点だろうが，最重要ポイントはこうした新しい疾患概念の導入によって人々の意識が高まり，重篤な疾患への進展が予約される点だろう。

　それを膨らませて，もう少し別の視点から書く（ゴマカス）手もある！

　ただし，メタボリックシンドロームの診断基準や，その疾患概念自体の臨床的な意義については，まだ議論が多く，必ずしも確立されたものではないことは銘記しておく必要がある。

HELLO MATCHING　2023

VI

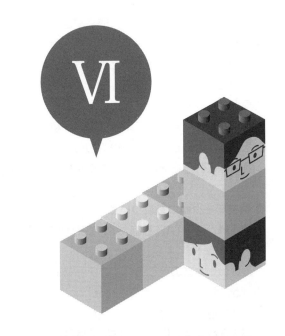

論文・面接の
テーマ別ヒント集

最近のトピックスから

　この章では，多様化する出題に対して，なるべくたくさんの引き出しを用意しておく目的で，論文作成，あるいは面接での presentation のヒントを示すことにする。

　ただ，大きな傾向として，時事問題の出題は少なくなってきている印象はあり，より普遍的なテーマが好まれているようである（たとえば，2012 年以降の小論文・面接のテーマでも，あれほど問われていた原発関連の災害医療についてあまり問われていない）。最新のテーマはまた古くもなりやすく，時間の経過とともに何が正しく何が誤りかも変化していくことに留意してもらいたい。

　しかも，あくまでここに示すのは「私のコメント」である。

　考えるためのヒントと心得てもらいたい。

　読者はこれらを元に自分の文章を作り上げていく必要がある。

● 論文データねつ造について

　超伝導から STAP 細胞まで，基礎や臨床での論文データのねつ造が時折，世間をさわがせる。

　しかし，本音のところ，このテーマでの出題をためらう先生も多いのではないだろうか。

　なぜなら，自分達もやっていた，あるいはやっている可能性があるからだ。

　報道された事件ほど大々的にではなくても，再現性のない医学論文など，この世にゴロゴロしている。

　実は，かのメンデルの実験にしてからが，ねつ造だったという説もあるほどだ。

　意図的なねつ造でなくても，たとえば今回は実験結果が悪かったからもう一度やり直してみようというのだって，この類に含まれるかもしれない。

　要するに，交通法規と一緒で，みんな何がしかのルール違反はしているのである。

　なぜそうするのか？

　それこそが問題で，単に「ねつ造撲滅」とキャンペーンを張っても，なくなるものではない。

　世の中で良い論文とされているものはどんなものかと言うと，それは，そこに書かれている事実が一つのストーリーを成しているものである。

しかも，面白い，人の興味を引く，人をあっと言わせるようなストーリーである。

研究者は，優秀な研究者であるほど，仕事を始めるにあたって，このストーリーがうまく完結するよう計画する。

つまりは結果から発想していくのである。

これが小説を書くのなら全く問題はない。

結末を考えて全体の構成を決め，書き出していくのは小説執筆の常道だ。

しかし，科学論文では危険な道に他ならない。

想像力を働かせて作り上げたすばらしいストーリーに沿って現実が展開するように「努力」してしまう人達が出てくるからだ。

これはある意味，フィクションと事実のせめぎ合いかもしれない。

道徳とか倫理では片付けられない，人間の本性に，基づいた話かもしれない。

問題が複雑なのは，仮にねつ造論文であったとしても，それが事実なら，結果オーライになることだってあり得るということだ。

優秀な科学者ほど先が読める。

「こうだろう」と思って始めた実験は，所詮，「こうである」ことを証明するための時間の浪費にすぎないと結論する人間も出てくる。

人間に「想像力」がある限り，これはなくならない問題なのかもしれない。

もっとも，ねつ造はいつかねつ造であることがバレる。

人間の「想像力」は偉大だが，完全犯罪は意外と難しい。

違反がバレたとき，ペイするのかしないのか，それは明らかだ。

結局のところ，優秀な人間ほどねつ造の誘惑に駆られるが，もっと優秀な人間はそのワナから逃れる。

● 脳死状態での出産について

脳死状態になり，死が迫って来る中でのアメリカ人女性の出産が，世界的な報道になったことがある。

しかし，脳死＝死という図式で考えると，死体に対する延命措置（？）を行いながらの出産に違和感を覚えたりもした。

「死を乗り越えて生を全うする」みたいなものに多くの人々が感動したのだとすると，結局のところ，人間の生にとって，死はそれほどの意味を持たないのかもしれない。

脳死であろうと心臓死であろうと，いや，死そのものをすら，人間は超えられる

のかもしれない。

　死後も続く生という意味で，彼女の死はその生以上に，私の心に残った。

　末期の癌患者にとって死は避け得ない。

　そのとき，医者は生の意義を伝えなくてはならない。

　彼女の死はそのヒントを与えてくれたような気がする。

● 医者と業者の癒着について

　スネに傷を持つ可能性のある病院での出題はない気がするが，将来こういう医師にならないためにということで，あえて出題する所があるかもしれない。

　書くべきことは，こういう極悪非道な医者は地獄へ落ちてしまえという，ただその一点に尽き，そこに「患者達の利益を無視して」とかいったヒューマンな言葉を入れればもっと見栄えは良いだろう。

　しかし，その背景には，

　① 大病院の医師への権力集中

　② 勤務医の賃金の安さ

　③ 癒着を生む構造的・システム上の問題

などがあることを忘れてはならない。

● 手術技術の未熟さによる患者死亡事故

　それなりに経験のある医師であっても，難しい手術に一人で挑んだ結果，患者を死なせたとして逮捕されたという事件があった。

　未熟な医師が悪だと言うのなら，どんな名医もかつては悪であり，多くの犠牲の上に「名医」が成り立っている。医師の治療行為としてどこまでが許される範囲なのかという問題もあるはずである。

　医師の仕事は日々新しいことへの挑戦であるという一面があり，それは義務でもある。

　リスクを冒さなければならないときもある。

　インフォームドコンセントが得られていれば良いという問題でもない。

　インフォームドコンセントの相手は，いわば素人なのだ。

　現状では結局のところ，ヤバイ難度の高い手術に関しては大学病院神話に頼り，大学病院でリスクを分散してもらう以外ないのだろう。

Ⅵ　論文・面接のテーマ別ヒント集　*209*

● **感染症の流行について**

　以前，アメリカのテレビ局が制作した番組で，「アメリカの牛肉が世界で一番危険だ」というのを見たことがある。

　ごく簡単なサンプル検査だけで BSE はないと決めてかかっていたことに対する警告だった。

　結果，蓋をあけてみれば，当然のように BSE は存在していた。

　日本の求めにもかかわらず，かたくなに全頭検査を拒み続けたのは，牛肉の消費量が日本とは比べものにならなかったからだ。

　まだすべてが解明されていない段階で科学的解釈を自らに都合良く行うのは，地球温暖化に関するアメリカ政府の見解にも同様のレトリックが使われている。

　もっとも，何が正しくて何が間違っているかは後になってからしか分からない。

　問題はそれぞれが，一貫したシステムで行われているか否かである。

　コロコロ変わるシステムでは間違いがあっても何が間違いか分からなくなってしまう。

　間違いなら間違いでも仕方がない。

　人は試行錯誤でしか学べないのだから。

　もちろん，エボラ出血熱のように，試行錯誤などと言っていられないものも存在する。

　これまでは地域的に限定した一定期間内での収束だったものが，広域にわたる重症化する流行が問題になるウイルスの出現は今後も続くだろう。

　エボラの場合，非人道的な患者との接触の忌避や，家ごとの遺体の焼き払いなどの土着の知恵がうまくファンクションしていたのが，中途半端な医療の介入によって境界線を越えた皮肉な状況も見られた。

　輸入感染症について最も大切なことは，発熱などの症状が見られる患者への，「流行国への渡航歴の聴取」であろう。

　まずは疑い，あとは専門家（専門機関）に任せるしかない。逆に，単独での深入りは禁物である。

　今後も未知や既知のウイルスの思わぬ流行に出会うと思うが，重要なのは以下の2点である。

　　① 最も大切なのは早期発見と隔離などの対処であり，そのためには日常診療で常にその目を持ち，病歴を詳しく尋ねる態度。

　　② 世界的大流行（パンデミック）に備えて，各機関，各国が予め対策をし，協調

すること。

- **我が国の救急医療の問題点について**
- **現在，日本の小児科医療が抱える問題点**
- **小児科，産婦人科といった特定の医師不足に対して自分なりの解決策を述べよ**
- **医師不足に対して医学生の人数を増やすという考えについて**
- **医学部新設についてどう思うか**
- **研修医が都市に集中することによって生じる問題と，その解決策**

楽な方か，金のもうかる方か，できればやりがいのある方か……人間であれば誰しもそう考えるだろう。

特に現在のように，大学や医局のしがらみから解放された若い医者が多くなっている状況では，それが当たり前になってきている。

当直が多く，24時間拘束される小児科医や産婦人科医のなり手が少なく，救急医をやめる医者が増えているのも，そんな大きな流れの中の出来事で，食い止めようはない。

加えて，少子化から患者数も減っている現状では，将来の不安もあるだろう（少子化のペースが小児科医減少のそれを上回れば良いのだが……）。

もちろんこれらは，社会的に見ると決して望ましいものではない。

問題は，医師も自分の幸福を追求すべき個人であるという点にある。

答えは……しかし，簡単だ。

救急医と小児科医の負担を減らせないのなら，金銭面での報酬を増やすしかない。

上記のごとく，人間は欲望の動物だから，すべからく金には弱い。

もっとも，それを負担すべき多くの自治体は財政難に悩んでいるし，ほかの医者との不公平という問題もある。

そこで，ほかに答えを求めるなら，「やりがい」しかあり得ないが，それは極めて主観的なものだから，行政が有効な手を打てるというものでもないだろう。

子どもに教育するとき，何かができると何かを与える方式のやり方は，いつか破綻をきたすのに対して，何かができるとほめるやり方は，いつまでもその有効性が持続するという。

やはり，やりがいは金よりも有効ではあるのだ。

ではどうすればそれを与えられるか？

やりがいのなさは，おそらく悪しき平等が原因になっている。

誰が何と言おうと，あえていばらの道を行こうとする者は，ほかより貴い。

しかし，テレビドラマでは不当に外科医が格好良いし，現実には内科の専門医が尊ばれる。

名医というのは，他人が知らない細かな専門知識を持っている医者のことばかりではないという認識に，医者も含めた社会全体が到達すれば，きっと困難な道を行く若者も出てくるに違いない。

もっとも，その認識自体が，いばらの道ではあるのだが……。

結局，いばらの道を歩もうとする者は，現在，二重のいばらの道を越えていかなくてはならない。

ただ，この二重ラセンというやつは，一度ほどけると，すんなりほどけ続けるものではある。

最も恐ろしいのは，我々医療の側がこれを深刻にとらえ，対策しようとしなければ，社会の側から科別の定員を決められるなどの強制がなされることだ。

医者になろうという人間がいなくなってしまう，最悪の状態を招く可能性もある。

● 「いたわり」のある医療とは？

「いたわり」は漢字で「労り」と書く。

「労」は労力，苦労の「労」であり，漢字は古人の知恵をよく表している。

言わんとするところは，他人をいたわるためには，まず自分が努力しなくてはならないということなのだろう。

逆に，労を惜しむところに本当のいたわりはないということかもしれない。

ただ一つ留意しなくてはならないのは，「いたわり」は「やさしさ」と等価ではないということだ。

他人をいたわるためには，他人にやさしくなくてはならない……これは事実だが，やさしいからといっていたわっていることにならないのも事実である。

他人をいたわることは，時として他人に厳しく接することでもあり，それはたとえば，我が子を育てるのに似ているかもしれない。

我が子を育てるためには，アメ（＝やさしさ）と同時にムチ（＝厳しさ）も必要となる。

対患者関係で言えば，口あたりの良いことばかりでなく，厳しい現実を告げなくてはならない場合もやって来る。

「思いやり」と一言で言うのは，実に簡単なことだ。

「親を看るように患者に接せよ」というキャッチフレーズは耳に胼胝（たこ）ができるほど聞いた。

だが，そんなことは仕事を始めると，1時間も感じ続けてはいられない。

なぜか？

忙しいからだ。

雑事にかまけているうち，他人への接し方も雑になる。

では，どうすればいいのか？

いたわればいいのだ。

つまり，忙しさに負けないほど労を惜しむことなく働けば良いのだ。

答えは最初にありき，である。

● 勝ち組，負け組の社会構造について
● 人の命は地球よりも重いという意見について賛成か，反対か

貿易で身を立てていかなくてはならない日本は，アメリカの圧力に押されて世界スタンダード（実際はアメリカン・スタンダード）を受け入れた。

その結果起こってきたのは，当然のことながら社会全体のアメリカ化である。

今やアメリカへ行っても，日本とほとんど変わることがないのは，社会の階層化も同様である。

勝ち組，負け組と称される二極分化は，アメリカならば白人社会，黒人社会とでも呼ばれるものと類似のものだろうか。

均一で，ぬるま湯的体質はダメだと言われれば，それはそうかもしれないが，ひと昔前，バブルの頃には，日本人は終身雇用制によって大きな仕事をなせるのだ，と讃えられた時期もあった。

アメリカが良くなれば，突然ダメということになる。

要するに，結果論なのであろう。

その結果，何が起こったか？

人の命に軽重ができ，人の命は地球より重いとはならなくなったのだ。

高齢化社会への危惧もあり，医療の世界の中にも競争原理が入り込んできた。

病院は経営を考え，利益率の枠組みの中で患者を診るようになった。

最も重いのは経済である。

経済が破綻すれば，その一人さえ救えなくなるという大義名分もある。

当然，平均寿命はやや短くなった。

長寿世界一を達成した今までの実績からすると，実は「薬漬け医療」だって悪くはなかったのかもしれないが，その薬漬け自体できなくなってしまった。

残念ながら，医療は社会の枠組みの中でしか存在し得ない。

こんなことなら医者ではなく，官僚や政治家にでもなるんだったという嘆息は置いておいて，今の自分に何ができるか，である。

少なくとも自分にとって「患者の命は地球より重い」は間違いない。

これはある種，幼い人間のエゴだとしても，主治医とはそんなものだし，そうでなくてはならないと思う。

エコロジーのために，その考えをほんの少し改めてもらえないかと言われても絶対に不可である。

勝ち組も負け組も私の仕事場では，完全に平等のガチガチ共産主義である。

実体とかけ離れた理想を人間本来の姿と偽ってきた社会主義の国がなくなってしまったのは仕方ないとしても，このいかがわしい資本主義の中に社会主義は延々と生きている。

このあたりで平均寿命はそろそろいいか，とつぶやきながら決済書に判をついている官僚だって，今病院にいる自分の母親には，それをはるかに超えて長生きしてもらいたいだろう。

多分，それで良いのだ。

いや，そうでなくてはならないのだと思う。

● **specialist と generalist を考慮した上での，将来の自分の医師像**
● **specialist と generalist のどちらになりたいか**

日本の医療の現状，あるいは社会状況の中で，「専門医」という言葉にはある種の優越が感じられる。

医師が自分を「私は……の専門医です」と名乗るとき，そこには何かしらのプライドがあるだろうし，患者の側も「専門の先生なら……」と信頼を置くことになる。

医者も患者も高度の専門性を要求しているように思える。

その逆，「なんでも医者」は「なんでもない医者」の扱いしか受けていない。

たとえば，大学病院の医師は専門医で，個人開業医は「なんでも医者」である。「なんでも医者」が generalist などという敬称（？）で呼ばれているのを聞いたことがない。

specialist が日常茶飯に使われているのと好対照である。

しかしながら，医療従事者あるいは社会の側に generalist に対する需要がない
かと言えばそうではない。

内科医を志す医学生の多くは generalist たることにあこがれるのだろうし，厚
労省が臨床研修の必修化にあたってラウンド制を敷いたのは，ストレート研修の弊
害としての専門馬鹿を避けたい意図があったのだろう。

小児科医が少なくなっている現状の中，地方では専門がどうのと言う医者は敬遠
される方向にある。

内科ばかりではない。

人気マンガ『ブラック・ジャック』の主人公は，脳外から泌尿器まで外科系のす
べてをこなす。

問題は，大学病院を頂点としたヒエラルヒーの中に存在するのではないかという
気がする。

アメリカでは，開業医が一つのビルの中で共同体を作り，個人経営ながら，それ
らが統合することで入院患者を置き，手術もする。

大学教授が開業医も兼ねる国では generalist と specialist の垣根は低く，開業
医は home doctor という形である種の権威をすら持っている。

レイモンド・チャンドラー風に言えば，「specialist でなくては生き残れない。
generalist でなければ医師である資格はない」ということにでもなるのだろうか。

specialist と generalist についての答えはその辺りにありそうだが，しかしなが
ら，社会あるいは行政が変化しない限り，generalist の地位向上が難しいのは事実
である。

人は special にも general にも存在しない。

同時に special にも general にも存在している。

generalist がどうの，specialist がどうのではなく，general であり special で
もある人を診ているのだというところにまでたどり着くのはいつの日のことだろう
……。

● 「患者」に「様」を付けることについて，あなたの考えを述べよ
● 患者に「さん」を付けるか，「様」を付けるか

患者に「様」を付けて呼ぶことには正直抵抗がある。

自分も「先生様」と呼ばれてみればどう思うかを考えれば，すぐに分かることだ
と思うのだが。

「○○さん」で一体どこが悪いのだろう？

もしも，医療も一種のサービス業で，客商売だからなどと考えて「様」を付けているのだとしたら，考え違いもはなはだしい。

医療はサービス業だが，客商売ではない。

どこの世界に，客にカロリー制限の指導をする店主がいるのか。

医者と患者の関係はともに協力して病気を治すという目的に向かう，いわば友人のようなものであって，決して主人と奴隷のようなものではない。

どうも「様」には，そんないかがわしい響きがあるような気がしてならない。

たとえばアメリカでは，患者が来ると，医者は自分の名を名乗り，ほほえみ，これからあなたの主治医として診させてもらいますという意味を込めて，握手を求めてくる。

たったこれだけのことで，どれほど患者の不安が和らぐことか。

どうせ心ではそんなこと思ってないくせに，と思わせるような「○○様」よりはるかに意味のあることだと思う。

要するに，心の問題を「様」という言葉一つでチャラにしたと考えているのなら，それは本末転倒にすぎない。

「様」を付けるかどうかなど，それこそ「さま」つなことでしかない。

形から入るのも悪くはないかもしれないし，「様」が悪いと言っているわけではない。

ただ，「患者様に様を付けるように」などというポスターが貼られているような病院にはあまり行きたくないと思うだけである。

● 患者さんを好きになったとき，あなたならどうしますか？
● 有名人の入院患者のカルテを見てしまうスタッフがいる場合，どのように対応するか

これらの出題は医師のプライバシーに対する意識を問う設問であり，何をどう答えるか，人それぞれに意見が分かれるだろう。

たとえばあこがれのアイドルが諸君の患者となって来た場合のことを想像してみると良い。

親しくなりたい気持ちはよく分かるが，他の患者さんからあの人だけ特別扱いしてとクレームがつくようでは医師失格である。また，カルテに記された電話番号を使って連絡するというのも，職権濫用にあたるだろうし，一歩間違えばストーカー

になってしまう。

当然のことながら，こちらが好きでもむこうがどうかは分からない。

担当医師に対して礼節ある態度を取るということと，好意があるということは全く別のことである。

病気をネタにつきまとうなど絶対にあってはならない。

とはいえ，医者も人間である。どこで誰に恋をしようと自由だ。ただそこに医師患者関係をただの一片も持ち込んではならない。医師として知り得た情報の何も，自分の恋愛には利用してはならない。

……といったような解答が求められている出題なのだろう。要するに，理性が感情をコントロールできる人間かどうかが問われているのだ。

● **医師の教養とは何か？**

医師としての教養の第一が医学に対する知識であることは言うまでもない。ただし，臨床医であっても基礎的分野の進歩には追いついていくべきだろう。

人が人を診るという観点からすれば，ありとあらゆるものが，教養の対象になるだろう。

必ずしも年齢が人生経験を担保するわけではないが，往々にして患者は若い医師に警戒心を抱く。裏を返せば，年が若くても，教養という名の人生経験を示すことができれば，患者の信頼を得ることもできるはずだ。そういう教養こそが医師に求められる教養と言えるのではないかと思う。

実践の学問である医学における教養とは，それを経験してみてあとから必要な教養であったと分かるべきものであるかもしれない。

広い意味で行動することが医師としての教養であると定義するのは少し逆説的すぎるだろうか……。

● **災害医療について思うことを述べよ**
● **災害時の医師の役割**
● **災害現場に派遣されることについてどう思うか**
● **震災復興期における医療に必要な考え方を具体的に書け**
● **原子力発電の推進について，賛成か反対か**
● **脱原発について**

VI 論文・面接のテーマ別ヒント集 *217*

● 東日本大震災の医師の記事を読んで，自分の思う理想の医師像を述べよ
● 災害被災者となったとき，医師としてどうあるべきか

　2011 年 3 月 11 日発生の東日本大震災以降，論文・面接のテーマとして上記のようなものが見られたほか，記述問題にも「放射線被曝後の早期・長期発症の疾患について」や「核エネルギーの利点と問題点について」という出題が散見された。

　喉元過ぎればの感もあるが，今後も関連テーマとして，「あなたは震災に対してどのように行動しましたか」とか，「被災救援にどんな貢献をすべきか」とか，いろいろと考えられる。

　放射線の健康被害については，基本，新聞や週刊誌程度の知識，ウィキペディアに記載されているようなことがスラスラ出てくれば最低ラインクリアーだろう。

　とはいえ，放射能障害には急性と晩発性があり……といった具合に，大きな枠組みから述べ始めて詳細に至る道筋を忘れてはならない。

　結局は，甲状腺癌予防のためのヨード製剤投与くらいしか有効な手立てはないとしても，治療について，一応押さえておく必要がある。

　災害医療については，何を書くかの範囲がものすごく広いので，書きやすい反面，ポイントを絞らないと散漫な文章になりがちである。

　早期と復興期に分けてどんな疾患が多いかとか，公衆衛生上の注意点は何かみたいものをずらずらと書くより，ありがちな論点ではあるが「身体も診る，心も診る」に焦点を絞り，その中で小児や高齢者といった弱者の救済をどうしていくかといった感じで論を進めていく方が受けは良いかもしれない。

　ということで，問題はむしろ，原発の是非について問われたときである。

　「脱原発について論じよ」みたいな出題であれば，出題者が反原子力だと分かるわけだが，「原発推進，イエスかノーか」であれば，反原子力に「？」が 1 つ付き，「核エネルギーの利点と問題点について」となれば，出題者の立ち位置は「？？？」ということだろう。

　もちろん，出題者の顔色をうかがって書く必要はないのだが，ある立場を取ればその側の人間になるわけで，未来の上司と意見が合うか合わないかは結構大きなポイントかもしれない。

　ただ，立ち位置をぼやかして書いた結果，論点もあいまいになってしまった，では困る。

　書いているうちに自分が何を言いたいのか分からなくなってしまうのは論外だが，ああいう意見もあるし，こういう意見もあるし……で終わってしまい，後は読

む人間の判断に任せるみたいなのも不可である（日本人にありがち）。

とはいえ，「反原発で自然エネルギーに転換」と書く人が多いことは容易に想像される。

熱心に原発推進を説く人がいたとすれば，変わり者と見なされるかもしれない。

原発推進論の方が明らかにハードルが高く，しかしながらそれをクリアーしたときのポイントも高いはずだ。

なので，倍率が低く目立ってはいけない場合には反原発，倍率が高くて目立たなくてはいけない場合には思い切って原発推進がおすすめかもしれない（ポリシーのない人向け）。

書き方は論理派，情緒派のそれぞれがあるだろうが，反原発は情緒に流されがち，原発推進は論理に偏りがちなところに注意が必要だ。

で，おまえはどっちなのだと問われれば，以前は原発推進で，現在は反原発である。

簡単に言うと変説したということだが，そういう立場なら両方について書くこともできるわけで，最後には「また変説するかも」とでもやれば，「論点しっかり結論あいまい」だって可能は可能である。

おそらくは日本の誰も明確な答えを持っていないのだ（そこを書いても良い）。

ゆえに，堂々と書けば良いことは間違いない。

1つ，良いことを教えよう。

原発推進か反原発かは，あまりにストレートすぎる二元論である。

ストレートなものをストレートに書いても，面白みに欠ける。

作家としてこのテーマで書くとしたら，個人的には，医療ミスなんかと絡めて書くだろう。

私ならどう書くか……たとえば……医療の世界も原子力の世界もミスがあってはならないという点で共通している。

でも，本書でも何度か触れたように，人間はミスを犯してしまう。

医療の場合も原子力の場合も，それが人命に直結する。

ただ，後の尾の引き方が違う。

どんなに反省しても追い付かないのが原子力の事故なのだ。

その事故が社会問題化した時代に居合わせた者として，我々医師は電力会社や政府に物申すことができると思うのである。

かつて医師は，「間違いを犯さない」という間違いを犯していた。

医療ミスが社会問題化した後，人間はミスを犯すものだという前提に立って，初めて我々医師は医療ミスと正面から向き合うことができるようになったのだ。

ミスを犯すという前提そのものが許されない原発は，前提自体に矛盾があることは明らかだ。

無限にゼロに近い確率を無限大に掛け算すればある定数に収束すると，その昔，数学で学んだ。

人間は限られた時間しか生きないわけなのだから，無限にゼロに近いものにせいぜい100年を掛け算してゼロにすれば良いとは言える。

だから飛行機にも安心して乗ることもできる。

ところが，放射能の特殊性は，無限大に近い時間のファクターにある。

もっともこういう論点だって，人間の存在が無限という夢想を前提としているわけなのだが……。

● **医療はサービス業か**
● **患者から担当医を代えてくれと言われたらどうするか**
● **救急外来に酒に酔った患者が来て騒ぎ出したとき，自分ならどうするか**
● **患者を待たせてしまったときにどのように声をかけるか**
● **院内で喫煙している人がいたらどうするか**
● **言うことを聞いてくれない患者がいたらどうするか**
● **なぜモンスターペイシェントが増えていると思うか**
● **標準治療を行っていた患者が副作用について怒ってきたとき，どのように対応するか**

情報化が進み，個人の権利についてうるさくなったこの時代，医療に限らず，どの業種でも，顧客からの風当たりは強くなっている。しかし，考えなくてはならないのは，医療は純粋なサービス業ではないということだ。医療が提供するサービスの本質は健康であって，それは時として当人の希望とは相反する努力や我慢を強いたりする。重要なのは医師と患者の目的の共有化である。よく話し合えば問題の99％は解決する。残り1％のために訴訟にビクビクした診療を行うのは愚の骨頂にしか思えない。確かに医療はチームで行うものなので上席医や看護師も巻き込んで問題の解決に当たるのは悪くないが，しかし，あくまで基本は個と個の関係である。患者から担当医を代えてくれと言われてハイハイと代えていたのでは，いつまでたっても問題は解決しない。そういう患者はまたすぐに代えてくれと言い出すから

である。同様に，上席医に頼って問題がこじれることもあるだろう。情報の共有化は必要だが，できれば窓口は一つの方が良い。

　別にペコペコする必要はないが，正直さ，誠実さは一つの武器になると考えた方が良い。自分に非がないと思えば正論を正論として主張する強さが問題を直線化する。お互いの問題点を一つ一つ潰していけば，解決する問題は解決する。解決しないのは感情的なこじれである。冷静になる時間を経て，本音同士での，これも，「話し合い」を持つことが重要になってくる。どう門戸をこじ開けるか，すべての問題解決の始まりはそこにあり，同時に，終わりでもある。

● 医療と AI について

　心電図の自動診断すらままなっていない現在，医療が AI によって劇的に進化するとは考えにくい。実際，報道されている利用例も論文検索に毛の生えた程度で，自動診断にも程遠いのが現状である。ましてや治療となると，機械による繊細な操作は SF の領域の話になってしまう。総じて病院間の情報のやりとりすらできていない現状，IT の医療への関与も極めて限定的である。

　ただ，将来的な可能性をも否定しているわけではない。診断のアルゴリズム化が進めば，やがては自動診断も可能になるだろうし，車製造におけるエラーフリーの機械技術が治療に反映されれば，医療進展の切り札となるかもしれない。それでも一つ言えるのは，AI にはそれを作った段階で，パラメーターという枠組みが制限要素として存在してしまっている以上，常に想定外の問題に対するリスクが伴うはずということである。つまるところ，AI が医師のかわりの部分をアシストしてくれるとしても，人間が補うべき部分は存在しつづけるということである。もちろん人間は機械以上に間違う。機械の間違いは許されないが，人間の間違いは許される…そこが最後の落としどころだろうか。

　あれほど自動操縦化が進んでいる飛行機の事故はいまだに起こっている。機械は思った以上に馬鹿である。というか，機械が正確でも人間が誤解してしまうことで事故が起こる。かといって，機械が人間を制御することは倫理上，許されない。機械がどれほど進化しても，それを使う側の人間（＝生き物）の進化が追い付かないのだから，機械の進化もそのレベル止まりなのである。

　「医は仁術」とは，人がみるということを含めての意味なのだろう。人の命を規定するのは人以外ない……これは理屈ではない。AI の限界もここにある。

● 高齢者医療と働き方改革について

「高齢者医療」と「働き方改革」。最近トピックになることが多いこの2つのテーマを一元的に論じてみたい。

個人的な話になるが，私自身，高齢の父親を見送って強く感じたのが，医師の「やる気」についてであり，どうもそれは医師の過剰労働と深く関わっている気がしている。

事実として，私の知る限り，多くの医師が高齢者には冷たい。私はかつて，老人医療を専門とする病院に勤務していたことがあるが，そもそも，「帰り先がある」ことが受け入れの条件だった。明治の元勲の一人が東京の街に溢れていた浮浪者を収容する目的で設立した病院してからが，姥捨てを許さない姿勢だったのだから，推して知るべしである。

父親も，抱えていた疾患の治療の専門性に応じて，いろいろな病院を渡り歩かせてしまったが，まるで聖人のように医師が天職と思える先生から，医者にならなかった方が本人の為にも良かったのではないかと思える人まで，患者の家族でなければ経験できないもろもろを見た。

「もう覚悟決めなきゃだめだよね」と病室へ入ってくるなり上から目線で嘯いた若い医者がいた。「老人はとっとと退院させるように」と命じる上司がいてのことだと後で知った。

全く病室へやって来ない名前ばかりの担当医と，やる気のない当直医。輸液不足から脱水にしておいて「もう限界です」と自作自演の医者を見ていると，老人医療は人生の浪費ですか？　と尋ねたくなる。良性疾患でありながら，どこまでやりますかねぇなどと談合を持ち掛ける医者に絶望的な気分になった。もっとも，そうした中にあって，経験不足ながらも必死に診てくれようとする研修医や，部下たちよりはるかに現場主義だった上席医の存在は救いだったし，絶望的な状況にあってなんとか助けようと努力してくれた集中治療室の先生達には感謝の言葉しかない。

ただ，集中治療室では厳格な交代制が敷かれていて，医師が患者に全力投球できる素地があり，情報の共有もシステム化されているのに対して，うすく際限なく責任が続き，当直医への引き継ぎもいい加減な病棟医の労働環境が決して恵まれたものでないことを，自分がその立場にあった者として，私は知っている。

加えて，我々の世代に比べて，今の医者達ははるかにサラリーマン的であることを許されている現状がある。治療も自己責任というアメリカナイズされた医療にあって，働き方までアメリカナイズされているようにも思えるが，アメリカの医師達がプライベートを犠牲にして医業に打ち込む姿はERなどのドラマを見ればすぐ

に分かるし，医師という職業に対する畏敬の念はアメリカの方がはるかに強いように思える。実際，学生もよく勉強するし，少なくとも専門医を取るまでは，安サラリーでハードな生活をこなしている。

　医師に働き方改革が必要ではないと暴言を吐く気はない。むしろ逆で，自らが殺人的な忙しさの中で医療の本質を見失いかけた身として，つまらない雑用で消耗しない労働環境を実現してもらいたいと常に主張してきた。問題は働き方改革によって，志までが低く改革されてしまうことである。医者になることは難しく，だからこそ医師という職業に誇りを感じながら働いてもらいたい。自分自身，そうありたい。そのためには，特に勤務医において（開業医ではなく），収入も含め，今よりも恵まれた待遇が保証されなくてはならないかもしれない。実際，アメリカでは，日本と同等かそれ以下の賃金が，専門医習得と同時に考えられないほど跳ね上がる。拝金主義が良いとは思わないが，少なくとも金銭面で評価されていることは励みになるだろう。それはまた，休みでもアルバイトに行かなくてはならない悪循環をも断ち切ってくれるはずだ。

　医者になった時，自分の家族を診るように患者さんに接しなさいと言われたものだった。もちろんそんなことはできない。それでも，そういうふりはできたし，最低限の礼儀として，そのように振舞ってきた。今切に感じるのは，そういうふりすらできない医師の多さである。

　この時代にあって「二十四時間医者たれ」は時代錯誤だと思うが，どんなに忙しくても，心は常に患者を救う医師であって欲しいと思う。働き方改革のボトムラインはそこにある。

● エマージェントウイルス感染症について

　エイズ，狂牛病，SARS，新型インフルエンザ，鳥インフルエンザ，エボラ出血熱，ジカ熱，新型コロナウイルス……私が近年経験してきた世界的流行のウイルス感染症である。森林伐採で，森の奥深くで人知れず潜んでいたウイルスが野生動物とともに現れてくる，いわゆるエマージェントウイルスは，今後も一定の周期で世界を襲ってくるだろう。しかも，発展途上国の急速な開発は，同時に，これまでにない世界の密接な結びつきを生み，SARS の頃と COVID-19 流行時点での中国と世界の人的交流の違い，には隔世の感がある。そうした中，そもそも水際での感染制御は至難の業で，自然の収束を待つか，治療法を開発するか，二者択一であることは明らかだった。

　致死率の高いウイルスは確かに脅威だが，患者の隔離を適切に行えば（例えばア

フリカの村では，患者の家先に食事の差し入れを行うだけで入ることはせず，亡くなれば家ごと燃やしていた），収束は意外と早く訪れるのに対して，COVID-19に代表される中途半端に重症化するウイルスの場合，症状の軽い患者が歩き回って広めることで収束は遅れ，低い率ながらも死者が出続ければ，結果としてより重大な感染症になる。

　今回，「正しく恐れる」というスローガンが繰り返し語られたが，そもそも病気の本態が分からない初期段階で「正しく」など無理筋の話だし，根拠を伴わない期待交じりの楽観論に至っては厳に慎むべき代表格である。同じく根拠に乏しいのなら，早合点過大評価の方が，むしろ傷は少ないだろう。

　感染症は公衆衛生の領域の話であり，行政も含めた広く国際的な問題として捉えられるべきである。前述の世界距離の収縮は，情報共有の点においては有利に働くだろう。問題はその後の協力体制である。誤った孤立主義では治療開発は遅々として進まないだろうし，かといってWHOも現状ではあまり機能的ではない。

　新たな感染が問題なのではなく，新たな流行と流行の間こそが問題だったのである。常に備えていなければ，いざそういう状況になっても何もできない。当然，国際間での協調が必要である。経済の分野では既に緊密な関係が実現できているのだから，そう難しいことではないはずだ。備えはペイしないという言い訳は通用しない。今回，どれだけの経済損失があったかを見れば，それは火を見るより明らかだからだ。企業倫理は倫理のためではなく，利益のために必要なのだと言った人がいる。国際協力もつまるところ，自分自身のためなのだ。アメリカファーストの在り方は，実のところ，真逆の結果を生む。人類の存亡はこの一点にあるのだと，散々破壊された自然からのレッスンに思えてならない。皮肉なことではあるが，この騒動で多くの工場が停止し，地球温暖化は少しスローダウンしたのではないだろうか……。

　今年は新型コロナウイルス感染症関連の出題が昨年に引き続き多いと予想される。次々と現れる変異型も含めて，社会がどういう方向へ向かうのか，まるで予想がつかない。また，塞栓症やサイトカインストームによる急変など，ある程度の輪郭は見えてきたものの，まだナゾの部分が多く，何を書いてみたところで，1月後には全く的外れという可能性も否定できない。いや間違いなく半年後の週刊誌記事の方が，論文作成のための情報を多く含んでいるだろう。一般にコロナは獲得免疫が誘導されにくいウイルスで，ワクチンの有効性は確立しているものの，パンデミッ

ク収束への楽観など及びもつかない。やはり現段階では，マスクをするなど原始的な非接触が唯一の現実対応だ。行政のリーダーシップが大切であるとか，社会全体での取り組みがなければならないとか，精神論的なことを縷縷書くことが可能だとしても，既にそれはテレビコメンテーターの二番煎じの域を出ない。かつて SF 小説の中で描かれ，映画でしか見られなかった光景が目の前に出現している中，誰もその結末を知らない試行錯誤の先にしか解決はない。解決があればだが。「収束しない感染症はない」という歴史の教えが今回も当てはまるのを願うしかない。

　以下を，現時点での，私の雑感を短く掲載したいが，正直，どの程度諸君の論文作成に寄与できるか，私自身，疑問だ。

● 新型コロナ治療について

　コロナ禍の中，世界中の医療従事者が行っているのは救急医療ではなく，緊急医療だろう。その中で確立されたエビデンスは少なく，道しるべたるクリティカルパスなど望むべくもない。家族面会も叶わぬ中，インフォームドコンセントさえ怪しくなり，いともかんたんに崩壊に頻した医療は，その実，これまで当然とされた医療システム自体の弱点もさらけ出してしまった。急ごしらえのデータを背負わされた治療の多くはエビデンスを飛び越え，期待値になった。経験値からの類推もままならない難解な敵との戦いの中，医療従事者は，日々変わる指針に，ある意味「勘」でのぞむしかない。大本営の運営自体「勘」以外のなにものでもないと私を含め多くの人々が思っている。原発事故で大本営発表の嵐だった東日本大震災と今回が異なるのは，これが内戦でなく，世界大戦だという点だ。どこにも逃げ場はない。台湾なども負けが少ないというだけで，ありとあらゆる国が敗戦国になっている。従来の医療は，とりあえず敗北した。そして，「何でもあり得る」にだけは十分すぎるほどのエビデンスが出来た。システムなど最後まで確立されないかもしれないし，そもそも，システム化の妄信自体にすら疑義が湧く。いずれにせよ，全く異質な医療の確立が求められていることに間違いはない。事実が理論を追い越すとき，サイエンスは見事なまでに無力だった。長い時間かけて確立されてきた経済システムも同様に，コロナにはぜい弱だった。コロナが挑んでいるのが人の命ではなく，人類の文明そのものだとするなら，この戦いは収束どころか，これから壮大な規模に及ぶのかもしれない。

● ロシアのウクライナ侵略に関して

　今年の予想される小論文テーマとして「ロシアのウクライナ侵略」について私の

考えを記しておこうと思う。

　プーチンの味方をする輩は，少なくとも日本人にはいないだろうから，みんな同じような論文で差のつきにくいときこそ，独自の視線で得点できるチャンスではあるのだ。

　まず最初に断っておかなくてはならないこととして，これを書いている時点で，まだ戦争は続いている。キエフも陥落してはいない。プーチンは世界中から非難され，ウクライナは勇敢に戦っている。

　以下は，この時点での私の個人的な考えである。

　マスコミはみな一様にプーチンの専制君主ぶりを批判し，ウクライナの人々の勇気を称賛している。それ自体は正しいのだが，立場を変えていま日本が攻め込まれたら，私など真っ先に逃げることを考えてしまうだろう。私はことさらに臆病な方だが，電車の中で拳銃を持って暴れ回っている人間に遭遇したら，少なくとも日本では，逃げるのではないだろうか。私にはそれ（＝自分の命を守る行為）が悪いこととは思えない。むしろ，勇敢に戦うウクライナの人々を見ていて，みんながそうだから自分もそうあらねばならないとしている人も相当数いるのではないかと，下種の勘繰りをしてしまう。実際，ごく最近，徴兵制になって，戸惑う人も出ているという。今，思い出す風景がある。東日本大震災で福島の原発が爆発したときのことだ。東京から地方や海外に避難しようという考えは，当時，ある種の罪悪感を伴っていた。多くの職場では，「避難」の二文字を口にすることはタブーだった。

　話は変わるが，遠い昔，小学校の道徳の授業で，映画を観させられたことがある。祖母と二人で田舎暮らししていた少年の家に殺人犯がやって来るといったストーリーで，「本当の勇気とは何か」というテーマ以外の細かい内容は忘れてしまったが，ナレーターが最後に自分の信条を曲げても命を第一に考えるべきという教えを説いていた。まだ戦争の影響が色濃く残っていた時代には違和感のない内容だったし，原爆落とされるより降伏してしまった方がはるかにまし，は当然のことだった。

　もちろん，ウクライナの人々が勇敢に戦っている姿は崇高ですらある。彼らは祖国や民族，なにより民主主義を守ろうとしている。彼らの敗北は民主主義の敗北を意味する。だから世界は彼らを応援する。しかし，国を守るのは国主主義かもしれない。民族を守るのは民族主義かも。自分の命を守る個人主義は民主主義と相反する概念なのだろうか？少なくとも，国粋主義の反動としての民主主義（それこそまさしく私の幼児体験だったが）は今ほど個人主義を敵視してはいなかったように思う。

震災時には，「まず自分の命を守れ」という大原則がある。他人を救おうとすれば，自分も死んでしまい，場合によっては更に他の人間の命も危険にさらしてしまうからだ。プーチンが再選といった保身を目的に戦争を起こしたのなら単なる馬鹿者だし，ロシアのためを思っての事だとしても恐ろしい利己主義なのだが，もっともっと利己的になってもらい，自分さえよければそれで良いとなってくれれば戦争など起こさなかったのではないか。少なくとも死ぬまで大統領でいられただろうし，不正蓄財も使いきれないほどだっただろう。企業倫理は詰まるところ，企業の利益のためにのみ存在する。倫理は，究極の所，それが得であるから行うのであって，徳の為ではない。悪いことを暴露するのは，長期的にはそれが利益になるからだ。資本主義が民主主義の上位に位置している現代社会の救いもそこにあるのかもしれない。もっとも，私があらゆる戦争を許せないのは，一にそれが個を滅する行為であるからに他ならない。私にとって，私の命が国よりも大切なのである。自分や家族が生き残れるのならば，日本という国の国体など護持しなくて結構。第二次大戦中ですら，特攻隊員は，天皇万歳ではなくお母さんと叫んで，戦艦に突っ込んでいったのである。

　唯一の被爆国であり，許されざる戦争を起こした我々が世界に発信すべきは，自分を第一に考えることではないのかと，誰憚ることなく，私は思う。戦時下での個の権利を制限する安保関連法案の時，決して小さくはない反対運動があったが，今となってはあれが成立していて良かったということになりそうである。しかし，民主主義を守るために専制主義的な手法が必要になるのなら，そこで勝ち取ったものは民主主義ではなく専制主義に他ならないだろう。その証拠に，いわゆる専制国家の大統領が大好きな，本来平和の祭典であるべきオリンピックは，国別メダル数を競う国威発揚の場と化し，逆に，利潤の追求がその存在意義であるべきメジャーリーグベースボールは世界中からやってくるプレーヤーが個人で勝負している点において，実に良くアマチュアリズムを体現しているように思える。

　みんながもっと利己的になること，それも中途半端な利己性ではなく，それを極限にまで推し進めること，世界に平和をもたらすにはこの手以外にないのではないか……と私はそう思うのである。もちろん，諸君がそのように考える必要はない。なぜなら，それこそが民主主義の本質なのだから。

| HELLO MATCHING | 2023 |

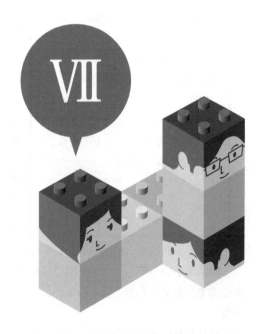

VII

施設別
傾向と対策

自分に向いているのはどういう施設か？

<大学病院>	<一般病院>
・アカデミックな雰囲気がある ・移植など大きな医療に関わることができる ・最新の医療設備・レベルがある ・他大学からの入局には有利 ・大学内で人脈を作ることができる ・研究の様子を知ることができる ・特殊な患者を診ることができる ・全科がそろっている	・多くの患者の診察・治療を行い，技術や知識が身につく ・医師の立場が高く，大切にされる ・科別間の壁が低く，アットホームな雰囲気がある ・一人前の医師としての自覚が早く芽生える ・common disease の管理に習熟することができる ・将来その病院への就職を考えている場合，有利である ・丁寧な指導が受けられる

上記に大学病院と一般病院の比較を行ってみた。

一般病院といっても，大学病院に匹敵する大病院もあれば，小規模な市中病院もあるので，必ずしも当てはまらないケースもあるだろうが，一応の目安にはなるだろう。

こうした要件を自分の中で重み付けし，最終的にはどちらかを選択することになる。

○○大学の××科へ入局するための研修が，ただなんとなくの研修より高級ということはない。

目的意識のないまま一般市中病院で研修を積み，2年たったら大学残留組よりはるかにまともな医者になっていたということはよくあるし，逆にすっかり最新医療に疎くなってしまったということもあろう。

一方の長所はそのまま他方の短所になり，どちらを選んでも一長一短はある。

結局，本人がどこまで納得できるかである。

ちなみに上の表は，そのまま病院別の志望動機として使うことができる。

VI　施設別傾向と対策　**229**

施設別傾向分析

　マッチングという制度は臨床研修の必修化に伴って厚生労働省が作ったものだが，アメリカでは既に The National Residency Matching Program（NRMP）という制度が存在していて，これをモデルにしている。

　アメリカでは年間 2 万人を上回る参加者がこの制度下に研修病院を決めていて，国内のみならず，国外からも多数の応募者があり，ポジション数に対するマッチ率は 9 割程度となっている。

　NRMP の創設は 1952 年と歴史が古く，2003（平成 15）年にやっと制度化された我が国とは半世紀もの隔たりがある。

　この NRMP の運営主体は Association of American Medical Colleges（AAMC）という全米の医学校の統合組織で，五つの医学・医学教育関係団体と医学生団体の代表から構成されている整然としたものである。

　マッチング参加者とマッチングに参加している研修プログラムの双方の希望をコンピュータアルゴリズム（次ページの図参照）下に公平な形でマッチさせていくという点は日本と同じだが，その規模はもっとはるかに大きい。

　日本でのマッチングの主体は（公財）医療研修推進財団という厚生労働省によって作られた非営利組織（NPO）で，いわば研修医と研修病院の結婚の仲人役ということになる。

　マッチングに参加して両者の間で婚約が成立すると，そこで，仮契約を結ぶことになり，どちらかがこの契約に違反した場合，つまり病院側が他の病院とマッチした参加者を採用した場合，あるいは参加者がマッチした病院で研修を受けなかった場合には（家庭の事情や退学など協議会が特別に認めた理由を除いて），マッチング参加を取り消された上，一定期間マッチングへの参加ができない等の制裁がなされる。

　不幸にしてマッチしなかった場合，参加者は独自に研修病院と採用交渉を行うことになり，インターネットで募集定員の空席状況をチェックしつつ，努力しなければならない。

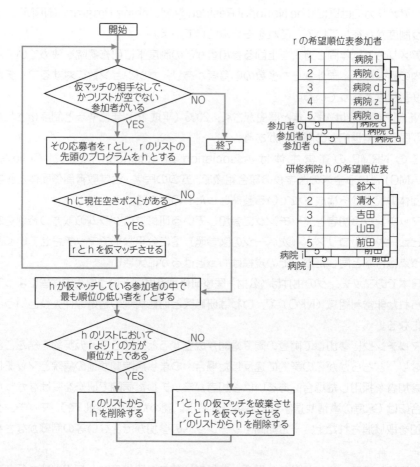

マッチングアルゴリズム

VII 施設別傾向と対策 **231**

　具体的なスケジュールは 2022 年を参考にすると，ほぼ以下のようになると思われる。

---

　　　① 参加病院の登録

　☆② 参加病院に関する情報提供

☆☆③ 参加者の登録

☆☆④ 希望順位表の登録

　☆⑤ 中間公表

☆☆⑥ 希望順位の追加・修正

　　　⑦ 参加病院の希望順位表の登録

　　　⑧ 研修マッチング実施

☆☆⑨ 研修マッチングの結果確認

　☆⑩ 空席情報の提供

（☆を付けたものが参加者に関連するものであり，☆☆は参加者自身が行うものである）

　いずれもこれはインターネット上で行われることになり，参加者はユーザー ID とパスワードでログインしてアクセスする。

　参加者が行うより具体的な手順は以下のようになる。

---

① 医師臨床研修マッチング協議会のホームページ上で参加病院のプログラム概要，募集人員，連絡先を閲覧

② 大学に貸与されている参加登録用 ID，パスワードで医師臨床研修マッチング協議会に参加登録 → 個人別 ID の通知

③ 各施設での選考（応募，面接，試験など）を受ける

④ 希望する研修プログラムの順位表をホームページ上で登録する

　（999 まで可能）

⑤ 中間公表（当該研修プログラムを第 1 希望にしている参加者数）を確認

⑥ ⑤を基に期限内までに順位表を随時修正

⑦ マッチングの最終結果確認

⑧ 決まらなかった場合，空席情報の確認

研修医のマッチングへの参加は自由であるが，研修を希望する病院がマッチング
に参加している場合，当然マッチングへの参加が必要になる。

　一般に公的な研修施設の多くはマッチングに参加しているので，事実上はほぼす
べての研修医がマッチングに参加することになる。

　また，順位表に自分の希望する病院を書き入れたとしても，その病院独自の選考
手続きを受けて合格しなくてはマッチすることができないので，試験や面接の日程
をなるべく早い機会に問い合わせておく必要がある。

　希望順位表への書き込みはいくつにしても自由だが，人気の病院（中間公表で判
断できる）を受ける場合には，すべり止めとして他のもの（3〜4箇所程度，出身大
学を含む）もあげておいた方が良いだろう。

　ただし，マッチしてしまった場合には，前述のように義務が生じることを忘れて
はならない。

　地方の大学で特に著しい「大学離れ」の現象には，臨床研修の必修化によって従
来のジッツの概念が崩れ，大学の医局の市中病院への支配が弱まってきている，と
いう背景がある。

　医師の総数自体に変化があるわけではないが，研修医の過剰労働の改善と反比例
して，いびつな形での医師不足は，ますます進んでいくものと考えられる。

　近年の若者の大都市志向はそれに拍車をかけるのだろう。

　入局の心配のない自大学出身者の場合，より実戦的な訓練ができる臨床研修病院
に人気が集まる反面，入局や大学院入学を視野に入れた他大学出身者の応募によっ
て，自大学出身者率が3〜4割程度しかない大都市圏の大学のマッチ率100％が達成
されているという現状もある。

　こうした中，マッチングの制度自体の見直しが迫られる日が来るかもしれない。

　マッチングで研修先の決まらなかった研修医は，100％マッチでなかったすべて
の施設にアプローチできるわけだが，100％に満たなかったすべての施設が二次募
集をしているわけではないことに留意しなくてはならない。

　病院実習は，そこがどんな施設かを知る意味では有効であり，試験対策の一助と
なる。

　研修医から試験の情報も含め，貴重な話を聞くこともできるし，そこに来年の自
分の姿を重ね合わせることもできる。

　場合によっては面接者と顔見知りになり，面接時にリラックスした雰囲気を作る
ことができるかもしれない。

他方で実習は長い面接という面もあり，早々とダメ烙印を押されることもあり得る（実習であっても服装や言葉使いには気を付け，やる気を示さなくてはならない）。

ただ，やる気を見せるということは重要で，実習のメリットはデメリットよりはるかに大きいだろう。

病院の規模が小さくなればなるほど実習の実績は有利に働くはずである。

実習時期については 5〜6 年次となるだろうが，より早くからの情報収集がマッチングに勝つ第一要件であることに間違いはない。

見学・実習で見ておくべきポイントを以下に列挙する。

・**研修医はどの程度の力量なのか？**（特に 2 年目）
・**看護師の医師に対する態度は協力的か？**（職場の雰囲気や研修医のぼやきなどが重要）
・**指導医は教育に熱心か？　病院のシステムはしっかりしているか？**（ホームページなどの宣伝にウソはないか）
・**多数，多彩な症例を診ることができるか？**（忙しさの程度を見ていれば大体の見当はつく）
・**指導医の手術・手技のうまさ**（おそらく，そこまでしか上達しない）

しかし，最も大切なのは，みんなが楽しく生き生きと働いているかどうかもしれない。

くれぐれも酒宴などの接待に惑わされることのないよう。

なお，臨床研修制度に関する情報を集めるためのサイトは，2022 年 3 月現在以下の通りである。

・**厚生労働省の医師臨床研修制度の HP**
https://www.mhlw.go.jp/stf/seisakunitsuite/bunya/kenkou_iryou/iryou/rinsyo/index.html
・**医師臨床研修マッチング協議会**
https://www.jrmp.jp/
・**（公財）医療研修推進財団（PMET）**
https://pmet.or.jp/

・2023年度研修医マッチングスケジュール・
（空白に自分の予定を書き込もう）

6月

9日（木）14：00　参加登録開始（参加者，病院）

8月

4日（木）14：00　参加登録締切（参加者）

9月

15日（木）14：00　希望順位登録受付開始（参加者，病院）

29日（木）14：00　希望順位登録中間公表前締切（参加者）

30日（金）14：00　中間公表（参加者，病院）

10月

13日（木）14：00　希望順位登録最終締切（参加者，病院）

27日（木）14：00　組み合わせ結果発表（参加者，病院）

2013〜2022年度研修医マッチングの結果

■ データから読み解くマッチング

個々の数値は示さないが，過去の厚生労働省のアンケート調査から，マッチングの傾向を読み解いてみると，残念ながら，職場の雰囲気や知識・手技の習得など，雑用の少ないことをも含めて，ほぼすべての面で研修の場として，臨床研修病院は大学病院を圧倒している。

教育は総論ではなく各論というのが私の一貫した意見だが，ツバのかかる距離での指導でなくてはダメというのは，病院規模が小さいほど指導医が熱心というところに表れているようである。

やはり，お題目だけの研修プログラムではダメなのだ。

逆に内容がしっかりしていれば規模はそれほど気にしなくても良いということなのかもしれない。

しかしながら，病院を選ぶ際に重要視されているのは，それしか判断材料のないプログラムであることは明らかである。

ただし，この傾向は研修病院選択者により強く，大学病院選択者は自大学だからといった理由が多い。

将来に目を向けると，専門科を選ぶ理由としては，学問的興味や，やりがいといった，いわば生きがいにつながるものが多く，必ずしも収入などは大きなファクターとはされていないことが分かる。

もっとも，研修前後で希望科が変化している人が50％近くもいて，やはり研修というものの持つ意味は大きい。

その理由の一番手は，当然ながら，その診療科に対する興味がわいたからというものだが，反面，その科の大変さがよく分かった（自由時間が少ない）という実情の認知も大きく関わっているようだ。

良くも悪くも初期研修が自分の将来を左右するものとなると銘記しなくてはならない。

昨年度までの過去10年分のマッチングの結果を表1〜5（医師臨床研修マッチング協議会のデータより作成）に示す。また，表5はスペースの都合上，過去5年分までの掲載とした。

表1　研修医マッチングの結果（2013〜2022年）

	'13	'14	'15	'16	'17	'18	'19	'20	'21	'22
参加者数	8,509	8,988	9,421	9,631	9,969	10,063	10,075	9,876	10,024	10,207
希望順位登録者数	8,300	8,767	9,216	9,395	9,726	9,816	9,784	9,626	9,768	9,924
参加病院数	1,008	1,015	1,023	1,027	1,022	1,025	1,020	1,017	1,021	1,024
募集定員	10,489	11,004	11,052	11,195	11,014	11,253	11,109	11,007	10,904	10,844
マッチ者数	7,979	8,399	8,687	8,906	9,023	9,202	9,042	8,869	8,958	8,995
マッチ率	96.1%	95.8%	94.3%	94.8%	92.8%	93.7%	92.4%	92.1%	91.7%	90.6%
第1希望マッチ者数	6,532 (81.9%)	6,860 (81.7%)	7,008 (80.7%)	7,043 (79.1%)	7,106 (78.8%)	6,970 (75.8%)	6,668 (73.7%)	6,309 (71.1%)	6,108 (68.2%)	5,959 (66.3%)

表2　臨床研修病院・大学病院別　研修医

	'13			'14			'15			'16			'17		
	研修	大学	合計	研修	大学	合計	研修	大学	合計	研修	大学	合計	研修	大学	合計
	(%)	(%)		(%)	(%)		(%)	(%)		(%)	(%)		(%)	(%)	
参加病院数	88.5	11.5	1,008	88.5	11.5	1,015	88.6	11.4	1,023	88.4	11.6	1,027	88.2	11.8	1,022
研修プログラム数	72.4	27.6	1,375	72.0	28.0	1,396	71.9	28.1	1,410	72.0	28.0	1,406	72.2	27.8	1,383
募集定員	54.2	45.8	10,489	55.6	44.4	11,004	56.2	43.8	11,052	56.6	43.4	11,195	56.8	43.2	11,014
マッチ者数	54.8	45.2	7,979	56.3	43.7	8,399	57.4	42.6	8,687	57.3	42.7	8,906	58.6	41.4	9,023
空席数	52.2	47.8	2,510	53.6	46.4	2,605	51.8	48.2	2,365	54.2	45.8	2,289	48.7	51.3	1,991
1位希望者数	62.3	37.7	8,300	63.8	36.2	8,767	64.6	35.4	9,216	65.1	34.9	9,395	66.9	33.1	9,726

表3　臨床研修病院・大学病院別　参加者の希望順位表における

参加者の希望順位	'13			'14			'15			'16			'17			'18		
	研修	大学	総数	研修	大学	総数	研修	大学	総数	研修	大学	総数	研修	大学	総数	研修	大学	総数
	(%)	(%)	マッチ数	(%)	(%)	マッチ数	(%)	(%)	マッチ数	(%)	(%)	マッチ数	(%)	(%)	マッチ数	(%)	(%)	マッチ数
1位	56.7	43.3	6,532	58.0	42.0	6,860	59.4	40.6	7,008	60.1	39.9	7,043	61.8	38.2	7,106	63.2	36.8	6,970
2位	50.6	49.4	960	54.0	46.0	1,009	54.8	45.2	1,063	52.5	47.5	1,140	51.7	48.3	1,208	54.9	45.1	1,328
3位	42.1	57.9	323	39.6	60.4	356	43.0	57.0	381	41.7	58.3	463	42.7	57.3	473	38.9	61.1	573
4位以下	30.5	69.5	164	35.6	64.4	174	32.8	67.2	235	29.2	70.8	260	27.1	72.9	236	30.5	69.5	331
計	54.8	45.2	7,979	56.3	43.7	8,399	57.4	42.6	8,687	57.3	42.7	8,906	58.6	41.4	9,023	59.3	40.7	9,202

マッチング結果の概要 （2013～2022 年）

'18 研修 (%)	'18 大学 (%)	'18 合計	'19 研修 (%)	'19 大学 (%)	'19 合計	'20 研修 (%)	'20 大学 (%)	'20 合計	'21 研修	'21 (%)	'21 大学	'21 (%)	'21 合計	'22 研修	'22 (%)	'22 大学	'22 (%)	'22 合計
88.2	11.8	1,025	88.1	11.9	1,020	88.1	11.9	1,071	897	87.9	124	12.1	1,021	899	87.8	125	12.2	1,024
72.3	27.7	1,384	72.3	27.7	1,363	72.9	27.1	1,354	1,013	73.7	362	26.3	1,375	1,036	73.8	367	26.2	1,403
57.7	42.3	11,253	58.1	41.9	11,109	59.0	41.0	11,007	6,498	59.6	4,406	40.4	10,904	6,520	60.1	4,324	39.9	10,844
59.3	40.7	9,202	61.1	38.9	9,042	61.9	38.1	8,869	5,669	63.3	3,289	36.7	8,958	5,711	63.5	3,284	36.5	8,995
50.2	49.8	2,051	44.8	55.2	2,067	46.9	53.1	2,138	829	42.6	1,117	57.4	1,946	809	43.8	1,040	56.2	1,849
69.1	30.9	9,816	71.6	28.4	9,784	73.3	26.7	9,626	7,311	74.8	2,457	25.2	9,768	7,477	75.3	2,447	24.7	9,924

順位と研修医マッチングの結果 （2013～2022 年）

'19 研修 (%)	'19 大学 (%)	'19 総数 マッチ数	'20 研修 (%)	'20 大学 (%)	'20 総数 マッチ数	'21 研修 マッチ数	'21 (%)	'21 大学 マッチ数	'21 (%)	'21 総数 マッチ数	'22 研修 マッチ数	'22 (%)	'22 大学 マッチ数	'22 (%)	'22 総数 マッチ数
64.7	35.3	6,668	66.6	33.4	6,309	4,124	67.5	1,984	32.5	6,108	4,125	69.2	1,834	30.8	5,959
59.4	40.6	1,457	58.4	41.6	1,420	955	62.6	570	37.4	1,525	927	62.9	547	37.1	1,474
42.7	57.3	602	42.0	58.0	691	382	51.8	355	48.2	737	389	49.6	395	50.4	784
29.2	70.8	315	37.9	62.1	449	208	35.4	380	64.6	588	270	34.7	508	65.3	778
61.1	38.9	9,042	61.9	38.1	8,869	5,669	63.3	3,289	36.7	8,958	5,711	63.5	3,284	36.5	8,995

表4　参加病院の所在地による全国分布 (2013~2022年)

都道府県	'13		'14		'15		'16		'17		'18		'19		'20		'21		'22	
	募集定員	マッチ者数	募集定員	マッチ者数	募集定員	マッチ者数	募集定員	マッチ者数	募集定員	マッチ者数	募集定員	マッチ者数	募集定員	マッチ者数	募集定員	マッチ者数	募集定員	マッチ者数	募集定員	マッチ者数
北海道	418	292	456	329	465	353	468	338	462	337	473	334	462	351	454	322	432	313	438	332
青森県	131	71	145	89	143	76	149	86	145	81	144	84	147	93	149	74	152	91	152	73
岩手県	126	68	108	73	115	62	107	74	125	90	126	78	134	56	125	63	125	59	121	67
宮城県	172	119	181	118	178	127	180	125	183	144	203	135	213	166	228	167	230	163	226	166
秋田県	128	64	123	64	125	84	125	74	115	75	110	69	108	70	107	68	108	63	106	69
山形県	120	70	117	73	116	80	114	77	114	68	116	76	113	66	112	66	117	69	118	56
福島県	153	92	159	88	159	96	154	97	154	110	161	120	162	96	164	101	165	113	167	110
茨城県	186	126	210	147	211	155	215	156	218	162	228	169	225	166	248	172	244	178	240	187
栃木県	168	136	170	124	171	138	177	129	170	133	171	131	185	143	184	159	187	156	193	159
群馬県	162	80	153	103	151	83	162	87	154	98	161	96	148	87	142	108	142	112	144	108
埼玉県	391	231	400	233	399	255	427	312	434	342	444	348	438	357	445	344	436	370	441	395
千葉県	393	326	441	358	452	399	461	393	462	389	474	425	464	415	473	434	472	424	496	465
東京都	1,453	1,295	1,454	1,355	1,455	1,355	1,465	1,378	1,437	1,359	1,494	1,384	1,436	1,342	1,326	1,238	1,317	1,239	1,251	1,221
神奈川県	646	550	680	574	675	606	688	601	683	618	715	645	695	641	662	630	659	644	650	644
新潟県	182	79	201	93	197	102	202	98	175	129	181	107	183	99	192	98	216	120	230	130
富山県	101	55	107	63	111	65	111	82	106	73	112	80	114	79	113	80	107	78	109	84
石川県	181	103	177	104	162	103	171	103	164	120	170	117	159	111	137	83	132	93	131	83
福井県	89	49	89	53	91	50	91	66	91	63	85	58	99	46	95	58	89	58	89	46
山梨県	78	58	91	61	91	54	91	55	72	53	73	70	76	56	80	61	79	61	80	67
長野県	149	119	173	140	176	141	180	138	178	135	181	140	176	135	179	124	177	120	173	128
岐阜県	149	113	164	119	168	131	169	124	170	132	175	142	172	124	203	125	192	134	188	126
静岡県	243	169	275	209	279	196	288	222	282	245	293	248	292	262	299	242	292	252	297	272
愛知県	537	453	561	470	564	471	566	497	560	494	584	529	575	526	568	528	554	510	561	519
三重県	126	101	149	114	150	111	153	105	151	115	151	119	154	113	150	115	153	118	157	121
滋賀県	101	72	123	92	122	99	123	105	125	102	123	92	123	104	128	100	130	109	127	101
京都府	282	250	269	257	263	251	265	253	263	258	255	243	267	260	254	241	260	253	258	255
大阪府	653	619	639	594	653	596	659	589	639	598	651	615	637	611	646	634	644	633	634	621
兵庫県	380	326	412	365	419	361	446	385	434	405	438	411	428	408	418	389	417	390	411	395
奈良県	104	94	122	90	122	110	122	115	124	120	131	123	121	121	141	129	129	126	129	128
和歌山県	98	86	110	84	123	106	122	95	122	110	123	90	124	94	118	93	126	96	127	85
鳥取県	75	33	78	30	78	41	78	51	80	39	79	41	80	39	82	47	83	40	81	46
島根県	87	49	95	54	97	51	96	58	83	61	86	64	83	51	77	49	77	54	77	54
岡山県	208	166	233	159	244	194	245	216	239	200	238	184	244	204	201	190	200	195	201	183
広島県	187	159	210	148	218	178	210	168	212	188	217	178	216	170	212	170	213	178	202	169
山口県	114	70	124	65	121	84	121	85	121	89	125	87	123	88	133	86	131	98	129	97
徳島県	98	52	101	66	95	49	90	66	85	51	82	61	74	45	77	39	74	45	76	43
香川県	102	60	104	72	103	61	108	70	109	60	109	66	103	61	108	51	106	54	105	71
愛媛県	117	84	126	82	128	97	135	86	129	92	130	88	132	84	153	79	147	70	140	86
高知県	96	58	96	57	98	62	99	72	99	50	100	62	101	60	97	68	95	64	92	66
福岡県	477	397	450	404	449	423	435	394	430	385	437	405	421	378	422	376	415	378	419	378
佐賀県	91	70	92	52	83	61	83	46	84	45	86	67	84	65	90	61	83	54	83	49
長崎県	148	88	153	103	150	84	157	118	151	111	145	121	144	126	143	106	138	94	139	89
熊本県	117	106	143	107	146	109	136	130	139	110	136	109	142	88	144	100	145	99	143	91
大分県	107	55	112	68	114	73	115	80	117	75	113	81	105	90	106	88	106	86	107	72
宮崎県	85	45	88	55	96	51	98	60	96	59	99	61	101	59	100	63	102	58	102	56
鹿児島県	160	84	168	94	148	99	162	121	153	111	143	104	145	107	147	102	143	107	142	117
沖縄県	165	137	172	147	178	155	176	136	175	139	182	145	181	129	175	148	163	139	162	145
定員計	10,489		11,004		11,052		11,195		11,014		11,253		11,109		11,007		10,904		10,844	
マッチ者数計	7,979		8,399		8,687		8,906		9,023		9,202		9,042		8,869		8,958		8,995	

表5 大学病院（施設別）における自大学出身者の比率（2018～2022年）

	募集定員	マッチ者数	定員充足率（％）	自大学出身者数	自大学出身者（％）		募集定員	マッチ者数	定員充足率（％）	自大学出身者数	自大学出身者（％）
北海道 北海道大学病院						**茨城 筑波大学附属病院**					
'22	29	15	51.7	6	40.0	'22	90	58	64.4	25	43.1
'21	36	17	47.2	5	29.4	'21	94	52	55.3	23	44.2
'20	38	19	50.0	9	47.4	'20	96	57	59.4	32	56.1
'19	38	26	68.4	10	38.5	'19	92	54	58.7	29	53.7
'18	38	34	89.5	20	58.8	'18	90	73	81.1	36	49.3
北海道 札幌医科大学附属病院						**栃木 自治医科大学附属病院**					
'22	33	23	69.7	19	82.6	'22	58	50	86.2	0	0.0
'21	37	17	45.9	12	70.6	'21	59	45	76.3	0	0.0
'20	35	21	60.0	16	76.2	'20	58	58	100.0	0	0.0
'19	51	18	35.3	13	72.2	'19	59	43	72.9	0	0.0
'18	52	23	44.2	17	73.9	'18	58	32	55.2	0	0.0
北海道 旭川医科大学病院						**栃木 獨協医科大学病院**					
'22	58	39	67.2	38	97.4	'22	58	52	89.7	42	80.8
'21	56	40	71.4	39	97.5	'21	59	57	96.6	46	80.7
'20	65	30	46.2	30	100.0	'20	59	48	81.4	41	85.4
'19	68	56	82.4	56	100.0	'19	59	56	94.9	50	89.3
'18	72	53	73.6	51	96.2	'18	59	56	94.9	46	82.1
青森 弘前大学医学部附属病院						**栃木 国際医療福祉大学病院**					
'22	45	2	4.4	2	100.0	'22	27	14	51.9	11	78.6
'21	45	4	8.9	4	100.0	'21	19	8	42.1	0	0.0
'20	45	3	6.7	3	100.0	'20	19	8	42.1	0	0.0
'19	45	8	17.8	6	75.0	'19	19	7	36.8	0	0.0
'18	45	5	11.1	4	80.0	'18	5	5	100.0	0	0.0
岩手 岩手医科大学附属病院						**群馬 群馬大学医学部附属病院**					
'22	40	5	12.5	4	80.0	'22	40	10	25.0	2	20.0
'21	40	7	17.5	5	71.4	'21	40	15	37.5	7	46.7
'20	40	10	25.0	10	100.0	'20	40	19	47.5	8	42.1
'19	40	12	30.0	12	100.0	'19	40	10	25.0	6	60.0
'18	40	22	55.0	20	90.9	'18	56	11	19.6	8	72.7
宮城 東北大学病院						**埼玉 獨協医科大学埼玉医療センター**					
'22	37	15	40.5	4	26.7	'22	50	49	98.0	11	22.4
'21	38	16	42.1	7	43.8	'21	50	46	92.0	13	28.3
'20	44	28	63.6	15	53.6	'20	50	50	100.0	13	26.0
'19	44	28	63.6	6	21.4	'19	50	48	96.0	17	35.4
'18	42	31	73.8	13	41.9	'18	50	48	96.0	19	39.6
宮城 東北医科薬科大学病院						**埼玉 自治医科大学附属さいたま医療センター**					
'22	34	13	38.2	8	61.5	'22	30	30	100.0	0	0.0
'21	34	14	41.2	11	78.6	'21	30	30	100.0	0	0.0
'20	30	13	43.3	0	0.0	'20	28	28	100.0	0	0.0
'19	24	17	70.8	0	0.0	'19	29	29	100.0	0	0.0
'18	19	4	21.1	0	0.0	'18	27	27	100.0	0	0.0
秋田 秋田大学医学部附属病院						**埼玉 埼玉医科大学病院**					
'22	16	5	31.3	2	40.0	'22	55	38	69.1	29	76.3
'21	16	6	37.5	3	50.0	'21	55	35	63.6	31	88.6
'20	16	8	50.0	5	62.5	'20	55	22	40.0	18	81.8
'19	16	4	25.0	4	100.0	'19	55	34	61.8	30	88.2
'18	19	5	26.3	4	80.0	'18	55	37	67.3	34	91.9
山形 山形大学医学部附属病院						**埼玉 埼玉医科大学総合医療センター**					
'22	52	16	30.8	15	93.8	'22	50	45	90.0	34	75.6
'21	51	24	47.1	20	83.3	'21	50	39	78.0	28	71.8
'20	50	24	48.0	22	91.7	'20	60	29	48.3	21	72.4
'19	50	23	46.0	21	91.3	'19	60	33	55.0	27	81.8
'18	50	27	54.0	26	96.3	'18	60	34	56.7	31	91.2
福島 福島県立医科大学附属病院						**埼玉 埼玉医科大学国際医療センター**					
'22	44	10	22.7	9	90.0	'22	16	9	56.3	3	33.3
'21	44	12	27.3	9	75.0	'21	16	4	25.0	1	25.0
'20	44	16	36.4	11	68.8	'20	16	3	18.8	2	66.7
'19	42	14	33.3	10	71.4	'19	16	5	31.3	3	60.0
'18	43	18	41.9	14	77.8	'18	19	5	26.3	5	100.0
福島 福島県立医科大学会津医療センター附属病院						**埼玉 北里大学メディカルセンター**					
'22	4	4	100.0	2	50.0	'22	8	5	62.5	4	80.0
'21	3	3	100.0	2	66.7	'21	8	5	62.5	4	80.0
'20	4	3	75.0	1	33.3	'20	8	6	75.0	5	83.3
'19	3	3	100.0	3	100.0	'19	8	6	75.0	6	100.0
'18	4	0	0.0	0	0.0	'18	5	3	60.0	3	100.0
茨城 東京医科大学茨城医療センター						**千葉 千葉大学医学部附属病院**					
'22	10	10	100.0	7	70.0	'22	51	50	98.0	18	36.0
'21	10	10	100.0	8	80.0	'21	51	48	94.1	16	33.3
'20	10	10	100.0	10	100.0	'20	51	50	98.0	13	26.0
'19	8	4	50.0	4	100.0	'19	52	42	80.8	16	38.1
'18	10	4	40.0	4	100.0	'18	52	42	80.8	16	38.1

	募集定員	マッチ者数	定員充足率(%)	自大学出身者数	自大学出身者(%)
千葉	順天堂大学医学部附属浦安病院				
'22	43	40	93.0	19	47.5
'21	43	36	83.7	18	50.0
'20	46	42	91.3	21	50.0
'19	46	34	73.9	27	79.4
'18	46	44	95.7	25	56.8
千葉	東京慈恵会医科大学附属柏病院				
'22	25	25	100.0	20	80.0
'21	24	22	91.7	17	77.3
'20	28	25	89.3	22	88.0
'19	28	23	82.1	14	60.9
'18	32	24	75.0	17	70.8
千葉	日本医科大学千葉北総病院				
'22	11	11	100.0	11	100.0
'21	12	10	83.3	7	70.0
'20	14	12	85.7	9	75.0
'19	12	9	75.0	4	44.4
'18	12	12	100.0	6	50.0
千葉	東邦大学医療センター佐倉病院				
'22	19	16	84.2	13	81.3
'21	19	19	100.0	17	89.5
'20	19	19	100.0	16	84.2
'19	19	19	100.0	17	89.5
'18	19	19	100.0	14	73.7
千葉	帝京大学ちば総合医療センター				
'22	3	3	100.0	2	66.7
'21	4	1	25.0	1	100.0
'20	8	2	25.0	1	50.0
'19	4	3	75.0	3	100.0
'18	8	1	12.5	1	100.0
千葉	東京女子医科大学附属八千代医療センター				
'22	11	6	54.5	3	50.0
'21	16	7	43.8	5	71.4
'20	13	5	38.5	2	40.0
'19	13	10	76.9	4	40.0
'18	13	11	84.6	4	36.4
千葉	国際医療福祉大学成田病院				
'22	40	28	70.0	16	57.1
'21	10	8	80.0	0	0.0
東京	日本医科大学多摩永山病院				
'22	3	3	100.0	3	100.0
'21	4	2	50.0	2	100.0
'20	4	4	100.0	3	75.0
'19	3	3	100.0	3	100.0
'18	5	1	20.0	1	100.0
東京	日本医科大学付属病院				
'22	46	43	93.5	28	65.1
'21	47	45	95.7	34	75.6
'20	47	44	93.6	36	81.8
'19	52	50	96.2	39	78.0
'18	56	54	96.4	33	61.1
東京	日本大学病院				
'22	8	8	100.0	8	100.0
'21	9	9	100.0	9	100.0
'20	8	8	100.0	8	100.0
'19	8	8	100.0	8	100.0
'18	10	10	100.0	10	100.0
東京	北里大学北里研究所病院				
'22	2	2	100.0	1	50.0
'21	2	2	100.0	0	0.0
'20	2	2	100.0	1	50.0
'19	3	2	66.7	0	0.0
'18	3	3	100.0	2	66.7
東京	東京大学医学部附属病院				
'22	97	97	100.0	21	21.6
'21	105	105	100.0	16	15.2
'20	105	104	99.0	22	21.2
'19	109	99	90.8	22	22.2
'18	120	120	100.0	27	22.5

	募集定員	マッチ者数	定員充足率(%)	自大学出身者数	自大学出身者(%)
東京	東京医科歯科大学病院				
'22	94	94	100.0	44	46.8
'21	94	94	100.0	53	56.4
'20	94	94	100.0	48	51.1
'19	114	110	96.5	40	36.4
'18	119	119	100.0	52	43.7
東京	東邦大学医療センター大森病院				
'22	30	30	100.0	26	86.7
'21	32	28	87.5	23	82.1
'20	32	30	93.8	25	83.3
'19	37	33	89.2	27	81.8
'18	41	26	63.4	20	76.9
東京	東邦大学医療センター大橋病院				
'22	15	15	100.0	6	40.0
'21	16	16	100.0	8	50.0
'20	16	16	100.0	8	50.0
'19	18	18	100.0	10	55.6
'18	19	17	89.5	7	41.2
東京	昭和大学病院				
'22	35	35	100.0	15	42.9
'21	36	36	100.0	16	44.4
'20	36	36	100.0	13	36.1
'19	40	40	100.0	20	50.0
'18	39	39	100.0	23	59.0
東京	昭和大学江東豊洲病院				
'22	13	13	100.0	1	7.7
'21	13	13	100.0	4	30.8
'20	12	12	100.0	6	50.0
'19	13	13	100.0	8	61.5
'18	13	13	100.0	6	46.2
東京	慶應義塾大学病院				
'22	52	52	100.0	9	17.3
'21	52	50	96.2	11	22.0
'20	52	52	100.0	11	21.2
'19	60	60	100.0	15	25.0
'18	60	60	100.0	14	23.3
東京	東京医科大学病院				
'22	39	39	100.0	18	46.2
'21	41	39	95.1	17	43.6
'20	41	37	90.2	22	59.5
'19	45	44	97.8	30	68.2
'18	45	41	91.1	20	48.8
東京	東京医科大学八王子医療センター				
'22	15	15	100.0	6	40.0
'21	15	15	100.0	9	60.0
'20	15	15	100.0	14	93.3
'19	14	14	100.0	10	71.4
'18	15	12	80.0	9	75.0
東京	東京女子医科大学病院				
'22	28	25	89.3	14	56.0
'21	34	12	35.3	7	58.3
'20	51	25	49.0	14	56.0
'19	59	36	61.0	14	38.9
'18	62	50	80.6	18	36.0
東京	東京女子医科大学附属足立医療センター				
'22	14	4	28.6	1	25.0
'21	16	7	43.8	2	28.6
'20	13	13	100.0	5	38.5
'19	15	14	93.3	6	42.9
'18	20	8	40.0	6	75.0
東京	日本大学医学部附属板橋病院				
'22	44	41	93.2	36	87.8
'21	45	37	82.2	31	83.8
'20	49	34	69.4	33	97.1
'19	52	48	92.3	43	89.6
'18	54	47	87.0	42	89.4
東京	帝京大学医学部附属病院				
'22	29	27	93.1	24	88.9
'21	31	30	96.8	28	93.3
'20	31	22	71.0	19	86.4
'19	36	25	69.4	22	88.0
'18	36	35	97.2	33	94.3

Ⅶ　施設別傾向と対策

	募集定員	マッチ者数	定員充足率(%)	自大学出身者数	自大学出身者(%)
東京	東京慈恵会医科大学附属病院				
'22	34	34	100.0	4	11.8
'21	35	35	100.0	5	14.3
'20	35	33	94.3	7	21.2
'19	41	41	100.0	13	31.7
'18	44	24	54.5	9	37.5
東京	東京慈恵会医科大学附属第三病院				
'22	18	18	100.0	17	94.4
'21	22	19	86.4	14	73.7
'20	22	20	90.9	16	80.0
'19	24	20	83.3	19	95.0
'18	26	21	80.8	16	76.2
東京	東京慈恵会医科大学葛飾医療センター				
'22	10	10	100.0	9	90.0
'21	11	11	100.0	10	90.9
'20	11	11	100.0	11	100.0
'19	11	11	100.0	10	90.9
'18	13	13	100.0	11	84.6
東京	杏林大学医学部付属病院				
'22	54	54	100.0	40	74.1
'21	58	57	98.3	35	61.4
'20	61	46	75.4	41	89.1
'19	66	63	95.5	43	68.3
'18	72	63	87.5	47	74.6
東京	東海大学医学部付属八王子病院				
'22	4	4	100.0	2	50.0
'21	4	3	75.0	2	66.7
'20	3	3	100.0	3	100.0
'19	3	3	100.0	3	100.0
'18	5	2	40.0	2	100.0
東京	国際医療福祉大学三田病院				
'22	5	5	100.0	0	0.0
'21	5	5	100.0	0	0.0
'20	5	5	100.0	0	0.0
'19	5	5	100.0	0	0.0
'18	5	5	100.0	0	0.0
東京	順天堂大学医学部附属順天堂医院				
'22	43	39	90.7	7	17.9
'21	49	41	83.7	10	24.4
'20	49	47	95.9	13	27.7
'19	56	41	73.2	12	29.3
'18	59	58	98.3	20	34.5
東京	順天堂大学医学部附属練馬病院				
'22	34	33	97.1	22	66.7
'21	35	29	82.9	14	48.3
'20	35	34	97.1	21	61.8
'19	37	36	97.3	21	58.3
'18	38	37	97.4	18	48.6
神奈川	横浜市立大学附属病院				
'22	49	49	100.0	14	28.6
'21	51	45	88.2	8	17.8
'20	54	54	100.0	6	11.1
'19	54	53	98.5	7	18.9
'18	54	54	100.0	11	20.4
神奈川	横浜市立大学附属市民総合医療センター				
'22	52	52	100.0	8	15.4
'21	53	53	100.0	14	26.4
'20	54	54	100.0	19	35.2
'19	54	54	100.0	11	20.4
'18	54	54	100.0	11	20.4
神奈川	帝京大学医学部附属溝口病院				
'22	10	10	100.0	8	80.0
'21	11	6	54.5	6	100.0
'20	11	11	100.0	11	100.0
'19	11	8	72.7	7	87.5
'18	11	11	100.0	11	100.0
神奈川	聖マリアンナ医科大学病院				
'22	43	42	97.7	37	88.1
'21	45	45	100.0	38	84.4
'20	46	36	78.3	34	94.4
'19	49	45	91.8	40	88.9
'18	50	47	94.0	43	91.5
神奈川	聖マリアンナ医科大学横浜市西部病院				
'22	6	6	100.0	5	83.3
'21	6	6	100.0	6	100.0
'20	6	5	83.3	4	80.0
'19	7	5	71.4	5	100.0
'18	8	4	50.0	3	75.0
神奈川	日本医科大学武蔵小杉病院				
'22	12	12	100.0	8	66.7
'21	12	12	100.0	11	91.7
'20	12	12	100.0	8	66.7
'19	14	14	100.0	12	85.7
'18	14	14	100.0	13	92.9
神奈川	東海大学医学部付属病院				
'22	46	45	97.8	37	82.2
'21	46	46	100.0	42	91.3
'20	51	51	100.0	45	88.2
'19	54	42	77.8	39	92.9
'18	55	47	85.5	39	83.0
神奈川	北里大学病院				
'22	43	43	100.0	37	86.0
'21	46	45	97.8	38	84.4
'20	45	39	86.7	35	89.7
'19	50	49	98.0	44	89.8
'18	65	42	64.6	41	97.6
神奈川	昭和大学藤が丘病院				
'22	24	24	100.0	15	62.5
'21	24	24	100.0	14	58.3
'20	24	24	100.0	18	75.0
'19	25	25	100.0	18	72.0
'18	25	25	100.0	14	56.0
神奈川	昭和大学横浜市北部病院				
'22	24	24	100.0	14	58.3
'21	24	24	100.0	14	58.3
'20	24	24	100.0	14	58.3
'19	25	25	100.0	16	64.0
'18	25	25	100.0	17	68.0
新潟	新潟大学医歯学総合病院				
'22	50	15	30.0	7	46.7
'21	45	20	44.4	10	50.0
'20	60	13	21.7	7	53.8
'19	51	11	21.6	4	36.4
'18	50	21	42.0	5	23.8
富山	富山大学附属病院				
'22	36	20	55.6	17	85.0
'21	36	28	77.8	27	96.4
'20	37	28	75.7	27	96.4
'19	37	21	56.8	19	90.5
'18	36	22	61.1	20	90.9
石川	金沢医科大学病院				
'22	40	15	37.5	15	100.0
'21	40	33	82.5	31	93.9
'20	42	24	57.1	24	100.0
'19	61	37	60.7	34	91.9
'18	61	42	68.9	39	92.9
石川	金沢大学附属病院				
'22	40	28	70.0	23	82.1
'21	40	22	55.0	19	86.4
'20	42	29	69.0	24	82.8
'19	40	37	92.5	29	78.4
'18	53	35	66.0	27	77.1
福井	福井大学医学部附属病院				
'22	45	10	22.2	9	90.0
'21	45	18	40.0	17	94.4
'20	51	23	45.1	18	78.3
'19	56	17	30.4	16	94.1
'18	41	21	52.5	20	95.2
山梨	山梨大学医学部附属病院				
'22	42	33	78.6	32	97.0
'21	41	33	80.5	32	97.0
'20	44	39	88.6	39	100.0
'19	42	36	85.7	33	91.7
'18	40	40	100.0	39	97.5

	募集定員	マッチ者数	定員充足率(%)	自大学出身者数	自大学出身者(%)
長野	**信州大学医学部附属病院**				
'22	35	22	62.9	14	63.6
'21	45	12	26.7	8	66.7
'20	45	23	51.1	17	73.9
'19	45	20	44.4	12	60.0
'18	48	29	60.4	13	44.8
岐阜	**岐阜大学医学部附属病院**				
'22	39	11	28.2	7	63.6
'21	39	13	33.3	8	61.5
'20	47	18	38.3	10	55.6
'19	36	23	63.9	18	78.3
'18	28	28	77.8	20	71.4
静岡	**順天堂大学医学部附属静岡病院**				
'22	32	32	100.0	24	75.0
'21	30	28	93.3	17	60.7
'20	31	22	71.0	18	81.8
'19	29	29	100.0	21	72.4
'18	27	25	92.6	16	64.0
静岡	**浜松医科大学医学部附属病院**				
'22	33	31	93.9	20	64.5
'21	36	20	55.6	14	70.0
'20	40	14	35.0	10	71.4
'19	40	33	80.0	21	65.6
'18	42	36	85.7	30	83.3
静岡	**国際医療福祉大学熱海病院**				
'22	11	5	45.5	1	20.0
'21	9	6	66.7	0	0.0
'20	10	9	90.0	0	0.0
'19	9	9	100.0	0	0.0
'18	10	10	100.0	0	0.0
愛知	**名古屋大学医学部附属病院**				
'22	20	13	65.0	3	23.1
'21	20	13	65.0	5	38.5
'20	22	11	50.0	5	45.5
'19	23	11	47.8	1	9.1
'18	23	11	47.8	5	45.5
愛知	**名古屋市立大学病院**				
'22	37	37	100.0	11	29.7
'21	38	36	94.7	9	25.0
'20	41	40	97.6	19	47.5
'19	42	33	78.6	11	33.3
'18	42	39	92.9	8	20.5
愛知	**名古屋市立大学医学部附属東部医療センター**				
'22	9	9	100.0	7	77.8
'21	8	8	100.0	6	75.0
愛知	**名古屋市立大学医学部附属西部医療センター**				
'22	8	8	100.0	3	37.5
'21	8	8	100.0	5	62.5
愛知	**藤田医科大学病院**				
'22	32	32	100.0	26	81.3
'21	32	32	100.0	29	90.6
'20	35	35	100.0	29	82.9
'19	33	33	100.0	27	81.8
'18	34	32	94.1	20	62.5
愛知	**藤田医科大学ばんたね病院**				
'22	7	7	100.0	6	85.7
'21	7	7	100.0	2	28.6
'20	6	6	100.0	4	66.7
'19	5	5	100.0	5	100.0
'18	6	6	100.0	5	83.3
愛知	**藤田医科大学岡崎医療センター**				
'22	2	2	100.0	1	50.0
愛知	**愛知医科大学病院**				
'22	30	28	93.3	25	89.3
'21	30	29	96.7	28	96.6
'20	33	30	90.9	27	90.0
'19	32	30	93.8	29	96.7
'18	30	29	96.7	28	96.6
三重	**三重大学医学部附属病院**				
'22	30	14	46.7	6	42.9
'21	30	14	46.7	12	85.7
'20	30	18	60.0	15	83.3
'19	30	21	70.0	16	76.2
'18	30	20	66.7	11	55.0

	募集定員	マッチ者数	定員充足率(%)	自大学出身者数	自大学出身者(%)
滋賀	**滋賀医科大学医学部附属病院**				
'22	40	24	60.0	10	41.7
'21	42	28	66.7	23	82.1
'20	45	32	71.1	27	84.4
'19	45	38	84.4	31	81.6
'18	48	31	64.6	25	80.6
京都	**京都大学医学部附属病院**				
'22	75	75	100.0	32	42.7
'21	76	76	100.0	30	39.5
'20	76	74	97.4	24	32.4
'19	80	80	100.0	30	37.5
'18	78	78	100.0	32	41.0
京都	**京都府立医科大学附属病院**				
'22	63	63	100.0	34	54.0
'21	63	63	100.0	32	50.8
'20	60	54	90.0	30	55.6
'19	62	62	100.0	42	67.7
'18	60	60	100.0	44	73.3
京都	**京都府立医科大学附属北部医療センター**				
'22	2	2	100.0	2	100.0
'21	4	4	100.0	3	75.0
'20	3	2	66.7	1	50.0
'19	3	1	33.3	1	33.3
'18	3	2	66.7	2	100.0
大阪	**大阪大学医学部附属病院**				
'22	59	55	93.2	15	27.3
'21	60	54	90.0	17	31.5
'20	60	58	96.7	13	22.4
'19	61	50	82.0	12	24.0
'18	61	47	77.0	14	29.8
大阪	**大阪医科薬科大学病院**				
'22	56	56	100.0	28	50.0
'21	55	55	100.0	17	30.9
大阪	**関西医科大学総合医療センター**				
'22	8	8	100.0	6	75.0
'21	8	8	100.0	7	87.5
'20	7	7	100.0	6	85.7
'19	7	7	100.0	5	71.4
'18	7	7	100.0	6	85.7
大阪	**関西医科大学附属病院**				
'22	45	45	100.0	32	71.1
'21	46	46	100.0	32	69.6
'20	45	45	100.0	28	62.2
'19	44	44	100.0	31	70.5
'18	45	45	100.0	34	75.6
大阪	**近畿大学病院**				
'22	36	33	91.7	23	69.7
'21	37	36	97.3	28	77.8
'20	37	34	91.9	22	64.7
'19	35	33	94.3	19	57.6
'18	36	32	88.9	21	65.6
大阪	**大阪公立大学医学部附属病院**				
'22	65	63	96.9	29	46.0
'21	65	64	98.5	30	46.9
'20	66	66	100.0	29	43.9
'19	66	66	100.0	32	48.5
'18	66	66	100.0	32	48.5
兵庫	**神戸大学医学部附属病院**				
'22	65	64	98.5	21	32.8
'21	70	58	82.9	15	25.9
'20	70	67	95.7	21	31.3
'19	71	69	97.2	20	29.0
'18	71	69	97.2	15	21.7
兵庫	**兵庫医科大学病院**				
'22	55	53	96.4	33	62.3
'21	57	55	96.5	34	61.8
'20	58	56	96.6	35	62.5
'19	59	56	94.9	45	80.4
'18	59	58	98.3	40	69.0
奈良	**奈良県立医科大学附属病院**				
'22	53	39	73.6	26	66.7
'21	54	54	100.0	44	81.5
'20	63	55	87.3	47	85.5
'19	57	57	100.0	44	77.2
'18	61	58	95.1	50	86.2

VII 施設別傾向と対策 243

	募集定員	マッチ者数	定員充足率(%)	自大学出身者数	自大学出身者(%)		募集定員	マッチ者数	定員充足率(%)	自大学出身者数	自大学出身者(%)
奈良	近畿大学奈良病院					高知	高知大学医学部附属病院				
'22	10	8	80.0	4	50.0	'22	41	19	46.3	16	84.2
'21	10	10	100.0	5	50.0	'21	44	21	47.7	21	100.0
'20	13	10	76.9	3	30.0	'20	44	18	40.9	14	77.8
'19	10	10	100.0	7	70.0	'19	49	9	18.4	7	77.8
'18	11	11	100.0	6	54.5	'18	49	15	30.6	14	93.3
和歌山	和歌山県立医科大学附属病院					福岡	九州大学病院				
'22	82	55	67.1	48	87.3	'22	60	50	83.3	9	18.0
'21	81	56	69.1	42	75.0	'21	62	54	87.1	18	33.3
'20	75	59	78.7	46	78.0	'20	64	59	92.2	18	30.5
'19	80	59	73.8	43	72.9	'19	65	56	86.2	16	28.6
'18	82	56	68.3	39	69.6	'18	66	58	87.9	21	36.2
鳥取	鳥取大学医学部附属病院					福岡	福岡大学病院				
'22	43	17	39.5	16	94.1	'22	40	37	92.5	11	29.7
'21	44	15	34.1	15	100.0	'21	40	33	82.5	20	60.6
'20	44	13	29.5	12	92.3	'20	45	28	62.2	15	53.6
'19	44	12	27.3	10	83.3	'19	45	30	66.7	19	63.3
'18	44	20	45.5	19	95.0	'18	46	44	95.7	29	65.9
島根	島根大学医学部附属病院					福岡	福岡大学筑紫病院				
'22	24	16	66.7	13	81.3	'22	6	6	100.0	5	83.3
'21	24	7	29.2	7	100.0	'21	6	6	100.0	5	83.3
'20	24	11	45.8	10	90.9	'20	2	2	100.0	2	100.0
'19	30	5	16.7	5	100.0	'19	2	2	100.0	2	100.0
'18	33	18	54.5	16	88.9	'18	2	2	100.0	2	100.0
岡山	岡山大学病院					福岡	久留米大学病院				
'22	43	39	90.7	16	41.0	'22	41	27	65.9	17	63.0
'21	42	39	92.9	20	51.3	'21	41	29	70.7	23	79.3
'20	42	41	97.6	16	39.0	'20	41	29	70.7	23	79.3
'19	46	42	91.3	18	42.9	'19	39	33	84.6	22	66.7
'18	46	40	87.0	14	35.0	'18	41	37	90.2	27	73.0
岡山	川崎医科大学附属病院					福岡	久留米大学医療センター				
'22	39	32	82.1	31	96.9	'22	2	0	0.0	0	0.0
'21	39	39	100.0	38	97.4	'21	2	0	0.0	0	0.0
'20	44	40	90.9	38	95.0	'20	2	0	0.0	0	0.0
'19	50	43	86.0	41	95.3	'19	2	0	0.0	0	0.0
'18	50	37	74.0	34	91.9	'18	2	2	100.0	2	100.0
岡山	川崎医科大学総合医療センター					福岡	産業医科大学病院				
'22	13	13	100.0	12	92.3	'22	12	7	58.3	2	28.6
'21	13	13	100.0	13	100.0	'21	11	11	100.0	5	45.5
'20	13	13	100.0	13	100.0	'20	11	11	100.0	6	54.5
'19	25	12	48.0	10	83.3	'19	11	9	81.8	5	55.6
'18	25	17	68.0	17	100.0	'18	11	9	81.8	6	66.7
広島	広島大学病院					佐賀	佐賀大学医学部附属病院				
'22	44	30	68.2	17	56.7	'22	44	14	31.8	13	92.9
'21	56	35	62.5	21	60.0	'21	46	20	43.5	19	95.0
'20	57	37	64.9	22	59.5	'20	52	28	53.8	27	96.4
'19	63	35	55.6	22	62.9	'19	50	32	64.0	31	96.9
'18	63	49	77.8	31	63.3	'18	50	38	76.0	36	94.7
山口	山口大学医学部附属病院					長崎	長崎大学病院				
'22	24	8	33.3	7	87.5	'22	55	21	38.2	7	33.3
'21	24	12	50.0	8	66.7	'21	55	31	56.4	15	48.4
'20	24	14	58.3	12	85.7	'20	55	38	69.1	14	36.8
'19	24	10	41.7	10	100.0	'19	55	53	96.4	26	49.1
'18	28	12	42.9	9	75.0	'18	55	47	85.5	26	55.3
徳島	徳島大学病院					熊本	熊本大学病院				
'22	27	8	29.6	6	75.0	'22	39	11	28.2	8	72.7
'21	27	12	44.4	9	75.0	'21	43	6	14.0	5	83.3
'20	27	14	51.9	10	71.4	'20	42	18	42.9	11	61.1
'19	27	14	51.9	7	50.0	'19	44	20	45.5	10	50.0
'18	30	23	76.7	15	65.2	'18	44	35	79.5	18	51.4
香川	香川大学医学部附属病院					大分	大分大学医学部附属病院				
'22	49	31	63.3	31	100.0	'22	48	24	50.0	22	91.7
'21	49	21	42.9	18	85.7	'21	48	38	79.2	34	89.5
'20	50	22	44.0	22	100.0	'20	48	43	89.6	36	83.7
'19	48	31	64.6	31	100.0	'19	48	42	87.5	36	85.7
'18	48	40	83.3	39	97.5	'18	48	39	69.6	35	89.7
愛媛	愛媛大学医学部附属病院					宮崎	宮崎大学医学部附属病院				
'22	52	26	50.0	25	96.2	'22	50	25	50.0	22	88.0
'21	61	25	41.0	24	96.0	'21	50	20	40.0	18	90.0
'20	64	36	56.3	33	91.7	'20	50	34	68.0	25	73.5
'19	56	29	51.8	24	82.8	'19	50	28	56.0	23	82.1
'18	52	35	67.3	29	82.9	'18	56	34	60.7	28	82.4

	募集定員	マッチ者数	定員充足率（%）	自大学出身者数	自大学出身者（%）			募集定員	マッチ者数	定員充足率（%）	自大学出身者数	自大学出身者（%）
鹿児島	鹿児島大学病院						沖縄	琉球大学病院				
'22	50	45	90.0	38	84.4		'22	24	20	83.3	15	75.0
'21	50	35	70.0	28	80.0		'21	24	17	70.8	13	76.5
'20	50	36	72.0	25	69.4		'20	27	15	55.6	13	86.7
'19	48	36	75.0	33	91.7		'19	31	16	51.6	14	87.5
'18	42	42	100.0	38	90.5		'18	32	19	59.4	19	100.0

　表6，7は中間公表の結果をもとに算出した研修プログラム毎の倍率ランキングである（最終的な第1希望者の人数は公表されないため，中間公表時点での人数を使用）。定員数が少ないと倍率は上がりやすいため，その点は考慮してほしい。

表6　全国大学病院中間公表時倍率上位 10 プログラム（2022 年）

	都道府県	プログラム番号	病院名称	プログラム名称	募集定員数	第1希望に当該プログラムを登録した学生数	倍率
1	埼玉県	030125801	自治医科大学附属さいたま医療センター	自治医科大学附属さいたま医療センター一般研修プログラム	24	41	1.71
2	東京都	030184203	東京慈恵会医科大学附属病院	東京慈恵会医科大学附属病院臨床研修産科医育成プログラム	2	3	1.50
2	東京都	030214809	慶應義塾大学病院	慶應義塾大学病院初期臨床研修プログラム小児科医・産婦人科医育成コース	4	6	1.50
2	神奈川県	030287604	東海大学医学部付属病院	東海大学臨床研修病院群地域医療重点研修プログラム	2	3	1.50
2	大阪府	030502616	大阪医科薬科大学病院	大阪医科薬科大学病院卒後臨床研修プログラム産婦人科重点コース	2	3	1.50
2	福岡県	030698002	久留米大学病院	久大/聖マリア病院コース	2	3	1.50
2	福岡県	030698003	久留米大学病院	久大/公立八女総合病院コース	2	3	1.50
8	愛知県	030400505	名古屋市立大学医学部附属東部医療センター	名古屋市立大学医学部附属東部医療センター初期臨床研修プログラム	9	13	1.44
9	東京都	030235506	東京医科大学八王子医療センター	東京医科大学八王子医療センター研修プログラム	15	20	1.33
9	東京都	030236206	日本医科大学多摩永山病院	日本医科大学多摩永山病院臨床研修プログラム	3	4	1.33

VII 施設別傾向と対策 *245*

表7 全国臨床研修病院中間公表時倍率上位 20 プログラム（2022 年）

	都道府県	プログラム番号	病院名称	プログラム名称	募集定員数	第1希望に当該プログラムを登録した学生数	倍率
1	神奈川県	030271104	川崎市立川崎病院	川崎市立川崎病院初期臨床研修プログラム	10	84	8.40
2	東京都	030241004	武蔵野赤十字病院	武蔵野赤十字病院初期臨床研修プログラム	10	53	5.30
3	大阪府	031026105	公益財団法人浅香山病院	浅香山病院臨床研修プログラム	2	10	5.00
4	東京都	030176127	国家公務員共済組合連合会虎の門病院	虎の門病院外科系プログラム Ver.6	6	29	4.83
5	福岡県	032311301	国立病院機構福岡東医療センター	福岡東医療センター臨床研修プログラムH	4	19	4.75
6	兵庫県	030579401	明石市立市民病院	明石市立市民病院初期臨床研修プログラム	2	9	4.50
7	大阪府	030535803	日本生命済生会日本生命病院	日本生命病院研修プログラム（プログラム1）	5	22	4.40
8	東京都	030197202	地方独立行政法人東京都立病院機構 東京都立広尾病院	東京都立広尾病院卒後臨床研修プログラムH	6	26	4.33
8	東京都	031433303	地域医療機能推進機構東京高輪病院	東京高輪病院初期臨床研修プログラム	3	13	4.33
10	埼玉県	030126304	さいたま市立病院	さいたま市立病院初期臨床研修プログラム（一般コース）	12	50	4.17
11	神奈川県	030254013	横浜市立市民病院	横浜市立市民病院研修プログラム（外科）	2	8	4.00
12	東京都	030175202	東京都済生会中央病院	東京都済生会中央病院初期臨床研修プログラム	11	42	3.82
13	東京都	040003908	東京北医療センター	東京北医療センター臨床研修プログラム	9	34	3.78
14	神奈川県	030254011	横浜市立市民病院	横浜市立市民病院研修プログラム（一般）	17	63	3.71
15	大阪府	030521306	和泉市立総合医療センター	和泉市立総合医療センター臨床研修プログラム	3	11	3.67
16	神奈川県	030266210	横浜市立みなと赤十字病院	横浜市立みなと赤十字病院医師臨床研修プログラム	8	29	3.63
17	千葉県	030167108	千葉労災病院	千葉労災病院卒後研修プログラム	10	35	3.50
17	東京都	030178402	三楽病院	三楽病院臨床研修プログラム5	2	7	3.50
17	東京都	120009303	練馬光が丘病院	練馬光が丘病院初期臨床研修プログラム	2	7	3.50
17	大阪府	030498302	箕面市立病院	箕面市立病院臨床研修プログラム	6	21	3.50

マッチング不成立は意外とチャンス！

不幸にしてマッチング不成立であってもへこんではいけない。

しかも，国家試験後まで所属の目途が立っていないといった絶体絶命のピンチも，実はまたとないチャンスになりうる。

ご存じのように，国家試験では一定数の不合格者が出る。

既にマッチングが成立していても国家試験不合格では研修医として採用は出来ない。

その場合，欠員は採らないと決めている病院もあるが，慌てて募集する所もある。

ホームページで急募しても，ほとんどの学生は行き先が決まっているので応募が少なく，正面玄関からは狭き門だったのが，裏口（か脇の入口）なら驚くほど簡単にという場合もある。

しかも，研修係とか病院長が自分の大学の同窓で，その病院自体が大学の関連病院なら，多少のごり押しも可能だったりする（これは私の実体験から）。

ただし，欠員がないか，時を逸さずに電話をかけまくり，いったん欠員があると分かれば，あらゆる努力をする必要はある。

もっとも，確実性に欠けるやり方なのでお勧めは出来ないのだが。

どんな病院を選ぶべきなのか……
私はこう考える

　今まで書いてきたこととダブる部分も多くあるが，この項では，どんな病院を選ぶべきなのか，後期研修も視野に入れ，私の考えを述べてみたい。

　あくまで，これは「私の考え」であって，読者諸君にもそれぞれの考えがあるだろう。

　マッチングとそれに伴う研修制度は未だ暗中模索の中にあるというのが，この制度を誕生から見てきた私の偽らざる感想である。

　正直，before，after でこの制度が有効に機能しているかどうか，まだ，断言はできない。

　個人としても，マッチングを終えた後，研修医として充実した日々を送る人もあれば，失敗したと後悔する人もいるだろう。

　古い話になるが，情報公開を積極的に行い，市場経済を進め，結果として東西冷戦構造を終わらせた旧ソビエトのゴルバチョフは，当初，社会主義に幕を引くつもりまではなかったと述懐している。

　しかしながら，一度作り出した流れを止めることはできず，ついに自身の誘拐事件という失態を演じ，この段階でソビエトの崩壊は時間の問題となった。

　のちに，エリツィン政権下のロシアで外国のテレビ局の取材を受けた彼は，自らが招いた急激な「改革」，民主化政策を，「少し失敗したかな」という言葉で振り返っている。

　臨床研修の必修化という「改革」を経て，実は厚生労働省の本音もゴルバチョフと同様のものであったりはしないだろうか，というのが私の考えである。

　これまでも書いてきたことではあるが，明治時代以来，日本の医療の根幹を成してきた医局講座制が，今，自己矛盾の中，激しく軋み音を立てている。

　というか，全体としては既に壊れ始めてしまったと言うべきなのかもしれない。

　初めの頃はそれでも良い，むしろその方が良いと考えていた厚生労働省も，全く予期していなかった地方医療の崩壊という事態に直面し，未だ有効な手立てを講じられずにいるのが現状である。

　それどころか，医局に頑張って欲しいなどとコメントする有様を見ていると，国家百年の計どころか，この人達は一体どの程度先を見て政策を立案しているのかという気さえしてくる。

日本の医療自体どうなってしまうのか分からない中にあって，頼れるのは自分だけという実に「お寒い」状況ではあるのだ。

医療事故・ミスの問題

2000年前後，医療事故・ミスがマスコミに噴出してきた時期，私は行政の担当官をしていた。

もちろんそれまでも医療関連の事故やミスなんて掃いて捨てるほどあったわけだが，というか，本当のことを言うと，こういったものなしに医療の発展があり得なかったわけだが，ある大学の事件を某週刊誌が執拗に追いかけ回したことがきっかけになり，報道機関が一斉に医療ミス撲滅キャンペーンを張った。

一時はどこの病院も，監督省庁さえ，パニック状態になった。

そうした喧騒の中，真っ先に槍玉に上がったのが，知識に乏しく技術も未熟と思われている研修医であった。

所詮，研修医なんて，上席医から言われた通りを，手取り足取りやらされているだけで，実は，とんでもないミスをやらかした事例はそれほど多くなかったのだが，マスコミが示した「研修医＝事故のもと」という図式は，一般の人間には非常に分かりやすかったのである。

加えて，制度上，研修医が名目上の受持ちという施設が多かったこともあって，裁判でも被告の立場は免れられず，臨床研修の立法化は急務だった。

急ごしらえのモデルとして厚生労働省が安易に飛びついたマッチング制度は，しかし，初年度は予告もなくインターネットを前提とし，（戦後憲法が急造されたように）かなりバタバタした中でいろいろなことが突然決まっていった。

つまり，この制度によって何が起こっていくのか，内部ではよく検討されていなかったのである。

もっとも，冷静に眺めると，行き着く先は，ソビエト崩壊のときと同じく，誰の目にも明らかではあった。

従来，医局講座制のジッツ概念の中で研修医の派遣先が決められていたのが，いわば国のお墨付きでどこでも良いということになり，ストレート研修のときには医局を選んでいたのが，病院を選ぶというふうに変わってきたのである。

既に私が研修医だった大昔から，大学病院より早く一人前になれる市中病院に人気があったものの，将来の入局を考えて自分勝手には動けない風潮が存在していたし，何より市中病院の側が医局への配慮から（というか供給が途絶えることの恐怖

から），多くの研修医を特定の大学から受け入れる傾向にあった。

それが崩れたということは，とりもなおさず大学の医局制度が崩壊したことを意味していたのである。

結果，誰も医局の命令で僻地には行かなくなったし，市中病院も医局をあてにせず，中で人材を育てようというふうに意識が変わってきた。

統計的に見たわけではないが，市中病院のスタッフは，院長職ですら，中からの叩き上げ人事が多くなっているように感じている。

マッチング後の経時的傾向

マッチング後の状況を経時的に眺めてみると，傾向として，都市部，中核の市中病院に徐々に人気が集まっている。

まだ都市部の大学病院に人気が残っているのは，地方の他大学出身の場合，研修医として汗を流していなければ，その大学の医局に入り込んでいきづらいという日本的な事情が裏にはあるはずである。

ほとんどの読者諸君は研修医生活の後，大学院に入って博士号を取得し，その後，入局，後期ローテーションという流れに乗ろうと考えているのだろう。

実はこのとき，大学院というフィルターを通過し，一度シャッフルされることで，また以前のように，医局講座制復権の成る可能性があることを銘記しなくてはならない。

ただ，現実には，博士号より専門医資格の方が重視される傾向にあり，市中病院の中で，研修医から引き続き勤務医として残る人間も多くなっており，それがメジャーな道筋になれば，アメリカのように多くの医者が博士号を持たなくなるかもしれない。

市中病院にしても，人材は研修医という形で無尽蔵に入って来るのだから，医局との関係遮断も可能であるはずである。

今後，一体どのような秩序ができ上がるのか，でき上がらないのか，未だ予断を許さない。

ただ一つ言えることは，新しい秩序ができ上がるまでには，まだ相応の期間が必要だということである。

であるから，読者諸君にとって最も大切なのは，開き直り，今は過渡期なのだという認識に立っていろいろなことを決めていくということではないだろうか。

こうした乱世の中，頼りになるのは，というか頼りにすべきは自分の判断，感覚

である。

目先の現実や物知り顔に言う人間の意見に惑わされると，ロクなことはない。

初期研修病院はもとより，後期研修病院も，インターネットで見るプログラムなどあてにせず，現場を実際に自分の目で見，その上で「考えずに感じる」ことが望ましい。

経験上，いろいろと考え悩んでみてもあまり良い結果は得られないからである。

オギャーと生まれてきてから今まで，読者諸君は考えた時間よりはるかに感じた時間の方が多かったはずである。

そこで行われていることとウマが合うか合わないか，その勘，感性を大切にしてもらいたいと思う。

答えは読者諸君の中にある

その昔，研修先をくじ引きして決めた仲間のその後の進路を見てみると，正直，初期研修にどの程度の意味があったのかという気はする。

そもそもうまくいった人生がどんなものか考えてみると，往々にして，うまくいった（少なくとも自分がうまくいったと感じる）人生を送っている人間には，今までのすべてがうまくいったと思えるものだし，逆に，思う通りにいかなかったと感じる人生では，すべてがダメだったように思えるものである。

でも，客観的にそんなことはないはずで，結局，つまるところ人生というのは主観的なもの（＝感性）でしかあり得ないのだろう。

正直なところ，もしも自分が医者になった頃にまで時間を遡ることができたら，一体どんな道を選択するだろうと考えると，まず，大学で研修はしないだろうし，後期研修はがんセンターのような忙しい病院を選択するだろう。

しかし考えてみると，これは私が通ったのと正反対の道で，要するに隣の芝生が青く見えるだけのことかもしれない。

どこをどう通って来てもそう変わらないのかも……読者諸君が今から20年後，研修生活を振り返ったらきっと同じように感じるはずである。

具体的にどの施設，病院が良いというのは言えないし，自分のところのプログラムを宣伝しているのも，まずまやかしだと思って間違いはない。

深刻な医療事故を引き起こした病院の方が名目上の教育プログラムだけは立派だったりする。

正直に言えば，未だどこの病院も真の教育機関たり得てはいないというのが私の

考えである。

しかし，真の教育機関はなくても真の野戦病院はあるわけで，医学は経験の学問だという認識の中に，大学病院より市中病院の好まれる理由もある。

こんな御託を並べてもダメだからもっと具体的に教えろと言うのなら，ただ一つ，若い時期の修練に関して言えるのは，「鉄は熱いうちに打て」は本当で，そういうところを選ぶべきだということである。

何でもアメリカの影響でシステムだマニュアルだという時代になっているが，確固たるシステムなどなくても，要は中身が詰まっていれば良い。

今のままでは過労死を恐れるあまりダメ医者ができてしまいそうなのは，似たような道をたどってきた「ゆとり教育」の成果を見れば明らかであろう。

ゆとり教育の中身はスカスカで何もないかもしれないが，詰め込み教育には，少なくとも何かはあるはずである。

大衆，マスコミというのは勝手なもので，かつてはゆとり教育が必要だと説き，今は批判の急先鋒に立っている。

マスコミに踊らされ，無数の失敗を経てしか名医ができ上がらないという事実に目をつぶって，医療事故ゼロという幻想を追い求めても，所詮名医など幻想の産物にしかならないことを銘記すべきである。

名医より良医を目指す

もっとも，個人的には，名医を目指すより良医を目指す方が，結局のところ，名医への近道であるかもしれないとは思うのだが……ミスを恐れる医者とミスを恐れない医者，どちらも名医たり得ないのだろう。

同様に，医療事故に恐々としている病院，逆にあまりにも無関心な病院，そのどちらもお勧めではない。

研修医を事故のもとと見ている感じが少しでもあったなら，個人的には，そんな病院には行くべきではないと思う。

そういう病院では，必ず研修医が事故に巻き込まれるからである。

サッカーをしていた小学生の私は，あるとき，ボールと反対の方向へ走った方が得点できるぞと気付いた。

みんながボールに群がっている中，コロコロと流れ球が自分の方へやって来て，労少なく得たボールをシュート，めでたくもクラスのヒーローとなった。

みんなの向かう道と反対の道を進んでみるのも一つの手ではある。

地方大学は不人気と書いたが，スタッフ不足の大学で中堅を任され，実に生き生きとした日々を送られている人も知っている。

ソビエト崩壊によって経済が低迷し，日本を含めてほぼすべての国の企業が手を引いた後も，ロシアに居座り続けた韓国の企業が，回復基調にある経済の中，成功を収めた先例もある。

希望する病院で研修できなかったとしても，バカどもがボールに群がって……というくらいの気持ちでいれば間違いはない。

かつて，「私は先生ではありません」と言い切った教授がいた。

彼曰く，「患者さんが先生なのです」と。

そうであれば，大丈夫，ほとんどの研修病院には必ずや「ちゃんとした先生」はいるはずである。

今後の改革について……私はこう思う

2009 年度，臨床研修制度が必修化されてから初の改革がなされた。

審議委員会の答申に沿った形で漸次改革が進んでいく中で，とりあえず実施されたのは，① 必修科目の削減による研修プログラムの弾力化，② 地域医療実習を保健所などから第一線の医療機関とする，③ 大学病院の派遣機能強化を見据えた研修病院指定の基準変更と定員数の削減の 3 点である。

当時の審議会で何が話し合われたかは，一言一句，厚生労働省のホームページで見ることができた。

私もかつて行政に関わっていたので知っているが，審議会で委員が述べた意見を取りまとめるのは官僚であり，挙手になる多数決で事が決まるわけではない。いわゆる官僚主導というやつだ。

というか，もともと審議会自体，官僚の意思決定のための一材料にすぎないのかもしれない。

いずれにせよ，雑多な議論がいきなり官僚によって，「取りまとめ」られ，法令化（通達）される。

今まで各施設が苦労して作り上げた研修プログラムをいきなりオシャカにすると反発が強すぎるので，改革はあくまで徐々に行われる。

しかし，現在の医療崩壊の原因の一端が研修制度の必修化であるという評価の中，この改革は疑問である。

これまでにも増して外科系離れ，地方離れが進むはずだ。

generalist 育成を目指した結果，speciality が失われたというのなら，元のストレート研修に戻した方がよほどすっきりしている。

大学の派遣機能強化にしても，各病院への配慮があるのだろうが，現行の成果は明確ではない。

いっそのこと従来のジッツを制度化した方が良いのではないかとすら思える。

行政による破壊は簡単でも，そこからの再構築は，特に今の時代にあっては難しい。

大学の派遣機能強化の名目で，より専門性を追求する大学病院を重視しながら，かつ地域医療を担う generalist を育成しようということ自体，二律背反にほかならない。

さらに問題を深刻化させているのが，教育病院たる大学病院が，その本来の機能を果たしていないことである（学生は新制度で大学病院にはっきり「ノー」を出したのだ）。

専門性への特化という最近の医学の風潮に従うのなら，まず，大学病院が教育へ特化すべき……復権はそこからの話だろう。

とにもかくにも，諸君は制度という「形」に惑わされてはいけない。

軸足をしっかりさせて地に足の着いた研修を行うこと，それこそが大切なのであり，諸君の人生は決して愚かな「大人たち」に左右されてはならない……と私は考えている。

過去10年間に行われた研修医採用試験に関するアンケート

　編集部が受験生にアンケート調査を行った結果，得られた各施設の試験情報を過去10年間をベースにし，1施設につき最多5年分を掲載する。それより前の情報については，出題された小論文・面接のテーマを p.502〜にまとめてある。

　全施設ではないのだが，第1希望人数の多かった（医師臨床研修マッチング協会公表のデータに基づく），人気病院を押さえてある。該当する病院を受験する諸君は参考にして欲しい。

　また，自分の受験しない所のものでも，読むと実際の雰囲気が伝わってきて参考になるだろう。

【地方区分】

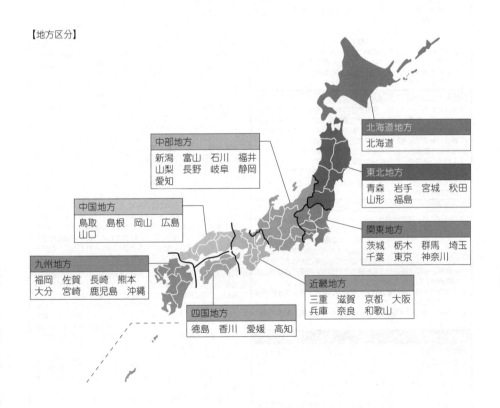

北海道地方

● 大学病院

① 筆記試験・その他　② 面接試験　③ 受験した場所，方法　④ 受験後の感想・来年の受験生へのアドバイス　⑤ 見学・実習

旭川医科大学病院

2021年

④ 面接や筆記試験などはなかった。書類審査のみで受けられた。地域枠で入学したので自大学の病院を受けることになったが，病院見学は積極的に行くようにしていた。他の病院の考え方や雰囲気を感じることは，地域枠で入学した学生にとってもよいことだと思う。

⑤ 大学のポリクリがあった期間（2020年1月～2021年9月）。コロナの影響で患者さんと接触する機会がほとんどなかった。

2017年

④ 在学中の成績による書類選考で判定されるため，成績が芳しくない場合には注意が必要。逆に，それ以外の対策は必要なし。

⑤ 本人の熱意に応じて教育を行っている印象。科によって教育熱心かどうか程度の差はあるが，丁寧な指導が行われていた。

札幌医科大学附属病院

2022年

② 面接官2名【時間】10分【内容】当院を選んだ理由・希望するコース・理想の医師像・研修に関する要望など【雰囲気・感想】雰囲気は良く，答えやすかった。担当する先生によって雰囲気は結構異なるようなので，一概には言えない。質問内容は先生によらず同じだと思われる。

③ 病院からの指定はリリモート

⑤ 5年生のうちにいろいろな病院を見にいき，6年生に行きたい病院に絞って，2回目の見学に行くと良いと思う。

⑤ 自大学のため4年生1月から6年生9月まで実習。初期研修医と話す機会は6年生で回った科に初期研修医も回っていたため，話ができた。実習中は失礼のないように気をつけた。

2018年

② 面接官2名，5～10分。雰囲気は和やか。志望理由。併願病院について。理想の医師像。大学院進学の予定。希望の後期研修先。地域医療について。将来希望する診療科。将来研究をしたり学位取得といった希望があるか。

④ 医学的知識は問われなかった。札幌医大は特に地域医療に力を入れているので，自分なりの考えを整理しておくとよい。受験者数が少ないので，余程のことがない限り通る。

⑤ 5，6年生のポリクリで全ての診療科を回った。指導医が多く，専門的な疾患を深く学ぶことができるのがよい点と思う。

2014年

② 面接官2名（臨床研修センター長（循環器内科教授）他），10分。なんとなく威圧感はあるが，圧迫面接という感じではない。2名のうち1名が質問。志望理由。志望順位。（大学病院しか受けていなかったので）市中病院は考えなかったのか。当院のプログラムのよいところ，改善するとよいと思うところ。理想の医師像。後期研修はどこを希望しているか。将来の志望科。地域医療はどのように改善していけばよいと思うか。

④ 選考日が1日しか設定されていないが，都合が悪ければ別の日にしてもらえる。

⑤ 4/7～5/2実習（ポリクリ）。先生方はとても親切。熱意があれば大丈夫。

北海道大学病院

2020年

② 面接官2名，15分。オンラインで実施。雰囲気は穏やか。どんな医師になりたいか。医師にならなかったら何になっていたか。チーム医療での医師の役割。意見が分かれたらどうするか。長所と短所，それぞれについて分析する。
口頭試問：ショックを呈する病態，出血傾向を呈する病態の鑑別疾患を2分間でそれぞれ10個挙げる。

④ 質問に答えられなくても，「これは難しいからね，気にしない

で」というようなことを言ってくれた。

⑤ 8月見学。研修センターが温かい雰囲気だった。

2019年

② 志望理由。目指す医師像。医師としてのプロフェッショナリズムとそれに必要なこと。自分の長所と短所（それに対してどのように取り組んでいるか）。
口頭試問：ステロイド全身投与の適応疾患，意識障害の鑑別疾患をそれぞれ10個挙げる。

④ 質問に対する時間などは決められており，きちんと計られている。圧迫などは全くないので落ち着いて聞かれたことに素直に答えればよい。

⑤ 希望する診療科を2回見学。新専門医制度などもあるので，実際に行きたい科が決まっていると先生と詳しく話をすることができる。最低2回は行った方がよいと思う。採用にどれだけプラスになるか不明だが，診療科の先生方は覚えてくれているのでよい感触ではあった。

2017年

② 面接官2名，10～15分。志望理由。どのような医師になりたいか。キャリアプランについて。チーム医療の中で医師が果たす役割とは。自分の短所はどこか，それを直すためにどのようにしているか。
口頭試問：意識障害をきたす疾患を10個，低Na血症をきたす疾患を10個挙げる。

④ 圧迫感はなく，優しく聞いてくれるような環境だった。口頭試問は毎年内容が違うので，対策は難しい。去年は下腿浮腫をきたす疾患，低Na血症をきたす疾患を10個ずつ。また，今年の他の日程では，頭痛の鑑別，ステロイドの副作用を10個ずつだった。制限時間があり，答えた内容は全てメモを取られていた。受験生が多いので，緊張しやすい雰囲気かもしれない。基本的な症候については事前に勉強し，疾患を挙げられるようにしておいたらよいと思う。研修プログラムはとても自由度が高く，市中病院にも1年間以上行くことができる。

⑤ 5・6年時実習。研修医の先生方の様子を見ることができ，指導医も研修医もとても熱心でよい研修ができるように感じた。

2015年

② 面接官2名，15分。雰囲気は和やか。2名のうち1名が質問。目指す医師像。チーム医療における医師の役割。自分の短所，それに対する改善点。これまでの人生で苦労したこと。
口頭試問：ステロイドの副作用10個，腹痛，胸痛の原因10個。

④ 当日の朝，口頭試問があると伝えられたので，落ち着いて対応できるかどうかを見られていると感じた。面接官が優しく緊張をほぐそうとしてくれ，言いたい事を言えるように会話の手助けをしてくれた。1週間前にも選考日が設けられており，設問が両日とも同じなので，2日目の方が有利だと思う。

2014年

② 面接官2名（講師・准教授クラス），10～20分。圧迫面接ではない。やや事務的。2名のうち1名が質問。医師として必要なこと。理想の医師像。これまでの人生で失敗したこと。これまでの人生で最も頑張り，報われたこと。これまでの人生で最も感謝していること。人。長所と短所。現在の医療の問題点と解決法。チーム医療とは。どのような研修を希望するか。社会全般（医学との関連は不問）で気になっていること。

④ 今年から筆記試験はなくなった。面接ではよくある質問が中心なので，少し準備をしておけば特に問題ないと思う。定員割れしている病院なのでもっと優しい雰囲気かと思っていたが，想像とは異なっていた。

⑤ 5年生春見学・実習。とてもよくしていただいた。

● 研修病院

① 筆記試験・その他　② 面接試験　③ 受験した場所，方法　④ 受験後の感想・来年の受験生へのアドバイス　⑤ 見学・実習

旭川医療センター（北海道）

2019 年
② 面接官 3 名，10〜15 分。志望理由。出身大学の県はどのようなところか。将来目指す科。初期研修後の進路。初期研修で不安なこと，説明してほしいことはあるか。
④ 圧迫感は全く無く，良い雰囲気だった。答えにつまるような質問もなかった。病院や初期研修の説明をしてもらったので，こちらが質問に答えている時間は，面接時間の半分位だったと思う。
⑤ 4 月・6 月見学。見学時に研修について（修了後も含め）熱心に説明してもらった。色々質問を考えていくとよいと思う。

2018 年
② 面接官 5 名，15〜20 分。雰囲気は和やか。志望する科。将来の展望。病院を移動しなければならないことについて。
④ 緊張せずに面接できた。科が少なく，デメリットも多いのかもしれないが，それを上回る魅力があると思う。ぜひ一度見学に来てほしい。
⑤ 7/下旬見学，5 年生 9 月実習。教育熱心な先生方が多かった。比較的忙しくはなかった。

旭川厚生病院（北海道）

2022 年
② 面接官 5 名【時間】10 分【内容】面接内容は例年決まっているらしい。志望動機，学生時代力を入れたこと，国家試験に向けた対策状況，将来的なキャリアプラン，併願病院，最後に質問か自己 PR【雰囲気・感想】定型の質問があり，追加質問などなく，淡々と進む印象。
③ 病院からの指定により現地
④ 面接本番より前に，見学を通じて見られていると感じたので，なんとなく見学に行かず，準備して臨むのがよいと思われます。
⑤ 7 月 14 日に見学。研修医の先生方と話す時間をたくさんもらえた。1 年目，2 年目の各科でのローテーションの組み方など丁寧に教えてもらえた。救急当直まで見学させてもらい，研修医が主体で診療を行っている様子がよく分かった。見学科の希望を出す際，科によっては患者さんが多くなく，診療の実際が見られないこともあるので，事前に調べて行く科を選ぶのがよさそうに思えた。

2021 年
② 面接官 5 名，10 分。志望動機。志望科。学生時代に力を入れてきたこと。現時点での将来の進路。目指す医師像。国家試験に向けてどのように勉強しているか。入試の形態や奨学金などで縛りはあるか。趣味。
④ 和やかな雰囲気だが，面接官の反応はあまりない。毎年同じことを聞いている。プライマリ・ケアについて語るとよいらしい。見学は早めに，複数の科を見ておくのがよい。救急を頑張りたければおすすめだと思う。
⑤ 7/下旬見学，9/中旬実習（1 週間）

2020 年
② 面接官 4 名，10 分。志望動機。大学で頑張ったこと。国試の勉強をどうやっているか。初期研修後の進路。最後に質問が自己 PR。
④ 面接の内容は毎年ほぼ変化なし。
⑤ 1 月見学，2 月実習（2 週間）。指導医の先生が優しい。ほぼ毎日，午前中には終わっていた。研修医は出身大学が同じで仲が良さそうだった。スタッフの雰囲気も良い。

2019 年
② 面接官 5 名（医師 3 名・事務 2 名），10 分。3 名の先生から 2 つずつ質問された。志望動機。当院以外の受験病院。大学生活で勉強以外に頑張ったこと。当院で学びたいこと。国試の勉強方法。初期研修修了後の進路。自己 PR。

---

④ 例年同じことを聞かれている印象。受験者全員に同じことを聞いていて，差がつく感じではなかった。今年は倍率が高く（例年は 1 倍いくかいかないか，今年は 2 倍），面接日程は 2 日設けられていた。終了後，研修医の先生や事務の方と飲み会あり。例年面接のみで今年も筆記試験等は課されなかった。
⑤ 5 年生 3 月・6 年生 7 月見学，6 年生 4 月実習（1 週間）。実習に行った回数も見学回数にカウントされるので，この病院を考えている人は実習も回った方がよいと思う。

2017 年
② 面接官 4 名，15 分。志望動機。研修終了後の進路。気になるニュース。
④ 気さくに話しかけてくれて，大変話しやすい雰囲気だった。
⑤ 5/上旬・7/中旬見学および実習。病棟の患者さんの説明，検査，処置，治療の見学。実際に見て疾患についての理解を深めることができ，上級医・研修医ともに親切丁寧に指導してもらえた。

旭川赤十字病院（北海道）

2022 年
① 小論文（事前提出）：『コロナ禍における医師のプロフェッショナリズム（1,000 字）』
② 面接官 8 名【時間】15 分【内容】医師になろうと思った理由，部活について，旭川赤十字病院をどこで知ったか，志望科と理由，タバコを吸うか，学生時代力を入れたこと，北海道での暮らしはどうか，高齢化社会の医療で重要なことは何か，同級生の中での役割，人生に影響を与えた本，自覚する性格，併願病院，最後に質問はあるか【雰囲気・感想】雰囲気は穏やかだが，面接官との距離が比較的近く，少しプレッシャーに感じるかもしれない。
③ 病院からの指定により現地
④ 出願書類をよく読んでもらえていて突っ込んだ質問もされるので，しっかり準備して臨むこと。
⑤ 5 月，7 月に見学。研修医の先生について見学させてもらう形式で，各科での研修の様子を聞かせてもらい，昼食時や研修医室での休憩時に突っ込んだ話も聞かせてもらえた。4 つの科を見学させてもらったが，外科系を見学した際は手術室に入りっぱなしで研修医の先生方と話す機会が多くなかった。そのあたりの話を聞きたい方は科を選んで見学するのがよさそう。

2021 年
① 小論文：800〜1,000 字，事前提出。高齢社会が進む中で地域中核病院に発生する医療ニーズとは何か。
② 面接官 7 名，15〜20 分。雰囲気は和やか。小論文の内容について。部活で学んだこと。実習などで患者さんに接する時大事にしていること。地域実習があるが都市部と過疎地どちらに行きたいか。チームに自分の苦手な人がいた時どう対応するか。落ち込む時の原因はどういうものが多いか。他の受験病院。
④ 成績証明書が重要らしい。面接は面接官の目を見て正直に答えるのが 1 番だと思う。最後に何か質問はありますかと聞かれた時は，質問がなくても何か話した方がいいと思う。
⑤ 7/下旬見学

2020 年
① 小論文：800〜1,000 字，事前提出。新型コロナウイルス感染症が全世界的に広がり，日本でもさまざまな影響が生じています。このようなパンデミックに対応するにあたり，医師として必要な心構えを論じなさい。
② 面接官 5 名，15 分。小論文の内容について。部活について。見学の感想。実習で何を大切にしていたか。他の受験病院。
④ 面接官の人数に圧倒されるが，優しい雰囲気だった。見学回数が評価に入っているとの話も聞くので，見学は行っておこう。
⑤ 5 年生 7 月・12 月，6 年生 7 月（面接前）見学。指導医とはあまり関われないが，研修医から話はたくさん聞けた。見学後には意見交換会がある。

① 筆記試験・その他	② 面接試験	③ 受験した場所，方法	④ 受験後の感想・来年の受験生へのアドバイス	⑤ 見学・実習

北海道

2018 年

① 小論文：800 字，事前提出。高齢者免許返納について。

② 面接官 8 名，15 分。雰囲気は穏やか。面接官一人一人から質問された。小論文の内容について。実習について。IT について。家族について。アルバイトについて。

④ 楽しく面接できた。見学回数，小論文は見られない等々，先輩から聞いたことを真に受けすぎてもいけない。

⑤ 4/中旬・8/上旬見学，7 月実習（4 週間）。救急科での実習で，研修医と一緒に診察に参加することができた。救急搬送される患者さんは毎日 10 名以上。とても充実していた。

2017 年

① 小論文：事前提出。医師として基本的な臨床能力について国民はどんなイメージをもっているか。そしてあなたは将来どのような医師になりたいと考えているか。

② 面接官 10 名（院長・副院長他），15 分。雰囲気は穏やか。志望理由。志望科。経歴について。薬の副作用についてどう思うか。患者と接する上で気を付けること。精神状態は良好か。車を所持しているか。なぜ●●病院ではなく当院なのか。

④ 面接官の数が多く，圧倒された。予期しない質問がくることもあるので，色々対策した方がいい。院長と副院長の先生が中心に質問し，他は面接官 1 名につき 1 つ質問された。

⑤ 9/中旬・3/下旬・7/上旬見学

2015 年

① 小論文：800 字。事前に用意していくことができる。将来の医師像について。

② 面接官 8 名，15 分。志望理由。志望科。家族について。関心のあるニュース。入局を決めたかどうか。持っている資格について。病院への質問はないか。

④ 小論文に関する質問はあまりされなかった。非常にアットホームな雰囲気で話しやすかった。事務の方も気さくに話しかけてくださり，緊張がとけた。

⑤ 7/14, 15 見学・実習。神経内科で実習。神経系が強い病院であり，ソーシャルワーカーの人数やリハビリテーションに関して充実していた。

岩見沢市立総合病院（北海道）

2014 年

② 面接官 2 名（1 人は採点係の事務職），10 分。雰囲気は穏やか。志望科。研修先は北海道でよいのか。北海道に残るか。自己アピール。

④ 細かいことや踏み込んだことは聞かれない。

江別市立病院（北海道）

2017 年

② 面接官 5 名，20 分。医学部に入った理由。医師としてどうなりたいか。目標。

④ アットホームな雰囲気で圧迫感なし。よいところなのでおすすめ。

⑤ 5/上旬見学

2015 年

② 面接官 4 名，15 分。雰囲気は和やか。志望理由。志望順位。医師を志した理由。将来の進路。部活・サークル活動について。後輩指導についてどう思うか。

④ 落ち着いて自分の考えを正直に話せばよいと思う。

⑤ 3/下旬見学・実習。特色のあるプログラムについて，利点・欠点まで色々詳しく話を聞けた。レクチャーも有意義だった。

王子総合病院（北海道）

2022 年

② 面接官 5 名，受験者 7 名【時間】15〜20 分【質問】自己紹介と自己 PR を簡単に・コロナ禍で学んで今後活かせることはあるか・短ık・医師の働き方についてどう思うか・研修またはそれ以外で何か楽しみあるか・マッチング順位について・何か質問はあるかなど【雰囲気・感想】終始和やかな雰囲気で，研修担

当の先生が司会で進めてくれていた。答えている時に先生たちが相槌してくださり，話しやすかった。

③ 病院からの指定により現地

④ 5 年生のうちにたくさん見学に行き，6 年生で本当に行きたいところに 2 回目の見学に行くのが良いと思います。

⑤ 5 年生の 7 月と 6 年生の 6 月の計 2 回見学。初期研修医の先生はもちろん，上級医と初期研修医間の雰囲気もとても良く，積極的に研修されているお姿を見て働きたいと思った。6 年生の 7/下旬から 4 週間，地域実習に行った。産婦人科を回らせていただいて，縫合やエコーなど実際に手を動かす機会が多く，大変勉強になった。また，研修医の先生ともたくさんお話しでき，病院のことや雰囲気をよく知ることができた。気をつけたことは身だしなみと忘れ物をしないこと。挨拶も元気よくできるように心がけた。見学時は研修医の先生がどれくらい主体となって仕事をされているか，救急当直での研修医の動きを見てどれくらい自分が成長できるかを見ていた。

2017 年

② 面接官 4 名（院長・副院長・看護副部長・事務課長），20 分。雰囲気は和やか。志望動機。将来の展望。志望科。アルバイトについて。趣味。提出書類について。

④ 特に意地悪な質問もなく，思っていることを素直に言えば何も問題ないと思う。きちんと自分の意見を持っているなら心配しなくてよい。

⑤ 7 月見学，6/上旬実習（1 週間）。外科で実習。大学とは毛色の違う症例を多数学べ，指導熱心な上級医の先生方に囲まれて充実した実習になった。

小樽協会病院（北海道）

2020 年

② 面接官 5 名（院長・副院長・事務・看護・進行の研修担当の事務の方），15 分。履歴書の内容を中心にそれぞれから質問。

④ 看護代表の方のみ少し質問が厳しかった。

⑤ 3 回見学。2 度は知り合いの先輩が研修をしていたのでその先輩の科を希望し付いて回った。3 度目は午前中に外科のカンファ及び少しだけ ope 室で見学をし，午後に面接を行った。比較的気楽に見学できる雰囲気だと思う。

小樽市立病院（北海道）

2021 年

② 面接官 4 名，15 分。当院を選んだ理由。人生で嫌いな人に会ったことはあるか，その対処法。臨床研究についてどう思うか，将来携わりたいと思うか。

④ マッチングは先輩からの情報を有効活用するように。

⑤ 6/中旬見学

2018 年

② 面接官 5 名，15 分。医師を志望した理由。病院の志望理由。学生時代に学んだこと。医療の現状と改善点について。

④ 緊迫した雰囲気ではないものの，明るいわけでもない。高い所では貴重な鉱石，低い所ではレンガなどが採れる鉱山があり，あなたはつるはし 1 つでどこまで登りますか？といった，思いがけない質問もあった。

⑤ 7 月見学，実習。内科の実習に関しては，全体的に緩め。検査などを見学したり，研修医の先生と話をしたりして過ごした。整形外科を回って，この科に進みたいと思った。

2015 年

② 面接官 5 名，15 分。志望理由。志望科。部活について。アルバイトについて。関心のあるニュース。座右の銘。自分は周囲の人にどう思われているか，自分の立ち位置。

④ 他の受験生とは時間をずらして設定されており，待ち時間もなく，緊張しにくいと思う。

⑤ 7/22 見学・実習。研修医の先生方が優しく，研修生活について色々と教えてくださった。研修制度が柔軟だと思った。

① 筆記試験・その他　② 面接試験　③ 受験した場所，方法　④ 受験後の感想・来年の受験生へのアドバイス　⑤ 見学・実習

帯広協会病院（北海道）

2022 年

① 小論文（事前提出）：800字（自己と他人，進化論に対する考察，職業上の公平性，男女共働について，ワークライフバランスについての中から1つ）
② 面接官 3名【時間】10 分【内容】当院を志望した理由・自己 PR をしてください・長所と短所を教えてください・挫折した経験を教えてください・志望科は何科か・その志望科に決める決め手が何かあれば教えてください・最後に質問があればどうぞ【雰囲気・感想】雰囲気は終始穏やかで，こちらの緊張をほぐすような口調で質問された。面接では医学的知識などは訊かれず，地域医療に対する考え方などについても訊かれなかった。
③ 病院からの指定により現地
④ 面接時間は病院見学の後に設けられており，見学した科によってはスーツに着替える時間はなく，白衣のまま面接を受けることになるかもしれないです。それが普通のようなのでもしそうなっても慌てることはないです（事務の方日く，およそ半数の人がスーツではなく白衣で面接を受けているらしいです）。お昼は研修医室で食べるのでその時を逃さずたくさん研修医の先生からお話を聞きましょう！
⑤ 7/上旬，12/中旬に見学。研修医の先生から前年の面接の雰囲気や，研修の忙しさ，宿舎の内装や雰囲気等についての話をフランクにしていただいた。見学に行った科の先生からは実習のように指導的に実際の臨床について教えていただいたり，その病院の1日の業務の流れなどについて話をしていただいた。身だしなみや持ち物，言葉遣いに気をつけた。

2020 年

① 小論文：800 字以内，事前提出。複数のテーマから1つを選択。
② 面接官 3名（事務・研修プログラム責任者・指導医代表），20 分。雰囲気はとても和やか。自己紹介。志望理由。履歴書や臨床研修申込書に書いた内容について。医師を目指した理由。協会病院で研修するメリット。将来の計画。今までに人の上に立つ経験はあったか。（地元の病院だったため）帰省したら必ず行く場所。
④ 受験当日は自分のみだったが，別日も含めると 20 名近くの受験者がいたらしい。選考日は決まっておらず，希望を伝えると随時行えるみたいだった。何度も見学に行っていたこともあり，とても話しやすかった。最初に自己紹介をしてくださいと言われると意外と何を話そうか戸惑ってしまうと思うので，考えて行った方が無難。面接官が興味を持ったことには深く質問をしてくる。事前情報ではなかなか分からないと思うが本当に素敵な病院。研修医の雰囲気も良く，仕事量・給料・環境全てがとてもちょうど良く，バランス良く研修ができると感じた。見学に行かなければ分からないと思うが，見学の際には近隣のビジネスホテルを用意してくださり，交通費の補助もあるので，ぜひ行ってみることをおすすめする。
⑤ 5年生 5月（3日間），1月（1日）, 6年生 4月・7月（各1日）。初回は研修プログラムについての説明があった。見学では研修医の先生と共に行動し，後期研修医や指導医からも指導をしていただいた。見学で行ったが，内容的には参加型の実習であり，レクチャーだけでなく実際に手技なども経験させてもらった。非常に教育環境が整っている病院という印象だった。

2018 年

① 小論文：800 字以内，事前郵送 or 当日持参 or 後日郵送。5つのテーマから1つを選択。実習の振り返りについてのレポートを選ぶと，盛り込む要素が提示され，それらを踏まえて書く。
② 面接官 3名（副院長・看護師長・臨床研修指導医），20 分。雰囲気はとても和やか。志望理由。将来の進路。自分の長所。自己アピール。
④ 自己アピールの内容についての質問が結構あった。医学的知識を問われる質問はなかった。先生方以外の病院スタッフの皆さまに対しても，誠実で真摯な対応をするように。態度が 180 度違う学生がいる，と先生がおっしゃっていた。
⑤ 5年生 8月・3月・面接当日見学。見学回数はあまり重要視され

ていないようだった。

帯広厚生病院（北海道）

2022 年

① 小論文（事前提出）：理想の医師像（800 字）
② 面接官 4名，書記1名【時間】30 分【内容】志望理由，その理由，実習で行った病院とその感想，部活や活動について，志望病院，第一志望，聞いておきたいことはあるか，帯広での生活はどうかなど【雰囲気・感想】終始和やかな雰囲気で圧迫的な雰囲気は全くなかった。4人の面接官がそれぞれ質問をして行くスタイルだった。小論文についても突っ込まれた。
③ どちらか選べたので現地を選択
④ 見学に行き先輩の話を聞くのが1番参考になると思います。
⑤ 6月 21 日，22 日で見学。小児科と循環器内科を見学。各見学科で業務が終わり次第見学は終了だった。研修医室では研修医の方が親切に話しかけてくださり，とても皆，仲がいい雰囲気だった。研修医や事務の方とたくさん話をするよう心がけた。施設や研修環境はどうなのかをたくさん見れるようにした。

2021 年

① 小論文：800 字以内，事前提出。コロナ禍で医師になることについて。
② 面接官 4名，30 分。病院からの指定によりリモートで受験。雰囲気は穏やか。事前調査用紙の内容に沿った質問。医師を目指すきっかけ。志望科とその理由。他に見学に行った病院の感想。アルバイトについて。小論文の内容について。
④ 和やかな雰囲気なので緊張せず受けた方がいい。事務の方に気に入られるとよい。
⑤ 7/中旬見学（1日半）。1日目は午前中 PCR 検査のため午後からだった。病院はとても綺麗。事務の方，上級医・研修医の先生方も非常に優しく接してくれた。

2018 年

① 小論文：800 字以内，事前提出。学生実習で印象に残った出来事，もしくは，医療がなぜ今問われるのかの2つからどちらか選択。書式は自由。
② 面接官 4名（院長・副院長・看護部長・事務），30 分。雰囲気は穏やか。医師を目指したきっかけ。理想の医師像。併願病院。持っている資格について。小論文や事前調査票の内容に沿った質問。
④ 面接官それぞれが質問する。30 分間びっちりの面接だったが，あっという間に感じた。見学や実習の際は，挨拶ができるか，きちんと時間を守るかということを重視している。この時から選考が始まっていると考えた方がよい。
⑤ 5年生 5/上旬見学（2日間）, 6年生 5/中旬実習（4日間）。実習では多くの先生方，研修医と関わることができたので，見学時よりも深く病院の雰囲気を味わうことができた。

2017 年

① 小論文：800 字以内，事前提出。実習で印象に残ったこと。
② 面接官 4名，30 分。医師を目指したきっかけ。事前提出の小論文の内容について。チーム医療について。研修終了後の進路。
④ 発言内容に少し筋が通っていなかったり矛盾していると，そこをついてくる。事務担当の意見が強く反映されるらしいので，接する機会があったら礼儀正しくした方がよい。研修は外科が忙しく大変そうだった。
⑤ 7/上旬・マッチング前日見学

2015 年

① 小論文：800 字，事前提出。医療ニュースについて。またはポリクリについて。
② 面接官 4名，30 分。小論文の内容について。履歴書の内容について。ストレス解消法。
④ 明るく話しやすい雰囲気でよかった。

2014 年

① 小論文：800 字，事前提出。医療・医学に関して思うこと・考えること。

① 筆記試験・その他　② 面接試験　③ 受験した場所，方法　④ 受験後の感想・来年の受験生へのアドバイス　⑤ 見学・実習

北海道

② 面接官4名（院長・臨床研修センター長，看護副部長，事務次長），30分。雰囲気は穏やか。志望科。医師を志した理由。併願病院。部活の経験。医師はリーダーシップをとる立場だが，他職種とどう接するか。帯広で生活することに不安はないか。小論文の内容について。ストレス解消法。怒ったこと。
⑤ 1/15～16見学。事務に気に入られることが重要で，何度も行くことが必要らしい。2日間の実習を推奨されている。宿泊費半額支給。

北見赤十字病院（北海道）

2022年

① 小論文：「人間関係で失敗したこと，気をつけていること」20分程度。その後面接で関連した内容を聞かれる。
② 面接官5名【時間】15分程度【内容】面接を受けた理由，将来の志望科，自分の長所，体力には自信があるか，小論文の書いた内容から関連した内容（5つほど）など。
③ 病院からの指定により現地
④ それぞれの病院がどんな研修医を求めているかを知った上で面接の回答も考えたら良かったなと反省しています。地域医療思考の病院なので，あまり自分やりたい専門分野について話す必要はなかったなと。しっかり病院の特性を把握した上で面接に挑んだ方がいいと思いました。
⑤ 3月30日耳鼻科と救急見学。外来も手術室も和気あいあいとした雰囲気でとても居心地がよかった。新しい建物で，とても綺麗で研修医室も充実していた。救急もスペースが広かった。研修医の雰囲気を見たくて，研修医室で少し長居をした。外科志望なので，オペ看さんや麻酔科の先生など，手術室の雰囲気を注目した。

2020年

① 小論文：A4用紙に自由記述，30分以内。今までの人生で失敗した経験，そこから学んだこと。
② 面接官8名，20分。小論文の内容について。志望理由。志望科とその理由。他人と揉めた時どうするか。大学生活で最も頑張ったこと。他の受験病院。
④ とても良い雰囲気の病院。選考日は自由が利く。
⑤ 見学。病院との連絡はスムーズだった。見学補助あり。

勤医協中央病院（北海道）

2021年

① 小論文：800字以内，事前提出。私の目指す医師像。
② 面接官4名（医師，薬剤師，事務），20分。選択可能だったため現地で受験。雰囲気は和やか。志望理由。勤医協の取り組みで知っていることと共感すること。将来どのような病院や地域で働きたいか。今までで一番困難だったこと。学生生活で力を入れたこと。
④ 基本的には代表の先生が質問する形式。最後に他の方が1つずつ追加質問をした。勤医協の活動についてなど特有の質問がくるので，そこの準備をしておいた方がよいと思う。面接前はとても緊張するが，面接官の先生方は皆さん優しい方々なので，力を入れ過ぎずリラックスしていつも通りの自分を出せるように頑張ってください。
⑤ 5年生9/中旬・6年生，見学。研修医の先生方が研修や病院のことについて詳しく説明してくれた。終始研修医の先生がついていてくれるので安心。

2020年

① 小論文：800字以内，事前提出。私の目指す医師像。
② 面接官5名，20分。1か月間実習した感想。履歴書に沿った質問。よく聞かれるオーソドックスな質問。
④ 面接はオンラインでも可能だった。
⑤ 見学（2日間），実習（1か月）

2018年

① 小論文：800字以内，事前提出。私の目指す医師像。
② 面接官4名，20分。雰囲気は和やか。志望理由。目指す人について。人生で大事にしていること。今までで一番苦労したこと。

④ とても親切に対応してもらえた。
⑤ 見学，1月・3月実習（各3日間）。医学生の病院見学担当の方がいるので，その方に細かく見たいものを伝えた。とても勉強になった。

2017年

① 小論文：800字以内，事前提出。私の目指す医師像。
② 面接官4名，20分。雰囲気は穏やか。志望理由。将来の志望科。挫折の経験。部活・サークルについて。
④ 複数回見学や実習に行くことが重要だと思う。
⑤ 5/上旬見学および実習。研修医を病院全体で熱心に育てようとする温かな雰囲気が感じられた。研修医外来，救急，総合診療が特色。

2015年

① 小論文：800字，事前提出。理想の医師像。
② 面接官5名（医師1名・事務4名），20分。雰囲気は和やか。志望理由。見学・実習時の様子や感想。将来の展望（キャリアや勤務地など）。医師になってから大切にしたいこと。尊敬する人とその理由。当院の研修医と他院の研修医を比較して思うこと。民医連に関して知っていること。今までの人生を振り返って思うこと。人生最大の失敗とその解決策。
④ 医学についての熱意や能力よりも，受験者の人となり，考え方，価値観などを重視している印象。コミュニケーションがきちんととれる，患者さんに優しく対応できることが望まれる。非常に人気のある病院で，受験者数も多い。他県出身者は歓迎されることが多い。合格者はマッチング中間発表前後に電話による内定通知あり。
⑤ 4/15見学・実習。総合診療やERを中心に研修医教育に非常に力を入れていることが伝わってきた。研修医の先生方のレベルが非常に高く，考える姿勢は本当にすばらしかった。道内大学出身者がほとんど。受験するには見学していることが条件にある。見学の相談，当日の動きについては事務の方によく対応していただいた。

釧路市立病院（北海道）

2021年

② 面接官1名（病院長），15分。志望理由。病院の雰囲気について。見学した感想。知っている先輩はいるか。どんな研修を望んでいるか。
④ 対策をきちんとして臨めば，自信を持って答えられるはず。
⑤ 7/中旬見学

釧路赤十字病院（北海道）

2021年

② 面接官3名（医師・事務），20分。履歴書に沿った質問。
④ 病院見学に行った日と同日に面接を実施してもらえる。受験生の人物像と国試の勉強が順調かを確認しているようだった。雑談の中で，献血を5回したという話をすると赤十字病院なのでめちゃくちゃ感謝された。それをきっかけに雑談が広がって終始穏やかな雰囲気で面接をやってもらえた。実務的でその人の人間力やコミュニケーション能力を評価するという面接スタイルだった。事前に用意した回答や綺麗事を並べても意味はないと思う。受験生が本当に働きたい病院なのかで採用するかを決めてくれている。アピールできたかが勝負で，一般学部生の就活の面接に近い印象も受けた。マッチングは行きたいと思った病院だけを書くようにした方がいいと自分は思う。国試後に国試不合格者がでることで人気病院の枠が空くこともある。
⑤ 6/中旬・9/中旬見学。内科，外科，産婦人科，救急当直。基本的に医師が少ない病院なので，先生たちが働いている中で一緒に実習しながら質問をするという参加型の見学。実際に救急当直は医師監督下でファーストタッチ，外来をやらせてもらった。ベテラン看護師さんがめちゃくちゃ優秀で助けてくれた。大学病院や他の初期研修病院からの派遣医師も多く，学ぶ機会には恵まれていて，やる気のある研修医や若い先生が個別指導に近い形式で学び成長できている様子を見ることができた。外科と産婦人科は道東の患者さんの砦としての役割を担ってい

① 筆記試験・その他　② 面接試験　③ 受験した場所，方法　④ 受験後の感想・来年の受験生へのアドバイス　⑤ 見学・実習

るために多くの症例が集まり，とても勉強できる環境だと思った。内科は総合内科という印象。初期研修医にとっては学ぶことを多面的にやれる印象。2年目は自由にカリキュラムを組めるので，専門的な研修をしたい場合は院外施設での研修も可能とのこと。

2014 年

② 面接官4名（副院長・事務他），15分。雰囲気は和やか。見学はどうだったか。
④ 副院長のお話を聞けただけ。人生で最も楽な面接だった。最後に「当確だね」と言われた。
⑤ 8/1 見学・実習。いろいろさせてもらえる病院だと感じた。

2013 年

② 面接官2名，15分。雑談程度（昨年の質問：なぜ都心で生まれ育った人が北海道，それも釧路で研修しようと思ったのか。釧路の第一印象。釧路に来ることのメリットとデメリット）。
④ 面接はいつでも受け付けている。患者に対する医師の数が日本で最も少ない地区である根釧地区において，1年でも2年でも本気で働きたい，よい医者，技術を持った医者になりたいという人間を，できるだけ早く一人前にして即戦力として使おうという考えが感じられた。実家が北海道ではない研修医が多い。
⑤ 7/下旬見学および実習（2日間）。指導医の監督のもと，外来診察を1名，病棟患者を20名ほど，管理させてもらった。希望すれば何でもさせてもらえる。

釧路労災病院（北海道）

2013 年

② 面接官3名，15分。医療の現状について。国試の勉強はどうか。
④ 実習後の面接だったので疲れた。
⑤ 8/中旬実習（2日間）。ほぼ立ちっぱなし。

倶知安厚生病院（北海道）

2017 年

② 面接官3名，5分。
④ 和やかな雰囲気の面接で，雑談のようなものだった。
⑤ 7/下旬見学および実習。主に総合診療科での実習で，薬のオーダー方法などを指導してもらい有意義だった。

札幌厚生病院（北海道）

2021 年

② 面接官3名。現地での面接3日，リモート面接が2日設定されていた。選択可能だったため現地で受験。医師を目指す理由。札幌厚生で研修したい理由。学生時代にやっていたこと。3年目からの進路。出身地には戻らないのか。大学での研修は考えなかったのか。他の受験病院。最後になにかありますか。
④ 同日現地での受験者数は6名。他の日程も6名ほどいたようだ。将来のキャリアプランを踏まえた上で，初期研修先を選べるといいと思う。まだ決まっていない人は難しいかもしれないが，学生時代に何に取り組んだのか，初期研修に対する自身のスタンス（何を重視したいのか），3年目以降のキャリアプラン，を整理すると面接の準備も楽になりそう。
⑤ 7/下旬見学（1日）。事務の方の対応がとてもよく，1日の流れはとてもスムーズだった。希望の科を午前と午後で2つ見学。自身の志望の科と研修医の先生が回っている科を選んだ。研修医の先生がいる科は必ず入れておいた方がよさそう。病院内の案内や，研修，面接のことなど話を聞くことができた。昼食は先方がお弁当を用意してくれた。

2020 年

② 面接官3名，5〜10分。雰囲気は穏やか。志望理由。医師を目指した理由。学生時代に頑張ったこと。研修に望むこと。見学の感想。将来の展望。志望科とその理由。国試勉強の進み具合。履歴書の内容について。
④ オンライン受験と現地受験選択可能だったこともあり，自分の受験日に現地受験をしていた学生は3名。事務の方が進行し一通り質問をされた後に各指導医からの質問を受けた。威圧的な感じはなく，普段通りの自分を見せる感じでよい。メールで

のやりとりを丁寧に行い，見学後に令状を送るなど基本的なことができれば大丈夫だと思う。コミュニケーションはしっかり取るように。
⑤ 見学。最初に研修プログラムについての説明があり，午前・午後で2つの診療科を見学した。かなりハイポのようだ。先生方は優しい。研修医の先生の話を中心に聞く感じ。お昼ご飯も一緒に食べた。終始和やかな雰囲気。指導医と話をする機会もあった。見学する科によっては空き時間も多くあり，研修医室で様々な話を聞くことができた。

2019 年

② 面接官5名，10分。雰囲気は和やか。将来について。希望の科など。
⑤ 7/上旬見学

2017 年

② 面接官3名（院長・副院長・事務次長），15分。医師を目指した理由。志望動機。研修で頑張りたいこと。勤務時間9時〜17時を確約できないかどう思うか。大学時代に得たもの。親は医師か。きょうだいについて。
④ 面接官は終始優しい感じ。自分の考えを伝えようと一生懸命話せばしっかり聞いてもらえる。難しい質問はない。
⑤ 3/上旬見学

札幌徳洲会病院（北海道）

2018 年

① 小論文：800字以内，事前提出。私の目指す医師像について。
② 面接官3名（院長・副院長・看護部長），30分。雰囲気は和やか。理想の医師像。志望する科。併願病院。初期研修に望むこと。部活で大変だったこと。自己PR。留学で大変だったこと。
④ 面接で聞かれることは一般的なことばかりだったので，きちんと準備していけば問題ないと思う。受験日は希望に合わせて柔軟に対応してくれるそうだ。小規模な病院ではあるが，アメリカ人医師を雇ってかなり教育に力を入れている印象。もしかすると英語面接が今後導入されるかもしれないとのこと。
⑤ 1月・4月・7月見学

札幌東徳洲会病院（北海道）

2022 年

① 選択肢：国試過去問，救急半分と他のメジャー科目からも出ていた。
② 面接官3名，受験者5名【時間】15分程度【内容】リーダーシップを発揮したことがあるか，体力には自信があるか，将来はどのように働いていきたいかなど【雰囲気・感想】雰囲気は和やかで，健康状態に「極めて良好」と書いておいたら，いいですねー！　と笑ってくださった場面もあった。
③ 病院からの指定により現地
④ もっと真面目に見学しておけば良かったなと反省しています。先輩方の話を鵜呑みに，例年の筆記試験の傾向を当てにしていたら，今年から変わっていました。研修担当の先生がいる科で見学した友人はそのことを先生から教えて貰っていたらしいので，自分の志望科だけではなく，選考に関わりそうな先生がいらっしゃる診療科でも見学して仲良くなっておけばよかったなと思っています。
⑤ 5年生の12/28〜29，総合診療科・外科・救急・耳鼻科を見学。救急車がひっきりなしに来ていた。ハイパーで，とにかく量をこなすというイメージ。勉強会も充実していそうだった。オープンな医局ということもあり，研修医の先生がよく声を掛けてくださって，研修医同士が学年周わず仲良さそうだなと感じた。6年生の5月11〜15日の1週間，耳鼻咽喉科。手術も外来も見させていただいた。頭頸部だけでなく耳や鼻の手術が豊富で，様々な術式を見ることができた。自分の興味がある音声障害の患者さんも見ることができ非常に楽しかった。空き時間には，初期研修病院としての売りである救急外来も空き時間で見学させていただいた。1年目の研修医が2か月目でも仕事を任せてもらえていたのがかっこよかった。年末に見学したのでその時期でも忙しいのか，春先の実習では1年目研修医が仕事を始

北海道

① 筆記試験・その他	② 面接試験	③ 受験した場所，方法	④ 受験後の感想・来年の受験生へのアドバイス	⑤ 見学・実習

北海道

めて間もない中でどのように働いているかというところには注目していた。また，見学の前後には事務の方へのお礼を欠かさぬように気をつけていた。

2020 年

① 合計 120 分。

小論文：800 字程度。もしあなたが離島で初期研修をしており，外来で「薬がなくなったから欲しい」と訴える患者さんが来た時にどのような対応をとるのか。島に来る研修医で外来を回しているため主治医に確認することはできず，院長はオペ中で即座に対応できる状況ではないという設定。

五肢択一：10～15 問。国試の過去問，救急からの出題が多い。

② 面接官 3 名，10～15 分。雰囲気は穏やか。志望理由。将来の希望診療科。本院でどのような研修をしたいか。大学時代に苦労したことと，それにどのように対処したか。リーダーに必要なものは何か。将来は何の分野に進み具体的にどこで働いていくつもりか。趣味。自己 PR。

④ 五肢択一はしっかり国試の過去問を確認しておけば問題ない。救急は 5 年分くらい見ておくとよい。面接は力み過ぎずに臨めばよい。試験後は小論文について先生に直接話を聞くことができた。答えがない問題を毎年出題している。困ったら誰かを呼んでくれたらそれでいいよって感じだった。

⑤ 見学（2 日間）。総合診療に一番力を入れているのか 1 日は見学することを勧められた。自分は外科に興味があったので外科を 2 日間見たいことを伝えると見学させてもらえた。1 日での見学予定の場合，午前は総合診療科，午後は他の科を見学させてもらうなども可能。オペ，研修医の先生方の回診などを見学させてもらい，様々なお話を聞くことができた。とても忙しそうではあるが自分でやらせてもらえることも多くあり，やりがいはありそうだった。研修プログラムを文面でなく，実際にやっているところを見て知れる点と，そこで働く研修医の先生の体験を聞かせてもらえて良かった。

総合診療で実習（1 か月）。多職種の方からたくさんのことを学び，実習への取り組み方なども学んだ。外部の先生からもたくさん教えていただきとても充実していた。大学のプログラムでなくても病院見学で 1 週間の実習申請ができるため，ある程度の期間をもって知りたい人は申し込んでもよいと思う。

2018 年

① 合計 120 分。

五肢択一：20 問。国試の過去問。必修問題の救急が中心。

小論文：800 字程度。胸痛を主訴に救急搬送された患者。精査の結果異常なし，帰宅可となったが，心配だから今夜は入院したいと言う。どう対応するか。

② 面接官 4 名，15 分。雰囲気はよく，圧迫感はなし。大学時代に頑張ったこと，そこから得たもの。3 年目以降の進路。希望する科。自己 PR。

④ 面接では熱意を伝えることが大切と言われていた。この病院で働きたいということ，頑張る意志，熱意を伝えることができれば大丈夫なので，特に対策は必要ないと思う。面接日は 3 日程あるが，どの日でも問題ない。

⑤ 8/上旬・1/上旬・4/下旬見学

2015 年

① 計 120 分。

五肢択一：30 問。過去の国試問題から出題。ほぼ臨床問題。救急関連の症状がほとんど（ショックの対応，鼻血，外傷など）。

小論文：800 字。大学時代に頑張ったこと。

② 面接官 4 名，15～20 分。履歴書の内容について。家族について。アルバイトの内容。最後に自己アピール。

④ とてもフレンドリーな雰囲気で，リラックスして臨める。見学で顔を覚えてもらうことが一番大事だなと思った。

⑤ 5 月・6 月実習。夜間の救急はほぼ研修医のみで対応していた。研修医の先生方のモチベーションが非常に高いと感じた。

札幌北辰病院（北海道）

2021 年

① 小論文：60 分。テーマ 2 つ。それとは別に札幌市の人口と高齢化率，日本の社会保障費を答えさせる。

② 面接官 3 名，15 分。履歴書，小論文からの質問が中心。

④ 履歴書で差をつけるつもりでしっかり書くとよいと思う。経験豊富な知人がいればアドバイスをもらうとよい。

⑤ 7/中旬見学

2017 年

① 小論文：800 字，60 分。大学生活で最も印象的だった体験。

② 面接官 3 名，10 分。雰囲気は和やか。将来志望する科。どのような臨床実習をしたいか。家族構成。

④ 事務の方が緊張を和らげてくれる。落とす試験ではない。

⑤ 5/下旬見学

2016 年

① 小論文：800 字，60 分。あなたの出身大学の自慢できる点。

② 面接官 3 名，10 分。雰囲気は穏やか。志望理由。将来進みたい科。勉強することは好きか。卒業後の進路について。寮には入るのか。家族について。

④ 最初に肩の力を抜いてと言われ，すぐに世間話をしているような雰囲気になった。学歴についてそこまで突っ込まれたことは言われない。医学的な話もほとんどない。今年は国試受かりそうですか，と聞かれ，やはりそこが一番気になるだろうなと思った。院長先生や事務の方も優しく接してくれるし，待遇の面でもとてもよい病院だと思った。

⑤ 7/14，15 見学・実習。神経内科で実習。神経系が強い病院であり，ソーシャルワーカーの人数やリハビリテーションに関して充実していた。

市立旭川病院（北海道）

2022 年

② 面接官 8 名【時間】5 分【内容】当院を志望した理由・自己 PR をしてください・君を雇うことでどんなメリットがあるか・部活動はしていたか・同期や先輩後輩と友好的であると思うか・尊敬している人物は誰か，どういった点で尊敬しているか・最後になにか質問はあるか【雰囲気・感想】堅い雰囲気だったが，特に圧迫されているような感じはなかった。院長先生と研修担当の先生から和気あいあいとした口調で質問された。面接官 8 名だが，全員が質問をするわけではないので，時間としては 5 分程度で終わる。小会議室のような広い部屋が会場で，面接官ともある程度距離があるので，しっかり声を出さないと聞き取ってもらえないかもしれない。

③ 病院からの指定により現地

④ 病院見学以外に Zoom での病院説明会などを開いているので，ホームページをチェックしたり同期から話を聞いたりして情報を逃さないようにしましょう。

⑤ 9/中旬に見学。午前と午後で別の科を見学することができて，内容は外来の見学だったので基本的に見ているだけ。隙間の時間で少し「今の患者の疾患は～」という風に説明をしてもらえた。お昼には研修医の先生から話を聞くことができて，当直の雰囲気や宿舎の雰囲気，待遇などについて話を聞けた。病院内を一通り回って手術室や検査室，売店などがどうなっているかを教えてもらえた。身だしなみや持ち物，言葉遣いに気をつけた。

2020 年

② 面接官 7 名（病院長・副院長・教育研修課長・看護部長・事務長），15 分。志望理由。大学時代の学生とは違う経験をしたと思える出来事はあったか。病院見学の感想。当院での初期研修に期待すること。卒業後も続けたい趣味は何か。時間の使い方に関して工夫していること。あなたを雇うメリット。

④ 受験生が 1 名しかおらず，落とすための試験というよりは顔合わせくらいの感触だった。試験控室にいると，教育研修課長の方が来て，「僕はこの 4 質問するから，今ちょっと考えてみて」と事前に質問内容を教えてくれたのでスムーズに答えられ

① 筆記試験・その他　② 面接試験　③ 受験した場所，方法　④ 受験後の感想・来年の受験生へのアドバイス　⑤ 見学・実習

北海道

た。面接官の先生も面接に慣れていなかったのか，後半は趣味の話になった。
⑤7月見学。研修医の先生とお昼ご飯を一緒に食べた時に多くの質問に答えてくれて，とてもよく病院のことを知ることができた。病院案内をしてもらい，病院の施設を一通り見られたのと，コロナ対応病棟も見ることができて，イメージがしっかりできた。

2015年
②面接官5名，10分。雰囲気は和やか。志望理由。将来希望する科。部活・サークル活動について。自分を採用したらどんなメリットがあるか，自己アピール。尊敬する人物。
④今年は面接を受ける人が少なかったようで，面接官から「ぜひ来てほしい」という思いを感じた。質問内容については待ち時間にある程度教えてもらえた。
⑤5/上旬見学・実習。研修医指導に対するポリシーや熱意が伝わってきた。必ず実際に行って話を聞くべき。

市立札幌病院（北海道）
2022年
①小論文（事前提出）：1,200～1,600字「あなたが目指す理想の医師像」「初期臨床研修に向けての抱負」「市立札幌病院を選んだ理由」
②面接官5名【時間】15分【内容】医師を志した理由，医師としてのキャリアプランは・（救急科志望なので）救急をやるうえで大切なことは何か・救急に興味のない後輩にどう指導するか・見学時の研修医の言葉で印象に残っていること，部活動のこと，併願病院について，ワークライフバランスについてどう思うか・プライベートをどう充実させるか【雰囲気・感想】雰囲気は穏やか
③病院からの指定により現地
④市立札幌病院の受験は最後でした。最後まで気を抜かずに頑張るのは難しいかもしれませんが，ほどほどにリフレッシュしながら頑張ってください。
⑤1/上旬（1回目）と8/上旬（2回目）に見学。ローテーションの柔軟性が高く，診療科もそろっているのが特徴的。ゆったり働いている印象。研修医室はあるが，食堂がなくコンビニだけというのが難点。一般的な身だしなみ，持ち物には気をつけた。

2020年
①小論文：1,200～1,600字，事前提出。あなたが目指す理想の医師像，初期臨床研修に向けての抱負，市立札幌病院を選んだ理由の3項目を全て含んだ内容。
②面接官5～6名，15～20分。雰囲気は穏やか。志望動機。学生時代に取り組んだこと。苦手な人のタイプ，その人とはどのように付き合っていくか。病院見学の印象。医師を目指すきっかけ。札幌をどう思うか。
④マッチングは不安が多いと思うが頑張ってほしい。
⑤5年生6月・6年生7月見学。皆さん優しかった。

2019年
①小論文：1,200～1,600字，事前提出。あなたが目指す理想の医師像，初期臨床研修に向けての抱負，市立札幌病院を選んだ理由の3項目を全て含んだ内容。
②面接官5名，10～15分。雰囲気は穏やか。志望理由。自分はどのようなタイプの人間か。
④よくある質問をまとめておけば特に問題なし。自分を飾らず，素直に答えていけばよいと思う。
⑤3月・7月見学

2017年
①小論文：1,200～1,600字，事前提出。あなたが目指す理想の医師像，初期臨床研修への抱負，市立札幌病院を選んだ理由の3項目を全て含んだ内容。
②面接官5名，15分。雰囲気は和やか。志望理由。部活で経験した出来事とそれに対してどう対処したか。ワークライフバランスについて。最近気になったニュース。
④見学に行き，面接担当になるであろう先生と顔見知りになって

おくと，面接時に先生の方からその時の話をしてくれて，こちらも話しやすくなる。何度か見学に行くとよいと思う。
⑤7/上旬見学

2015年
①小論文：1,200字，事前提出。理想とする医師像，そのために受けたい研修。
②面接官5名，15分。雰囲気は穏やか。志望理由。志望科。医師を志した理由。どのような研修を希望するか。チーム医療での医師の立場。最後に自己アピール。
④医学知識については問われず，人間性を見ている印象をうけた。一般的な面接なので，特別な対策は不要。
⑤3/中旬見学・実習（2日間）。一般的な，研修医について回るスタイル。「何回も来てほしい」と言われた。

市立函館病院（北海道）
2022年
①小論文（事前提出）：『市立函館病院を志望した理由（400字）』
②面接官4名（院長，救急科の先生，小児科の先生，看護部長）【時間】15分【内容】入試枠の確認・函病の直した方がいいところ・研修医室に入ったか・どう思ったか・部活動のこと・志望科や将来の医局・ストレス対処法・自己アピール・国試勉強の状況・併願病院はどこか
③病院からの指定によりリモート
④全体的に札幌医大出身の研修医が多い印象ですが，病院としては色々な大学出身の学生に来てほしいようです。
⑤12/下旬（1回目）と7/中旬（2回目）に見学。3の倍数が救急の輪番日で救急科見学は輪番日はかなり忙しく見学中研修医の先生と話す時間は多くないが，昼休みに研修医室で話を聞くことができた。研修医は仲良く団結力がある印象。救急に力を入れている病院なので忙しい印象。一般的な身だしなみや言葉遣いには気をつけた。研修医の先生に聞きたいことをまとめておいた。

2018年
①小論文：各800字，各30分。理想の医師像。ワークライフバランス。
②面接官3名（副院長・看護部長など），15分。大学生活について。部活について。併願病院。研修をどんな風に頑張りたいか。看護師とのコミュニケーションで気を付けることは何か。函館の嫌いなところ。
④小児科の実習でお世話になった先生は，言わずとも分かってくれるような雰囲気だった。副院長・看護部長は少し怖くて，質問に対する答えに更に突っ込んで聞いてくる。ただ，圧迫ではない。小論文も面接も難しくはないが，ある程度マッチング本を読んでおくべき。実習は必須ではないが，確実に有利にはたらく。
⑤7月見学，5/下旬実習（2週間）。様々な場面で，いかに希望順位1位に書いてくれそうかと探られている気がした。ただ，そこできちんとアピールできれば，多少知識が足りなくて質問に答えられなくても大丈夫そう。

2017年
①小論文：1,600字，60分。EBMについて考えること。なぜ医師を目指したのか。
②面接官5名，15分。雰囲気は穏やか。道南の医療の状況について知っていること。見学時，看護師と話をしたか。持っている資格について。
④小論文は時間がないので，内容というよりは，全て書ききることが大事。面接官1名につき1～2つ質問してくる。
⑤8月見学

2014年
①計30分。
記述：5問。英語論文（テーマは原因不明の脳卒中）を読み，設問に答える。和訳が中心。
小論文：600字。新聞記事を読み，それを参考にして，新しい出生前診断について知っていることを答えた上で，意見を述べ

① 筆記試験・その他　② 面接試験　③ 受験した場所，方法　④ 受験後の感想・来年の受験生へのアドバイス　⑤ 見学・実習

北海道

る。
② 面接官 5 名，10〜15 分。雰囲気は和やか。面接官が 1 名ずつ質問。志望理由。志望科。他に見学・受験した病院。研修後の進路。研修で最も大切だと思うこと。当院の救急，指導医について。函館市の印象。母校を受験した理由。自分の短所。
④ 筆記試験は時間が足りないが，ほとんど点数にはならないらしい。ある程度の英語力があれば問題ないと思う。試験前にアドバイスももらえた。面接が重視されており，元気よくしっかり受け答えできることが重要らしい。緊張しているのを気遣ってもらった。

市立稚内病院（北海道）

2017 年

④ 選考日の飲み会で，院長とのコミュニケーションが良好であれば大丈夫。現状あまり心配して臨む必要はないと思う。
⑤ 5/上旬見学および実習。アットホームな雰囲気で，研修医の満足度も高い様子。充実した研修生活がおくれそうだという印象。交通費，宿泊費，食事全てを手配してもらえた。

砂川市立病院（北海道）

2022 年

① 小論文：A4 1 枚。理想の医師像。
②【1 回目】面接官 5 名（内 2 名初期研修医）。時間 15 分【内容】自己 PR・当院を選んだきっかけ・アルバイトで学んだこと・コロナで困ったこと・部活動・苦手な人のタイプ，その対処・第何希望か
【2 回目】現地にてオンラインで繋がった 1 名の面接官と面接。時間 10 分【内容】何か聞きたいことはあるか（この病院についてでもなんでも）・病院の方針や今後の研修をどうしていくかなどの説明を受けた・委員会活動について
③ どちらか選べたので現地を選択
④ ありきたりな質問も少なからず聞かれるので，よくある質問の回答は必ず用意しておくとよい。
⑤ 6/27，28：救急科と整形外科の見学。朝は勉強会が開催され，当直での症例の共有や総合診療的な考えのつける場として良さそうだった。研修医の先生とは連絡先を交換し，食事にも誘っていただいた。初期研修医が自身で考える力を身につけているか，フィードバックがしっかりしているか，研修医同士の仲が良好かに注目していた。

2021 年

① 小論文：60 分。患者のたらい回しについてとその対策。
② 面接官 4 名，10 分。当院を選んだ理由。部活動で学んだこと。嫌いな人に会ったことはあるか。自分は研修医の中でどのようなポジションになりたいか。
④ 何度も見学に行って覚えてもらうのが大事。
⑤ 7/下旬見学

2018 年

① 小論文：字数指定なし。救急現場における人工呼吸器をめぐる医の倫理についての問題。
記述：腹痛患者の救急搬送症例について，診断や方針などを書く。
② 面接官 7 名，8 分。医師を目指すきっかけ。体力に自信はあるか。地域医療についてどう考えるか。最近読んだ本。
④ 各面接官が 2〜3 個ずつ質問する形式。臨床問題は今年からだったので対策はできなかった。毎年試験形式が少しずつ変わっているようだ。
⑤ 4 月見学

2017 年

① 小論文：字数指定なし，60 分。人工呼吸器をはずす「尊厳死」を本人が望むとき，研修医として自分ならどうするか。医療費の高騰について。
② 面接官 8 名（院長・外科部長他），10 分。医師を目指すきっかけ。コメディカルと意見が分かれたらどうするか。人間関係のつらい体験。研修医の自殺について。自己アピール。

④ 選考前日に壮行会と称して研修医・受験者の希望者で飲み会あり。受験者は全員参加していた。研修医の仲が良い病院。
⑤ 6/中旬見学，4/下旬実習（2 日間）。救急科の選択実習。見学は部活の新歓に行っているみたいな感じ。とてもアットホームだった。

2015 年

① 小論文：A4 用紙 1 枚字数制限なし。事前提出。志望理由と将来について。
② 面接官 5 名，6 分の個人面接。アットホームな雰囲気。志望理由。医師を目指した理由。部活をやっていて大変だったこと。心に残っている本。ターミナルケアについて。どうやってコミュニケーション能力をつけるか。人生の哲学とは。
面接官 6 名，受験者 11 名，70 分の集団面接。毎年同じテーマ。ER 型救急で身に付けられる医師に必要な能力とは。
④ 個人面接より集団面接を重視していると聞いた。集団面接では資料が配られるため，知識より協調性を見られている印象。前日に同じグループの受験者と顔合わせがあるので，仲良くなっておくとよいと思う。
⑤ 1/上旬・7/下旬見学，6/中旬実習。学校の救急の実習で行った。救急が有名な病院なので見ておいた方がよい。学校の実習で行くのも見学回数には含まれるため，行った方がよいと思う。

製鉄記念室蘭病院（北海道）

2018 年

② 面接官 5 名，15〜20 分。雰囲気は穏やか。志望理由。将来希望する科。理想の医師像。道内の人気病院 5 つ挙げるならどこか。大学生活について。室蘭の街のイメージ。チーム医療について。札幌医大の第 1 内科と第 4 内科の違いについてどう考えるか。休日の過ごし方。
④ 面接でよく聞かれることはしっかり聞いてきた印象。面接も重視されているように感じた。何よりもこの病院が第 1 志望であるという意志をはっきりと示すことが大切だと思う。面接前に何度か見学に行って本気度を表すのも大切。
⑤ 消化器内科の実習。内視鏡検査を実際に一部やらせてもらったり，とても有意義な実習だった。

手稲渓仁会病院（北海道）

2022 年

① 選択肢：【形式】五選択肢択一問題【問題数】100 周【時間】60 分【内容】国試に準じた問題と英語問題。
② 面接官 2 名（海外の先生 1 名，日本人の先生 1 名）【時間】15 分【質問】履歴書に書いた趣味など・将来の志望科について・逆質問など【雰囲気・感想】終始和やかな雰囲気だった。日本人の先生がいらっしゃるので英語につまづいても対応可能。
③ 病院からの指定によりリモート
④ 英語面接は英語の能力よりも，英語を話そうとする姿勢が重視されるようです。研修先のリサーチや病院見学は早めに始めて損はないです。病院や研修医の雰囲気以外にも，立地や交通の便なども実際に見てみないと掴みづらいので，絶対に見学に行くことをお勧めします。
⑤ 2021 年 7/上旬，2022 年 7/中旬に見学。過去問をいただいた。研修医の先生方は忙しい中でも見学生が手持ち無沙汰にならないように対応していただいた。上級医の先生方も親切に対応してくれた。挨拶を自分からするように心がけた。質問したいことをあらかじめリストアップして，研修医の研修医の先生方に質問した。

2021 年

① 五股択一（複数選択もあり）：100 周，60 分。国試よりやや難。
② 日本語：面接官 4 名×2 回。外国人面接官＋日本人面接官 1 名ずつ，15 分。病院からの指定によりリモートで受験。当院を選んだ理由。将来の志望科。自分の長所。大学時代の取り組み。研修で何をしたいか。研修内容について質問はあるか。
④ 終始和やかな雰囲気で，面接官の方々に笑顔だった。志望動機や自分のことについて日本語でも英語でも答えられるようにしておいた。面接までに病院の勉強会や病院見学に積極的に

① 筆記試験・その他　② 面接試験　③ 受験した場所，方法　④ 受験後の感想・来年の受験生へのアドバイス　⑤ 見学・実習

参加しておけば受かると思う。英語ができなくても落ちることはないと思った。
⑤5/中旬見学

2020 年
① 五肢択一：オンラインで実施。英語の問題あり。日本語の問題は業者に委託しているものらしく，難易度は低め。
② 各部屋に面接官5名。オンラインで実施。日本語の部屋と英語の部屋が用意されていた。日本語の質問内容はよく聞かれるような内容や履歴書に沿った内容。英語は雑談のような感じだった。
⑤見学（2日間）

2018 年
① 五肢択一：50問，50分。日本語25問，英語25問。難易度高め。
② 面接官3名（1名外国人・2名日本人），15〜20分。
④ 面接は日本語，英語入り混じっての質問をされるので，それに対応しながら受け答えするのがやや大変ではある。雰囲気はとても優しく，圧迫にならないよう心がけられていた。受験者の言葉をとてもしっかり聞いてくれる。将来の医師像や，英語を学ぶモチベーションなどを自分の中でしっかり話せる位の準備をしてから見学に行くとよいと思う。見学者にはほぼ必ず英語のPBLが行われるので，多少英会話に慣れていくと更によいと思う。
⑤7/下旬・8/下旬見学。実習した人たちの感想を聞くと熱心に教えてくださり，いい実習だったとのこと。見学ではこの病院を選んだ理由，将来の医師像をしっかり話すことが大事だと思う。

2017 年
① 五肢択一：50問，50分。日本語25問，英語25問。国試レベル〜やや難。英語はやや易。
② 面接官2名，15分×2回。雰囲気は和やか。1回目：日本語での面接。挫折した経験について。2回目：外国人の先生と英語の面接。志望理由。学生時代頑張ったこと。将来像。
④ 試験会場は札幌，東京，大阪から選べる。実習の点数がつけられているようだ。面接で圧迫感はなく，学生の本来の姿を見ようとしている感じ。
⑤12/下旬見学，8/下旬実習（3日間）

2016 年
① 五肢択一：50問，60分。日本語25問，英語25問。国試レベル〜やや難。
② 面接官2名，15分×2回。1回目：プログラム責任者・外科の先生担当の日本語面接。挫折した経験について。病院の初期研修プログラムの改良点はあるか。自分の長所・短所について。2回目：英語面接。見学してから今日までで面白いことはあったか，英語を勉強し続けていること。
④ 面接で地域枠の話が出たため，北海道で長く働く気がある人を求めていると感じた。筆記試験の英語問題は，USMLEの勉強をしていなければ，かなり難題。

天使病院（北海道）

2020 年
① 小論文：800字，30分。事前にHPに掲載されている3つのテーマから1つ選ぶ。1）最も得意なことについて，2）最も好きなことについて，3）今までで最も楽しかったことについて。
② 面接官3名，10〜15分。将来の展望。国試は大丈夫か。3分間自己PR。
④ 外科らしからぬアットホームさが魅力。
⑤ 実習（2日間）。ヘルニア，胆道閉鎖などのオペのアシストをした。

2015 年
① 小論文：800字，60分。事前にテーマがホームページにて公開されている。
② 面接官5名，15分。雰囲気は和やか。3分間の自己PR。志望理由。志望科とその理由。医師を目指したきっかけ。挫折した経

験。自分の短所。履歴書や自己PRの内容をもとに質問。
④ 病院がきれいで，スタッフの雰囲気もよかった。
⑤6/上旬実習（5日間）。小児・周産期に強く，他はあまり強いイメージがなかったのだが，実際に行ってみるとその他の科でも充実した研修ができそうな印象だった。

斗南病院（北海道）

2020 年
① 小論文：40分。面接をした上で一人一人別のテーマを与えられる。女性医師としての働き方について。北海道の地域医療についてなど。
② 面接官4名（病院長・臨床研修委員会委員・指導医），10〜15分。第1志望か。将来の展望。国試は大丈夫か。
④ 研修医談によると，外科志望ですと言うと受かるらしい。
⑤ 実習（1日）。ヘルニアのオペの助手に入った。整形の外来も見学した。

苫小牧市立病院（北海道）

2022 年
② 面接官5名，受験者1名【時間】15分【質問】当院を選んだ理由・将来の志望科について・自分の短所・苦労した人間関係など【雰囲気・感想】終始和やかな雰囲気で，面接官の方は常に笑顔だった。事前に準備していた回答で対応可能だった。
③ 病院からの指定により現地
④ よく聞かれる質問はすぐに答えられるようにあらかじめ考えを整理しておくこと。
⑤12/上旬，7/中旬に見学。研修医が働きやすい環境が整っていると感じた。研修医の先生方の雰囲気もよく一緒に働きたいと思った。研修医が働きやすい環境が整っているかどうか。

2021 年
② 面接官5名，15分。雰囲気は穏やか。志望理由。志望科とその理由。医師を目指した理由。人間関係で困ったこと。部活について。臨床研究についてどう思うか。趣味・特技について。今までで一番感動したこと。これまでで一番苦労したこと。自分の長所や短所。コロナに対して思ったこと。AIなどの技術の利用方法について。
④ 終始和やかな雰囲気で話しやすい空気を作ってくれた。事前調査票の内容について聞かれることが多かった。事務の方がとても丁寧で親切だった。見学や説明会に積極的に参加して，やる気を見せることが大事かと思う。北海道でのマッチングは筆記試験がないところが多いので気楽に行える。病院見学は早めに行っておくと直前になって焦らないのでいい。実習で外病院に行ける機会があれば，自分が研修に行きたいと思っている病院を選んでおくと，マッチングにおいていくらかアドバンテージがあるかもしれない。
⑤7/下旬見学。麻酔科を見学させてもらった後，救急外来も見学させてもらった。麻酔科に関しては雰囲気がとてもよく，研修も充実していそうだった。救急外来では研修医がファーストタッチを任されており，能動的に動いていてかっこよかった。病院内は綺麗。研修医の数は多すぎず少なすぎないため仲も良く，どの先生も話しかけてくれた。

2020 年
② 面接官5名（院長・看護部長・プログラム責任者・副責任者・事務長），15分。雰囲気は穏やか。志望理由。将来の志望科。バンジージャンプは好きか。人間関係で悩んだこと。東医体の思い出に残った場所。お酒は強いか。
④ 見学に来たかチェックしているらしい。
⑤7/中旬・8/中旬（マッチング前日）見学。中規模の病院であり，医師やその他の医療職との距離が程よく近そうであった。

2019 年
② 面接官5名，10〜15分。雰囲気は和やか。志望理由。将来の志望科。医師の偏在をなくすためにどうすればよいか。診療科を横断することについて（将来患者が増えて，自分の専門外も幅広くみる必要がある）。酒・タバコについて。

北海道

① 筆記試験・その他　② 面接試験　③ 受験した場所，方法　④ 受験後の感想・来年の受験生へのアドバイス　⑤ 見学・実習

北海道

④ 今年も受験者数が多く，選別する必要があるため難しめの質問がいくつかあった。それ以外には事前に提出する質問紙票に基づいて聞かれることが多かったため，書いたことについて対策しておくことが大切だと思う。
⑤ 7/中旬見学

2017年

② 面接官5名（院長・副院長・看護師長・事務長），15分。事前提出の口述試験調査票に基づいた質問。あなたを採用すると当院にどんなメリットがあるか。当院の良いところ，悪いところ。タバコ・酒の摂取量。
③ 圧迫面接ではなく，面接官は皆優しい雰囲気で話してくれた。事務の方も親切だった。
⑤ 4月・7月見学

2015年

② 面接官5名（病院長・副院長2名・看護師長・事務長），10〜15分。雰囲気は穏やか。志望理由。志望科とその理由。部活について。併願病院。自分を採用したらどんなメリットがあるか，自己アピール。酒・タバコの摂取量。
④ 医学的知識は問われない。各年度につき1回，札幌からの交通費が支給される。宿泊に病院の当直室を貸してもらえる。今年度は受験生がとても多く，30名程度。北大生が多かった。
⑤ 8月見学。研修医の先生方が色々と相談にのってくださり，面接対策のアドバイスをいただいた。事務の方もとても丁寧で優しい。

名寄市立総合病院（北海道）

2022年

① 小論文（事前提出）：『コロナ禍を経て思うこと，など3テーマから選択（800字）』
② 面接官5名。10分。面接内容：医師になろうと思った理由・志望科・臨床実習の感想・北海道に残ろうと思った理由・北海道の冬は大丈夫か・併願病院，第一志望か・小論文の内容に関する質問・これまで高齢者の方と関わってきた中で大切にしてきたこと・これまでの経歴に関する質問
③ 病院からの指定により現地
④ 待遇や福利厚生の情報は，書類や説明会で見聞きする情報と，実際に見学に行って分かることにギャップがあることもあるので，そういう意味でも見学に行くことは重要だと思います。
⑤ 7/下旬，見学と同日に面接試験実施。事務担当者の方が見学者を歓迎してくれ，見学希望科と事前に調整をして，手術予定など考慮して見学を組んでくれた。研修医の先生とも話す時間を調整してくれ，研修の実際の様子を知ることができた。見学と面接が同日のため，スクラブとスーツなど荷物が多くなりやや移動が大変であった。一度行くだけで全て済むのはありがたかった。行ってみると，待遇・福利厚生は書面で見るよりも良いことが分かった。

2018年

② 面接官5名，15分。目指す医師像。他職種との関わりで気を付けたいこと。実習で印象に残ったこと。地域で働くことに関して。
④ 非常に話しやすい雰囲気で，特別難しいことも聞かれなかった。
⑤ 7/下旬見学および実習。どの科も基本的に人数が多いわけではない。空き時間も割とあるが，内容としては満足できると思う。救急の見学は日によって当たりはずれが大きい。

2015年

① 小論文：400字，事前提出。どのような医師になりたいか。そのために初期研修に何を求めるか。
② 面接官5名，20分。雰囲気は穏やか。志望理由。将来について。名寄はどんな印象か。地域医療について。
④ 募集と応募の人数が同じだったようで，「ぜひ第1希望に」と言われた。
⑤ 7/下旬実習（2日間）。循環器内科と救急を見学。特に忙しい日だったようで，様々な症例を見ることができ，充実していた。

2014年

① 小論文：200〜400字，事前提出。私の目指す医師像。
② 面接官5名，15分。雰囲気は和やか。志望科とその理由。どのような医師になりたいか。地域で働くことをどう思うか。チーム医療で大切なことは何か。
③ 3/末・7/中旬見学・実習（3日間）。見学や実習で研修担当の先生や事務の方がかなり構ってくれる。研修担当の先生との食事中に雑談した際に出た話題について，面接のときにも聞かれた。

日鋼記念病院（北海道）

2020年

② 面接官5名，10分。雰囲気は和やか。医師を志した理由。部活での役割。将来の医師像。
⑤ 8/下旬見学，2月実習（1か月）。内視鏡などを見せてもらった。終わったあとは飲み会に連れて行ってくれた。実習では産婦人科を回らせてもらったが，外来や手術に積極的に参加できた。

2019年

① personal statement：事前提出。
② 面接官5名，10分。履歴書の personal statement の内容について。今までで一番頑張ったこと。
④ 終了後に飲み会があった。副院長先生や研修医の先生が参加し，とても緊張した。
⑤ 6/上旬見学。見学に行った後に飲み会があった。病院にどうして興味があるかアピールできるとよいかも。

函館五稜郭病院（北海道）

2021年

① 小論文：A4 1枚。理想の医師像。
② 面接官5名，10分。選択可能だったため現地で受験。当院を選んだ理由。履歴書の内容について詳しく。
④ 病院の雰囲気が良いところは，面接の雰囲気も良いと思う。
⑤ 6年生7月見学，5年生の7月ごろ実習（1か月）

2019年

① 小論文：800字，40分。理想の医師像。テーマは事前にメールで教えてもらえる。毎年同じテーマ。半分以上書けばよいとあらかじめ言われている。
② 面接官5名（院長・看護師長・事務他），15分。志望理由。ストレス解消法。バイト，部活など学生時代に頑張ったこと。この病院の改善点。この病院の実習で印象的だったこと。現時点での学年内での成績。現時点での病院の志望順位。
④ 面接官との距離が近いため，物理的な圧迫感はあったが，雰囲気は穏やかだった。面接官は皆優しく，こちらに興味をもってくれていることが伝わり，発言しやすかった。今年は受験者数が多かったようだ。札医系列の病院ではあるが，全国から学生が集まることを目指しているようなので，関連大学出身でなくても公平に評価してもらえると思う。
⑤ 3/下旬見学，6/中旬〜下旬実習（12日間）。大学の関連施設のため，実習に行くことができた。可能なら行った方がよい。研修医の先生方や研修担当の事務の方と親しくなれる。

2018年

① 小論文：800字，40分。理想の医師像。
② 面接官4名，20分。望んでいる研修について。
④ ほんわかしてた。
⑤ 6/下旬見学，4/下旬実習。教育熱心な先生方が多く，とても勉強になった。病院，設備がきれい。

函館中央病院（北海道）

2017年

② 面接官3名，20分。志望理由。
④ 志望理由以外は聞かれたこと以外は雑談のようなもの。今年の受験者数は少なくとも16名。
⑤ 8/上旬見学および実習（3日間）。宿や移動，食事の手配を全てしてくれる。病院の代表として港まつりに参加させてくれる。とにかく楽しい。

① 筆記試験・その他　② 面接試験　③ 受験した場所，方法　④ 受験後の感想・来年の受験生へのアドバイス　⑤ 見学・実習

2014 年

② 面接官 5 名，7 分。雰囲気は和やか。なぜ都内から北海道の病院を受験しようと思ったのか。見学時の印象。志望科。

④ 勧誘されているような印象。あまり緊張せずに臨めばよい。

北海道医療センター（北海道）

2019 年

① 400 字，事前提出。自己 PR 書。

② 面接官 4 名，10 分。雰囲気は穏やか。自己 PR 文に関する質問。初期研修後の進路。どのような医師になりたいか。

④ 決まりきった返答をするよりかは，いかにうまくコミュニケーションをとれるかが見られていたと思う。面接前に，見学時の態度である程度採用が決まっているような気がした。

⑤ 6/初句見学。見学態度が重視されていた。

2017 年

① 400 字，事前提出。自己アピール。

② 面接官 4〜5 名，10 分。雰囲気は穏やか。指導医と意見がぶつかったらどうするか。アルバイトの経験。アルバイトでの面白いエピソードを 1 つ。部活で皆をまとめるために何をしたか。第 1 志望かどうか。

④ 医学的知識について問われることはなかった。事前提出の自己アピール書に基づいて面接される。志望動機は聞かれなかった。

⑤ 6/上旬見学

八雲総合病院（北海道）

2017 年

② 面接官 5 名，10 分。雰囲気は和やか。志望科。研修終了後地元に帰るか。

④ 毎年あまり多くの志望者がおらず，田舎なので歓迎されると思う。どうしても行きたい病院だったので，自分は 4 年次から毎年見学に行った。先生方とも顔なじみになった。

⑤ 7/上旬見学および実習。様々な科を見学させてもらった。どの科も熱意を見られている気がした。

JCHO 札幌北辰病院（北海道）

2022 年

① 小論文：45 分。800 字。地域住民にとっての理想の病院像。

② 面接官は病院長，総合診療科の部長，事務員【時間】15 分前後【内容】親は看護師か・なぜ医学部に入ろうと思ったか・趣味について・部活で大変だったこと・部活でリーダーシップをとった経験・他にどの病院の試験を受けたか・小論文の内容についての質問

③ 病院からの指定により現地

④ マッチング試験を受けるまでの準備はしっかりすべし。過去問と違う時間配分になっていることもあるので，焦らないことが大切。

⑤ 5 年生の 7 月と 6 年生の 7 月に見学。見学は総合診療科。救急車で運ばれてきた人の問診を担当した。とても教育熱心な印象を受けた。研修医の仲は良さそうだった。研修医の方が親切に対応してくださった。給与の面や当直のことなど教えていただいた。基本的なことはハローマッチングに書いている通り。聞くべきこととみるべきポイントはリスト化していった。看護師との関係性も見たほうがいいと思う。その他，お礼等はしっかり連絡した。

KKR 札幌医療センター（北海道）

2020 年

② 面接官 5 名。志望理由。他に見学した病院と，そのうち出願するのはどこか。当院と他院のプログラムの違うところはどこか。見学で印象に残ったこと。医師を目指したきっかけ。ストレス対処法。話を聞いてもらえる人はいるか。友達は多いか。メンタルは強いか。

④ 家族の職業や考え方なども気にしているようだった。

⑤ 5 年生 8 月・6 年生 4 月見学。初期研修医の先生方が親身に相談に乗ってくれた。

2014 年

② 面接官 6 名，15 分。雰囲気は和やか。志望理由。併願病院。北海道に来た理由。将来は北海道に残るか。新聞はとっているか。最近気になるニュース。趣味について。

④ 趣味や世間話のような質問が多いので，履歴書に書いておいて話題を準備して行くとよいかも。

NTT 東日本札幌病院（北海道）

2018 年

② 面接官 4 名，15 分。雰囲気は穏やか。具体的なエピソードも加えて，志望理由。どんな医師になりたいか。他の病院と比べてこの病院の優れている点。終末期医療についてどう考えるか。

④ 話した内容について更に質問してきたり，突っ込んでくるので，しっかりと自分の考えや理由をまとめておいた方がよいと思った。病院指定の履歴書に書く項目が多いので，きちんと準備する必要がある。

⑤ 5 年生 11 月・6 年生 7 月見学。5 月実習（2 週間）。実習自体はマッチングに関係ないそうだが，面接時の話題にもなるので行ってもよいと思う。

東北地方

● 大学病院

① 筆記試験・その他　② 面接試験　③ 受験した場所，方法　④ 受験後の感想・来年の受験生へのアドバイス　⑤ 見学・実習

弘前大学医学部附属病院

なかった。

2014 年

② 面接官 3 名，20 分。雰囲気は和やか。なぜ自大学ではなく当院にしたのか。志望科。将来の希望。休日の過ごし方。

④ スタッフの対応もよく，温かく迎えていただいた。よほどのことをしない限り，落ちることはなさそう。

2013 年

② 面接官 3 名，20 分。雰囲気は穏やか。志望理由。志望科。10 年後，どのような医師になっていると思うか。5〜6 年生の実習を通して思い出に残っていること。体力に自信はあるか。気分転換の方法。長所と短所。困ったときに相談する相手はいるか。最後に何か質問はないか。

④ 自分の意見を素直に言えばよいと思う。深く追及されることは

岩手医科大学附属病院

2022 年

① 小論文：医師に必要なコミュニケーション能力は何か（400 字 45 分間）

② 面接官 2 名，受験者 5 名【時間】15 分【内容】当院を選んだ理由，理想の医師像，どうして岩手なのか【雰囲気・感想】終始穏やかな雰囲気で終わった。

③ 病院からの指定により現地

④ 特にありませんが，頑張ってください。

2019 年

① 適性検査（内田クレペリン検査）。

② 面接官 2 名，20 分。雰囲気は和やか。将来どのような医師にな

① 筆記試験・その他　② 面接試験　③ 受験した場所，方法　④ 受験後の感想・来年の受験生へのアドバイス　⑤ 見学・実習

りたいか。希望する科に興味がある理由。どのようなプランを経て専門医の資格を取るか。国試に合格するか。
④ 専門医制度について理解しているか問われた。適性検査は非常に手が疲れるので，持ちやすい鉛筆を用意するとよい。

2017年
① 小論文：事前提出。2年間の研修時のローテート案を作成。どのように研修したいか。
その他：適性検査（内田クレペリン検査）。
② 面接官2名，15分。雰囲気は和やか。志望動機。理想の医師像。医師を志した理由。見学や実習で今まで当院に来たことはあるか。体力に自信はあるか。プロフェッショナルとは。部活を通して学んだこと。希望する科。女性医師としてキャリアをどう考えるか。単願か併願か。
④ 緊張しすぎず，どこに行きたいか，何をしたいのかを素直に伝えればよい。志望者が増えてきているので，今後はしっかりと対策をしていくことが必要になるかもしれない。

2016年
① 小論文：200～400字，事前提出。研修時のローテーション表を作成し，どのような研修生活を送りたいか。
その他：適性検査（内田クレペリン検査）。
② 面接官2名，10～15分。雰囲気は和やか。志望動機。あなたにとって良い医師とはどういう医師か。志望する科とその理由。大学入学までの経緯。勉強方法について。
④ 志望動機を明確にしていけば心配なし。母校だったため，緊張せず特に準備することはなかった。面接官は質問表に沿って質問していると感じた。

東北大学病院

2021年
② 面接官2名，15分。病院からの指定によりリモートで受験。先生方も笑顔があり，雰囲気は和やか。志望理由。大学病院で研修をする利点。リハビリ中の患者が突然倒れた場合，研修医としてどんな対応をするか。安楽死の分類について。体重減少における鑑別診断。自己PR。
④ よくある主訴からの鑑別診断をあげられるような練習をしておくとよいと思う。春休みがなく，実習が10月末まであり，さらにはコロナで県外に出ると2週間の自宅待機が命じられる環境でのマッチングは非常にストレスフルであった。地方から都市部に出るなら，早めに行きたい病院を絞り込んだ方がよいと感じる。100%自分に合う病院などなく，そこでどう頑張るかだと思う。

2018年
② 面接官3名（研修医担当医・見学科の医師など），15～20分。志望理由。体重減少を主訴として来院した患者の鑑別診断7つ。研修医としての臨床を想定した問題。自己アピール。
④ 答えるのが難しかったのは鑑別診断のみ。困っているとヒントをくれた。緊張しなくてよいからね，と優しい雰囲気だった。遠方の場合，選考日を見学に行く日に合わせてくれた。希望すれば寮の部屋の中も見せてくれる。
⑤ 実習のカリキュラムが確立していて，全科を見学，実習することができた。関連病院での実習も可能。

2017年
② 面接官3名，15分。志望理由。どのような研修を希望するか。事前提出の自己PRカードに沿った質問内容。
④ 質問にきちんと対応できるかどうかを見ていると感じた。研修医を多く募集している病院である。
⑤ 5/上旬見学

2014年
② 面接官2名，10分×2回。雰囲気は和やか，優しい。志望理由。研修プログラムをどう利用したいか。胸痛，小児のけいれんの鑑別疾患。抗癌薬の副作用。
④ 5月見学・実習（1か月）。「ザ・大学病院」という感じ。

東北医科薬科大学病院

2020年
① 小論文：800字，事前提出。東北地方の医療をよくするために貢献できることを，自らの経験を踏まえて述べよ。
② 面接官2名，15分。志望理由。大学で勉強以外に学んだこと。課外活動について，そこから学んだこと。自己アピール。安楽死について。
④ とても話しやすい雰囲気だった。その年にあった医療の旬な話題についても聞かれるので，ニュースを押さえておくとよいと思う。大学自体はできて5年目で，まだまだこれから発展していく病院だと思う。
⑤ 6/下旬見学。面接，説明会の前に一度は見学するとよいと思う。研修医の人達はとても優しく，楽しく見学できる。

2019年
② 面接官3名，15～20分。志望動機。医師を志した理由。理想の医師像。研修プログラムの内容が今後変わるかもしれないが，不安はないかどうか。診療科が少ないことや症例が少ないことについてどう考えているか。当直するのは大丈夫か。今まで頑張ったこと。自己PR。2019年3月にあった透析中止による患者死亡の事件についてどう思ったか。透析について自分のもつ知識を踏まえての意見。
④ 面接は応接室のような場所で，全体的に雰囲気がよくアットホームな感じだった。血液透析についての質問は，最近のニュースを受けてのものだったので，時事問題に関心をもっておいた方がよいと思う。
⑤ 5/中旬・8/下旬見学。見学は2回行っておくとよいかも。

2018年
② 面接官3名，15分。志望動機。将来希望する科。胃ろうに関する質問（手技，知っていること，患者への適用などの倫理に関すること）。
⑤ 5年生3月・6年生6月見学

秋田大学医学部附属病院

2020年
② 10分。オンラインで実施。地域医療，志望診療科について詳しく聞かれた。
④ 雰囲気は優しかった。時間も短く，面接だけだったのでマッチング対策はそれほど必要なく楽だった。
⑤ 5年生夏休み（1日）。腎臓内科と消化器内科を見学した。雰囲気が分かり良かった。

2019年
② 面接官2名，5分。実習で心に残ったこと。実習で医師としての将来を決めるような出来事はあったか。研修でやりたいこと。
④ とてもアットホームな雰囲気で緊張をほぐしてくれた。日によって面接官の先生は変わるようだ。この日の受験者数は4名。県内のどの協力病院に行きたいか，東京医科歯科大学にたすきで行きたいかというアンケートがあるので，考えておくとよいと思う。
⑤ 5年生春～6年生夏まで実習。指導体制はしっかりしているし，先端医療についても詳しく教えてもらえる。たすきがけで県内の多くの病院に行くことができる。病院自体も新しい。

2016年
② 面接官2名，10分。大学生活を通して一番頑張ったこと，力を入れたこと。医師にとって一番大切なこと。理想の医師像。
④ 圧迫感はなく，質問内容も一般的なことしか聞かれなかった。2名の面接官からほぼ均等に質問された。特別緊張することもなく自分の考えていることを伝えやすい面接だった。
⑤ 5・6年生実習。在学中の大学のため，授業として実習。科によって力を入れているところとそうでないところがはっきりしている。

① 筆記試験・その他　② 面接試験　③ 受験した場所，方法　④ 受験後の感想・来年の受験生へのアドバイス　⑤ 見学・実習	
山形大学医学部附属病院	**福島県立医科大学附属病院**
2021 年	2021 年
② 面接官 2 名，10～20 分。雰囲気は和やか。自己紹介。志望理由。志望科とその理由。地元に残るかどうか。専門医制度についてどう考えるか。どのような研修にしたいか。学位についてどう思うか。自分が医師で挫折しそうになったらどうするか。 □頭試問：骨粗鬆症の治療薬を 3 つ。良性腫瘍と悪性腫瘍の違いを 2 つ。中毒の原因薬物とその拮抗薬を 3 つ。TTP の五徴のうち 3 つ。小児の腹痛の鑑別。 ④ 頷きながら聞いてくれて，緊張することなく終わった。質問内容も大体は想定範囲内だった。雑談も多めだった。自分は出身大学しか受けなかったが周りの友人たちはたくさん受けていて，面接練習に付き合った。友達と話すと初めて発見できる意見や考え方，時事問題などもあったため，色々な人と練習するのがいいのかなと感じた。 ⑤ 出身大学のため，大学の実習で回った（4 年生後半から 6 年生前半）。	① 小論文：医師のプロフェッショナルについて。 ② 面接官 3 名，15 分。福島県を選んだ理由。部活で得たもの。(4 コマ漫画を見せられて）どこが面白いか，登場人物の性格は，実際に同様の経験はあるか。どのようにして福島県の病院を調べたか（たすき希望）。喀血の鑑別疾患。喀血と吐血の判別。喀血を訴えた患者さんにまずすること。実習では患者さんの診察をしたか。小児科と外科（志望科）の患者さんのコミュニケーションの違い。 ⑤ 6/中旬・8/中旬に呼吸器外科，小児科を見学。院長先生が初期研修に関して説明をしてくれた。
2018 年	2020 年
② 面接官 2 名，10 分。志望理由。雰囲気は穏やか。志望科とその理由。地元に帰らなくてもよいのか。 □頭試問：消化管出血を疑う症状。モルヒネの副作用。A-DROP，虚血の 5P について。 ④ 口頭試問で分からなくて考えていると，ヒントを与えてくれて答えにたどり着けるよう誘導してくれた。 ⑤ 先生方の指導がとても丁寧で，有意義な実習を行うことができた。	① 小論文：コロナの影響により，事前に作成し，持参。 ② 個人面接 ④ 面接官が多かったが，圧迫という感じはなかった。 ⑤ 見学。アットホームな雰囲気だった。充実していた。
	2019 年
2017 年	② 面接官 3 名，15 分。志望理由。興味のある科。自己アピール。女性医師の結婚や出産について。 □頭試問：ショックの分類。 ④ 終始穏やか。医学的知識を問う口頭試問があったのは意外だった。事務の方も対応が丁寧だった。 ⑤ 6 年生 5 月見学
② 面接官 2 名，10 分。雰囲気は和やか。志望動機。志望科とその理由。自己 PR。第 1 志望かどうか。 □頭試問：ステロイドの副作用，抗がん剤の副作用をそれぞれ挙げられるだけ挙げる。 ④ 志望理由や自己アピールをまとめておくとよい。いくつかの質問の後，口頭試問があった。口頭試問の内容は，志望科に沿ったものを聞いてくれているようだ。	
	2018 年
	② 面接官 2 名，15 分。志望理由。理想の医師像。4 コマ漫画を見て，どう思ったか。成績について。 ④ 話しやすい雰囲気だった。 ⑤ 5 年生～6 年生前期実習。一つ一つの症例や患者さんにじっくり向き合いたい人にはおすすめできる病院だと思う。
2014 年	2017 年
② 面接官 2 名，10 分。雰囲気は和やか。自己紹介。部活。心筋梗塞の合併症。閉塞性黄疸をきたす疾患。 ④「ここに残るつもりです」と言うと「はい，合格だね」と冗談で返されるなど，リラックスして臨めた。特別な対策は必要なく，最低限の知識があり，志望理由が言えれば問題ないと思う。	② 面接官 2 名，15 分。志望理由。将来どのような医師になりたいか。進路としてどの診療科を考えているか。4 コマ漫画を見て，その感想と理解を問われる。 ④ 病院としては，面接時だけではなく，一度は事前に見学に来てほしいとのこと。 ⑤ 8/上旬見学

● 研修病院

① 筆記試験・その他　② 面接試験　③ 受験した場所，方法　④ 受験後の感想・来年の受験生へのアドバイス　⑤ 見学・実習	
青森県立中央病院（青森）	2021 年
2022 年	② 面接官 4 名，15 分。当院を選んだ理由。将来の志望科。部活について。医師を志したきっかけ。10 年後，15 年後どんな医師になっていたいか。
② 面接官 4 名【時間】15 分【内容】地域医療について，将来について，その他志望理由書について深掘りされた【雰囲気・感想】優しくもなく，厳しくもなく普通。聞き取るのに大変だった。むしろ先生方が色々話してくれた。 ③ 病院からの指定により現地 ④ 事前に面接対策は必要だと思います。また志望理由書もしっかり書くことが大事です。 ⑤ 5 年の夏休みに見学。面接の過去問がもらえた。どういった研修医生活ができるのか詳しく聞くことができた。6 年春，1 か月実習することでより詳細を知ることができた。救急は教育熱心であった。身だしなみは気をつけた。研修医の働き方や知識の量について着目した。雰囲気も重視した。	④ 大学の面接を思い出すような面接だった。県立病院はしっかりとした面接をすると聞いていたので事前に準備していたがそれで対応可能だった。マスク越しの面接なのでハキハキと話すことができればよいと思う。複数病院を受ける予定の場合は早め早めに必要書類を用意し，病院へ提出した方がよいと思う。後半の日程になってくると他の病院の面接と日にちが被ってしまい予定を立てるのが面倒だった。 ⑤ 7 月実習（1 か月）。先輩方から実習に行くことがマッチングに有利にはたらくわけではなく，実習も見学も行ってなくても採用になった人はいるという話は聞いてはいるが，実習に行った方が病院の雰囲気などを掴めてよいと思う。

① 筆記試験・その他　② 面接試験　③ 受験した場所，方法　④ 受験後の感想・来年の受験生へのアドバイス　⑤ 見学・実習

東北

青森市民病院（青森）

2020年

② 面接官5名（院長・副院長・各科長）。10～15分。履歴書の内容を中心に質問。志望理由。志望科。部活や活動内容。趣味。学生時代に学んだこと。医師を目指した理由。当院と他の病院の違い。目指す医師像とそのために何をすればいいか。どんな研修をしたいか。地域医療について。実習で印象に残った患者さんについて。最近感動したこと。

④ 特定の科や専門について興味があるなどの発言をすると、研修中は全部やるからや、広く学ばないなどと指摘を受けたという受験者が多かった。結構矢継ぎ早に質問をされた印象だが、雰囲気は固すぎるわけではないと思う。面接のみなので履歴書の内容をしっかりと把握しておけば大丈夫だと思う。県内の病院の中では診療科が揃っている方で、研修医が多い。どんな医師になり、どういう方針で今後は進みたいかを明確にし、横断的に広く学びを深めたいといったような方針で面接を受けることをすすめる。

⑤ 6年生7月見学。循環器内科と夜間救急。研修医、若手の先生方が丁寧に詳しく説明して下さり大変充実した。上級医や初期研修の先生と話す時間もある。様々な症例が集まっていると感じた。5年生の実習で小児科2週間。比較的忙しくなく、空き時間が多かった。実習期間中の宿泊施設が古いため男女共に評判は悪い。実習の指導に関しては、指導医の先生方は熱心で丁寧で充実した実習ができると思う。積極性があるといいと思う。

2018年

② 面接官5名。15～20分。緊張感はありつつも雰囲気は穏やか。志望理由。医師を目指した理由。チーム医療について。地域医療は誰がやるべきか。自分の長所と短所。趣味。ストレス解消法。部活について。最近気になるニュース。

④ 病院指定の履歴書は書く欄がたくさんある。先生方もそこから深く質問してくるし第一印象も決まるので、時間をかけて先輩に添削などしてもらい、じっくり書くことがすごく大切だと思った。

⑤ 9月見学、5月実習（1か月）。緊張感のある臨床を近くでみることができたし、参加もできた。指導医の先生方が教育熱心だった。マッチングにはあまり関係なさそう。

2017年

② 面接官4名。20分。雰囲気は和やか。志望動機。志望科とその理由。理想の医師像。医師を志した理由。ストレス発散法。実習後の感想。大学の成績について。苦手科目。チーム医療で大切なこと。人生で一番感動したこと。

④ 研修医の先生方からどのような質問をされたか事前に聞いていたので余裕をもって答えられた。面接と提出書類だけの選考なので、面接で自分の言葉でこの病院がいいということを伝えることが重要だと感じた。成績証明書を見なから質問されたので、自分の成績を見直しておいてよかったと思った。

⑤ 4年生3月・5年生9月見学、6年生7月実習（1か月）。見学で1、2日見るよりも、実習で病院の雰囲気や研修医の業務などが見られてよかった。面接でも実習中のことを言えたので、この病院に行きたいというアピールになったと思う。

2014年

② 面接官4名。まじめで緊張感のある雰囲気。志望動機。履歴書の内容に沿った質問。将来のビジョン。医師を目指した理由。部活について。女性の勤務についての考え（結婚、出産）。体力はあるか。

④ 面接には、志望動機や履歴書に書いたことについてしっかりと考えて臨むべき。また、人気病院なので、見学や実習の際にここで研修したいという意志をアピールし、熱心に臨むとよいと思う。

⑤ 3/下旬・5/上旬見学、7月実習（1か月、クリクラ）。救命センターで、どのように研修医が仕事をしているか体感することができ、ここで研修したいという意欲が増した。

2018年

② 面接官3名、15分。雰囲気はとても和やか。志望理由。将来希望する科。尊敬する人。アルバイトの経験。趣味。東京医科大学の女性差別についてどう思うか。

④ 面接ではコミュニケーション能力を見ていると言っていた。また、学生時代に何を頑張っていたかを重視しているとも言っていた。

⑤ 3/中旬・8/中旬見学、6月実習（1か月）。実習に行くと最終週に面接の練習のようなものをしてくれる（医院長との対談）。合格者をみると実習に行っていた人はあまりいなかったので、合否とは関係ないと思う。

2014年

② 面接官6名、15分。雰囲気はアットホームで和やか。履歴書の内容に沿った質問。なぜ他院ではなく当院がよいのか。他に考えている病院はあるか。青森市で働きたい理由。志望科。部活について。自分の長所。

④ 他の病院と違ってなぜこの病院がよいのかという点について強く質問された。見学や実習でのことを面接で言えると好印象だと思う。

⑤ 3月・8月見学。病院全体の雰囲気がよく、見学の際もリラックスして楽しむことができた。

2013年

② 面接官5名、10～15分。雰囲気は穏やか。志望理由。興味のある科とその理由。研修プログラムについて。実習の感想。時間があったら何をしたいか。医師にとって大切なもの。サークル、特技について。

④ 落とすための面接ではない印象。医学的知識を問われることはない。

青森労災病院（青森）

2021年

② 面接官5名、30分。選択可能だったため現地で受験。志望理由。志望科とその理由。研修で頑張りたいこと。研修で選択したい診療科とその理由。

④ 和やかな雰囲気で雑談もあった。後悔しないように多めに見学、面接をするべきだと思った。

⑤ 8/末見学、7月実習（1か月）

2017年

② 面接官4名、10分。雰囲気は穏やか。併願病院。自己PR。体力の有無。

④ 新しい国試の制度などについて世間話をして終わった。

⑤ 6月実習

2013年

② 面接官4名、10分。雰囲気は和やか。志望理由。部活について。

④ 面接後、副院長より研修についての大まかな説明があった。

⑤ 5/上旬見学。先生方も看護師、事務の方々も親切で、雰囲気が良かった。見学だけでもとても歓迎される。

黒石病院（青森）

2020年

② 面接官3名、10分。雰囲気は穏やか。志望理由。志望科とその理由。地域枠かどうか。他の受験病院。他に見学した病院。国試勉強は順調か。模試を受けたかどうか。留年した理由。体を動かすのが好きか。ゴルフはハンデいくつか。病院見学に来て感じた雰囲気。

④ 世間話をしているような感じで質問された。志望理由を言えるようにさえしておけば、その他に特別対策は必要ないように感じた。

⑤ 8/下旬見学。初めに研修プログラムの説明を受け、その後希望した科の先生のところに合流した。ちょうど研修医の先生が回っていた時だったので初期研修について何でも質問できた。医療スタッフがどの職種の方も非常に親切だったのが印象的

① 筆記試験・その他　② 面接試験　③ 受験した場所，方法　④ 受験後の感想・来年の受験生へのアドバイス　⑤ 見学・実習

だった。

2017 年

② 面接官 3 名（院長・副院長・事務長），15 分。雰囲気は和やか。昨年国試に落ちた原因，今どのように対策しているか。事前提出の研修希望調査票，履歴書等に基づいた質問。

⑤ 8/下旬実習

2013 年

② 面接官 3 名，10 分。志望理由。志望科。学生時代に感銘を受けた本。

④ 落とすつもりはないようなので，受験すれば基本的にマッチする。難しいことは聞かれないので，落ち着いて答えればよい。

健生病院（青森）

2020 年

① 小論文：民医連綱領を読んで共感したこと。

② 面接官 3 名。

④ 面接は雑談のような雰囲気で進んだ。

⑤ 見学（2 日間）。救急外来の教育体制が素晴らしい。

2013 年

① 小論文：400 字，時間指定なし。再生不良性貧血と診断され，週に 1 回外来にて輸血を受けている患者に，「もう治療はしたくない」と言われたら，どのように対応するか。

② 面接官 3 名（院長他），20 分。雰囲気は和やか。志望理由。志望科とその理由。部活について。

④ 病院の雰囲気や研修の様子は，ブログ「健生病院研修医室 2」で確認できる。毎年，定員を超えることはないので，気楽に受ければよいと思う。

⑤ 7/下旬見学・実習（5 日間）。受験には最低でも 1 回は実習が必要。優しく教えていただき，問診や簡単な手技も経験できた。

つがる西北五広域連合西北中央病院（青森）

2013 年

② 面接官 3 名（院長，事務長，看護師長），15 分。雰囲気は和やか。医師を目指した理由。理想の医師像。女性だが体力に問題はないか。親戚に医師はいるか。実習の感想。部活について。

④ 理想の医師像は全員に質問しているとのこと。「国試頑張って」と激励された。歓迎されている雰囲気。年に 3 回，面接を行っているが，9 月に受験すると，夜に飲み会に連れて行ってくれる。来年からは新しい研修医用の寮（家具付き）ができることもあり，人気で，例年より受験者数が多く，6 名募集のところ，10 名前後が受験していた。

つがる西北五広域連合つがる総合病院（青森）

2021 年

② 面接官 3 名，30 分。当院を選んだ理由。目指す医師像。将来の志望科。他の受験病院。実習に行ったことのある他の病院についての印象。いま実習している科の感想。自分の長所と短所。看護師についてどう考えているか。

④ 実習期間中に面接を受けることができ，履歴書や研修申込書，証明写真などを病院側が用意してくれた。とても和やかで院長先生が雑談を交えながら話してくれるのでリラックスして受けることができた。ぜひこの病院に来てほしいと熱心に話してくれて，この病院で研修を行いたいという気持ちが高まった。面接は 9 月末まで希望する日時に個別に対応してもらえる。6 年生になってからでも間に合うが，5 年生のうちから見学に行けばよかったなと思った。自分は定着枠なので県内で研修を行うことは決まっているのだが，他の病院は何に力を入れているのか，研修医は何ができるのかなどを知っておけばよかったと思うので，県外の病院も参考までに見学に行くべきだったと思っている。また，研修医は救急のファーストタッチを任されると思うのだが，夜間当直の時にどのような患者さんがどれくらい来るのか，研修医がどこまでやるのかなどを見るために，当直の見学もした方がいいと思った。

⑤ 7 月実習（4 週間）。実習に行きたい科を選択することができ，循環器内科に行かせてもらった。1 人の先生について指導して

もらった。初日にやりたいことを聞かれ，学生がやりたいことを積極的にやらせてくれる。自分は心エコーと採血，ルート確保について教えてもらい，実際に患者さんにもやらせてもらった。見学だけでなく様々なことをやらせてもらえるので，研修医になったらどういう業務をするのかなど，想像しやすかった。また病棟の雰囲気やコメディカルの方との関係も知ることができた。

2017 年

② 面接官 3 名（院長・看護師長・事務），15 分。志望理由。医師を目指した理由。志望科とその理由。10 年後どんな医師になっていたか。尊敬する人。大学の部活動で得たもの。どのような研修医になりたいか。コンビニ受診をどう思うか。自分の性格をどう思うか。看護師に求めるもの。

④ 幅広く質問された。どの受験者にも同様の質問をしているようだった。面接しかないため，ここで研修したいという自分の思いを 15 分でどれだけ伝えられるかが大事。

⑤ 5 年生 5/中旬見学

十和田市立中央病院（青森）

2021 年

② 面接官 5 名，10 分。雰囲気は和やか。志望動機。部活について。大学で頑張ったこと。チーム医療の中の医師の立ち位置についてどう思うか。地域医療についてどう思うか

④ 面接は事前の練習が必要になると思う。当日は緊張するので，志望動機などはあらかじめ用意して臨む方がいいと思った。

⑤ 8/中旬見学，4 月実習（1 か月）

2018 年

② 面接官 1 名（院長），10 分。実習期間中に院長と，実習を行っている学生で出身地などを話す。

⑤ 5 月実習（1 か月）。実習させてもらった婦人科ではたくさんの手術を見学できた。

八戸市立市民病院（青森）

2021 年

② 面接官 5 名，20 分。志望理由。志望科。部活で頑張ったこと。アルバイトで大変だったこと。学生時代に楽しかったこととつらかったこと。留年した時にどのようにして乗り越えたか。家族構成。

④ 事前に準備していた回答で対応可能だった。早めに病院を調べたり，病院見学した方が直前になって慌てなくてよい。書類を取り寄せたり，願書を書いたりと地味にやらなきゃいけないことが多い。

⑤ 3/後半～4/中旬（1 か月），7 月（1 か月）実習

2018 年

② 面接官 5 名，15 分。雰囲気は和やか。志望動機。将来希望する科。希望以外の科に興味はないのか。部活について。第 1 志望かどうか。青森に住むことになるが大丈夫か。

④ 自分の意見をしっかり言えれば大丈夫。

⑤ 5 年生 8/上旬・6 年生 6/下旬見学

2017 年

② 面接官 5 名（院長・各科長），20 分。志望理由。医師を目指した理由。将来の展望。自分の長所と短所。趣味。特技。大学生活で最も努力したこと。

④ 面接室が広く緊張したが，リラックスできるような言葉かけをしてもらい，所々笑いも混ざりつつあっという間に 20 分経った。数年前まで口頭試問があったようだが，無くなっていた。院長は，勉強も大事だが精神的に強く健康な人をとる，と言っていた。部活をやりきった人は大きなアピールポイントだと思う。

⑤ 5/上旬見学

2014 年

② 面接官 6 名，20 分。雰囲気は穏やか。履歴書の内容について。将来どのような医師になりたいか。10 年後・20 年後のビジョ

① 筆記試験・その他　② 面接試験　③ 受験した場所，方法　④ 受験後の感想・来年の受験生へのアドバイス　⑤ 見学・実習

東北

ン。人生における挫折。自分の長所・短所。部活で嬉しかったこと。市中病院の役割。心臓マッサージのスピードは1分間に何回か。Basedow病の治療法。
④面接での質問内容は，別の日に受験した友人と相違なかった。事前に提出する書類にアピールポイントを盛り込んでおくと，面接でそれについて話すきっかけができやすいと思う。医学的な質問もされるので，対策しておく。

2013年
②面接官6名，20分。やや厳しい雰囲気。医師を目指した理由。初期臨床研修制度についてどう思うか。10年後の目標。あなたが考える医療リスクマネジメント。
④面接では，難しいテーマを3分で話せなど，若干厳しい質問もあるので，覚悟しておいた方がよい。何回も見学に行った人がアンマッチしたかと思えば，1回しか行っていない人がマッチしたりと，合格基準は不明。対策のしようがないので，自然体で臨めばよいと思う。
⑤4月見学・実習（1か月）。整形外科。救急に中心的に力を入れている病院なので，大学では見られない疾患を多く学ぶことができ，有意義だった。

八戸赤十字病院（青森）
2020年
②アットホームな雰囲気。質問内容は広め（一般の就職試験のようなことも聞かれた）。
④ブランド病院，人気病院等あるが，自分の雰囲気に合ったところを選ぶことが一番だと思う。
⑤6年生3月見学。コメディカルとの連携が強いところ，内科の診療科が揃っているところ，オープンの先生と意思疎通をはかりやすい雰囲気などが気に入った。

2019年
②面接官5名，15分。履歴書記載の得意科目，得意分野について。百人一首は好きか，どんな歌が好きか。女性としてのキャリアアップ，結婚後はどうするか。習い事について。ストレスがたまった時の対処法。父・兄・弟の選考科。将来進む予定の診療科。
④面接官1人あたり，1～2問の質問。1人だけ変わった質問をする先生がいると事務の方があらかじめ教えてくれたので，百人一首について聞かれても驚かなかった。事務の方がとても気さくでフレンドリーだった。面接官の1人でもあるので，それほど緊張しないと思う。昨年度は定員10名を超えたので，CBTのIRT順に採用したと面接官が言っていた。
⑤6年生6月見学，3年生秋実習（1週間），6年生1月実習（2週間）

2017年
②面接官4名，10～15分。志望動機。チーム医療について。災害医療について。部活について。
④面接官がとても穏やかだった。
⑤3/中旬・6/下旬見学

2016年
②面接官4名，10～15分。雰囲気は穏やか。自己紹介。履歴書に基づく質問。チーム医療について。赤十字について。他病院の面接状況。
④面接官5名の予定から4名に変更になった。見学に行き，先生方と知り合っておくと気分的に楽。
⑤3/下旬見学，4月実習（2日間）。指導医の出張に同行し院外実習をすることができた。

弘前病院（青森）
2021年
②面接官4名，15分。雰囲気は穏やか。医師を目指した理由。当直に耐えられる体力があるか否か，その理由。部活や課外活動について。実習や見学の感想。初期臨床研修でどんなことを学びたいか。
④体力については全員に質問しているようだ。ひねった質問はほ

とんど聞かれない。書類を送る時は白封筒，簡易書留，添え状付きで。
⑤5年生2月・8月，6年生8月見学。朝院長に挨拶をして，日中は先生の後ろについていく。先生によっては手技をやらせてくれる。見学の回数などは採用担当の先生も把握していると思われる。
　5年生2月（1か月）・6年生3月（1か月）実習。先生の後ろについていく方式。最後に症例発表会がある。実習の参加の有無も採用担当の先生は把握しているらしい。

2020年
②面接官3名，10分。雰囲気は和やか。奨学金の有無。研修が終わった後に地元に帰るか。志望科とその理由。当院での研修でやりたいこと。国試勉強は進んでいるか。他の受験病院。
④実習態度が見られていると思うので，真面目にやっておいて損はないと思う。マッチングを考えている病院があれば，実習に行った方が雰囲気をつかめるし，青森県内は実習に来たかどうかが大事な気がする。
⑤5年生2月（2週間）。小児科で実習。

2017年
②面接官3名，15分。去年国試に落ちた原因，今のどのように対策しているか。当院にいない科の研修（勉強）はどう行っていきたいか。提出書類に基づく質問。
④とても話しやすい雰囲気だった。

三沢市立三沢病院（青森）
2018年
②面接官2名，20分。
④クリニカルクラークシップで既に交流を深めており，アットホームな面接だった。質問することがないと言われるほど。クリニカルクラークシップをやっておくと色々と有利にはたらくと思う。
⑤8/下旬見学，5月CCS（1か月）。雰囲気もアットホームで，科を問わず先生方が色々な検査や手術などに参加する機会を設けてくださり，とても充実した1か月を過ごすことができた。

むつ総合病院（青森）
2017年
②面接官3名（院長他），5分。雰囲気は穏やか。今まで見学や実習に行った中で比較して，当院の良い点，悪い点。初期研修に求めること。最近気になるニュース。
④院長先生が初めに雑談で和ませてくれた。時事問題は毎年質問される傾向にあるらしいので，医療ネタでなくても落ち着いて答えれば大丈夫とのこと。近年フルマッチが多い病院で，今年も受験者が多かった印象。
⑤8/下旬見学，4月実習（4週間）。様々な手技を経験させてもらえるので，積極的に教えてもらうとよい。医局では他科の指導医の先生，院長先生などと気軽に話せる機会があり，アピールできるよい機会になった。

2014年
②面接官2名，10分。雰囲気は穏やか。研修に対する抱負。自分の長所・短所。最近のニュースで気になったこと。集団的自衛権について。最後に何か言いたいこと。
④面接，実習でいかにアピールできるかがポイント。質問については答えがあるというわけではないので，自分の考えをハキハキとしっかり話せることが重要。
⑤12/下旬・3/中旬実習，6月実習（4週間）。麻酔科で様々な手技を経験させていただいた。食事も支給。見学するのであれば，2泊以上で行った方が印象がよいと思われる。

2013年
②面接官3名，15分。雰囲気は和やか。志望理由。志望科。実習の感想。併願病院。志望順位。
④受験状況は，はっきり答えなくても問題なかった。

① 筆記試験・その他　② 面接試験　③ 受験した場所，方法　④ 受験後の感想・来年の受験生へのアドバイス　⑤ 見学・実習

岩手県立胆沢病院（岩手）

2022年

② 20分。7対1【質問】自己紹介，志望理由，自己PR，最近見て気になったニュース，部での役職，最近読んだ本（趣味），今まで1番成功したことと失敗したこと，働き方改革で時間外勤務が規制になったことを知っているか（それについてどう思うか），実習で印象に残ったことは何か，奨学金を借りているか，興味のある科は何か【雰囲気・感想】終始和やかな雰囲気だった。

③ 病院からの指定により現地※合同面接会で受験の場合は岩手県より指定された複合施設，個別面接の場合は胆沢病院

④ 見学のときに身だしなみや言葉遣い，挨拶でマイナスの印象を作らないのはもちろん，面接で使えそうなエピソードもしっかり作っておくのがいいと思います。

⑤ 2/上旬，5/下旬に見学。研修医の先生に1日ついて回る。主に見学。結構忙しそう，あまりゆっくり休む時間はなかった。研修医の先生方は皆さん優しい。質問にも気軽に答えてくださる。ややハイパーな印象。病院の雰囲気は良い。上級医の先生方は優しく熱心な様子を受けた。研修医の裁量が大きいと感じた。希望すれば見学後に懇親会があり（研修医の先生方や若い先生中心），そこで見学中に聞けなかったことも色々質問できる。研修医の居住環境について聞いた。研修医室があるか確認した。当直室の環境を確認した。夜間救急での研修医の仕事に注目した。

2019年

② 面接官6〜7名（研修医1名含む），15分。最近読んだ本とその内容について。医学関係以外のニュースで最近気になったもの。病院見学をしてどのような印象をもったか。併願病院について。

④ 以前から懇意にしてもらっている先生と，見学時にお世話になった研修医の先生が面接官にいたおかげで全く緊張しなかった。雰囲気も和やかで，特に事務の方の笑顔など柔和な部分もたくさん見られて安心して臨めた。ニュース関係は毎年聞かれているそうなので，事前に考えていった方がよい。東北地方の大学ごとにある程度の採用人数に制限をかけているという噂はあるが，所詮は噂と言われればそれまで。見学して魅力的に感じたならそういう話は気にせずに，第1志望で臨むとよいと思う。

⑤ 5/上旬見学

岩手県立磐井病院（岩手）

2022年

② 20分，6対1【内容】自己紹介と志望理由，研修後の進路，後期研修の進路はどのように考えているのか，体調管理の方法，最近読んだ本，大学のある県の県民性について，環境変わってもやっていけるのか，病院見学でのスタッフの印象はどうか【雰囲気・感想】終始和やかな雰囲気だった。初めに1分ほどの自己紹介があるから事前に考えておいた方がいい。

③ どちらか選べたので現地を選択

④ 見学の際，身だしなみや挨拶，言葉遣いなどでマイナスの印象を作らないのはもちろんのこと，面接で話せるエピソードを作っておくとよいと思うので覚えておきたい。感じたことはその日のうちにメモしておくと良いと思う。

⑤ 6/下旬に見学。昨年の面接の資料をいただけた。研修医同士の仲や雰囲気がとてもよかった。病院内の挨拶がしっかりしており，雰囲気がよかった。身だしなみや挨拶，言葉遣い。1個上の先生方の雰囲気や後期研修でどのくらい残るのか，病院内の雰囲気や研修医と指導医との関係に注目した

2017年

② 面接官2名，10分。どこを第1志望に考えているか。部活について。志望科。

④ 面接官はとても優しい。面接日は自分で決めてよい。集団面接日に行くより，個人で行った方が印象に残るそうだ。

⑤ 3/下旬見学

2016年

② 面接官6名，15分。志望動機。病院の印象。

④ 和やかな雰囲気で進んだ。第1志望であればマッチしそうな雰囲気だった。

⑤ 3月・6月見学，10月実習。外科系が特に充実している印象を受けた。

岩手県立大船渡病院（岩手）

2019年

② 面接官7〜8名，10分。志望動機。見学での印象。将来志望する科。研修医に聞きたいこと。多職種との関わり方。自己アピール。

④ 面接官の数が多く圧迫感はあるが，優しく頷きながら話を聞いてくれる。驚くような質問はなかった。見学の時から熱烈な勧誘を受ける。希望している人は早くからアピールするのがよいと思う。

⑤ 8/1見学，4/上旬実習（1週間）。病院全体で態度をしっかり見られていると思った。

2016年

② 面接官8名（院長・研修医・事務担当他），15分。雰囲気は和やか。志望動機。自分の長所。病院見学の内容及び感想。将来の希望診療科とその理由。看護師と仲良くする方法。研修医になった際に上級医とどのような関係を築きたいか。自分の思い通りにならないことがあった時どうするか。

④ 和やかな雰囲気だったが，面接官が8名もいると緊張する人もいるはず。しかし，聞かれたことに素直に普通に答えていけば問題ない。実習や見学で好印象を残せれば有利だと思う。

⑤ 5月見学・実習。先生方・事務の方々もとても優しく，質問しやすい環境。研修医が自分で考えて行動というスタイルができていると思った。手技を十分に経験できると感じた。

岩手県立久慈病院（岩手）

2019年

② 面接官6名，15分。雰囲気は和やか。志望理由。医師を志したきっかけ。最近読んだ本とその内容について。見学時の院内の雰囲気，スタッフの雰囲気についてどういう印象をもったか。自分を漢字1文字で例えると何か。実際に働くと仮定して，看護師をはじめとする院内スタッフと医学関係以外の日常会話をするとしたら，どんな話題で会話できるか。

④ 自分を漢字に例えるなど，少し奇をてらった質問があるが，落ち着いて考えればよいと思う。大切なことは発言内容に筋が通っていることと，自分を言うことではないかと思う。面白いことを言うことではないようである。院長先生をはじめ，人柄のよい先生が目立つ病院だと思うし，面接でもそれを感じた。一度見学して自分と合っていると感じれば，受験をおすすめする。

⑤ 4/中旬見学

2016年

② 面接官5名，15分。雰囲気は和やか。志望動機。病院ホームページを見てきたかどうか，印象はどうか。自己アピールポイント2つ。部活動・学生生活について。今後なりたい医師像。看護師や病院スタッフとの接し方について。大学院との両立について。

④ 医学的知識を聞かれることはなかった。実習で顔を覚えてもらっていたため，あまり突っ込んだ質問はなかった。普段通りの会話のように進み，やりやすかった。実習・見学は重要。

⑤ 5年生9/中旬・6年生6/中旬見学・実習（各3日間）。希望を出せば，ほとんどのことは見学させてもらえた。面接のことを考えても実習に行っておいた方がよい。

岩手県立中央病院（岩手）

2021年

① 小論文：1,200字以内，50分。Web面接となり小論文は送付となった。あなたの考える男女平等とは何か。

② 面接官7名，15分。病院からの指定によりリモートで受験。志望理由。志望科。当院の救急についてどう思うか。地域医療に

① 筆記試験・その他　② 面接試験　③ 受験した場所，方法　④ 受験後の感想・来年の受験生へのアドバイス　⑤ 見学・実習

ついてどう思うか。チーム医療で大切なことは何か。併願病院。
④ 面接官の人数の多さに圧倒されてとても緊張したが，先生方は圧迫感なく，穏やかな雰囲気で淡々と行われた印象。
⑤ 5年生3月見学（1日）

2020年

① 小論文：800字，50分。新型コロナウイルス感染症を経験して。
② 面接官2名，15分。志望理由。自分の短所（研修医として働く上でどうやって克服していくか）。他の病院と比べて当院の良いところ。
④ 小論文は1週間くらい前にテーマを言われるので，事前に書く内容を頭に入れて臨むとよい。先生方は皆優しい。面接は緊張しないことが大切。他の病院と比べてどこが良いのか，この病院にしたい理由を具体的に言えるようにしておくとよい。病院見学でも先生方から評価をされていることを意識する。見学は2回くらい行ってもいいかも。
⑤ 6年生6月（2日間）・7/下旬（1日）見学。研修医が積極的に診療に携わっている様子を見学できた。

2019年

① 小論文：800字，50分。人生の最終段階をむかえた患者に対し，医師であるあなたはどう関わりますか。
その他：適性検査。二択と四択のものがある。
② 面接7名，15分。志望理由。部活について。他に見学に行った病院。併願病院。チーム医療について。勉強方法について。志望科。併願病院に比べ，中央病院の悪い所。奨学金を借りているかどうか。地域医療とは。
④ 小論文のテーマは事前発表だが，あらかじめまとめたものを書き写すことはできない。面接官の人数が例年より増加。面接の冒頭で雑談をしてくれたので，あまり緊張せずに終えることができた。面接官が順々に質問してくる。コメディカルスタッフとのコミュニケーションをどうするか気にしている印象。見学にたくさん行った方が，院長や指導医の先生，事務の方々からも顔を覚えてもらうことができる。見学時，研修医や指導医に評価表が渡されていたので，積極的な態度でアピールするとよい。
⑤ 4/下旬・7/下旬見学，4/中旬実習（5日間）。外来も手術も積極的に参加することができて大変よかった。実習に参加する姿勢が大切だと感じた。

2018年

① 小論文：800字，60分。医師としてあなたが考える看取り。
② 面接5名，20分。雰囲気は和やか。これまでの経緯を簡単に。リーダーシップをとる機会があったか。コメディカルと意見が違った場合どうするか。当院の悪いところ。当院をどの位希望しているのか。地域医療にどう関わっていくか。
④ 小論文のテーマは事前に知らされる。しっかり対策をしてくることが大切なようだ。面接では話すたびに先生がとても褒めてくれて良い気分になった。
⑤ 3月・6月見学

2017年

① 小論文：800字以上，60分。本邦における少子化の現状・原因分析を行い，あなたの考える対策を述べよ。（テーマは試験1週間前に発表される）
その他：適性検査。100問程度，15分。
② 面接5名（院長・副院長・指導医・研修医・看護師長），15分。雰囲気は和やか。志望理由。志望科。理想の医師像。当院の良いところ，悪いところ。部活を通して学んだこと。体力に自信があるか。関東と地方の病院を比較してどう思うか，どのような違いがあるか。地域医療とは（どんなイメージか，あなたは貢献できるか）。チーム医療とはどうあるべきか。自分の長所と短所。後期研修の進路。親（医師）の姿をどう思う思うか。
④ 小論文の課題が事前に分かるので，誰かに添削してもらうなど準備するとよい。文字数の上限はないが，自分が行った日は5人中4人が800字におさめていたので，無理に多く書くより，分かりやすく意見を伝える文を作った方がよい。見学回数＝当院への熱意と捉えてくれるので，何度も足を運び真摯な態度で

臨めば顔を覚えてくれる。研修指導の先生がとても良い人。岩手県内で合同説明会をしてくれる。マッチング日が5回用意されているので，どれか1日に行けばよい。
⑤ 5年生夏・6年生春，夏（2日間ずつ）見学

岩手県立中部病院（岩手）

2019年

② 面接官4名（病院長・指導医・研修医），15分。雰囲気は穏やか。志望理由。併願病院。志望科。研修後の進路。見学時の当院の印象。趣味。勉強は順調か。自分の長所。医師を志した理由。部活について。資格について。
④ 面接官の横に事務の方がおり，タイムキーパーをしていた。見学回数が多い方がよい印象を持っている様子だった。面接で変わった質問はなく，答えやすかった。緊張することなく面接を終えることができた。見学時に研修医宿舎を見学したいと話せば見せてくれるので，伝えた方がよいと思う。
⑤ 5年生7月・6年生4月・7月見学

岩手県立二戸病院（岩手）

2022年

② ※岩手県合同面接会で受験の場合。面接官3名，受験者1名【時間】15～20分【内容】自己紹介，生い立ち，長所，志望理由，履歴書に書いた経歴について，他の病院は受けているか，どこを受けたか，趣味について，研修に希望すること，研修について何か不安なことはあるか，第一志望はどこか【雰囲気・感想】終始笑顔で，和やかな雰囲気だった。一般的に準備している回答で対応可能だった。
③ 病院からの指定により現地
④ 面接会場について：岩手県合同面接会で受験の場合は県に指定される複合施設，個別面接の場合は二戸病院で行います。気になる病院は，早いうちから何度か見学や実習に行っておくのが良いと思います。
⑤ 昨年12/下旬，今年5/下旬に見学。研修医の先生と1日一緒に回る。研修医の先生方はみなさん優しい。質問にも気軽に答えてくださる。研修は普通～ややハイポな印象。それぞれが自分のペースで研修を受けられそうと思った。病院はアットホームでとても良い雰囲気。研修担当の先生方がとても熱心で優しい。少数精鋭で，指導体制はマンツーマン。研修医宿舎を実際に見せていただいた，研修医室を確認した，研修医がどこまで任されているか注目した。

2020年

② 5名（病院長・副病院長・看護部長・事務長），30分。雰囲気は和やか。志望理由について詳しく。自分の性格について。成績についてどのように自己分析しているか。コロナが流行った際にどのようなことを意識して生活していたか。今までに集団生活をしたことがあるか，その時にはどのような役割を担ったか。
④ こちらが緊張しているのを察してリラックスさせるような工夫も見られた。
⑤ 4/末見学（2日間），5年生10月実習（1か月）。地域医療の連携の様子に重点を置いて見学し，地域の住民の方々とも交流した。とても温かく，よい所だと思った。研修医の先生の生活を肌で感じることができてとても良かった。

2019年

② 面接官5名，15分。志望理由。成績について。今後の人生設計について（地域に残るか，地元等に帰るのか）。部活について。自己アピール。
④ 雑談程度と聞いていたが，しっかりとした面接だった。定員の枠が少ないので国試にきちんと受かるのかを気にしている様子。また，看護師長は残ってくれるのかを気にしている様子だった。基本的には優しくて話しやすい雰囲気だった。見学時に人柄を見ているようだった。基本的には来たいという学生を採りたいようなので，先生にアピールしておけば定員を超えない限り，まずマッチすると感じた。
⑤ 3/下旬・7/下旬見学，5/中旬実習（5日間）。科によって雰囲気

| ① 筆記試験・その他 | ② 面接試験 | ③ 受験した場所，方法 | ④ 受験後の感想・来年の受験生へのアドバイス | ⑤ 見学・実習 |

の違いはあるものの，先生方は優しく，実習に積極的に取り組むことができた。数日間病院にいられたので，研修医の一日の様子を見られて良かった。

2017 年
② 面接官 5 名，15 分。最初の 3 分で自分の生い立ち，アピールポイント，志望動機を語る。志望科。奨学金について。研修後の進路。コメディカルについて。病院の雰囲気。
④ 履歴書や志望動機を書いた紙を見ながら質問されたので，何を書いたか事前に確認しておいた方がよい。面接官はあまり笑顔を見せず緊張したが，相槌を打ちながら話を聞いてもらえた。
⑤ 4/中旬実習。のんびりとした雰囲気。先生方には熱心に教えていただいた。

岩手市立中央病院（岩手）

2013 年
① 小論文：800 字，50 分。医師としてあなたの考える看取りについて。
② 面接官 4 名，10 分。雰囲気は和やか。志望理由。他院と比較して当院の良いところと思うところ。自分の長所と短所。

盛岡赤十字病院（岩手）

2018 年
② 面接官 5 名（医院長・副医院長・看護部長・臨床研修指導医），30 分。雰囲気は穏やか。志望理由。当院の印象。進路として希望する科。チーム医療について。大学生活で一番頑張ったこと。自分の長所とそれを今後どのように生かしていきたいか。
④ 本来 8 月 11 日に岩手県の合同面接会での面接となるはずだったが，先生方がお忙しいため，平日に日程変更となった。
⑤ 5/上旬・8/上旬見学

石巻赤十字病院（宮城）

2021 年
② 4 名（院長，副院長，事務長），30 分。病院からの指定によりリモートで受験。4 年後，12 年後，20 年後あなたはそれぞれどうしていると思うか。趣味について。あなたはどんな人だと言われ，それについてどう思っているか。あなたは年上に可愛がられるか，年下に慕われるか。履歴書に人の話を聞くことが長所とあるが，これはどういうことか。どういう経験からか。なかなか人の話を聞けない人もいると思うが，そういう人はどう思うか。その人はどういう心情だと思うか。臨床実習でそういう人はいたか。他の人から話を聞いてもらえないような弱い人の話を丁寧に聞いた時のリアクションは。
④ 副院長から一つのことについて突っ込まれた。自分の場合は履歴書に"国語が得意で人の話を丁寧に聞いて理解することができます"と書いており，そこから患者さんの話もしっかり聞いて気持ちをくみ取ることができます，等の答えを準備していたが，実生活でどういう人に出会ってそのような考えになったのか，そういう人を見てどう思うか，などかなり深く質問された。それらの質問については一応頭の中でおぼろげながら考えていたので一応は対処可能であった。どれだけ正解を言えるかよりも自分の考えをどれだけ伝えることができるかを見ている様な気がした。趣味のことなど，人柄や考え方を見ようとしているかんじ。先輩や周りに聞いていると，考えてもいなかった質問が飛んでくることが多々あるらしいのでそういう質問をされた時のために，会話の瞬発力を上げる or 自分が履歴書に書いた一つ一つについて徹底的に考えてどんな質問がきても大丈夫な様に準備しておくといいかもしれない。一番よくないのは黙ってしまうことで，何かしらの考えを言うことが大事なのではないかと思う。一度社会に出ている方を除き，マッチングを受ける皆さんのほとんどがこのような採用面接は初めてだと思うので知らないことが多々あるだろう。応募書類の封筒，簡易書留，速達，送付状，写真館で証明写真を撮ってもらうなどの基本的な事柄は事前に調べておいて近くなってから焦らないように。コロナで見学に行けないなどの不安があっても，行きたい思いをアピールすることが大切なので頑張ってほしい。

⑤ 5 年生 8/下旬直接病院見学・6 年生 3/下旬オンライン病院見学

2019 年
② 面接官 5 名，15 分。お金が落ちていたらいくらまで拾うか。その答えに対して，なぜその金額なのか。自分の短所について。コメディカルというとどのような職業が思いつくか。コメディカルについてどう思うか。コメディカルスタッフとうまくやっていくには何が必要か。趣味。部活について。人に対して自分から何かをしてあげようと思ってしたことがあれば具体的に。
④ 他の病院に比べて若干変わった質問が多く感じた。最初の質問は必ず想定外のものを聞かれるようで，対策はできないようだった。歴代の研修医の出身県を白地図に色を塗って埋めるのが目標らしいので，まだ出身者がいない県の人は有利だと研修医の先生が言っていた。たしかに病院の説明をしてくれた方が白地図を見せてくれて，ここら辺が白いから埋めたいんだよなと言っていた。
⑤ 7 月見学，5 年生秋・地域医療実習（3 週間）。学生がこの病院にふさわしいかどうか，研修医が○×をつけている。院長が研修医と仲が良いので，研修医の評価も大きいらしい。

2018 年
② 面接官 4 名，15～20 分。雰囲気は和やか。志望理由。医師を目指した理由。併願病院について。研修後の進路。理想の医師像。チーム医療とは。部活について。病棟と救急で同時に病態が悪くなった患者がいたらどうするか。コメディカルとのコミュニケーションはなぜ大切か。学生時代に行った研究。平成とはどんな時代だったか。
④ 院長が変わり前年度までと面接内容が変わったが，特に難しいことは聞かれなかった。質問は受験者によって違うようだ。学生と話がしたいという感じだった。きちんと自分の考えを伝えることが大事だと思えた。
⑤ 6 月見学，1/下旬実習（1 週間）。学生を飽きさせないようにという心遣いを感じた。見学中の病院長面接では，マッチングに見学の回数は関係ないと話していたが，研修医の先生は 3 回以上見学した人が多いとのこと。職員が忙しそうに働いているので，見学・実習生としてできることを考えて自分で行動した方がよいと感じた。研修医の先生方に顔を覚えてもらうことが大切だと思うので，飲み会などは積極的に参加した方がよいと思う。見学でも同じだが，学生に手技などやらせてくれるのでとても勉強になる。

2017 年
① 記述：3 周，15 分。統計，確率的な問題。
② 面接官 4 名（院長他），15 分。雰囲気は穏やか。面接前の記述試験で解いた問題について，如何に考えたか。学生時代，友人などの悩みを解決したことはあるか，その解決法は。最近の医療では同時に多くのことを要求されるが，それにどのように対応するか。組織のモチベーション向上の為に特別報酬は必要か。
④ 記述の正誤は点数化されず，あくまで思考の過程を説明できるかを見ているようだ。面接ではテンプレ的ではない質問もあり，その場で考え答えすするところを見ている。研修医による評価も採用に関係するとのことなので，なるべく見学に行き，積極的な姿勢を見せるなどしてアピールすることも重要なようだ。
⑤ 9/中旬・7/中旬見学

2016 年
① 記述：3 周，15 分。確率の問題。
② 面接官 4 名（院長他），15 分。雰囲気は和やか。志望動機。研修が終わった時の自身の未来像。6 年，12 年後の自分はどんなことをしているか。
④ 面接前の記述試験で解いた確率の問題について院長先生が話を進めていく。将来設計についての質問が多く，何がしたくてこの病院を選んだのかを重視している印象を受けた。院長先生からは変わった質問が多いと聞いたこともある。

① 筆記試験・その他　② 面接試験　③ 受験した場所，方法　④ 受験後の感想・来年の受験生へのアドバイス　⑤ 見学・実習

東北

気仙沼市立病院（宮城）

2014 年

② 面接官 2 名，10 分。雰囲気は和やか。志望理由。志望科とその理由。どのような研修を希望するか。

④ 特別な対策は不要と思う。

⑤ 7/中旬見学・実習。外科，整形外科で，手技を経験させてもらった。病院の建物は古いが，院内の雰囲気はとても明るい。研修医のレベルが高く，明るく生き生きと働いていたのが印象的で，研修するならここしかないと思った。

坂総合病院（宮城）

2020 年

① 小論文：A4 サイズ 1〜2 枚，事前提出。理想の医師像，研修で大事だと思うこと，最近の気になる社会問題。

② 面接官 2 名。オンラインで実施。理想の医師像。コメディカルとの関わり方。志望科。将来のビジョン。

④ 雑談というイメージ。全体を通して人間性を見ているような感じだったので，緊張せずリラックスして臨めば大丈夫だと思う。

⑤ 5 年生 2 月・6 年生 7 月見学。2 回ともすごく分かりやすく多くのことを見せてもらい，ここで働いたらどうなるのかというイメージがつかめました。

2016 年

① 志望理由書：事前提出。病院で研修を希望する理由。

② 面接官 2 名，30 分。雰囲気は良好。志望理由書を基に，研修担当の先生と面接。

④ 研修医が第一線で頑張っている印象。それを支えるコメディカルの雰囲気も素晴らしいと思う。医学生担当の事務の方が色々教えてくれるので，聞いておくとよい。

⑤ 5 月・8 月見学・実習。希望の科をいくつかと，研修医が担当している内科外来の見学，往診の見学をさせてもらった。見学日 2 日目くらいにして夜間救外も見学した方がよいと思う。

仙台医療センター（宮城）

2021 年

① 小論文：400〜800 字，40 分。テーマは選考日によって違う。東日本大震災から 10 年経過した現在の日本の災害医療体制について。

② 面接官 4 名，オブザーバー 1 名，15 分。部活動の経験から自慢話や功績など。見学の際の当院の印象。看護師と関わる上でどういう関係性を築きたいか。東京オリンピックについてどう思ったか。今コロナ対策としてあなた自身はどんな対策をしているか。

④ コロナ禍で実際に見学に行くことが難しいが，やはり少しでも興味のある病院には，肌感や雰囲気を感じとるためにも，見学に行くことをおすすめする。

⑤ 5 年生 10 月・3 月・6 年生 7 月見学

2020 年

① 小論文：400〜800 字，40 分。テーマは選考日によって違う。AI の活用が普及するこれからの時代において，医師として求められる能力は何か。

② 面接官 4〜5 名，10 分。雰囲気は穏やか。病院見学をした時も含め，当院の印象。学生の時に一番印象に残っている授業。自由な時間に何をするのが好きか。学生時代の留学にて，日本と海外の医療の一番大きな違いはどこだったか。自己アピール。

④ 面接前に面接カードの記入（4 問，30 分程）。質問内容：医師になったら挑戦したいこと。今までで一番つらかった体験とその対処法。今関心のある社会問題について。自分の長所と短所。時間が短く，書ききれない人もいたので，事前に考えておくとよい。ここ数年テーマは同じである。面接は雑談から入り，緊張しなくて大丈夫と声をかけてもらえたのでとてもやりやすかった。

⑤ 5 年生夏見学

2019 年

① 小論文：800 字，30 分。テーマは選考日によって違う。地域の医師不足について。少子高齢化社会において医師が求められるもの。

② 面接官 4〜5 名，10〜15 分。雰囲気は和やか。面接への意気込み。志望理由。志望科。挑戦してみたいことを具体的に。自分が医師に向いていると思うこと。部活について。習い事について。アルバイトについて。見学してみて研修医の雰囲気はどうか。研修医の先生とのエピソード。健康について気を付けていることは何か。高圧的な医師についてどう思うか。チーム医療について。初期研修で大切にしたいこと。

④ 面接前に面接カードを書く（4 問，30 分程）。質問内容：挑戦したいこと。今までで辛かったこととその対処法。今関心のある社会問題について。自分の長所と短所。人数が多かったので，一人当たりの面接時間は短めだった。例年と似たような質問や，よくある質問で答えづらいものはなかった。新病院に移転したこともあり，例年より人気があった。長期休みになると 1 日 5〜6 人の学生が見学に来るらしい。研修部長が神経内科なので，神経内科をまわるといいと聞いた。小論文は時間が足りないので，事前に対策が必要。

⑤ 6/中旬見学，3/下旬実習（1 か月）。先生方はとても優しくて，すごく熱心に丁寧に指導してくれる。毎日 2〜3 件のオペ見学，カンファレンスや他病院との勉強会にも参加させてもらった。

2018 年

① 小論文：800 字，30 分。チーム医療について。医師と患者のコミュニケーションについて。

② 面接官 6 名（院長・看護師長・研修採用部長など），10〜15 分。雰囲気は和やか。志望動機。医師を目指した理由。研修後の進路。目指す医師像。健康のために気を付けていること。当院をどのように知ったか。大学での印象的な思い出について，勉強面とそれ以外で 2 つ。自分の長所と短所。チーム医療について気を付けたいこと。自分が医師に向いていると思うことはあるか。

④ 筆記試験の後に面接シートを書き（30 分程），その後面接。シートの質問内容：今までで辛かったこととその対処法。関心のある社会問題について論じろ。自分の長所と短所。医師になったら挑戦したいことなど。採点には含まれないが，面接で聞かれたことは採点対象となる。見学回数が重要だそう。

⑤ 3 月・6 月見学，11 月実習（5 日間）。小児科で実習。とてもよく教えてもらえた。

2015 年

① 小論文：800 字，30 分。大切にしていること。

② 面接官 5 名，15 分。志望動機。志望科。自分の長所と短所。研修で不安なこと。尊敬している人物。休日の過ごし方。部活について。

④ 面接は先生方がとても優しい雰囲気で，笑顔だった。小論文はとにかく時間が足りない。

仙台厚生病院（宮城）

2020 年

② 面接官 3 名（研修医担当の先生・看護部長・3 年目の先生），15 分。オンラインで実施。自己 PR。部活の経験。今まで上手くいかなかったこととその対処法。将来の進路。

④ とても朗らかな印象。なかなか落ちることはないと研修医の先生は仰っていた。循環器，消化器，呼吸器しかないが，この 3 つを志望している人には最高の環境だと思う。給料と福利厚生が最高である。

2018 年

② 面接官 4 名，15 分。自己アピール。自分の弱点。どのような研修にしたいか。

④ 面接官のうち 1 名は，1 年目の研修医だった。フレンドリーな雰囲気だった。

⑤ 3/中旬見学

① 筆記試験・その他　② 面接試験　③ 受験した場所，方法　④ 受験後の感想・来年の受験生へのアドバイス　⑤ 見学・実習

仙台市立病院（宮城）

2022年

① その他（事前提出）：志望動機（将来の志望科についてA4用紙1枚。昨年は手書きだったが今年からWordにて打ち込みだった）。

② 【人数】面接官4名【時間】20分程度【質問】2分程度で自己アピールも含めた自己紹介。自身のした自己紹介について先生の気になったことをいくつか質問された。趣味について。志望科について。部活について。併願病院【雰囲気・感想】和やかな雰囲気で優しかった。突拍子のないことは聞かれなかった。

③ 病院からの指定によりリモート

④ 見学は2，3回行った方がいい。

⑤ 6/中旬で2日間，8/下旬に見学。見学の内容は循環器，救急，腎臓内科で研修医の先生と一緒に行動した。どの研修医の先生も「どこから来たの？」など話しかけてくださり沢山お話ししてくれた。質問をする時間を十分に取ることができた。医療スタッフの雰囲気が明るかった。今年はコロナの影響もあり他の見学生とは被らなかったので学校間の共有はなかった。特別気をつけたことはない。実際の当直回数など働き方について質問した。救急科では研修医の先生の仕事量やどこまで任されているか質問した。

2019年

① 小論文：800字，60分。3つのテーマから1つ選ぶ。1）チーム医療を行う上で医師が果たすべき役割，2）質の高い医療を提供するために大切なこと，3）地域の公立病院として当院が果たすべき役割。

② 面接官6名（循環器内科・外科・小児科・血液内科の部長・看護師長・事務），15分。志望動機。大学時代に頑張ったこととそこから得たもの。長所と短所の具体例。医師を志した理由。初期研修修了後の進路。ストレス解消法。挫折した経験と乗り越え方。他の受験病院。最後に伝えたいことがあれば。

④ 面接官それぞれから1つずつ質問されるかんじ。フレンドリーという雰囲気ではなかったが，特別圧迫感はなかった。昨年の面接での質問内容を見学時に研修医から教えてもらい，それを基に対策をしたら同じ質問だったのですらすら答えることができた。

⑤ 5年生8月・3月・6年生6月見学

2018年

① 小論文：1,000字，60分。3つのテーマから1つ選ぶ。1）チーム医療の大切さを医師として述べよ，2）公立病院としての地域における当院の役割，3）質の高い医療とはなにか，それを常に実現するために必要なこと。

② 面接官6名（副院長・外科部長・血液内科，循環器内科の医師・看護師長・事務），15分。希望診療科とその理由。医師を志した理由。意見の合わない人との接し方。新専門医プログラムについて，東北大と出身大学を比較してどうか。打たれ強いかどうか。人付き合いはいいか。県内の病院と比較して当院はどうか。

④ 病院見学での学生の評価は，その日関わった研修医が行う。

⑤ 7月・3月見学

2017年

① 小論文：800〜1,000字。チーム医療における医師のあり方。患者に対する医師の接し方など3つのテーマから1つ選ぶ。

② 面接官5名，15分。医師を目指した理由。自分の性格。研修後の進路。人間関係で印象的だった出来事。

④ 面接官が5名で緊張した。相槌をうってくれる人，そうでない人と様々。和やかなムードではなかったと思う。人気病院なので早めに見学に行くとよい。

⑤ 7/下旬見学

2016年

① 小論文：事前提出。A4・400字詰め・横書き，800字。私が目指す医師像。wordで作成したものを印刷して提出。

② 面接官5〜8名，15〜20分。志望動機。学生生活で頑張ってき

たこと。部活動で得たもの，その経験を医師としてどのように活かせるか。挫折の経験，それをどう乗り越えたか。志望科。人当たりはよいか。趣味。

④ 多対一面接なので緊張した。主に質問・進行する面接官は穏やかそうだった。雰囲気自体はそこまで殺伐としたものではなかった。臨床研修申込書の志望動機欄がA4用紙1枚に枠1つの形式で書きにくかった。選考材料が書類と面接のみで，大半が事前用意可能。面接がかなり重要だと思われる。本年は例年より受験者が多かったようだ。

東北労災病院（宮城）

2022年

① 小論文（事前提出）：『自分がなりたい理想の医師像』（800字程度）

② 面接官6名【時間】10〜15分【内容】高校について。出身はどこか。他に併願している病院。この病院を選んだ理由。志望科についてどんな医師になりたいか。長所と短所についてどういう風に対処しているかなど【雰囲気・感想】自分の言ったことに対してリアクションがあった。後半につれて和やかになった。マスクを外して入室し最後までマスクはつけなかった。

③ 病院からの指定により現地

④ 研修医の先生の働き方をしっかりと見た方が良い。

⑤ 5年生の8/中旬，6年生の7/中旬に見学。研修医の先生と指導医の先生が研修について教えてくれた。看護師さんと仲良く連携していた。集合場所の行き方を確認する。棟を間違える人もいると思う。救急でどのような症例が多いか，研修医が何を行うか。

2019年

① 小論文：800字，事前提出。私が医師を目指した理由。

② 面接官6名，10分。雰囲気は和やか。志望理由。志望科とその理由。小論文の内容について。仕事と家庭の両立についてどのように考えているか。他に受験した病院。

④ 面接官の人数は多かったが，全員優しかった。医学的知識を問われることはない。人気病院ではないので見学は1回で十分だと思うが，病院説明会は行っておいた方が，面接時に知っている先生が増えて気が楽かと思う。

⑤ 3/上旬見学

2017年

① 小論文：事前提出。医師を目指した理由。

② 面接官4名，10〜15分。雰囲気は和やか。志望理由。国試に落ちた原因と今年の対策法。併願病院。今年気になったニュース。

④ 何度も見学に行くと会ったことのある先生が面接官になっているので，緊張せずに受けられる。医学的知識は問われない。思ったままを伝えればよい。見学回数も選考に含まれるらしい。

⑤ 7/中旬見学，5年生から実習（5回）。研修医と必ず一緒なので，研修システムについて質問しやすい。

2014年

① 小論文：800字，事前提出。私が医師を目指した理由。

② 面接官4名（医師2名・看護師1名・事務1名），15分。雰囲気は和やか。志望理由。女性医師としてどのようなスタンスで働きたいか。10年後，どのような方向で働きたいか。チーム医療をどう考えているか。

④ どこの病院でも聞かれるような質問に対する回答だけ準備しておけばよい。返答に困っても受験者を焦らせることはないので，ゆっくり考えて答えればよい。

⑤ 7/17見学。見学の回数が評価に関わっているらしい。説明会には，研修担当医，院長，副院長も来られるので，顔を覚えてもらうためにも必ず行くべき。

みやぎ県南中核病院（宮城）

2016年

① 小論文：1,200字，120分。2つのテーマのうち1つを選択。1）高額医療が医療経済を圧迫していることについて，2）歴史上

① 筆記試験・その他　② 面接試験　③ 受験した場所，方法　④ 受験後の感想・来年の受験生へのアドバイス　⑤ 見学・実習

東北

または現存する人物で理想とする人とその理由。
② 面接官 5 名，15 分。雰囲気は穏やか。志望動機。大学生活で頑張ったこと。看護師との付き合い方。休日の過ごし方。嫌いな人・苦手な人との付き合い方。
④ 院長先生は野球好き。学力より人柄を見ているような印象。見学に 2 回行き，顔を覚えられていた。

JCHO 仙台病院（宮城）

2022 年

② 面接官 5 名，受験者 1 名【時間】10 分【内容】大学生活を振り返って・時間外勤務に関してどう考えているか・実習中に印象に残った症例・部活で何か役職についていたのか・ジェイコに入ったらどのようなプラスを病院に与えてくれるか・1 分程度の自己アピール【雰囲気・感想】面接官の先生方が 1 人ずつ質問してくる。質問は全員同じようなことを聞かれている。先生方はみな穏やかそうだった。
③ どちらか選べたので現地を選択
④ 何を聞かれるかを事前に調べておき，何を答えるかを前もって準備したほうがある程度余裕を持って面接に臨めると思います。
⑤ 4 月下旬。午後から 2 時間程度，自分の選んだ科の見学を 1 時間程度見学したのち，病院の案内を研修担当の先生にしてもらった。病院は 2021 年頃に建て替えておりとても綺麗。身だしなみや言葉遣いに気をつけた。どれくらい研修医が忙しそうにしているかを確認した。

秋田厚生医療センター（秋田）

2019 年

① 小論文：文字数規定なし，60 分。医師としての私のミッションと，達成するためのキャリアパスプランについて。
② 面接官 7 名，15 分。志望理由。大学で頑張ったこと。趣味。印象に残った患者さん。志望科。
④ 面接官の人数が多くて緊張したが，とてもアットホームな雰囲気。時間はあっという間に過ぎる。そこまで突っ込まれることもなかった。履歴書の内容をしっかりと覚えておけば，そこからの質問がくるので対応できると思う。
⑤ 8/中旬見学，7/上旬実習。研修医の先生とご一緒させてもらった。患者さん一人一人の現状，問題点などを挙げて対応していくプロセスを学べ，指導医の先生との良好なコミュニケーションのもと，医療が行われていることがよく伝わってきた。

秋田赤十字病院（秋田）

2017 年

① 小論文：1,000 字，60 分。今まで読んだ本について。
② 面接官 4 名，受験者 5 名，20 分。カジュアルな雰囲気。
⑤ 9/上旬見学，6/下旬実習。とても良い雰囲気だった。

大館市立総合病院（秋田）

2021 年

② 面接官 4 名，10 分。当院を選んだ 1 番の理由。他の受験病院。マイブーム。チーム医療の中であなたにできること。奨学金を借りているか。
④ 和やかな雰囲気で話しやすかった。早めに取りかかり，時間をかけて丁寧に準備をするとよい。
⑤ 5/上旬・8/下旬見学，5 年次に 2 週間・6 年次に 2 か月実習

2020 年

② 面接官 5 名，5 分。雰囲気は和やか。志望理由。研修終了後に地元に帰るか。当院での実習の感想。奨学金の有無。地域医療についてどう考えているか。
④ 質問の内容によって合否が分かれるといった感じはしなかった。研修医の先輩からの情報が大切だと思う。
⑤ 5 年生 7 月に外科で 1 か月間，2 月に産婦人科で 2 週間実習。実習態度などは特に採用に反映されていないと思う。先生方は優しかった。

2014 年

② 面接官 5 名。雰囲気は和やか。志望理由。志望科。併願病院。地元には帰らないのか。
④ 志望理由さえ言えれば OK。話に詰まると，面接官から話題を振ってくれる。
⑤ 8 月（面接前日）見学，4 月実習（1 か月）。先生方，コメディカルの方々が学生に対して非常に優しい。実習するなら小児科がおすすめ。

2013 年

② 面接官 5 名，20 分。雰囲気は和やか。（面接直前の）病院見学の感想。願書に書いた志望理由以外に，当院に対して持った感想。履歴書に書いた資格（検定）についてとその受験理由。部活について。
④ 開放的で風通しの良い病院と感じた。
⑤ 8/28〜29 見学，4 月実習（1 か月）。最後の週に，先生方と病棟スタッフの前で症例発表もさせてもらい，よい経験になった。

大曲厚生医療センター（秋田）

2018 年

② 面接官 5 名，10〜15 分。雰囲気は和やか。志望理由。将来希望する科。将来の展望。病院への質問。併願病院。第 1 志望かどうか。
⑤ 5 年生 8 月・6 年生 6 月見学

市立秋田総合病院（秋田）

2022 年

① 小論文：60 分，800 字「新興感染症についてあなたの考えを述べよ」
② 人数は 10 名ほど。質問は 3〜4 個ほど。試験官全員が質問するわけではないため。履歴書に記載した内容に関して問われる。
③ 病院からの指定により現地
④ 卒業試験や国試の勉強と並行しながら準備するのは大変だと思うので，なるべく早めに取り組むことをおすすめします。
⑤ 見学は 6 年の夏頃。基本的には普段の実習と変わらないような過ごし方だったが，お昼休み等の休憩時間に研修医室の案内をしていただいた。見学自体は 6 年生の夏 1 回だが，その他に実習関係で 5 年生〜6 年生にかけて累計 5 週間ほど様々な科をまわった。消化器外科は，学生も積極的に術野に入りお手伝いをする。疑問点があれば，先生たちが優しく教えてくださった。小児科は，配属されるチームによって若干内容が異なるが，私はアレルギーの患者さんをメインで見ることが多かった（病棟の見学のようなもの）。外来見学はわずかでした。もし希望すればもっと可能だと思う。普段の実習と同様で，身だしなみに気をつけた。

2014 年

① 小論文：800 字，60 分（?）。自分の祖父が嚥下機能低下により，重症の誤嚥性肺炎を起こした。担当医は胃ろう造設をするべきと判断したが，祖父は自分の口で食べたいと言って，拒否している。そのような中，家族から，医学生であるあなたに意見を求められた。胃ろうか経口か，自分の家族のことを思い出しながら，あなたなりの判断とその理由を述べよ。
② 面接官 5 名，10〜15 分。やや固い雰囲気。面接官の反応が乏しく，緊張感がある。志望理由。志望科。なぜ秋田の病院を受験したのか。当院の情報はどのようにして得たのか。
④ 小論文は，知識ではなく個々の考えを問うものなので，自分の意見・考えをまとめる練習をしておく。面接では一般的な質問のみなので，準備して臨むとよい。

能代厚生医療センター（秋田）

2019 年

① 小論文：800 字，60 分。4 つのテーマから 1 つを選択。1）あなたにとって地域医療とは，2）理想の医師像，3）医学以外で興味のあること，4）医師の働き方改革。
② 面接官 4 名（院長・研修担当の副院長，医師 2〜3 名），20 分。雰囲気は和やか。最初に 2〜3 分程度の自己紹介。国試浪人し

① 筆記試験・その他　② 面接試験　③ 受験した場所，方法　④ 受験後の感想・来年の受験生へのアドバイス　⑤ 見学・実習

てメンタルは大丈夫だったか。昨年の不合格の自己反省点と，今年はそれについてどうしたか。留年したことの自己反省点。他の人とは違う自己アピール。自分より年下の人が指導医になる場合も多くなると思うが，問題ないか。
④ 面接には参加しないが，医局秘書や事務員の方が1〜2名部屋の中にいた。面接は会議室の丸いテーブルで行った。自分は3回目だったので厳しめの質問があったが，落ち着いて自分の想いを主張すれば大丈夫。
⑤ 5年生3月，6年生6月見学・実習。見学と実習で病院は採用を大体決めている感じだった。院長，副院長クラスの先生や研修医との懇親会があるので，必ず参加した方がいい。希望は午前・午後でそれぞれ別の科を見学することも可能。

2018年
① 小論文：800字。自分の目指す医師像。
② 面接官3名（院長・臨床研修指導医），15分。雰囲気は穏やか。志望理由。希望診療科。医師を目指した理由。病院への質問。
④ 医学的知識については聞かれなかった。選考日をこちらの都合に合わせてもらえるので，無理なく受けられると思う。県外からの受験も積極的に受け入れているように感じした。
⑤ 5/上旬見学。事務や総務の方，看護師や検査技師などコメディカルの方も親切でよい雰囲気だと感じした。

平鹿総合病院（秋田）
2018年
② 面接官5名，15分。志望理由。希望診療科。
④ 世間話のようなかんじで，緊張はしなかった。選考には関係ないと思うが，夕方に懇親会があった。
⑤ 5/下旬実習（2週間）。大学の外科の実習。色々な手技をやらせてくれた。雰囲気もよかった。

由利組合総合病院（秋田）
2022年
② 面接官4名，受験者1名【時間】10分【内容】当院を選んだ理由・将来の志望科のことなど・コロナで学んだことなど【雰囲気・感想】和やかな雰囲気だったが緊張はした。
③ 病院からの指定により現地
⑤ 7月19日に見学。病院の雰囲気がとても良く，研修医の先生方が自大学の先輩のこともあり大変良くしていただいた。研修医の方と先生方の距離感をよく見るようにしていた。

公立置賜総合病院（山形）
2021年
② 面接官3名，15分。雰囲気は和やか。志望理由。履歴書の内容について。
④ 特に変わった質問はされなかった。緊張させない雰囲気を作ってくれた。当院としては歓迎しますというかんじを出してくれる。緊張すると思うが，厳しいことは聞かれないので落ち着いて明るく答えていくといいと思う。病院見学，マッチングを通してやる気を見せることが大事だと思う。
⑤ 7/上旬見学

2017年
② 面接官4名，10分。志望理由。希望するローテーション。山形に残るか。当院に直してほしいところ。趣味。
④ 雑談のような雰囲気で，実習中に先生と話す感じだった。今年は例年より受験者が多く，第1志望の人も多くて少し焦った。今年から自治医枠がなくなったらしい。
⑤ 7/25見学，11/中旬〜12/中旬実習。田舎にある病院で研修医も少ないので，ぜひ来てほしいという気持ちが表れていた。雰囲気がすごくよかった。

鶴岡市立荘内病院（山形）
2021年
② 面接官4名。選択可能だったためリモートで受験。
④ 面接はこちらの希望日にあわせてもらえた。かなり真剣に話を聞いてくれた。リモートだったが雰囲気の良さが伝わってき

た。みんな笑顔で印象が良かった。見学に行く事が重要なようだ。納得のいく病院選びをしてください。
⑤ 4年生3月・5年生2月。見学が実習を兼ねたものだった。研修医とたくさん話せて，志望が強くなった。

日本海総合病院（山形）
2020年
② 面接官3名（医師・事務），30分。雰囲気は和やか。志望理由。医師を志した理由。部活について。家族構成。
④ 当直も特徴的な病院であり，QOLが高いと思う。山形大学出身の先生が多いが，縁もゆかりも無い先生もいるので，出身や大学は特に関係ないと思う。病院見学，面接どちらも交通費が出るので，少しでも興味があれば見学に行くことをおすすめする。
⑤ 5年生8月見学。広い研修医室もあり，休憩は取りやすそうな環境であると感じた。その日の夜には先生方に食事にも連れてっていただき，より一層深い話を聞くことができた。見学に何回も行っておくことが重要であると聞いていたので，2, 3回程度見学に行くことが望ましい。また，病院説明会にも参加した方がいいとのことであった。研修医宿舎はとてもきれいなので見学の際は見ておくべきである。事務の方々がとても優しいので，気になることがあれば積極的に伝えるとよい。

2019年
② 面接官3名，15分。雰囲気は和やか。志望理由。地元に帰らないのか。両親は何をしているか。選挙について。部活について。部活での役職。働き方改革についてどう思うか。
④ 面接官はとても優しかった。見学の際に先生方と顔見知りになっておくと，面接の際により和やかに面接してもらえる。
⑤ 7/上旬見学，4月実習。研修医の1日を体験する形で，自らが研修医としてどのように働くかがイメージしやすかった。

2017年
② 面接官3名（研修担当医・事務局長・事務員），15分。雰囲気は和やか。志望動機。志望科。研修後の進路。志望順位。部活について。家族について。野球で好きな球団について。
④ 雑談が多いので，話題を作るためにも病院見学に行き，研修医採用担当の先生と話しておくとよい。
⑤ 5年生12月・6年生4月見学

山形県立中央病院（山形）
2018年
① 小論文：800字，60分。医師としての人格を涵養するためにこれまで行ってきたこと，もしくはこれから行いたいこと。
② 面接官5名，15分。志望動機。希望研修後の進路。初期研修後の進路。山形とゆかりがあるか。性格やアピールポイントなど。
④ 履歴書の内容について結構細かく聞かれた。何度も見学や実習に行き，図書館の司書さんに顔を覚えてもらうのがいいと思う。山形にゆかりが無くても何か言った方がいい。無いと言うと，病院長は嫌な顔をしていた。
⑤ 8月見学，3月実習（5日間）

2017年
① 小論文：800字，60分。スペシャリストとジェネラリストのどちらがよいか。
② 面接官5名，10分。志望理由。併願病院。当院の志望順位。ストレス発散法。趣味。山形に残るか。履歴書に沿った質問。
④ 図書室の職員が学生担当で，その人と仲良くなれば受かるらしい。コミュニケーション能力を見られている気がする。
⑤ 5年生春・夏・6年生春見学および実習。研修医と行動を共にし，昼食も一緒にとって色々聞ける。

2014年
① 小論文：800字，60分。自分の理想とする医師像と，その実現のために初期臨床研修病院に求めること。
② 面接官3名，15分。雰囲気は穏やか。事前提出の自己推薦シートの内容に基づく。打ち込んできたこと。部活について。勉強について。得意なこと。人間関係について。

東北

① 筆記試験・その他 ② 面接試験 ③ 受験した場所，方法 ④ 受験後の感想・来年の受験生へのアドバイス ⑤ 見学・実習

④ 試験日は，4日間設定されており，都合のよい日を選べる。小論文のテーマは毎回異なるため，比較しづらいため，よほど変なことを書かない限り問題ないのではと思う。面接では，自己推薦シートの内容を掘り下げて聞かれるので，準備しておくと慌てずに済む。話す内容よりも自然に会話ができ，言いたいことを伝えられるかどうかを見られていると感じた。

山形済生病院（山形）

2016 年

② 面接官5名，20分。雰囲気は穏やか。志望科。学生生活（部活動など）について。自分の性格について。得意料理。

④ 面接は医学知識よりも，病院でどう頑張っていくかなど意欲を見ている印象を受けた。やる気などを前面に出すとよいと思う。医局での面接待ち時間中には，先生が気さくに話しかけてくれたし，面接官の先生も丁寧な対応で安心できた。面接後，研修医の先生方と食事に行ったのだが，良い先生ばかりで気持ちが楽になった。

山形市立病院済生館（山形）

2020 年

① 記述：字数制限なし，60分。必修の主要症候の中で1つがテーマとなり，鑑別疾患と治療を問われる。

② 面接官4名，10分。雰囲気は穏やか。志望理由。志望科とその理由。研修でやりたいこと。勉強の調子はどうか。

④ 実習で顔を覚えられていて，お互いに慣れていることもあり，採用が前提のようなやりとりになった。主要症候を問うのは毎年変わらないようなので，整理しておけば筆記は問題ない。レジナビなどの合同説明会には出ていないようだが，東北大生向けの説明会はあったが，他は山形大くらいしか説明会はないのかも。

⑤ 4/下旬実習（2週間）。必ずしも実習である必要はなく，見学でもよいと思う。病院の先生に顔と名前を覚えてもらう機会は必要だと思う。

2017 年

② 面接官3名（院長・研修担当医・外科医），10分。志望科。部活について。家族構成。研修後の進路。志望順位。

④ 志望動機は聞かれなかった。ほとんど雑談のようなもの。前もっての準備は必要ないかも。リラックスして臨めばよい。

⑤ 6/中旬実習（5日間）。先生方と仲良くなるためにも1か月は実習した方がよいと思った。

米沢市立病院（山形）

2019 年

② 面接官5名，15分。志望理由。志望科。一般的な質問。履歴書の内容について。登山に興味があるか。

④ アットホームな雰囲気だった。研修医は登山に誘われるらしい。院長先生や副院長先生のいる心臓外科や放射線科を見学するとよいだろう。

⑤ 8/上旬見学，実習。消化器内科。内視鏡について丁寧に教えてもらった。終了後に飲み会があった。米沢牛が食べられる。

2017 年

② 面接官3名，10分。志望理由。志望科とその理由。米沢の印象。車の所持について。山形に残るか。趣味。

④ 面接中に，先生から内科系は弱いからたすきがけができるよ，とアピールされた。マッチングに書いてくれれば確実に受かる，と最初に言われた。

⑤ 7/31・8/1 見学および実習。外科系が強く，何でもさせてくれる。内科系が弱い。

いわき市医療センター（福島）

2022 年

① 小論文：【タイトル】医師に求められる最も大切なこと【時間】50分【字数】800字以内

② 面接官3名，受験者1名【時間】15分程度【内容】病院の志望理由，将来進みたい科の志望理由，大学時代に最も印象に残っ

たこと，併願病院，将来福島に残るか，両親は何と言っているか

③ 病院からの指定により現地

④ 雑談も含んだ比較的穏やかな雰囲気の面接なので，楽な気持ちで臨んでいいと思います。

⑤ 6年の7/下旬に見学。救命救急センター。研修医について回った。優しい先生が多かった印象。5年3月，6年5月実習。面倒見のいい先生が多い印象。基本的には研修医について回る。

2019 年

① 小論文：800字，60分。医師にとって最も大切なもの。

② 面接官3名，10～15分。志望理由。どのような研修を希望するか。研修終了後の進路。キャリアプラン。趣味。他に受ける病院の数。

④ とても和やかで世間話なども交えながらの面接だった。

⑤ 5/下旬見学，6/下旬実習（2週間）。初期研修の先生方と似たようなことをさせてもらい，充実していた。

太田西ノ内病院（福島）

2018 年

① 小論文：800字，60分。理想の医師像。医師のワークライフバランスについて。

② 面接官3名，10～15分。志望理由。医師になってから挑戦したいこと。体力に自信はあるか。併願病院，その病院の良い点。当院の評判を何か聞いているか。部活について。

④ 研修指導の先生が，マッチングで第1志望と出せばほぼ間違いなく内定が出るよ，と言っていた。緊張しすぎていると，リラックスできて面接に臨む。小論文と面接の間にお昼休憩があり，受験者だけで話す機会があった。県内でもトップクラスの忙しい病院の忙しい科に実習しに行き，この忙しさを知った上でもここで働きたいとアピールした。

⑤ 見学および実習。外科の先生方は雰囲気がよかった。患者さんが多すぎて，看護師たちもいっぱいいっぱいのような感じだった。研修医の先生は親切で，手技などもたくさんやらせてもらっていた。

2013 年

① 小論文：800字，60分。地域の医者不足が生じた理由。

② 面接官3名，15分。志望理由（県外出身なので詳しく聞かれた）。志望科。

④ 震災の影響で医師不足が深刻らしい。毎年，フルマッチしていないため，小論文を書き上げられ，面接で志望理由をしっかり答えられれば，まず合格するはず。

大原綜合病院（福島）

2022 年

② 面接官5名【時間】15分【質問】志望動機・志望科とその理由・研修中に身につけたいこと・医師を志したきっかけ・なぜ地元の大学に進まなかったか・3年目以降のプラン【雰囲気・感想】面接官は和やか

③ 病院からの指定により現地

④ 病院見学や実習で少しでも良い印象を与えられるように頑張ってください。

⑤ 6/中旬，病院説明会があった。理事長，院長をはじめ，全ての診療科の先生がそれぞれの科について説明してくださった。研修医を育てるという熱量を感じた。7/上旬，5日間の実習。手術見学や外来見学をした。研修医の先生方には採用試験についての話をきくことができた。研修医の先生方がどのような働き方をしているかに注目した（何時に帰っているかなど）。

2021 年

② 面接官4名，15分～20分。雰囲気は和やか。志望動機。志望科とその理由。医師を志した理由。研修後のプラン。自分の性格について。併願病院。温かい雰囲気と言っているが，厳しいことを言われても大丈夫か。チーム医療について。他の病院とどう違うか。部活について。

| ① 筆記試験・その他 | ② 面接試験 | ③ 受験した場所，方法 | ④ 受験後の感想・来年の受験生へのアドバイス | ⑤ 見学・実習 |

④ 着席したらマスクを外しての面接。事前に準備していた回答で対応可能だった。コロナ禍で見学を断られても，オンラインで対応してくれたりもするので定期的に自主的に申し込むことは大事。

⑤ 3/中旬オンライン見学。コロナのため，県外からの見学は難しい状況だった。7/中旬現地見学。オンライン見学の何倍も病院の雰囲気がよくわかった。オンライン時よりも研修医の先生とたくさん話せる機会もあり，やはり実際に見学に行くのが一番。

2020 年

② 面接官 4 名。最初に福島県の奨学金をもらっているか聞かれた。志望理由。目指す医師像。医師を志した理由。家族は福島に残ることについてどう思っているか

④ 先生方は笑顔で話してくれたので圧迫感はなかった。特に変わった質問はない。面接前にマスクを外して先生方とはアクリル板を挟んで話すよう伝えられた。面接は身構えなくて大丈夫だが，第 1 志望の病院の面接の前に他の病院の面接を受けて慣れておいた方がいいかもしれない。自分は第 1 志望を最初に受けて失敗してしまったことがあった。

⑤ 耳鼻科を見学（2 日間）。各日先生 1 名について外来を見学した。お昼は病院食堂で食べられる。

2018 年

② 面接官 8 名（病院長・副院長・研修医担当・財団の人など）。15〜20 分。雰囲気は穏やか。志望理由。志望科とその理由。併願病院で頑張りたいこと。プログラム志望順位の決め方。部活を通して学んだこと。患者さんとのコミュニケーションの具体的な取り方。大原財団にどのような形で貢献してくれるのか。自分の性格について。趣味。見学の感想。亡くなった患者さんの診察，治療から病理まで 1 人でこなせると思うか（1 人でできるが正解）。

④ 研修医担当は深い質問をしてくる印象。何日か試験日があるので，後半に受ける人は既に受けた人に内容を聞くべき。同じことを結構聞かれる。

⑤ 5 月見学，7 月実習。先生方は非常に教育熱心。外科と循環器の先生方は雰囲気がとてもよく，優しかった。外科の実習では学生にも手術の手伝いをさせてくれた。循環器内科では見学の学生にも心エコーもやらせてくれて，指導してくれる。コメディカルとの関係も非常に良好そう。昨年新しくなったばかりで病院はとてもきれい。研修医の先生同士も仲がよさそう。やる気・熱意のある人を募集しているそうだ。

2017 年

② 面接官 5 名，15 分。雰囲気は和やか。併願病院。見学回数とその時の感想。研修後のライフプラン。研修医に今求められているもの。研修でやりたいこと，意気込み。部活について。患者から信頼される医師とは。志望科とその理由。趣味。

④ 難しい質問もあったが，面接官は優しく答えやすかった。医療関連のニュースなどは確認していった方がよいと思う。

⑤ 3/中旬見学，4/下旬実習（1 週間）。各臓器の専門家がおり，どんな質問にも丁寧に優しく答えてくれた。整形外科は手術件数も多く，とても勉強になった。

公立岩瀬病院（福島）

2020 年

② 面接官 5 名，15 分。志望理由。医師として必要だと思うこと。息抜きの方法。研修プログラムについてどのように思うか。プログラムは自分にあっていると思うか。

④ マッチングは当日まで準備が長く早めに始める事が第 1 希望に通るには有利だと感じた。行きたい病院には何度も行くと相手にも覚えられてよいと思った。

⑤ 5 年生夏頃見学。全体で研修医を育てようとしている雰囲気があり，よい印象だった。

公立藤田総合病院（福島）

2020 年

② 面接官 5 名（病院長・副院長・看護師長・事務長），10 分。雰囲気は穏やか。第 1 志望かどうか。志望順位の理由。チーム医療で看護師に期待するもの。

④ 地域に根差したい病院。見学の際は院長がいる消化器，プログラム責任者がいるリウマチ科などがおすすめだと思う。福島の市中病院の人気が上がっていて，この病院も数年フルマッチ状態なのでしっかり見学して顔と名前を売っておくこと

⑤ 朝から当直の時間帯まで 1 日見学。小さな病院だが各科や事務の方同士などの連携が取れており，いい雰囲気の病院であった

2019 年

② 面接官 4 名（病院長・副院長・教育センター長・事務長），10 分。医師を志した理由。理想の医師像。病院の志望理由と志望順位。自分の長所と短所。ストレス発散方法。趣味。

⑤ 終始和やかな雰囲気で，ほぼ緊張することなく終わった。

⑤ 7/上旬見学

2016 年

② 面接官 3 名（院長・副院長・事務長），10〜15 分。雰囲気は和やか。志望理由。当院の良い点。志望科。研修後の進路について。プロフィールについてなど。

④ よほどコミュニケーション能力に問題がなければ落ちない。全員合格。一律に交通費が出る。

⑤ 見学・実習。きわめて患者の尺度が高い。昔ながらの医者への信頼と尊敬がある地域。

寿泉堂綜合病院（福島）

2022 年

② 面接官 4 名，受験者 1 名【時間】25 分【内容】志望動機・医師を志した理由・あなたが研修病院を選ぶ基準は・働き方改革についての意見・その後福島に残るのか・将来は何科か・知り合いの先輩はいるか・ほかにどこを受ける・なぜ大学病院は選ばなかったのか・研修で身につけたいこと・当院の特徴・当院の悪いところはどこか・国試は大丈夫か【雰囲気・感想】1 ヶ月前に面接官との面談があったので緊張せずに喋ることができた。病院の特徴については事前に知っておく必要があると思う。

③ 病院からの指定により現地

④ 面接は話す内容も大事ですが，印象もとても重要です。身だしなみや言葉遣い，入室退出時などのお作法も確認しておきましょう。緊張すると思いますが，笑顔が大事です。

⑤ 7/下旬に見学。研修医に面接で聞かれることについて質問した。面接官との面談があった。自分から率先して挨拶するように心がけた。身だしなみや遅刻をしないことなど，マナーにも気をつけた。

2018 年

② 面接官 4 名（医院長・理事長・臨床研修指導医他），15 分。雰囲気は穏やか。志望動機。将来希望する科。医師を目指した理由。当院を選んだ決め手。部活について。説明会はどうだったか。病院への質問。

④ 医学的知識は問われなかった。見学や実習，説明会の参加回数をカウントされていた。これらの回数が少ないと，少し細かい面接になるという話を聞いた。知っている研修医や先生がいれば，その人を頼って見学へ行くと，上の先生と色々調節してくれて良い見学になると思う。説明会は行くと名前を書くことになる。少しでも興味があるなら絶対に参加するべき。面接のみの選考なので，迷った場合はこういう所で差が生まれそう。

⑤ 1/中旬見学，7/下旬見学，6/下旬実習（2 週間）。外科を回った。研修医の下につき，病棟と手術が中心だった。実習態度を見られている感じはあまりしなかったが，実習に来たという事実は大切らしい。

東北

① 筆記試験・その他　② 面接試験　③ 受験した場所，方法　④ 受験後の感想・来年の受験生へのアドバイス　⑤ 見学・実習

2017 年

② 面接官 3 名，10 分。志望理由。志望科。研修内容についてどう思うか。部活について。

④ 病院見学時にも面接があるので，同じような雰囲気でとても話しやすかった。

⑤ 12/中旬見学，4 月実習（5 日間）。研修医の先生方の生活やスケジュールが分かりよかった。マッチング担当の先生とも話せてよかった。

2015 年

② 面接官 5 名，30 分。志望理由。自己紹介。家族に医療関係者はいるか。医師を目指した理由。学校の成績。病院への質問はないか。

④ 終始フレンドリーな雰囲気。想定していた一般的な質問ばかりだった。今年は人気があるそう。

⑤ 7/下旬見学，4/下旬実習（5 日間）。外科，眼科，産婦人科くらいにしか行けない。当直も見るとよい。

白河厚生総合病院（福島）

2020 年

② 面接官 6 名，20 分。雰囲気は穏やか。どのような研修をしたいか。新型コロナウイルス流行によって理想の医師像は変わったと思うか。長所を伸ばすのと短所を改めることのどちらに重点を置きたいか。地域医療で重要なこと。多職種とのコミュニケーションで大切だと思うこと。

④ 自分は非常に緊張してしまったが，雰囲気もよく，多くの事を面接官の方たちに話すことができた。少なくとも 3 回は見学や実習に行った方がいいと聞いたことがある。

⑤ 3 月見学。初期研修の先生と共に行動し，回診や手術見学を行った。食堂で昼食をとる際に色々話を聞けた。5 年生夏実習（1 週間）。総合診療科を回らせてもらった。特に実習最後のフルプレゼンテーションがすごく印象に残っている。

2017 年

② 面接官 7 名（院長・看護師長・事務長他），15 分。志望理由。将来志望する科。医師に必要な能力。研修終了後の進路。女性としてのキャリアプラン。見学時の感想。大学生活で学んだこと，得たもの。

④ 面接官が 7 名と多く，緊張感はあるがとても穏やかな雰囲気。医学的知識を問われることなく，一般的な質問が多かった。面接前，事務の女性と話してリラックスするよう励まされた。面接のみで，成績表などもないため，純粋に性格や人格のみを評価するのだと思う。福島以外の大学の人にも寛容で，アットホームな感じ。

⑤ 5 年生 8/中旬・6 年生 4 月見学

総合南東北病院（福島）

2022 年

② 面接官 5 名，受験者 1 名【時間】10 分程度【内容】病院の志望理由。志望科の理由。家族構成・家族に医師はいるか。将来福島に残るか，専攻医時代とその後の計画，女性だと大変なことが多いと思うがどのように考えているか。体力に心配はないか。

③ 病院からの指定により現地

④ 一般的な質問に対する回答を用意しておけば大丈夫だと思います。

⑤ 6 年生の 7/下旬。脳神経外科，当直を見学。オペ中は丁寧に教えてもらった。当直は 2 年目の研修医につかせてもらった。研修医は自信をもって患者の対応をしていた。5 年生の 3 月。脳神経内科。救急科にて対応していたが，研修医がファーストタッチをしていた。5 年 5 月。外科。先生方は手術手順等を丁寧に教えてくれた。気さくな先生が多かった印象。

2016 年

② 面接官 4 名（理事長・医院長・副医院長・事務），10 分。雰囲気は和やか。志望動機。医師を志した理由。福島に残る予定かどうか。自分の性格について。専門医制度が変わるが，研修後

はどうするか。部活について。第 1 希望の病院について。併願病院。人付き合いはよい方に。

④ 面接官は 1 人ずつ順番に質問していく。事務の方は質問ではなく研修時のサポートについて説明。特に答えるのに困った質問はなかった。マッチングで何番目に登録する予定か確認された。見学時に記入した感想を見ながら質問してくる面接官もいた。

竹田綜合病院（福島）

2021 年

① 適性検査（MMPI 検査）。

② 面接官 5 名，10 分。雰囲気は和やか。医師を志した理由。当院の志望理由。志望科。部活について。アルバイトについて。特技。趣味。出身について。知っている先輩はいるか。併願病院。

④ 面接官は常に笑顔だった。履歴書に書いていないような難しいことは聞かれない。履歴書を書いたり郵便を送る際のマナー的事項が調べてみるとたくさんあったので周りと確認しながらやる方がよいと思う。

⑤ 5/上旬見学，4 年生 9/中旬実習

2018 年

① ミネソタ多面人格検査

② 面接官 5〜6 名，10 分。志望動機。医師を目指した理由。興味のある診療科。将来は臨床と研究どちらがよいか。部活で学んだこと。大学生活で頑張ったこと。趣味。最近おすすめのアニメは何か。

④ ゆるかった。雑談が多め。選考試験の前にある程度決まっているようだ。何度か見学，実習に行き，先生に顔を覚えてもらうとよい。福島県外の大学が有利。

⑤ 3/上旬見学。見学は人数が多くてあまり意味がない。実習に行くことが重要。人数が多いので，見学回数に制限がかかる。

2017 年

② 面接官 6〜7 名，15 分。雰囲気は和やか。志望動機。医師を目指した理由。将来目指す医師像。志望科。部活から医療に活きることで学んだこと。

④ 医学的知識を問われることはなかった。学力だけというよりキャラクターや人間性を重視している印象。

⑤ 4/24〜28（5 日間）。毎日，病院で休憩できる場所が多く，研修担当の先生や様々な先生と会う。皆優しくフレンドリーな印象。研修医も元気な人が多い。

2015 年

① 性格診断テストのようなもの。400 問程。

② 面接官 7 名，15 分。志望理由。履歴書の内容について。医師を志した理由。震災を体験して感じたこと。部活を続けてよかったこと。将来の展望。

④ 特に厳しい雰囲気ではなかったが，時々意表をつくような質問（おそらく面接に直接関係はない）をされて，少し焦ることもあった。選抜するというよりも，どのくらい熱意をもっているかを確認している印象。事務の方ができるだけリラックスできるよう接してくださった。

⑤ 3/下旬見学，6/上旬実習（5 日間）。外科での実習で，たくさん手技をやらせてもらった。また，内科の検査や外来も空いた時間に見学可能。先生方が優しく，飲みに連れていってもらった。

2013 年

① 適性検査（MMPI のようなもの）。

② 面接官 7 名，10 分。雰囲気は和やか。医師を目指した理由。実習の感想。履歴書の内容。

⑤ 実習（1 か月）。研修医の日常がよく分かった。

福島赤十字病院（福島）

2020 年

② 面接官 5 名（院長・副院長・プログラム責任者の先生・事務），10〜15 分。雰囲気は穏やか。当院を選んだ理由。コロナによる自粛期間中はどのように過ごしていたか。どのように病院に貢献してくれるか。志望科とその理由。志望科を選ぶ基準として残業が少ないなどの観点もあると思うが，それについてはどう

① 筆記試験・その他　② 面接試験　③ 受験した場所，方法　④ 受験後の感想・来年の受験生へのアドバイス　⑤ 見学・実習

考えるか。今までの人生で一番大変だったこと。併願病院。部活で意見が対立した時どのように対処していたか。

④ 何回か見学に行って，先生に覚えてもらえているとスムーズに面接が進むかなと思った。

⑤/末見学。外科では積極的に術野に入らせてもらった。休憩中には研修医室で研修医の先生からたくさん話を聞けてイメージがわいた。10/下旬実習（1週間）。画像の読み方など詳しく教えてもらった。1週間あると病院の雰囲気がつかめるのでおすすめ。

2018 年

② 面接官 4 名，10 分。医師を志した理由。他の病院を受験したかどうか。当院を選んだ理由。興味がある診療科とその理由。精神力に点数をつけるとしたら何点か。10年後どんな医師になっているか。苦手教科。

⑤7/下旬見学。脳神経外科には必ず行く必要がある。

2017 年

② 面接官 4 名，15 分。最近のニュースで興味をもったこと。医師のワークライフバランスについて。自分の性格。趣味。併願病院。

④ 話しやすい雰囲気だった。

星総合病院（福島）

2021 年

① 小論文：例年その場で書くが，コロナの影響で面接日に提出。面接日程毎に課題は異なる。3つのテーマから1つ選択。【日程1】1）アフターコロナで医療職に求められること，2）医師のプロフェッショナリズムについて思うこと，3）あなたが生きている中で大切にしていること。【日程2】1）新型コロナワクチン接種と日本人について思うこと，2）2年間の研修で身につけたいこと，3）心に残る本について。【日程3】不明。

② 面接官 8 名，10 分。志望理由。医師を志した理由。将来の志望科。他の受験病院。履歴書に書いたもの以外の挫折経験。大学時代にやっておけばよかったこと。元々は別の職業を志した理由。

④ 秘書さんや先生方の雰囲気は穏やかであった。質問せず下を向いている先生が1名いたが皆にそうなので気にしないこと。別日程でも同じような質問をされるようなので先に受けた友人に内容を聞いておくとよい。見学の時からマッチングのことを意識するとよい。研修医や指導医と良い関係性を構築するために挨拶や質問など基本的なことに気を付ける。

⑤ 4 年生 12 月・5 年生 3 月見学，1 月（産婦人科，3 日間）3 月（脳神経外科，4 日間）実習

2020 年

① 小論文：複数のテーマから1つ選択。パンデミックへの対応法。子供の頃の一番印象に残っていること。好きな映画。

② 面接官 7 名，10 分。医師としての新型コロナウイルス感染者への接し方。理想の医師像。一番の挫折経験。他に受験する病院，その病院と当院の違い。趣味。将来の人生設計。

④ 面接官が多く圧迫感はあるが，雰囲気は和やかだった。実習や

見学の時から受験を意識した態度で臨むべき。

⑤ 5 年生秋・6 年生春見学，5 年生夏・6 年生夏実習。先生方と話す機会があって良かった。真面目な姿勢が評価されると感じた。

2018 年

① 小論文：800 字，60 分。複数のテーマから1つ選択。今までで一番感動したこと。日大アメフト部問題について。子どもの頃の思い出。

② 面接官 7〜8 名（院長・理事・研修医担当・各診療科長・事務），15〜20 分。雰囲気は穏やか。医師を志した理由。理想の医師像。志望科とその理由。併願病院。良医と名医どちらになりたいか。実習で一番勉強になったこと，記憶に残っていること。趣味。おすすめの本。

④ 最初に必ず医師を志した理由を聞かれる。医学的知識は不要。今年から小論文が始まったが，どの試験日も特に対策していなくても書けそうなテーマだった。何日か試験日があるので前に受けた人から情報を得た方がよい。同じようなことを聞かれるみたい。

⑤3/上旬見学，7/上旬実習（4 日間）。先生方は非常に優しい。研修医室は医局とガラス張りで仕切られている。病院はとてもきれいで食堂の料理もおいしく，設備は最高。病院説明会の時に，見学回数は関係ないと言われた。

2017 年

② 面接官 10 名（院長・各診療科長），10〜15 分。雰囲気は和やか。志望理由。志望科。将来目指す医師像。後期研修について。自分の長所と短所。部活について。併願病院。

④ 面接官の人数は多かったものの，雰囲気は優しく，話しやすい感じだった。見学や実習に行って知っている先生がいると緊張がほぐれる。3日間から日程を選べたが，早い日に人が集中する傾向。面接の順番は履歴書の提出順。何度か見学に行き，研修医の先生などと話す機会を多く設けた方がよい。

④ 4 月・6 月実習。研修医と共に行動し，どのようなスケジュールなのか分かった。マッチング担当の先生とも話せるので行った方がよい。明るくきれいな病院で先生やコメディカル，看護師皆親切にしてくれた。見学や実習に行った回数も大切。

2014 年

② 面接官 6 名（総病院長・病院長・事務長・研修担当責任・研修担当医・部長クラスの医師），15 分。圧迫感はない。志望理由。併願病院数，第何希望か。医師を目指した理由。地元に戻るつもりはあるか。自己アピール。趣味について。

④ 志望理由，併願病院数と第何希望かは必ず聞かれるらしい。質問への回答後式に妙な間があるが，皆同様だったようなので，気にしなくてよいと思う。面接前に事務の方々が応援してくださり，よい雰囲気で受けられる。

⑤3/下旬見学・5/下旬実習（5 日間）。新しくて設備がとてもきれい。事務の対応もよく，実習中，特に困ったことはなかった。手技も多く経験させてもらえるので，何日か行くとよいと思う。

関東地方

● 大学病院

① 筆記試験・その他　② 面接試験　③ 受験した場所，方法　④ 受験後の感想・来年の受験生へのアドバイス　⑤ 見学・実習

筑波大学附属病院

2022 年

② 面接官 3 名，受験者 1 名【時間】10 分【内容】当院を志望した理由。大学時代に頑張ったこと【雰囲気・感想】和やかな雰囲気だった。事前に準備していた回答で対応可能であった。

③ 病院からの指定によりリモート

④ 落ち着いて受けることが大事だと思った。

⑤8/中旬，研修医について救急車を見学。ECMO の導入を見学することができ，非常にためになった。研修医が どれくらい参加できるかに注目した。

2021 年

② 面接官 3 名，10 分。病院からの指定によりリモートで受験。雰

| ① 筆記試験・その他 | ② 面接試験 | ③ 受験した場所，方法 | ④ 受験後の感想・来年の受験生へのアドバイス | ⑤ 見学・実習 |

関東

囲気は穏やか。コロナ禍をどう過ごしているか。志望理由。部活について。実習中印象に残った症例。チーム医療，協調性について。気になるニュース。自分の長所と短所。理想とする医師像。
④医学的知識を問われることはなかった。例年 Post CC OSCE と面接が行われていたが，コロナ禍のため昨年に引き続きリモートでの面接のみ。Zoom を利用し，試験の日の2，3日前に事前接続テストがあった。書類の提出締切が7月上旬と早めなので，情報収集，必要書類は早めに準備するとよい。
⑤実習（自大学）。どの科も後進を育てる指導体制が整っている。

2020年

②面接官3名（医師・看護師），10分。オンラインで実施。雰囲気は穏やか。志望理由。将来希望する科とその理由。目指す医師像。地域医療についての考え。
④例年は OSCE があるが，今年はコロナウイルス流行期のため面接のみに変更。例年の試験に戻り OSCE があるとしたら，症候学の勉強も必要かと思う。面接で医学的知識を問われることは無く，コロナについて問われることもなかった。言葉がつまるようなことにならなければ無事に終えられると思う。
⑤実習（自大学）

2019年

①OSCE：模擬患者に問診（7分）→聴診（7分）→SOAP に基づいたカルテ記載，鑑別疾患も挙げる（13分）。症例は喘息と思われる。
②面接官3名（医師・看護師），10分。雰囲気は穏やか。志望理由。将来希望する科とその理由。選んだ科の良さ，魅力は何か。チーム医療に何が必要か。3年目以降をどのように考えているか。理想の医師像。留学で印象に残っていること。部活について。
④OSCE のプレゼンでは言い足りないところを質問して聞いてくれた。カルテ記載13分あるが，現病歴から書くので時間が足りなくなる恐れがあるため注意。面接官は優しく，話しやすかった。
⑤5年生5/上旬・6年生3/上旬見学

2018年

①OSCE（筑波大以外の学生）：模擬患者に問診（7分）→シミュレーターを使用して聴診（7分）→カルテ記載（13分），SOAP 形式。主訴は発熱，咳嗽。
②面接官3名，5〜10分。雰囲気は和やか。志望理由。医師を目指したきっかけ。出身大学でなくなぜここを選んだのか。志望科。部活・サークル活動について。課外活動について。趣味。学生時代力をいれたこと。医師の偏在や地域医療の活性化について。実習で最も心に残った症例。病院実習で学んだこと。治療を拒否した患者への対応の仕方。たすきがけについて。
④3部屋で同時に面接を行っていた。落とす試験ではありませんので，気楽にしてくださいと言われた。ありきたりなことを聞かれるので，あらかじめ考えていたことをハキハキ答えられれば大丈夫だと思う。最長で18か月間，外病院を組めるので筑波大出身者や茨城県地域枠の学生はほとんど受験すると思われる。受験者数は2日間で150名程度。第1志望でない人も多い。OSCE は，Advanced OSCE を通る人なら誰でも通るとのことなので，あまり身構えなくても大丈夫だと思う。面接前にスクラブと白衣の試着をして，入職後に注文する（であろう）サイズの確認あり。学外出身者は3月末の1週間は研修あり（電子カルテの使い方など学内生がわかっている部分を補ってくれる）。
⑤4年生10月〜6年生5月実習。メジャー科は4週間ごと，マイナー科は2週間ごとの実習。遅刻・欠席しないことや回診，手術への参加，カルテの記載，プレゼンの内容などの実習態度を主に評価される。レポートの提出が必要な科もある。レジデントからしっかりと学ぶことができた。手技が行える機会が多く，実践的な研修が行えると感じた。

2017年

①OSCE：模擬患者に問診（7分）→シミュレーターを使用して

聴診（7分）→カルテ記載（13分）。それぞれ別の3つのブースで試験官は各2名。
②面接官3名，5〜10分。雰囲気は穏やか。志望理由。医師を志した理由。目指す医師像。大学6年間で思い出に残っていること。趣味。特技。志望科とその理由。海外実習に行ったときのこと。今までで一番つらかったこと。
④受験者数が多く，面接時間は短い印象。履歴書に書いた内容を確認しておくとよい。面接で医学的知識について聞かれることはなかった。OSCE は少し練習しておくと緊張しなくてすむと思う。問診はとても時間が足りないので，聞くべきことを整理しておくこと。シミュレーターは，所見を口頭で説明するので，準備しておくとよいと思う。カルテ記載は SOAP に沿って記述していく練習をしておくとよい。
⑤3月見学

東京医科大学茨城医療センター

2022年

①選択肢：五選択肢択一問題。国試過去問題の必修から出題。
②面接官3名。受験者1名【内容】当院を選んだ理由。生き方として心がけていること。外来で患者さんから話を聞き出すために重要なこと。和やかな雰囲気であった。東京医科大学病院，東京医科大学茨城医療センター，東京医科大学八王子医療センター各1名ずつの職員が面接官であった。
③病院からの指定により現地
④緊張すると思いますがんばってください。
⑤3/初旬に皮膚科，整形外科を見学。整形外科ではオペに入り助手として参加させてもらった。研修医間の雰囲気に注目した。

2014年

①五肢択一：100問，120分。国家試験形式・レベル。全範囲（マイナーも各科から2〜3問）。
記述：一般常識問題（すべて選択式），数学，漢字（四字熟語），時事問題（アベノミクス，原発など）。
②面接官3名（教授・看護師長・事務（？）），10分。話しやすい雰囲気。志望理由。医師を志望した理由。キャリアプラン。自分の長所と短所。短所をどのように克服していくか。最近のニュースで気になったもの。
④夏までに国試の1周目問題をやっておくとよい。それ以上のレベルは求められていないようだ。研修医によれば，筆記試験は重視されないようなので，見学と面接を頑張るとよいと思う。面接では，丁寧に相槌を打ってもらえて話しやすかった。

国際医療福祉大学病院

2017年

②面接官6名（院長・研修委員長・事務長他），10〜20分。雰囲気は穏やか。志望動機。自分が病院にもたらすメリット，デメリット。病院に求めるもの。自分の強いところ，弱いところ。将来の進路。後期研修について。併願病院。大学生活について。部活について。趣味。成績について。
④面接時，当院を第1希望にするかと尋ねられるので，希望であればきちんと伝え，また，3年目も残ることを伝えると好印象。
⑤6月見学。病院の案内。一通りまわり，希望している科を事前に伝えていたため，その科の先生と話をして終了。4時間程度。

2015年

①小論文：400字，40分。自分の目指す医師像について。
②面接官4名，30分。雰囲気は穏やか。志望理由。医師になる上での自分の長所と短所。小論文，履歴書の内容について。
④初回見学時に病院長，臨床研修担当部長，大学専務，事務の方との面接があった。好奇心を前面に出し，意欲・野心を示すと気に入ってもらえる。
⑤6年生春・夏見学および実習。毎年7月〜8月にかけてサマーセミナーを開催している（3日間午前と午後で科を変えて見学実習）。病院長，臨床研修担当部長，研修医，事務の方との懇親会があり，とても歓迎される。

① 筆記試験・その他　② 面接試験　③ 受験した場所，方法　④ 受験後の感想・来年の受験生へのアドバイス　⑤ 見学・実習

2013 年

② 面接官 3 名，20 分。雰囲気は和やか。志望動機。事前提出の小論文（理想とする医師像）について。将来（10 年後），どうなっていたいか。履歴書の内容（部活，成績，健康状態など）について。

④ 履歴書や小論文について，様々な質問をされるので，しっかりと書き，内容を把握しておいた方がよい。

自治医科大学附属病院

2021 年

① 小論文：400 字程度。新型コロナウイルスに関するテーマが 3 つ与えられ，その中から 1 つ選択。

② 面接官 3 名，10 分。選択可能だったためリモートで受験。志望理由。学生生活で力を入れたこと。志望科。コロナ感染に関して思うこと。

④ 先生方が優しく雰囲気はとても良かったが，オンラインということもあり聞き取りづらい箇所も所々あって大変に感じた。事前準備の面接対策で十分だと思う。見学を予定していた時期にコロナ感染者数が急増し結局見学も実習もしないまま面接に臨んだが，その点を先方があまりよく思っていないような印象を受けた。やはり病院に行っていないと厳しいのだなと痛感した。可能であればオンラインだけでなく，実際に行ってみた方が後々苦労しなくて済むと思う。

2020 年

① 小論文：500～800 字，30 分。1）新型コロナウイルスの現状で医学生としてできること，2）新型コロナウイルスの現状で研修医になってできること，3）新型コロナウイルスの感染が危ぶまれる中でよりよい研修を行うには，の中から 1 つ選択。

② 面接官 3 名，10～20 分。雰囲気は和やか。志望理由。医師を目指した理由。勉強するモチベーションについて。栃木の印象。田舎にあるけど大丈夫か。第一志望かどうか。見学の感想。母校の自粛期間中の授業について。母校の進級判定は厳しいか。履歴書の内容について詳しく掘り下げて質問。当院で研修する場合の将来設計（研修でやりたいこと，志望科，20 年後に何をしたいか）。今気になる時事問題。大学での成績。卒業できそうか。

④ HP 上に書かれている日程(10 日程くらい)から第 1～3 希望まで選ぶ。本年度は応募者が殺到したため，希望日程以外の日程でも構わないかと病院から連絡があった。面接は受験者の人柄を確認しているようなイメージ。時事問題について，医療系に限らず何か世の中に物申したいことがあればお願いします，というような質問も飛んでくるので，慌てないように準備が必要。大学（栃木）に残ってくれるかをそれとなく確認してくるので，将来の進路についても具体的に言えるように準備しておきたい。東京出身の場合，田舎暮らしができるかどうかかなり質問される印象。小論文，面接は 2 グループに分かれ，前半・後半でそれぞれ行った。小論文では筆記用具が貸し出される。小論文の内容は簡単だが，字数のわりに時間が短いので，予め時間内に書き終えられるよう練習をしておいた方がよい。

⑤ 見学。レジデントハウスを無料で貸してくれたり，宿泊が一度で済むように採用試験と見学日を連日に調整してくれたりなど，配慮が素晴らしかったので不安なく見学できた。病院の雰囲気は温かい印象で，研修医の先生方は居心地よさそうに働いていた。採血など実際に研修医がどのような業務を行うのかを知ることができた。採用試験直前の見学に対応していただき，先生方や事務方のサポート体制が素晴らしかった。また学内のシミュレーターなど教育体制が整っており，救急医療の設備や小児医療などもお金のかけ方が半端なかった。初期研修を落ち着いて，しっかりと受けたい人におすすめの病院だと感じた。

2019 年

① 小論文：800 字，30 分。初期研修を実りのあるものにするために必要だと思うこと。

② 面接官 3 名，10～15 分。雰囲気は穏やか。志望理由。将来志望する科とその理由。大学で頑張ったこと。中学・高校・大学の部活。初期研修後の進路。20 年後どのような医師になっていると思うか。他に受ける病院。

④ 試験日が複数あり，一日あたりの受験者数がそれほど多くないので面接もゆとりがあるように感じた。病院側の来てほしいという気持ちが伝わってきた。2 グループに分かれ，一方が小論文を書いている間にもう一方のグループが面接をした。試験会場までの道が，慣れていないと長くやや複雑に感じた。受付で写真撮影があった。

⑤ 5 年生 3 月見学

2018 年

① 小論文：800 字，30 分。高齢者社会における医療資源の活用に関すること。

② 面接官 3 名，15 分。志望動機。将来希望する科。

⑤ 5 年生 3 月・6 年生 6 月見学

2017 年

① 五肢択一：100 問，120 分。国試レベル～やや難。比較的直近の国試過去問を中心に出題。一般問題と臨床問題どちらもある。マイナーはなく，ほぼメジャー科目からの出題。昨年同様に試験運用のため，マッチングの合否には関係しない。
小論文：400～500 字，30 分。テーマは受験日により異なる。各日 2 つの内から 1 つを選択。わが国の初期臨床研修制度はどうあるべきか。研修がよくなるためにすべきことは何か。過労自殺を防ぐ方策について。女性医師が活躍するためには。自分が処方した薬について，患者から「処方されても飲んではいけない薬」という記事に載っていたと言われた時の対応。地域医療が崩壊しないためにはどうするべきか。

② 面接官 3 名，5～10 分。雰囲気は和やか。志望理由。目指す医師像。志望科。市中病院と大学病院の違い。併願病院。初期研修終了後，残るつもりはあるか。後期研修はどうするか。部活や日常のことなど大学生活について。自大学に残ることは考えなかったか。当大学は田舎にあるが大丈夫か。

④ 筆記試験は試験運用ではあるが，100 問/120 分なので本番までに過去問直近 2～3 年分を解いておくと精神的に安心できる。面接・小論文・筆記試験の順序は人によって異なる。面接で医学的知識を問われることはなかった。落とすための試験ではないと言われた。試験日が複数あるため，1 日の受験者数は 15 名程度。13 時頃～17 時頃までかかった。後日郵送にて筆記試験の問題と解答が手元に届き，勉強になった。第 1 希望である場合は，特にセミナーに複数回参加して顔を覚えてもらうとよい。

⑤ 見学および実習（春季，夏季セミナー）。応募用紙に病院見学とセミナー参加有無の記入欄あり。4 年～6 年（夏）までに複数回参加しておくとよい。

獨協医科大学病院

2022 年

② 面接官 1 名【時間】5 分【内容】志望理由，勉強の様子【雰囲気・感想】終始和やかで優しかった。

③ 病院からの指定により現地

④ 先生方は優しいので，緊張せずに面接に臨むこと。病院見学には早めに行くこと。

⑤ 学内実習。指導医の先生に手厚くしていただいた。身だしなみに注意した。フェイスシールドは感染対策のため必須。

2020 年

① 小論文：400 字。理想の医師像。

② 面接官 2 名，10 分。雰囲気は和やか。志望科。学生時代にしたこと。

⑤ 見学・実習。先生が丁寧に指導してくださり，研修医の先生も快く案内してくれた。問診の取り方が勉強になった。フィードバックがしっかりとあり，力が伸びると思った。

2019 年

① 小論文：150 字，60 分。医師のもつべき資質について。

② 面接官 2 名，20 分。雰囲気は和やか。志望理由。3 年目以降もこの病院に残るか。

④ 見学に行って，研修医の先生から面接や小論文についての情報

① 筆記試験・その他　② 面接試験　③ 受験した場所，方法　④ 受験後の感想・来年の受験生へのアドバイス　⑤ 見学・実習

を得ることが大事だと思った。

⑤7/末見学

2018年

② 面接官1名，10分。第1志望の理由。将来希望する科。国試に受かりそうかどうか。勉強の進捗状況。

④ 総合診療科の人気があるのでよく学生が見学にくる。

⑤ 5年時の病院実習。先生が優しかった。

2017年

② 面接官1名（医師），10分。雰囲気は穏やか。将来志望する科。併願病院について。

④ 面識のある先生が面接官で，優しかった。面接というより雑談がメインだった。自校の人はまず落ちることはないと思う。マッチングの定員オーバーになることはないので，他大学でも恐らく大丈夫だと思う。

2016年

② 面接官1名（教授），5分。雰囲気は和やか。志望科。併願病院。研修するにあたって心配事や質問はあるか（専門医制度など）。自身の健康状態の評価。最近気になる医学ニュースは何か。

④ 面接前にマッチングを受ける病院と志望科について簡単なアンケートがある。その内容を受けて面接開始。受験日によって面接官が変わると聞いた。

⑤ 実習。科によって雰囲気は様々。外科系は厳しく，内科系はゆるい傾向。

群馬大学医学部附属病院

2022年

① 小論文：医師のプロフェッショナルについて。

② 面接官2名（臨床研修プログラム長と産婦人科の教員），受験者1名【時間】15分程度【質問（例年と同じ可能性あり）】志望動機・部活動を通して自分が学んだこと・興味のある診療科とその理由・自分の目指している診療科について。どのようなキャリアを積んでいく予定なのか・医療問題について最近気になるニュース・国民医療費の増加がよく問題視されるが，そのためにどう対処するか・研究に興味あるみたいだけど，どんな研究をしてみたいか・最近気になる研究トピック・群馬県では僻地において医療資源の過疎化が問題となっているが，どう対応するか・研修医として働く際にどのような指導を心がけたいか【雰囲気・感想】実習等で見る感じ，面接官が割とお堅い雰囲気が漂っているので，最初は慣れないかもしれないが，話すとある程度緊張が和らぐと思う。ちなみに自分は最初の面接がここだったので凄く緊張していたが，最初に緊張を取るために簡単な質問から始めてくれた。

③ 病院からの指定によりリモート

④ おそらくしっかり答えを作っていれば，例年聞かれることも似ているために対策しやすい。正直前述した内容の答えをある程度作れば問題ない。質問内容からおそらく群馬に残る予定だったり，研究に興味あることを述べたりするだけでもかなりアドバンテージになると思う。自分は5病院程受験したので，なかなか対策が大変だった。確信をもって言うことはできないが，マッチング前までにある程度QBを解いておくと筆記試験にも対応できたり，国試の勉強を後半に回したために死にかけるなんてこともないように思う。それから予定表を上手く組んで，対策がはかどるような時間設計をするのがいいと思う（履歴書を7月後半に書こうとしたら意外と時間がかかって対策が遅れてしまったので）。お忙しい中ではあると思いますが，受験される方々のご健闘をお祈りします！　身体にお気をつけて頑張ってください！

⑤ 学内の必修ポリクリで2021年の1月から11月まで実習。他大学と違う点は，核医学科と放射線科が分かれており，将来的にその分野を学習したい方々には良い機会になるかと思う。実習時はスクラブの貸与がなかったので，上はスーツの下に着るようなシャツ，下はスーツズボンで行った。あとは靴を実習用に音の鳴らないもので派手じゃないスニーカーを用意しておくといいと思う。研修医の人が活躍できるか否かというと，正直

その機会が少ないように感じる。

2017年

① 五肢択一：50問，50分。国試レベル。国試形式でメジャーをメインに出題。小児科から数問。他マイナー科目からの出題はなし。国試の過去問もあり。

② 面接官2名，15分。雰囲気は和やか。志望理由。どのような研修を希望するか。志望科とその理由。将来的に群馬に戻ってくるかどうか。研修するにあたって不安なこと，聞いておきたいこと。

④ 筆記試験はやや時間が厳しい。面接で医学的知識を問われることはなかった。

⑤ 3/下旬見学

2014年

① 五肢択一：50問，50分。国家試験過去問・類問（一般・臨床）。メジャーを中心とし，公衆衛生からも少し出題。マイナーからはなし。
小論文：3問，各200字，事前提出。自分の魅力やセールスポイント，性格について。これまでにやり遂げたこととその成果。臨床研修と当院の初期研修プログラムに求めること。

② 面接官2名（教授クラスではなく，若い先生），受験者2名，15分。雰囲気は穏やか。エントリーシートの内容。志望理由。理想の医師像。自分のアピールポイントとそれをどう研修に活かしていきたいか。なぜ自分は医師に向いていると思うか。研修で不安なこと。患者さんとのコミュニケーションに不安はないか。学生時代に力を入れたこと。最近気になるニュース（医療系かどうかは不問）。将来どのような病院で働きたいか（高度な医療，地域医療など）。

④ 内部生が多く，会場が騒がしかった。外部生でも不利ではないと言われた。筆記試験はできなくてもあまり気にしないようにと言われた。問題のある受験者は再度面接を行うとのこと（該当者はいないようだった）。履歴書や小論文について，様々な質問をされるので，しっかりと書き，内容を把握しておいた方がよい。

⑤ 5年生8/上旬見学・6年生5〜6月実習（1ヶ月）。放射線科で，頭頸部班，婦人科班など，ほとんどすべての班を体験できた。カンファレンスは毎朝，英語で行われており，英語でプレゼンする機会もあった。1か月くらいいれば，よいところも悪いところも見えてくると思うので，興味のある病院・科での長期間の実習はおすすめです。

2013年

① 五肢択一：50問，50分。国家試験の過去問題。

② 面接官2名，受験者2名，15分。リラックスした雰囲気。エントリーシートの内容。大学病院での研修で何をしたいか。最近気になった医療系ニュース。

④ 他大出身者にも優しい。

北里大学メディカルセンター

2021年

② 面接官2名，15分。病院からの指定によりリモートで受験。国試対策はどうしているか。併願しているかどうか。サークル活動について。

④ 雑談のようなかんじ。普通の面接対策で十分だと思う。とにかく国試に受かってほしいという印象を受けた。病院見学には行っておいた方がよさそうだった。

埼玉医科大学国際医療センター

2019年

② 面接官3名，20分。志望動機。本院ではなく外部を選んだ理由。市中に比べて大学病院の良いところ。地元について。女性が働きやすい環境について。本院の実習について。

④ 面接それぞれから各5分強ずつ質問された。当初は緊張していたが，後半は質問がよりプライベートなものとなったことで，和やかな雰囲気で面接を行うことができた。スタッフの方が頑張ってと激励してくれたり，大変フレンドリーだった。一度でも見学に行けばかなり色々な情報がもらえる。

① 筆記試験・その他　② 面接試験　③ 受験した場所，方法　④ 受験後の感想・来年の受験生へのアドバイス　⑤ 見学・実習

⑤5/下旬見学

2018 年

② 面接官 3 名，20 分。志望理由。当院の希望順位。部活で学んだこと。生活面に不安はないか。学校にはきちんと行けているか。

2017 年

② 面接官 3 名，10～15 分。雰囲気は和やか。志望理由。埼玉医科大学 3 病院の中で当院を選んだ理由。志望科。将来どんなことをしたいか。(具体例を含めて)部活を通して学んだ人間関係のトラブルへの対処法。

④ 最近人気が上がってきている病院。新専門医制度でさらに上昇するかもしれない。選考内容が面接のみなので，本気で研修を考えているなら興味のある科の教授と頻繁にコンタクトをとり，病院見学・説明会にも積極的に参加している気を見せることが大切。高度な医療を行っている病院ということもあり，手術や留学について興味があると伝えると話が弾む。
「研究マインド特設コース」という，初期研修から大学院へ進めるコースがあり，そちらを専攻する場合は上記試験の他に，大学院試験を受験する必要がある。筆記試験(英語 120 分)と専門領域試験(多くの場合，各科代表者との面接)に合格しなければならない。

④ 4 年生夏休みより複数回見学および実習。症例数が豊富。CPA が多く搬送されていた。

埼玉医科大学総合医療センター

2021 年

② 面接官 3 名，10～15 分。雰囲気は和やか。面接官が順に 2 つか 3 つくらいずつ質問。履歴書に沿って各々聞きたいところを聞いてくる。志望理由。将来希望する科。研究をしたいかどうか。社会人経験について(どんな会社でどんな仕事内容だったか)。今まで取った資格と取得理由(資格欄に特殊な免許を書いたため)。

④ しっかりと準備しておく。自分のアピールポイントはまとめておく。面接では無理に性格を作ろうとせず自然体でいくように。今の大学の話(いわゆるガクチカ話)にはならず，それまでの人生に関することをよく聞かれたのが意外だった。給与は思ったより悪くないと思う。都内の私立よりは良くて自治医大や群大より低いが，今年から寮費無料，賞与ありになって年々改善しようという方針が感じられた。立地は川越の端の田んぼのど真ん中。都会に疲れた人間にとっては非常に落ち着くところではある。大学のポリクリが楽しかった，けど救急は 3 次がいい，というタイプに向いているのかなと思った。近隣だと栃木の自治医大が競合するかもしれない。

⑤ 5 年生 10 月見学。3 次救急がある大学病院で，ドクターヘリもよく飛ばしている埼玉県西部の拠点病院だとテレビのドキュメンタリーで見たので興味がわいた。特に教授① が日本にはじめて ER を導入してプロジェクト X に出たとか，教授② がフルマラソンに出たりボクシングをやっているとか，楽しそうだったので。実際に行ってみるとテレビで見た教授がわざわざ案内してくれて学生，研修医を育てようという雰囲気が感じられた。また救急の新棟が建設されたり，救急希望なら研修医でも色々経験させてくれたり，フライトドクターが普通にいたりと，要所要所に力が入っているなと感じた。一度社会人を経てから医学部に入った再受験編入を受け入れてくれる雰囲気があるか気になったが，(母校ほどではないにしても)一応は再受験編入組はいるようで，病院見学も元社会人の先生に案内してもらった。程度にもよるかもしれないが年齢差別は感じられなかった。

2019 年

② 面接官 2 名，10 分。志望理由。志望科。浪人した理由。通っている予備校。

④ かなり深く突っ込んだ質問をしてくるので，落ち着いて取り組んだ方がよい。

2018 年

② 面接官 3 名，15 分。この病院で不満なこと。当院の希望順位。

志望科。卒業できそうかどうか。精神面に問題ないか。

2017 年

② 面接官 3 名，10 分。雰囲気は穏やか。志望理由。地元の病院を選ばない理由。留学経験の有無。

④ 自分の時は穏やかな先生方だったが，面接官によっては進行や雰囲気に違いあり。

⑤ 実習では，ほどよく自由が与えられていた。

2016 年

② 面接官 3 名，10 分。雰囲気は穏やか。志望理由。進路はどの診療科を考えているか。大学生活について。他大学出身で抵抗はないか。

④ 事前に発言内容をきちんと整理して臨めば普段通りで問題ない。面接の順番についてあまり説明がされないので当日担当者に確認した方がよい。交通の便がよくないので一度見学に行って，行き方などを把握しておくべき。

埼玉医科大学病院

2022 年

② 面接官 3 名【時間】10 分【内容】志望理由，併願受験はどこか，研究に興味はあるか，実習はどうだったか，部活について，国試の勉強はどんな感じか【雰囲気・感想】知っている先生方だったので和やかな感じだったので終えた。

③ 病院からの指定により現地

④ 雰囲気がとても良く，面接内容も例年通り予想できるものであった。定員割れしていると思うので志願すれば受かると思う。

⑤ 内部生なので一年半実習を受けた。優しい先生方だった。

2021 年

② 3 名，10 分。自己紹介。志望理由。部活について。模試の成績について。留年した時に落とした科目。将来のキャリアプラン。初期研修でやりたいこと。

④ 面接は複数の部屋で行われていた。他の部屋の雰囲気はわからないが，自分の部屋は圧迫面接ではなく普通に感じた。事前に過去の質問内容などを見て自分の考えをまとめておくとよいと思う。

⑤ コロナ禍で病院見学中止期間だった。5 月に Zoom で将来進みたい科の教授と面談。和やかな雰囲気だった。

2019 年

② 面接官 3 名，15 分。雰囲気は和やか。志望動機。志望科。学生生活について。部活について。将来のキャリアプラン。

④ 雰囲気もとてもよく，面接内容もオーソドックスだった。今年も定員割れしていたので余程のことが無い限り，志願すれば受かると思う。

⑤ 5 年生 8 月見学

2018 年

② 面接官 3 名(各診療科の教授)，10 分。雰囲気は和やか。志望動機。志望科。併願病院。当院の希望順位。出身地について。海外に興味はあるか。学生時代の部活について。卒試や国試に向けて勉強しているか。

④ 雑談を交えつつの面接。第 1 志望と言えば喜んでくれるので言った方がよいと思う。内部生なら特に対策しなくても大丈夫。駅から遠い立地なので行くのは大変だが，宿泊場所を用意してくれる。

⑤ 5 年生 3 月見学

2017 年

② 面接官 3 名(教授)，10 分。雰囲気は穏やか。志望動機。志望科。併願病院。実習をして印象に残っている先生，患者について。部活について。医学の時事問題。

④ 特段難しい質問はなく，自分の思っていることをしっかり話すことが大切。面接のブースは 4 つあり，ブース毎に質問内容や雰囲気は異なっているようだ。面接のみの評価となるが，過度に緊張せず，自信をもって会話すること。

⑤ 科によっては，とても熱心に指導してくれた。症例に偏りがな

① 筆記試験・その他	② 面接試験	③ 受験した場所，方法	④ 受験後の感想・来年の受験生へのアドバイス	⑤ 見学・実習

く，珍しい症例からcommonな症例まで，広範囲の症例をみることができ，とてもよかった。

2015 年

② 面接官 3 名，10 分。雰囲気は和やか。志望理由。履歴書の内容について。志望科。BSL，LL で印象深い症例はあるか。理想としている人物，その理由。

④ こちらが緊張していても，先生方がゆっくり話を聞いてくれるので安心して面接を受けられる。アットホームな大学なので，他大学の受験生も表情は晴れやかだった。

自治医科大学附属さいたま医療センター

2022 年

② 面接官 3 名，受験生 1 名【内容】自分の長所や志望科，3 年目以降の進路，志望動機。

③ 病院の指定によりリモート

④ 病院見学は早めに行動しましょう。

⑤ 5 月 13 日に見学。研修医の先生が最前線に立って対応し，上級医の先生が適宜アドバイスを送るという形だった。対策プリントをもらえた。基本的な礼儀や服装に気をつけた。

2021 年

② 面接官 5 名，15 分。雰囲気は和やか。病院からの指定によりリモートで受験。志望理由。志望科を選んだ理由。コースを選んだ理由。第 1 志望の病院。医師を志した理由。病院見学に行けたかどうか，具体的に行った場所。アルバイトについて。部活について。コロナがあなたに与えた影響。周囲の人からどんな人と言われているか。コロナで集まって勉強できない中で協力して勉強することはあるか。CBT の結果をどのように評価しているか。大学の成績・再試について。大事にしているもの，こと。自己アピール。

④ Zoom だったのでたまに先生の声が聞こえにくい時があった。コロナの影響で病院見学に行けるタイミングが限られていた。対面でのレジナビフェアなどのオンラインでの説明会に積極的に参加し，病院についての情報を知る機会は自分から得ていかなくてはいけなかった。自分に合っている病院を見つけるにはそれなりに見学や説明会に行く必要があると思うので，早めの行動が大事だと思う。印象が大事なので面接ではハキハキ明るくしましょう。

⑤ 5 年生 8/上旬見学。1 日中麻酔科の研修医の先生につかせてもらい，手術を見学した。手術が終わった後，院内の案内をしてもらったり資料などをもらうことができた。

2020 年

② 面接官 5 名（臨床研修センター長・臨床研修センター課長・心外の教授・消化器外科の教授他），15 分。コロナ対策でマスクはしたまま。雰囲気は和やか。地元に住んでいた時，当院のことは知っていたか。当院に来るにあたって，当院のその科の教授とは話をしたか。志望科でどんな分野に進みたいのか。研究内容。他院の外科コースと比較して当院のコースの良い点と改善した方がいい点。最近一番嬉しかったこと。以下は答えたくなかったら答えなくても大丈夫と言われた。再試の有無。成績表について。アルバイトの有無。併願病院を受けた時の手応え。併願と比較して志望順位。最近の国試に向けた勉強方法。今いる大学は第一志望だったのか。

⑤ 4〜6 年生時に各 1 回見学。救急科と心臓血管外科。先生がとても熱心に指導して下さる姿が印象的だった。

2019 年

② 面接官 8 名，15〜20 分。雰囲気は和やか。将来希望する科とその理由。医師を志した理由。模試の順位。CBT の成績。見学時の印象。1 人で勉強するか，皆でするか。個人競技と団体競技のどちらが好きか。部活について。再試・留年の有無。研修医になると後輩に指導することも出てくるが，今までどのように後輩に接してきたのか。自分の大学の医局に戻ることは考えているか。大学病院が地域で果たす役割とは何か。チーム医療とは。

④ 提出書類に成績証明書がないため，学内の成績について聞かれ

た。見学回数と履歴書は大切だと思う。病院説明会に参加しただけでポイントがもらえるという話があるので，志望するなら説明会は必ず行った方がいいと思う。見学の日時等を面接で確認された。雑談なども交えて雰囲気はよかった。履歴書の項目をかなりチェックされていて，その中で気になることを質問されている感じだった。自分のアピールポイントは積極的に伝えるとよい。順番が最後の方だったので，面接スタートが 19 時になり，だいぶ遅かった。

⑤ 7 月・8 月見学

2018 年

② 面接官 8 名，15〜20 分。雰囲気は和やか。志望動機。将来希望する科。医師を志した理由。学生時代の成績。埼玉の現在の医療について。見学時の印象。女性の働き方について。親や親戚の職業について。息抜き方法。自分の長所と短所。英語に自信があるか。CBT の成績。再試・留年の有無。ロールモデルとなる先生。

④ 入室前に事務の方から「8 名並んでいるが圧迫ではないので気を楽にして下さい」との声かけがあり，面接も和やかに進んだ。実習や見学時に，研修医の先生何人かに面接で聞かれたことや対策を聞いていたので，落ち着いて臨めた。アピールポイントは自ら言わないと導いてはくれない。部活や課外活動でアピールしたければ自分で言う方がよいのかも。見学に多く行くと有利だそう。提出書類に成績証明書がないため，学内の成績について詳しく聞かれる。

⑤ 3 月見学。5 月実習（1 か月）。総合診療内科で実習。研修医と行動を共にしていた。週に 2 回，教授と 1 対 1 のプレゼンがあり，準備を含めかなり大変だったが勉強になった。

2017 年

② 面接官 8 名（医師，看護師他），15〜20 分。雰囲気は和やか。志望動機。興味がある科。志望科とその理由。息抜き方法。自分の長所。勉強は 1 人でするか，グループでするか。学校の成績。CBT の点数。兄弟姉妹の有無。最近の気になる医療ニュース。初期研修終了後のこと。チーム医療について。忙しい研修に耐えられるか。併願病院。

④ 成績に関する提出物がないので，面接時に詳しく聞かれた印象。説明会に行くと臨床研修担当の先生方と話せる機会があり，そこで話しておいたおかげで面接のときにあまり緊張しなかったため，おすすめ。後期研修も残ってくれそうな人を選んでいる。各大学から大体 2〜3 名，第 1 希望に書けばほぼ通るらしい。

⑤ 6 月・7 月見学

獨協医科大学埼玉医療センター

2022 年

② 面接官 3 名，受験者 1 名。時間は 15 分程度【内容】志望理由，大学時代に頑張ったこと，自分の長所・短所，将来の志望科【雰囲気・感想】穏やかな雰囲気で，目を見ながら聴いてくださった。

③ 病院からの指定により現地

④ 突拍子のないことは聞かれないので，一般的な対策をしていれば問題ないです。

⑤ 6 月 24 日に見学。コロナ対策のため，午前中のみ見学だった。救急を見学したが，基本研修医が入院患者を管理し，毎朝カンファで現在の状態を発表しているとのことだった。研修医は 1 年目，2 年目の隔なく仲良くしていた。身だしなみ等，基本的なことに気をつけた。

2021 年

② 面接官 4 名，15 分。自己 PR。どのような研修生活にしたいか。3 年目以降の進路。

④ 雰囲気が少し重く感じたものの，質問自体は答えやすかったので心配しなくても大丈夫だと思う。特に予想外の質問もなく，普通の面接対策で十分だと思う。

2020 年

② 面接官 3 名（臨床医），10〜20 分。雰囲気は穏やか。志望理由。

① 筆記試験・その他　② 面接試験　③ 受験した場所，方法　④ 受験後の感想・来年の受験生へのアドバイス　⑤ 見学・実習

医師を志した理由。オーソドックスな質問がほとんど。初期研修後についての質問も多かった。

2019 年

② 面接官 3 名，10〜20 分。志望理由。自己アピール。医師を志した理由。単願か併願か。将来志望する科。自分の長所と短所。CBT について。模試の成績。年下の同期と仲良くできるか。見学回数，まわった診療科。医学を学んで感動したこと。部活で幹部をやって大変だったこと，得たこと。

④ 3 部屋あり，同時にスタートした。部屋によって雰囲気は違うらしいが，基本的には穏やか。CBT の成績をある程度合否に含んでいる感じがするので，4 年生以下の人は CBT の勉強をしっかりしておくことをお勧めする。ちゃんと卒業，国試合格できるかを気にしている様子だった。

⑤ 5 年生 8 月・6 年生 4 月見学

2018 年

② 面接官 3 名，10〜15 分。志望理由。将来志望する科。将来どんな医師になりたいか。当院の希望順位。学生時代の部活について。自己アピール。最近気になるニュース。CBT の成績について。現在の学業の進捗状況。ワークライフバランスについて。研修後の進路。本院との違い。

④ 面接の定番なことしか聞かれなかったので，事前に話すことを用意しておけば大丈夫だと思う。準備していた内容で特に困らなかった。見学は大事。見学に行った科の教授に面接であたると有利。選考日が 8 日のうちから選べるので併願しやすいかと思う。最近人気が急上昇していて，学外から優秀な研修医を集めたいそうなので，CBT はしっかり勉強しておくことをおすすめする。面接では内容を分かりやすく短くはっきりと元気よく言えるよう練習しておくとよいと思う。

⑤ 7 月・8 月見学，2 月実習。雰囲気がよく，熱心に指導してくれた。

2017 年

② 面接官 3 名，15 分。志望理由。将来志望する科。将来どんな医師になりたいか。併願病院。初期研修後の進路。部活について。自己アピール。最近気になったニュース。人生で学んだこと。妊娠，出産する場合どうするか。自分の性格について。

④ 一般的な質問内容なので，よく聞かれることの答えを用意しておくこと。他大学出身者は面接時間が長かったらしい。試験日程が 8 日あり，その中から希望の日程を選定。今年は定員 50 名に対し，100 名以上の応募があったため，第 1 志望でないと不合格となる可能性があると自校の教務課から聞いた。栃木の本院を受けた場合は，越谷病院との違いを答えられるようにしておくとよい。

⑤ 7/中旬見学

順天堂大学医学部附属浦安病院

2022 年

① 小論文（事前提出）：それぞれ 300 字程度
　1. 10 年後の自分は医師として，どこでどのような役割を担っているか。
　2. covid-19 流行に対する医療状況から医学生として感じたこと。特に医療専門職の働き方に関して。

② 面接官 3 名，受験生 1 名【時間】10 分程度【内容】医師を志した理由。なぜ順天堂大学を選んだか。自大学の研修について。志望科について。進路について。研究や留学は考えているか。健康状態，部活について。併願病院について。日本のコロナ対策についてどう思うか【雰囲気・感想】オンラインだったが，穏やかな雰囲気だったと思う。基本的な内容や，推薦状の内容からの質問だった。

③ 病院からの指定によりリモート

④ 早めに準備をすることが大切だと思う。試験が連日になってしまったことがあったが，2 日連続が限界だと思う。

⑤ 3/下旬に見学。最初に事務の方からの説明，臨床研修センター長との挨拶後，希望診療科での見学をした。雰囲気の良さが印象的だった。身だしなみや言葉遣いに気をつけた。研修医が

どこまで任されているのかに注目した。

2021 年

① 小論文：各 300 字，事前提出。10 年後の自分は医師として，どこでどのような役割を担っているか（自身の将来の医師像を踏まえて）。COVID-19 流行に対する医療状況から医学生として感じたこと，特に医療専門職の働き方に関して。

② 面接官 3 名，15 分。病院からの指定によりリモートで受験。雰囲気は穏やか。4 病院合同試験のため，当院志望理由。4 病院の中での順位の基準。考えている将来像。興味のある分野。オリンピックを見たか。部活について。大谷翔平選手について。スポーツの魅力について。

④ コロナの影響で例年とは異なり Zoom での面接のみの試験だった。雑談多めの面接だった。病院見学は低学年で忙しくなる前に行っておくのがよいと思う。病院見学での態度も見られているため，きちんとすること。事前に聞かれることを予想して話す練習をしていくと面接でスムーズに対応できる。

⑤ 12/下旬・6/中旬見学

2020 年

① 小論文：各 300 字，事前提出。10 年後の自分は医師として，どこでどのような役割を担っているか（自身の将来の医師像を踏まえて）。COVID-19 流行に対する医療状況から医学生として感じたこと，特に医療専門職の働き方に関して。

② 面接官 3 名。オンライン実施。雰囲気は明るい。志望理由。志望科。コロナについて不安に思うこと。趣味。

⑤ 4 回見学。雰囲気がとても良かった。

2019 年

① 五肢択一：100 問，140 分。国家試験必修問題をベースにした問題。
記述：ミニマムエッセンシャルの英訳・英作文。紙の辞書持ち込み可。大学院入学・学位取得時の定期語学試験免除のためで，マッチング選考には関係なし。
小論文：各 300 字以内，事前提出。2 つのテーマ。初期研修でやりたいこと。将来順天堂で貢献できることを自身のアピールポイントを踏まえて書く。

④ 7 月にある内部生の試験（その年の国試必修問題のアレンジ）の過去問をゲットするといいと思う。筆記試験の難易度は高くないので，受かりたいという気持ちが大事だと思った。

⑤ 見学，実習。先生方の雰囲気がよく，全体的に明るい印象だった。

2018 年

① 五肢択一：60 問，55 分。過去 5 年分の国家試験必修問題より出題。メジャーからマイナーまで幅広く。
記述：ミニマムエッセンシャルの英訳・英作文。紙の辞書持ち込み可。大学院入学・学位取得時の定期語学試験免除のためで，マッチング選考には関係なし。
小論文：各 300 字以内，事前提出。3 つのテーマ。順天堂の志望理由。初期研修終了後 10 年間に取り組みたいこと。自己 PR。

② 面接官 3 名（本院・練馬・浦安の先生），15 分。雰囲気は穏やか。志望理由。医師を志した理由。なぜ自分の大学を受けないのか。志望科とその理由。4 病院の中で浦安を選んだ理由。当院の希望順位。将来希望する科。人工授精や体外受精についてどう思うか。産婦人科は忙しいが本当にやっていけるのか。寮に入るかどうか。女性としてのキャリアプラン。自己アピール。病院への質問。

④ 本院と分院まとめて 1 回の試験で受けることができる。履歴書に志望順位を書くところがあるが，行く予定のない分院でも順位は全てうめた方がよいみたいだった。うめていなかった人が，面接時に先生にうめられたと言っていた。提出した小論文を中心に面接されるので，内容を見直すとよいと思う。

⑤ 3/下旬見学，6 月実習（3 週間）。産婦人科で実習。とても雰囲気がよく，外部の人にも優しかった。毎日とても忙しい実習だった。希望すれば他の科の見学も受けつけてくれそうだった。

関東

① 筆記試験・その他　② 面接試験　③ 受験した場所，方法　④ 受験後の感想・来年の受験生へのアドバイス　⑤ 見学・実習

2016年
① 五肢択一：100問。過去3年分の国試必修問題より出題。科によっては新作に近い問題を出題していた。
小論文：各300字。なぜ順天堂なのか，志望理由。医師としての10年後の自分。
④ 内部生は学内試験を利用して受験できるため，負担が少ない。外部生向けの筆記試験は学内試験の抜粋等問題と聞いているので，内部生から問題を入手しておけたら有利である。英語に力を入れているので，学習しておくとよい。最新の国試を解説までしっかり読み込んで勉強しておくことをすすめる。
⑤ 見学，5/上旬実習（数週間）。診療チームの中で，研修医の先生と密に学べる環境がよく。雰囲気もよく，初期研修に対するモチベーションが上がった。建物もきれいで快適。

千葉大学医学部附属病院

2022年
② Zoomでの面接。ブレイクアウトルームが10個ほどあり，前の受験者が終わり次第1名ずつ決まったルームに入っていく形式【人数】面接官は2名【質問】「自身の強み」と「あなたが研修医として，予期せぬこと（詳細は忘れましたが，薬の投与量を間違えた，患者が治療を受けようとしないなど）が起こったときにどのように対処するか」【雰囲気・感想】雰囲気は比較的和やかであり，返答し終えるとそれ以上の雑談などはなく数分で終了した。
③ 病院からの指定によりリモート
④ 見学には何回か行って，雰囲気が自分に合っているかなどを確かめるといいと思います。
⑤ 5年の8月に2回（異なる科を見学），5年の春休みに1回見学。病院の建物がとても綺麗で，見学中で先生方が症例について熱心に解説されていた。春休みの見学は年度末であったため，初期研修の先生方の修了式が行われていたが，初期研修終了後に大学病院以外にも様々な病院や施設に勤める予定の先生方が多く，3年目以降も広く進路を考えることができると分かった。先生方への質問は事前にメモをして参加した。宿舎の環境や生活面について確認した。また，先生方同士の雰囲気にも着目した。

2021年
② 面接官2名，10分。病院からの指定によりリモートで受験。当院を選んだ理由。将来の志望科。千葉で働き続ける気はあるか。AIを使った医療について。理想の働き方。
④ 難しい質問があってうまく答えられなくても頷きながら聞いてくれて，きちんと話を聞いてくれていると感じられ雰囲気は良かった。受験日は3日間設定されており，受験者数は60名程。コロナの影響で見学を受け入れていない病院があったりするので，早め早めに行動することや，自分が研修で何を大事にするか考えておくことは大事だと思う。
⑤ 5/末，麻酔科を見学（1日）。7:30に集合し，朝カンファに参加。若い先生も発言しやすい雰囲気だった。その後はオペ室で麻酔導入を見学させてもらったり，教授から後期研修について話を聞いたりして午前終了。お昼時間にはたくさんの先生方が話し相手をしてくれたが，自分の医局を猛アピールするわけでもなく，研修一般について質問しやすい環境を作ってくれたので，過ごしやすかった。午後はまたオペを見学したり，病院内や研究施設を案内してもらって17時に終了。

2020年
① 五肢択一：オンラインで実施。インカメラ・音声を常にONにして周囲に誰もいない環境で受験するようにとの指示あり。問題が提示され，フォームに回答入力，10問ごとに送信していく。臨床，一般10問×3セット（計30問），1問あたり90秒の回答時間。国試レベル～やや難。教科書等の資料閲覧可能だが，一度90秒制限された問題を再度閲覧し直すことはできない。
② 面接官2名，15分。オンラインで実施。雰囲気は和やか。治療，検査に消極的な患者に対しどのように対応するか。オンライン診療に関しての利点と欠点について。あなたの受け持つ患者が○○をしていたら，医師としてどうするか。新型コロナウイルスの現状についての考えと自分なりの今後の見通しについて，医療的な側面を踏まえて述べよ。自分の長所と短所。五肢択一で答えた問題から1問ピックアップされ，その解答に至った理由。
④ 夏までに内科の国試対策をした方がよい。五肢択一試験ができるかどうかが重要。試験の成績により，研修時にまわる診療科や協力病院も決まるので頑張ろう。大学病院だしどうせ受かるとなめていると問題が全然解けないと思う。オンラインでの面接はゆっくりはっきりと話した方がよい。
⑤ 7月見学。コロナウイルスの拡大により，日程がずれ込んでこの時期になってしまった。病棟メインで見学し，教授と1時間ほど話をすることもあった。

2019年
① 五肢択一：50問，60分。国試レベル。CBT形式，PC上で答える。マッチング試験の過去問とほぼ同じ問題だが，新問もプラスされている。メジャーからマイナーまで幅広く出題。試験日が2日設定されており，どちらかを選択する形で受験。1日目と2日目では問題内容が異なる様子。
② 面接官2名，10～15分。全員共通の質問が2題，机の上の紙に書かれてあり，それぞれ2～3分で回答。日によって質問は異なる。抗がん剤治療を受けたくないと訴える患者に対して，主治医としてどう対応するか。あなたの受け持つ糖尿病患者が病院の売店で菓子パンを買っているところを目撃したら，あなたはどうするか。勤務時間外の仕事について，どこまでが仕事でどこからが自己研鑽だと考えるか。残り時間で一般的な質問。志望理由。自己アピール。大学で打ち込んだこと。千葉県の医療について。
④ 五肢択一試験は過去問を一度解いていれば解答できるものがほとんどだが，初見で解くとなると少し難しく感じると思う。過去問再現集を入手することと，一般的な小論文対策で対策は十分といえる。共通問題に悩んでいても，先生は声をかけてくれて受験生をリラックスさせようとしてくれた。模範解答があるわけではなく，どのような考え方をする人なのかを見たいというのが，面接の意図のようだ。自分の思ったことを素直に解答することが大事だそう。筆記と面接の点数配分としては，面接の方が高く設定されているようだ。五肢択一試験の成績はマッチングそのものの成績より，マッチ後のたすきがけ病院の希望順位の決定に用いられる。たすきがけで行きたい病院がある人は過去問をしっかりやっておくとよい。面接の待ち時間が長いので，勉強道具などがあるとよい。他大の学生もたくさんいるので，有利不利はないと思われる。
⑤ 12/下旬見学，5/下旬実習。医局の雰囲気がよく，どの先生方も優しく対応してくれた。検査内容や特徴，疾患について色々教えてもらった。

2018年
① 五肢択一：50問，60分。国試レベル～やや難。CBT形式，PC上で答える。全員が同じ問題セットを解くが，問題の並び順は受験者ごとに異なる。千葉大の卒総過去問などによるオリジナル問題。メジャーからマイナーまで幅広く出題。一般問題35問，臨床問題15問程度。過去問再現集との類似問題は2～3割程度。
② 面接官2名，10～15分。雰囲気は和やか。質問がカードで提示され，まとまったら話して下さいと指示される。それぞれ2～3分で回答。あなたは研修医で，患者が処方されている薬を捨てているのを見かけた。患者は見られたことに気づいていないが，どう対応するか。医師のワークライフバランスについて，あなたの考えを述べよ。病棟で患者が看護師に暴言をはいている時，どう対応するか。残り時間で一般的な質問。自己アピール。自分の長所。将来希望する科。
④ 待合室は私語厳禁。とても優しくにこにこしていた面接官もいれば，表情の硬い人も。回答にもっと詳しくと何度も指示された人もいる。面接でされる質問は小論文のお題に似たものなので，一般的な小論文対策をしていれば十分かと思う。筆記試験は千葉大出身の先生や学生から過去問再現集を手に入れて，解いておくとよい。ただし，新作問題が多いので，一般的な国試対策もしておくとよい。

① 筆記試験・その他　② 面接試験　③ 受験した場所，方法　④ 受験後の感想・来年の受験生へのアドバイス　⑤ 見学・実習

⑤ 8月見学

| **東京女子医科大学附属八千代医療センター** |

2017年

① 五肢択一：50問，60分。国試レベル～やや難。CBT形式で一人ずつ違う問題。PC上で答える。メジャーからマイナーまでまんべんなく。国試の過去問に加え，千葉大卒試の過去問からの出題。

② 面接官2名，10分。雰囲気は和やか。志望動機。将来の進路。大学生活で頑張ったこと。どのプログラムを希望するか。その理由。これからの医師の働き方。自己アピール。研修医1年目，手術当日の朝に患者が手術を拒否したらどうするか。薬の量を何倍も間違えて投与してしまった時，どうするか。専門医制度をどのように利用したいか。

④ 筆記試験はやや難しいが，見学の際に過去問を入手できればよい。半分くらいは過去問で解ける。メジャーを中心に深い理解が求められる。面接は14部屋で行われたため，面接官の当たりはずれがあるかもしれない。試験日2日間それぞれ90名程受験者がいる。人数は多いが，第1希望の人は少ないとのこと。

⑤ 自大生の場合は普段の実習以外の実習はなし。他大生がよく1日～1週間の期間で実習に来ていた。

| **帝京大学ちば総合医療センター** |

2015年

① 小論文：200字，55分。自分史。精神的に成長するために何が必要か。

② 面接官1名，10分。志望動機。他県出身で千葉を志望する理由。部活をやっているかどうか。

④ ピリピリした雰囲気はなく，終始リラックスして面接を受けられた。

⑤ 6月実習（3週間）。充実した実習だった。コメディカルの方たちとも関係が良好で，仕事がしやすい印象をうけた。

| **東京慈恵会医科大学附属柏病院** |

2022年

① 小論文：「今まで見聞きした医療ミス」

② 面接官多数（6～10名）【時間】10分【内容】志望理由，医師志望理由，志望科とその理由，併願病院【雰囲気・感想】終始和やかで，よく話を聞いてくれる雰囲気だった。

③ 病院からの指定によりリモート

④ 挨拶が大切です。

⑤ 1月，1か月間実習。

2019年

① 記述：老人がベッドから転落して横たわっているイラスト。それを見て質問に答える。どのような状況を表すか。あなたがこの人の家族だとしたらどんな気持ちになるか。この状況を防ぐためにはどのような対策があるか。

OSCE（医療面接のみ）：今年は生活習慣病がテーマ。健康診断で要精査となった人が来院するという設定。模擬患者と会う前に検査所見の用紙が渡され，それを踏まえて患者に結果説明と生活のアドバイスをする。

② 面接官5名（本院，分院の各病院から），5～10分。雰囲気は和やか。志望理由。志望科とその理由。部活で頑張ったこと。苦労したこと。慈恵を選んだ理由。将来地元に戻るかどうか。体力に自信はあるか。

④ 圧迫感がなく，話しやすい雰囲気だった。笑顔でハキハキ答えると印象がよさそう。受験番号によって午前中で全て終わる人もいれば，17時頃までかかる人もいた。試験当日に受験番号はわかるので，最初から1日かかるつもりでいた方がいいと思う。

⑤ 5年生9月・2月・6年生6月実習。大学病院と市中病院のどちらの要素も学べると思う。

2018年

② 面接官5名，5分。志望理由。志望科。部活について。

⑤ 5年生9月・2月・6年生6月実習。大学病院と市中病院のどちらの要素も学べると思う。

2022年

① 小論文（事前提出）：「新型コロナウイルス感染に対して様々な対策が取られています。5年後，2027年8月に日本の社会・医療はどのように変貌しているでしょうか。あなたの思い描く未来予想図を記載ください。」フォント・サイズ制限なし

② 面接官5名，個人面接【時間】15分程度【内容】自己PR。当院に関心を持った理由。将来の志望科。体力はどうか。自分はどのような人物か。医師を志した理由。他にどこを受けたかなど【雰囲気・感想】研修医担当の先生はずっと下を向いて書き込んでいた。精神科の先生がいらっしゃって，大半の答えに苦笑されたので何か間違っているのかと心配した。基本的な面接対策で対応可能だった。面接について，自分でフェイスシールドを用意し，マスクをつけたままだったので，自分や先生方の表情は伝わりづらい環境だと思う。

③ どちらか選べたので現地を選択

④ 基本的な対策で大丈夫だと思います。私は見学や説明会の際に，研修医1年目の先生と連絡先を交換させていただき，履歴書などを見ていただきました。

⑤ 5月2日に見学。研修医の先生とゆっくり話ができた。小論文と面接について教えてもらった。スタッフさんは皆挨拶を大切にされており，コメディカルの方々は研修医にもとても親切で，働きたいと思った。

2021年

① 小論文：事前提出。西暦2050年，200歳まで健康寿命を延ばす薬剤が開発され，一人当たりの治療費（自己負担）に20億円（国民平均所得は年間200万円）が必要と報道された。この画期的な薬剤は人類にとって朗報であろうか，考えを600字程度で述べよ。

② 面接官5名，30分。選択可能だったため現地で受験。雰囲気は和やか。医師を志した理由。志望科を決めていることについて。学生生活で一番つらかったこと。趣味。履歴書の内容を細かく聞かれた。

④ 事前に準備していた回答で対応可能だったが，その場で答えられるような雑談が多かった。履歴書に予備校歴やアルバイト歴は書かなくてよいと面接中にアドバイスをもらった。対面だったので，マスクを外すと思わず，リップを塗っていなかったのを後悔した。透明なついたてがあって十分に感染対策がされていた。

⑤ 3～5月実習（3か月間）

2020年

① 小論文：800字以上。コロナウイルスがある状態で一年後，社会がどう変わっているか。

② 面接官5名，10分。雰囲気は和やか。面接官が順番に質問してくる。志望理由。医師を志した理由。履歴書についての質問。

⑤ 5年生8月見学（1日）。院内の雰囲気や忙しさを知ることができた。研修医の方に話を聞くこともできて参考になった。

2018年

① 小論文：800字，60分。部活を通じて学んだこと。

② 面接官4名（院長・副院長・産婦人科長・心療内科長），15分。雰囲気は和やか。志望動機。将来希望する科。併願病院。自分の長所と短所。体力に自信はあるか。自大学ではなく当院を選んだ理由。ストレスが身体症状として出るかどうか。

④ 難しい質問はないので，リラックスして先生方とお話をするというイメージ。

⑤ 2/上旬・7/中旬見学

2017年

① 小論文：600～1,200字，60分。悪性腫瘍を1つ選び，診療，治療，対策など自分が知っていることについて述べよ。

② 面接官5名，15～20分。雰囲気は和やか。志望理由。医師を目指した理由。体力に自信があるか。女性として家庭との両立について。研修医の労働時間について。趣味。併願病院。将来の志望科。自分の長所と短所。自己アピール。

① 筆記試験・その他　② 面接試験　③ 受験した場所，方法　④ 受験後の感想・来年の受験生へのアドバイス　⑤ 見学・実習

④ 受験票など書類は説明会でもらったが，郵送でも入手可能。試験日は2日から選べる。

⑤ 12～1月実習（4週間）。ポリクリで救急科に。1日当直も経験した。

2016年

① 小論文：600～1,200字，60分。専門医制度について，知っている範囲で述べよ。

② 面接4名，20分。雰囲気は穏やか。志望動機。医師になりたいと思ったきっかけ。志望科とその理由。部活動での思い出や大変だったこと。当院に残るつもりはあるか。地元における周産期医療はどうなっているか。

④ 基本，事前提出した応募動機や履歴書の内容から質問される。将来について聞かれたので，ビジョンを明確にしておくといい。応募動機を1,200字書くことが大変だった。

東邦大学医療センター佐倉病院

2022年

① 小論文（事前提出）：「医師としての重要な資質の一つに「誠実さ」があります。あなたは「誠実な医師」とはどのような医師であると考えますか。」

【内容】当院を知ったきっかけ・当院を選んだ理由・実習で印象に残っている先生【雰囲気・感想】面接時間が5分と短いので，基本的な質問のみで終わった。提出資料は隅々まで読んでいるようで，面接時に見えたコピーには赤線がたくさん引かれていた。

③ 病院からの指定により現地

④ コロナ禍とはいえ見学を重視している病院が多いように感じました。

⑤ 3/下旬。コロナ禍のため半日，指導医につくかたちでの見学。指導医の先生や教授と面談する時間も設けられていた。大学病院なので指導医から詰問を受ける場面が何回かあった。態度も かなり見られている印象があった。

2020年

① 小論文：800字以上1,000字以内，事前提出。新型コロナウイルス感染症の世界中での蔓延は，医療及び医療者に大きな影響を与えました。一連の経緯を見て，これから医療に携わる者としてどのようなことを考えましたか。

その他：調査票を事前提出。それぞれ3行以内。クラス，自治会など大学生活（クラブ活動を除く）につき，役職（委員長，会計など）につき，クラスや大学全体のために積極的な活動をした事はあるか。大学の課外活動（クラブ，同好会等）において役職（主将，会計，主務など）につき，クラブのために貢献したことはあるか。大学のカリキュラム以外で，国内外の研究活動や研修に参加したことはあるか。それは，いつ，どの様なことをしたか。社会貢献や課外活動等において表彰されたことはあるか。それはどの様なことか。上記以外に大学内や一般社会において，自分以外のために行動し，社会に何か貢献をしたことはあるか。それは，いつ，どの様なことか。

② 大学医学部面接と病院の面接。面接官は各2名ずつ（質問するのは1名，もう1名はメモを取っている感じ），5分×2回。医学部面接：課題シートを読み，答える。入院患者Aさんが「看護師Bさんがトイレに連れて行ってくれない」と文句を言っている。あなたはそれをどのようにBさんに伝えますか？その時気を付けることはありますか。実習での苦い思い出2つ。病院面接：志望理由。目指す医師像。自分の短所。医学部6年間での苦い思い出。コミュニケーションを取るのが得意か。部活について。

④ 時間が少ないように感じたが，終始穏やかな雰囲気だった。面接ブースに入ったら自分から合格にしたいようにしていた。医学部面接では皆大体同じような質問をされていたが，病院の面接では全員に同じことを質問しているわけではなかったようだ。

⑤ 6月見学（2日間）。コロナ禍で大変な中，日程を組んでくださり，院内の雰囲気やプログラムについて深く知ることができた。

2017年

① 小論文：800字，40分。どのような研修を望むか。研修の中で興味のあること。

② 面接官2名，5分。志望理由。母校での研修は考えなかったのか。

④ 話しやすい雰囲気だった。説明会・病院見学参加で評価の上乗せあり。

⑤ 7月見学

2014年

① 小論文：1,000字，40分。医師に求められるコンピテンシーを3つ挙げ，厚生労働省の研修基準をもとに，2年間でそれらを伸ばすにはどうすればよいかを述べる。

② 面接官2名，4分×2回（東邦大学3病院合同・佐倉病院）。雰囲気は穏やか。志望理由。当院の良いところと思いところ。医師を志望した理由。自己PR。実習（5年生）で印象に残った症例について（どういうことを頑張ったかなど）。志望科とその理由，その科の中でどの分野に興味があるか。チーム医療とは。

④ 7月に行われる東邦大学3病院合同説明会には必ず参加すること。小論文のテーマについて部分的に教えてもらえる（それをもとに準備して行かなければ時間が足りない）し，参加していないとマッチングで不利になる確率が高い。小論文の時間に，アンケート（大学時代の委員会活動や課外活動，部活動での役職など）も記入する。今年からCBTの成績表を同封することになったが，加点の情報として扱うだけで，減点の対象にはならないとのこと。面接で最も重視されているのは実習中の症例の話で，かなり詳しく聞かれるし，1つ症例の話が終わると「他には？」と聞かれた。

⑤ 5年次の実習では，内科・外科とも1週間ずつあるが，どちらも指導熱心で非常によい雰囲気の中での実習ができる。

日本医科大学千葉北総病院

2020年

① 五肢択一：国試レベル。

② 面接官2名。医師を志した理由。

④ 五肢択一試験は国試の過去問ベースのため，対策していれば易しい。面接は個人的には圧迫ぎみの雰囲気。何か話しても反応はなく，面接官の声も小さくて聞き取りづらかった。

2017年

① 小論文：1,200字。高騰する医療費の問題への対応策3つとその理由。

② 面接官6名，15分。雰囲気は和やか。志望理由。医師を目指した理由。過労に関する考え。同僚が過労を相談してきたらどう対応するか。2035年問題など。現代社会について。口頭試問：DM患者の心窩部痛と下肢痛に対する初期対応で何を診たいか。

④ 志望理由や時事的な話の後に口頭試問がきたので少し焦った。見学する際は宿泊場所を貸してもらえるが，試験の日は前泊させてもらえない。社会問題に対する考えを事前にもっておくと小論文や面接に強みになる。口頭試問では，心電図の前にどんな身体所見がとりたいかといったことや，DMの薬を挙げるなど具体的な質問が多かったが，誘導してくれるので難易度はそれほど高くない。

⑤ 3/下旬・6/下旬見学。見学というかたちで，初療室にて手伝い。夜間の当直帯の見学では，ドクターカーに同乗することもできた。指導医も研修医も気さくで雰囲気のよい病院。

杏林大学医学部付属病院

2022年

① 50問，60分。過去問5年分くらいから＋オリジナル問題（30～40問：10～20問くらいの比率），オリジナル問題は少し捻ったものが多かった（特に整形解剖），マイナーからも出題あり。

② 面接官2名，受験生1名【時間】10分【内容】他にも大学病院はあると思うがなぜ杏林なのか・産婦人科に興味があるとあるが，きっかけはあったのか・（賞罰の欄から）学生リサーチ賞に

① 筆記試験・その他　② 面接試験　③ 受験した場所，方法　④ 受験後の感想・来年の受験生へのアドバイス　⑤ 見学・実習

ついて・何か印象的なできごとがあったのか（症例や先生など）・部活は頑張っていたのか・体力に自信はあるか・何か運動をしているのか・自己分析をしてみて・医学部6年間どうだったか・挫折したこと，それをどうやって乗り越えたか・研修で心配なこと・不安なことはあるか・趣味について【雰囲気・感想】和やかな雰囲気。履歴書に書いてあることをもとに学生側のことを詳しく知りたいという印象だった。
③ 病院からの指定によりリモート
④ 早めに準備をしておくといいと思います。また，同級生と話をすることでみんながどの程度準備を進めているのかという情報交換をしておくといいと思います。リモートでの面接だったので，友人と一緒に練習をしたりしました。それでも本番は緊張しましたが，練習しておいてよかったと思いました。
⑤ 6月に実習。研修医同士の仲がよく，和気藹々とした雰囲気で働いているという印象だった。実習中の研修医の先生方の働き方を周近で見れたのが良かった。先生方とチームを組んで働いている姿が見れた。忙しい中でも手厚い指導がされていると思った。研修医の先生方の1日のスケジュールを聞いて，どれくらいの忙しさや充実ぐらいになるかを聞くようにし，自分の理想とする研修体制と比較した。

2020年

① 五肢択一：100問，120分。国試の過去問やオリジナル問題。国試よりやや難。メジャーから産婦小児マイナーまで幅広く出題。公衆衛生は除く。臨床産婦小児が中心。
② 面接官2名，10～15分。雰囲気は和やか。履歴書を見ながら面接。志望理由。志望科とその理由。医師を目指したきっかけ。理想の医師像。趣味。臨床実習で心に残った症例。見学での印象。得意科目。部活で頑張ったこととそれが今後どう役に立つか。自身の性格を一言で表すと何か。ストレス対処法。国試後何をしたいか。大学での活動。歳の離れた同期たちとの関係について。杏林は特に3次救急の強い病院である事などから体力面について考えている事など。
④ 筆記試験は直近3年分から多く出ているように感じたが，それ以前の問題も多いため，なるべく多く過去問を解くことが大事だと感じた。オリジナル問題は学内の卒業試験からも出題されると聞いたので，過去問が入手できれば有利だと思う。筆記試験の時間が短いので，テンポよく解かないと間に合わないと思うのでどんどん先に進めた方がよい。筆記試験が重視され，面接は通常のコミュニケーションが出来るかを見るためと聞いた。面接の部屋が10程度あった。自分の回答に対してのリアクションなども返ってくるため，やりにくいという感じは受けなかった。面接官によるとは思うが，他大学の学生であってもフランクに進めてくれるのではないかと思う。試験の休み時間などの様子も採点対象になると言われた。筆記の会場と面接の会場の建物が異なるため，他大学の学生にはちょっとわかりづらいかもしれない。
⑤ 自大学のためBSLにて一通りの科の見学，実習に参加。科によってどの程度教育に力を入れているのかが大きく異なる。BSL中に何人か他大学出身の研修医の先生とお話しさせていただく機会があったが，特に居心地が悪いといった事は無いようで，他大学出身であっても安心して研修を受けられる環境であると感じた。指導医と研修医の関係性が良好そうであり，また研修医同士の仲も良さそうだった。科によって研修医の裁量は異なっており，例えば3次救急であればファーストタッチは研修医がメインで行っていたり，BSLの学生であっても心電図の電極を貼ったり，服を脱がせたりなどを任されていたりする。反対に精神科では回診での上級医と患者とのやり取りを会話形式で電子カルテにリアルタイムで打ち込んでいく作業があり，3次救急とはまた違った意味で要領よくやらないと大変な科もある。その他の科では概ね病棟業務での仕事は大きくは変わらないように見えた。

2019年

① 五肢択一：100問，150分。国試形式。国試の過去問やオリジナル問題。メジャー，マイナーの臨床問題が中心。公衆衛生はなし。画像問題も多い。

② 面接官2名，10～15分。志望理由。志望科とその理由。大変なことがあったらどう乗り越えていくか。杏林で6年間過ごし，病院で実習してみて改善すべき点はあるか。部活について。3年目以降の進路。女性としてのキャリアビジョン。なぜ母校の大学病院を選ばなかったのか。医師を続ける上でモチベーションとなるものは何か。医師として大事な要素は何か。自分のどこが医師に向いていると思うか。体力に自信があるか。自宅が遠いが通えるのか。信念みたいなものはあるか。大学6年間続けたことは何か。成績の悪い科目，得意な科目。
④ 国試は直近3年分一般問題をやっておけばいいという情報があったのだが，それよりも前のものも出ていてただの暗記では中々解けない。幅広く出題されるので，全体的な対策が必要。面接の部屋は10部屋あった。面接では思ったよりも多くのことを質問され，深く掘り下げられた印象。事前提出の書類を見ながら質問された。部屋や先生により質問や雰囲気はかなり違うようだった。
⑤ 6年生6月実習（1か月）。小児科をクリクラでまわった。

2018年

① 五肢択一：100問，150分。国試形式。国試レベル～やや難。国試の過去問が8割程度，あとはオリジナル問題。メジャー，マイナー全範囲。ただし公衆衛生はなし。
② 面接官2名，10～20分。志望理由。医師を目指したきっかけ。希望する科とその理由。今後の進路，将来のプラン。新しい専門医カリキュラムについてどう思うか。杏林の理念。良医とは何か。地方医療に興味はあるか。今まで打ち込んできたこと。
④ 部屋によって面接時間，雰囲気は様々だが，自分の考えを言葉にできれば大丈夫。外部生はしっかり面接がある。研修医の先生方の話では，筆記試験の点数重視の選考とのこと。他病院より難しく感じたので，しっかり国試対策の勉強をして臨むべきだと思う。5年分の国試臨床問題は解いておくと安心。応募者研が早いので要注意。
⑤ 4月実習（1か月）。内部生，クリクラで神経内科実習。先生たちは優しい方が多い。病院の様子も具体的に知ることができるので，外部の人にもおすすめだと思う。

2017年

① 五肢択一：100問，150分。過去5年くらいからの国試問題。幅広い分野から臨床問題のみ出題。
② 面接官2名，10～15分。志望理由。病院見学の感想，見学内容。医師を目指したきっかけ。今後の進路。自分の大学が杏林に比べて劣るところ。出身県に戻らない理由。部活での役職について。国試の勉強法や勉強のペースなど。
④ 受験日は2日あるうちどちらかを選ぶ。筆記試験の成績が重要らしいので，早めに国試過去問を解いておくべき。病院指定の履歴書に病院見学に行った日を記入する欄があり，面接でも聞かれたので1回は行くべきだと思う。毎時フルマッチしているので志望するならしっかり勉強しておくように。
⑤ 3/下旬・6/上旬見学

2016年

① 五肢択一：100問，150分。国試の過去問題。臨床問題のみ出題。
② 面接官2名，5～10分。雰囲気は和やか。地元の話。部活動について。勉強の進行具合。履歴書に基づく質問。学校の成績について。女性の社会進出について。今後，結婚・出産した場合仕事は続けられるか。志望理由，志望科とその理由。どんな疾患に興味はあるか。併願病院。どんな研修がしたいか。
④ 履歴書に沿って質問。学歴，国試に受かりそうかを確認しているように感じた。雑談を混じえての面接だったため，リラックスして受けることができた。筆記試験が重要だと聞いた。日程によって試験内容が大きく異なると聞いた。グループや先生の雰囲気も違いがある。事前に過去問3～5年分の臨床問題を解いておくとよい。

慶應義塾大学病院

2022年

① 小論文：「あなたが初期研修医として当院で働く上で患者さん

| ① 筆記試験・その他 | ② 面接試験 | ③ 受験した場所，方法 | ④ 受験後の感想・来年の受験生へのアドバイス | ⑤ 見学・実習 |

関東

や当院の医療スタッフと信頼関係を築いていくことが必要です。あなたがそのような信頼関係を築くことができる根拠を過去の経験をもとに述べてください。またどうしてその経験が信頼関係を築くことができる根拠となるのかを述べてください。」「短所は長所と表裏一体と言われている。あなたの短所を一つ挙げて，それが医師としての強みになる理由を述べよ。」（30分800字以内）

② 面接官2名で交互に質問される（25分）。履歴書に書いてあることをより深く聞かれる。また，書いてないこと以外も医療者同士のコミュニケーションに関しての考え方など様々な質問をされた。とても長い面接時間だが，面接官はしっかりと話を聞いてくださった。手元に小論文があり，距離はポリクリ控え室よりちょっと狭いくらいの部屋，シールドなどなく，声が聞こえにくいことはなかった。

③ 病院からの指定により現地

④ 慶應はコンピテンシーや研修理念を暗記して面接に臨む必要がある。面接が長いので途中疲れてしまうかと思いますが，リラックスして臨んでください。常識を持って落ち着いて挑めば大丈夫です。頑張ってください。

⑤ 6年6/中旬に志望科の産婦人科を見学。コロナのため，見学の内容は各医局に内容が任されている。科によっては1日中手術見学など，初期研修医と話せないなどあるので注意が必要。産婦人科は15時半から17時半まで学生勧誘担当の先生方に設備を案内していただき，回っている初期研修医に質問をすることができた。病院は立て直したばかりで非常に綺麗。院内には席数多めのスターバックス，コンビニもあり，食事にも困らなさそう。当たり前ではあるが私立の雰囲気なので，国公立出身の人は雰囲気が自分とマッチするか確かめる必要がある。初期研修医は幅広い大学から採用されているが，後期研修以降は慶應出身者が外から戻ってくるので，出身大学による不利益を受けないかはみておくといい。

2021年

① 小論文：事前提出。いいコミュニケーションとは。

② 面接官2名，20～30分。かなり深いところまで質問された。特に研修医の会食参加，コロナの集団感染の件があったため，そこは深く。

④ 過去問で対処可能。早めに動くのが大事。

⑤ 5年生夏休み見学。希望する診療科を見学できる。診療科の様子を見学後，院内を案内してくれた。2020年度はコロナ対策のため見学は受け付けていなかった。

2020年

① 小論文：800字，事前提出。試験日によってテーマは違う。1)人の成長を促すには，意欲を持って課題に取り組んでもらうことが必要ですが，意欲を給与や待遇などの外的な報酬（外発的動機）が重要だという議論と，自らが学びたいという内発的な動機がなにより重要という議論とがあります。あなたは外発的な動機と内発的な動機のどちらが重要と考えますか。どちらかの立場を選択しその理由を述べてください。2)人工知能やビックデータの解析技能の発展に伴い，近い将来，人工知能による診断率は専門医を超えると考えられている。治療についても同様のことが言える。仮に医学的な判断や施術の多くを機械に委ねることが可能になった場合，医師は不要になるだろうか，それとも必要であろうか。不要になるならばその理由を，必要であるならば，医師に残される具体的な専門性は何であるかを述べよ。

② 面接官2名，20～30分。志望理由。将来の志望科。初期研修後の進路。志望科を変更する可能性。他人から自分の性格についてどのように言われることが多いか。自分の長所と短所。部活での大学で看護師学部の学生のイメージはどうだったか。慶應の研修目標をみたか。

④ 1人の先生は和やかでもう1人は無表情で厳しめの質問をすると感じた。小論文に関する質問はなかった。今年は筆記試験，記述の英語論文和訳は行われず，小論文も事前提出に変更された。面接は従来の2倍の時間になった。説明会では人物像重視との説明があった。

⑤ 5年生夏休み見学。希望する診療科を見学できる。診療科の様子を見学後，院内を案内してくれた。2020年度はコロナウイルス対策のため見学は受け付けていなかった。

2019年

① 五肢択一と記述，計75分。
五肢択一：30問。国試レベル。内科，救急，外科とまんべんなく出題。
記述：1問。英語論文の抄録を読み全て和訳。心疾患系の薬の比較試験についての論文だったはず。
小論文：800字，30分。薬を増量したくないという患者と，増量してほしいと願う家族や職場の人がいて，医師としてのように対応するか。

② 面接官2名，10～15分。志望理由。医師を志した理由。将来研究に興味はあるか。大学6年間で最もつらかったこと。得意科目。ストレスを感じたときの対処法。自分はどんな性格だと思うか。自分の長所と短所。医師としての目標を短期的と長期的に。見学にきた印象，感想。研修後の進路。

④ 五肢択一に関しては，夏の間にメジャー科目を国試レベルまで一通りみておくとよいと思う。小論文は時間が短くスピードが要求されるので，練習していった方がよいと思った。面接重視と言ってはいた。1人の先生は和やかでもう1人が少し威圧的に感じた。次々と質問されるが焦らないように。面接ブースがたくさんあったので，部屋や先生によって雰囲気は違うと思う。

⑤ 5年生9月見学

2018年

① 五肢択一と記述，計75分。
五肢択一：30問。国試レベル。内科，外科，救急。
記述：1問。英文和訳。NEJMからのアブストラクト。急性・重症成人における調整晶質液と生理食塩水の比較。
小論文：800字，30分。人生において挫折した経験を1つあげ，その影響，どのようにいかされてきたか，今後はどのようにいかしたいか。他者がすることを今でも許すのはその人に対して寛容であるというわけでは必ずしもない。では，他者に対して寛容であるとはどういうことか。

② 面接官2名，10～15分。雰囲気は和やか。志望動機。志望科とその理由。医学部を目指した理由。併願病院。どのような研修医になりたいか。今後の進路。大学生活の感想。学生時代に頑張ったこと。自分の長所と短所。たすきがけコースを選んだ理由。

④ 筆記試験は慶應病院の過去問が多く出るので，先輩などからもらうことをおすすめする。難易度がやや高く，時間も足りなくなり，少し不安になるかもしれないが，他の人も同じ気持ちだと思って挑んだ方がよい。英文和訳は，例年その年の4～6月の文が出題されることが多かったが，今年は少し傾向が異なったようだ。対策として日本語版NEJMをひたすら読んでいった。小論文は時間が短いので，練習必須。とりあえずどんどん書かないといけない。

⑤ 5月見学および実習。外部生のため，自分を受け入れてくれるのかという不安があったが，どの先生も優しく対応してくれた。物おじしないで行くことが大事。

2017年

① 計75分。
五肢択一：30問。国試レベル～やや難。内科と救急が中心。メジャー多め。
記述：1問。英文和訳。NEJMからのアブストラクト。辞書持ち込み不可。
小論文：800字，30分。幼いころから医師を志した者だけが良医になれるという意見に賛成か反対か理由も述べよ。ストレスが健康に良い，悪いという2つの矛盾するエビデンスがあり，患者にはどのように伝え，どう指導するか。またこうしたエビデンスが生まれる背景には何があるか。

② 面接官2名，15分。雰囲気は穏やか。医師を志した理由。長所と短所。併願病院。部活で大変だったことと，それをどうやっ

① 筆記試験・その他　② 面接試験　③ 受験した場所，方法　④ 受験後の感想・来年の受験生へのアドバイス　⑤ 見学・実習

て乗り越えたか。大学で頑張ったこと。なぜ大学病院での研修を希望するのか。初期研修終了時，どんなことができるようになっていたいか。目指す医師像。履歴書の内容をかなり掘り下げての質問。

④ アットホームな雰囲気ではあったが，自大生と他大生で雰囲気は変わると思われる。なぜ市中病院ではなく大学病院なのかという理由は必ず準備していった方がよい。筆記試験は過去問を数年分やるとよい。リウマチ内科なども含めて内科の範囲からまんべんなく出題されている。

⑤ 5年生9月見学

国際医療福祉大学三田病院

2022年

① 小論文：高齢化と医療の関わりについて。40分800字程度。

② 面接官6名受験者1名【時間】15分【内容】自己紹介 & 自己PR1分。大学時代頑張っていたこと，どうやって勉強していたのか，実習はどのように行っていたのか，印象に残っている症例は何か，将来の志望科，理由，見学にきたきっかけ，併願はどこか，グループ病院で働くことは大丈夫か，親戚に医療従事者はいるか，実家から通うのか一人暮らしなのか。

③ 病院からの指定により現地

④ 面接は笑顔を忘れずに。

⑤ 6月19日，コロナの影響で病棟の中は見学不可。内科部長からプログラムの説明。研修医の質疑応答は十分にとってもらえて，面接対策も親切に教えてもらえる。アンケートは面接でも使用される資料の一つらしいので，しっかりと書くべき。

2018年

① 小論文：800字，40分。近年がん治療などゲノム情報が重要になってきている。ゲノム医療の今後の課題と展望を論じよ。

② 面接6名，15分。志望理由。併願病院。将来のプラン。部活について。医師以外に学生時代に頑張ったこと。家族，親戚に医療関係者はいるか。三田病院は人気だが，熱海，栃木だったら入れるとしたらどうするか。喫煙するか。

④ 部屋が大きく，面接官が少し遠いので大きな声で話した。履歴書ベースで質問されるので，しっかり書くように。小論文は時間ぎりぎりだった。

⑤ 3/中旬・6/上旬見学

2017年

① 小論文：800字，40分。研修医制度が変わりつつあるが，それを踏まえて自身の目標を具体的に記述せよ。

② 面接官7名，15分。志望理由。出身地について。

④ 面接はほとんど雑談。とにかくゆるい。コミュニケーション能力を見ているらしい。

⑤ 6/上旬見学

2016年

① 小論文：400字，40分。研修医の立場からみて，良い指導医とは何か。

② 面接官6名，20分。志望理由。将来の進路をどう考えているか。関連病院に行く可能性があることについて。学生生活について。部活動について。

④ 面接の雰囲気は和やかだったが，女性が不利な印象がある。関連病院に行ってもよいと答えると，まず三田病院には受からないそうだ。ハキハキした人を求めており，選考日は早い方がよいとのこと。

⑤ 6月・7月・8月（各1日）見学・実習。内科と外科で大きく異なる。外科では手術に入れてもらえる。見学は内科も外科もお昼くらいで終了。

順天堂大学医学部附属順天堂医院

2022年

① 小論文：事前提出。「10年後の自身の医師像について（300字程度）」「コロナ禍での医療状況に対して医学生として感じたこと（300字程度）」

② 面接官3名【時間】10分【内容】当院を知ったきっかけ，当院

を選んだ理由，将来の進路について【雰囲気・感想】終始和やかな雰囲気。質問は，履歴書に沿った内容が多く，答えやすかった。

③ 病院からの指定によりリモート

④ 見学や実習でもう少し情報をもらえるべきだった。

⑤ 11月に見学。コロナの関係で，病棟は見ることができなかったが，希望診療科の医局の見学や教授とたくさんお話しすることができた。

2021年

① 小論文：各300字，事前提出。10年後の自分は医師として，どこでどのような役割を担っているか（自身の将来の医師像を踏まえて）。COVID-19流行に対する医療状況から医学生として感じたこと，特に医療専門職の働き方に関して。

② 面接官3名，10～15分。病院からの指定によりリモートで受験。

④ 雰囲気は良かった。病院見学は行くべき。

⑤ 5年生8月・11月見学

2020年

① 小論文：各400字以内，事前提出。10年後の自分の医師像。COVID-19流行で医療従事者の働き方について思った事。

② 面接官3名（順天堂大学の各関連病院から各1名），15分。オンラインで実施。志望動機。研修先は病院見学したか。研修については。履歴書の内容から学生時代の留学経験で何を学んだのか。受験者から聞きたいことはあるか。

④ 雰囲気は優しかった。特定の病院というより順天堂の関連病院のどこかで研修して欲しいという雰囲気だった。面接の最後に質問が無いか聞かれ，研修後のキャリアパスについて純粋に質問してみたが普通に回答してくれた。例年は学科試験と英語試験があるようだが，今年はコロナウイルス流行の影響でそれらの試験は中止となった。

⑤ 見学（1日）。研修医の先生に付いて回る形で，他所の病院見学と変わりない。

2018年

① 五肢択一：60問，55分。国試必修レベル。過去3～5年分の医師国試必修問題の類似。順天堂6年生夏の試験問題からも数問出題。
記述：90分。英訳，英文読解，英作文。辞書持ち込み可。英和・和英両方持参した方がよい。マッチングの合否には関係ない。
小論文：各300字以内，事前提出。3つのテーマ。順天堂の志望理由。初期研修終了後10年間に取り組みたいこと。自己アピール。

② 面接官3名（本院・練馬・静岡の先生），15分。履歴書の内容に沿った質問。志望理由。4病院併願について。順天堂以外の併願病院。小論文の内容について。筆記試験の出来について。見学時の印象。休みが少なくても働いていけるか。留学したいと思うか。部活について。なぜ地元に戻らないのか。病院への質問はないか。

④ 3病院から各1名ずつの面接官。浦安病院の先生はいなかった。オーソドックスな対策で十分。ふたを開けてみたら来てくれなかったということが多いそうで，本当に第1志望なのか，と探りをあれこれ。順天堂は1つの病院ではなく，順天堂グループに属したいという気持ちが高く評価されるそうだ。併願する人は4病院についてしっかりと調べておくべき。見学は必ず行くべき。参加者名はチェックされる。試験は面接重視だと公言していた。筆記はあまり差がつかないだろうから，それは面接重視になるだろうなと感じた。緊張しすぎず，落ち着いて臨めれば問題ない。

⑤ 5月・8月見学

2017年

① 五肢択一：50問，45分。国試形式の必修問題レベル。過去3～5年分の医師国試必修問題の類似。
記述：90分。英訳，英文読解，英作文。辞書持ち込み可。
小論文：各300字，事前提出。卒後臨床研修の目標。卒後臨床研修を終えた10年後の自分。

② 面接官3名，15分。雰囲気は穏やか。志望動機。将来の医師像。

関東

志望科とその理由。医師を志した理由。筆記試験の出来。併願病院。
③病院から各1名ずつの面接官。特に困る質問はなかった。併願や本院のみ志望のことについてつっこまれる印象。分院も併願してほしいらしい。その場で他院を併願することを聞かれ、増やすことができた。筆記は時間が少ないので急いで解くべき。
⑤3/下旬・5/中旬見学

2016年
①五肢択一：50問、45分。国試形式の必修問題レベル。過去3年分の必修問題の類同。
記述：90分。英訳、英作文。辞書持ち込み可（電子辞書、パソコン等は不可）。
小論文：事前提出。10年後の自分の医師像。
②面接官3名、15分。雰囲気は穏やか。志望動機。将来の医師像。志望科とその理由。医師を目指した理由。人と協力して何かをした体験。
④話しやすかった。選別しようというような雰囲気は感じなかった。採用担当の先生から、面接が最重要＞筆記試験＞大学の成績で記述試験（英語）は影響しないと聞いた。対策は過去問3年分を解くこと。

順天堂大学医学部附属練馬病院

2021年
①小論文：各400字、事前提出。10年後の自分は医師として、どこどでのような役割を担っているか（自身の将来の医師像を踏まえて）。COVID-19流行に対する医療状況から医学生として感じたこと、特に医療専門職の働き方に関して。
②面接官3名、10〜15分。病院からの指定によりリモートで受験。志望理由。小論文の内容について。部活について。趣味。自分の短所。東京オリンピックを見たか。
④見学時に上の先生と話す機会があればそこで積極的に話しておくと、面接で担当になっていた場合にリラックスして受けることができると思った。たくさん受験することも1つの技ではあるが、この病院で働きたいと感じるような病院に出会えるように、なるべくたくさん病院見学をすることもポイントかなと感じた。
⑤7/末見学。コロナ禍かつ直前の見学にも快く対応してもらえた。小児科を見学したが、希望すると総合診療科など他の診療科も見せてもらえた。研修医の先生だけでなく上の先生と話す機会もありとても有意義な見学だった。

2019年
①五肢択一：50問、50分。国試必修レベル。昨年の国試必修問題をベースにしたような問題。
記述：20〜30問、90分。英訳、和訳、英文読解、英作文。辞書持ち込み可。
小論文：各300字以内、事前提出。2つのテーマ。初期研修で学びたいこと。将来順天堂に貢献できること。
②面接官3名、15〜20分。医学部を志望した理由。志望理由。部活について。大学院で研究を希望するかどうか。海外留学の希望有無。将来の進路。自分のアピールポイント。
④筆記試験は難しすぎることはないので多くの人が高得点を取っているが、点数が合否に影響しているイメージはあまりない。差がつかないらしい。面接は穏やかな雰囲気でとてもリラックスして受けることができた。本院と3つの分院の合同試験なので会場の人数はとても多かった。
⑤4月〜5月実習（2か月）。当直、研究室、他病院、学会参加など基本的に学生がやりたいことをさせてくれる。先生方は教育熱心なので能動的に実習に参加するとよい。教育に力を入れているのが感じられる雰囲気だった。

2017年
①五肢択一：50問、45分。国試必修問題、当院過去問、学内の試験問題からの出題。
記述：90分。英訳、英文読解、英作文。英文はテーマ2つ。カ

フェイン中毒について、他。
小論文：各300字、事前提出。卒後臨床研修の目標。卒後臨床研修を終えた10年後の自分。
②面接官3名、15〜20分。志望理由。医師を志した理由。将来志望する科とその理由。研究に興味があるかどうか。併願病院とその順位。他の関連病院に行く気はあるか。
④順天堂の学生や研修医と連絡をとって、過去問入手。しっかり対策しておけば満点がとれるかも。病院説明会に行くことが大切。筆記試験の英語は、英和・和英の両方の辞書が必要。
⑤7/上旬見学および実習

2016年
①五肢択一：100問、150分。国試必修問題（3年分）と学内の講義内容からの出題。
小論文：200字。志望動機と10年後の将来像。
⑤4年生実習。一番多く回った病院なので、研修の雰囲気はよく分かった。

2015年
①五肢択一：50問、45分。順天堂内部生の試験内容（公衆衛生、画像あり）と5問のオリジナル問題。
記述：90分。英作文、読解、和訳。紙の辞書持ち込み可。
②面接官3名（順天堂の4病院から1名ずつ）、10分。志望理由。順天堂の中から当院を選んだ理由。研究や留学を希望するか。
④その場で希望病院を増やすことが可能だった。選考日は2日間あるが、希望による選択はできない。

昭和大学江東豊洲病院

2022年
①選択肢：五選択肢択一試験。60問。国試5年分と独自の問題。独自の問題は基礎医学の問題も数問見受けられて難しかった。
②面接官2名、受験者1名【時間】10分【内容】志望理由、部活、短所、ストレス解消法、パワハラされたらどうするか、最後に自己PR1分【雰囲気・感想】終始和やかな雰囲気だった。面接は個室ではなくブース方式なので気になる人は気になると思う。
③病院からの指定により現地
④独自問題は難しいが、国試の過去問は確実に得点できるようにしておくと良い。
⑤4月25日に見学。研修室で研修医と話す機会をたくさんもらえた。診療科見学では研修医がローテートしていなかったので、研修医の働く姿は見ることができなかった。6年になる前の3月末に見学。ちょうど年度変わりで初期研修2年目の先生がいなかったり、1年目の先生も有給消化でいなかったのでこの時期はおすすめしない。病院が非常に綺麗で、立地も豊洲で周辺環境も良い。研修医の先生方はよい意味で緩くて優しい人が多く、人間関係でストレスを感じることは少なそう。見学の際の書類手続きが少し煩雑なので、依頼書の用意など余裕を持って進める。多忙な病院なので2年間を終えたのち最低限のスキルが身につくかどうかは重点的に聞いた。

2021年
①50問、60分。過去問5年分くらいから＋オリジナル問題（30〜40問：10〜20問くらいの比率）、オリジナル問題は少し捻ったものが多かった（特に整形解剖）、マイナーからも出題あり。
②面接官2名。自己アピール。自分の長所と短所。志望科の動機。理想の医師像。部活での役職は、苦労したことはあったか。ストレス解消法。医師になるにあたって心配なこと。パワハラやいじめを見たことはあるか。
④面接官の先生は2人とも優しかった。
⑤6/中旬見学

2017年
①OSCE：10分。肝硬変と食道静脈瘤の症例　模擬患者問診→検査結果を見る→患者へ説明。
②面接官2名、10分。雰囲気は穏やか。志望理由。志望科とその理由。成績について。部活について。

① 筆記試験・その他　② 面接試験　③ 受験した場所，方法　④ 受験後の感想・来年の受験生へのアドバイス　⑤ 見学・実習	

昭和大学病院

2022 年

① 選択肢：60 問，60 分。国試過去 5 年分から出題。試験日程の 2 回目は公衆衛生やマイナーも少し出題されていた。

② 面接官 2 名。なぜこの順位にしたか（なぜ豊洲かなど），将来の志望科について，学生時代頑張ったこと。終始和やかな雰囲気だった。

③ 病院からの指定により現地

④ ありのままの素直な自分で受けてきてください。当日は変に緊張せず，リラックスして頑張ってください。

⑤ 見学には行ってないが，在校生なので研修医の先輩からお話を伺っていた。研修医同士の仲が良く働きやすそうだった。研修医の先生も上級医の先生も基本的に温和な方が多い印象だった。実習は大学の実習で回った。研修医の先生と接する機会が多かった。身だしなみには気をつけた。

2021 年

① 五肢択一：60 問，60 分。国試の過去問 10 年分のメジャー科 1 周目問題（改変なし）から 40 問強。オリジナルの解剖の問題が 10 問強。オリジナル問題で差がつく。

② 面接官 2 名，10 分。雰囲気は和やか。1 分間自己アピール。志望理由。志望科とその理由。見学に来たかどうか。部活について。東京オリンピックをどう思ったか。コロナによるメリット。アルバイトについて。勉強でストレスはたまるか。ストレス解消法。

④ 受験者のいいところを引き出そうとしていた印象だった。準備していた回答で対応可能で，面接で差がつくような印象ではなかった。パネルを間に挟んでいたため声が聞こえづらかった。マッチングは出願から受験まで本当にストレスフルだが，めげずに頑張ってください。早くから準備することが大切。

⑤ 8/上旬見学

2020 年

① 五肢択一：50 問。国試の過去問で，メジャー科のみ。おそらく改変無し。

② 面接官 2 名，10 分。雰囲気は和やか。自己アピール。志望理由。医師を目指した理由。志望科とその理由。理想の医師像。医師の倫理について。チーム医療について。部活について。

④ 例年は OSCE と小論文が課されるが，今年は感染予防の観点から筆記試験のみだった。来年は今年と同じ形式であるが，例年通りに戻るのは分からない。試験内容が例年と異なるので対策のしようがなかったが，筆記試験は易しかったので全く問題なかった。

⑤ 2 月見学。研修医に院内を案内してもらい，研修プログラムや研修生活について説明してもらった。研修医同士の仲が良さそうで，指導医との関係も良好そうだった。

2019 年

① 小論文：800 字，40〜50 分。10 年後の医師としての私について，またそうなるために昭和大学病院で初期研修をすることのメリット。
OSCE：12 分。問診（6 分）→検査を読む（2 分）→患者へ説明（4 分）。胃がんの術後のイレウスについて。慢性硬膜下血腫。腸閉塞。

② 面接官 2 名，5 分。OSCE 終了後そのまま面接。OSCE の内容についてフィードバック。なぜ昭和なのか，どの分院志望か。自大学について。見学時の雰囲気。将来希望する科。目指す医師像。

④ 面接で差をつけているような感じはしなかった。和やかで話しやすかった。OSCE の出来で決まると思うのでかなり重要。きちんと対策をしておくこと。4 病院合同の面接なのはよいと思う。

⑤ 6/上旬見学。5 年生の夏や秋など早めに申し込んでおけばよかった。3 月以降に申し込むと個別の病院見学ができなくなり，全体の見学（説明会）のみになってしまうから。

2018 年

① 小論文：800 字，60 分。試験日によってテーマは異なる。ストレスチェックの提言に対して医師からの意見。救急車のたらい回しが起こる原因と，それを改善するためにはどうすればいいか。
OSCE：12 分。医療面接（6 分）→画像・検査所見から考察（2 分）→患者へ症状説明，診断（4 分）。部屋が 4 つあり，部屋ごとに疾患も異なった。僧帽弁狭窄症について。

② 面接官 2 名，5 分。雰囲気は穏やか。志望理由。医師を目指した理由。部活について，役職について。OSCE の内容についての質問，フィードバック。

④ 面接は履歴書から少し話をひろげる程度。面接では評価に差がつきそうにないので，OSCE の出来次第で決まるのではないか。見学や説明会に行き，研修医の先生方や昭和大生から情報を集められると，かなり役立つ。

⑤ 3/上旬・7/下旬見学

2017 年

① 小論文：800 字，60 分。長文を読み，その内容の問題点についてまとめる。試験日によってテーマは異なる。チーム医療について。医療ミスについて。治らない患者に対してどう接していくか。
OSCE：10 分。拡張型心筋症の症例　医療面接→画像・検査所見から考察→患者へ症状説明，診断。

② 面接官 2 名，15 分（OSCE 含め）。雰囲気は和やか。志望動機。部活について。6 年間で得たもの。医師である親は何科か。自己 PR。

④ 面接官が優しくてよい雰囲気だった。本院志望だとつっこまれない。内部生は有利。試験日が前半，後半に振り分けられるので，後半であれば前半の人に疾患を聞いておくとよい。大体は同じ疾患。

⑤ 8 月見学。5 月実習（1 か月）。クリニカルクラークシップでまわった。1 日ではなく，じっくり時間をかけて回った方がより雰囲気を知れてよい。

帝京大学医学部附属病院

2022 年

① 小論文：【形式】(1)自分史について（A4 に年月，できごと，その意義の 3 つを書く欄がある表がある）(2)(1)をふまえて精神的な成長したことはないか（200 字以内，マス目なし行のみ）【時間】50〜60 分【内容】生まれてから今までのできごとと，その意義について関わった人なども含めて書く，入学卒業就職退職は必ず書く。

② 面接官 2 名，受験者 1 名【時間】15 分【内容】志望理由・医師になった理由・行きたい科の志望理由・部活と役職について・医師の成長に必要なことは何か【雰囲気・感想】和やか，決められた内容を聞いていく形式なのであまり突っ込まれない印象。

③ 病院からの指定により現地

④ 試験内容も面接で問われる内容も毎年変わらないので，しっかり準備すれば安心して受験できると思います。私は面接がとにかく苦手だったので，大学のキャリアサポートセンターや家族や友人を巻き込んで他者にとにかく評価してもらいながらブラッシュアップするといいのかなと思います！

⑤ 自大学のため 2 年間実習。どの科の先生方も優しく，学生に教えようとしてくれる雰囲気が好きだった。手術なども術野に入れさせてもらうことも多く大変勉強になった。当たり前のことだが，身だしなみや敬語といったことは常に意識した方がいいと思う。

2021 年

① 小論文：60 分，2 問。自分が生まれてから今に至るまでの経歴や医師を志した理由についての説明（A4 1 枚）。自分が考える精神的な成長とはどんなことかを説明（200 字以内）。
その他：Y-G 性格検査

② 面接官 2 名，10 分。当院を選んだ理由。勉強の進み具合。

④ 終始和やかな雰囲気で，面接官は常に笑顔だった。外部生は面

| ① 筆記試験・その他 | ② 面接試験 | ③ 受験した場所，方法 | ④ 受験後の感想・来年の受験生へのアドバイス | ⑤ 見学・実習 |

接後に筆記試験がある。国試を一通り勉強していれば問題なさそう。行きたい病院があるなら5月までに説明会の日程を調べておくことが大切だと思った。

2019 年

① 小論文：200字，60分。人間としての成長には何が必要か。自分史。
その他：Y-G性格検査。
② 面接官2名，10〜15分。志望動機。医師になる上で必要なこと。適性として重要視していること。部活について。家業について。研修後の進路，展望。自分の長所と短所。
④ 全体的に淡々と必要なことを質問された。圧迫感は特にない。個人面接ではあるものの教室内には複数の机がある状況だったので，少々大きめの声で話さないと聞こえにくいかもしれない。卒試はしっかりやってねと何度か念押しされた。面接や小論文は一般的なコミュニケーション力，文章構成力があれば大丈夫だと思う。
⑤ 実習。本院なので先生方が熱心に教えてくれた。

2017 年

① 小論文：400字。自分史を年表形式で書く。それを踏まえて，人として成長するのに必要なものは何か。
その他：Y-G性格検査。
② 面接官2名，10分。雰囲気は和やか。志望理由。見学の有無。何科を見学したのか。研修医の過労死問題についてどう思うか。部活について。
⑤ 6/上旬見学

2015 年

① 小論文：200字，55分。自分史。精神的に成長するために何が必要か。
② 面接官2名，5分。志望理由。将来の志望科。医療崩壊についてどう思うか。
④ 面接官が穏やかで，緊張しすぎずに対応できた。「医療崩壊」という時事的なことも聞かれたので，医療に関するニュースなどを普段から情報収集し，自分なりの考えをまとめておく必要があった。
⑤ 6月実習。充実した実習になった。

東海大学医学部附属八王子病院

2019 年

② 面接官4名（八王子3名，本院1名），15分。雰囲気は穏やか。八王子病院を選んだ理由。目指す医師像。志望科とその理由。家族に医師はいるか。市中病院と併院しているか。見学の感想。研究に興味はあるか。最後に何か質問や自己アピールはあるか。
④ 八王子の先生と本院の先生が並んで同時に面接するため，そのことを踏まえて準備するとよいと思う。編入の経歴や志望理由などは深く聞かれることもあるので（以前卒業した大学にも医学部附属病院があるけどそちらには行かないのか，など）答えを考えておくとよい。受験日は8/17，31で，17日の八王子受験者数は5名程度。
⑤ 8/上旬見学，5年生秋〜冬実習。ポリクリとしてまわった時に実際の研修，勤務状況や設備を見ることができた。

2016 年

② 面接官3名，15分。志望理由。東海大学を志望した理由。どんな医師になりたいか。実習の良かった点。志望科。休日の過ごし方。10年後の未来像。研究と臨床どちらをやりたいか。併願病院。
④ ざっくばらんに話すことが出来る雰囲気。八王子病院を第1希望にすると，受験日が8/6，8/20どちらかで，伊勢原病院の面接と1日2回の面接を受けることになる。

東京医科歯科大学病院（旧医学部附属病院）

2022 年

① 選択肢：Zoom監視下でオンライン解答。【形式】五選択肢択一問題【問題数】50〜60問【時間】60分【内容】国試過去5年分から多く出題されていた。オリジナル問題もあり，オリジナ

ルは重箱の隅をつつくような問題や国試でもまだ問われていない新しい事項が多く，対策が難しい印象。筆記の対策はしっかりしたほうがいい。
② 面接官3名（内1名はオンライン），受験者1名【時間】10〜15分【内容】当院を選んだ理由・将来の志望科について・希望プログラムについてなど【雰囲気・感想】和やかな雰囲気だった。履歴書の内容との整合性を見ているような印象があった。
③ 病院からの指定により現地
④ 早めにリサーチしておくことがとても大事だと思います。提出書類は事前に確認し，出願方法なども間違えないよう，何度も確認しましょう。自分の受ける病院は人に言いづらいと思いますが，一緒に受ける人と面接の練習ができるととても気が楽になります。自己PRなどを考えるにあたって気持ち的にしんどくなってしまうので，友達の存在にはとても助けられました。履歴書の内容をしっかりと確認して面接に望んだほうがよいです。
⑤ 4月末ごろ，産婦人科の見学。朝のカンファレンスから回診，オペ見学，分娩見学，初期研修医の先生との懇談，最後に学生勧誘担当の先生によるプログラム説明など盛りだくさんな内容だった。病院は綺麗だとは言い難いが，1年はたすき掛けで外に出るためあまり気にならなかった。5月19日，カンファレンスを見学。研修医のプレゼンに対して上級医の手厚いフィードバックがあった。上級医に質問できる時間が十分に用意されていた。過去問はもらえなかったが，試験内容について詳しく教えてもらえた。研修医が多く，いろいろな人に話を聞くことができた。大学病院で研修医が多いため，研修医一人ひとりがどこまでできるのかに注目した。プログラムが2つあるのでその違いについても詳しく聞いた。

2021 年

① 五肢択一：80問，60分。マイナーも含む。
② 面接官3名，10分。病院からの指定によりリモートで受験。たすき以外でこの病院を志望した理由。小児科の魅力。研究に興味はあるか。研究したいテーマはあるか。
④ 筆記は国試過去問3年分覚えていったが，長文が多く時間ギリギリだった。面接は淡々としていて少し怖かった。希望診療科の先生が1名はいるので，その先生の優しい質問にきちんと答えられると落ち着くと思う。履歴書が思いの外大変なので，見学は早めに。履歴書はじっくり考えた方がいい。初めてのことで大変だが，本当に行きたい病院に行けるというのは想像していたよりも遥かに嬉しい。好きな病院を見つけるところから頑張ってください。
⑤ 4/中旬・7/上旬見学。研修医の先生にマッチング対策してもらい，面接の過去問をいただいた。

2020 年

① 記述：60分。オンラインで実施。東京医科歯科大学のサイト。大問3問×各2問。症例が与えられ，そこから考えられる鑑別診断，鑑別に必要な追加の問診，身体診察，検査を答える（設問1）。また，鑑別診断から最も疑われる疾患を挙げ，その原因と治療方法を答える（設問2）。食物アレルギー，パーキンソン病，脳腫瘍だった。事前に例題が送られるのでその通りに書けばよいと思う。
② 面接官3名（医師・事務），10分。オンラインで実施。志望科。なぜ大学病院か。初期研修後の進路。部活で役職に選ばれた理由を自分ではどう考えるか。部活において自慢できることは何か。履歴書の内容について。
④ 今年はオンラインで変則的だったが，従来は五肢択一式の試験がある。東京医科歯科大学の内部生と友達になり，情報を得ることが最も大事。募集人数が減少し，倍率が上がった。
⑤ 7/上旬見学。小児外科を回った。指導医はとても優しかった。研修医は忙しく，あまり話を聞けなかった。東京医科歯科大学の学生だけでまわしているから，外部生はもらえない。ポリクリ生のレベルが高くて驚いた。

① 筆記試験・その他　② 面接試験　③ 受験した場所，方法　④ 受験後の感想・来年の受験生へのアドバイス　⑤ 見学・実習

関東

2019 年

① 五肢択一：50 問，60 分。国試レベル。国試の過去問直近 3 年分中心。オリジナル問題も多数。メジャーからマイナーまで幅広く出題。公衆衛生は範囲外。試験日によって問題に違いあり。

② 面接官 3 名，10 分。当院を志望した理由。医師を目指した理由。併願病院とそこを選んだ理由。どのような研究をしたいか。志望科とその理由。筆記試験の出来。部活や大変だったこと。6 年まで部活を続けたか。留学について。自大学を選ばなかった理由。出身地ではできないこと。将来のライフプラン。志望順位。CBT の成績。体力に自信があるか。ストレス解消法。

④ 筆記試験は 5 年前の国試問題もそれなりに出題されていたので，5 年分は解いておくとよいと思う。面接では時折笑い声が聞こえる部屋もあったり，淡々と質問されていくだけだったりと部屋によって違いあり。3 名の先生が順番に質問する形式だった。緊張しなくて大丈夫と言ってもらえたので，あまり緊張せずに話すことができた。内容よりもコミュニケーション能力があるかどうか見ているようだった。どれだけ医科歯科で働きたいかをアピールするとよい印象をもってもらえると思う。面接で良い順に A〜C とランク付けされ，その中から筆記試験の成績が良い順に採っていくそうだ。説明会は研修内容や雰囲気をつかむためにとてもいい機会なので参加するべきだと思う。内部生と一緒にマッチングを受けるのは少しやりづらかった。

⑤ 3/中旬・7/上旬見学

2018 年

① 五肢択一：50 問，60 分。国試レベル〜やや難。6〜7 割は国試の過去問（直近 3〜5 年），あとはオリジナル問題。内科系 50%，外科系 25%，その他 25%，まんべんなく出題。公衆衛生の出題はなし。

② 面接官 3 名（研修センターの医師他），10〜15 分。履歴書の内容についての質問。志望理由。将来希望する科とその理由。目指す医師像。10 年後にどうなっていたいか。併願病院。体力に自信はあるか。部活について。第 1 志望，説明会にきたかどうか。大学院に進んだり，研究への興味について。東京医大の入試問題についてどう思うか。大学生活でやってきたことを，どのようにして研修や今後の生活に活かせるか。落ち込んだ時の対処法。研修は大変だと思うが，耐えられると思うか。当院の志望順位。

④ 面接の質問は皆準備してきているような内容のみで，恐らく筆記試験を重視するのではないかという印象。簡潔に，自分の伝えたいことを伝えられるように準備しておけばよいと思う。国試の過去問をやっておくとよい。プログラムⅡの志望者は，1 年目の病院選択が筆記の成績で決まる。面接官が気になったことを深く聞いてきたが，圧迫感はなかった。受験生が多いので少し焦った。見学に行かなくても受かる人はいるが，説明会は研修医の先生方と直接話すことができ，たくさん質問できるよい機会。

⑤ 3 月・6 月見学

2017 年

① 五肢択一：50 問，60 分。国試の過去問（直近 3 年）を中心に，あとはオリジナル問題。内科，外科，マイナーも含め，まんべんなく出題。

② 面接官 3 名，10〜15 分。雰囲気は和やか。志望動機。志望科とその理由。将来目指す医師像。研究に興味はあるか。体力はあるか。部活について。自分の弱点。落ち込んだ時の対処法。第 1 志望かどうか。3 年目以降の進路。大学生活で頑張ったこと。今までの挫折経験。見学時，説明会の感想。当院の雰囲気，印象。

④ 面接で聞かれる質問は毎年あまり変わらない印象。受験者数が多く，一人あたりの時間は短め。面接は加点方式で評価が A〜C つけられ，試験の点数でマッチング順位を決めるらしい。筆記試験は過去問 3〜5 年分で対策すれば問題ない。マークシートが縦に a〜e と並んでいて馴染みがないものだった。待機時間が多いので，面接対策プリントや筆記勉強用の教材を持っていくとよい。希望日程は申し込み順なので早めに申し込むとよ

い。当院の雰囲気は？と聞かれるので，見学や説明会に 1 回は参加した方がよい。

⑤ 5/下旬・7/中旬見学

東京医科大学病院

2021 年

② 面接官 3 名，20 分。選択可能だったため現地で受験。将来の進路について。自己アピール。生活と仕事のバランスについて。口頭試問：輸血中の患者が気分が悪いと訴えた時，どうすればよいか。

④ 雰囲気は終始和やかだった。

⑤ 6 月，総合内科を見学。外来と病棟まわり，午後のカンファにも参加した。全体的に雰囲気がよく，先生方も色々な質問に答えてくれたり説明をしてくれた。

2014 年

① 五肢択一：100 問，90 分。オリジナル問題。内科，公衆衛生から出題（マイナーはなし）。一般・臨床問題（一般が多め）。記述：30 分。一般常識問題（法律，エネルギー，大阪の高層ビルの名称など），選択式の四字熟語，算数，同義語，英語。難しい。

② 面接官 3 名，10 分。雰囲気は穏やか。大学病院と市中病院での研修の違いをどう思うか。コメディカルとの関係がうまくいくようにするにはどうすべきか，不安はあるか。自分は他人にどう思われているか。趣味は何か。院内で手洗いを忘れさせないようにするにはどうすればよいか。自己アピール。

東京慈恵会医科大学葛飾医療センター

2022 年

① 小論文：「今まで見聞きした医療ミスについて」

② 面接官多数（6〜10 名）【時間】10 分【内容】志望理由，医師志望理由，志望科とその理由，併願病院，【雰囲気・感想】終始和やかで，よく話を聞いてくれる雰囲気だった。

③ 病院からの指定によりリモート

④ 挨拶が大切です。

2019 年

① 小論文：400 字，30 分。高齢化社会での医者の役割。

② 面接官 6 名，10 分。どのような性格か。子どもの頃の話。実習の感想。

④ 終始和やかな雰囲気だったため，やりやすかった。

⑤ 2 月実習（1 か月）。先生が実習に協力的でいい病院だと感じた。

2018 年

① 小論文：指定なし，45 分。5 人の人物が描かれた絵を見て，それぞれの関係性について書く。さらにその中の 1 人を選んで，その時の心情について掘り下げて書く。
その他：医療面接。10 分間問題文を読み，その後模擬患者に説明などを行う。さらに患者から 1 つ質問される。

② 面接 5 名（研修委員長もしくは教授），10 分。雰囲気は穏やか。医師を目指した理由。1 浪して大変だったことは何か。慈恵の他の病院でなく，当院を選んだ理由。

④ ごく一般的なことしか聞かれない。笑顔でハキハキしている方がうまくいく。

2014 年

① 小論文：200 字，30 分。研修医として学びたいこと。

② 面接官 5 名（本院・分院・医療センターから），5 分。内部生であるため，内輪的でアットホームな雰囲気。本院，分院を含め，なぜ葛飾にしたのか。

④ 本院，分院の先生方も均等にいらっしゃるので，なぜ葛飾にしたのか，失礼のないように答えるのが少々大変だった。

⑤ 5 年生・6 年生実習（各 1 か月）。出身大学の臨床実習で，そのときに雰囲気にひかれ，受験しようと思った。

東京慈恵会医科大学附属第三病院

2014 年

① 小論文：400 字，30 分。研修を通して学びたいこと。

| ① 筆記試験・その他 | ② 面接試験 | ③ 受験した場所，方法 | ④ 受験後の感想・来年の受験生へのアドバイス | ⑤ 見学・実習 |

② 面接官 6 名，15 分。面接官の人数は多いが圧迫的ではない。志望理由。体力に自信はあるか。研修後の進路。

東京慈恵会医科大学附属病院

2022 年

① オスキー：検査データが渡されて，その値の解釈を記述する。その後，患者役に対して生活指導とデータの解釈について説明を行う。
小論文（10 分）：ベッドから落ちたおじいさんの絵を見てあなたはどう思ったか，何をするかを書く。

② 面接官 4 名受験生 1 名。それぞれの分院の偉い先生【時間】15 分【内容】分院はなぜ受けないのか・将来志望する科を選んだ理由・人生で直面した最大の困難について述べよ・国試は大丈夫か【雰囲気・感想】終始和やかで楽しい面接であった。しかし，厳しい質問が聞こえてくる部屋もあった。

③ 病院からの指定によりリモート

④ 志望動機の文章や面接練習を高校時代の予備校の先生にしていただいたのが大変良かったです。学生同士で面接の練習をしても本番の雰囲気が出せません。自分より年齢が上の人に見てもらう方が本番に良いパフォーマンスや回答ができると感じました。

⑤ 8/中旬に麻酔科，12 月頭に産婦人科，耳鼻咽喉科の見学。それぞれの診療科で医局長クラスの医師が常に対応してくれた。基本は外来や手術の見学がメイン。医師同士，コメディカルの雰囲気が大変よく働きやすい感じがした。また，研修医室は医局と独立しており，プライバシーが確保されやすいと感じた。本院の研修医は慈恵医大の学生が少ないため，他学であることにより疎外感を感じることが少ないと思った。6 月 27 日から 7 月 22 日まで 4 週間実習。耳鼻咽喉科にて実習を行った。最初の 3 週間は手術と病棟実習，残り 1 週間は外来見学をした。どこへ行っても先生方が気にかけてくださり，非常に手厚い指導であった。医局員が多いため，毎日新しい先生と知り合いになれたし，病院見学ではわからない実際のところに関して知ることができた。また，コネクションもできた。身だしなみについては毎日スーツで行った。研修医の雰囲気，裁量権について注目していた。また若手医師がどこまでできるかを見ていた。また，上級医とレジデントの関わる様子やコメディカルスタッフと医師の関係についても注視していた。

2020 年

① 記述：各 200〜400 字。1 枚のイラストと 3 つの設問。ベッドに横たわる高齢男性，その手をとり涙を流す若年女性，女性の隣に立つ若年男性，ベッドの横の椅子に座る高齢女性，横に立つ無表情の白衣を着た男性。この登場人物はそれぞれ誰でどのような状況を表すか。5 人のうち 1 人を選び，その人の気持ちを説明せよ。また，その人物を選んだのはなぜか。
模擬医療面接：控室で課題シートを読む。大腸ポリープ切除術を施行した中年男性の血液検査の結果より，医療チームで退院を 1 日延期することになった。なぜその結論に至ったのかの説明と追加の問診をしてください，といった内容。血液検査の結果が書かれた紙を箱から取り出し，10 分間患者への説明を考える。その後，模擬患者（先生が試験官でもあり患者役でもある）のいる部屋へ移動。問診と説明を行う。患者は仕事が忙しく，早く退院したいと言っていた。

② 面接官 5 名（本院，分院の各病院から），5〜10 分。雰囲気は和やか。志望理由。志望科。部活について。運動習慣について。臨床実習でつらくなったこと。推薦状を書いた先生との関係，どこで出会ったのか。今までの経験を今後どのように活かせると思うか。留年や浪人に関する質問。

④ 面接官 5 名いたが，3 名からのみの質問だった。退室する際に，1 名の面接官が「国試頑張ってね」と声をかけてくれた。

⑤ 8 月見学。先生方のほうから積極的に私自身について質問してきた（出身地や志望科など）。逆に何か質問がありますかと度々聞かれ，質問すると丁寧に答えてくれた。

2019 年

① 小論文：A4 用紙 1 枚，30 分。高齢の女性がベッド（病院では

なさそう）から転落しているイラストを見て，どのような状況か。自分が家族だったらどう思うか。予防するにはどうしたらよいか。
OSCE：前室で 10 分間，課題シート（健診結果（メタボ，高血圧，DM，脂質異常））を読み，移動して医療面接。6 分で患者から情報を聞き出し，4 分で生活指導。食事・運動療法の指導を行ったが，忙しくてできないの一点張りで困った。

② 面接官 5 名，10 分。医師を志した理由。慈恵を選んだ理由。志望科。部活動での経験について。ストレス発散方法。

④ 部屋は少なくとも 3 つはあったと思う。学内生の面接は皆 5〜10 分程度で終わっていた。書類の提出順で面接の順番が決まる。一番遅い人は 16 時頃だったので，早めの提出がよさそう。医療面接中に聞き出した情報を紙に書きながら行い，その紙も評価されそう。

⑤ 6/下旬 7/上旬見学

2018 年

① 小論文：指定なし，30 分。イラスト（男性患者がベッドに寝ており，その患者の手を取り泣いている妻，横に立って泣いている女性（娘）とその夫，主治医の 5 人）についての質問が 2 つ。この登場人物の関係性を詳細に述べよ。この中の 1 人を選び，その人の気持ちになって思いを述べよ。
その他：OSCE。前室で 10 分間，主訴，現病歴，アレルギー，検査所見など記載された紙を読み，10 分面接。

② 面接官 5 名，10 分。願書，エントリーシートに沿った質問。小論文の内容について圧迫面接してくる人がいた。2 部屋で行われており，別の部屋は和やかだったそう。

④ 願書の提出順に受験番号が決まるので，早く出すほど順番が早くなるのでおすすめ。OSCE では，質問しようと思っていたことが既に紙に書いてあり，何を聞けばいいのか困った。今後行う検査計画なども伝えるが，検査も典型的なものは済んでおり，リストアップが難しかった。PSAGN の患者だったと思われる。

⑤ 3/下旬見学。見学や説明会への出席の有無は把握されているので，行くべきだと思う。

2017 年

① 小論文：200 字，30 分。チーム医療において求められる医師の役割とその資質。

② 面接官 6 名，10 分。雰囲気は穏やか。志望動機。志望科とその理由。学校の成績。CBT の成績について。履歴書の内容に沿っての質問。

⑤ 3/下旬・5/上旬見学

2016 年

① 小論文：200 字，30 分。超高齢化社会で必要な医師像。

② 面接官 6 名，10 分。雰囲気は穏やか。志望動機。医師を志した理由。併願病院との比較。将来の進路について。履歴書の内容に沿っての質問。

④ 面接官の人数が多く驚いたが，奇抜な質問はなかった。併願病院との比較だけは，少し答えにくかった。面接以外に 200 字の小論文しか選考材料がないため，対策は難しい。

東京女子医科大学附属足立医療センター（旧東医療センター）

2019 年

① 計 90 分。
五肢択一：50 問。国試レベル。国試の過去問とオリジナル問題。正答率が高い問題からの出題が多いと感じた。
小論文：800 字。地域医療における医師の偏在化について考えを述べよ。

② 面接官 3 名（医師，事務長），10〜15 分。医師を志望した理由。併願病院。趣味や学業の時間配分について。研修先を探す上での条件。医師としてのキャリア，働き方改革についてどう思うか。ボランティア活動をしたことがあるか。これから学業以外に何をしていきたいか。

④ 3 部屋あり，部屋によって質問内容や雰囲気が違った様子。圧迫ではなかったが和やかとも感じず。医学的知識を問う質問は

① 筆記試験・その他　② 面接試験　③ 受験した場所，方法　④ 受験後の感想・来年の受験生へのアドバイス　⑤ 見学・実習

なかった。筆記対策として国試の過去問（正答率70％以上レベル）は一通りやっておくとよいと思う。小論文に時間をかけられるよう筆記を30分以内で終わらせることができるとよいと感じた。
⑤ 5年生9月・2月・6年生5月実習。説明会でも院内を案内してもらえたが，日常の雰囲気が分かるため見学，実習には行った方がよいと感じた。内科と救急は見学しておくと参考になる。

2017年
① 計90分。
五肢択一：50問。直近5年の国試過去問を中心に出題。他はオリジナル問題で，難易度は国試レベル。
小論文：800字。女性医師のキャリア形成について。
② 面接官3名，5～10分。雰囲気は和やか。志望理由。医師を目指した理由。志望科。筆記試験の出来。見学した科の印象。医師としての将来像。他の病院への見学について。意気込み。
④ 履歴書の内容を中心に質問された。堅苦しくなく，アットホームな雰囲気。筆記試験より面接を重視。小論文については面接でも聞かれるので，内容を整理しておくとよい。女子医大の関連病院なので，女性医師について自分なりの考えを持っていた方がよさそう（男女共に）。
⑤ 5/上旬見学

2016年
① 計90分。
五肢択一：約40問。必修問題や公衆衛生，一般問題などから出題。臨床問題は無かった。難易度は比較的易。
小論文：800字。医師に求められることは何か。
② 面接官3名，5～10分。雰囲気は和やか。医師になりたい理由。志望動機。志望科とその理由。当院を何で知ったのか。筆記試験の出来。国試対策は進んでいるか。見学した科の印象。医師としての将来像。成績表について。
④ 学校の成績も重要と感じた。本病院を第1希望にしている受験者を優先的にマッチさせたいようで，受験者全員に希望順位を聞いているようだ。筆記試験は公衆衛生からの出題が多かったので，対策は必須だと思う。筆記試験と小論文の時間が併せて90分では足りない。試験前に病院長から「筆記試験ができなくても問題ないです。面接の点数を重視します」と言われたので，少し安心した。

2015年
① 計90分。
五肢択一：50問。昨年までの内科中心の問題から，公衆衛生やマイナー科目までまんべんなく出題。過去の国試問題からの出題もあったので，国試対策はそのまま対策になる。
小論文：400字。2020年の自分像について。
② 面接官3名，15分。雰囲気は和やか。志望科とその理由。6年間努力したこと。得意なこと。
④ 面接で医学的知識を聞かれることはなかった。午前中に五肢択一問題・小論文，午後面接だった。センター長の挨拶や説明会などがあった。先生方はとても優しく，この病院で研修したいという気持ちが強まった。
⑤ ポリクリで実習。4科を選択。どの科も指導医の先生方が熱心に丁寧な指導をされていて，この病院で初期研修をすると学ぶものが多いと思った。大学病院で診る珍しい疾患だけでなく，地域に根ざした common disease まで診ていた。

2014年
① 計90分。
五肢択一：50問。外科・内科，メジャー・マイナー問わず，まんべんなく出題。公衆衛生からも。小児，救急が少し多め。必修を少し難しくしたレベルで，ひっかけなどはない。国家試験の過去問と全く同じものは出ないが，108回に出ていた疾患と同じものは出題されていた。
小論文：800字。インフォームドコンセントについて思うこと。
② 面接官3名，10～15分。雰囲気は和やか。事前（筆記試験後，昼休み前）に配布されるアンケート用紙（志望理由，どんな研修をしたいか，併願病院はあるかなど）や履歴書（大学生活に

ついてなど）の内容。医師を志望した理由。将来どのような医師になりたいか。当院について疑問はあるか。
④ 選考日は7/26か8/23。7月の受験者は9名だったが，8月はもう少し増えると思われる。例年，内部生がほとんどと聞いていたが，今年は他大学が多いようだった。今回は筆記試験がやや難しめだったので，昼休みに研修センターの教授から「簡単だったでしょう」と言われたとき，皆青ざめていた。ただし，明らかに面接重視。面接前に「この病院に行きたいという熱意を存分に伝えてください」と言われた。質問がないか聞かれると聞いていたので，慌てずに済んだ。
⑤ 3/末実習（2週間）。ポリクリの選択実習期間に，1週間ずつ，2科を選択。ポリクリを含めると合計7～8週間は実習した。面接で実習を選択したか聞かれたので，行った方がよいと思う。

東京女子医科大学病院

2022年
① 小論文（事前提出）：『初期臨床研修で何を学びたいか。そして，将来どのような医師になりたいか』
選択肢：【形式】五選択肢択一問題【問題数】100問【時間】90分程度，途中退室可能だった。【内容】国試過去5年分のうち正答率の高い問題から出題。画像問題はなかった。
② 面接官3名，受験者1名【時間】10分程度【内容】将来の志望科について。資格についてなど【雰囲気・感想】終始和やかな雰囲気
③ 病院からの指定により現地
④ 早めの準備が大切だと思いました。
⑤ 自大学のため実習のみ。

2018年
① 五肢択一：100問，120分。過去5年分の国試問題から出題。公衆衛生の範囲からも出題あり。
小論文：800字，事前提出。10年後の自分の医師像。
② 面接官3名，10～15分。雰囲気は和やか。志望理由。併願病院。部活について。東京に来た理由。特技。学生生活について。エントリーシートの内容についての質問。
④ とてもよい雰囲気でやりやすかった。外部生は面接が少し長めだった。
⑤ 5年生5/上旬見学

2017年
① 五肢択一：100問，120分。過去5年分の国試問題から出題。正答率70％以上の問題で，画像問題はなし。
小論文：800字，事前提出。10年後の自分の医師像。
② 面接官3名，10分。雰囲気は和やか。志望理由。医師を志した理由。見学の感想。チーム医療について。コミュニケーションの得意不得意。大学生活で頑張ったこと。6年間で一番印象に残っていること。集団で討論する際，リーダー役か聞き役か。併願病院。留学について。特技。趣味。
④ 国試の過去問がそのまま出題されるので対策は可能。面接で医学的知識を問われることはなかった。とても話しやすい雰囲気。履歴書の内容や小論文の課題を見直しておけば大丈夫だと思う。内科コース，外科コース，産婦コース，小児コースの面接は結構厳しいことを言われたようだが，基本コースは比較的優しかった。筆記試験より面接を重視していると聞いた。
⑤ 6/下旬見学および実習。科のアピールをすごくされた。

2016年
① 五肢択一：100問，100分。過去5年分の国試問題から。
② 面接官3名，10分。雰囲気は穏やか。志望理由。女性医師のキャリア，仕事を継続するかどうかについて。
④ 雰囲気良く，面接時に筆記試験の結果を教えてもらえた。上下関係が良好な病院だと感じた。

2015年
① 五肢択一：100問，120分。過去5年分の国試問題から正答率の高い問題。画像問題を含む。公衆衛生含む。
小論文：事前提出。初期臨床研修で学びたいこと，将来どのような医師を目指すか。

① 筆記試験・その他　② 面接試験　③ 受験した場所，方法　④ 受験後の感想・来年の受験生へのアドバイス　⑤ 見学・実習

関東

② 面接官3名，10〜15分。圧迫面接ではない。志望理由。志望科とその理由。小論文の内容について。部活・アルバイトを通して学んだこと，困ったことや大変だったこと。親の職業。
④ 特に変わった質問もなく，志望理由や目指す医師像など基本的な事項をおさえておけばよいと思う。外部生に対する面接が少し長かったようだ。

2014年

① 五肢択一：100問，90分。過去5年分の国試問題から正答率の高いもの。
小論文：事前提出。志望理由。
② 面接官3名，10〜15分。雰囲気は穏やか。2年間の研修後の進路の予定。大学院に入りたいか。大学生活で頑張ったこと。臨床実習において，患者への対応で困ったことはなかったか。そのときどう対応したか。アルバイトで学んだこと。それを将来医師になったときにどう活かすか。
④ 受験後すぐに「筆記試験の正答率は90%以上だった」と言われたため，ここではほとんど差がつかないと思う。面接では単刀直入に「自己アピールせよ」とは言われないので，与えられた質問への回答の中にうまく取り込んでいくとよい。志望理由や志望科，将来も残りたいか，どのような医師になりたいかということを，前もって考えておくとよい。
⑤ ポリクリ，クリクラで実習。厳しさは科によってまちまち。自大学での実習だったので，マッチングに関わる評価はされなかったはず。

東京大学医学部附属病院

2022年

① 小論文（事前提出）：「東京大学があなたを採用した際のメリットについて（800字）」「自分の長所とそれを病院でどう生かせるか（800字）」
選択肢：【形式】五選択肢択一問題50問・記述式5問【内容】選択肢は国試過去問6年分から出題。記述はオリジナルでやや難しめ。
② 面接官2名，受験者1名【時間】10分【内容】自分の長所について。研究活動で大切にしていたこと。後半は文章を読んで口頭で設問に答える形式。
③ 病院からの指定により現地
④ 多くの病院を見学して，自分に合う病院を見極めるべき。国試対策を頑張ってください。
⑤ 6/上旬に見学。まず教室説明会を聞かないと見学に申し込めないスタイルだったので要注意。午前中のみで必要最低限の見学だった。広くて待ち合わせ場所にたどり着くのが大変だったため遅刻しないように注意した。

2020年

① 五肢択一・記述：国試の過去問50問＋記述5問，90分。内科＋必修の過去問そのまま。8割以上は直近5年分から出題。記述は50字以内。
小論文：800字以内，事前提出。人付き合いにおいて，あなたが良かれと思って誰かにしたことが，相手にとって迷惑だったり，不利益になってしまうことはよくある。あなたのそのような経験を踏まえ，なぜそのようなことが生じるのか，またそのようなことが生じた時にあなたはどのように振る舞う（対処する）かを書いてください。
② 面接官2名，10分。雰囲気は穏やか。志望理由。医師を志した理由。5年後自分は何をしているか。事前小論文の内容について。また，その場で日経新聞のコラム春秋を読んで設問に口頭で答える。
④ 午前中筆記試験，午後面接だった。1次の書類で落とされている友人がいた。おそらく学内成績で落とされたのだと思う。2次試験は内科外科の復習等をしておけば見たことあるかも程度の問題だった。過去問を手に入れられれば一番よいが，無くても太刀打ちできそう。2次試験の日，リクルートスーツが似合わない方が多く，普通のストライプの入ったパンツタイプで行ったが受かったので，そこまできっちり就活スタイルでなくてよいのではと思った。

⑤ 4年生春休み・5年生冬見学

2019年

① 五肢択一：50問，50分。国試の必修レベル。内科，外科，救急。
小論文：800字，50分。日によって異なる。人工呼吸器を使って延命したくない患者と，つけてほしい家族がいて，どちらの意見を尊重するか。末期がん患者で有効な治療がほとんど無い中，患者は治療を希望しているが，家族は希望していないという状況で医師としてどうするか。
② 面接官1名，5分×4回。4つのブースをローテーション。医師の素質と，そのために努力したこと。今までの人生で失敗したこと。上部消化管内視鏡の同意書をとる。生まれてから今までの人生を曲線で書き，それについての質問。上肢血圧測定（触診，聴診）のOSCE。
④ 受験者数が多かった印象。五肢択一は夏中にメジャー科目を一通りやっておくこと。小論文は時間に間に合うよう練習しておくこと。4分間でどんどんまわっていくので，1つのことを話し過ぎて言いたい事が言えないというようにならないよう気を付けた方がいい。OSCEも同意書をとるのも，あまりできなかった。できるかどうかを見ているのではなく態度を見ているのだと面接官がなぐさめてくれた。それでも受かるので気楽に受けていいと思う。
⑤ 3月見学。形成外科に行った。3月だったからか研修医がいなかった。科の先生方も病院見学のことをあまりよく分かっていなかった。

2018年

① 五肢択一：50問，60分。国試の必修レベル。メジャー内科，外科，救急。
小論文：800字，50分。自分を動物に例えると何か。恥をかいた経験について。
② 面接官1名，5分×4回。4つのブースをローテーション。ストレスを感じた際の対応。大学生活で頑張ったこと。実習で心に残っている患者について。ボランティアについての記事を読んで問いに答える。輸血同意書をとるOSCE。上肢血圧測定のOSCE。
④ 五肢択一はタイトな時間設定なので，テンポよく進めていくことが大事。対策は国試の必修がよいと思う。小論文は五肢択一以上に時間がタイト。面接官は話しやすい感じの人が多かった。質問の途中でも時間がくるときもある。テキパキとしていた。面接官が自己推薦文を予め読んでいるということはない。希望人数が多い場合は，CBTなどで足切りがあるらしい。ブースは仕切られただけなので，周りの音がすごくよく聞こえる。面接の形式が来年は来年でまた変わりそう。A〜Cプログラムの登録は，提出書類の中ではせず，マッチング協議会のサイトへの登録をもって行われる。
⑤ 3月・6月見学

2017年

① 計110分。
五肢択一：70問。国試必修レベル〜やや難。国試形式。メジャー中心だがマイナーも含めまんべんなく出題。
記述：5問。英語論文（DICの急患に対する適切な処置の時間と予後の関連性）を読み，研究デザイン，対象，プライマリエンドポイントなど小問5問を答える。abstractをまとめる感じ。論文はNEJMから。辞書の持ち込み不可。
② 面接官6名，受験者6名，15〜20分の集団面接。全員共通の質問：志望理由。医師を目指した理由。自分の長所と短所。理想の医師像。当院の初期研修の良い点と悪い点。個別質問：出身大学のよいところ。大学で一番頑張ったこと。当院に求めること。医学部に入ってよかったこと，悪かったこと。尊敬する歴史上の人物。どんな研究がしたいか。
④ 面接は学生1人あたりの時間が短いので，すぐに終わった感じがした。面接官から緊張をほぐすため声かけがあった。同じグループの他の学生も緊張している様子だった。共通質問以外は各人の履歴書や推薦書について聞かれる。全員ではなく，面接官が気になることがある人にのみ質問。そのため，特定の人に集中

| ① 筆記試験・その他 | ② 面接試験 | ③ 受験した場所，方法 | ④ 受験後の感想・来年の受験生へのアドバイス | ⑤ 見学・実習 |

する場合もあり。集団面接のため，他の人の話を聞きながら考える時間があってよかった。五肢択一は一次と国試を直近3年分で対策になった。論文の記述問題は，過去問で対策するとよい。論文を読み abstract をまとめたり，和訳する練習をしておいた方がよい。

⑤ 6月見学。研修医から上級医までチームで動くので，実習では上級医の先生が逐一丁寧に教えてくれる。学生専用の部屋があるので，放置されることもしばしば。

2016 年

① 計90分。
五肢択一：70問。国試～卒論レベル。メジャーに重点を置いている。必修問題の過去問を改変した問題も多くある。外科手技の問題も少しあったが，難しいものではなかった。記述を含め90分しかないので，時間配分が重要。
記述：5問。英語論文（尿路感染症とその対策について）を読み，その背景・どういった目的で実験を行ったか，結果などの問いに答える。abstract を読むだけでも解答は可能だと思う。

② 面接官6名，受験者6名，20分。グループ面接。志望理由。医師が備えているべき素質とは何か。学生時代に頑張ったこと。自分の長所・短所，また短所を補うために心がけていること。医師としての5年・10年後の将来像。

④ 受験者6名が同じ質問に対し順番に答えていくスタイル。（グループによっては個別に質問されたところもあったとか。）6名で20分の面接なので，あっという間に終了してしまった。筆記試験は夏休みまでに卒業試験対策を一通り済ませておけば，焦ることはないと思った。英語論文は例年 "The New England Journal of Medicine" から引用されていると聞いたため，また上記の論文を読んでおくと対策になると思う。英語論文はアプストラクトを読む練習をしておくとよい。受験人数が多い。

東邦大学医療センター大橋病院

2020 年

① 小論文：800字以上1,000字以内，事前提出。新型コロナウイルス感染症の世界中での蔓延は，医療及び医療者に大きな影響を与えました。一連の経緯を見て，これから医療に携わる者としてどのようなことを考えましたか。
その他：調査票を事前提出。それぞれ3行以内。クラス，自治会など大学生活（クラブ活動を除く）において，役職（委員長，会計など）につき，クラスや大学全体のために積極的に活動をした事はあるか。大学の課外活動（クラブ，同好会等）において役職（主将，会計，主務など）につき，クラブのために貢献したことはあるか。大学のカリキュラム以外で，国内外の研究活動や研修に参加したことはあるか。それは，いつ，どの様なことをしたか。社会貢献や課外活動等において表彰されたことはあるか。それはどの様なことか。上記以外に大学内や一般社会において，自分以外のために行動し，社会に何か貢献したことはあるか。それは，いつ，どの様なことか。

② 医学部面接と病院の面接。面接官2名，5分×2回。オンラインで実施。医学部面接：課題シートを読み，答える。内科の研修中。担当患者の隣のベッドの入院患者 A さんが「看護師 B さんに朝から痛み止めをくれと頼んでいるのにまだくれない」と話しかけてきた。あなたはこの後どうしますか。あなたから見て看護師 B さんの普段の勤務態度は適切であるとする。実習で経験した失敗と，それをどうやって乗り越えたか。病院面接：志望理由。自分の長所と短所。自分の短所の改善策。

④ コロナ対策のために試験日の延期とオンラインでの面接に変更の連絡があった。本番の1週間以上前に Zoom で作動テスト。確認や情報のやり取り等，こまめに連絡するように心がけることが重要だった。面接で調査票や小論文についての質問はなかった。受験生の自己紹介，受験票を提示するタイミングが難しい。受験生の話を聞きながら頷いたり，メモをしながら熱心に聞いてくれた。

2017 年

① 小論文：800字，50分。臨床医として働く上で，最も重要なこ

とを3つ挙げ，それを涵養するためにはどのように2年間の臨床研修を行なえばよいか。研修で興味のある内容について。

② 面接官2名，5分×2回。東邦大医学部ブースと大橋病院ブース。志望動機。大学病院と市中病院を比較した際の長所と短所。部活について。数年後，教える立場に就くことになった際にどのようなスタンスで指導していけばよいと思うか。最先端の技術や知識を兼ね備えた医師1人と，通常の病院業務をこなす普通の臨床医数人だったら，どちらの下で学びたいか，またその理由は。

④ 先生方は基本良心的で，面接に関しても意地悪な質問をしてくるような人はいなかった。説明会や病院見学参加で評価の上乗せあり。

⑤ 7月見学

2016 年

① 小論文：800字，50分。高齢化社会の中でこの先何をしていくべきか。そのために自分は何をしなければならないか。

② 面接官1名，10分×2回。雰囲気は和やか。志望動機。理想の医師像。何をしたいか。

④ 説明会で小論文のテーマを教えてもらえるので，出たほうがよい。

東邦大学医療センター大森病院

2021 年

① 小論文：800字以上1,000字以内，事前提出。ウィズコロナ（新型コロナウイルスとの共存）という新たな状況で，あなたは医師としてどのような役割を担っていくべきと考え，そのためにどのような初期研修を行いたいと思いますか。
その他：調査票を事前提出。それぞれ3行以内。クラス，自治会など大学生活（クラブ活動を除く）において，役職（委員長，会計など）につき，クラスや大学全体のために積極的に活動をした事はあるか。大学の課外活動（クラブ，同好会等）において役職（主将，会計，主務など）につき，クラブのために貢献したことはあるか。大学のカリキュラム以外で，国内外の研究活動や研修に参加したことはあるか。それは，いつ，どの様なことをしたか。社会貢献や課外活動等において表彰されたことはあるか。それはどの様なことか。上記以外に大学内や一般社会において，自分以外のために行動し，社会に何か貢献したことはあるか。それは，いつ，どの様なことか。

③ 3病院合同のため5分ごとにブースを回る。志望理由。各病院についての印象。志望科。部活について。実習で印象に残っていること。初期研修に求めること。2年後どうなっていたいか。

④ 終始和やかだった。

2020 年

① 小論文：800字以上1,000字以内，事前提出。新型コロナウイルス感染症の世界中での蔓延は，医療及び医療者に大きな影響を与えました。一連の経緯を見て，これから医療に携わる者としてどのようなことを考えましたか。
その他：調査票を事前提出。それぞれ3行以内。クラス，自治会など大学生活（クラブ活動を除く）において，役職（委員長，会計など）につき，クラスや大学全体のために積極的に活動をした事はあるか。大学の課外活動（クラブ，同好会等）において役職（主将，会計，主務など）につき，クラブのために貢献したことはあるか。大学のカリキュラム以外で，国内外の研究活動や研修に参加したことはあるか。それは，いつ，どの様なことをしたか。社会貢献や課外活動等において表彰されたことはあるか。それはどの様なことか。上記以外に大学内や一般社会において，自分以外のために行動し，社会に何か貢献したことはあるか。それは，いつ，どの様なことか。

② 医学部面接と病院の面接。5分×2回。オンラインで実施。雰囲気は穏やか。医学部面接：面接官1名で実施。課題シートを読み，答える。内科の研修中。担当患者の隣のベッドの入院患者 A さんが「看護師 B さんに朝から痛み止めをくれと頼んでいるのにまだくれない」と話しかけてきた。あなたはこの後どうしますか。あなたから見た看護師 B さんの普段の勤務態度は適切であるとする。実習で経験した失敗と，それをどうやって乗り越えたか。病院面接：面接官2名（医師・事務）。志望科と

関東

| ① 筆記試験・その他　② 面接試験　③ 受験した場所，方法　④ 受験後の感想・来年の受験生へのアドバイス　⑤ 見学・実習 |

その理由。自分の長所と短所。研修医になってから苦労しそう
なことや不安なことはあるか。国家試験に落ちたこと。昨年
マッチ先は決まっていたことの確認。
④ コロナ対策のために試験日前日に延期とオンラインでの面接
に変更の連絡があった。本番の1週間以上前にZoomで作動
テスト。昨年の対面でも今年のオンラインでも，各ブースの面
接時間は短くせわしないので，面接官から自己紹介を求められない
ので，自ら行った。

2019年

① 小論文：800～1,000字，50分。自分の目指す医師像に影響し
た，臨床実習を通して出あった医師や出来事，経験を述べよ。
その他：小論文と同じ時間内に記入。それぞれ3行以内。大学
生活で部活以外の活動で大学に貢献したこと。大学のカリキュ
ラム以外で研究を行ったか。今まで表彰されたこと。その他，
社会に貢献したこと。
② 面接官1～2名，4分×2回。医学部ブースと病院ブース（プログ
ラムごと）。30秒で課題（小児がん患者の母親が廊下で座り
込んでいたらどう対応するか）を読み意見を言う。病院実習で
失敗しちゃったこと。自分の短所とその改善策。今までで一番の
挫折体験。初期研修でぶつかりそうな課題。
④ 最低でも2回面接がある。全館放送できっちり4分間計って指
示された。各面接が4分と短いので，長々と答えていると最後
の質問に時間不足となる。簡潔に話せるように。自分の発言に
対して何も反応がなく，機械的に面接していた印象。受験者数
が増えたからかもしれない（150名位いた）。小論文と調査書の
記述が合わせて50分なのでとにかく時間が足りない。受賞歴
はない人が多く，特にありませんと記載し早めに小論文にうつ
る人が多かった。待ち時間が4時間位と長い人もいるので，勉
強道具があるとよい（電子機器禁止）。
⑤ 5年生8/下旬見学

2018年

① 小論文：800～1,000字，50分。プロフェッショナリズムとはど
ういうものかを踏まえて，初期研修で行いたいこと。
② 面接官1～2名，4分×2回。医学部ブースと病院ブース。雰囲
気は穏やか。臨床実習で印象に残った患者。将来希望する科。
初期研修で身につけたいこと。自分の長所と短所。自己PR。
④ ゆっくり考えて，と答えるのに時間をくれた。これから何をし
たいのか，自分が病院に貢献できることをよく問われた気がす
る。特別難しいことは聞かれないので，思ったことを素直に述
べればよいと思う。小論文と同時に調査書を1枚記入するの
で，時間に余裕がなかった。とにかく小論文はうめるので精一
杯だった。
⑤ 自大学の実習。とてもきつかった。他大生の見学者を見ると，
興味のある科を回らせてもらっているようなので，よいと思
う。自分が回った科は時間的拘束が長かったと思う。病院の雰
囲気を知るのには，1日回れば十分だと思う。

2017年

① 小論文：800～1,000字，50分。東邦大学の教育が目指すより良
い臨床医となるために必要だと思う要素，資質を3つ挙げ，そ
の中で一番大切なことを初期研修2年間でどのように行い身
に付けていきたいか。
② 面接官2名，4分×2回。東邦大医学部ブースと大森病院ブー
ス。志望理由。将来目指す医師像。志望科。大学病院と市中病
院のメリット・デメリット。学生時代に頑張ったこと。ポリク
リで印象に残った患者。他大学を受けようと思った理由。外部
の人間としてどう輪になじんでいくか。自己アピール。
④ 小論文は例年説明会で課題が公表されていたそうだが，今年は
文字数しか教えてもらえなかった。筆記試験の時間内には調査
書の記入時間も含まれる。全部で5～6題あり，部活以外の学
内の活動や課外活動においてどんな役職についていたか，何を
したかなどの質問。評価に上乗せされるため，説明会や病院見
学には行くべき。面接は部屋によって雰囲気は様々だが，同じ
ようなことを聞かれるので間の時間に自分なりに考えをまと
め直した方がよいかも。

⑤ 6月・7月見学

日本医科大学多摩永山病院

2020年

① 五肢択一：40問。直近5～6年分の医師国試問題。内科外科の
ほかに公衆衛生の出題も目立った。
② 面接官5名（附属4病院の医師・看護師），15分。来年オリン
ピックを開催できるかどうかあなたの考えを教えてください，
というもの以外はありがちな質問内容。
④ 熱意を持って志望理由を語れれば大丈夫だと思う。
⑤ 実習。親身になって教えてくださる先生が多い。

2019年

① 五肢択一：40問，30分。直近3年分の医師国試問題。一般，臨
床，必修全てから選出。公衆衛生からも数題出題あり。
② 面接官5名（附属4病院の医師・看護師），10分，個人面接。
学会発表の際に受けた質問について。自分の長所。多摩の医療
についてどう考えるか。
集団討論：面接官5名（上記と同じ），受験者3～5名，20分。
学生の中から司会進行役を決め，それ以降の進行役は全て学生任
せ。高齢者社会が進んでいる中で，医療費を適切に使用してい
くにはどうしたらよいか。
④ 雰囲気は和やかだった。留年生や他大生はやや長めの個人面接
になることもあるようだ。集団討論では，議論が止まると面接
官から助け舟が出されることもあるそう。最後に各人の長所を
手短に発表するという時間があったが，グループごとに違うよ
うで，自分のグループはたまたまだと思う。
⑤ クリクラである。

日本医科大学付属病院

2022年

① 選択肢／【問題数】40問【時間】30分【内容】国家試験の過去
問から出題。直近5年分から出題。そのまま出題されていた。
臨床問題も一般問題も関係なく出た。
② 【人数】各病院，事務，看護部の先生5名【時間】8分【内容】志望
理由，学生時代頑張ったこと，将来の志望科，成績に関して，
チーム医療に関して【雰囲気・感想】一般的な面接の質問内容
だった。終始穏やかな雰囲気ではあった。研修先で永山，武蔵
小杉，北総，本病院を選択する項目が応募用紙にあるが，丸を
つけていない病院をなぜつけなかったかは聞かれた。
③ 病院からの指定により現地
④ 筆記試験の成績を重視しているような気がします。ある程度の
医療のトピックはおさえていたほうが面接で聞かれても焦ら
なくて良いと思います。

2020年

① 五肢択一：50問，30分。直近3年分の医師国試問題が9割。残
りも国試の過去問そのまま出題。
② 面接官5名（付属4病院の医師・看護師），15分。雰囲気は和や
か。医師を志した理由。自分の長所。志望理由書の内容につい
ての質問。病院実習で記憶に残っていること。最近気になって
いるニュース。
④ 筆記試験は時間制限が厳しいので，ある程度問題と解答を覚え
て行く必要がある（3年分はマスト）。全く同じ問題が出るので
満点を1問ミスくらいにしたい。例年は個人面接と集団討論が
あるが今年はコロナの影響で個人面接のみに変更。面接では他
大学出身の人には，なぜ日本医大なのかなと聞くことがあるら
しい。志望理由書に書いた内容をスラスラ喋れるようにしてお
けば面接は大丈夫なはず。リラックスして臨めた。
⑤ 5年生3月見学。初期研修医の先生や救命科，麻酔科の先生か
ら研修の話を詳しく聞くことができた。

2019年

① 五肢択一：40問，30分。直近3年分の医師国試問題。画像問題
もあり。113回からの出題が多かった。
② 面接官6名，7分，個人面接。グループ面接後に行った。集団
討論で話せなかったことはないか。履歴書の内容に沿った質

① 筆記試験・その他	② 面接試験	③ 受験した場所，方法	④ 受験後の感想・来年の受験生へのアドバイス	⑤ 見学・実習

問。バイトや部活について。

集団討論：面接官6名（上記と同じ），受験者4名（日医生2名・他大生2名），30分。医療のIT化のメリット，デメリット，まとめについて。

④ 雰囲気は和やかだった。筆記は簡単なので満点を狙いたいところである。集団討論では積極的に発言した方がよい。午前中だけもしくは午後だけで全て試験は終わる。

⑤ 6/下旬見学

2018年

① 五肢択一：30問，60分。112回，111回の医師国試問題。

② 面接官6名（附属病院医師・分院各1名医師・看護師），10分，個人面接。志望動機。興味のある科。大学生活を通して得られたこと。自己アピール。希望が救急の場合，サブスペシャリティーはどうするのか。当院の希望順位。部活について。

集団討論：面接官6名，受験者4名，15〜30分。学生の中から司会を決める（立候補できる）。医師の偏在問題について。ワークライフバランスについてどう考えるか。大学病院，市中病院で研修することのメリット，デメリット。今年の夏はどう過ごしたか。医学教育の良い点，悪い点。

④ 集団討論の前に10分ほど部屋で話す時間がある。先に話しておくとスムーズに集団討論が行える。内部生が優先して採られるらしい。筆記は国試問題なので，外部生は完全に対策していきたいところ。何個も仲間がいる。1回目の試験は内部生ばかりで，集団討論の際にも同じ大学の人同士で作戦を練ったりしているから，外部の人は2回目を受けた方がいいかもしれない。最初に，話さないと点数にならないから何か話すようにとの注意があった。

⑤ 2/上旬見学

2017年

① 五肢択一：40問，60分。111回，108回の国試中心。今年から必修も含めてメジャーからマイナーまで一般問題，臨床問題ランダムに出題。

② 面接官5名（附属病院医師・分院各1名医師・看護師），5分，個人面接。志望動機。志望科。併願病院。医師になるのを目前にしての今の気持ち。大学の長期休暇に何をしていたか。自分の長所と短所。

面接官5名，受験者4名，25分の集団面接。各グループで出題テーマや司会の有無に違いあり。市中病院と大学病院のどちらで初期研修をするのがよいか。医療過誤や医療ミスへの対応についてなど。

④ 初めに20名程のグループに分けられ，そのグループ毎に筆記，個人面接，集団面接が行われる順序は異なる。集団面接のグループによって雰囲気は様々だが，比較的優しく和やかな雰囲気だった。4名（母校）+1名他大生だった。

⑤ 5年時BSLで実習。基本的に先生方は優しい印象。丁寧に指導してもらった。

2014年

① 五肢択一：30問，30分。108回国家試験問題。

② 面接官4〜5名，受験者3〜4名，30分。雰囲気は穏やか。司会者を1人決めて，20分グループ討論し，最後の10分でまとめる。初期研修はスーパーローテーションであるが，選択期間が長いのと短いのとではどちらがよいと思うか。また，研修医の心構えとして大切なことは何か。

④ 4病院合同の試験のため，受験者が思ったより多かった。筆記試験は前年度の国試問題そのままなので，完答を目指したい。グループ討論では，自分の意見を言わなければ採点のしようがないと言われたので，どんどん発言した方がよい。他の人の意見に対して賛成ばかりでなく，反対もすれば議論が盛り上がって話しやすいし，印象もよいと思う。

日本大学医学部附属板橋病院

2021年

① 小論文：800文字以内，事前提出。私が理想とする医師像。

② 本年度日大医学部生は書類審査のみ。他大学生はWeb面接あ

り。面接官2名，15分×2回。志望理由。将来の志望科。自分の長所。

④ 終始和やかな雰囲気で，面接官は常に笑顔だった。事前に準備していた回答で対応可能だった。

2019年

① 記述：10問。構文テスト。ネガティブな単語を含む数単語を用いて簡単な文章を作成。

その他：クレペリンテスト。

② 面接官2名，10〜15分×2回。理想の医師像。志望科についての質問。自分の長所をどう活かすか。働き方改革について。体力に自信があるか。都心部に医師が集中していることについてどう思うか。外科の中でも産科で亡くなることが多いのはなぜか。部活について。自大学を選ばなかった理由。超高齢社会についてどう思うか。ガイドラインに当てはまらない患者さんがいたらどうするか。コメディカルスタッフとの接し方。最近気になるニュース。

④ 控室から移動し，ドアの前で待機。呼ばれたら入室して自己紹介をする。先生によって雰囲気は異なると思う。質問票のプールからランダムに質問しているようだったので，過去の質問内容に対する自分の答えを用意しておくとよい。志望科に関する社会問題は必ずおさえておいた方がよい。質問の答えに詰まったり考えたりするときに下を向くのはやめた方がよさそう。出願期間が短かった。

⑤ 5，6年生の時に実習。大学病院であるためか各科の先生が大変指導熱心で，積極的に実習に参加することができた。

2017年

① クレペリンテスト。

② 面接官2名，15分×2回。志望動機。将来志望する科。今関心のあること。

④ 面接は2ブースで行う。クレペリンテストはひたすら足し算するだけ。気楽にやってよい。

2014年

① 記述：与えられた語で文を作る（例：学校・友達 → 学校で友達と会った）。

その他：クレペリンテスト。

② 面接官2名，5分×2回。雰囲気は和やか。志望理由。志望科とその理由。医師として患者にどう接するか。英語は得意か。10年後は何をしているか。研究，教育，臨床のどれに力を入れたいか。留学を考えているか。最近気になったニュース。高齢化社会について。妊婦・小児たらい回しについて。医療過誤について。同期の医師が医療ミスを犯し，自分がそれに一番に気づいた場合，どうするか。

④ 試験日は2日間設定されており，1日目は70名弱が受験していた。集合時間は12：45と遅めなので，ゆとりをもって臨めると思う。特別な対策は不要。面接は履歴書の内容について聞かれるので，よく見直しておく。

日本大学病院

2019年

① クレペリンテスト。

② 面接官2名（医師・看護師），10分×2回。雰囲気は和やか。志望理由。目指す医師像。自分を果物に例えると何か。チーム医療について。トリアージでの家族への説明。アピールポイント。部活について。

④ 履歴書中心の面接。成績と実習態度重視らしいので，面接はあまり重要視されている感じがしなかった。

⑤ ポリクリで実習。

北里大学病院

2019年

① 五肢択一：50問，50分。基礎的な問題を多く出題。国試より簡単。過去問が参考になる。範囲は多岐にわたる。

② 面接官2名，10〜15分。志望理由。研修修了後の進路。併願病院。10年後のビジョン。千葉の虐待事件について。どんな対策

関東

① 筆記試験・その他　② 面接試験　③ 受験した場所，方法　④ 受験後の感想・来年の受験生へのアドバイス　⑤ 見学・実習

が考えられるか。
④ フレンドリーな雰囲気でリラックスして話すことができた。少々迷いやすい構造をしているので，事務の方が案内してくれるのだが，その方はとても優しく，また在学生も親切だった。筆記試験の難易度は高くないが，時間が短いため対策しておいてよかった。
⑤ 3/初旬・5/中旬見学

2018 年
① 五肢択一：50 問，60 分。国試形式。直近 2～3 年分の国試を参考にしている。マッチング試験の過去問からも同じ問題が出題されている。
② 面接官 2 名，10 分。雰囲気は和やか。志望理由。医師を目指した理由。部活について。併願病院。他に見学した，受けた病院の雰囲気はどうだったか。学生時代に頑張ったこと。働き方改革で労働時間に制限がかかることをどう思うか。
④ ほぼ毎年定員割れのため，落ちることはあまりない。ただ，試験対策は手を抜かずに勉強し，平均点を大幅に下回ることのないよう頑張った方がよい。マッチングの過去問には目を通しておくべきだと思う。面接官は穏やかで，なるべく皆を受からせてあげようという空気がある。

2016 年
① 五肢択一：50 問。国試形式。国試出題範囲に基づく内容。国試レベル。過去問や，前年度の国試類似問題も出題あり。
② 面接官 2 名。雰囲気は和やか。志望理由。併願病院について。将来の希望。理想とする医師像。医療従事者としてのアピールポイントは何か。履歴書に基づく質問。
④ 内部実習で知り合った先生方が面接官だったので，リラックスして面接を受けることができた。筆記試験対策で過去問などの資料集めは大事だと感じた。
⑤ どの科の先生方も教育熱心で優しく色々なことを教えてくれた。

2015 年
① 五肢択一：50 問，60 分。国試形式。過去 2～3 年分の国試を参考にしているようだが，国試より難しい。先生によると，「この時期に分かっていなくてはならない問題をプロに作成してもらっている」とのこと。
北里研究所病院を併願する場合は語学試験あり。
② 面接官 3 名，15 分。志望理由。志望順位。初期研修終了後はどうするか。専門医取得後はどうするか。
④ 初期研修後も残って働くかどうかを最も重視しているように感じた。今年の募集は 64 名（内周産期コース 4 名）に対し，受験生は 90 名，外部生は 4 名。内部生に人気で，国試に落ちなければフルマッチの病院である。落ちた人はなぜかと納得できるよう，客観試験を行っているとのこと。
⑤ 6/下旬見学，7/上旬実習。北里大学病院とあわせてメディカルセンターにも行った。実習中の 5 年生と同様に厳しくも丁寧に教えていただいた。

2013 年
① 五肢択一：50 問，90 分。近年（特に前年）の国試過去問。
② 面接官 2 名（教育委員長，神経内科医師）。併願病院。志望順位。自分の生きる目的とは。実家は手術か（将来，継ぐのか）。志望科。神経内科で治療法が確立していない疾患の患者にどう接するか。エホバの証人の信者に外科手術を行いたい場合，どのように同意を得るか。
④ 内部生も外部生も質問内容は同じ。患者への接し方や将来の希望が中心。

昭和大学藤が丘病院

2015 年
① 小論文：800 字，45 分。理想とする指導医とは。
OSCE：10 分。問診（5 分），データや画像の確認・把握（2 分），患者説明（3 分）。
② 面接官 2 名，5～10 分（OSCE に続けて）。志望理由。志望科。学生生活について。出身地に帰らない理由。本院との併願をし

なかった理由。
④ 個人面接より OSCE・医療面接に重点が置かれている様子。検査結果を説明するのが難しかった。時間がそれぞれ短かった。
⑤ 5/上旬・6/下旬実習。研修医の先生方に色々と説明していただいた。

2013 年
① 小論文：800 字。ロボットの進化が目まぐるしく，最近ではロボットによる手術や介護用ロボットなどもある。今後どのようにロボットを扱うべきか，ロボットとどのような関係をとるべきか。
OSCE：肝硬変の患者について，内診（6 分），検査の選択と検査データの説明（4 分）。先生がいる。
② 面接官 2 名，10 分。志望理由。雑談。
④ 試験は 2 日間あるため，1 日目の受験者から内容を聞くとよい。面接は OSCE の流れで行われるため，たいしたことは聞かれなかった。ほとんど採点もされていないような雰囲気。

昭和大学横浜市北部病院

2020 年
① 五肢択一：50 問。国試過去問。
② 面接官 2 名。志望理由。（募集の際，全ての分院にエントリーできるのだが，自分は横浜市北部病院専願だったためか）なぜこのプログラムを選んだのか。将来の志望科。臨床能力って一言で何だと思うか。短所に遠慮しすぎること，とある具体的なエピソード。自粛期間中ストレスはなかったか。運動はしていたか。最後に 1 分自己アピール。
④ 今年はコロナの関係で筆記試験になったが，いつもは OSCE が行われている。postCC OSCE のような内容らしい。研修医の方は，他大学出身の人も多く（人数的には昭和出身が多いが），入りやすいと言っていた。他大出身であっても気にしなくて大丈夫とのこと。
⑤ 6 年生 7 月見学。主に研修医の先生について回るが，上の先生方ともお話しする機会も多く，3 年目以降のことや他の分院の特徴など詳しく聞くことができた。事務の方含め，みなさん優しかった。研修医室では，たくさんの先生がいたため話を聞くことができた。しかし，人がいるということはそれだけハイポだということだと研修医の方々が言っていた。

2019 年
① 小論文：どのような医師になりたいか，またその上で昭和大学病院で初期研修をすることがどのように役立つか。
OSCE：模擬患者に対して医療面接。X 線画像を提示され，自分で診断をつけた後にもう一度患者に説明する時間がある。胃がん全摘後の腸閉塞。
② 面接官 2 名，20 分。指示を出してくれないので患者を呼び入れたり，空気を読んで自分からしなければならない。
④ 附属大の学生が多かったが，外部生は一部屋にまとめられ適度な緊張感があった。
⑤ 4 月見学

聖マリアンナ医科大学病院

2021 年
② 面接官 2 名（小児科コース志望だったため小児科の医師），10 分。志望理由。志望理由書の趣味，部活についてなど雑談。小児科について。こんなケースがきたらどう対処するか。チーム医療について。最後に 1 分自己アピール。
④ 知っている先生だったので特に緊張せずに受けられた。面接官によっては今のコロナの現状について，どう思うかなど突っ込んだ質問をされていたようだ。
⑤ 実習（自大学）

2018 年
① 小論文：1,000 字，40 分。医師に求められる倫理観について。治療の中止について。
② 面接官 3 名（臨床研修指導医），20 分。雰囲気は穏やか。理想の医師像。志望科とその理由。小論文の出来。医師を志した理

① 筆記試験・その他　② 面接試験　③ 受験した場所，方法　④ 受験後の感想・来年の受験生へのアドバイス　⑤ 見学・実習

由。入学時と今，医師に対する心境の変化はあるか。チーム医療を行う上で大事なこと。最近気になるニュース。ストレス解消法。部活の人間関係で苦労したこと，失敗したことはあるか。自分の性格について。具体的なエピソード。
④ 小論文は時間がないので思いついたことを迷いなく書く。8割以上は埋めた方がよい。面接で緊張していても落ち着かせようとしてくれる。最後に逆に質問はないかと聞かれるので，用意しておくとよい。
⑤ 5年時臨床実習。指導体制がしっかりしている。

2017 年
① 小論文：1,000字，30分。2年後の将来の医師像。
② 面接官3名，10分。雰囲気は和やか。医師を目指した理由。志望科。最近気になるニュース（医療，時事）。趣味。
④ 小論文の文字数に対して時間が短くてもきつい。事前に練習しておく必要がある。
⑤ 4/上旬見学

2015 年
① 小論文：800字，40分。初期研修プログラムに求めるもの。
② 面接官3名（各病院から），20分。圧迫面接ではない。志望理由。自己アピール。本院・分院の利点と欠点。チーム医療に必要なこと。気になるニュース。部活で学んだこと。
④ 最初に「緊張しなくてよい」と声をかけていただき，ゆっくりと落ち着いて質問に答えられたように思う。先生方と楽しく会話するような雰囲気だった。

2014 年
① 小論文：800字，40分。キャリアパスについて。
② 面接官2名（小児科医），10分。雰囲気は和やか。大学に残るか。少子化について。iPS細胞について。脳性マヒの子に医療費を費やすことについてどう思うか。
④ 面接重視と思われる。
⑤ 5年次実習。指導医が多く，common diseaseから高度な症例まで幅広く診られるので，初期研修に向いていると思った。

聖マリアンナ医科大学横浜市西部病院

2018 年
① 小論文：1,000字，40分。いい病院について。
② 面接官3名，15分。医師を目指した理由。聖マリアンナ医大系列3病院の特徴。目指す医師像。部活について。住んでいる環境について。宿舎を使う予定かどうか。ストレス発散法。困っている時，友人に頼るかどうか。
④ 選考日は3回あり，1回目と3回目は大学病院で，2回目は横浜市西部病院または川崎市立多摩病院で行われる。2回目の受験生は自分のみだった。
⑤ 6/上旬見学

2014 年
① 小論文：800字，40分。キャリアプランを達成するために必要と思うもの。
② 面接官2名，10分。アットホームな雰囲気。志望理由。挫折経験。最近読んだ本の感想。
④ CBTが重視される。小論文は参考程度とのこと。対策は不要。

東海大学医学部付属病院

2022 年
① 小論文：60分，400字。自分のキャリアプランについて。
② 面接官2名，受験者1名【時間】10分【内容】志望理由・病院見学は行ったか・他も受けないのか・研修プログラムはなぜそれを選択したのか・理想の医師像は・興味のある科，志望科・5年後，10年後どうありたいか・研究に興味はあるか・教育に興味あるか・成績はどうか・奨学金もらっているか
③ 病院からの指定によりリモート
④ 和やかな面接なので，緊張せずにリラックスして受験することができます。リモートでの面接は慣れないと話しにくいと感じるかもしれませんが，先生たちはとても穏やかなのでリラックスして臨むといいと思います。学生の回答について特に突っ込

まれないので，一回聞いただけで納得できるようにできるだけシンプルに答えるように心がけました。
⑤ 自大学なので2年ほど実習。救急がしっかりしているので各科いろんな患者さんが見られる。研修医の質は大学なのでばらばらだが，研修医室も広くて綺麗で設備としては申し分ない。

2021 年
① 小論文：60分，400字。自分のキャリアプランについて。
② 面接官3名（1名ずつ入れ変わる方式），15～20分。病院からの指定によりリモートで受験。雰囲気は和やか。小論文に則した質問。東海周辺の医療について興味はあるか。理想の医師像など。
④ 小論文に書いたことを忘れずにいけばよい。後は正直に自分の言葉で伝えていけばよいと思う。面接官は笑顔も混じし，面接という雰囲気は薄かった。面接は下手に自分を取り繕うよりも正直に自分の思いや希望を伝えていくのがよいと思う。何よりも沈黙を避けることが重要。
⑤ 4/中旬見学。非常に雰囲気がよく，研修医の人たちとも関わることができた。

2020 年
① 小論文：東海大学以外の学生及び既卒者のみ。
② 面接官3名，10～20分。雰囲気は和やか。志望理由。希望プログラムを選んだ理由。初期研修終了後の進路。クリクラで勉強になったこと。尊敬できる先生がいたか。将来の志望科とその理由。研究に興味はあるか。もらっている奨学金の確認（地域・病院縛りのものがないか）。医師をめざしたきっかけ。他に受けている病院。部活について。初期研修で不安なことはあるか。女性医師としてキャリアを積む上で不安はないか。研修でやってみたいことは何か。生活リズムは崩れなかったか。ストレス発散方法。
④ 在学生向けの試験を受けたので，外部生向けの物とは雰囲気が違うのかも知れない。入る面接部屋によって雰囲気は違うようだが，どの部屋も概ね和やか。私の受験した部屋では，雑談になることも多く，面接官の話に相槌を打って聞いているだけの場面もあった。医学的知識などは問われない。プログラムがいくつかあるので，なぜそのプログラムを希望しているかを答えられるようにしておくとよいと思う。基本的な対策で十分だと感じた。面接できちんとコミュニケーションが取れれば大丈夫そう。在学生にとっては形骸化したものであり，卒業試験の成績がほぼ全てであると思う。
⑤ 出身校のため1年間実習

2017 年
① 五肢択一：25問，50分。国試形式。国試レベル～やや難。基礎系が少し多め。
　小論文：400字，50分。2つのテーマより選択。1）医師のキャリアについて，2）医師におけるプロフェッショナリズムとは。
② 面接官3名，20分。志望動機。志望科。部活について。地元ではないが，親は何も言わないのか。併願病院。成績について。
④ 緊張感はあったが圧迫感はない。筆記試験の問題数が少ないのが若干プレッシャー。
⑤ 3/下旬・5/中旬見学

2016 年
② 面接官3名，15～20分。雰囲気は穏やか。志望理由。志望コースを選んだ理由。将来進みたい科。経歴について。併願病院。女性として今後のキャリアプランについて。他大学生に当院の研修を勧めたいか，その理由。
④ 内部生に対しては筆記・小論文は課さない。雰囲気は真面目だが穏やかな印象も受けた。
⑤ 見学・実習。市中病院の要素（土地柄）もある大学病院で，一通りの疾患を経験することができた。

2015 年
② 面接官3名，10分。雰囲気は和やか。志望理由。部活の内容。
④ リラックスして受けられた。東海大学出身者でなくても歓迎しているようだ。

① 筆記試験・その他　② 面接試験　③ 受験した場所，方法　④ 受験後の感想・来年の受験生へのアドバイス　⑤ 見学・実習

日本医科大学武蔵小杉病院

2021年

① 五肢択一：40〜50問，30分。医師国試過去問題3年分。国試そのまま同じ問題。

② 面接官5名（附属4病院合同。希望病院の医師1名，他病院から看護師含め4名），15分。志望動機，附属病院の中で希望病院を選んだ理由。目指す医師像。自分の長所と短所。部活について。コロナ禍での過ごし方。オリンピックは無観客開催だったがどう思ったか，有観客や違った形での開催にしようと思ったらどんな提案をするか。自分がオリンピックの医療関係者だったら何かより良い対策はするか。

④ 面接ブースによって雰囲気はかなり違うようだった。大体は和やかな雰囲気で，いわゆる基本的な質問に対する回答を考えておけば安心だと思う。当院を選んだ理由を結構根掘り葉掘り聞かれた。自大学以外は行ってみたいところがあれば時間が許す限り見学して，研修医の雰囲気や働く環境を見て，できれば過去問をもらう。マッチングは事前準備が全て。コロナで大変かもしれないが，5年の夏ぐらいから少しずつでもいいので見学しておいた方が病院を迷いに迷ったとしても間に合う。自分の気持ちと向き合ういい機会にもなるので事前準備をおすすめする。できれば面接は入退室室含めて練習しておくと，本番で緊張している時でも安心感が増す。

⑤ 7月見学

横浜市立大学附属市民総合医療センター

2022年

② 面接官2名，受験生1名【時間】15分【内容】自己紹介。志望理由。併願病院について。横浜とは縁があるのか。なぜ横浜市立大学か。辛かった経験とどう乗り越えたか。学生時代に一番頑張ったことは何か。部活でチームが負けてしまったときあなたはどういう風に引っ張っていたか。志望科について。体力は自信あるか。苦手な科目とかどうやって勉強しているか，逆に得意な科目は教えることもあるか。ストレス対処法。現在実家暮らしだと思うけど一人暮らしすることに不安はないか。【雰囲気・感想】和やかな雰囲気だった。基本的に履歴書の内容からの質問だった。他の受験生に聞いても，ストレス対処法は必ず質問されていたように思う。

③ 病院からの指定によりリモート

④ 履歴書早々に準備するのが大事。特に，筆記試験を受ける人は筆記対策に身が入って集中できると思う。

⑤ 12/下旬に見学。過去問をもらうことができた。研修医の先生が親切に対応してくれた。身だしなみや言葉遣いに気をつけた。研修医がどこまで任されているか，指導医の先生との関係性に注目した。

2019年

① 五肢択一：60問，60分。国試の過去問もしくは改変されて出題。試験日によって問題は異なる。106〜108回が中心だったイメージ。

② 面接官2名，10〜15分。履歴書の内容に沿った質問。志望理由。将来希望する科とその理由。海外研修の感想。趣味について。病院実習で一番印象に残っている科とその理由。ストレス解消法。自己アピール。

④ 部屋が狭くて距離感が近いので最初は緊張すると思う。ただ，入室したらすぐに緊張しなくても大丈夫ですよと言われた。書類に書いたことについての質問がほとんどなので，答えにくさはなかった。採用担当の先生曰く，センター病院と附属病院のどちらもマッチング登録しておけばほぼ入れるとのこと。筆記試験の成績でマッチング後のたすきがけ病院が決められると研修医の先生から教えてもらった。人気病院に行きたいなら筆記試験で好成績をとると行きやすくなるらしい。

⑤ 3/下旬・7/上旬見学。救急と消化器内科を1日ずつ。研修医の先生に1日つかせてもらった。言えば過去問をもらえた。見学回数は選考で見ておらず，一度も見学していなくても採用されている研修医も複数いた。

2018年

① 五肢択一：60問，60分。国試の過去問。古い国試問題もあるが，メジャーからのみ出題。画像問題なし。

② 面接官2名，10分。雰囲気は和やか。志望理由。見学にきたかどうか。他に受けた病院。志望科とその理由。医師になった後でしたいこと。息抜きの方法。体力に自信はあるか。医師はリーダーシップも大切だが，どう思うか。コミュニケーションに自信はあるか。

④ マイナーは試験に出ないので，他の病院の勉強のための準備で十分だと思うが，内部生が満点近い点をとることがあるので，確実に受かる為にはかなりの学力が必要かと。試験は情報収集が大事。見学の有無は合否に関係ないようだ。でも，面接で見学にきたかと聞かれたので，行っておくと安心して答えられると思う。

⑤ 5/下旬見学

2017年

① 五肢択一：60問，60分。国試の過去問。メジャー，マイナー，公衆衛生，まんべんなく出題。106〜108回から半分以上出題。古い国試問題もあり。画像問題なし。一般問題，臨床問題。

② 面接官2名，10〜15分。雰囲気は和やか。志望動機。志望理由。目指す医師像。どんな初期研修をしたいか。見学の有無。プログラムで改善してほしい点。大学生活で頑張ったこと。体力に自信があるか。仕事と家庭の両立について。併願病院。部活について。在学中に行った活動について。ストレス発散法。女性医師の出産などについての優遇にどう感じているか。出身大学の有名な科について。弱者に対してどのように医療を展開していくか。

④ 志望科によってブースが分かれている。あまりに緊張していたからか，面接官が話しやすい雰囲気を作ってくれた。落とすための面接ではないと言われた。答えにくい質問はなかった。プログラムが複数あるが，全て順位登録することをすすめられた。筆記試験は国試の過去問を解いていれば問題ない。今年から常識問題の筆記試験は無くなった。他大生もウェルカムな雰囲気。

⑤ 6/中旬見学

2016年

① 五肢択一：(1) 10問，10分。一般教養問題。(例：最小公倍数算出など。) (2) 60問，60分。過去の国家試験問題など国試に準じた問題。

② 面接官2名，10分。雰囲気は和やか。出身地。研修終了後の進路について。志望科。どのような研修を望むか。併願病院。

④ オーソドックスな質問が多く，答えやすかった。あっという間に終わった印象。筆記試験対策として，過去問3年分の国試を解いておくとよいと思う。解答時間にあまり余裕はない。面接に身構える必要はない。

2015年

① 五肢択一：(1) 10問，10分。一般教養問題。合否判定には無関係。(例：四大文明。ラグビーのルール用語。並列回路の計算。) (2) 50問，50分。過去の国試問題。内科だけでなく，公衆衛生や小児，産婦人科の出題もあった。

② 面接官2名，10〜15分。志望理由。志望科とその理由。自己PR。学校の成績。体力はあるか。部活・サークルの活動の内容。将来設計。(履歴書から) 得意なことがどのように役立ったか。

④ すごく明るい雰囲気で面接しやすかった。終始気楽に臨めた。40名程の受験生（内部生は5名程度）。教養問題は採点対象外とのことなので，特に対策は不要。

横浜市立大学附属病院

2022年

②【人数】2名【時間】10分【内容】自己紹介。なんで横浜なのか。志望動機。自分の意見を貫いたことは。志望科の理由。自己アピール【雰囲気・感想】面接官は低姿勢で，しっかりと聞いてくれた。

③ 病院からの指定によりリモート

① 筆記試験・その他　② 面接試験　③ 受験した場所，方法　④ 受験後の感想・来年の受験生へのアドバイス　⑤ 見学・実習

④ 面接試験は事前準備ですべて決まるといっても過言ではありません。しっかり試験対策をして，試験に臨んでください。全体を通してしっかり自分を見てくれるので，履歴書ベースの質問にはしっかり答えられるようにしておくこと。

⑤ 研修医の方から履歴書を見せていただいた。かなりの分量を書かなければはならないことに早めに気づけなかった。大学病院なので，他大出身者に対してどのように接しておられるのかに着眼した。診療科によっては，他大出身の入局者によって半数の医局員が占められているほどで，大学にかかわらず大切に教育し，一緒に働いておられる印象を受けた。大学病院なので，たまにフルマッチするが，そこまで厳しくはない。小児科の日々の業務を見学した後，教授回診に参加させて頂き，学生に対しても丁寧にご教示頂き非常に教育的な印象を受けた。また，見学後研修医の先生から日々の研修やたすき掛け制度について詳しく教えていただくことができ非常に有意義であった。

2020 年

② 面接官2名，10分。オンラインで実施。若干圧迫気味の雰囲気。志望理由。10年後どんな医師になりたいか。挫折経験。助かる見込みが低い人工呼吸器を装着したCOVID-19の患者から人工呼吸器を装着することで助かる見込みがある人へ着けることはできるか？といったCOVID-19関連の命の選択についての質問。

④ こちらが答える内容にあまり興味がなさそうだった。また，2名のうち1名は嫌味のようなものも言ってきたので雰囲気がよいとは言えないと思う。例年は五肢択一の試験があるが，今年はコロナの影響で試験の出来でたすき掛け先が決まるので，希望する先がある場合は力を入れるべき。

⑤ 実習。大学病院ということもあり行っている医療はかなりレベルが高い印象。

2019 年

① 五肢択一：60問，60分。国試の過去問。メジャー，公衆衛生，救急がまんべんなく出題。必修問題からも出る。マイナー，画像問題は出題されない。

② 面接官2名，10～15分。雰囲気は穏やか。履歴書の内容に沿った質問。志望理由。志望科を選んだ理由。大学生活で頑張ったこと。体力に自信があるか。志望科以外で心に残った症例。

④ 面接は履歴書に記載した志望科によってブースが分かれていて，その科の先生が面接するらしい。リラックスして受けてくださいと言われた。他大もウェルカムな雰囲気なので緊張しすぎなくて大丈夫。筆記は横市の過去問をベースに国試直近3年分の過去問などで対策しておくとよさそう。1つの試験で4つのプログラムにマッチング登録できる。易しい試験だったが，受験者数が非常に多いのでやや不安だった。

⑤ 2/下旬見学

2018 年

① 五肢択一：60問，60分。国試の過去問。

② 面接官2名，10分。雰囲気は穏やか。志望理由。志望科。大学での印象に残ったこと。部活で大変だったこと。趣味。超高齢化社会で医師が行うべきこと。体力に自信があるか。

④ 落ち着いた雰囲気であまりかたくならずにできた。筆記の対策は必須。

⑤ 5年生8月・6年生5月・7月見学

2017 年

① 五肢択一：60問，60分。国試の過去問。主にメジャー内科を中心として一般，臨床半々くらい。まんべんなく出題。画像問題なし。

② 面接官2名，10～15分。雰囲気は和やか。志望理由。志望科，そこで特に興味があること。将来の進路。後期研修について。出身校について（実習や卒試の時期など）。大学生活で頑張ったこと。体力に自信があるか。ストレス解消法。併願病院。県外から受験の理由。学生生活における友人との関係性や部活のチームワークにおいて果たした役割。当院の魅力。特技。勉強方法。留学について。

④ 履歴書に志望する科の記入欄があり，それに合わせた先生のいるブースに振り分けられるようだ。筆記試験は国試の過去問を解いていれば対策できる。国試形式の問題に加え，ここ数年あった常識問題は今年無くなった。筆記試験の成績でたすきがけの病院の選択序列が決まるので，行きたい病院がある場合は高得点を目指すべき。受験日を多く設けているので（今年は6回），他と被る心配はほぼ無い。説明会でマッチングについての話があるので参加した方がよい。センターではなくここを希望する理由を考えておいた方がよい。

⑤ 4/下旬・9/上旬見学。小児科の免疫グループについて，朝のカンファから病棟回診，研修医の先生へのプレゼン指導，外来陪席，NICU見学。見学終わりに病院小児科の現状について話を聞く。しっかり聞いておけば面接で小児科医療の現状，使命について語ることが可能。見学の申し込みは1か月前までに済ませるとよい。

2016 年

① 五肢択一：50問，60分。メジャー・公衆衛生・救急中心。原則として内科分野から基本的な問題を出題（マークシート方式）。その他：適正試験（選択式），10問。一般～専門レベルと幅広いジャンルから質問。（例：大統領のいない国は。マルウェアの意味は。野球の三冠王の意味は。）

② 面接官2名，15分。将来の展望。志望理由。

④ 内部生だったので，詳しいことは聞かなかった。志望科をしっかり書けば，その科の先生が面接官になる可能性が高い。将来のビジョンはしっかりと持っていたほうがよいと思う。できるだけ多くのコースをマッチング登録しておけば，アンマッチになるリスクは下がると思う。

● 研修病院

① 筆記試験・その他　② 面接試験　③ 受験した場所，方法　④ 受験後の感想・来年の受験生へのアドバイス　⑤ 見学・実習	
茨城県立中央病院（茨城）	⑤ 5年生3月見学。志望科を見学して，ここに行こうと決めた。

2020 年

① 小論文：1,200～1,400字。将来の志望科とその理由。記述：英語論文の部分和訳。

② 面接官4名，15分。雰囲気は和やか。チーム医療で大切だと思うこと。意見が対立したらどうするか。病院見学に来たかどうか，その時の印象。他の受験病院。部活について。学位や研究には興味があるか。医師を志すきっかけ。人間関係で悩んだことはあるか。

④ 医学的知識は問われなかった。

2017 年

① 小論文：800字，60分。医療従事者の過重労働におけるチーム医療の役割。記述：4題，60分。英語論文，アプストラクトの和訳。全和訳×2と部分和訳×2。

② 面接官5名，15分。雰囲気は穏やか。志望理由。医師を志した理由。志望科。今までで一番苦しかったこと。田舎に住むことに不安はないか。併願病院。後期研修について。部活について。働く（勉強する）上での息抜きについて。

① 筆記試験・その他　② 面接試験　③ 受験した場所，方法　④ 受験後の感想・来年の受験生へのアドバイス　⑤ 見学・実習

④ 受験者が多かった印象。小論文のテーマは前年まで同じ課題だったらしいが，今年変更。

⑤ 5年生5/上旬・3/下旬見学

2015 年

① 小論文：60分。理想の医師像。
記述：15問，60分。英語の論文の和訳。難しい単語には訳がついている。

② 面接官4名，15〜20分。雰囲気は穏やか。志望理由。医師を目指した理由。併願病院。自分の長所と短所。体力に自信があるか。学生時代の人付き合いで悩んだことはあるか，またその解決法。当院の魅力。県立病院に対する印象。仕事とプライベートどちらを優先するか。田舎に住むことに不安はないか。

④ 小論文よりも面接重視。医学的知識を問われることはなかった。見学，実習について面接で聞かれるので，何度か行くとよい。今年は受験者が多かったらしい。マッチング試験当日に病院説明会と懇親会があり，初期研修の先生方とたくさん話す機会があった。事務の方がとても優しい。

⑤ 12/22見学。総合診療科と救急外来を見学した。外来からCT室までの距離が近く，多くの救急疾患に対応している様子。

西南医療センター病院（茨城）

2019 年

② 面接官3名，30分。雰囲気は和やか。医師を志した理由。当院志望理由。志望科。初期研修を通してどうなりたいか。魅力ある病院にするためにはどうしたらよいと思うか。田舎だけど大丈夫か。田舎でもできる趣味はあるか。自分の長所と短所。サークル，アルバイトについて。地元について。他の受験病院。

④ フランクに話してもらって大丈夫ですと最初に言われた。学生の人となりを知りたいという面と，人気を上げるため魅力ある病院にするために意見を聞きたいという思いもある。素直に話して雰囲気が悪くなることは基本的に心配しなくてよいと思う。交通費（恐らく一律で5,000円）を頂いた。ありがたい。

⑤ 5年生12月実習（2週間）。産婦人科。手術は縫合を少しやらせてもらえた。説明も多くしてもらった。研修医室では机を割り当ててもらえる可能性が高い。全体として教育的で温かい印象。見学無しでも何も言われなかったが，見学時に選考日程の希望用紙をもらえるようなので行った方がベター。

筑波記念病院（茨城）

2018 年

① 五択一：40問，90分。国試形式でメジャー中心。英語での出題もあった（臨床問題5問程度）。
小論文：800字，90分。医師にとって大切だと思うこと。

② 面接官6名（病院長・事務局長・看護部長他），15分。国試合格までのプラン。学校での成績。実習に来てみて当院の良かったところ，改善した方がよいところ。

⑤ 4年生10月〜6年生5月。大学での実習の一部として2週間×3回（整形・麻酔・呼内）。手術に入ったり，回診に参加したりと全体的にフレンドリーな感じで質問もしやすい。

筑波メディカルセンター病院（茨城）

2019 年

② 面接官5名，15分の個人面接。集団討論の感想。研修医申込書に記載の内容に基づく質問。
集団討論：面接官7名，受験者4名，50分。4人に1つの議題を与えられ，話し合い，最後に数分程で発表する。話し合いから発表までの様子を周りにいる面接官に見られるという状況だった。

④ 面接官やスタッフの方々はとても気さくに話してくれるので，話しやすい雰囲気だった。ディスカッションは答えが1つというような課題ではないので，対策は必要ないのかなと感じた。

⑤ 3/中旬見学

2018 年

② 面接官5名，20分の個人面接。志望理由。（内容や進行についてなども含め）集団討論の感想。医師を目指す理由。併願病院。

研修で何を学びたいか。将来希望する科。医師としての夢。国試合格までの自分なりのアクションプラン。事前提出書類に沿った質問。
集団討論：面接官6〜7名，受験者5〜6名，60分。初めに1人2分で自己紹介してから，議題を与えられ，進行は受験者に任される。発表係を自分たちで決め，ディスカッションを進行し，最後の10分でプレゼンをする。評価は発表内容ではない，と初めに伝えられた。学生が円をつくって話し合う様を，6方向から眺められるという形式。議題は医療にAIを導入する際の注意点について。

④ 事前提出書類はA3サイズで2枚分もあり，記載にとても時間がかかった。しかし，この書類をかなりじっくり読みこんでの面接があるため，書類は丁寧に何を聞かれてもよいように，アピールしたい点を記載した方がよいと思う。院長はじめ様々な職種の方が貴重な時間を割いてじっくり一生懸命に一緒に働くことになるかもしれないスタッフを選んでくださる感じに好感を持った。将来の志望診療科や進路に関わらず，熱心に指導してくださる先生方が多い。学力重視の選考ではなさそうな感じがした。コミュニケーション能力と病院への熱意が重視されている。

⑤ 5年生8/上旬・6年生5/上旬見学

2017 年

② 面接官5〜6名，15〜20分の個人面接。大学病院ではなく当院を選んだ理由。将来の展望。3年後はどうするか。どんな医師が良い医師か。ストレスに直面した時どうするか。集団討論の感想。東日本大震災や常総市の洪水で何を感じたか。国試に受かるか。
集団討論：面接官5名，受験者5名，60分。司会，書記，発表者を決める。研修医になったとして，当院の院内誌に掲載する随筆を作成。山，川，仏，玄，体を1度ずつ必ず用いる。

④ グループでよい雰囲気を作るのが大切。卒試，国試の合格を気にしているようだった。面接は科を変えて2回以上行くことがよいかも。集団討論は医療に関して毎年出さず。面接官は最初の説明をするだけ。

⑤ 3/末見学

2015 年

② 面接官5名，15〜20分の個人面接。雰囲気は和やか。履歴書の内容を掘り下げる質問。自己PR。
面接官5名，受験者6名，60分のグループディスカッション。初期研修医のグループが新病院お披露目会でブースを1つ担当。人，物，場所などを考え，その企画を行う。

④ ディスカッションでは司会をやるとよいらしいが，失敗した場合を考え，苦手ならば無理してやる必要はない。面接が始まる前に，同じ日の受験者と話す時間があるため，打ち解けておくとリラックスして臨めると思う。

⑤ 12/上旬実習（1週間）。大学の実習で組まれているものだが，先生方はとても優しく親切。科によっては忙しすぎてあまり面倒をみてもらえないかもしれない。

2014 年

② 個人面接：面接官5名，20分。雰囲気は穏やか。志望理由。志望科。家族構成。グループディスカッションでの立ち位置・感想。部活について。自分の性格について。今後，どのようなことをやりたいか。
グループディスカッション：面接官5名，受験者9名，100分。脈略のない写真5枚と白紙を使って紙芝居を作成。司会者，書記，発表者を決める。円形になった受験者を，面接官が取り囲むように座って見ている。

④ ディスカッション前に待機室で他の受験者と仲良くなっておくと心強い。ディスカッション中も一人一人を見られているので，気は抜けない。面接では，興味を持っていろいろと質問され，人となりをきちんと見てくれていることを感じ，こういう病院で働きたいと思った。

① 筆記試験・その他　② 面接試験　③ 受験した場所，方法　④ 受験後の感想・来年の受験生へのアドバイス　⑤ 見学・実習

土浦協同病院（茨城）

2018 年
① 小論文：各 400 字，80 分。全人的医療について。困難に直面した時の対処法。
② 面接官 5 名（院長・副院長・研修部長・看護部長・事務長），10～15 分。雰囲気は和やか。医師を目指した理由。小論文の内容について。将来希望する科。出身大学のある土地はどのような所か。チーム医療の必要性について。推薦状の特技や表彰されたことについて具体的に。履歴書の内容に沿った質問。
④ 小論文は時間があると思ってゆっくり書いていたら意外とすぐに時間がきてしまった。面接で医学的知識は問われなかった。答えたことに対して面接官は頷いたり反応してくれていた。学生時代に頑張ったことをアピールすると好印象だと思う。倍率がとても高く，事務の方が驚いて面接後に帰りのエレベーターで，なぜ応募したのかと聞いてきた。
⑤ 5 年生 2 月実習（1 週間）。小児科の実習。研修医や先生方は皆優しく接してくれた。寮もとてもきれいだった。

2016 年
① 記述：3 問，60 分。将来希望する，または興味のある診療科について。臨床研修後の進路について。高齢者の救急外来における対応について。
② 面接官 5 名，10 分。雰囲気は穏やか。面接前の調書に記入したことについて主に質問。

2015 年
② 面接官 3 名，7 分。圧迫面接ではない。志望理由。履歴書とともに事前提出の志願理由書を掘り下げた質問。志望科。併願病院の数と志望順位。医師以外の職種との連携は必要だと思うか。部活について。
④ 病院が新しくなり志望者が激増したので，しばらく倍率は高いかもしれない。
⑤ 9/上旬実習（2 週間）。救急の実習。指導医の先生方はとても親切で熱心。やる気を見せると色々教えてくれた。研修医の先生方がいきいきしている印象を受けた。

2014 年
② 面接官 3 名，5～10 分。雰囲気は和やか。志望理由。志望科。併願病院。当院は第何志望か。大学時代に打ち込んだこと。
④ 病院のよいところなどを話してくださり，面接というより勧誘のようだった。楽しい研修生活を送ることができそうな印象。
⑤ 7/23 見学・11/26～28 実習。小児科で，病棟，外来，NICU で参加型実習。親切に丁寧に教えていただいた。

2013 年
② 面接官 6 名，10 分。雰囲気は和やか。志望理由（履歴書とともに事前提出の志望理由書について）。志望科とその理由。尊敬する人とその理由。仕事はハードだが，体力や精神力に問題はないか。
④ 当日，医師になりたい理由や志望科を用紙に記入する。

日立総合病院（茨城）

2020 年
② 面接官 3 名，20 分。雰囲気は穏やか。大学生活について。
⑤ 5 年生 8/中旬・6 年生 7/上旬見学。施設がとても綺麗で，医師を含めて様々な職種の方が楽しそうに働いていた。

2019 年
② 面接官 6 名，20 分。志望理由。医師を志した理由。自己 PR。日立製作所にどう貢献できるか。
④ 雰囲気は特に堅苦しくもなく，会話するうちにどんどん和やかになっていった。話の内容以上に落ち着いてしっかり話ができるかどうかが大事だそうだ。今は会話がきちんとできる，身だしなみが整っているくらいの基本的な点に問題がなければ大丈夫だが，近年人気が出てきており，院長先生も変わったばかりなので今まで内容が変わってもおかしくないと思う。
⑤ 8/中旬見学，1/下旬実習（2 週間）。呼吸器内科。実習に行くか行かないかはそんなに問題ではなさそう。事務の方にマッチン

グを検討している旨を会話の中で伝えた程度。一応記録はとっているようなので，見学は一度行くのがベターかと。

2018 年
② 面接官 3 名，5 分。志望理由。医師を志した理由。志望診療科とその理由。将来志望する科。ここ 1 週間で怒ったこと，嬉しかったこと。
④ 落ち着いた雰囲気で，緊張することなく面接できた。
⑤ 8/中旬見学，12 月実習（2 週間）。神経内科での実習。多くの患者の経過を診ることができ，脳卒中を中心とした疾患の学習が行えた。講師以上が 1 名であり，研修体制としては少し不安が残る部分もあった。

2017 年
② 面接官 5～6 名，10 分。雰囲気は和やか。志望動機。当院を知ったきっかけ。将来志望する科。併願病院。部活について。最近怒ったこと。最近嬉しかったこと。将来のキャリアプラン。
④ 面接官が 1 名あたり 1 問ずつ質問。実習で指導してもらった先生がいたので安心感があった。
⑤ 5 年生 6/下旬・6 年生 5 月実習。救急では手技などたくさんやらせてもらえた。泌尿器，脳外科ではどちらも指導が丁寧で縫合などたくさんやらせてもらえた。

2015 年
② 面接官 7～8 名，10～15 分。雰囲気は和やか。志望理由。他に見学した病院数。今後見学する予定の病院はあるか。初期研修後の計画。最近嬉しかったこと，ムッとしたこと。部活で気を付けていたこと。小児科での実習の感想。
④ 最初に答えにくいものがあったら答えなくてよいと言われる。医学的知識や専門的な質問はなかった。最後に「質問はあるか」と聞かれ，研修医生活のことなどは研修医に聞くことができたので，と答えつつも病院のハード面について質問した。見学，実習に加え，県の地域枠の集まりなどで顔見知りの先生方がいらっしゃったため，リラックスしすぎてしまった。受験生は 1 つの部屋で待機し，順番になると事務の方が呼びにきてくれる。
⑤ 3 月見学，5/11～6/5 実習。小児科で実習。主に病棟業務と外来見学。朝 8 時頃集合し，17～18 時頃帰る。勉強会が盛んに行われており，良かった。研修医や他科の先生方とも仲良くなれ，色々な話を聞くことができた。

ひたちなか総合病院（茨城）

2019 年
① 計 90 分。
記述：脳震盪についての英語論文を読み，日本語で要約。電子辞書の持ち込み可。
小論文：文字数制限無し。この病院で成し遂げたい目標。将来について。長所と短所。自分の PC を持参し，Word ファイルで提出。
② 面接官 3～4 名，10～20 分。志望理由。将来希望する科。趣味について。ひたちなかの街並みについて。
④ 雑談も多く，和気あいあいとした雰囲気であっという間に終わった。直前の実習で顔を覚えてもらえたのもあり，特に緊張することもなかった。趣味について聞かれたから答えたのに，勉強する人がいいんだよねと言われた。
⑤ 11/初旬実習（2 週間）・6/下旬実習（1 週間）。麻酔，形成，救急，総合内科，外科を 1 週ずつまわった。手技系をやらせてもらえる。初期研修の担当の先生は内科系の子が好きそう。

2018 年
① 合計 60 分。
記述：英語論文の要約（日本語で）。辞書使用可。
小論文：自分の強み。当院で達成したい目標。今後の進路について。
② 面接官 5 名，7～8 分。志望動機。部活について。この病院で何がしたいか。小論文の内容について。
④ 英語論文は辞書使用可能なので，特別な対策はいらないと思う。面接官は皆優しい。雑談多め。この病院でどんな研修がしたいかをよく考えておくこと。内科で実習していると副病院長

① 筆記試験・その他　② 面接試験　③ 受験した場所，方法　④ 受験後の感想・来年の受験生へのアドバイス　⑤ 見学・実習

関東

と知り合いになれるので有利かも。茨城県修学生は 4 名まで採用。筑波大生は実習を行うと印象がよくなると思う。病院の雰囲気も分かる。
⑤ 6 月・11 月実習（各 2 週間）。救急と膠原病内科で実習。指導教員の先生が丁寧に指導してくれた。手技やプレゼン，サマリー作成などを体験できた。

2017 年

① 計 100 分。
記述：英語論文の要約（日本語で）。辞書持ち込み可。マクロファージが心臓に与える役割について。
小論文：字数指定なし。自分の強み。初期研修 2 年をどう活したいか，その先の進路について。
② 面接官 5～6 名，10 分。雰囲気は和やか。志望動機。将来の展望。実習の感想。併願病院。将来志望する科。小論文の内容について。当院の志望順位。
④ 実習でお世話になった先生が面接官にいたのでリラックスして臨めた。面接で突飛な質問はなく，丁寧に落ち着いて答えればよい。筆記は時間が足りなくなりそうだったので，どんな研修にしたいか，将来の展望なりすらすら書けるようにしておくとよいと思う。受験者は合計 20 名程度だと思う。
⑤ 4 月・6 月実習。指導医の先生方が皆教育熱心で，内科的診療プロセスや診察手技を学ぶことができた。

2013 年

① 記述：2 問，120 分。英語論文の要約。研修医としての 2 年間の展望。
② 面接官 5 名，10 分。雰囲気は穏やか。志望理由。進路として考えている科。研修で学びたいこと。

水戸医療センター（茨城）

2018 年

② 面接官 3 名，15 分。雰囲気は和やか。志望理由。特技。
⑤ 6 月見学

2017 年

② 面接官 3 名，20 分。志望理由。目指す医師像。興味のある科。部活について。趣味。特技。
④ 3 名の先生が 1 つ 1 つ質問してくる形式だった。
⑤ 7/下旬見学

2016 年

② 面接官 3 名（院長・副院長・総括部長），8 分。雰囲気はアットホーム。興味がある科。家族の職業。部活動についてなど。
④ 世間話のような面接だった。毎年，併願している受験者が多いと話していた。来てもらえたらたくさん勉強できるよう希望に沿って組みますという話しぶりだった。面接終了後，副院長室で雑談タイムがあった。

水戸協同病院（茨城）

2020 年

① 小論文：1,000 字以内，事前提出。初期研修の抱負。
② 面接官 4 名，15 分。オンラインで実施。志望動機。出身大学・当院のそれぞれ良いところ，改善すべきところ。自分を動物に例えると何か。地元の PR。留学先と比べて当院に足りないところ。将来留学したいか。（再受験なので）前の大学で学んだことを医師として働くにあたりどう活かせるか。
面接官 3 名（うち初期研修医 1 名・後期研修医 1 名），10 分。オンラインで実施。雰囲気は和やか。出身地。初期研修で不安なこと。
④ 例年行われている身体診察テストは，コロナの影響で行われず。今年はイレギュラーだったが，見学や実習は行った方がいい。その時のことを小論文や面接で伝えるといいかもしれない。面接では，おしゃべりする感覚で，緊張しなくて大丈夫だよと声をかけていただいた。
⑤ 2/中旬（4 日間）。救急科と総合診療科を 2 日ずつ。救急科，総合診療科ともにファーストタッチをやらせていただき，とても勉強になった。

2019 年

① 小論文：1,000 字以内，事前提出。初期研修の抱負。
その他：身体診察試験。入院中の患者さんに簡単な病歴を教えてもらい，15 分身体診察，臨床推論をする。問診は禁止。疾患を当てることを求められているわけではなく，患者さんへの礼儀や入室前の手指消毒などの方が重要。
② 面接官 3 名，5～10 分×2 回。雰囲気は和やか。志望理由。自分は何の動物に似ているか。どうしても嫌な人との付き合い方。部活で学んだことをどう医療に活かすか。第 1 志望かどうか。後期研修後の進路。地元に戻るかどうか。他に受験する病院の良い所。地域医療について。
④ 前日に前夜祭があり，そこで自己紹介等を行い，受験生とも仲良くなれるので次の日はあまり緊張せずに臨めると思う。身体診察は難しかったが，フィードバックはもらえるので勉強と思うのがよい。
⑤ 実習。実際に研修医の先生たちがどのような仕事をしているのかを見ることができ，自分が将来働いているイメージがわいた。指導のレベルが非常に高く，外来での医療面接もやらせてくれた。勉強になることばかりだった。研修医の先生の中には 1 ヶ月実習しに来た人もいるみたい。

2017 年

① 小論文：1,000 字以内，事前提出。初期研修での抱負。
その他：患者の身体観察。
② 面接官 3 名（院長・臨床教育センター長他），10 分。雰囲気は穏やか。志望理由。今後の進路。これまでの経歴。
④ 前日にウェルカムパーティーがあり，自己紹介を兼ねたプレゼンがある。総合診療に力を入れていることで有名な病院だが，外科も研修医の先生達の間では定評あり。受験者は総合診療好きな学生が大半だ。
⑤ 9/20～21 見学および実習。4/6 実習。初回は必ず総合診療科での実習が必要。2 回目は脳外と病理を回った。希望すれば当直も可能。

2016 年

① 小論文：1,000 字。事前提出。初期研修での抱負について。
OSCE：担当者（研修医）に簡単に現病歴を言われ，入院患者の身体観察をし，鑑別診断を挙げる。問診禁止。
② 面接官 3 名，10 分。雰囲気は穏やか。志望動機。小論文の内容について。
④ 自己 PR の準備をしておくとよいと思う。

水戸済生会総合病院（茨城）

2021 年

① 小論文：1,500～2,000 字程度，事前提出。心に残る医療体験。
② 面接官 4 名，20～30 分。選択可能だったためリモートで受験。雰囲気は穏やか。志望動機。自己紹介。趣味。小論文について。自分の長所と短所。
④ マッチングは準備が全て。早い時期から word で言いたいことをメモで残しておき，1 週間前にメモをまとめていったのが効果的だった。病院見学は行った方がいいし，色々な病院を受けるために勉強をしておいた方がいい。
⑤ 12/下旬見学。研修医と話せるタイミングも多くあり，当直見学までできてとてもいい経験になった。

2020 年

① 小論文：1,500～2,000 字程度，事前提出。目指す医師像，こんな医師に私は診てもらいたい。
② 面接官 3～4 名，30 分。志望理由。学生生活で頑張ったこと。話を聞いてくれない患者がいたらどうするか。個人競技とチーム競技どちらに向いているか。ストレス発散方法。安楽死について。
④ 直接面接とオンラインでの面接選択可能。
⑤ 見学 1 日コースを 2 回，医学生セミナーに 2 回参加。研修医の先生と関わる時間が長く，研修のイメージがつきやすかった。実習（2 週間）。実習に行って病院の雰囲気が大変よく，受験することを決めた。

① 筆記試験・その他　② 面接試験　③ 受験した場所，方法　④ 受験後の感想・来年の受験生へのアドバイス　⑤ 見学・実習

関東

2018 年	**済生会宇都宮病院（栃木）**
	2021 年

2018 年

① 小論文：事前提出。心に残った医療体験。
② 面接官 3 名，15〜30 分。志望動機。医師を目指した理由。志望科。小論文の内容について。臨床実習で印象に残っている症例とそれに対して自分がどう関わったか。人生設計。部活で印象に残ったこと。茨城の良いところ。
④ 小論文の内容について多く質問されたので，書いたことをよく把握しておくとよい。面接では回答を急かされることもないので，じっくり考えて答えればよい。見学した科の先生が面接に来てくれた。臨床実習での体験をよく覚えておくこと。事前の小論文である程度話題をコントロールすることも可能ではある。
⑤ 5 年生 8/上旬・6 年生 6/中旬見学

2017 年

① 小論文：事前提出。自分の目指す医師像。
② 面接官 3 名，25 分。医師を志した理由。志望動機。小論文の内容について。親は何をしているのか。在学中の大学を選んだ理由。
④ 面接官は優しい雰囲気で，口調も優しかった。
⑤ 7/下旬見学

2015 年

① 小論文：事前提出。心に残る医療体験。
② 面接官 3 名，30 分。最初に 1 分間で自己アピール。志望理由。志望科。事前提出の小論文について。サークルについて。
④ 見学時にお世話になった先生が面接官にいらっしゃったことや，自己アピールを事前にしっかり準備していたため，だいぶ楽に臨めた。

水戸赤十字病院（茨城）

2020 年

② 高校・大学での部活動や思い出など。
④ 見学時に病院長・副院長と 20 分程度の雑談を行い，それを面接として代用された。
⑤ 6 年生 6/下旬見学（1 日）。救急科の見学。

2017 年

② 面接官 1 名（副院長），15 分。雰囲気は和やか。医師を目指した理由。30 歳になったとき，自分はどうなっていると思うか。当院の魅力。興味のある科。
⑤ 8/中旬見学

足利赤十字病院（栃木）

2019 年

① 小論文：800 字，60 分。理想の医師像。
② 面接官 3 名（院長他），10 分。部活について。留学について。学生の間に頑張ったこと。
④ 優しい雰囲気だった。院長先生との相性が大事だと思った。見学は早めに行くとよい。
⑤ 12/初旬見学

2018 年

① 小論文：800 字，90 分。理想の医師像。
② 面接官 3 名（院長他），5 分。志望動機。学生生活の感想。夏季休暇の過ごし方。将来の抱負。
④ 病院見学が非常に重要である。興味のある学生は早めに見学に行くようにすること。
⑤ 11/中旬見学

2017 年

① 小論文：800 字，60 分。理想の医師像。
② 面接官 1 名（院長），10 分。志望動機。足利の印象。部活について。
④ 熱意があればマッチしてもらえる。体育会系の人が多いので，ハキハキ喋ることが大切。
⑤ 4 月見学および実習。教育的かつ熱心に病院のことを教えてくれた。とにかく病院がきれいで過ごしやすかった。

済生会宇都宮病院（栃木）

2021 年

① 小論文：800〜1,200 字，事前提出。理想とする医師像，または，医師としての将来展望。
② 面接官 4 名，20 分。当院を選んだ理由。志望科。医師を目指した理由。趣味。コロナ禍で制限がある中で何をしているか。他の職種と話が通じなくてトラブルになった時，どのように対応するか。アンガーマネジメントについて。医師を目指すにあたり他の道は考えたか。挫折経験。
④ 頷きながら話を聞いてくれる。履歴書の内容をしっかり自分で言えるようになっていれば対応できる。見学の際に人事の方にもきちんとした医師として，志望していることを伝える。礼儀正しく，失礼のないように。お礼メールなどもまめに行うといいと思う。
⑤ 12/下旬・6/中旬見学。8:00〜17:30。見学科をローテート中の研修医の先生方と話しながら回る。午前午後で 1 診療科ずつ見学可能。昼には医局で 1 年目，2 年目の先生方と話す時間をもらえる。時間は長いがその分しっかりと先輩方から病院について教えてもらえる時間がある。

2019 年

① 小論文：400 字，30 分。理想の医師像もしくは初期研修の抱負。
② 面接官 3 名，15 分。雰囲気は和やか。志望理由。見学した科。将来希望する科。自分の長所と短所。チーム医療をうまくやっていくには。
④ 病院内で迷子になっても優しく道案内してもらった。
⑤ 8/下旬・3/上旬見学

2017 年

① 小論文：400 字，30 分。理想の医師像，もしくは初期研修への抱負のどちらか。
② 面接官 4 名，15 分。雰囲気は和やか。志望理由。見学した科と感想。併願病院。将来志望する科。過去の研究の内容について。自分の長所と短所。上司と意見が食い違ったらどうするか。患者と接する時気を付けること。チーム医療で他職種と関わる時に気を付けること。自己アピール。
④ 見学に行っておけばあまり緊張せずに済むくらい，面接の雰囲気は良かった。医学的知識を問われることはない。落ち着いた受け答えができれば問題ない。小論文のテーマは毎年同じか，少なくとも試験日による違いはないので，遅い日程を選択し，事前にテーマをチェックし練習しておくとよいと思う。
⑤ 1/上旬・5/下旬見学

2015 年

① 小論文：800 字，30 分。2 つのテーマのうち 1 つを選択。1）理想の医師像，2）研修に対する意気込み。
② 面接官 4 名，15 分。志望科。中学・高校では何をしてきたか。患者との接し方。他に見学に行った病院。
④ 小論文の時間が足りなかった。難しい内容の質問はなかった。
⑤ 4/下旬・6/上旬見学・実習。とても丁寧に病院内を案内してくれた。忙しく，実習でもほぼ見学に近いものだった。

2014 年

① 小論文：800 字，30 分。2 つのテーマのうち 1 つを選択。1）理想の医師像，2）研修への意気込み。
② 面接官 4 名，20 分。雰囲気は穏やか。履歴書の内容について。併願病院。当院の志望順位。チーム医療がうまくいくには。コメディカルへの対応で気を付けて実践していること。
④ 受験日が複数設定されているが（8/18，20，21，22，26，27），小論文の内容に変化はないので，先に受験した友人に聞くと対策しやすい。面接では受験者を困らせるような質問はなかった。研修担当の先生とはこの日が初対面であったが，研修への熱意が伝わってきた。

佐野厚生総合病院（栃木）

2021 年

② 面接官 7 名，15〜20 分。志望理由。志望科。コメディカルとの

① 筆記試験・その他　② 面接試験　③ 受験した場所，方法　④ 受験後の感想・来年の受験生へのアドバイス　⑤ 見学・実習

関係性について。座右の銘。履歴書の内容をもとにした質問。
④ 面接官1名につき質問1つ。面接官の人数が多く一瞬圧倒されたが，雰囲気は終始和やかだった。1か月実習していて，顔見知りの先生がいたのも心強かった。もし本当に行きたいと思うなら見学に複数回行って，第1志望であることをしっかりと伝えること。採用に関しては，見学を担当した研修医の意見も反映されているようだ。気にしすぎる必要はないが，最低限の礼儀は守りましょう。
⑤ 3/上旬・7/上旬大学のプログラムで実習（各2週間）。とにかく温かい雰囲気が印象的だった。

芳賀赤十字病院（栃木）

2015 年

② 面接官6名，30分。雰囲気は穏やか。志望理由。自己PR。医師を志した理由。研修医として他の医療従事者とどのように関わりたいか。当院に望むこと。
④ 病院全体で研修医をしっかり支えたいという姿勢がうかがえた。事務の方がフレンドリーで仕事もできる印象。
⑤ 3/上旬見学・実習。小児科を見学させていただいた。学生への対応，産科との関係もよかった。研修責任者の先生の印象もよかった。

伊勢崎市民病院（群馬）

2022 年

① 小論文（事前提出）:「自己紹介（600字程度）」
② 面接官4人，受験者4人【時間】20～30分【内容】履歴書や事前提出の小論文をベースに質問される。【雰囲気・感想】和やかな雰囲気。
③ 病院からの指定により現地
④ 早めに準備をしておくと良いと思います。
⑤ 5年11月，救急科見学。研修担当の先生から研修の説明をしていただいた。研修医が主体的に診療に当たっていた。6年7月，消化器内科見学。マッチング試験時の挨拶も兼ねて伺った。身だしなみ，お世話になるであろう先生方の名前を把握することなどに注意した。研修医がどのように働いているかに注目した。

2018 年

① 小論文：A4 1枚，90分。臨床研修で期待すること。
② 面接官5名（院長・副院長・副院長補佐・看護師長・事務），受験者3名，30分の集団面接。雰囲気は和やか。自己紹介。志望理由。今までで一番印象に残っていること。将来の展望。看護師との関わり方について。自分の長所と短所。病院への質問。
④ 小論文，面接の内容は毎年ほぼ同じ。
⑤ 4/中旬見学

2017 年

① 小論文：A4 1枚，90分。チーム医療における研修医の役割。
② 面接官5名，受験者3名，30分。アットホームな雰囲気。志望理由。自己紹介。部活で思い出に残ったこと，大変だったこと。看護師とどのように関わっていくか。

2014 年

① 小論文：罫線の入ったA3用紙1枚（字数制限なし），90分。医師として大切にしたいことについて。
② 面接官5名（院長・副院長3名（うち1名は看護師長）・事務），受験者3名，30分。雰囲気は穏やか。志望理由。志望科。今までで一番心に残っていること。上級医と比べて研修医の強みは何だと思うか。医師にならなかったらどのような職業に就いていたか。自己PR（1分間）。
④ 小論文では，提出はするが採点には含まれないメモ用紙も配布された。面接では最初に「難しいことは聞かないのでリラックスしてください」と言われ，こちらの言うことをじっくり聞いてくださった。成績などについての質問はなく，人間性を見られていると感じた。自分の伝えたいことをよく整理しておくとよい。
⑤ 4月実習（1か月）。大学の実習。どの先生も熱心に指導してく

だった。研修医カンファや当直の見学も。研修担当の先生や研修医からもマッチング情報を聞けるので，行っておくとよい。

太田記念病院（群馬）

2022 年

① 小論文（事前提出）:「挫折体験もしくは成功体験について述べ，それがどのように影響を与えたかについて」
② 面接官4名，受験者1名【時間】20分【内容】推薦状を大学の先生に書いてもらうとしたら，どんな内容が書いてあると思うか・出身地はどこか・体力に自信はあるか・医師を目指した理由・他職種とコミュニケーション取る上で大切だと思うこと・他の研修病院との共通点，その中で太田が良い点・2年目以降どうしたいか・中学高校での失敗談【雰囲気・感想】終始和やかな雰囲気だった。予想外のことも聞かれるが，冷静に自分の言葉で伝えることが大切だと思う。
③ 病院からの指定により現地
④ マッチングで大事なポイントは，見学をしてアピールするより，見学をして本当に自分に合った病院で自分がやりたい研修ができるかを見ることが大切。また，病院は多いので，私は給料，関東圏，志望科があること，雰囲気がしっかりしている，少人数で絞って病院を片っ端から見学に行った。実際，それは効率的な病院の選び方だと思ったので参考にしてもらえればと思う。履歴書は面接においてとても大事。その上で，3か月前からは書き始めた方が良い。自分を知ることは難しく，面接をする上でも重要だから。履歴書の内容を，行きたい病院に合わせた内容にするのは良くない。それはあなたの良さを潰すから。あなたの良さを素直に出して，それを評価してくれるところに行くのがベストだと思う。
⑤ 5年の夏と6年の春の2回見学。真剣に研修に取り組む真面目な人しかいないと思う。他の病院とは違い，学生でなく医師である雰囲気が伝わってきて非常によかった。病院の雰囲気もとてもよく，建物も木目状をうまく使いおしゃれな空間であったのもよかった。身だしなみはもちろん，態度はしっかりした方が良い。また，研修医が見学者を評価するみたい。ただ，思うのは無理して真面目ぶるとかは辞めてほしい。おそらく，後で苦しむのは自分本人だから。本当に病院にあってる人は，評価されると思う。

2021 年

① 小論文：800字，事前提出。医師に必要な資質。
② 面接官4名（院長，研修センター長，看護師長，事務長），20分。医師を志望した理由。オリンピックの開催は賛成か反対か。他の併願病院との共通点。コロナ禍がもたらしたプラスな点とマイナスな点。他の研修医に自分は何を与えられるか。ストレス発散方法。この病院で何を会得したいか。自分を自分以上に知っている人はいるか。初期研修終了時にその人は何て言うか。今現在その人は貴方に苦言を漏らすとしたら何と言うか。
④ 面接会場へ入室する直前にマスクを外すように指示があった。面接官はそれぞれ順番に質問を1〜2個ずつ用意していた。イレギュラーな質問を投げかけた側も難しい事を聞いていると自覚していて「難しい事を聞いてごめんね」と前置きをされたので，落ち着いて自分の言葉で伝えることが大切だと思った。記入する履歴書はA4サイズだが，実際に面接中に面接官が目を通すのはB5サイズに縮小したものなので，字を小さく詰めて書いてしまうと読みづらくなってしまうと感じた。
⑤ 1/下旬・5/上旬・7/中旬見学

2020 年

① 小論文：800字，試験日に提出。新型コロナウイルスによる医療への影響について自分が感じたこと。
② 面接官7名，20分。志望動機。医師を目指した理由。将来の志望科とその理由。研修で頑張りたいこと。チーム医療を実現するためにコミュニケーション以外で大切なこと。他の受験病院と当院の共通点。体力に自信があるか。ストレス発散方法。自分の長所と短所。友人は自分のことをどう思っていると思う

① 筆記試験・その他	② 面接試験	③ 受験した場所，方法	④ 受験後の感想・来年の受験生へのアドバイス	⑤ 見学・実習

か。両親は自分のことをどう思っていると思うか。今まで自分が焦ったエピソード。

④ 例年は試験当日に小論文を書くことになっていたが，今年はコロナウイルスの影響で事前に書いてきて試験当日に提出する形式。面接では，質問はしてこないが見ている人が2名いて部屋には7名の病院関係者。面接では体力があるか，頑張れる根性があるかをしきりに確認しているような印象をうけた。短い面接の時間にいかに素の自分を知ってもらえるか，おもしろいと思ってもらえるかが大切なのだと思った。難しいことを聞かれて困っても，適当にぱっと答えるのではなく，時間がかかってもよく考えて自分の言葉として発することを意識するといいと思う。

⑤ 5年生8月・6年生8月見学。初めに病院長との面談があった。なぜこの病院に興味を持ったのか，将来の志望科などを聞かれた。その後，研修医室や当直室，医局などの見学をして研修医の先生と合流，話を聞いたり各科を見学させてもらったりした。病院は全体的にきれいで明るく，スタッフのみなさんはハキハキと活気のある印象を受けた。研修医の先生は少数精鋭であるためか，勉強熱心でたくさんの症例に触れ，テキパキと手を動かせる人が多かった。先生方はかなり教育熱心な印象を受けた。1日の病院見学だったが，熱心に指導してくださった。

2019 年

① 小論文：800字，50分。理想の医師像と初期研修で身につけたいもの。

② 面接官6～7名，20分。研修するにあたり病院に変えてほしいことを1つ挙げる。研修を7人でやるとして，自分と似たタイプは何人ほしいか。趣味。座右の銘。同期が落ち込んでいる時どうするか。部活について。

④ 緊張感のある雰囲気ではあるが，趣味に関してや部活のことなどアイスブレイクの質問も多く，面接自体は答えやすい雰囲気だった。群馬県にゆかりがない場合は，当地の志望動機を答えられるように準備すべきだと感じた。宿泊費，交通費が出る事もあり，見学者が多い。

⑥ 8/中旬・4/中旬・7/中旬見学。救急当直を見学で体験。リアルな研修環境を知ることができたので，非常に有意義だった。

2018 年

① 小論文：800字，50分。理想の医師像と初期研修で身につけたいもの。

② 面接官6～7名（院長・院長補佐・臨床研修担当医・看護師長・検査部長・事務長他），20分。志望理由。他に受けた病院とその病院と比べて当院がよい理由。当院の希望順位。初期研修で学びたいこと。働き方について。体力に自信はあるか。人に仕事をお願いすることができるか。部活について。リーダーに求められることは何か。家族構成。

④ 要職の方々が揃っていて少し緊張感のある雰囲気。人数が多いので若干圧迫感はある。ただ，特に厳しいことを言われたりすることはないので，面接というよりは会話をしに行く感覚で臨むとよい。病院の規模に比して定員が少なく，待遇もよいことから人気がある病院。全国から幅広く募集しているので，地元の大学出身者が有利ということはない。ただし，院長の出身校の学生は比較的受かりやすい。指導医や研修医も評価をするので，見学や実習でもしっかりアピールするとよい。志望理由ではここでないと，という熱い気持ちを伝えるとよい。

⑤ 7/中旬見学，5/中旬実習（2週間）。科によって内容はかなり変わる印象。消化器内科で実習。とても熱意のある先生たちに囲まれて刺激的だった。拘束時間は長いが，密な関係性を築くにはもってこいの科だと思う。

2015 年

② 面接官6～7名，15分。雰囲気は和やか。自分の長所と短所。どのような初期研修にしたいか。研修後の予定。留学経験はあるか，其の学んだこと。

④ 面接官の多さに驚いたが，答えにくい質問はされず，落ち着いて対応することができた。1時間ごとに受験者4名ずつ集合して順に面接していたようだ。交通費の支給あり（恐らく一律）。

面接後に事務の方からも質問がある（併願病院や志望順位など）。

⑤ 4/下旬見学，5/中旬実習（2週間）。小児科でシニアレジデントの先生についた。病棟，外来，新生児，NICU，地域の勉強会への参加，当直の体験など，充実した実習だった。

桐生厚生総合病院（群馬）

2022 年

① 小論文：1,500～2,000字程度，事前提出。心に残る医療体験。

② 面接官3名（副院長2名とプログラム責任者。本来は院長がいるが諸用でおらず，代わりに副院長2名で対応したとのこと）【時間】20分【内容】身内に医者はいるか，医師を目指した理由，医学部に入ってから理想と現実のギャップはあったか，見学や実習における桐生厚生の印象，地元に帰るつもりはないのか，将来的にはどんな医者になりたいのか，体力はあるか，医療チームでコミュニケーションを取る上で気をつけたいこと【雰囲気】終始和やか。将来的にどういう働き方をしていきたいかを網羅的に聞かれた。部活や学外活動，成績，自分自身の性格などについてはほぼ触れられなかった。

③ 病院からの指定により現地

④ 見学と実習はそれぞれ1度ずつ行っていたためか，志望動機などをそこまで深く聞かれず，面接が少しスムーズになったのではないかと感じました。備えられることには限度がありますが，予想できる質問に対しては一度自分で受け応えを練習すると当日の緊張がほぐれると思います。

⑤ 7/中旬見学。研修医の方々にはお会いできなかったが，見学した診療科の雰囲気が良く，希望を聞いて色んな設備の見学をさせて頂いた。4月に2週間実習。外来見学を中心とした実習で様々な疾患を見ることができた。研修医の方がその期間に回っておらず，関わることはなかった。医師同士の関係性や各診療科の雰囲気，若手医師の経験できる手技や症例の量を確認した。

2019 年

② 面接官4名（院長・副院長・医療局長・看護師長），10分。雰囲気は穏やか。留年した理由の自己分析。自分の長所と短所。経歴について。桐生医療圏の高齢者医療の状況を説明された上で，高齢者医療についてどう思うか。最近自分なりに計画をたてて実行したことは何かあるか。申し込み時の申請書，履歴書の内容を中心に質問。

④ 一次募集は小論文もある様子。二次募集は面接のみ。明るくしっかり答えていれば採用してもらえる感じだった。見学を申し込むとコメディカルの見学の有無を聞かれるが，見学しておいて損はないと思った。

⑤ 試験日午前中見学。病院全体を通して暇な日にあたった。

群馬中央病院（群馬）

2022 年

① 適性試験，小論文

② 面接官5名。個人面接【時間】15分程度【内容】当院の志望動機，興味のある診療科と理由，地域医療に対してどう考えるか，臨床実習で1番印象に残っている症例，チーム医療での医師の役割はなんだと思うか【雰囲気・感想】マスクは外して行った。穏やかな雰囲気で素直に応えるのが良いと思う。

③ 病院からの指定により現地

④ 本番面接にいらっしゃる先生と見学などで事前にお会いしておくと，当日少しリラックスして面接を受けられると思います。

⑤ 6/下旬，7/下旬に見学。上級医や研修医の先生のみならず他職種の方もとても優しい雰囲気だった。研修医の先生は全員本当に優しい。研修医の先生がどこまで手技などをやらせていただけるかに注目した。

2018 年

① 小論文：800字，50分。3つのテーマから1つを選択。最近のニュース。医師にならなかったら何をしているか。医師として困難な事例にあった時どうするか。

関東

① 筆記試験・その他　② 面接試験　③ 受験した場所，方法　④ 受験後の感想・来年の受験生へのアドバイス　⑤ 見学・実習

② 面接官 3 名（院長・外科部長・初期研修担当），5 分。志望理由。志望科。研修でやりたいこと。将来の展望。実習の感想。自分の長所と短所。病院への質問。
④ 一般プログラム 4 名，小児産科プログラム 2 名の枠で，受験者数は恐らく 10 名程。優しい先生方ばかり。特に対策等は必要ないと感じた。
⑤ 5 年生 7 月見学，6 年生 3 月・4 月実習。丁寧に指導してもらい，色々なことを教えてもらった。

公立富岡総合病院（群馬）

2022 年

① 小論文：病院を選んだ理由と初期研修でやりたいこと
② 面接官 4 名，受験生 2 名【時間】25 分前後（後に控えている受験生がいなかったためか，あまり時間に厳密ではないようだった）【内容】小規模である当院を選んだ理由・自分の性格について，さらにそこを深く掘り下げられた・（自身が再受験だったため）医師になろうと漠然と思った時期，明確になろうと思った時期とその理由について・（自身が大学で卒業研究を行っていたため）卒業研究の内容・（自身が情報系の大学卒だったため）AI の利点を分かりやすく説明して・運動部に所属していたが体力に自信はなかった。また，体力に自信はあるか【雰囲気・感想】マスクを外して面接を行った。雰囲気としては，堅苦しい感じではないが，とても和やかという訳でもなかった。事前に準備できて対策できる質問が多かった。
③ 病院からの指定により現地
④ マッチングは情報戦が非常に大きいと思うので，同大学の友人や，受ける病院が同じ他大学の友人などがいれば情報共有をしておくと良いと思います。病院見学に行った際に研修医の先生に詳しく聞いてみることが大事だと思います。また，年度によっては希望する病院を受験する人数に変動があると思われるので，昨年度と同じような傾向にはならない可能性もあると思いました。
⑤ 5/下旬に見学。内科を希望して見学を申し込んだところ，午前中に循環器内科を見学し，午後は救急外来の見学を行った。県内の学生実習の人と話すこともあった。研修医室はあり，その中では非常にゆったりした雰囲気であった。また，救急外来の看護師さんが非常に優しかった。病院自体も綺麗であり，研修生活は研修医の先生によればゆったりしているということであった。身だしなみや態度，時間を守るなど，社会人としての常識は守るようにした。

2015 年

② 面接官 5 名，15 分。雰囲気は穏やか。医師を志した理由。当院に期待することは何か。どんなことをしたいか。研修にあたり不安なこと。自分の弱点。体力に自信があるか。趣味。部活について。
④ 前年は気になるニュースを 2 つ質問されたと聞き，準備していたが今年は質問されなかった。待ち時間は事務の方が緊張をほぐしてくださり，リラックスして臨めた。難しいことは聞かれないので，落ち着いて臨めば大丈夫だと思う。
⑤ 7/1 見学，4/上旬実習（2 週間）。大学での実習として行った。病院の様子も分かり，先生方に顔を覚えてもらえるので，研修先として考えているなら行った方がよい。

公立藤岡総合病院（群馬）

2017 年

① 小論文：800 字前後，事前提出。初期臨床研修を始めるにあたっての抱負。
② 面接官 5 名，10 分。志望理由。医師を志した理由。志望科。どのような研修にしたいか。併願病院。将来の展望。実習の時の看護師の印象。印象に残った看護師。実習で印象に残った症例。1 分間自己 PR。
④ 面接後にケーキをいただいた。
⑤ 6 月実習（1 か月）。丁寧に指導してもらい，充実した実習だった。

2014 年

① 小論文：800 字（Word で作成），事前提出。初期臨床研修の抱負。
② 面接官 4 名（院長・副院長・マッチング担当医・看護師長），15～20 分。雰囲気は和やか。志望理由。当院は第何志望か。将来どのような医師になりたいか。自分の長所・短所。自己アピール。群馬の良いところ（群馬出身者には，藤岡の良いところ）。藤岡出身の著名人（例：堀越二郎）。最近読んだ本。体力面に問題はないか。気の強い看護師もいるが，どう対応するか。
④ 今年の志願者は例年の 3 倍で，午前と午後に分かれて面接が行われた。面接前後に控室で事務の人に茶菓を出していただき，お話をしたりして，リラックスできた。落ち着いてゆっくり答えれば特に問題はない。分からないことは正直にそう答える。
⑤ 3/下旬見学。見学中にいくつか質問をされた。希望する科を見学したときには，医学的なことも聞かれるものと思っておいた方がよい。

済生会前橋病院（群馬）

2022 年

① 小論文：医師を目指した理由（理想の医師像，医師の働き方を含めて）※内容は 3 日程ともすべて同じ。
② 面接官 3 名 1 名，受験者 1 名【時間】15～20 分【内容】どうやって当院を知ったのか，なぜ当院を選んだのか，将来の志望科，小論文の内容について，家族に医療者はいるか，大学生活で頑張ったこと，部活で得たこと，浪人生活で得たこと，併願病院とその理由【雰囲気・感想】終始和やか。最初に，雑談みたいな感じなので緊張しなくていいですと言われた。人柄を重視している。どこの病院でも聞かれることを準備していくといいと思う。
③ 病院からの指定により現地
④ 自分を素直に見せることができれば大丈夫だと思います。
⑥ 6 年 8 月の初期研修説明会に参加。受けるなら少なくともこれだけは参加したほうがいいらしい。最初に研修担当の先生から説明，その後研修医とその病院。肝臓病院。自分の長所と短所。部活をしていて研修に活用できることはあるか。他の医療職との関わり方について。大学生活で頑張ったこと。身寄りのない高齢者にどう対応するか。家族に医者はいるのか。

2018 年

① 小論文：800 字，60 分。研修に望むこと。理想の医師像。
② 面接官 3～4 名（院長・副院長他），15 分。雰囲気は和やか。志望理由。志望科とその理由。併願病院。自分の長所と短所。部活をしていて研修に活用できることはあるか。他の医療職との関わり方について。大学生活で頑張ったこと。身寄りのない高齢者にどう対応するか。家族に医者はいるのか。
④ 小論文は毎年同じテーマなので，予め考えていくとよいと思う。基本的な考えを述べ，コミュニケーションができれば大丈夫だと思う。例年そこまで人気というわけではないのだが，今年はなぜか人気だった。実習や見学へ複数回行ったりして，顔を覚えてもらうとよい。
⑤ 5/上旬・7/中旬見学

2014 年

① 小論文：800 字，60 分。どのような研修がしたいか。自分の目指す医師像。
② 面接官 4 名，15 分。雰囲気は和やか。志望理由。当院は第何志望か。目指す医師像。自己アピール。医師患者関係の構築に必要なこと。質問はないか。
④ 落ち着いて答えれば特に問題はない。
⑤ 3/下旬見学。始終和やかな雰囲気だった。

渋川医療センター（群馬）

2022 年

② 面接官 5 名（研修センター長と医師 4 名）【時間】20 分程度【内容】志願理由，出身大学についてとその地域について，何科に

① 筆記試験・その他　② 面接試験　③ 受験した場所，方法　④ 受験後の感想・来年の受験生へのアドバイス　⑤ 見学・実習

なりたいのかなど【雰囲気・感想】終始和やかな雰囲気で，面接官の方は常に笑顔だった。普通の面接対策を行うとよい。
③ 病院からの指定により現地
④ 直前の見学でたまたま面接担当の先生と話したことや出身地域のため，そこまで突っ込まれた質問はありませんでした。呼吸器内科は見学に行くと良いかもしれません。近年定員割れしなさそうなので気をつけてください。正直に，気楽に自分のことを話せるようにできればよいと思います。
⑤ 1日見学，風通しが良い，ゆったりしている，呼吸器内科が強い，スタッフ全員優しく，研修医と直接関われるようにした。研修医室も案内してもらい働くイメージが作れるようにした。

2017年
② 面接官4名，15分。志望理由。今後のキャリアプラン。第1志望の病院。研修医の労働問題についてどう思うか。意見が合わない人との解決策は。
⑤ 7/上旬見学

高崎総合医療センター（群馬）

2022年
② 面接官3名（2回），受験生1名【時間】10分（2回）【内容】当院を選んだ理由・将来の志望科について・部活動について・他に受けている病院・口頭試問（10分のうちの片方）など【雰囲気・感想】緊張感はあるが，穏やかな雰囲気。
③ 病院からの指定により現地
④ 口頭試問では，国試レベルで対応できるものがほとんどですが，勉強していないとわからないものもあるようです。受験をするか迷っている病院があるのであれば，早めに見学や情報収集を行った方が良いと思います。病院見学では，比較する点を決めておくと見学や質問がしやすいと思います。
⑤ 7/中旬見学。研修医の先生に実際について見学させていただき，診療科の先生方ともお話しする機会があり，実際の研修の様子が想像しやすかった。研修医室では，研修プログラムやマッチングについてなど教えていただいた。研修医同士の仲が良さそうで，働きやすそうだった。身だしなみ，持ち物，言葉遣いには気をつけた。研修医がどのようなことを実際しているのか，任されているのかに注目した。

2017年
② 面接官3名，10分×2回。部長面接（臨床的な口頭試問）と院長面接（一般的な採用面接）。志望動機。志望科。趣味。困難な出来事にどう対応するか。履歴書・調査票に基づく質問。
⑤ 5年生8月見学，6/中旬〜7/中旬実習（1か月）。院内は明るい雰囲気で，労働環境が整っていた。

2015年
② 面接官3名，10分×2回。院長面接と部長面接。志望理由。志望科。併願病院。大学で頑張ってきたこと。医師を目指した理由。
　口頭試問：3問程度。
④ 研修医の先生などは「しっかりコミュニケーションがとれれば大丈夫」と言っていたが，口頭試問で答えた内容を面接官はしっかり評価していた。

2013年
② 面接官3・2・2名，10分×3回。院長面接以外はゆったりした雰囲気。志望理由。群馬の病院を志望する理由。医師として大切なこと。興味のある科。部活動について。
　口頭試問：MCTD，痛風，悪性症候群について。
④ 面接のみなので，どこで差をつけているか分からない。口頭試問（なかなか難しかった）を頑張るほかないのでは。

館林厚生病院（群馬）

2022年
① 小論文：「今後，コロナウイルス感染症のような世界的パンデミックの発生に備えて，私たちができることを，医療・政治・個人の各観点から考えなさい」原稿用紙2枚（800字）
② 面接官4名【時間】20分【内容】当院を志望した理由・10年後

自分はどうなっていたか・履歴書に書いた自分のプロフィールからの質問・これから地域医療にどう貢献していきたいか【雰囲気・感想】終始穏やかな雰囲気で，始まる前も試験室に入るところまで事務の方が付き添ってくださった。見学に行っていれば顔見知りの先生も多いので，あまり緊張せず臨めるかと思う。
③ 病院からの指定により現地
④ 病院周りの道は狭いところも多いので，交通量によっては予想以上に時間がかかってしまうことも想定されます。時間に余裕をもって行くと良いかと思います。
⑤ 3月に大学の臨床実習の一環で1か月間実習。研修医室の雰囲気がとてもよく，看護師さんなどコメディカルの方々も優しく働きやすい環境だと思った。他の病院見学・実習に行くときと基本的に同じような注意点で大丈夫だと思う。

2017年
① 小論文：800字，60分。高齢化社会において社会がするべきこと，その中で医療者として果たすべき役割。
② 面接官3名（院長・臨床研修指導医・事務長），15分。雰囲気は穏やか。志望理由。志望科。研修に対する意欲。卒試・国試の勉強の進み具合。どこに住む予定か（病因提携のマンションや個人でアパートを探すなど）。
④ 何度も見学や実習に行っている場合，先生方は既に学生の人柄などを分かってくれている。医学的知識を問われることはない。履歴書を見ての質問が多かった。試験日は2日間あり，受験者数6名（群馬5名，他大1名）。
⑤ 2月実習（4週間）。研修医の人数が少ないので，救外等で学生も多くの手技を経験できる。指導熱心な先生（特に内科）も多く感じた。

利根中央病院（群馬）

2022年
① 小論文（事前提出）：「理想の医師像について」Word形式で1〜2枚。書式や文字サイズは用意されているものを使うため，おそらく1,600〜2,000字程度。課題は毎年同じ。
② 面接官5名，受験生1名【時間】20分【内容】志望理由・友人にあなたの長所を聞いたらなんと答えるか・2年間でどんな医師になりたいか・意見対立が生じた場合どうするか・他人をやる気にさせたことはあるか・医師として病院外でできると思うことはあるか・強いストレスを受けた経験はあるか・ストレスに対してどのように対応するか・将来の夢はあるか（医師とは関係ないことでもいい）・医師として最も重要な資質は何か・初期研修修了後の進路について・勤務先や病院職員の先輩達に対してした方がいいと思うことはあるか【雰囲気・感想】全体的に和やかな雰囲気だった。基本的には準備した回答で対応可能であったが，一部新しい質問もあった。
③ 病院からの指定により現地
④ 事前課題の小論文はコロナ流行前は病院に行っての試験形式だったよう。コロナの状況次第で変わるかもしれない。総合診療科に力を入れている病院なので総合診療科の実習に行っておいた方がいい。
⑤ 3月に大学の実習で1か月産婦人科を回った。検診やエコーなど色々なことをやらせてもらえるので研修医になったような気持ちで実習ができ，とても楽しかった。また先生方も優しく，学生のことを気にかけながら医学的なことからざっくばらんな話まで色々としてくれて楽しいだけでなく勉強にもなった。8月の頭に総合診療科の実習を予定していたが，コロナウイルスの関係で半日だけになってしまった。こちらも学生に色々と教えてくれる雰囲気はあった。実習の場合，基本的にスクラブを貸し出してくれる。しかし上履きは自分で持っていく必要があるので注意。

2020年
① 小論文：A4用紙2枚，文字数指定なし，60分。理想の医師像。
② 面接官2名，10分×2回。雰囲気は和やか。組織や部活内で問題が起きた時の対処法。ストレスコーピングについて。小論文の内容について（どうしてこう思うのか，など）。自分の家族に

① 筆記試験・その他　② 面接試験　③ 受験した場所，方法　④ 受験後の感想・来年の受験生へのアドバイス　⑤ 見学・実習

ついて 70 秒でプレゼン。30 秒自己 PR。COVID-19 では何が問題であると考えるか。医師を目指したきっかけ。
④ 質問内容は 2 回の面接で重複することもあった。院長質問では 30 秒で〜など時間を指定するパターンもあった。例年小論文の内容はほぼ同じとのことなので，事前に一度作っておくとよいと思う。
⑤ 6 月見学（2 泊 3 日）。こちらの希望を聞いて，希望に合わせた見学の提案をしてくれた。基本的には研修医の先生について回る。PHS を持たせてもらい，救急や採血などイベントがあると呼んでもらえた。

2018 年

① 小論文：800 字，60 分。理想の医師像。
② 面接官 2 名，10 分 × 2 回。最初に自己 PR。小論文の内容について。家族について（両親と兄弟姉妹の一人一人について）。
④ 話しにくさはない。自己 PR については予めもっと考えておくべきだった。面接室が 2 つあってその間が待機室。話し声が隣に聞こえるので要注意。当日の受験者数 6 名。病院主催のイベントがあるのでなるべく早くから行った方がよい。
⑤ 6/下旬見学

2014 年

① 小論文：400 字，60 分。あなたの目指す理想の医師像。
② 面接官 3 名（院長・医局長・事務長），15〜30 分。雰囲気は和やか。志望理由。小論文の内容について。医師を志望する理由は。自分が医師に向いていると思う点。自分は気性が激しいか穏やかか，なぜそう思うか。将来について（開業，勤務医など）。最近のニュースで気になるもの。大学時代の活動。病院に対して質問はあるか。
④ 会場までの交通や宿の手配など，とても親切でありがたかった。
⑤ 6/1〜2 見学・実習。事務の人が丁寧で，先生方も気さくで，色々とお話を聞けた。研修医の様子も見学でき，指導方針なども実感できてよかった。何度か見学に行けば確実に覚えてもらえる。

日高病院（群馬）

2022 年

② 面接官 3 名 受験者 1 名【時間】10 分程度【内容】志望動機，将来のキャリア，挫折した経験はあるか，こんな医者にはなりたくないというのはあるか【雰囲気・感想】終始和やか。一般的な内容で，やさしく聞いていてくれた。
③ 病院からの指定により現地
④ 自分のやりたいことを正直にアピールするのもいいが，病院が求めている研修医像に沿って面接を考えるのも大事。地方の病院だとどうしても地元出身者が有利な印象を受けた。
⑤ 5/31 に総合診療科を 1 時間ほど見学。研修医に丁寧に教えている総合診療科の先生がいた。他の内科の先生は忙しくて時に指導してもらえないこともあるよう。研修医の先生は親切に接してくれており，1 年次は 3 人であるが仲は良さそうだった。コメディカルとの関係性までは半日ということもありよく分からなかった。指導はどの程度時間を割いてもらえるか。時間外手当の有無。土日の勤務の有無。朝採血の有無。選択期間の制限について。年収。

2014 年

② 面接官 2 名（＋司会役の事務 2 名），10 分。荘厳な雰囲気ではあるが，リラックスできるよう司会役が計らってくれる。自己紹介を踏まえて，志望理由。将来の医師像。自分の長所と短所。
④ 救急，循環，脳外，病理に新たに取り組みたいので，それらを目指していると歓迎される。群馬出身者はやはり有利なようだ。採用したがっているかどうかは，面接の場面でははっきり分かる。
⑤ 6/下旬見学，3/上旬実習（2 週間）。研修医との関わりを重視している。研修医全員と指導医で，学生がどのような人柄だったか話し合っているらしい。

藤岡総合病院（群馬）

2022 年

① 小論文（事前提出）：『大規模な感染症の流行における医療者の役割について』800 字程度
② 面接官 4 名，受験者 1 名【時間】15 分【内容】実習に来てどうだったか・どんな研修生活にしたいか・興味のある診療科・外科は興味ないのか・救急は興味あるか・趣味について，日々のストレスはどのように解消しているか・小論文について・患者さんに伝える上で 1 番大事にすべきことは何か・体力に自信があるか・趣味について・ここが第一か・最後にアピールポイントなど【雰囲気・感想】雑談を交え，終始和やかな雰囲気だった。人によっては圧迫気味であったとの話も聞いたので，実習での印象などで態度を変えている可能性がある。
③ 病院からの指定により現地
④ 明るく，きちんと挨拶ができて，コミュニケーションもある程度取れることが大事。実習に行けるのであれば，実習に行ってアピールするとよい。履歴書を書くのは結構骨の折れる作業だけど，ひとつひとつ丁寧な字でしっかり考えぬいて書くことが大切。
⑤ 7 月 25 日見学。他職種同士であいさつなどしていて，病院の雰囲気がとてもよかった。5 月に 4 週間（内科，産婦人科）実習。先生方は教育熱心な人が多く，手厚い指導を受けることができた。内科は 2 週間で 4 つの診療科を回るので結構ハードだった。実習での印象は大切なので，しっかりあいさつをして真面目に実習に取り組むのが良いと思う。

前橋赤十字病院（群馬）

2022 年

① 小論文：コロナ禍で医師に求められること，働き方改革と研修医，どんな研修をしたいか思うことを書けといった内容（50 分 800 字）
②【院長面接】院長，看護部長，事務長と面接。グループディスカッションで何を意識したか，自分で採点するならどれくらいか，大学は推薦入試で入った。苦手な人はどんなタイプか，部活での役割。院長は少々当たり強めな印象【部長面接】研修担当の先生二人グループディスカッションどうだったか，対策はしてきたか，日赤がどんな研修病院だったらいいと思うか，今実際そのような病院であると感じたか，部活は大変ではなかったか，趣味について
③ 病院からの指定により現地
④ ディスカッションは論破ではなく協調性アピールにつとめました。面接は受験番号早い順です。最初は緊張しますがどんどん慣れてきます。想像以上に履歴書は大変です。早めに動きましょう。

2021 年

① 小論文：病院を選んだ理由と初期研修でやりたいこと
② 面接官 5 名。家族構成。将来の人生設計。趣味について。
⑤ 6/中旬見学

2019 年

① 小論文：800 字，60 分。日によってテーマが違う。働き方改革について。
② 面接官 3〜4 名，10 分 × 2 回。雰囲気は和やか。出身地。高校を選んだ理由。高校生活を過ごして何があったか。志望科とその理由。他に受ける病院とその理由。志望順位。夜間の呼び出しは大丈夫か。災害医療現場に行くのは大丈夫か。どんなリーダーになるつもりか。自分の長所と短所。
④ 後期研修も残るのか気があるかを見ていると感じた。先生方も事務の方もとても優しい。見学も実習も，とても快適に過ごすことができた。
⑤ 4 年生 3 月・5 年生 6 月見学，6 年生 4 月実習（1 か月）。小児科と救急科で実習。研修医の先生方に雰囲気や，良いところ悪いところを聞くことができたのがよかった。指導熱心な先生が多かった。救急科は色々やらせてくれるので，積極的に動いていくと心象がよさそうだった。

① 筆記試験・その他　② 面接試験　③ 受験した場所，方法　④ 受験後の感想・来年の受験生へのアドバイス　⑤ 見学・実習

2018 年

① 小論文：800 字，60 分。日によってテーマが違う。AI が医療を席巻すると考えられるが，医師として重要なことは何か。AI のメリット・デメリットを挙げて述べよ。群馬県の悪いところと改善案を述べよ。

② 面接官 3〜6 名，10〜20 分×2 回。志望動機。医師を目指した理由。併願病院。当院の希望順位。志望科。部活を通して学んだこと。ストレス発散方法。家族構成。災害時でも現場に向かえるかどうか。

④ 終始和やかで，冗談なども交えながら雑談のような感じだった。小論文に関しては「医師として論理的な説明ができるかどうか」を見ているのみで，点数化は全くしていないとのこと。

⑤ 7/上旬見学

2017 年

① 小論文：800 字，60 分。あなたの日々のルーティンとその意義について。

② 面接官 3 名，15 分×2 回。志望動機。医師を志した理由。研修終了後の進路。体力に自信があるか。イベントの際は周りをひっぱるタイプか，ついていくタイプか。部活について。苦手な人のタイプ。

④ 落とすための試験という感じはしなかったので，面接も正直に答えるのが正解かなと感じた。

⑤ 8/上旬見学

2016 年

① 小論文：600〜800 字，60 分。あなたのルーティン，またその意義について。（別日程では）あなたの理想とする飲み会とは。

② 面接官 5 名（臨床医）・3 名（院長・看護師長・事務長），各 15 分。雰囲気は和やか。履歴書に基づく質問。病院のイメージ。志望動機。理想とする医師像。部活で学んだこと。自分の長所・短所。将来の進路先。併願病院。

④ 終始和やかな雰囲気で，リラックスできた。面接が重視されると感じた。

⑤ 8/中旬見学，4 月実習（18 日間）。先生方が教育熱心で，分からないことについても丁寧に教えてくれた。非常に有意義だった。

JCHO 群馬中央病院（群馬）

2022 年

① 小論文：3 つのテーマが与えられ，その中の 2 つのテーマを選び各テーマ 400 字の小論文を書く。時間は 60 分

② 面接官 5 名，受験者 1 名【時間】約 15 分【内容】志望理由，将来志望の診療科について，実習で印象に残った症例・患者について，英語はできるか，外国人の患者さんに対応できるか，（学士編入なので）今までの経歴の中で得たもので将来医師となってから活かせるものはあるか，逆質問【雰囲気・感想】穏やかな雰囲気であった。質問内容は，先輩からの情報で聞いていたものと同じようなものだったので，事前に用意していた回答で対応できた。

③ 病院からの指定により現地

④ 過去にどんな質問をされていたのかを調べることが大事だと思います。自分なりに回答のベースとなるものを作っておけば，ある程度の質問には対応可能だと思います。履歴書の趣味や特技，資格などの欄はできるだけ埋めておいた方が，面接の中でいい話題になると思います。

⑤ 6 月 22 日に小児科の病棟業務と外来の見学。研修医室で昼食を食べる時間が設けられており，研修医の方から初期研修プログラムについての説明や病院についての説明を聞くことができた。マッチングの面接などについても質問でき，アドバイスをもらうことができた。

2014 年

① 小論文：A4 2 枚程度，50 分。2 テーマより 1 つ選択。1）医師を目指した動機，理想の医師像，2）地域における医師の役割。

② 面接官 5 名，10〜15 分。雰囲気は和やか。自己紹介・PR。志望科とその理由。ストレス発散方法。どのような研修をしたいか。

併願病院。

④ 小論文は思っていたより時間が足りなかった。面接では，基本的な質問に答えられるようにしておけばよいと思う。

上尾中央総合病院（埼玉）

2021 年

① 合計 75 分。最初の 25 分はスマホ使用可能。
五肢択一：5〜10 問。英文読解。
小論文：800〜1,200 字。上尾病院の研修理念に掲げる「たくましさ」について。これまでにたくましさを発揮して成し遂げたこと，またはたくましさを発揮できず失敗した経験について。

② 面接官 3 名（医師・1 年目研修医），15〜20 分。雰囲気は和やか。出身校のものとその理由。今まで読んだ本や映画で印象に残っているものとその理由。履歴書からピックアップされた 3 つのキーワードから 1 つを用いて自己 PR。

④ 履歴書についてかなり掘り下げられるので書いた内容についてはどんなことでも答えられるようにした方がよい。見学に行けば試験内容など研修医の先生方が細かく色々なことを教えてくれるので，そこで情報収集すれば十分だと思う。日頃から実習などで感想や質問を求められた時に対応できるようにしておくとマッチングが楽になる。自分の軸を曲げずに，しっかりハキハキ話すのが大事だと思う。初めての経験で緊張すると思うが頑張ってください。

⑤ 7/中旬見学。たくさんの研修医が相談に乗ってくれた。臨床研修委員会の先生から直々に研修内容についての話がある。質問にも一つ一つ丁寧に答えてくれた。

2020 年

① 五肢択一：5〜10 問。英文読解。USMLE のような問題。特異度の計算や，COVID-19 についての WHO の指針など。スマホ，辞書の持ち込み可。
小論文：600 字程度。研修医が使用する自己評価シートを用いて，現在または過去のある時点での自分について採点し，最高点または最低点をつけた項目とその理由，よりよくするために必要なこと。

② 面接官 3 名（副センター長・医師・研修医），10〜20 分。当院を知ったきっかけ。志望理由。医師を志した理由。他の受験病院。3 年目以降の進路。志望科。自分の性格を一言で表すと。事前提出した願書からキーワードが 3 ピックアップされていて，それらを使って 1 分半で自己 PR。

④ 事前提出した履歴書はしっかり読み込んでおいた方がよい。「ジャケット脱いでいいよ，緊張しなくて大丈夫だよ。」と言われ，雰囲気は和やか。こちらから質問する時間もくれた。楽しく面接を終えられた。

⑤ 5 年生 3/下旬見学。1 回目は必ず午前中総合診療科，午後救急科の見学と決まっており，2 回目以降は自由。初期研修医が主体的に動いている印象を受けた。夕方頃からセンター長の話を聞く。センター長は見学に何回も来なくていいと話していた。

2019 年

① 計 120 分。
五肢択一：10 問。USMLE STEP 1。スマホの持ち込み可。
小論文：700 字。上尾中央総合病院の研修理念 3 つの中で最も重要だと思うもの 1 つについて，自分がどういった研修を行いたいかを踏まえて述べよ。

② 面接官 3 名，15 分の個人面接。ゴルフ部なので，最近話題の選手などについて。チームプレイをどう思うか。留学経験で日本と違うと感じたこと，一番楽しかったこと。年配のコメディカルスタッフをどう思うか。
集団討論：面接官 2 名，受験者 5 名，60 分。実習で最も印象に残った経験について。

④ 個人，集団，小論文の 3 グループに分かれてローテート。面接は終始和やかで，質問は特に決まっていない様子だった。実習を行っている学生も多く，見学は大切そうだった。研修医の先生が違うという方針らしく，研修医の先生たちと合わないと感じたら難しいと思う。後日センター長から履歴書と小論文，英語のテストの評価メールがきた。

関東

① 筆記試験・その他　② 面接試験　③ 受験した場所，方法　④ 受験後の感想・来年の受験生へのアドバイス　⑤ 見学・実習

⑤ 6月見学

2018 年

① 計90分。
五肢択一：5問。USMLE から出題。基本的な内容で難易度は低めだと思われる。
小論文：400字。あなた独自のリーダーシップとは何か。

② 面接官4名（麻酔科部長・看護師他），10分の個人面接。志望動機。理想の医師像。履歴書に沿った質問。困難にどのように対応するか。上級医から検査に必要な薬を忘れたため急いで取りに行くよう言われ，病棟へ向かっている途中で道に迷っている患者に出会ったらどうするか。もし上級医と電話がつながらなかったらどうするか，患者の立場だったらどう思うか，なども追加質問も。
集団討論：面接官3名，受験者4～5名，50分。臨床実習で最も印象に残った出来事を受験者同士で各2分間発表したあとに，ディスカッション。発表を聞いてどう思ったかお互いに話すような感じだった。

④ どちらの面接も終始穏やかな雰囲気だった。長い待ち時間の間に他の受験者と会話できて情報共有できた。終了後に飲み会があり，面接の前後も周囲の人と話す機会が多く，楽しいマッチングだった。今年は受験者が多く，個人面接の時間が短めだった。病院指定の履歴書で，志望動機，理想の医師像，大学生活で力を入れたことなどを記入しており，なかなか中身を読まれていると感じた。人柄重視で選んでいると思う。

⑤ 6/中旬見学，3月実習（1か月）。実習は行った方がよさそう。面接に1年目の研修医が入るので，できれば4～6月の方が，顔を覚えてもらうという意味ではよいかもしれない。

2017 年

① 計90分。
五肢択一：3問。USMLE より。公衆衛生や倫理のようなもの。
小論文：800字。指導医が研修医に，重症の患者がいるため1か月病院に泊まりこむことを命じた，という内容の文章について感じたこと。

② 面接官4名（整形科長・研修医・看護師・理学療法士），20分の個人面接。履歴書に沿った質問。他院の志望状況と理由。挫折したこと。2年目の研修医に何を望むか。リハビリについての考え。
集団討論：面接官3名，受験者3名，30分。臨床実習で一番思い出に残った出来事を受験者同士で発表したあとに，ディスカッション。最後に感想を聞かれた。

④ 最近人気が出ている病院。臨床研修センター長がとても熱心で，質の高い選考をしたいと言っていた。厳しいとのことだが，それでも行きたい人は見学や面接でしっかりその思いを伝えることが大事。複数回見学する必要はないと思うが，見学時の研修医や指導医の印象的なことを自分の中に持っていた方がよいと思う。コメディカルをとても大事にしているので，連携なども見ておくとよい。

⑤ 4/下旬～5/下旬実習。実習に対する熱意や積極性を見られていると感じた。先生方に積極的に質問したり，自分の考えを述べることが大切だと思う。

春日部市立医療センター（埼玉）

2022 年

② 【時間】7～8分，担当面接官4名が順番に質問をする【内容】※最初にマスクを外して受験番号と名前をいう・浪人について・短所・学生生活頑張ったこと・得意料理は何か（趣味に料理と書いていたから）・将来の志望科【雰囲気・感想】優しかった。変なことは聞かれなかった。事務の方が優しい。

③ 病院からの指定により現地

④ 時間とお金をかけてでも見学には行ける時に行くべき。見学の時にお話しした研修医の先生が上の先生に推してくれることもある。

⑤ 3月，7月見学。研修医の先生と話す時間がたくさんあるので，質問を考えて行ったほうがよい。お昼ご飯を食べたら少しお話しして終了。研修医の先生が面接で聞かれたことを教えてくだ

さった。ある程度学力がある人を選んでいるとおっしゃっていた。

2019 年

② 面接官7名，5分。目指す医師像。将来希望する科。浪人生活はどうだったか，自己アピール。

④ 試験日によって面接官の人数が異なるようだ。突っ込んだ質問や医学的知識を問う質問はなかった。選考方法は短時間の面接のみで，内容も差がつくものではない。恐らく成績が重要な選考基準であると思う。

⑤ 6/下旬実習（2週間）。病院の雰囲気を知るためには十分な期間だった。顔を売るためにも行った方がよいと思う。

川口市立医療センター（埼玉）

2020 年

① 小論文：800字。コロナの状況下でどのような研修をしたいか。

② 面接官3名（病院長・救急の先生・看護師長），5分。穏やかというわけでもないが，圧迫でもなかった。

④ 試験日は2日間に分けられていて，小論文の内容は全く違ったので参考にならなかった。面接時間も短く，緊張するが，積極的にアピールポイントは言っておいた方がいい。

⑤ 6年生8月見学。よい雰囲気だった。

2019 年

① 小論文：800字，60分。（一次試験）働き方改革について。（二次試験）地域の中核病院でなぜ働きたいのか。指導医にどのような指導をされたいか。2年で学びたいこと。

② 面接官3名，20分。医師を目指した理由。好きな映画。尊敬する人。希望する科。体力に自信があるか。誰と暮らしているか。

④ アットホームな雰囲気。出願は早めにした方がよい。

⑤ 7/上旬見学

2018 年

① 小論文：800字。どのような研修生活を送りたいか。
英文和訳：A4用紙1枚分。全文和訳。現病歴のような内容だった。

② 面接官3名，10分。志望理由。出身地のおすすめは何か。部活の成績について。

④ 和やかな雰囲気で緊張することなく答えられた。

⑤ 5月見学

2015 年

① 小論文：800字，60分。我が国の医療または福祉についていま最大の課題と考えられるものを挙げ，その対策を述べよ。
英語抄読：面接5分前に，英文を渡され，面接の最初の数分で要約。

② 面接官3名（院長・副院長・看護師長），10分（英語抄読を含む）。医師を目指した理由。将来の医師像。部活で大変だったこと，楽しかったこと。当院の看護師たちはどのような印象か。

④ 分からない単語は聞くと教えてもらえる。看護師についての質問は，実習に行ったからだと思う。労働環境について話題にするのならば，そういった点についてもよく見ておくべきだと思った。受験者数は多くない。この地での生活をよくイメージすることが大切。

⑤ 5/下旬～6月実習（2週間）。実習で行くのは少々不便ではあるが，研修医の様子も分かり，話を聞く時間もあるので，1日見学で行くより参考になると思う。

2014 年

① 小論文：800字（横書き），60分。チーム医療の必要性が叫ばれている。あなたが医師になったときにチーム医療を推進するために，具体的に何が必要か。
英語抄読：面接5分前に，A6くらいの大きさの用紙に印刷された英文（糖尿病について）を渡され，面接の最初の数分で要約。レベルは，医学用語を含め，大学入試程度。

② 面接官3名，10分（英語抄読を含む）。雰囲気は緩やか。医師を志望した動機。きょうだい構成。自分の性格を一言で言うと何か。英語の成績について。10年後のビジョン。部活について

① 筆記試験・その他　② 面接試験　③ 受験した場所，方法　④ 受験後の感想・来年の受験生へのアドバイス　⑤ 見学・実習

（役職，大変だったこと）。女性であることで利益・不利益を感じたことはあるか。結婚・出産について。
④ 例年，定員割れなのに，今年は受験者が多かった。面接の時間が短くなるので，英語抄読は簡潔にまとめた方がよい。
⑤ 3/24 見学・5/下旬実習（2週間）。実習点などはないとのことだが，多くの人が実習に行っていたので，可能な限り行った方がよいと思う。見学のみの人は少数派。

関越病院（埼玉）

2020年

② 面接官4名，受験者4名，40分。志望理由。10年後何をしているか。医師を志した理由。あなたのこれまでの経験が研修にどのように役立つか。どのような研修生活を送りたいか。
④ 終始穏やかな雰囲気だったが，1名厳しい先生がおり，突っ込んで聞いてきたり厳しい視線を浴びせてくる。
⑤ 6/中旬見学

2017年

① 小論文：60分。面接用の内容とのこと。理想の医師像。志望理由など。
② 面接官2名，受験者3名，60分。雰囲気は穏やか。志望理由。志望科。目指す医師像。履歴書に沿った質問。
④ 思ったより色々な内容について深い質問をされたので，知識の整理はしておく必要あり。
⑤ 6/上旬見学

行田総合病院（埼玉）

2021年

② 面接官2名，20分。志望理由。将来の志望科。医者を志した理由。見学時の様子。
④ アットホームな雰囲気。想定した通りの質問であり，答えづらい質問などはなかった。とにかく，にこにこ穏やかで問題を起こすことのなさそうな人が欲しいという雰囲気だった。やる気もそれなりには見ていると感じた。
⑤ 7/上旬見学。実習は行きたかったがコロナ期間中で行けなかった。

熊谷総合病院（埼玉）

2022年

① 小論文：【時間】30分【内容】（それぞれ3行ほどで）① 自分が病院に貢献できること② 理想の医師像③ 自己責任という言葉についてどう思うか④ .初期研修仲間との会話が掲載されており，それに対して自分はどう答えるか（④ 初期研修において志望科をやる意味はないのでないか⑤ 残業や土日の労働について）
② 面接官4名，受験者20名（別日にも試験があったため，合計するとそれ以上いると思われる）【時間】15分程度【内容】当院を選んだ理由・将来の志望科について・事前アンケートに基づく質問・なぜ埼玉なのか【雰囲気・感想】見学の時は明るかった先生も含め，どの先生も無口。少し怖かった。でも，普通に受け答えすれば大丈夫だった。
③ 病院からの指定により現地
④ 見学も面接の一つです。見学から全て見られていると思って行動することを心がけてください。
⑤ 4/下旬と6/下旬に見学。身だしなみと話し方に気をつけた。はじめて見学に行ったとか院長が代わっていたので，そのことによってどのように研修が変わったのかに注目した。

2021年

⑤ その他：事前アンケート。全員一斉に，各項目3～6行くらいの記述が10項目，30分。終了30分後から順番に面接開始。自分が研修医のまとめ役だったら何に気を付けるか。理想の医師像。病院に貢献できることは。2年間を終えてどんな医師になっているか。働く上で大切にしたいこと。時間外勤務の考え方。あなたにとって譲れないものは。先生方から指導を受けるにあたに必要なこと。興味の無い科の研修に対する姿勢は。チーム医療で大切なこと。

② 面接官8～9名（医師・事務），15分。自己紹介（自己PR，長所など）。志望動機。どのような理由でこの病院を見つけ来たのか。学生時代を通して頑張ったこと。時間外勤務についてどう思うか。なぜ地元ではなく熊谷市で働こうと思ったか。後期研修について考えていることがあれば何か。
④ 面接官3名を予想していたが，直前になって事務方参加と事前に決めていたよりも人数が増えた模様。だが圧迫感を与えようという意図は無く終始和やかな雰囲気。数回笑う場面あり。最後は褒めて送り出してくれた。病院見学の際に研修医の先生にアンケート内容や変わった質問がないか聞いておけば，十分対応可能。30分アンケートはかなり時間がなく，2項目くらい埋め切れていない人もいた。ただしそれがどれくらい影響するかは不明。事前の見学では，面接内容について聞いてある程度アンケート内容についても考えておく。
⑤ 3/下旬・7/下旬見学実習

越谷市立病院（埼玉）

2019年

① 小論文：800字，60分。医師になっていなかったら何になっていたか。理想とする医師。
② 面接官3名，15分。志望動機。自己PR。研修後の進路。
④ 雰囲気は良く，対応も丁寧。昨年から受験者数が増えているので，二次で受験するより一次すべり止めに書いておいた方がよいと言われた。
⑤ 10/下旬見学

2016年

① 小論文：800字，60分。3つのテーマのうち1つを選択。1）移植について，2）理想の医師像について，3）医療事故を防ぐには。
② 面接官3名，20分。雰囲気は和やか。志望動機。リーダーシップとは何か。部活動について。この病院をより良くするには。

済生会川口総合病院（埼玉）

2022年

① 小論文（事前提出）：医師の働き方改革について思うことを"研修で如何に学び働くか"という点を踏まえ，1,000字以内で述べなさい。
② 面接官との距離があるため，マスク外して表情見ながら行った。【プログラム長より】病気はしてないか・親は何をしているか・併願について・市中病院がいい理由・志望順位は・後期研修の科・大学入試の時いма大学以外を受けたか【院長より】部活動での役割・趣味について・学園祭での役職について・併願先について・長所と短所・コミュニケーション能力の有無
③ 病院からの指定により現地
④ 落ち着いて頑張ってください
⑤ 立地は良くないが研修医の先生方によれば平日に都内に出れる余裕もあるとのこと。病院はそれなりに綺麗である。全体的にホワイトな雰囲気で，研修医の先生方の雰囲気も良い。礼儀作法に注意した。採用人数が少なめなので，見学で覚えてもらえるように積極的にコミュニケーションをとった。

2019年

① 小論文：800～1,000字，当日提出。研修修了時に医師として得たいことを「2年後の病院への約束，私への約束」と題して述べよ。
② 面接官3名（院長・副院長・研修委員長），15分。志望動機。併願の場合の志望順位。将来希望する科とその理由。医師を目指した理由。研究はしたいかどうか。家族構成。兄弟姉妹の大学。実家が開業しているなら病院のことについて。どこを大学受験したか。結婚したいか。子どもがほしいか。どのような研修にしたいか。
④ 世間話で緊張をほぐしてくれてから面接が始まる。学問的質問はなかった。他の病院では聞かれないこと（家族のこと，大学入試のこと）を聞かれた。見学時に研修医からの裏評価があるらしく，事務の方も含め失礼のないように注意すること。

関東

① 筆記試験・その他　② 面接試験　③ 受験した場所，方法　④ 受験後の感想・来年の受験生へのアドバイス　⑤ 見学・実習

関東

2017年
① 小論文：1,000字，60分。ヤブ医者とは何か。
② 面接官3名（副院長・研修担当医），15分。雰囲気は和やか。提出書類に沿った質問。志望動機。地元に帰らなくてよいのか。
④ 書類は全て事前に目を通していると思われる。研修担当の先生は反応が薄め。
⑤ 6/上旬見学

2015年
① 小論文：1,000字，60分。ポリクリで最も印象深かった症例。
② 面接官3名，15分。履歴書の内容。出身地・出身高校について。部活について。家族について。得意科目。病院の印象。国家試験への意気込み。将来の展望。自己PR。併願病院。
④ 小論文は文字数に対して時間が短いため，すぐに書き始めないと時間が足りなくなる。文字数の多さに慣れるような小論文対策が必要だと思う。履歴書に書かれていることは全て聞かれるので，書いたことを頭の中で整理しておいた方がよい。

2014年
① 小論文：1,000字，50分。チーム医療について。
② 面接官3名，17分（予定では10分）。志望理由。志望科。併願病院。家族構成，それぞれ何をしているか。成績について。部活について。自分の長所と短所。3年目の進路。最後に一言。
④ 第1志望にする人が少ないという噂なので，倍率は高くないと研修医から言われたが，きちんと選んで順位をつけていると感じた。選考には，面接官だけでなく，事務の意見も加わるそうなので，見学の際の連絡やマナーにも気を付ける。1日に10人少々受験するので，かなり待つこともある。おそらく願書提出順＋五十音順なので，早めに提出した方がよい。
⑤ GW・7/下旬見学。たいていの科は，午前中見学→研修医と昼食・雑談→14～15時で帰宅。小児科のみ，17時まできっちりポリクリ形式。病棟回診→カルテ作成（SOAP）→研修医に交じって診問→乳児院見学。

済生会栗橋病院（埼玉）

2021年
② 面接官4名，20分。雰囲気は和やか。志望理由。志望科。人生で一番苦労したこと。幼少期～高校までの人生について。小学校時代にどういう風に夏休みの宿題に取り組んでいたか。
④ 同日の受験者数は4名だった。他の受験者の面接中は別室で待っているので，その間は結構緊張したが，事務の方が「緊張しなくて大丈夫だよ」と声をかけてくれた。医学知識などは一切聞かれないので，気負わず，自分自身のことを話せばよいと思う。人気・倍率が高いところに合格することが成功ではなく，自分に合った病院とマッチすることが成功だと思う。病院が求める人物像にあわせて自分を変えるのではなく，自分を評価してくれるところで頑張りましょう。
⑤ 5/上旬見学。簡単な自己紹介，何を見学したいか，将来の志望科などを事前に病院事務の方にメールで送る。当日はそれをベースに病院長，指導医と話をする時間がある。研修医と話をする時間も十分にある。研修医1年目の先生と一緒に処置・外来を見学させてもらった。

2020年
② 面接官4名，10分。
④ 面接は約2か月間の中から好きな日程でこちらに合わせてくれた。見学で多くの先生方に覚えていてもらったからなのかは分からないが，時間も短く，内容として難しいものはなかった。雰囲気はとてもよい。
⑤ 5年生冬・6年生6月見学。5年の冬に実際に行って印象が良かったので，もう一度行った。

埼玉協同病院（埼玉）

2022年
① 小論文（事前提出）：（300字以上400字以内）以下のテーマから1つ選んで自分の意見を述べよ。「医師の働き方改革」「気候変動」「新型コロナウイルス感染症」「SDH」

2017年
② 面接官3名，記録係1名。個別面接【時間】15分程度【内容】病院の志望理由や医師を目指した理由，最近気になるニュース（医療的なこと，それ以外を1つずつ）など，一般的な質問に加え，私の経歴について（学士編入のため）深く尋ねられた【雰囲気・感想】面接官の雰囲気は部屋によって差がありそうだった。また，図表を見せられて，それについて意見を述べよというものも面接時間中にあった。手応えなく終わった。
③ 病院からの指定により現地
④ 専攻医以降の進路も見据えて初期研修先を選べるといいかなと思います。
⑤ 2021年の8月と，2022年の2月に2回見学。教育体制がしっかりしており魅力的であった。研修医の先生もいきいきと働かれていた。失礼のないようにすること。スーツはパンツスタイルで，動きやすいようにした。また，2年間のうちにどれだけ主体的に学べるか，そのための環境がどのくらい整っているかに注目した。

2020年
② 面接官4名（病院長・介護師長・事務長・医学生担当），15分。雰囲気は穏やか。志望理由。医師になった理由。医療の話に出会ったことはあるか。コロナ禍で感じたこと，また学んだことは何か。当院での臨床研修に求めていること。大学でやってきたことは何か，そういうことをやっていた時に周りの反応はどうであったか。同期や後輩から慕われていること。
④ 入室の前のノックから，席に座るまでとても見られている感じだった。お作法はしっかり！人柄を見るだけなので面接のみの試験だと事務の方は言っていた。自分はZoom等の面接を含めて3度目の面接だったので，内容としては当然は聞かれなかった。むしろ，見学に行った際に急遽組まれた総合診療のプログラム長の先生との面談の方が色々と突っ込まれて聞かれた。
⑤ 見学（1日）。ここを第1志望にすると猛アピールしたところ，その日のうちに総合内科プログラム長との面談を用意してくれた。病院の雰囲気も研修医の雰囲気もとてもアットホーム。コメディカルや上級医との垣根も低く，相談しやすそうだった。病院全体で研修医を育てていこうという雰囲気があるので，是非興味があったら見学に行くことをおすすめする。

2019年
② 面接官3名，15分。雰囲気は穏やか。志望理由。医師を志した理由。初期研修後の進路。将来目指す医師像。実習時の当院の印象。学生時に頑張ったこと。部活内での立ち位置。自分の長所と短所。戦争についてどう思うか。
④ 質問内容はほぼ一般的なことだが，民医連の病院なのでそれに関連した質問もあると思う。面接だけなので，それで他の学生と差をつけるのは難しいと思った。なので見学や実習でどれだけいい印象を与えることができるかが大切だと思う。
⑤ 5年生8月見学。6年生6/上旬実習（2週間）。研修医に対してだけでなく学生にも熱心に指導してくれた。1人の患者さんの主治医のように実習させてもらいICなどもすることができた。先生は学生の性格をよく見ていた。

2015年
② 面接官2名（院長他），10～20分。志望理由。医師を志した理由。将来思い描く医師像。初期研修の位置づけについての理解。民医連について知っていることは何か。
④ 病院長から最初に「緊張しなくていい」と言っていただいて，終始よい雰囲気で受けられた。見学時に前向きな姿勢でいたためか，病院側から「面接を受けてみませんか」とお声がけいた。他にも「一緒に働きたいと思う人に，こちらから声をかけている」とおっしゃっていた。人数や倍率を見ていると，確実な希望者とよい関係を築こうという姿勢が感じられる。

さいたま市民医療センター（埼玉）

2021年
② 面接官5名（院長・小児科部長・外科部長・臨床研修センター長・看護部長），15分。医師を志した理由。当院を選んだ理由。

① 筆記試験・その他	② 面接試験	③ 受験した場所，方法	④ 受験後の感想・来年の受験生へのアドバイス	⑤ 見学・実習

自分の長所と短所。後期研修について。国試の勉強の進捗状況。体力はあるか。アルバイト先でクレーマーにどう対応するか。

④ 雑談などもあり。中には見学に４回くらい来ている人もいると聞いた。そこまで多くなくてもいいと思うが２回は見学に行くといいかもしれない。見学に行ってここで働きたいと思った所は，数が多くなっても受験した方がいいと思う。

⑤ 5/下旬・8/上旬見学。見学回数は関係ないと聞いていたが，昨年より人気の傾向と聞いたので２回行った。

2019 年

② 面接官５名，15分。雰囲気は和やか。将来のキャリアプランを含めた志望理由。成績について。女性医師が働くキャリアプラン。女性でハンデはあると思うか。希望科以外に興味はないのか。趣味。自分の長所と短所。

④ 見学や実習などで顔と名前を覚えてもらえると面接がやりやすい。

⑤ 5年生8月・6年生3月見学。5/下旬実習（２週間）。実習では研修医のようなことをさせてもらえる。ルート，ドレーン抜去など。

さいたま市立病院（埼玉）

2022 年

① 選択肢：【形式】多選択肢択一問題【問題数】15問【時間】30分【内容】最新の国試から２問程度。病院の過去問からも出題される。

小論文：「海外留学に行くと臨床能力は停滞しがちだがあなたなら行くか」

② 面接官４名，受験生１名【時間】10分【内容】さいたま市立を志望した理由。埼玉のイメージ。産婦人科を志望した理由。留学先で学んでこれから活かせることは何かあったか。研修医に知り合いはいるか。（自大学からさいたま市立で研修されている先生が多かったため）。自大学での男女比について。産婦人科を志望したのは，自分が女性であることが大きいのか。産婦人科のどの分野に興味あるか。アルバイトについて。地元での研修について。今後の進路。併願病院について【雰囲気・感想】和やかな雰囲気だった。面接官の方も緊張をほぐそうとしてくださっているのが伝わった。履歴書の内容がメイン。どうして埼玉なのかはよく質問されている印象。

③ 病院からの指定により現地

④ 早めに履歴書を作成するのが良いと思う。

⑤ 12/下旬見学。過去問をもらうことができた。研修医の先生方が親身になって，質問に答えて下さった。病院全体の雰囲気の良さが印象的だった。身だしなみや言葉遣いに気をつけた。

2021 年

① 五肢択一：20問，60分。内科・外科・救急から出題。病院の過去問，直近の国試の過去問。赤血球破砕症候群になるのはどれか。関節リウマチの眼病変２つ。間質性肺炎で正しいもの。肺線維症で誤っているもの。偽膜性腸炎で誤っているもの。急性心不全治療で誤っている薬。喘息治療で誤っているもの。心筋梗塞の患者さんに新たな収縮期雑音があった際，次に行う検査。急性胆管炎で緊急性のある所見。慢性の湿性咳嗽，胸やけあり，食後と会話後くるしい，喘息の薬やステロイド効かない，X線異常見られない画像からこの疾患の可能性損傷をきたすのは。交通事故で大腿骨骨折，ショックバイタル，shock indexなどから出血量は循環血液量の何％か。

小論文：600字，60分。テーマは試験日による。新型コロナウィルス感染症について，最近デルタ株が流行しており新規感染者数が増えている。ワクチン接種義務化の動きが国内外で進んでいるが，ワクチン接種の義務化にどう思うか論ぜよ。

② 面接官４名，10～15分，雰囲気は和やか。医師を目指した理由。履歴書の内容から質問。ここで研修したとして，3年目どんな展望があるか。すぐに人と親しくなるコツは。部活や委員会などの中で一番思い出に残っているもの。色々な活動をしたその経験から人と関わる上で大切にしていることや今後に活かせることはあるか。家族について。

④ 面接では基本どの病院も人間性を重視している。嘘をついて答

えても絶対にいいことはないので，とにかく素を出すことが大切。病院を選ぶにあたって，見学や説明会での１年目の先生方とのお話を通して，研修の雰囲気や採用試験の対策方法などを把握することが大切だと思う。コロナ禍ということもあり，なかなか現地での見学や実習ができず，不安になることも多いと思うが，採用において見学回数はそれほど重視されないように感じたのでそこは気にしなくていいのではないかと思った。

⑤ 3/下旬・6/下旬見学。コロナ禍ということもあり病棟や手術室に入らせてもらうことはなかったが，施設の紹介を丁寧にしてもらい，また呼吸器内科を選択した際は気管支鏡検査を見学させてもらった。研修医室で研修医の先生方と話す時間もたくさんとってくれて，先生方の楽しい雰囲気を知ることができた。その場で研修プログラム内容の資料や筆記試験の過去問をもらった。

2020 年

① 五肢択一：15問，45分。内科10問，外科3問，救急2問。国試の過去問から出ているものもある。

小論文：600字，60分。テーマは試験日による。今後どのような世界になってほしいか。癌の遺伝子治療を患者に説明する上で研修医として知っておくべきこと。また，研修医としてそれをどう学ぶか。

② 面接官5名，15分。雰囲気は和やか。履歴書の内容から質問。チーム医療で必要なこと。

④ 試験は５つの日程の中から選べて，そのうち受けたのは４日目。受験人数が最多で29名。ちなみに１日目は４名しか受けていなかったらしい。29番目最後だったため，1人の先生は机から足をのばして疲れ切っていた。筆記試験は過去問が多く出るので，過去問は絶対やっておくべき。

⑥ 6/中旬見学。コロナの影響で半日のみの病院見学で，救急外来の見学はできなかった。小児外科を見学したが上級医の先生方は優しく，気さくだった。研修医と話す時間もあり，マッチングや初期研修プログラムについて教えてもらえた。研修医に過去問がもらえる。

2019 年

① 五肢択一：15問，50分（記述とあわせて）。国試レベル。国試と病院の過去問。よく出る分野があるのでその周辺知識を入れておく。内科10問，外科3問，救急2問。

記述：2問，穴埋め。蛋白細胞解離を起こすのは。麻疹のワクチン接種後に起こる疾患は。アキレス腱反射の中枢は。進行性多巣性白質脳症の原因は。

小論文：600字，60分。テーマは試験日による。少子化について。医師の偏在，診療科の偏在について。共感できる医師とは如何に。乗客，乗務員が多く乗る豪華客船が沈没しそうな時，誰から避難すべきか。

② 面接官4名，15分。雰囲気は穏やか。志望理由。エントリーシート記載の内容について。医師を目指した理由。今後のキャリアプラン。埼玉を選んだ理由。家族に医師はいるか。部活を通して学んだこと。意見が異なる部員との向き合い方。仲間内での自分の役割，キャラクター。趣味。ストレス発散方法。困った時相談する相手は誰か。

④ 面接の待ち時間には事務の方がお茶やお菓子を出してくれて気持ちが和んだ。面接で医学的な質問はない。面接官も緊張をほぐそうとしてくれるため話しやすかった。答えたことに対してさらに突っ込んでくる先生がいたが，自分なりの答えをきちんと返すと納得されて好感触が得られた様子。面接の順番は提出順ではないようなので，2時間近く待たされることも。見学，実習時に研修医から五肢択一の過去問をもらえた。救急は専門医レベルの問題の時もあるそうだ。

⑥ 6/中旬見学，4年生10/初旬実習（1週間）。4年生時だったので，医学の勉強というよりは多職種業務見学だった。循環器内科の先生に案内，指導をしてもらった。研修医の教育に力を入れている先生だったので，早めに顔を売ることができてよかった。真面目な雰囲気だった。

① 筆記試験・その他　② 面接試験　③ 受験した場所，方法　④ 受験後の感想・来年の受験生へのアドバイス　⑤ 見学・実習

2018 年

① 五肢択一：15問，45分。内科10問，外科3問，救急2問。国試の過去問から出ているものもある。

小論文：600字，60分。テーマは試験日による。医療ミスは防げるか。移民を受け入れるにあたって医療・介護分野において行うべき対策。禁煙スペースでの加熱型タバコの使用を許可するかしないか。医療の現場にAIが導入されていく中で，医師の役割は変わるか，変わらないか。

② 面接官4名（院長・副院長・看護部長他），10分。志望理由。初期研修後の進路。医師を目指した理由。趣味。自分の短所。医師として必要な素質は何か。興味のある科。見学時に研修医（先輩）は当院について何か言っていたか。留学で印象に残ったこと。大学生活で自分が変わったと思うこと。コミュニケーションで何を大切にするか。地域医療について。

④ 和やかな雰囲気で，院長がとても優しく緊張をほぐしてくれた。面接内容もその人の内面を見るような質問が多かった気がする。コメディカルとの関係もしっかり作っていけるかどうかが見られていると思う。研修医の先生がくれる面接の質問内容などのデータを見ておくとよい。五肢択一も見学時に見せてもらった過去問から数問出題されていた。本年度から病院が新しくなるので，今後受験者が増えるかもしれない。

⑤ 3月見学，4月実習（1か月）。産婦人科を回っていなかったのでマッチング対策としては役に立たなかった。周産期が整っているので，その勉強にはとても有意義だった。事務の人がとても丁寧で安心して実習できた。研修医の先生たちも皆，気さくに話しかけてくれる。実習や見学日数はあまり合否に関係ないらしい。

2017 年

① 五肢択一：15問，45分。内科，外科，救急。
小論文：600字，60分。医師と労働時間について。

② 面接官4名（副院長・看護部長他），10分。志望理由。見学の有無。見学時の当院の印象。志望科とその理由。

④ とても和やかで楽しい面接だった。何度か見学に行って面接で会うであろう先生に会っておけば気持ちが落ち着くだろう。

⑤ 7/中旬見学

さいたま赤十字病院（埼玉）

2022 年

① 選択肢：【形式】五選択肢択一問題だが記述形式の回答用紙【問題数】25問【時間】60分【内容】国試レベルの基本的な知識，過去問と同じなのが2，3問出る。赤十字の事業についても聞かれたりする。

② 面接官5名，受験者6名【時間】20～30分【内容】長所と短所について・腕を骨折した患者さんのチーム医療にはどんな職種の方が関わるか挙げてください・インフォームドコンセントについてどう考えていますか・日本の医療の問題点を1つ挙げて述べてください【雰囲気・感想】2人ずつ同じ質問をされる形式だった。だれから当てられるかは私の時は完全ランダムで真ん中の2人から質問が始まった。面接官が5人いたが整形外科の部長さんと看護部長さんからしか質問されなかった。答えた内容について深堀して聞かれることが多いため上手く答えることが難しかったが，圧迫というほど怖い雰囲気ではなかった。

③ 病院からの指定により現地

④ 集団面接だと周りの受験生に圧倒されてしまうこともあると感じたので，周りをあまり気にしない方がいいとは思った。面接練習は何度も何度もしっかりやった方がいいと思う。見学したかどうかはチェックされているので，見学に行くべきです。しかし見学時に，「採用されたいがために採用担当のいる診療科ばかり来る学生がいてちょっとどうかなと思う」と先生が仰っていたので，変に媚びることなく本当に興味のある診療科に見学に行くと良いです。見学時に面接のコツなども教えていただけるので有意義なものになると思います。頑張ってください。

⑤ 5年生の11/中旬，6年生の6/下旬見学。見学時には研修医の

先生方と懇談する機会があったが，全国から優秀な先生方が集まっており切磋琢磨できる環境であると感じた。先生方は謙虚で穏やかな方が多く，雰囲気が心地よかった。過去問や面接についてのアドバイスももらえた。時間に余裕をもって到着することを心がけた。見学時は上級医からの指導状況や，研修医の先生一人で行う業務，時間外の状況などについて目した。服装や態度，言葉遣いには注意した。先生が言ったことに対してのリアクションも，失礼のないよう意識した。

2020 年

① 五肢択一：30問。国試形式。国試レベル～やや難。メジャー科，救急，産婦，小児。

② 面接官3名，受験者6名，20～30分。雰囲気は穏やか。各グループの質問テーマは2つ。グループによって聞かれることは違う。順に同じ質問に答えていく。チーム医療について。地域による医師の遍在について。

④ 例年は小論文もあるが，今年はなかった。面接で答える順番は端からで，どちらから答えるかは指定される。変わった質問をされることもある。同じ質問に答えるので最後の人は大変そう。回答は長すぎない方がよいと思う。午前試験，午後面接の組とその逆の組がある。2時くらいに終わった。面接も筆記も大体毎年近い内容なので，見学に行って過去問をもらうといいと思う。

⑤ 5年生夏見学。救急科。朝カンファに出た後，研修医の先生がICU/外来を案内してくれた。昼食をとって，研修医室で試験対策などを教えてもらった。見学は昼食をとって終わりの科が多いようである。

2019 年

① 五肢択一：30問，60分。国試形式。国試レベル～やや難。

小論文：800字以内，45分。2つのテーマから1つを選択。1）AIと医療の関わりについて，2）高齢者の自動車免許返納の是非について。

② 面接官5名（院長・研修指導医・看護師長他），受験者5～7名，20～30分。各グループの質問テーマは2つ。グループによって聞かれることは違う。看護師以外のコメディカルスタッフとの関わり方について。患者さんとのトラブルを避けるためにはどうすればよいと思うか。病診連携について。自分の大学の良いところ，悪いところ。安楽死について。高齢化が進む社会の中で何が医療にとって大事だと思うか。

④ 面接は淡々と進み，質問は難しくないが，あまり考えている時間はない。答えに対してさらに質問されることもない。受験者数が多いので，どんどん次へいくといったせわしない感じで終わった。ハキハキ元気に，その時答えられる最大限を出せばいいと思う。人とのコミュニケーションの取り方を見ていると感じた。見学や説明会の時に研修医の先生に聞くと色々と情報をくれる。五肢択一の過去問を数年分もらえた。有用なので入手するのがおすすめ。エントリーシートを書くのが大変。

⑤ 5月実習（1か月）。救急科。自大学で実習しているような，もしくはそれよりも熱心に先生方に指導してもらった。研修医の先生も実践的に働いていて，かなり良い研修環境であるという印象。救急はハイパー寄りとのことだが，全体的にはきついという印象はないとのこと。

2018 年

① 五肢択一：30問，60分。国試形式。国試レベル～やや難。過去問からも出る。メジャー，産婦，小児。救急と肝胆膵，循環器内科の割合が多め。

小論文：400～800字，45～60分。2つのテーマから1つを選択。1）医師の働き方改革，過剰労働問題について，2）災害医療について。

② 面接官5名（院長・研修指導医・病理部長・放射線科長・看護師長），受験者7名，15～20分。受験者が多く，各グループの質問テーマは2つ。グループによって聞かれることは違う。男性医師と女性医師の違い。東京医科大の入試問題について。大人と子どもの境界線について，また自分はどちらだと思うか。超高齢化社会で救急をするにあたって思うことを何でも述べ

① 筆記試験・その他 ② 面接試験 ③ 受験した場所，方法 ④ 受験後の感想・来年の受験生へのアドバイス ⑤ 見学・実習

関東

よ。医師の地域偏在の解決策は何か。コメディカルとのコミュニケーション，患者さんとのコミュニケーションをとるにはどうすとよいか。苦手なもの。今までの人生に点数をつけるとしたら何点か。なぜ当院で働きたいと思ったのか。

④ 一人一人順番に答えていく形式だった。自分が答えるまでに準備することができた。学生の回答に対してさらにもう1つ質問されるが，圧迫面接ではない。できれば数年前までの筆記試験過去問を手に入れると対策しやすいかもしれない。見学時に先輩からもらっておくとよい。救急を特に勉強した方がよい。志望動機等はたくさん書かないといけないので骨が折れる。面接が一番大事だと聞いたが，受かった研修医の先生たちに聞いても，なぜ受かったのか分からないという意見が多かった。予想外の質問に対応する力を見ているのかもしれない。

⑤ 6月見学

2017 年

① 五肢択一：30〜40問，60分。国試形式。国試レベル〜やや難。過去問中心で，メジャー，産婦，小児，救急。qSOFA，糖尿病患者に対する栄養指導，急性心筋梗塞に対する初期対応など。
小論文：400〜800字，45〜60分。2つのテーマから1つを選択。1) 自分の医師としての未来予想図，2) 医療現場における多職種連携について。

② 面接官5名（院長・研修指導医・循環器内科長・看護師長・薬剤師長），受験者7名，20分。受験者が多く，各グループの質問テーマは2つ。過重労働による研修医の自殺についてどう思うか。親友と呼べる人がいるか，人数は，それはなぜか。臨床研究をやっていると思うか。自分をヒト以外に例えると何か。ジェネリックについてどう思うか。最近増えている医療者と患者とのトラブルの原因，対処法。医療系以外で最近気になったニュース。大人と子供の境界線は，また自身は大人か子供か。女性医師のキャリアデザインについて。自分の短所。病棟で薬剤師とどう関わるか。看護師とどう関わるか。救急の現場で一番大切と思うこと。上級医が間違ったことを言った際，面と向かって訂正できるか。

④ 面接は1つの質問に対して，1人1分程度で答えるため，簡潔に。病院が新しくなり人気が出てきており，受験者が多かった。筆記試験重視の方針になりつつあるとのこと。病院指定の履歴書に記入する自己PRがとても長いが，頑張った方がよいと思う。筆記は毎年出題の多い内科，救急を中心に対策するとよい。過去問からの出題も少しあるので，見学時にもらった過去問も確認しておくべき。

⑤ 4月実習。学生の受け入れにあまり慣れていない感じ。チームの一員として色々とやらせてくれる。当然ある。見学では研修医の先生方にたくさん質問できたり，過去問をもらえた。和やかな雰囲気。地方の人も平等に採用したいという意図から，見学は採用にとってあまり意味をもたない。

2014 年

① 五肢択一：30〜40問，60分。消化器からの出題が多かった。肝硬変の Child Pugh 分類，DIC スコア，GCS の点数，大腸癌のステージを問うものなど。
小論文：800字，40〜50分。2つのテーマから1つを選択。1) 埼玉県の医療について，2) 医療者の喫煙について。

② 面接官5名（院長・研修委員長・外科部長・看護部長・薬剤部長），受験者5名，40分。緊張感のある雰囲気。最初に1人30秒で自己紹介（PR，志望理由，志望科）。再生医療の将来の展望をどう思うか。不明熱の原因を2つ。膵癌の術後合併症について。ストレスがたまったときの解消法。学生生活で最も得られたもの。

④ 2016年からさいたま新都心駅前に移転予定。小論文のテーマは毎年変わる。面接での学術的な質問への回答は，他の受験者と重複しても OK。

⑤ 7/下旬見学。見学に行くと，研修医から前年度のマッチングでの質問内容や小論文のテーマを書いた紙をもらえる。

埼玉石心会病院（埼玉）

2021 年

② 面接官3名（臨床研修指導医・プログラム責任者・事務），15分。雰囲気は和やか。志望理由。初期研修に望むこと，どうなりたいか。研修後の進路。研修している先輩から話を聞いたことはあるか。働くことになったとしてコロナ禍で県外への移動を規制することになったとしても大丈夫か。

④ 面接官の方々は優しかった。事前に想定できた質問内容だったので，落ち着いて対応できた。自分がなぜ医師になりたいのか，その病院でなくてはならない理由を深く考えておくことが大切だと思った。たまたま自分と同じ大学の先生が面接官にいたので，大学の卒業時のコースなど身内トークで話が弾んだ。

⑤ 4年生 8/上旬・5年生 12/下旬見学，6年生 6月22日 Web 説明会

2020 年

② 面接官3名（プログラム責任者・人事含む），15分。雰囲気は和やか。大学時代に頑張ったこと。after コロナの研修医のあり方。研修で学びたいこと。部活について。

① 身上書に書いた内容を詳しく質問された。取れる専門医など確認しておくとよい。

⑤ 救急科と腎臓内科を見学。救急科の指導体制が良かった。

2017 年

② 面接官4名（研修プログラム担当・研修委員長・救急医・事務），20分。志望理由。将来の進路。採用した場合の当院のメリット。自分の性格を他人はどう評価しているか。他に受けた病院との比較。将来の志望科。後期研修について。大学生活について。身上書の内容について。

④ 初期研修で何を学びたいか，目的を自分の中で整理しておくことが大事。身上書には志望理由，医師を志した理由，希望診療科とその理由，将来の医師像，クラブ・課外活動について，学生の時学んだこと，社会と医療の関わり方を記入。成績についてあまり突っこまれなかったので，ここで働きたいという気持ちを精一杯アピールすることが大事。受験者が増えているようなので，面接以外でも熱意を見せることが重要。

⑤ 5年生春夏・6年生見学および実習。本気で狙いにいくなら何度も見学実習に行き，先生方に顔を覚えてもらう。2月に行われる研修医発表会に行った方がよいと思う。

2016 年

② 面接官3名，30分。見学した他病院との比較。出身校の自慢。自分が入職した場合のメリットはあるか。

④ 控え室では研修医の先生方と雑談しながら順番を待った。実習でお世話になった先生が面接官だったので緊張せずにすんだ。和気あいあいとまではいかないが，冷静でいれば大丈夫だと思う。面接のみで決まるので，学力より熱意を見ている印象。実習には行ったほうがよい。ここ数年，人気があがってきているらしい。

⑤ 5年生夏見学，6/上旬実習（2週間）。日々の振り返りを指導医と行い，記録として残した。動脈採血など手技も多くやらせてもらえた。救急外来ではファーストタッチをさせてもらい勉強になった。

2015 年

② 面接官3名，15分。自己アピール。将来像。当院を選んだ理由。大学病院や他市中病院と違う点。自分の性格。妊娠・出産について。初期研修とはなにか。高校時代について。

④ 強めの口調で質問されることもあった。その際，他の先生方が表情をチェックしているので，にこやかにハキハキと受け答えをし，好印象を与えるよう心がければ，穏やかな雰囲気のままで終えることができると思う。

埼玉病院（埼玉）

2022 年

① その他（事前提出）：埼玉病院を志望する理由（150文字）大学時代に成果をあげたことを2つまで（800文字以内）

| ① 筆記試験・その他 | ② 面接試験 | ③ 受験した場所，方法 | ④ 受験後の感想・来年の受験生へのアドバイス | ⑤ 見学・実習 |

② 個人面接【人数】面接官4名，受験者1名【時間】8分【内容】志望理由，精神的に落ち込んだことはあるか，またその対処。精神的に落ち込んだ自分に一言うとしたら？ 看護師と働くにあたって大切なこと，どうやって信頼関係を築くか【雰囲気・感想】昨年の個人面接は10分だったらしいが，今年は8分になっていた。和やかな雰囲気で，あまり緊張する必要はなさそう。
集団討論【人数】面接官7～9名，受験者6名【時間】30分【内容】2045年にAIが人類を越すとしたら，医者に求められる能力，働き方はどう変わるか【雰囲気・感想】あらかじめくじ引きで司会1人と書記2名を決める。討論の前に30分程度メンバーで話す時間があり，そこでだいたいの議論の流れを決めておく。仲良くなって，いい雰囲気で集団討論することが大事と聞いた。
③ 病院からの指定により現地
④ 集団討論の練習会を事前に行っておくと良い。テーマは医療以外のこと（コンビニ24時間営業についてどう思うか）などもあった。
⑤ 2022年7月見学。研修医は皆明るく，コミュニケーション能力が高い人ばかりだった。集団討論についての話なども聞くことができた。見学の最後に，感想を記入する紙が配られ，それが読まれるとのことで，しっかり内容も量も書いた。

2021年
① 小論文：800字以内，事前提出。大学時代に成果を挙げた経験2つまで。
② 面接官4名，10分の個人面接。雰囲気は和やか。志望動機。志望科とその理由。ヒヤリハットを起こしたらどう対応するか，原因は何が考えられるか。カンファレンスでわからない用語や内容があった時どうするか。健康のために心がけていること。研修で一番大事にしたいこと。
集団討論：面接官6名，受験者6名，50分。テーマは班によって違う。充実した研修生活を送るために欠かせないものは何か。司会と書記はくじ引きで選出される。討論終了後に全員に2つ追加質問。自分は集団の中でどんなポジションだと思うか。無人島に1つ持っていくなら何か。
④ 面接官の先生方は私達の人柄を見ようとしてくれるので，緊張しすぎずリラックスして臨むことが一番大切だと思った。控え室で事前に同じ班の受験者同士で話をすることができ，仲良くなることができた。
⑤ 6年生7/中旬見学。研修医の先生が丁寧に対応してくれた。5～6月実習（2週間）。とても熱心に指導してくれてとても勉強になった。

2020年
① 小論文：800字以内，事前提出。大学生活で頑張ったこと2つまで。
② 面接官5名，10分の個人面接。雰囲気は和やか。各面接官から2つ分ずつ程度の質問。
集団討論：面接官5名，受験者5名。テーマはグループによって違う。埼玉病院の魅力を上げるために必要なことは何か。面接官は見ているだけ。討論後に10分程度のおまけの質問（集団面接）。無人島に1つずつ持っていくものの1つ。友人からどう思われているでどういう立ち位置にいると思うか。感想。1人ずつ答えて行く方式。
⑤ 5年生夏・6年生夏見学

2019年
① 小論文：800字以内，事前提出。大学時代にあなたが取り組んだことで，自分なりに努力して成果を上げたこと。
② 面接官5名，15分の個人面接。雰囲気は和やか。志望理由。志望科とその理由。自分の長所。コメディカルスタッフとのコミュニケーションの取り方。部活について。自己PR。ストレス解消法。10年後のプラン。精神的に病んでしまっている友人への言葉のかけ方。
集団討論：面接官3～5名，受験者6～7名，50分。司会1名，書記2名を決める。テーマ：医師の偏在について。10年後に理

想の医師になるためにすること。研修医にとって理想の研修。
④ グループによって面接が先か，集団討論が先かは異なる。集団討論前にグループで雑談する時間があるので，その時に仲良くなっておいて楽だった。コミュニケーション能力，積極性，協調性を重視しているらしい。集団討論ではタイムキーパーがいるとよい。集団討論に行き，知っている先生が集団討論だったのでリラックスできた。先生方も緊張をほぐそうとしてくれる。毎年人気があがってきている。
⑤ 2/下旬見学，5/上旬実習（2週間）。救急科。心電図や血ガスをとらせてくれた。楽しい実習だった。循環器内科。先生たちが優しく，教育も手厚い。

2018年
② 面接官4～5名，10分の個人面接。志望理由。志望科とその理由。趣味。自分の長所。自分が他人にどう思われていると思うか。集団の中での自分の立ち位置はどこか。今まで挫折したこと。部活動について。コミュニケーションで気を付けていること。
集団討論：面接官3名，受験者6名，40～50分。司会1名，書記2名を決めて討論し，終了後まとめた答えを提示。面接官から個別に質問される。テーマ：研修医にとってよい研修病院とは何か。指導医にはどのように指導してほしいか。
④ グループによって個人面接が先か，集団討論が先か異なる。面接前にグループで顔を合わせ，話す時間があるので，その際仲良くなっておくと集団討論もやりやすい。雰囲気は和やかなので，慌てずに。人柄を見ているということを忘れないことが大切。
⑤ 5月・7月見学および実習。雰囲気を知るためにも実習は絶対行くべき。すごくにぎやかな感じで楽しさが伝わる。実習回数は合否に関係ないと言っていたが，実習，説明会，見学などに参加して熱意を見せることが大切かもしれない。顔を覚えてもらっているため，面接では緊張せずにリラックスして臨めた。

2017年
② 面接官4～5名（院長・看護師長・各科部長），10分の個人面接。志望動機。目指す医師像。埼玉県の病院を選んだ理由。エントリーシートの内容を簡潔にまとめる。趣味。チーム医療について。体力はあるか。将来志望する科。地元に帰るつもりはあるか。コミュニケーションをうまくとれない人への接し方。ワークライフバランスについて。実習時の印象，感想。大学時代に頑張ったこと。
集団討論：面接官3名（研修委員長・部長），受験者6名，40～50分。司会，書記を決めて討論し，グループの結論を出す。進行は学生に一任される。テーマ：アメリカでは承認されていて日本では未承認の薬の自費診療についてどう思うか。救外における理想の医師とは。地域の中核病院として埼玉病院が果たすべき役割。
集団討論後にも1人ずつ体力に自信があるか，ワークライフバランスについてどう考えるか聞かれたので，病院側が重視しているポイント。
④ 今年から小論文廃止，事前にエントリーシート提出に変更。面接では緊張してうまく言えなかったり，言い足りないことのないように，とのこと。今年は例年以上に受験者が多く，午前と午後に試験時間が分かれていた。コンセプトは国試さえ通れば学力は問わない，元気で明るい学生がほしいとのこと。研修医担当の事務がとてもいい方なので，病院見学時にマッチングの面接につこうと色々聞くとよい。病院見学や実習で先生と顔見知りになれれば面接で緊張しない。
⑤ 消化器内科で実習（2週間）。カンファレンスでの発表や回診でのプレゼンなど，多くの勉強の機会が与えられた。

彩の国東大宮メディカルセンター（埼玉）

2016年
① 合計80分。
五肢択一：20問。内科（消化器），整形，救急などの分野から出題。国試より難しく卒試レベルと感じた。
記述：20問。尿素呼気試験の原理について。Crohn病と潰瘍

| ① 筆記試験・その他 | ② 面接試験 | ③ 受験した場所，方法 | ④ 受験後の感想・来年の受験生へのアドバイス | ⑤ 見学・実習 |

性大腸炎の違いについて。インフォームドコンセントについて。
② 面接官 3 名，10～15 分。雰囲気は穏やか。志望理由。大学病院との違いについて。どのように病院に貢献していくか。研修医室は見たかどうか，感想。医師を目指した理由。
④ 面接で医学的知識は問われることはなかった。人物重視の採用とあるので，面接の配点が高いように感じた。何度も見学し，顔を覚えてもらうとよいと思う。

さやま総合クリニック（埼玉）

2014 年
② 面接官 3 名（事務・外科部長・研修指導医），20 分。アットホームな雰囲気。志望理由。母校に戻る気はあるか。研修についてはどう考えているか。自分がこの病院に来たらどのようなメリットがもたらされるか。国試は合格できそうか。
④ コミュニケーション能力を重視していると思う。
⑤ 9/上旬見学・面接。採用担当の先生と話す時間が設けられており，その際に「研修先に何を求めるか」，「どのような医師を目指すか」などをじっくりと聞かれる。

新久喜総合病院（埼玉）

2021 年
② 面接官 5 名，20 分。志望動機。自己 PR。体力に自信はあるか。校内順位。他の受験病院。挫折した経験。脳血管障害は死亡ランキング何位か→正解はないのだけどそれで どんな風に人が死ぬのだろうか。地元について，地元の良さ。最後に何か言いたいことや質問。
④ 雰囲気は終始穏やかだった。最初緊張して固まっていたらそんなに固くならないでいいよと笑ってくれるくらいなので，あまり心配しなくて大丈夫だと思う。早くから情報を集めて見学等の行動を起こしましょう。
⑤ 6/上旬見学。朝会みたいな場で軽く挨拶。研修医の先生方が相手をしてくれたので色々聞きたいことを聞ける。上級医の先生やコメディカルの方々も皆優しく，気持ちよく見学することができた。

2017 年
② 面接官 3 名（院長・副院長・研修担当医），5～10 分。志望理由。当院の良いところ，悪いところ。自分の長所と短所。
④ 面接時，同じ部屋に事務の人も 2～3 名いたが，質問などはなし。見学に行くと食事会を開いてもらえる。時間があれば見学に行くべきだと思う。体育会系の雰囲気があるので，合う合わないかがある。
⑤ 5 年生 1 月・3 月・6 年生 5 月見学

狭山石心会病院（埼玉）

2022 年
② 面接官 3 名（救急部長，看護部長，薬剤部部長）と事務 1 名【時間】20 分【内容】マッチング病院を決めるにあたりどういう点を重視したか，挫折した時の具体的なエピソードとその時の対処法，医師志望理由，ストレス発散上手くいかないときの対処法，自分の長所と短所，将来どうするか，自分をどのように評価しているのか，学生と研修医の違いについてどのように考えているか【雰囲気・感想】淡々と進む感じ，雑談になることはなかった。身上書について主に聞かれる。和やかではなかったが圧迫はない。
③ 病院からの指定により現地
④ 履歴書として書く項目が多く，それについて深く聞かれる。部活でのエピソード等も考えて面接に臨むのが良いと思った。
⑤ 3/下旬，6/上旬に見学。病院は 2017 年に移転したばかりでホテルのように綺麗。研修医の雰囲気は明るい人が多い。定員は 10 人であり，体育会系の人が多めの印象。

草加市立病院（埼玉）

2017 年
② 面接官 4 名（医師・事務），10 分。雰囲気は穏やか。自己紹介。医師を目指した理由。志望動機。コミュニケーション能力は抜

群か。特技をどう活かすか。自分の短所。気分転換法。どんな研修医になりたいか。
④ 集合時間が人によって違う。待機部屋で何分もずっと 1 人ぼっちで不安になったが，杞憂に終わった。
⑤ 5/中旬見学

2013 年
② 面接官 3～4 名，10 分。雰囲気は和やか。志望理由。医師になろうと思ったきっかけ。併願状況。臨床志望か研究志望か。
④ 対策は必要ないと思う。

戸田中央総合病院（埼玉）

2019 年
① 小論文：800 字，60 分。テーマは試験日により異なる。後輩に伝えたいこと。自分の大学で自慢できるところ。スマホ使用可で，調べることができる。
② 面接官 4～5 名，15～20 分。志望理由。医師を目指した理由。好きな科目と嫌いな科目。希望する診療科。部活について。今まで人生の転機となったエピソード。挫折したエピソード。印象に残った症例。小論文の内容について。大学の自慢できるところを当院で応用するにはどうすればよいか。自分の長所。
④ 1 つ答えると，そのことについて深く質問された。雰囲気は怖くないが，答えにくい質問や痛いところをつかれたので，終始緊張した。小論文の内容についての質問もあるので，どのような質問がくるか想定して書くと面接が楽になると思う。一般的でない質問もあるが，慌てず落ち着いて答えることが重要。面接終了後，事務の方が出口まで送ってくれるのだが，そこでの会話も選考に影響を与えるそうだ。
⑤ 5 月・6 月見学

2018 年
① 小論文：800 字，50 分。10 年後の自分について。
② 面接官 4～5 名，10 分。雰囲気は穏やか。志望動機。これからの医療に必要なもの。国試勉強の進捗状況。苦手科目の克服方法。
④ 一般的な質問内容を想定して準備しておけば大丈夫。気負わずにリラックスすることが大切な時，面接室に入る時のノックの回数を見ている，といったことや，元気な人が欲しいと言っていた。本番を受ける前に，1～2 個受験してみるとよいと思う。面接や小論文の練習になる。
⑤ 7/中旬見学

2017 年
① 小論文：800 字，50 分。自分を変えた先輩の言葉。
② 面接官 5 名（院長他），15 分。医師を目指した理由。得意科目，苦手科目。
④ 面接官が 5 名いるので緊張すると思う。2 回見学に行くと事務の方からこっそり（あくまでもオフレコ）小論文のテーマを教えてもらえるので，見学は必要。
⑤ 6/上旬見学

2016 年
① 小論文：800 字，50 分。患者の立場に立つにはどうすればよいか。事前にテーマを教えてもらえ，書いて持参できる（持ち込み可）。
② 面接官 5 名，15 分。雰囲気は和やか。小論文の内容について。得意・不得意な科目。不得意なものを改善する方法。学生生活で力を入れたこと。ストレス解消法。
④ 優しく，圧迫感もないのだが，面接官が 5 名もいるので少し緊張したけれど，落ち着いて臨めば問題ない。医学的なことはあまり聞かれなかった。

2015 年
① 小論文：800 字，50 分。目指す医師像。
② 面接官 5 名，15 分。雰囲気は和やか。小論文の内容について。志望理由。出身地はどこか。埼玉でも数ある病院の中から当院を選んだ理由。最近読んだ本。今まで大きな挫折を感じたことはあるか。

① 筆記試験・その他　② 面接試験　③ 受験した場所，方法　④ 受験後の感想・来年の受験生へのアドバイス　⑤ 見学・実習

④ 見学に行くと，小論文のテーマをあらかじめ教えてもらえる。タブレット，資料などの持ち込み可能のため，事前に準備しておけば当日は清書するのみ。面接では答えに窮するような質問はなかった。部屋が狭く，ドアを開けるとすぐ面接官5名がおり，圧迫感に最初は驚いた。複数回見学に行き，院長や副院長，事務の方に顔を覚えてもらうと面接に有利にはたらくと思う。

深谷赤十字病院（埼玉）

2022年

① 小論文：【時間】60分【内容】（記載された）ソクラテスの言葉を基に医師におけるコミュニケーションの役割について800字で述べよ。
② 面接官4名（院長，副院長2名，看護部長）【内容】医師を志したきっかけ，病院を選んだ理由，趣味や部活動など履歴書に沿った質問，小論文に沿った質問（問診やジェスチャーのことを書いたのでウィリアムオスラーやメラビアンの法則についての知識を問われた），将来の希望診療科，挫折経験
③ 病院からの指定により現地
④ 面接は練習をたくさん行ったほうがよい
⑤ 5年生8/中旬，救急救命科を見学。副院長が救命救急センター長であり，お昼ご飯を一緒に食べるため回るとよい。研修医同士はもちろん上級医と研修医の仲も良さそうだった。5/下旬，2週間，救急診療科での実習。3次救急ということもあり外傷の患者が多く，緊急手術も見学した。上級医の先生から問診方法，心電図の取り方など様々なことを教わり，最終日には患者さんに問診を行った。また研修医の先生から胸部超音波検査を教わった。皆優しく対応していただけた。身だしなみ，言葉遣い。研修医がどのくらい現場に出ているか。

2017年

① 小論文：800字，60分。高齢化社会における医療の問題点について，「併存疾患」「キュアとケア」というキーワードをもとに自分の考えを述べよ。
② 面接官5～6名（院長他），15分。雰囲気は穏やか。志望理由。志望動機。志望科とその理由。小論文の出来，感想。成績について。勉強方法について。部活で大変だったこと。履歴書に沿った質問。自己アピール。
④ 小論文のテーマは例年オーソドックスだが，時間に余裕がなく，事前に練習しておいた方がよいと思う。面接では医学的知識を問われることはない。体力アピールするとプラスになりそうな印象。院長がクラシック好きだったため，オーケストラ部の自分は話が弾んだ。
⑤ 春見学。事務の方の案内，院長のお話があり，研修医の先生と話す機会もある。昼食をとり，聞きたいこと，見たいところなど一通り回れば終了。とてもあっさりしている。一度は見学に行った方がよい。

2015年

① 小論文：800字，60分。地域基幹病院と大学病院の違いを説明し，地域基幹病院の役割を述べよ。
② 面接官6名，20分。雰囲気は和やか。履歴書の内容について。志望動機。志望科。部活について。身内や近しい関係で高齢の方はいるか，接したことはあるか。死に直面したことはあるか。併願病院。今までに大きな挫折を経験したことはあるか。最後に自己アピール。
④ 小論文では時間的に少々いそがしく感じたが，その後の面接はリラックスして臨めた。履歴書の内容，自己アピール，この病院に就職したいという気持ちを整理しておくとよいと思う。定員が7名のところ，受験者は20名強。例年よりも増えたそう。スポーツの盛んな病院で，在学中に何か運動経験があると受けがよい印象。事務の方が見学，マッチングの際にとてもよくしてくださる。

みさと健和病院（埼玉）

2017年

① 小論文：60分。2題とも記述。10年後の自分。この1年間で最も嬉しかったこと。

② 面接官3名，15分。雰囲気は和やか。志望理由。医師を志した理由。将来の進路。当院の医師と看護師の印象。大学で部活やアルバイトなど，何を経験したか。
④ 小論文終了後30分ほどの休憩をはさみ，面接。小論文の内容について質問されるので，内容を整理して面接に臨むとよい。
⑤ 7/下旬見学

2016年

① 小論文：A4 2枚，60分。2つのテーマ。10年後の自分。どうなっていたいか。最近印象に残ったこと。
② 面接官3名，20分。雰囲気は和やか。志望理由。医師を目指した理由。埼玉県の病院に興味はあるか。志望科とその理由。ストレスには強いか。他病院を受験したか。
④ 何回も見学に行くと，大体の先生と知り合いになれて有利だと思った。
⑤ 6年生5月見学，5・6年生8月実習（各2～3日間）。総診，救急は研修医の指導担当の先生（専任）がいらっしゃるので，その時に行くと勉強になると思う。

JCHO埼玉メディカルセンター（埼玉）

2019年

① 計60分。
　五肢択一：30～40問。国試レベル。内科，外科，産婦人科，精神科，麻酔科，小児科などから出題。
　記述：10問。一般常識問題。高校の現代社会や物理，数学のような問題や漢字の問題など。
② 面接官4～5名，15分。筆記試験の感想。医師を志した理由。本院の志望理由。埼玉県の病院を選んだ理由。将来希望する科とその理由。他に受ける病院。将来の進路について。
④ 五肢択一は基本的に卒試や国試に向けての勉強をしていれば十分だが，一部難しい問題も含まれる。一般常識問題については，ニュースを見たりしておくと少しは解ける問題があるかもしれない。面接では医学的な質問はなかった。厳しい質問もなく，単純に真面目に話を聞いているかんじ。先生方は優しく，和やかだった。病院は比較的新しい。見学やマッチング受験の際，事務からの連絡メールの返信が大変遅い場合があるので，その際はこちらから催促した方がよい。
⑤ 6月見学。研修医1名から話を聞くことができる。研修医のみとしか関わらない。約2時間，午前中で終了。見学は1回で十分と，受かった研修医は毎年言う。

亀田総合病院（千葉）

2022年

① 小論文（事前提出）：『病院志望理由』『将来のキャリアプラン』
　選択肢：五肢択一，国家試験レベル，記述問題2問あり
② 面接官3名，15分，和やかな雰囲気でこちらが話しやすいようにしてくださった。
③ 病院からの指定により現地
④ 病院見学はなるべくたくさん行った方が選択肢が広がります。
⑤ 5年生2月と6年生4月に見学。過去問をいただけた。何人もの初期研修医の先生方とお話しすることができた。

2020年

① 計90分。
　五肢択一：40問のうち英語問題が10程度，60分。国試レベル～やや難。亀田オリジナル問題が多い。国家試験の全範囲から出題。英語問題の難易度はUSMLE step1程度。
　記述：2問。全員共通問題として，COVID-19について，東大文1程度の学力の人にわかるように説明せよ。3つのテーマから選ぶ。日によって違う。あなたの父親が60歳になりがん保険に入ろうか迷っている。どうアドバイスするか。／あなたは1500万円持っており，6000万円のマンションを買いたい。どのようにローンを組むのがよいか。固定金利か変動金利かも含めて答えよ。／ファミコンが発売されたのが1983年。Googleができたのは1998年。iPhoneが発売されたのが2007年。20年後の近未来がどうなっているか。医療以外の分野でユニークなものを述べよ。／20年後，AIが進化したらどうなるか。

| ① 筆記試験・その他 | ② 面接試験 | ③ 受験した場所，方法 | ④ 受験後の感想・来年の受験生へのアドバイス | ⑤ 見学・実習 |

医療的な側面以外で答えよ。／住宅を購入するなら賃貸がいいか分譲がいいか。場所は何処が良いか。またローンの組み方はどうするか。

小論文：事前提出。将来のビジョン・キャリアプランについて（1,000字以内）。亀田総合病院での初期研修を志望する理由（500字以内）。

② 面接官4名，20分×2回の個人面接。院長や会長を含む管理者面接と各診療科の医長の先生による志望コースプログラムによる面接。雰囲気は和やか。志望理由。病院を知ったきっかけ。5年，10年のキャリアプラン。関東の中でも当院を選んだ理由。キャリアプランについて。初期研修選びの軸3つ。他の受験病院。アメリカと日本の医療の違い。あなたを採用するメリット。周りからどんな性格だと言われるか。ストレス発散法。

④ 筆記試験では今の英国の首相は誰か，といった常識問題や教養を試される問題も少し出ていた。日頃からニュースを見ていれば難しくはない。事前に準備する書類系が一番時間と労力を要とする。だが，これらが面接にまで響くので手を抜かずに後悔のないよう作ることが大切だ。管理者の先生は落とす試験ではないと言っていた。面接の対策としては，過去問を研究するのが一番だと思う。

⑤ 2/上旬見学。コロナ感染者がちらほら出ていた頃。感染症内科を1日見学する形式で参加した。初期研修医で病院内をローテートしていた先生が最初から最後まで手厚く面倒を見てくれて，とても心強く，この病院を受験したいと強く思った。病院はとてもきれいで設備が非常によく整っている。研修のサポート体制がしっかりしている。

2019年

① 計90分。
五肢択一：60周のうち英語問題が5つ。国試レベル～やや難。国試の過去問，亀田オリジナル問題。メジャー，マイナー，公衆衛生などから出題。
記述：2問。あなたが希望する初期研修プログラムの特徴と選択した理由を説明せよ。正直な亀と嘘つきな亀が1つずつ宝箱を持っている。どちらの亀にどのように質問すると竜宮城に行けるか。質問は1回のみで，亀は「はい」しか言えない。
小論文：事前提出。将来のビジョン・キャリアプランについて（1,000字）。志望理由（500字）。

② 面接官3～4名，15～20分×2回の個人面接。院長や研修担当との面接と志望コースプログラムによる面接。雰囲気は和やか。志望理由。志望科とその理由。自分の将来，今後のキャリアプランについて。リフレッシュ方法。他に受けた病院。尊敬する人。大学生活はどうだったか。

④ 筆記試験で足切りがある。外科コースでは二次試験で面接以外に手技試験（結紮）があった。多くの受験者がいて少し緊張した。地域枠の学生は自分の県の制度内容，初期研修が義務履行期間に含まれているかどうかなどを説明できるようにしなくてはならない。見学の際に他大学の学生と情報交換をするとよい。

⑤ 下旬見学（2日間）。総合内科では研修医向けの講義が定期的に行われており，見学生も参加できるためとても勉強になる。救急外来では患者さんへの問診，身体診察など実践的なことを行った。先生方はとても指導熱心であり，短期間であってもたくさんのことを学べる。

2018年

① 五肢択一：計50周，60分。日本語45周，英語5周。国試の過去問，JAMEP，亀田オリジナル問題。
小論文：1,000字以内，事前提出。将来のビジョンについて。

② 面接官3～6名，10分×2回の個人面接。院長との面接と志望プログラムによる面接。志望動機。志望科。自分の将来，今後のキャリアについての質問。履歴書の内容に沿った質問。
面接官1名，受験者3名，10～15分の集団面接（英語）。志望理由。志望科。亀田病院をどう思うか。自分にとってのヒーロー。どんな医師になりたいか。過去に聞かれたことも含め，5～6個質問され，英語で答える。

④ 全体的に和やかな雰囲気だった。待ち時間が長いので他の受験

者と雑談しながら過ごした。全体的に先生も優しかった。英語に力を入れていることや病院の雰囲気など，他とは違う売りがたくさんある病院なので，しっかり調べてから受験した方が，質問に困ることがないと思う。履歴書と小論文の内容をとても重視しているので，しっかり書くように。

⑤ 5/中旬見学，3/中旬実習。実習も主体的に多くのことをやらせてもらえるので勉強になる。実習態度は採点されているようなので，しっかりやった方がよい。

2017年

① 五肢択一：計50周，60分。日本語45周，英語5周。国試の過去問も数周。USMLE Step1レベルの問題。
小論文：1,000字以内，事前提出。あなたの将来のビジョン。
その他：外科手技テスト。ブタの皮膚の連続縫合。

② 面接官3～6名，10分×2回の個人面接。院長やセンター長などとの面接と，診療科の先生との面接。志望動機。挫折の経験。将来目指す医師像。履歴書や小論文の内容についての質問。研究と臨床の両立の難しさ。自分を動物に例えると何か。
面接官1名（外国人医師），受験者2～3名，10～15分の集団面接（英語）。志望理由。志望科。自分にとってのヒーロー。どんな医師になりたいか。つらい時どうするか。ストレスにどう立ち向かうか。働く上でのモチベーション。

④ 夢や目標，しっかりしたビジョンを持っているかどうかを見られている。面接官の先生は面接していて気になる学生を選ぶと最後に言っていた。やる気があって仲間と協力できる人を求めているという話も。事前見学，実習には行った方がよい。人によっては面接終了時刻が19：30頃になり，その時20：30までバスはない。東京まで2時間半かかるため，夕ご飯，充電器，暇つぶしの道具等を持参した方がよい。

⑤ 5月実習（1ヶ月）。学生を多く受け入れているため，先生方も慣れている。外来，病棟，ERなど多くを体験した。実際に考えて学ぶ機会が多い。熱心な先生しかいない。実習期間の長さに関係はないようだが，実習態度は見られているようだ。

2016年

① 五肢択一：合計50周，60分。日本語45周，英語5周。内科（国試レベル）・外科（やや難）・マイナー。過去問も数周紛れていた。
小論文：1,000字以内，事前提出。あなたの将来のビジョン。

② 面接官5名（志望科の面接），面接官3名（病院長・理事長他）各10～15分の個人面接。志望動機。ESに基づいた質問。
面接官1名（外国人医師），受験者2～3名，10～15分のグループ面接（英語）。雰囲気は和やか。志望理由。ストレスを感じた時の対処法。あなたの友人があなたを紹介する場合，どう紹介するか。

④ 英語が苦手でも伝えようとする気持ちが重要である。今年はジェネラリストコースの受験者が多く，待ち時間が長かった。待合室で他の受験者の人たちと和気あいあいと会話しながら過ごした。事前見学や面接でいかにアピールできるかが重要だと感じた。

君津中央病院（千葉）

2022年

① 選択肢：【形式】五選択肢択一 or 択二 or 択三問題【問題数】40問【時間】60分【内容】マッチング試験の過去問＋難易度がバラバラな新作問題

② 面接官6名，受験者1名【時間】15分【内容】医師志望理由・将来の志望科について・出身地，出身高校について・学生時代に行った研究について・趣味についてなど【雰囲気・感想】終始和やかな雰囲気で，面接官の方は常に笑顔だった。事前に準備していた回答で対応可能だった。面接官同士で盛り上がり始めた。

③ 病院からの指定により現地

④ 運の要素も大きいですが，対策はきちんとしてメンタルを安定させましょう。

⑤ 5/下旬に見学。過去問をもらった。4月に実習。耳鼻科。手厚い指導を受けられた。

関東

① 筆記試験・その他　② 面接試験　③ 受験した場所，方法　④ 受験後の感想・来年の受験生へのアドバイス　⑤ 見学・実習

関東

2019 年

① 五肢択一：50 問，60 分。国試レベル。メジャー，マイナー，公衆衛生など範囲は広い。

② 面接官 7～8 名，15 分。履歴に沿った質問。志望理由。大学で一番頑張ったこと。家族のこと。親族に医師がいるか。出身地について。初期研修後の進路。研修を頑張れるかどうか。

④ 筆記試験は臨床の先生が作っているためか，実践的な問題も散見された。難しすぎるわけでもないが，簡単なわけでもない。面接は基本的に履歴の内容について聞かれる。面接官同士で雑談をすることもあり，力み過ぎずに臨むのがよいと思う。君津に行きたい人や研修医を見ると，インテリ・勉強系よりも，体力・部活バリバリ系を欲しているのだろうと思った。

⑤ 5/中旬・7/下旬見学，5 年生 4 月実習（4 日間）。基本的には研修医に一日つく。その日の予定次第だが，診療科長と 2 人で話す機会があったり，飲みに連れていってもらえることもある。

2018 年

① 五肢択一：40 問，60 分。国試の必修問題レベル。

② 面接官 7 名（院長・看護師長他），20 分。志望理由。将来の進路とそれに対する不安なこと。自己アピール。履歴に沿った質問。

④ 上層部の方が並んで座っていて，全員が質問をしてくるが，圧迫感はあまりない。

⑤ 3/中旬見学

2017 年

① 五肢択一：60 問，60 分。国試の必修問題レベル。ほとんどが内科・小児・産婦。マイナーは数問。

② 面接官 6 名，15 分。雰囲気は和やか。志望理由。キャリアプラン。履歴書に沿った質問。

④ 提出書類に書いた内容について質問されるので，書類はコピーしておき，直前に内容を確認しておくこと。どちらかというと外科系の病院ではあるが，内科研修も充実しており，自分の時間も得られる。千葉大生の受験が多いが，それ以外の学生の採用も多い。熱意のある人は実習に行くのがよいかも。

⑤ 3/下旬見学

2015 年

① 記述：1 問，60 分。英文和訳。センター試験レベル。

② 面接官 6 名，10 分。雰囲気は和やか。志望理由。最近気になるニュース。将来の予定。部活で大変だったこと。

④ 英文対策は評価にあまり関係ないかも。

⑤ 10 月見学，3 月実習（1 か月）。とても熱心に指導してくださり，とても勉強になった。

2014 年

① 記述：2 問，100 分。(1) A4 約 2/3 の分量の英文和訳（癌遺伝子について）。(2) A4 約 1/3 の分量の英文の下線部の説明と全体の要約（脳動静脈奇形，くも膜下出血について）。辞書持ち込み可。

② 面接官 5～6 名，10 分。雰囲気は穏やか。院長が圧迫的。最初に 3 分で自己紹介。見学に来たか。最近気になったニュース（医学系でなくてもよい）。上級医と意見が分かれたときどうするか。

④ 推薦書が必要なので，お世話になった先生にお願いすること。

国保旭中央病院（千葉）

2021 年

① 記述：2 問。英語論文の和訳。基礎医学（免疫），もう一つは臨床（心血管疾患）に関する内容。

小論文：事前提出。研修志望理由（400 字前後）。2 年間の研修終了後どんな医師になっていたいか（800 字前後）。医師を志したきっかけ（制限なし）。

② 面接官 3 名，15 分×3 回。病院からの指定によりリモートで受験。事前課題について。コロナについて。病院について（志望理由など）。自分自身について（部活など）。

④ 本番で緊張してしまう人はなるべく事前課題などは予習しておくといい。

⑤ 5/中旬見学

2020 年

① 記述：2 問，事前提出。英語論文の和訳。辞書の使用可。家族性地中海熱について。心不全による間質線維化について。

小論文：事前提出。研修志望理由（400 字前後）。2 年間の研修終了後どんな医師になっていたいか（800 字前後）。医師になろうと決めた理由（制限なし）。

② 面接官 3 名，15 分×3 回。オンラインで実施。履歴書や提出書類をもとにした質問。初期研修後どんな医師になりたいか。6 年後どんな医師になっていたいか。キャリアプラン。クラブ活動について。大学の医学教育について。学外活動について。新型コロナウイルスに対する医療体制について。

④ コロナの影響もあり，見学に制限のかかっている大学もあると思うが，できる限り現地に行って実際の先生方の様子を見ることができたほうがその後の勉強のモチベーションにもつながるレベターだと考える。また，定期的に月数回 Zoom での勉強会・カンファレンスも行われているので，研修先として考慮している方はぜひ参加すべきだと思う。

⑤ 5 年生 8 月・6 年生 6 月見学（各 2 日間）

2019 年

① 記述：2 問，60 分。ある疾患についての英語論文の和訳。試験日によりテーマは異なる。HP に過去問が掲載されている。

小論文：事前提出。志望理由（400 字）。2 年間の研修終了後どんな医師になっていたいか（800 字）。医師になろうと決めた理由（制限なし）。

② 面接官 3 名，15 分×3 回。院長・理事長ブース，教授クラスブース，若手ブース。事前提出の小論文や履歴書の内容についての質問。志望理由。志望科とその理由。地元ではないので当院を選んだ理由。学生時代に力を入れていたこと。毎年時事問題について聞くブースがあり，今年は医療安全について。

④ 英文対策は見学時にもらえる過去問をやればよいと思う。見学時には面接で聞かれることリストももらうので，それで対策すれば大丈夫。見学で知り合った先生がいると話が弾むので，見学が大事。自分で考えたことを自分の言葉で説明することが求められている気がした。答えるのに困る質問はないため，典型的な質問に対する回答を考えておけばよい。お弁当，飲み物，軽食があり控室は至れり尽くせりな環境であった。事務の人も愛想がよく，緊張がほぐれた。月 1 回程のペースで東京で勉強会を開催しているので，参加しておいた方が見学，マッチング時にリラックスできると思う。やる気のある人，体力に自信がある人が欲しい印象。

⑤ 6/上旬見学

2018 年

① 記述：2 問，60 分。英語論文の和訳。試験日によりテーマは異なる。腹痛と鑑別疾患。肺アスペルギルス症の病態。

小論文：事前提出。志望理由（400 字）。研修終了後どんな医師になっていたいか（800 字）。医師になろうと決めた理由（制限なし）。

② 面接官 3 名，15 分×3 回。院長・副院長面接，中堅医師面接，部長クラス面接。志望理由。キャリアビジョン。地域医療について。働き方改革について。医療安全について。学生生活について。趣味。事前提出の小作文や履歴書の内容についての質問。

④ 部屋にいる先生によって明るい雰囲気の部屋と重い雰囲気の部屋があるが，基本的には穏やかな感じで話しやすい。自分の考えを正直に伝えることが一番重要。配点は小論文 10 点，面接 1 人 10 点で 90 点の合計 100 点で点数をつけているとのこと。今年の受験者数は 50 名弱だったとの噂。第 1 志望をアピールすれば受かると思う。

⑤ 6 月見学

2017 年

① 記述：2 問，60 分。英語論文の和訳。辞書持ち込み不可。試験日によりテーマは異なる。非小細胞肺癌の治療について。NOMI について診断，治療，合併症について。転移性乳癌につ

① 筆記試験・その他　② 面接試験　③ 受験した場所，方法　④ 受験後の感想・来年の受験生へのアドバイス　⑤ 見学・実習

いて。脳機能と心臓について。
② 面接官3名，15分×3回。院長面接，中堅医師面接，若手医師面接。地域医療について。少子高齢化について。医療事故について。医師を志望する理由。志望科。将来のキャリアプラン。見学時の印象。部活で学んだこと。自分の長所。事前提出の小作文や履歴書の内容についての質問。
④ エントリーには見学実習を要件としており，5年生1月～6年生8月までのどこかでしか行けないので，早めに予定に入れた方がよい。筆記後，それぞれの面接時間が知らされ，それまでは自由。昼食は病院が用意してくれる。面接がかなり重視されるので，事前提出の小作文や履歴書について面接で質問されるので，自分の言葉で伝えられるようにしておくこと。実習に行った時などに研修医の先生に聞いたことと大体同じ質問内容だった。各ブースをまわる順序は人それぞれ。発言内容に更に深く質問をしてくるので，最初は少なめに発言し，その後深い内容で答える形式にするとよいかも。教育熱心な病院で，学生・初期研修向けに勉強会をほぼ毎月行っているため，参加してみると雰囲気がつかみやすいと思う。研修医や事務の方，先生方とたくさん触れ合うようにすること。今年の受験者数は90～100名程度だと思う。
⑤ 多くの人が見学のみで，実習参加は少数派。指導医が少ないのは若干マイナスポイントだが，研修医間で頻繁に意見交換を行い，質の高い医療を行っていこうという気概を強く感じた。他院と比較して，研修医室の各研修医の机の上の参考書量が圧倒的で，勉強量の多さを垣間見ることができた。研修医間，上級医，コメディカルとの関係性は良さそうだった。高齢者の来院が多く，初期研修医が診察する場面も多い。とても忙しそうな印象。非常に積極的で前向きな印象。上級医の先生方が熱心に指導していた。

国保松戸市立病院（千葉）

2017年
① 五肢択一：50問，120分。国試形式。メジャーからマイナーまで幅広く出題。国試レベル。
その他：適性検査。30分。
② 面接官3名，10～20分。雰囲気は和やか。将来目指す医師像。苦手な人の対処法。自分の長所。抗菌薬を間違えて投与した場合の対処法。当院の改善すべき点。
④ 面接は過去に問われている質問と同じものが多かった。面接官は，面接は合否に関係ないから緊張しなくてよいと言っていた。筆記は夏前にメジャーをしっかり勉強しておくことが重要。
⑤ 6/上旬見学

2016年
① 五肢択一：50問，120分。国試形式。内科全般と小児，産婦，マイナーから幅広く出題。国試～卒試レベル。救急・小児科の問題はレベルが高く難しいと感じた。
② 面接官3名，15分。雰囲気は穏やか。苦手な人の対処法。研修医として当院に貢献できること。医療ミス（点滴ミス）を起こしたらどう行動するか。将来の展望。自己PR。指導医の意見と自分の意見が異なった場合，どう対応するか。過去に直面した困難な出来事，その対処法。
④ 今年からグループ対論がなくなった代わりに，その場で考えさせるような医療問題の話が中心だったと思う。受験者が多かった。9月，筆記試験の合否判定によりマッチング登録にすすめる流れ。

2015年
① 五肢択一：50問，120分。内科全般と小児，産婦。マイナーや公衆衛生はなし。小児，産婦からが多く，検査法などを問う内容も多く出題。
その他：適性検査。
② 面接官3名，15分の個人面接。志望理由。志望科。
面接官3名，受験者6～9名，40～50分のグループ討論。4つくらいのテーマ（高齢者医療の問題点，医療連携について，医療事故をなくすためにできることなど）から選択し，討論。面接

官は見ているだけ。
④ 筆記試験には，前年の国試問題からそのまま出題されたりもする。ただ，評価にはあまり関係ないとの話もある。グループ討論での発言の方が大切。人数が多いため，1人が話す時間は限られているが，積極的な発言が必須だと思う。ただ，人の意見をよく聞くことや，人の意見の上塗りなどはしないよう注意。自分なりの意見の方が，人が納得するし，他との違いが出ると感じた。他人と協調できるかどうかを見られている様子。
⑤ 6/25見学，2月実習（4週間）。小児科で実習。小児科の各分野の専門の先生が多く，とても勉強になった。先生方の数も多い。雰囲気も良かった。

2014年
① 五肢択一：50問，120分。小児，産婦から多めに（10問ずつくらい）出題。その他，メジャーの内科・外科から15問ずつくらい。内科は国家試験より難，それ以外は国試レベル。
その他：適性検査。
② 面接官3名，10分の個人面接。雰囲気は和やか。志望理由。目指す医師像。最近気になるニュース。
面接官5～6名，受験者5～6名のグループ面接。5つくらいのテーマ（院内医療提携，地域医療連携など）から選択し，集団討論。面接官は見ているだけ。
④ 試験は難しいが，少しくらいできなくても問題はなさそう。
⑤ 4月実習（4週間）。実習点あり。施設はきれいではないが，先生方は優しく，自由にさせてくださった。研修医が参加できる場面が多く，魅力的。内科が充実していた。

2013年
① 五肢択一：50問，120分。小児，産婦からも出題（比重大きめ）。マイナーはなし。検査や治療の順番など，臨床的な観点の問題，問題解決能力を見る問題が多かった。
その他：適性検査。
② 面接官3名，10分の個人面接。雰囲気は和やか。志望理由と志望科。志望科との出会いの理由。今の医療に不足していると思うこと。自己PR（1分間）。
面接官3名，受験者9名，50分のグループ面接。安心・安全な医療を提供するには。
④ 様々な大学の受験者がいた。筆記試験はそれほど気にしなくてよいとのこと。グループ討論は学生任せなので，段取りが分からず緊張した。

国立国際医療研究センター国府台病院（千葉）

2021年
② 面接官5名，10分×2回。志望理由。多浪してまで医師になりたい理由。留年した理由。3年後の進路について。10年後どんな医者になっていたいか。目指す医師像。将来の志望科と選んだきっかけ。自分の長所と短所。苦手なこと。大学時代に頑張ったことと，それが研修でどう活きてくるか。他の受験病院。オーケストラについて（自分の楽器が，持ってこられるのか）。
口頭試問：統合失調症とはどんな病気か。
④ 面接は圧がすごくて緊張するが，負けずに堂々と答えられるように練習した方がよい。研修医が見学の際に採点しているので，要注意。見学で統合内科の酒匂先生は教育担当。見学で統合内科を回ると面談の時間あり。
⑤ 5/中旬・6/中旬見学

2019年
② 面接官4名，10分×2回。雰囲気は和やか。履歴書に沿った質問。志望理由。志望科。部活について。初期研修後の進路。10年後のビジョン。医師として当院に貢献できること。挫折を感じたときはどう対処したか。腹痛の患者が来たら何を考えるか。発達障害とはどのようなもの。
④ 面接官との物理的距離が他より近いと感じた。面接官が名乗り，所属を明らかにしてから質問していた。趣味が同じ面接官がいるとその話題で盛り上がる。優秀さよりも性格や印象を見られていると研修医から聞いた。今年は例年より20名以上多い受験者で，例年とは面接官の数と時間が変わった。最低でも

① 筆記試験・その他　② 面接試験　③ 受験した場所，方法　④ 受験後の感想・来年の受験生へのアドバイス　⑤ 見学・実習

関東

2回は見学に行った方がいいと聞いた。
⑤6月・8月見学

2017年

②面接官8名，20分。志望科とその理由。他院と比較して当院の良いところ，悪いところ。チーム医療とは何か。チーム医療を実現させていくためにはどうすべきか。部活を通して得たもの。指導医が自分にだけ態度が悪い時，どうするか。自分の大学で尊敬する先生。統合失調症について説明。
④履歴書に志望理由や今後の展望の記入欄あり。面接日は8月初旬，中旬，9月初旬から選べる。
⑤4/中旬見学

2016年

②面接官7名，15分。ポリクリで印象に残った症例。将来の展望。併願病院。
④面接官の多さで圧迫感はあるものの，雰囲気は和やか。難しすぎる質問もない。見学回数をかなり見られるので，2～3回は行くことをすすめる。

2015年

②面接官9名，15分。面接官の多さで圧迫感はあるものの，雰囲気は和やか。志望理由。チーム医療について。自己PR。研修終了後はどうするか。患者さんに2回注射を失敗した場合，3回目を行うかどうかとその理由。医学的な質問（例：ヘルシンキ宣言について，Grey-Turner徴候の機序）。
④先生方が頷きながら話を聞いて下さるので，話しやすい雰囲気だった。待合室では他の受験生と和気あいあいとした雰囲気の中，過ごせた。面接時間によって集合時間は異なる。一部屋に大体4名位が待機していた。
⑤3/中旬・5/中旬見学。コメディカルのスタッフとの仲も良好，病院内の雰囲気はとても穏やかだった。研修医の先生方とも時間をつくっていただき，話す機会も多く，研修の様子を詳細に教えていただいた。

小張総合病院（千葉）

2019年

②面接官4名，10分。医師を志した理由。当院を選んだ理由。自分の長所と短所。第1志望かどうか。体力はあるか。
④理想の医師像について記述。事前に準備したものを書くこともできる。スマホを見ながら書いている人もいた。書き終わらなかったら面接後に書いてもよい。面接時間は決まっていて集合時間や解散時間は人それぞれ。面接官は皆優しい。第1志望だと言うと全員何か書き込んでいた。
⑤2/下旬・5/上旬見学

2018年

②面接官5名（院長・研修担当他），15分。雰囲気は和やか。医師を目指した理由。今までで一番落ち込んだこと，それをどう乗り越えたか。自分の長所と短所。体力に自信はあるか。部活での役割。学年でどのくらいの成績か。勉強方法について。ストレス解消法。研修中に上級医の先生が明らかに間違ったことをしていたらどうするか。当院の希望順位。大学生活について。
④面接前に医師を目指した理由と目指す医師像について紙に書くよう指示される。書き終わらなかったら面接後に書いてもよい。各面接官から順に質問される。当直，入院患者どちらに関しても研修医の裁量が大きい病院。待遇もよい。
⑤5生8月・6年生5月見学

2017年

②面接官6名，20分。医師を志した理由。自己PR。今までで一番つらかったこと，それにどう対応したか。学内での自分の成績。模試での全国順位。自分の長所と短所。
④人気が出てきているので，見学に行った方がよい。
⑤3/下旬見学

2013年

②面接官3名，7分。将来について。部活について
⑤/下旬見学。2年目の研修医が救急医療を行っていた。かなり忙しそうだった。

済生会習志野病院（千葉）

2019年

②面接官2～3名，10分。雰囲気は和やか。志望理由。将来希望する科。医師を志した理由。併願病院。将来は千葉に残るかどうか。研究に興味があるか。アルバイトを通して得られたこと。一人暮らしをするか，通えそうなら通うのか。当院に対する要望や意見。
④雑談多めの面接ではあったが，その中で対応力や人柄を見ていると思った。質問内容は普通のことだけなので特別な準備は必要ないと思う。医療倫理的な質問はされないので，エントリーシートをしっかり書くべきだと感じた。千葉県の病院だからなのか，千葉大学の先生が多い印象をうけた。1学年上の先輩に知り合いがいると受かりやすいみたい。
⑤5月・6月見学

2018年

②面接官3名（院長・研修担当・前研修担当），10分。雰囲気は穏やか。志望理由。志望科。併願病院。当院の希望順位。済生会について知っていること。医師以外だったらどんな仕事がしたいか。3年目以降の希望進路。
④面接というよりは普通の会話をしたという印象。緊張するが，始まってしまえば意外と大丈夫。聞かれたことに対して自分の言葉でしっかりと伝えようと努力していることが伝わればよいと思った。採用担当の先生が変わったので，今年はどうなったか分からないが，昨年までは研修医の先生が採用する人を決めるスタイルだったので見学が大切。HPで創立の経緯や理念を確認していったら詳しいねと言われた。
⑤3月・6月見学

2016年

②面接官2名，10分。雰囲気は和やか。済生会の由来について。部活動について。後期研修についてどう考えているか。
④先生方が頷きながら話を聞いて下さるので，話しやすい雰囲気だった。待合室では他の受験生と和気あいあいとした雰囲気の中，過ごせた。面接時間によって集合時間は異なる。一部屋に大体4名位が待機していた。あまり難しいことは聞かれなかったと思う。見学で初期研修医の先生と仲良くしておくことが大事だと思う。

新東京病院（千葉）

2021年

②面接官5名（麻酔科長・外科・副院長（リハ医）・循環器内科医・整形外科医）場合によっては院長が参加することもある，受験生3名，40分。自己紹介，自己アピール。両親のエピソードとそこからの学び。コロナで亡くなってしまった患者の家族に対し，面会等も行けず，亡くなった後も会えない状況で医師として，どのように話すか。挫折した経験とそこからどう立ち上がったか。働き方改革の中で，医師として研修医としてのように働いていくか。自分の出身町の良い点と悪い点。
④面接は年によって形態が変わる様子。個人面接もあれば集団討論のこともある。和やかだが，一癖ある質問が並ぶ印象。無茶ぶりなどにも動じずに丁寧に受け答えができるかを見ていると思うので，ゆっくりでもいいから自分の意見が言えるといいと思う。オンライン説明会などで事前提出する資料も読み込まれるので丁寧に書くこと。
⑤コロナ禍で不実施。オンライン説明会には5/末に参加。採用試験の必須要項であった。

2019年

②面接官3名，15分。志望理由。困った患者への対応方法。研修医として病院に何ができるか。ゴルフのスコア，ゴルフのラウンドで得たこと。ゴルフのチームプレイで気を付けていること

| ① 筆記試験・その他 | ② 面接試験 | ③ 受験した場所，方法 | ④ 受験後の感想・来年の受験生へのアドバイス | ⑤ 見学・実習 |

と。

④院長が緊急オペで席をはずしてしまい，他の先生方は少し困った感じの中での面接。院長がいたら30分程の面接だが，15分で終了した。終始ゴルフの話ばかりで適性な面接をされたのか疑問である。

⑤5月見学

2017年

②面接官2名（院長・研修医担当）。15～20分。雰囲気は和やか。志望理由。自己PR。併願病院。大切な祖父（祖母）の病気の治療法がないと言われた時，あなたならどうするか。

④面接の方法や内容は毎年バラバラのようで，対策はやや難しいかも。以前は3年目以降に残る意思を聞いていたようで，新専門医制度で残る人がほとんどいなくなり，質問を模索しているようだった。今年の受験者数は15名前後。

⑤7/上旬見学

新松戸中央総合病院（千葉）

2022年

①五肢択一（複数選択含む）：75問。150分。国試改変もしくはオリジナル問題。国試よりやや難。

②面接官3名，受験者1名【時間】7分【内容】医師目指したきっかけ・志望科・研究に興味あるか，大学が市中か・実家の近くが良い理由・併願病院，理由・見学時の雰囲気・何か質問はあるか

③病院からの指定により現地

④面接は練習して慣れるべき

⑤8月2日，救急外来見学。お昼ご飯を研修医と話しながら食べるとそこでたくさん質問できる。事務の人とたくさん話す機会がある。礼儀はきちんとすべき。

2021年

②面接官3名（院長・副院長・事務長）。15分。雰囲気は和やか。部活について。留年の理由。当院を選んだ理由。医師を志したきっかけ。将来の医師像。自己PR。

④ガチガチに緊張していたので，最初は典型的な質問をされて，リラックスできた。医学的質問はなかった。研修医の先生方が皆，明るく気さくに話しかけてくださる方ばかりだったので，そのような人材を求めているのではないかと思った。面接の練習は侮ってはいけない。どれだけ練習しても緊張したし，100%の力が発揮できなかったと思っている。同期と協力してオンラインでも対面でも練習を重ねた方がいいと思う。

⑤5年生8月（内科，救急）・6年生7月（内科）見学。総務の方から研修プログラムの説明があり，その後，1年次研修医の先生と共に1日行動を共にする。その際，病院内施設の紹介と，救急での処置等を見学させてもらった。医局で2年次研修医やそのほか1年次研修医と話をして，和やかな雰囲気で終了。お昼は出してもらえる。

2019年

②面接官4名，10分。雰囲気は穏やか。志望理由。医師を志した理由。クリクラの感想。頑張ったこと。病院の印象。

④どの病院も当たり前のことしか聞かれない。

⑤5年生～6年生の春休み見学，6月実習。クリクラは行っておくと安心。

2017年

②面接官3名（院長・副院長・事務長）。20分。志望理由。志望科。国試浪人の原因と対策。10年後の自分。

⑤7/下旬見学

総合病院国保旭中央病院（千葉）

2022年

①小論文（事前提出）：毎年固定の3題。理想の医師像，初期研修終了後の展望，医師10年目の展望

②面接官が3名，15分を3回行う。それぞれテーマが決まっている（①学生生活について②将来について③時事問題について）テーマは事前に送られてくる。終始穏やか。緊張しても，落ち

着いてしっかりと自分の意見を述べることが重要そうであった。特に，②将来については，しっかり練って準備が必要で，曖昧だと突っ込んだ質問に対応できない。なんとなく旭を選んだのではないことをアピールするのが大事そうであった。

③どちらか選べたので現地を選択

④大体毎年準備することは決まっているので，事前に準備しておくと良い。私は，小論文の内容を事前に見ることなく過ごしており，ホームページに要項が提示されて初めて内容を知り，取り組んだ。今年は面接日1日に対して25名までしか受け付けられないという指定が付け加えられたため，要項提示後急いで小論文を準備せねばならなかった。もっと前から準備，もしくは調べておけば防げたことであるので，要項や過去問は一通り目を通しておくことをお薦めしたい。

⑤5年時の3月9，10日の2日間，6年時の5月30日に見学。研修医の先生の後について1日の様子を見学するのが主。特に2度目の5月の見学では，初期研修が始まって2か月も経たない一年目の初期研修医が救急外来で初期対応をおぼつかないながらも行っていて，自大学でのポリクリで見る研修医の姿とは明らかに異なる姿に大変驚いた。この短期間の2か月でこんなにも変わるのなら，2年間の初期研修後は雲泥の差になっていると思った。見学では，事務の方に挨拶を忘れないようにし，様々な学年の初期研修医・後期研修医と話をした。事務の方に必ず挨拶をした。研修医の生活の様子を事細かに聞いた。特に女性が少ないので，女性の意見が聞きたいと積極的にアピールした。ハイパーな病院として有名だが，具体的にどのようにハイパーで，有名な「待機」の実情がどのようなのかを聞こうと努力した。

千葉医療センター（千葉）

2020年

①五肢択一：25問程度。公衆衛生を含む。マイナー科の出題はなし。千葉医療センターがどんな病院指定（地域医療支援病院など）を受けているのかや病院自体についての出題もあった。

②面接官3名，10～15分。履歴書に書いた内容について質問。将来の構想。学生生活について。体力に自信があるか。1課題選択，メモ用紙と考える時間が与えられる。インフルエンザの感染形式。標準予防策とは。コロナの感染状況の予想と対応策など。

④例年は2課題あるうちから選択して1課題答えるが，今年は1課題のみ質問されていた。普通に話をする雰囲気だった。

⑤7月見学。救急科の見学で申し込んだが，救急の先生が1名しかいないこともあり，救急対応をする研修医と先生を少し見学した後は医局で研修医の先生方に病院での研修について話を聞くことがメインだった。最後に研修担当の先生と少し話をした。研修担当の事務の方が話しやすいしとても面倒見がよい。

2018年

①五肢択一：30問，30分。国試レベル～やや難。公衆衛生，基礎医学，千葉医療センターについて，点滴の落とす速度など幅広く出題。最後に英語の長文問題1題3問。

②面接官3名（院長・看護師長他），10～15分。志望理由。臨床研修に求めるもの。看護師に求めること。部活について。将来の展望。2枚のカードから1枚選択，質問される。移植について。癌治療の三原則について。心臓手術の歴史。札幌医大事件の経過について。お金のない人に高額医療をする方法について。

④試験日は3日のうちから1日選べる。締切近くに提出すると希望が通らないこともある。試験内容，面接内容は3日間通して変わらなかった。見学の際に研修医の先生から過去問をもらった方がよい。テストの結果そのものは重視していないらしいが，年によって出題傾向が変わるかもしれないらしい。待ち時間にお茶が用意された。

⑤3月・8月見学

2016年

①五肢択一：20問，30分。世界遺産に関する問題などユニークな

① 筆記試験・その他　② 面接試験　③ 受験した場所，方法　④ 受験後の感想・来年の受験生へのアドバイス　⑤ 見学・実習

問題がある。医療系の問題は易しく，あまり差がつかないのではないかと思われる。英文問題もあり。
② 面接官 3 名，15 分。雰囲気は穏やか。志望理由。志望科。部活について。2 つの課題から 1 つを選択し，意見を述べる（例：電子カルテになってより良くなった点，逆に悪くなった点など）。
④ 面接で選択し答える問題は，必ずしも正答がある問題ではなく，思考のプロセスやプレゼンの仕方を見ているものと思われる。将来外科を考えている人におすすめの病院。

2015 年
① 五肢択一：21 問，30 分。公衆衛生に関するもの，オリンピックや世界遺産に関する選択肢なども。
② 面接官 3 名，20 分。雰囲気は和やか。志望理由。志望科。部活について。2 つの課題から 1 つを選択し，意見を述べる。
④ 意見をしっかり述べることができれば問題ない様子。見学に行くことも重要。
⑤ 7/上旬見学，5/11～6/5 実習。大学の協力病院実習で，脳外科にて実習。外傷や腫瘍，脳卒中など幅広く脳外科疾患を学ぶことができた。救急対応も見学することができた。

2014 年
① 五肢択一：メジャーからの出題が多いが，一般常識や社会的なテーマも（例：イルカの睡眠のとり方）。
② 面接官 3 名，15 分。雰囲気は和やか。3 つの課題から自分で 1 つを選択し意見を聞かれる。志望理由。将来はどうするか。
④ 定員割れする年もあり，とにかく来てほしいという意図が伝わってきた。筆記試験はあまり重視されていない印象。面接のときにはお茶も出してもらえる。

千葉県がんセンター（千葉）

2019 年
① 五肢択一：25 問，60 分。過去 3 年の国試過去問から出題。公衆衛生と画像問題は除く。
② 面接官 4 名，30 分。雰囲気は和やか。願書の内容について突っ込んだ質問。
④ 筆記試験は直近の国試過去問をしっかりやれば満点近くとることができた。面接がとにかく長い。医学的知識を問う質問はなかった。志望動機や自分の長所や短所などの返答だけ用意しておいた。
⑤ 5/下旬・7/上旬見学

2018 年
① 五肢択一：30 問，60 分。過去 3 年の国試過去問から出題。メジャー科目からの出題が多かった。公衆衛生は 1 つもなかった。
② 面接官 4 名，30 分。履歴書の内容についての質問。志望理由。併願病院と志望順位。患者とよいコミュニケーションをとるために必要なこと。ポリクリ，クリクラで大変だったこと。将来の進路。自分の長所と短所 3 つずつ。最近気になったニュース。
④ 面接時間が長く，最後の 5 分程は面接官も聞くことがなくなったのか，重箱のすみをつつくような質問をしてきたが，あまり気にしなくてもよいのではないかと思う。千葉に将来も残るかどうか質問を変えつつ複数回聞かれた。
⑤ 8/上旬見学

千葉県立病院群（千葉）

2019 年
① 五肢択一：25 問，60 分。直近 3 年分の国家試験過去問題。
② 面接官 4 名（医師・事務局長・看護師），30 分。志望理由。チーム医療について。なぜ千葉で働きたいのか。志望科。尊敬している人。公務員と民間の違い。
④ 受験した日の先生がたまたまかもしれないが，意見を言うと反論してきて少し圧迫気味の面接だった。比較的特徴のあるプログラムなので，公立病院で働きたい理由や精神科などに強く興味があるとアピールした方がよいのかもしれない。試験はある程度できたら大丈夫だと思う。初期研修後も千葉に残ることを

期待しているようだったので，ずっと千葉で働きたいとアピールするとよいかもしれない。
⑤ 7/中旬見学

2018 年
① 五肢択一：25 問，50 分。直近 3 年分の国家試験過去問題。公衆衛生を除く。一般問題 15 問，臨床問題 10 問程度。
② 面接官 4 名（各病院の部長クラスの医師・県立の重役），30 分。雰囲気は和やか。志望理由。医師を目指した理由。将来希望する科とその理由。志望科で必要となる能力について。過去のアルバイト・部活・ボランティア・研究・仕事の内容について。趣味。
④ 提出書類に書いた内容について網羅的に色々と突っ込んだ質問をされた。面接の想定問答をしながら提出書類をしっかり仕上げていくと，面接時の不安が少なくなってよいと思う。筆記試験は満点近くをしっかりとっておくことが重要だそう。
⑤ 5 年生 8/上旬・3/上旬見学

2015 年
① 五肢択一：25 問，60 分。107～109 回の国試問題。比較的簡単な内容。
② 面接官 4 名，30 分。長所と短所を 3 つずつ入れて，5 分間の自己 PR。志望動機。医師を志した理由。最近読んだ本で感動したもの。医療事故を防止するためにどうしたらよいか。
④ 筆記試験は卒試，国試対策の勉強をしていれば問題ない。面接は時間が長いが，質問内容が分からなくてももう一度説明してもらえる。面接官だけでなく，事務の方も優しく，リラックスして受けることができた。

千葉市立青葉病院（千葉）

2020 年
① 医療面接，上級医への報告。身体診察は行わない。
② 面接官 4 名（院長・総合診療科部長・整形外科部長・看護師長），10～15 分。雰囲気は穏やか。ストレス耐性について。
④ 倍率もそれなりに高いが，千葉大学からの受験生が多いため，他大学は有利（出身大学に偏りを出したくないため）と院長先生から言われた。千葉大生は実習で 1 週間以上滞在することが多いそうなので，他大生の見学は複数回行った方がよいと思う。
⑤ 5 年生夏・6 年生 6 月・8 月見学。見学は診療科の研修医の先生につく形。こちらの希望をかなり聞いてくれるので，柔軟に日程や 1 日のスケジュールを決められる。採用試験直前に行くと，研修医の先生方に試験対策として面接練習をしてもらえた。

2019 年
① OSCE：問診を行い，上級医にコンサルトを行うまでの一通り。症例は髄膜炎疑いで主訴は頭痛・咳嗽。
② 面接官 4 名，10～15 分。1 分間自己アピール。熱中していること。大きなストレスを感じたらどう対応しているか。
④ こちらの発言に対して頷いたりしてもらえて，全体の雰囲気としては穏やかだった。千葉大生の場合は，見学や実習での評価が一番選考に影響していると思う。来年から SPI も選考に加える予定とのこと。
⑤ 5 年生 8/中旬見学，6 年生 5/中旬実習（2 週間）。5 年生 12 月大学病院の外病院実習。研修医や上級医との間でコミュニケーションをとれているが，積極的に参加しているかどうかを見られていると感じた。

2017 年
② 面接官 4 名（院長・救急部長・臨床研修指導医・看護師長），10 分。雰囲気は和やか。志望理由。将来目指す医師像。アピールポイント。挫折の経験。気分転換方法。他院の見学の有無。当直は何回できるか。
医療面接，指導医へのプレゼン：模擬患者に問診（5 分）。検査所見を渡され，疾患を診断。診断とその根拠，今後の治療方針，鑑別疾患，検査方針などを簡単にプレゼン。
④ 今年から医療面接の試験が開始。主にプレゼン能力を見ていると感じた。なるべく論理的に簡潔にプレゼンできるとよいと思

① 筆記試験・その他　② 面接試験　③ 受験した場所，方法　④ 受験後の感想・来年の受験生へのアドバイス　⑤ 見学・実習

う。
⑤ 8/下旬見学，6 月実習（3 週間）。千葉大の学生は 2 週間以上で実習に行った方がよいと思う。他大学の学生も見学は何度か行った方がよいと思う。

2015 年
② 面接官 3 名，20 分。高齢者と医療費について意見を述べよ。当院での研修のメリット・デメリット。体力に自信があるか。当直はどのくらいできるか。人生で一番プレッシャーを感じたこと。県外の大学へ進学した理由。
④ 圧迫面接に近いところが少しあった。特に研修のデメリットについて述べると，「それならば，この病院でない方がよいのでは」と言われる。どのようにカバーするかを考えておくことも必要である。話す内容よりも，きちんと会話ができるかどうかを見ている様子。面接のみなので，見学や実習に行った方がよいと思う。

2014 年
② 面接官 4 名，20 分。雰囲気は和やか。3 年目以降，どのようなキャリアを積みたいか。部活はどのように役に立ったか。
④ 協調性を見られていると感じた。
⑤ 5/上旬見学，3 月実習（1 か月）。千葉大生は 1 か月の選択実習に行かなければ厳しいと聞いた。同じ職場で働けるかを見ているらしい。

千葉市立海浜病院（千葉）

2021 年
② 面接官 4 名（小児科医・救急医・内科医），20 分。雰囲気は和やか。履歴書の内容について。志望理由。コロナ患者を研修医で担当するとしたらどんな風に対応するか。他の受験病院。志望科とその理由。研修医になる上で不安なこと。自由選択期間に選びたい科。自分の長所と短所。
④ 面接の雰囲気は優しいので，落ち着いて聞かれたことに答えれば大丈夫だと感じた。履歴書を出した順番はマッチング当日の面接の順番になることが多いので，早く出すと当日早く帰れてよい。遅く出すと当日何時間も待つことになる。
⑤ 5 月・7 月見学，4 月実習（3 日間）

2018 年
② 面接官 3 名，20 分。自己紹介。志望理由。履歴書の内容について。学生生活はどうだったか。友人関係はよかったか。医者がよいコミュニケーションをとるにはどうすればよいか。よい医者になるために必要なこと。将来の進路。病院への質問。
④ くだけた雰囲気でそれほど緊張せずに面接に臨めた。
⑤ 3/上旬・8/上旬見学

千葉西総合病院（千葉）

2022 年
① 小論文（事前提出）：「初期研修修了後の志望科・進路およびそれを踏まえた当院初期研修で学びたいこと」
② 面接官 5 名，受験者 5 名【時間】30 分程度【内容】志望動機・学生時代頑張ったこと・新型コロナへの対応について【雰囲気・感想】雰囲気は和やか。志望動機の途中で言葉に詰まってしまったが，面接官の方がリラックスして大丈夫と声をかけてくださり緊張がほぐれた。できれば全員受からせてあげたいというようなことを仰っていた。
③ 病院からの指定により現地
④ マッチングは情報が大事だと思うので，自分で調べたり周囲の先輩や先生方に色々と聞いたりして対策をしていくと良いと思います。
⑤ 5 年 8/中旬，6 年 7/中旬に見学。かなり忙しそうだったが充実している感じだった。教育体制もしっかりしてきているよう。研修医の仲が良く，上級医とも和気藹々と過ごしている雰囲気だった。質問したい内容を事前にリストアップしていった。

2021 年
① 小論文：800 字程度，事前提出。医師の働き方改革について。
② 面接官 3 名，受験生 4～5 名，30 分（最後のグループだったこ

ともあり雑談なども多く 90 分あった）。志望理由。志望科。自分の長所と短所。所属しているサークルについて。履歴書などを参考にして個人個人色々な質問。東京オリンピックを開催してよかったか否かのディベートを少しした。
④ 雰囲気は穏やかで緊張しないよう気を使ってくれているかんじだった。一般的な面接対策で十分だと思う。コミュニケーションをしっかりとれることが大切だと感じた。コロナの影響で実習・見学に行くことが難しい状況だったが，やはり病院に行っていないと厳しいのだなと痛感した。可能であればオンラインだけでなく，実際に行ってみた方が後々苦労しなくて済むと思う。
⑤ 8/中旬見学実習

2019 年
① 小論文：800 字，事前提出。3 つのテーマのうち 1 つを選択。1) 理想の医師像，2) 医師を志したきっかけ，3) 現在の救急医療について思うこと。
② 面接官 4 名，受験者 4 名，30 分。雰囲気は穏やか。志望理由。チーム医療で何が大切で，どういう役割をもっていきたいか。自分は医師でやりたいことが見られているか。印象に残っている実習中の体験。地元に帰りたいという希望はあるか。人生で一番の思い出。忙しく働くことに耐えられるか。
③ 見学等でいつも対応してくれる事務の方が面接に同席されるので，仲良くなっておくと精神的にアドバンテージになる。医学的知識を問う質問はなかった。人物像をつかむための質問が多かった。意外な切り口の質問がきたとしても，他の人が答えている間に考え，落ち着いて自分の言葉で答えるように。最後に質問がないかと聞かれるが，しなくてもよい雰囲気だった。手技ができる，カテが強いなどの理由では他の受験者に埋もれてしまう気がする。自分の特性を活かしてどんな研修がしたいのかを志望理由に含めて話すといいと思った。
⑤ 8/下旬・12/上旬見学，6/上旬実習（2 週間）。半日単位で実習内容を調整してもらったので，見たい科があれば伝えてみるとフレキシブルに対応してくれる。初期研修医が行う医療行為が多い病院なので，見学するだけでもためになる。初期研修医がこういうことをしていた点が良いと面接で話してみるといい。自分は実習中に認知症スコアをとらせてもらった。

2018 年
② 面接官 3 名，受験者 4 名，60 分。雰囲気は和やか。志望動機。最近気になるニュース。今まで頑張ったこと。この病院でやっていけること。
④ 慈恵枠がありそうだった。慈恵の先生が面接官だった。
⑤ 6 月・7 月見学

2017 年
① 小論文：800 字程度，事前提出。3 つのテーマのうち 1 つを選択。1) 理想の医師像，2) 医師を志したきっかけ，3) 現在の救急医療について思うこと。
② 面接官 3～4 名，受験者 3～4 名，20～30 分。雰囲気は和やか。志望動機。志望科。医師を志したきっかけ。将来目指す医師像。研修でやりたいこと，やるべきこと。見学の感想。他の人よりも優れていること。アルバイトについて。自己 PR。
④ 定員 12 名に対して受験者数 60 名近く。面接の質問内容や人数は受験日によっての違いはあるかもしれないが，突飛な質問はなく，一般的な対策で問題ないと思う。履歴書の内容と多少違うことを答えた人が詳しくそれについて聞かれていた。提出書類の確認はしておいた方がよい。
⑤ 6 月見学。循環器内科はとても教育的だった。内科は担当患者が 50 人超えでハードらしい。指導を受けるよりは，自分で動くというスタイル。

2016 年
① 小論文：800 字，事前提出。3 つのテーマのうち 1 つを選択。1) 理想の医師像，2) 医師を志したきっかけ，3) 現在の救急医療について思うこと。
② 面接官 5 名，15 分。雰囲気は和やか。志望動機。併願病院。部活動について。働く上で聞いておきたいこと。事前提出の小論

① 筆記試験・その他　② 面接試験　③ 受験した場所，方法　④ 受験後の感想・来年の受験生へのアドバイス　⑤ 見学・実習

文の内容について。履歴書に基づく質問。

④ 淡々と質問をこなしている印象を受けた。事前見学が重要だと感じた。学力より人柄を重視して評価している印象。

千葉メディカルセンター（千葉）

2018年

① 応募レポート：各150〜200字。事前提出。以下の4項目に関して自分の資質を自己評価せよ。社会的使命と公衆衛生への寄与。利他的な態度。人間性の尊重。自らを高める姿勢。

② 面接官6名（院長・研修担当他），20分。雰囲気は和やか。入室すると机と椅子があり，机の上に課題の書かれた紙が置いてある。課題は2つ。読んで口頭で回答する。1）麻酔科の研修中，飲みに行く約束をしていたが，その時間に緊急手術が入った。その時どうするか。2）〇〇患者のデータが書いてあり急変した時どうするか。応募レポートの内容について。併願病院。部活動について。チーム医療について。趣味。お酒は飲むか。

④ 面接の前に，矢田部ギルフォード性格検査。入室時や退出時のマナーをしっかり見ている様子。例年面接では受験生にその場で考えさせるようなものや，答えのないような質問がされるが，冷静に考え，論理的に説明できるかを見ており，余程変なことや倫理上まずいことを言わなければ大丈夫とのこと。

⑤ 6年生6月・7月実習

2014年

② 面接官3名，15分。雰囲気は和やか。志望理由。自分の長所・短所。

千葉ろうさい病院（千葉）

2019年

① 合計60分。
小論文：200字。自分の将来のキャリアパスについて。
その他：志望理由，自己PR，併願病院などを記入。

② 面接官7〜8名，10〜15分。雰囲気は和やか。志望理由。理想の医師像。困難を乗り越えた経験。ストレス発散方法。同期と手技を取り合うか。コメディカルについて。他院と比べて当院が優れていると思う点。部活について。

④ 面接官の数が多くて最初は戸惑ったが，雰囲気はかなり穏やか。繋ながら話を聞いてもらえた。面接官一人につき質問が1〜2つ程度。学力はそこまで大事ではなさそうで，しっかりとコミュニケーションをとれるかどうかを見ている気がした。聞かれたことに対して笑顔でハキハキと答えることが大事だと思う。受験者によって質問はかなりばらばらだった様子。小論文（筆記）について，事務の方いわく今年はよりアピール要素を多く設けたと。

⑤ 6/下旬・7/下旬見学，5/上旬実習（5日間）。実習で顔と名前を覚えてもらうことが大切。

2018年

① 小論文：800字，60分。応召義務などがあるが，医師の働き方について国民の意見と自分の意見を述べよ。

② 面接官8名，10分。雰囲気は和やか。志望理由。医師を志した理由。志望科。理想の医師像。併願病院。人生に影響を大きく与えた感謝している人と逆に感謝された経験。趣味。手技に関心があるか。医師として働く際に重視すること。

④ 基本的には1人が代表して質問し，最後に他にあるか，と他の面接官に聞く感じ。身だしなみと笑顔が大事らしい。

⑤ 6年生5月見学

2017年

① 小論文：900〜1,200字，60分。昨今，医師偏在が問題となっているが，どのように対応すべきか，あなたの気持ちを述べよ。

② 面接官7名，10分。雰囲気は穏やか。志望科。どんな研修を希望するか。学生時代チームとして活動していく中で得たもの。健康状態について。SNSについてどう思うか。賞罰について。病院実習で印象的な症例を経過と共に述べよ。

⑤ 6/下旬見学

2015年

① 小論文：800〜1,200字，90分。国民皆保険制度について。厚生労働省HPに掲載されているデータ（高齢者の医療費が今後増大していく）資料を見て，今後も制度を保持していくためにはどのようにしていくべきか。

② 面接官8名，10〜15分。雰囲気は和やか。志望理由。志望科。ストレス解消法。併願病院とその理由。自分の長所と短所。出身地に戻る可能性はあるか。

④ 特に難しいことを聞かれることもなく，自分の意見をよく整理してゆっくり話せば大丈夫だと思う。試験日が2日設定されており，小論文のテーマは両日同じだった。実習や見学に何度か行った方が，印象に残るのでよいと先生方がおっしゃっていた。

⑤ 4月見学，6/下旬実習（3日間）。第1志望かどうかを見ていると感じた。複数の科には行かず，1つの科に2〜3日間実習に行くのがよいと思う。

2014年

① 小論文：800〜1,600字，90分。2025年問題について。後期高齢者が増えることの問題点と，今後，医師としてそれにどう対応していくか。

② 面接官7名，20分。雰囲気は和やか。志望理由。併願病院とその理由。見学の感想。ジェネラリストとスペシャリストのどちらになりたいか。医師として何が最も大切だと思うか。

④ 研修担当医によると，コミュニケーション力を見るとのこと。研修プログラムをしっかり把握していると喜ばれる。

⑤ 5月見学，6月実習。研修医室は過ごしやすい雰囲気。

津田沼中央総合病院（千葉）

2018年

① 小論文：600〜800字，30分。医師に必要だと思うもの。

② 面接官4名，10〜15分。雰囲気は和やか。将来希望する科。部活について。病院への質問はないか。
口頭試問：5問。右片麻痺の鑑別と検査。Horner症候群の症状。ユニバーサルデザインについて。猿手になる時障害される神経。妊婦に誤ってレントゲン検査をしてしまった時に説明すべきこと。

④ 口頭試問が終わってから面接。口頭試問は基本的な内容を復習しておけば大丈夫だと思う。

⑤ 6/下旬見学

2015年

① 小論文：400字，50分。医師になるにあたって，自分が大切だと思うこと。

② 面接官4名（病院長・研修担当医師・看護師長・事務），30分。志望理由。志望科。部活について。
口頭試問：8問のテーマの中から5問。どの5問になるかは人それぞれ。

④ 面接官それぞれから何問かずつ質問された。堅苦しい雰囲気ではなかった。定員4名，受験者13名。今年から増えたらしい。

2014年

② 面接官3名，20分。温かい雰囲気。志望動機。理想の医師像。
口頭試問：10問。右片麻痺の鑑別，気管支拡張症の治療，透析導入原因上位3つなど。

④ 待ち時間には，研修医や友人と話していた。試験終了後，院長や研修担当医が挨拶に来てくれた。

東葛病院（千葉）

2022年

① 小論文：60分，B4 1枚。事前に題材は教えてくれる。今年は「憲法25条についてあなたはどのように考えているのか記述しなさい」という題材だった。

② 面接官（事務長，看護部長，教育センター長）3名【時間】約20分【内容】学生時代頑張ったこと，そこから得たもの・理想の医師像・長所，短所・どのような医療をしていきたいか・最近気になるニュース・お金を貰えなくても患者さんにつくすか・縛りのある奨学金をもらっていないかどうか【雰囲気・感

| ① 筆記試験・その他 | ② 面接試験 | ③ 受験した場所，方法 | ④ 受験後の感想・来年の受験生へのアドバイス | ⑤ 見学・実習 |

想】スタンダードな質問ではあるので対応は可能だが，スタンダードな質問に対してはしっかり対策していく必要がある。また民医連についての理解をしておく必要がある。
③ 病院からの指定により現地
④ 面接対策は面接対策本などを読んで回数をこなしてしっかり対策しておくべきだと思います。
⑤ 7月29日，総合診療科カンファレンス参加後救急科の見学。指導医の先生について行った。民医連について少し勉強して行きました。

2019 年
① 小論文：文字数制限なし，60分。自分の将来の医師像を踏まえ，生存権について。
② 面接官4名，30分。志望理由。小論文の内容について。自分の長所と短所。大学で頑張ったこと。初期研修で頑張りたいこと。
④ 優しい雰囲気で，面接官もよくしゃべる。評価を点数化するというより，どんな人なのか，どんな性格なのかというのを知りたがっているような試験だった。
⑤ 5年生8月見学，実習。雰囲気がわかるので，何回か行った方がよいと思う。

2013 年
① 小論文：2問（A3 1枚ずつ），60分。最近1年間で最も印象に残っている思い出。5～10年後のあなたの想像する医師像。
② 面接官3名，40分。雰囲気は和やか。志望動機。多職種とのチーム医療をどう思うか。最近の気になったニュース。東日本大震災や福島原発についてどう思うか。小論文の内容について。将来なりたい医師像。
④ 面接の最後に「ぜひ一緒に仕事がしたいです」と言っていただけた。また，試験後，研修医，事務の方々がお茶に誘ってくださり，歓迎されている雰囲気だった。
⑤ 10月・4月実習。約200床の病院で，研修医の人数は少なく，先生方や他職種の方々との距離も近く，アットホームで和やかな雰囲気。2次救急までなので，重症患者は他院へ転院搬送している。

東京歯科大学市川総合病院（千葉）

2021 年
② 面接官4名，30分。雰囲気は穏やか。志望理由。併願病院。高校時代について。部活について。どのような実習だったか，患者さんに会えたか。ストレスの原因・理由。これから専攻科含めてどういう道を進んでいきたいか。
④ 成績も見ていた。字もちゃんと見ている。とにかくここで働きたいという気持ちを伝えることが大事。しっかり準備をすれば本番スムーズに行くので準備が大切。早めに見学に行っておくと後々楽だと思う。行きたい病院は実習にも行き，見学も3，4回行くなどしてとにかく行きたいことをアピールするのが大事だと思う。
⑤ 3/中旬見学。先輩から研修プログラムについて詳しく教えてもらったこと，また専攻医としてのプログラムも充実していて将来につながる研修ができることを教えてもらえたことが良かった。手術や外来も見学できた。6月実習（2週間）。common diseaseのある患者さんを入院から退院まで担当させてもらい，将来につながる実習ができた。実習では学生の雰囲気や態度などもよくチェックしている。可能なら何度も実習に行った方がよい。

2019 年
① 小論文：800字，60分。自分の親友を他己紹介する。
② 面接官4名，15分。雰囲気は和やか。実習の感想。将来の展望。志望科。市川のイメージ。研修で不安なこと。
④ 何で差がつくのかわかりにくい。質問も一般的なことなので特別な準備はあまり必要なさそう。事前の見学などで顔を覚えてもらっておく方がよいかもしれない。小論文は誤字脱字に気を付ける程度でよさそう。
⑤ 6/上旬見学，5/下旬実習（2週間）

2018 年
① 小論文：800字，60分。東京オリンピックで注目する競技・選手とその理由。
② 面接官2名，10～20分。雰囲気は穏やか。志望動機。志望科。どのような研修がしたいか。出身地について。自分の短所。部活について。国試を短期目標とすると，中期目標は何か。体力に自信はあるか。
④ 小論文の後の待ち時間が長いので，何か時間をつぶせるものを持っていくとよいかも。先生のくせが強く，質問は鋭かったが，会話がテンポよく進んでいく感じだった。親しみやすい雰囲気。見学が重要だと思った。大学によっては，推薦書を用意するのに時間がかかるので，早め早めに準備するとよい。
⑤ 5年生3月・6年生5月見学，5年生1～2月実習。

2017 年
① 小論文：800字，60分。自身の結婚観について。
② 面接官4名（研修責任者・看護師他），15分。雰囲気は和やか。志望理由。同日に受けている同じ大学の学生と比べ自分が一番だと思うこと。自分の長所と短所。初期研修終了後の進路。ストレス発散法。メンタルや体力に自信があるか。併願病院。
④ 雑談のある部分も多くある。面接官は消化器内科，呼吸器内科，循環器内科の先生なので，見学や実習でそれらの科を優先的に回るとよいと思う。実習中にお世話になった先生が，実習中のエピソードを他の先生にアピールしてくれたのでプラスに働いたと思う。
⑤ 6月見学，2/13～3/10実習。消化器内科，呼吸器内科をそれぞれ2週間。基本的には研修医の先生について病棟業務の見学や患者さんの診察をさせてもらった。皆親切で熱心に指導してもらい，大変勉強になった。雰囲気がとにかく良く，働きたいと思った。

2016 年
① 小論文：800字，60分。自分の気分転換法について。
② 面接官3名，15分。雰囲気は穏やか。志望理由。ワークライフバランスについて。ポリクリで印象に残った症例。牛丼店（チェーン）のおすすめメニュー，注文の仕方について。
④ 面接官がユーモアで緊張をほぐしてくれた。地域貢献をアピールしたことが好印象だったと思う。受験者に千葉大生と慶應生が多かった。

東京ベイ・浦安市川医療センター（千葉）

2021 年
② 面接官1名，5分×5回。病院からの指定によりリモートで受験。システム改善についての自身の経験。誰かを悲しませた経験。将来のキャリアにおいて当院の強みをどう活かせるのか。困難な経験，乗り越え方。それをどう活かすか。医師になってからの働き方のビジョン。理不尽な経験。指導医が間違った指導をしてきた場合の対応。キャリアの上で将来起こるであろう困難は何か。困難な患者さんとその対応。提出したPS（Personal Statement）の意図は何か。
④ 説明会は参加必須である。他の病院と比べて，きちんと人間性を見られていると感じた。たくさん受けることで自分自身のPRの方法も自然と整ってくるので，臆せず気になる病院は受けてみよう。
⑤ 9/下旬，採用面接以降の日程で見学開始となった。内科・救急・外科をそれぞれ1時間ずつ，午前中のみ。研修医との懇談と指導医との懇談の時間もあった。

2020 年
② 面接官1名，5分×5回。それぞれの間に10分の休憩あり。オンラインで実施。志望理由。学生時代に経験した困難。一般的な質問。
④ 相槌をうつ先生もいれば，無言で話を聞く先生もいる。なにかのシチュエーションで，どのように行動したいかということだった。受験者数は50名程と思われる。数多く受験しすぎると精神的につらくなるので，多くても4つくらいがいいと個人的には思う。

関東

| ① 筆記試験・その他　② 面接試験　③ 受験した場所，方法　④ 受験後の感想・来年の受験生へのアドバイス　⑤ 見学・実習 |

⑤ 5年生冬見学。ディスカッションが活発でとにかくジェネラル重視の印象。

2019年

② 面接官1名，5分×5回。5ブース＋CEO面接。自己PR。志望理由。自分が留学志向の研修医だとして，研修先の病院は2年間きちんと勤務をこなさなければいけないが，大学の教授から留学の話がきた場合どうするか。苦手な人はどのような人か。実習で一番苦手だった患者。今までの挫折経験。部活などの課外活動において，何か改善策等を出したか。それはどのようなことで，その結果どうなったか。怒った経験と，その人にどう対処したか。人生で一番嬉しかったこと，悔しかったこと。

④ 応募が50名超えで書類選考あり。応募書類はメールにて出願。面接の雰囲気は先生次第。実習していると有利というわけではないが，知っている先生が面接官となることがあり，多少はリラックスできる。面接では自分の素を出すのが大事。事務の人や研修医と話す時間もあり，その時間は穏やか。例年よりは受験者数が少なかったが，全国から集まってきていた。受験は見学が必要だが，回数は関係ないとのこと。

⑤ 5年生8/下旬見学，6年生6月実習（1か月）。どの先生にも熱心に教えてもらい，とても勉強になった。全員のモチベーションが高く，学ぶ機会が尽きない。実習は採用とは関係ないとのこと。1か月実習しても受からなかった人はいる。手技をやらせてもらえる機会はあまりないが，プレゼンや問診は積極的にやらせてもらえる。

2017年

② 面接官1名，5分×5回。5ブース＋CEO面接。苦手な患者にどのような対応をしたか。仲間と乗り越えたこと。仲間や上司に怒った経験。挫折経験とその乗り越え方。将来のビジョン。（CEO面接）自分の自慢。プログラムへの要望。

④ ローテートなので，質問内容が他の受験生からまわってくることも。事前提出のPS（応募理由書，日本語で書式自由）がかなり大事とのこと。提出前に添削してもらうとよい。プログラムについて，経営母体について詳しく調べておく必要がある。

⑤ 5年生8月・6年生7月実習。総合内科，救急科もしくは外科，救急科で実習を行う。採点はされていないらしいが，事務の人や先生方と話す機会が多いので態度には十分気を付ける必要がある。昼休みにプログラム説明がある。

2016年

① 五肢択一：35問，50分。国試形式。国試レベル〜やや難。救急からの出題が多め。
小論文：1,000字，50分。自分を動物に例えると何か。

② 面接官1名，5分×5回。5ブース＋CEO面接。1ブース1質問。雰囲気は穏やか。対応に困った患者さんへどのように対処したか。実習や課外活動で怒ったこと，その後について。課外活動等で自分がチームをまとめた経験はあるか。困難に直面したことはあるか，あった場合その後について。何か質問はあるか。（CEO面接）病院の経営母体は。地域医療について。10年後の自分。

④ 面接はブースにもよるが，そこまでピリピリしてはいなかった。CEO面接も和やかな雰囲気。地域医療を大切にしているのか，地域医療できちんと仕事していくことができるか質問された。筆記試験が今年から導入され，難しかった。重要なのは，面接と事前提出の応募理由書だと聞いた。応募理由書は友人に何度も添削してもらい提出した。

名戸ケ谷病院（千葉）

2022年

① 記述試験：【形式】英語長文を読んで，傍線部を和訳する【問題数】大問4つ【時間】70分くらい【内容】英語長文のテーマは医学に関連するが，問題を解くのに医学知識は不要。なかなか読みづらい文章で，和訳もしづらい。電子辞書が持ち込める。時間がかなり厳しく，ほとんどの人が最後まで解けない様子。問題を作った先生は「わからない問題があっても諦めずに取り組む姿勢がみたい」と言っていた。

② 面接官4名，受験者4名【時間】20分【内容】志望理由，志望科，医師として大事なことは何か，最後に質問はあるか【雰囲気・感想】緊張感があった。

③ 病院からの指定により現地

④ 情報戦なので，人脈を大事にしましょう。

⑤ 3/中旬，7/中旬に見学。過去問をもらうことができた。研修医が非常にフレンドリーで仲が良さそうだった。事務の方もとてもいい人だった。

2013年

① 記述：3問，90分。英文和訳。(1) 憲法9条について，(2) overtreatについて，(3) エッセイ。

② 面接官2名，受験者3名，30分のグループ面接。原発について賛成か反対か。

④ 思想が合わないと説教される。

成田赤十字病院（千葉）

2021年

① 小論文：800字，60分。医師に必要な資質は何か。自分と対比して述べよ。
その他：Web適性検査。

② 面接官4名，15分。選択可能だったため現地で受験。履歴書に沿った質問。
口頭試問：白内障の手術を受けた高齢男性が，術後に視力低下をきたした場合の対応。

④ 見学回数はあまり関係ないと言っていたが，実際は関係する。実習する機会があれば行った方がよい。

⑤ 3/中旬・6/中旬見学。過去問をもらった。

2020年

① 小論文：60分。理想の医師像について。原稿用紙は下書きの分も含め5枚程度配られた。

② 面接官3〜4名（医師・看護師），15〜20分。雰囲気は和やか。志望理由。志望科。履歴書に沿った質問。他の複数病院。
シチュエーション問題：シナリオを渡され，ALS患者が死なせてくれと言ったらどうするかなどの状況に，どのように対処するか。

④ 何度も見学に行き，志望科の部長に顔を覚えてもらうことが大事と聞いた。面接練習を行っておけば，本番で緊張しても受け答えできると思う。

⑤ 5年生夏・冬・6年生夏見学。事務の方がとても優しかった。日程，診療科の希望は通りやすかった。

2019年

① 小論文：800字，メールで事前提出。これまでに自分が頑張ったことについて。

② 面接官4名，30分。赤十字病院を選んだ理由。千葉とのつながり。志望科。これまで頑張ったこと，得たもの。女性の医学部減点問題についての意見。働き方改革についての意見。結婚したらお財布を分けるか。
口頭試問：2症例。

④ 全体的にやや和やかで話しやすい雰囲気だった。千葉とのつながりや，研修後も残るかどうかを重視しているように感じた。

⑤ 5月実習（1か月）。研修医の先生とたくさん話すことができて，1つ上の先生たちを知ることができてよかった。非常に指導熱心だった。救外の症例もたくさん見学できて，研修医の仕事を見学できたと同時にとても勉強になった。

2018年

① 小論文：1,000字。自分自身あるいは身近な家族が病気になった時，医院・病院で感じたこと。また，望むことを自分の経験に照らし合わせて述べよ。

② 面接官4名，15〜30分。医師を目指した理由。志望科とその理由。東京医大のニュースについて。大学生活について。部活について。失敗の経験と対処法，そこから学んだこと。10年後どこで何をしているか。女性として今後どのような計画で仕事をしていくか。出身地について。内科・外科・小児科から1つ選んで口頭試問。

| ① 筆記試験・その他 | ② 面接試験 | ③ 受験した場所，方法 | ④ 受験後の感想・来年の受験生へのアドバイス | ⑤ 見学・実習 |

④ 小論文のテーマはネット上で公開され，5日後にメールで提出した。見学に行って，雰囲気が自分に合うかどうか確認することが大事。面接では一般的によく聞かれる質問だったので，落ち着いて答えればよいと思う。

⑤ 4年生・5年生・6年生見学。研修医の先生たちがマッチングでどのようにしたかを質問した。先生にここの病院を自分は本気で考えているということを認識してもらうことが重要だと思う。

2017 年

① 小論文：1,000字。人口の高齢化が進む中，病院としてどのように対応していったらよいか。

② 面接官4名，30分。医師を目指した理由。自分の長所と短所。ストレス解消法。児童虐待について。チーム医療について。口頭試問。

⑤ 5/下旬・7/下旬見学

船橋市立医療センター（千葉）

2022 年

① 小論文：2問，100分，A4 1枚分の英語の長文を読み，要約200字と意見800字を書く。テーマはSDGsとコロナウイルスについて

② 面接5名，受験者1名【時間】10分程度【内容】部活について，成人年齢引き下げについて期待すること，自分を一言で表すと何か，挫折経験，医師を目指すきっかけ，願書に記入したことについて何点か質問された【雰囲気・感想】終始和やかでよく笑いがおきるような面接だった。

③ 病院からの指定により現地

④ 100分で英文を読み，小論文を書くのがなかなか大変だったので，あらかじめ練習しておいたほうがいいと思った。大学にもよるが，卒試とマッチングの期間がかぶると願書の作成がかなりハードになるので，早め早めに準備や行動するべき。

⑤ 7月27日に見学。過去問を2年分もらえる。脳神経外科・救急科をまわったが指導医の先生はみな優しく質問しやすそうな雰囲気だった。研修医同士や2年目の先生との仲もよい。夏だったがネクタイ・スーツは着用していった。指導医からのサポートと裁量権のバランスがちょうどいいか意識して見学した。

2019 年

① 小論文：800字，75分。英文を読み，日本語で要旨と自分の意見を書く。電子辞書持ち込み可。電子辞書を使えば読める程度で英文の難易度はそれほど高くない。電子タバコについて述べたエッセイ。喫煙のリスクとそれに対する方策，それに対しての自分の意見。

② 面接官5名，15分。雰囲気は穏やか。千葉県を志望した理由。地元に戻るつもりはあるか。患者さんに寄り添うとはどういうことだと思うか。頑張っても評価されなかったり認めてもらえなかった経験はあるか。研修先を探す上でのポイント。医師偏在で1人の医師に対する負担が大きくなっていることがあるが，それについてどう思うか。他にいくつの病院を受けるのか。17時以降は帰っていい制度だとして，それ以降までかかる手術があった場合どうするかとその理由。残るとしたらその際に自己研鑽ではなく勤務として給料は欲しいか。

④ 各面接官から2つずつ質問された。受験生は千葉大生が多いが，千葉大生が有利というわけではない。研修医の先生も様々な大学から来ている。7月の病院見学会には参加した方がよいそうだ。

⑤ 12/下旬・7/中旬見学

2018 年

① 小論文：400〜800字，75分。英文を読み，日本語で意見を書く。電子辞書持ち込み可。若年性アルツハイマーの筆者が認知症対策の不十分な社会に対して警鐘を鳴らしているというような内容。

② 面接官5名（院長・臨床研修指導医・看護師他），15分。雰囲気は穏やか。志望理由。当院の弱点。大学生活で努力したこと。大学の授業で記憶に残っていること。地域医療について。

チーム医療について。部活で学んだこと。研修病院の選び方。希望する科との理由。リーダーシップで大事なこと。

④ 各面接官から1〜2個質問された。小論文の後に面接だが，小論文についての質問はなかった。応募書類100点，小論文200点，面接200点で採点されるそうだ。今年は英文を簡単にしたとのこと。受験生は千葉大生が多い。地方大でも複数人受かることもあるそう。研修医による見学回数や実習の有無は無関係であり，研修医からの評価もない。ただ，7月に行われる説明会は参加した方がよいとのこと。説明会では研修の説明後に各科の見学時間が設けられており，2日間で3科を見学できる。

⑤ 5年生夏・3月見学

2014 年

① 記述：1,000字，60分。gender-gapについての英文（A4 4枚）を読んで要約し，自分の意見を述べる。辞書（電子辞書も）持ち込み可。

② 面接官5名（病院長・研修部長・看護師長・診療部長他），10分。雰囲気は穏やか。医師を志した理由と，そのことについて最も影響された人物。志望科（エントリーシートに記入）を選んだ理由（外科志望ということで）体力に自信はあるか。1人暮らしの苦労，それに対して工夫したこと。部活動で工夫したこと。友人の1人をPRせよ。その人から自分はどのように評価されているか。

④ 書類100点，論述100点，面接100点という配点で，面接が重視されていると思う。英文のテーマは毎年変わり，医学と無関係であることが多いので，医学英語の勉強は必要なし。点差もつかないと思う。時間が足りないので，なるべく早く字数を稼ぐことが重要。面接室のドアと椅子が離れており，入退室のマナーを見られていると感じた。人柄を見ている質問が多かった。

⑤ 7/16見学，12月・3月実習。午前と午後で別の科を見学でき，先生がずっと付き添って丁寧に説明してくださった。研修医によると，見学回数は無関係で，研修医からの評価もなし。ただし，8月に行われる説明会には参加した方がよさそう。

船橋二和病院（千葉）

2019 年

① 小論文：800字，30分。どのような医師になりたいか。

② 面接官3名，15分。小論文の内容について。医師を志した理由。民医連について知っていること。

④ アットホームなかんじで終わった。前もって聞かれる内容をある程度教えてくれた。民医連について調べておく以外には，特に対策などしなくてもいいと思った。

⑤ 見学，実習。何科で実習したいか，どのくらいの期間したいのかなどの希望をすごく聞いてくれた。

松戸市立総合医療センター（千葉）

2022 年

① 選択肢：五選択肢択一問題，50問，120分。過去問や国家試験レベルの問題が出題されていたが，重箱の隅をつくような問題も何問かあった。

② 面接官3名，受験者1名【時間】10分程度【内容】趣味や特技，受験したきっかけ，医師以外で国内のニュースで印象に残ったもの，患者から研修医を変えてほしいといわれたらどうするか，将来の理想の医師像について【雰囲気・感想】淡々と面接が行われていく。事前に準備していた回答である程度対応可能だった。

③ 病院からの指定により現地

④ 質問リストとその回答例を準備して緊張していても話せるように練習しておくことが大事だと思う。

⑤ 7/上旬に見学。アクセスしづらい病院だったので，いくつかルートを考えた上で当日見学に行った。指導医のサポートと研修医が1人でやれることのバランスを意識して見学した。

2021 年

① 五肢択一：50問（一般問題30問，状況設定問題20問），120分。各科オリジナルの問題。国試レベル〜やや難。小児科，産婦人科，小児外科，救急科からの出題が多かった気がする。

| ① 筆記試験・その他 | ② 面接試験 | ③ 受験した場所，方法 | ④ 受験後の感想・来年の受験生へのアドバイス | ⑤ 見学・実習 |

関東

② 面接官 3 名（医師・事務），15～20 分。自己紹介，自慢できること。志望理由。5 年後どんな医師になっていたいか。コロナに関して，あなたが 1 番問題視している点は何か。質問はあるか。

④ 比較的和やかに，淡々と進んだ印象。受験者もそれなりに多く，答えに対して深掘りしてくる時間も少なそうであった。常識的な質問がメインなので，事前にある程度話す内容は考えていけた。マッチングは情報集めから始まり，見学・実習，出願書類の準備などを学校の勉強や国試勉強と並行して進めるのはとても大変。ある程度計画的に，そしてその病院で働く先生方からのアドバイスを参考に，できる限りの準備をして臨んでください。面接は着飾らないで受けるのも戦略の 1 つ。

⑤ 6 年生 4/中旬，小児科と救急科見学（2 日間）。小児科が有名な病院なだけあり，6 年生が他に 2 人，研修医 2 年目の先生が 4 人見学に来ていた。カンファレンス参加，各チーム回診，手技見学など。部長先生にマッチングの簡単なアドバイスをもらった。救急科は救急外来見学，ICU 見学など。どちらの科も非常に雰囲気がよく，教育的であった。

2020 年

① 五肢択一：60 問，120 分。国試形式。国試レベル～やや難。メジャー，産婦，小児，麻酔，整形外科，救急から出題。

② 面接官 3 名（医師・事務），15 分。雰囲気は穏やか。志望動機。本院が他院と比べて優れている点。自分を動物に例えると何か。研修中の息抜き。時間外労働と自己研鑽について。オフの過ごし方。コロナ疑いの患者がマスクをしない，どう対応するか。

④ 筆記は国試の勉強をしておけば対策になるが，国試レベルを超える問題も数問ある。筆記試験対策は必須。見学の際，過去問をもらうとよい。千葉の市中病院の中でも厳格に行われている方で，とても緊張した。

⑤ 消化器内科，小児科をそれぞれ 1 日見学。小児科は千葉県でも有数の規模なので，1 度見学に行くとよいと思う。

2019 年

① 五肢択一：50 問，120 分。国試形式。国試レベル～やや難。2 割程は国試過去問で他は病院の先生が作成した問題。基本的にはメジャーの内容。

② 面接官 3 名，15 分。雰囲気は穏やか。志望動機。志望科。最近気になっている国内のニュース。自分の中で逃げたい，やりたくないことがあったらどうするか。ストレス発散方法。研修医として採血しようとした患者に断られたらどうするか。職場で合わない人がいたらどう対処するか。筆記試験の出来。趣味。

④ 面接官と少し距離があったので，少し大きめの声ではっきりしゃべる必要があると思った。質問は毎年聞かれている内容が多かったので，事前に対策しておけば慌てずにすむと思う。筆記試験が重視されるとのことで，まずは夏までにしっかりと勉強するのが一番の対策だと思う。筆記試験は 6～7 割に人がかたまっているので，7 割以上をとれば受かるらしい。今年松戸に決まった人や研修医を見ると，基本は勉強熱心な人・真面目な人を採りたいのだなと思う。

⑤ 5/中旬見学

2018 年

① 五肢択一：50 問，120 分。国試形式。国試レベル～やや難。メジャー，小児，産婦，整形，麻酔から出題。
その他：適性検査

② 面接官 3 名（院長～副院長クラス・医師・看護師），15 分。志望動機。チーム医療について。気分転換の方法。併願病院。履歴書の内容についての質問。

④ 採用は筆記重視だそう。小児科志望の人が多いので，人と差がつく志望動機を考えておくとよいと思う。

⑤ 5/中旬見学

板橋中央総合病院（東京）

2021 年

① 五肢択一（複数選択含む）：100 問，90 分。3 つ選べが 8 割以上。

MAC が作成。国試の一般問題の内容が多い。
小論文：90 分，2,000 字程。日本においてコロナウイルスで医療崩壊が起きている理由。
手紙のマナー試験：大学で一番お世話になった先生へ手紙を書く（便箋が 5 枚くらい配られるが，1 枚書ければよいらしい）。

② 面接官 2 名（医師），15 分。雰囲気は和やか。医師を選んだ理由。当院を選んだ理由。見学で感じた病院の雰囲気。部活などの学生生活について。ボランティア経験（必ず聞かれる）。他の志望病院とこの病院の志望順位。

④ 筆記は古い国試みたいなマニアックな内容も聞いてくることがあって難しい。一応 6 割が目安と言っていたが，過去には 4 割台でマッチした方もいるのであくまで参考らしい。小論文の内容は無難なことが書ければいいらしい。人間として問題のある人を落とすための試験。手紙は毎年出るので，時候の挨拶などの正式な手紙の書き方を予習すること。面接の先生の 1 人は研修委員長。病院見学で一度面談をしたことがある。見学で顔見知りの先生や希望診療科の先生を優先して割り当ててくれる。小論文に書いたことへコメントされたので，面接までに読まれているようだ。見学時に事務長の方と研修委員長の面談があって顔見知りになれるので緊張はしない。見学で研修医の先生とたくさん話して，面接の質問内容や筆記の内容を教えてもらうべし。

⑤ 5 年生 12/後半見学

2020 年

① 五肢択一：100 問，90 分。国試レベル。メジャー科目全て。3 つ選べがほとんど。MAC が作成。
小論文：各 400 字，90 分。複数のテーマから 2 つを選択。自分の志望科。将来住みたいところ。日本でのコロナ死亡率が低い理由。もし 10 人コロナ患者がいて，4 人分しか薬がなかったらどうするか。
手紙のマナー試験：自分のおばあちゃんががんになり，自分に腕のよい先生を紹介して欲しいと言われた時のおばあちゃんに宛てた手紙。

② 面接官 2 名（医師），15～20 分。雰囲気は和やか。志望理由。当院を選んだ理由。あなたを雇うメリット。自分の長所。大学の部活で得たこと。大学生活で最も力を入れたこと。研修でやりたいこと。

④ 面接が大事らしい。ハキハキ元気に話すのが大切とのこと。先生によって質問が違ったりするので，見学に行った際に研修医の先生に過去の質問をひたすら聞くとよい。

⑤ 5 年生夏・6 年生夏見学。採用担当の事務の方，研修委員会の先生との面談が 1 回ずつあった。体力，気力のある人に来てほしいという気持ちが伝わってきた。

2019 年

① 五肢択一：100 問，90 分。国試レベル。マークシート。3 つ選べが多い。MAC が作成。
小論文：各 400 字，90 分。3 つのテーマから 2 つを選択。好きな本について。自分を色で表すと何か。
手紙のマナー試験：知り合いの目上の人に手紙を書く。

② 面接官 2 名，10～20 分。雰囲気は和やか。小論文の内容について。冷たい医者だけど腕がいい医者，どう思うか。自己アピール。

④ 午前中に小論文と筆記試験。昼休みは外出可能なので昼食はその時買いに行った。筆記は多少悪い点でも足切りなどないため，普通の国試対策で十分だと思う。面接ではほとんどの質問がどの病院でも聞かれるようなことだった。第 1 志望で出す人がそこまで多い病院ではないのでその中でいかに第 1 志望である感じ（見学回数や面接の受け答え）を出すかが大事なのではないだろうか。

④ 4 年生・5 年生・6 年生 1 回ずつ見学

2018 年

① 五肢択一：100 問，100 分。主にメジャー。マイナーと産婦，小児は出ないが他の科目はまんべんなく出題。国試レベル。ほとんどが 2 つ選べ，もしくは 3 つ選べ。MAC が作成しているら

① 筆記試験・その他　② 面接試験　③ 受験した場所，方法　④ 受験後の感想・来年の受験生へのアドバイス　⑤ 見学・実習

しい。

小論文：各 400 字，90 分。4 つから 2 つを選ぶ。1) アメリカと日本の医療の違い，2) 研修医の医療現場での役割について（チーム医療の一員となるために大切なこと），3) 総合診療医の専門性とは，4) 医療現場においてルールを破っていいのはどんな時か。

手紙のマナー試験：叔父へ，インドネシアに行く時の注意点（医療）を伝える手紙。

② 面接官 2 名，10～20 分。志望理由。志望科。キャリアプラン。小論文の内容について。当院のプログラムについてどう思うか。併願病院。部活動について。大学での活動について。苦手な人への対処法。自己 PR。

④ 筆記試験は国試に落ちないかどうかを見ているそうなので，最低限とれていればよい。面接重視とのこと。面接は終始和やかで話しやすかった。履歴書の内容についての質問や，一般的な質問が多いので準備しておくとよい。

⑤ 7 月見学

2017 年

⑤ 五肢択一：100 周，90 分。メジャー，内科。一般問題。3 つ選べ形式がほとんど。MAC が作成した問題で，全ての実施日で違う。やや難。

小論文：90 分。4 つから 2 つを選ぶ。1) 大学病院と市中病院の研修の違い，2) 過程と結果のどちらが重要か，3) 医科大学の新設は必要か，4) 総合診療に専門性は必要か。

発熱が続く故郷の父が地元の大学病院に行くときに持たせる手紙を書く。縦書き便箋。

② 面接官 2 名，15 分。志望理由。医師を志した理由。将来の志望科。小論文の内容について。3 年後どうなっていたいか。併願病院。部活について。国試浪人について。将来地元に帰るかどうか。体力があるか。履歴書の内容についての質問。

④ 筆記試験の足切りラインは一応 55 点となっているが，面接重視で調整があるようだった。過去最多の受験人数。定員 12 名に対して 70 名近くが受験。後半の受験日に大半が受験。見学時，副院長先生と昼食をとったが，その先生が面接官だったので，病院見学時に印象を与えておくのも大切だと思った。ぜひここで働きたいとアピールすることが大事と事務の人に言われた。筆記の勉強としては，疾患について正しく学んでおくことが重要。時間内に終わるよう気を付けるべし。

⑤ 7 月見学。救急科の当直見学はした方がよい。夕方病院に着き，24 時頃まで見学。翌朝から希望科の見学。研修医は皆明るくて性格がよい。キャラをある程度揃えているのかもしれない。院長もしくは部長との昼食兼面談あり。

永寿総合病院（東京）

2019 年

① 小論文：800 字以内，50 分。働き方改革の導入について賛成か，反対か。導入する場合はどのようにするべきか自分の理想の医師像も交えて記せ。

② 面接官 7 名，受験者 3 名，20 分。志望動機（プログラムと見学の雰囲気以外の理由）。志望科。医師を目指した理由。後期研修をどうするか。10 年後の自身の目標。病院に貢献できる点。地元に帰るつもりがあるか。学生生活でやってきたこととそこから学んだこと。

④ 小論文は時間制限が厳しい。各面接官が気になったことを一つずつ程度質問してくる。病院に貢献できる点は毎年聞かれているようなので，他の人とかぶらないように複数回答を用意しておくと安心かもしれない。エントリーシートを埋めるのが少し大変だが，面接の話題作りになるので頑張って書くこと。見学時にはキャラがたっていることが大事だと言われたが，そんなに個性を重要視しているような感じは受けなかった。

⑤ 7/下旬見学

2018 年

① 小論文：800 字，50 分。新専門医制度が始まり内科専攻医が 2 割減少したことについてどう思うか。そして，そのことは専門科を決めるにあたりどう影響するか。

② 面接官 6 名，受験者 3 名，20 分。医師を目指した理由。学生時代に頑張ったこと。志望科とその理由。尊敬する人。研修病院に希望すること。研修病院で何をしたいか。

④ 面接官が 1 人ずつ質問し，それに受験者が順番に答えていく形式。あまり笑顔はなく，重い雰囲気だった。質問に答える順番はランダムで，座る順番や場所は関係ない。小論文は，模範解答的な論じ方より自分の考えを書いてほしいと強く言われた。恐らくだが，履歴書を提出した順に面接が行われるため，早く出した方が，待ち時間が少なくて済む。倍率によって面接の厳しさが毎年違うようだ。

⑤ 5 月・7 月見学。神経内科で 2 週間実習。神経内科の部長が面接のキーパーソンである。

2015 年

① 小論文：800 字，50 分。高齢者の胃ろう，血液透析について意見を述べよ。

② 面接官 8 名，受験者 4 名，30 分。研修への覚悟はあるか。将来のキャリアプラン。チーム医療において大切だと思うこと。学業以外に成し遂げたこと，頑張っていたこと。90 歳の末期膵癌の患者さんにどう対応するか。

④ 一部の先生から圧迫面接のような印象をうけた。質問に答えても更に深く何度も質問されたこともあった。典型的な返答ではよくないのかもしれない。例年より倍率が高かった。そのためなのか，前年までとは小論文のテーマの方向性や面接がかなり変わっていた様子。

⑤ 5/下旬見学。見学は毎週月曜日に行われている。複数回行き，積極的に名前と顔を覚えてもらった方がよいと思う。

江戸川病院（東京）

2022 年

② 面接官 2 名（院長と事務），受験者 1 名【時間】15 分【内容】志望理由，志望科，将来大学に戻るか，コロナについてどう思うか，最後に自己アピール。

③ 病院からの指定により現地

④ 普段から話し方や言葉遣いに気をつけましょう。

⑤ 4/下旬見学。研修医の先生方と話して，院内を見て回った。1 時間で終了した。研修医の雰囲気に注目した。

2017 年

② 面接官 2 名，20 分。志望理由。救急に興味はあるか。大学に残るつもりはないのか。将来目指す医師像。国試に受かりそうか。

④ フルマッチしない年が何年も続いているせいか，国試に受かるかどうかをものすごく気にしていた。留年や国試浪人した理由を事細かに聞かれ，そういった人はよい印象ではないようだった。病院見学はウェルカムムードだった。面接で留年・国試浪人だと伝えた時点で模試の成績がよくても，うちの病院はNO といった感じ。留年・国試浪人の人には受験をおすすめしない。

⑤ 3/下旬・7/上旬見学

荏原病院（東京）

2021 年

② 面接官 3 名，15 分。胃瘻を自己抜去している患者さんを見た時どう対応するか。遅刻した時どう対応するか。自己 PR。
口頭試問：15 分。貧血について。ショックについて。ワクチンについて。

④ 試験日程を事務の方が調整してくれて助かった。面接後，そのまま隣の部屋に移り口頭試問を行う。マッチングで倍率の高いところばかりを受けないように。

⑤ 12/中旬見学

2020 年

② 面接官 3 名（医師・看護部長・事務），20 分。実家はどこか。もし患者が胃管を抜こうとしていたらあなたはどうするか。遅刻した際は誰にどのように連絡するか。実習で一番思い出に残った患者について。履歴書で書いた尊敬する医師像について。

| ① 筆記試験・その他 | ② 面接試験 | ③ 受験した場所，方法 | ④ 受験後の感想・来年の受験生へのアドバイス | ⑤ 見学・実習 |

⑤7/上旬見学。コロナの関係もあり，午前中での解散となった。研修医の先生は優しかった。

2018年
②面接官3名，20分。1分間自己PR。周りから自分はどのように言われているか。尊敬する人。
口頭試問：心電図，胸部X線を読んで所見を述べる。貧血の定義。貧血の患者を見たら何をするか。
④口頭試問は答えられないとがっかりされる印象だったが，雰囲気自体は悪くなかった。心電図は難しかった。
⑤6月見学。見学時，オーベンの先生は点数付けをしているようだ。

2016年
②面接官3名，15分。雰囲気は穏やか。志望動機。志望科とその理由。医師を志した理由。チーム医療で医師にとって必要なものと，その理由。部活動について。
口頭試問：心電図の見方，聴診の仕方，Levine分類について，ジカ熱についてなど。CTの読影なども聞かれた。循環器内科，感染症，放射線科，消化器の先生。
④面接官は受験者の人柄を見たいのでと言い，緊張をほぐしてくれた。看護師長からチーム医療について聞かれた。口頭試問の対策はメジャー科を中心に，臨床研修に携わる先生の科の勉強もするとよいと思う。

青梅市立総合病院（東京）
2020年
①記述：英語論文を読み，設問に答える。辞書持ち込み可（紙・電子）。
②面接官4名，10～15分。志を1分で述べよ。受験した病院数。他の受験病院。志望順位。
④面接官は優しいが，多摩地方の病院のカリキュラムなどにはめちゃくちゃ詳しいので適当なリサーチだとボロが出るかも。他の受験病院について聞かれたのは，第1志望者が少なめなことが影響していると思われる。
⑤見学。先生方の雰囲気のよい病院。都心からはかなり遠い。

2019年
①記述：3問，80分。英語論文を読み，要約。辞書持ち込み可。分子標的の薬について。身体活動性と死亡率について。心筋梗塞におけるトロポニン測定について（NEJM）。
②面接官4名，15分の個人面接。志望理由。医師を目指した理由。理想の医師像。体力に自信があるか。チーム医療に必要なこと。看護師に求めること。ALSなど意思疎通が難しい患者の要望をどう叶えるか。併願病院。今後の進路。
集団討論：面接官4名（上記と同じ），受験者6～7名，30分。司会を1人決め，進行。円になって座り，周囲を面接官がぐるぐる歩いて評価。時間内にまとめまで行う。基礎研究と臨床研究について。
④記述は昨年より1周減ったが，時間が厳しいのは変わらず。時間配分をしっかりして，時間内に終わらせることが重要らしい。要約する練習をしておいた方がいいと思う。個人面接は終始穏やかに進んだ。ハキハキ答えるとよい。集団討論は，お昼休憩の間にメンバーと仲良くなっておくとやりやすいと思う。面接官が発言者の前に回り込んで怖かった。落とすような面接ではないので一般的な質問にきちんと答えられるようにしておけば大丈夫だと思う。受験者数が少なくてアットホームな雰囲気だった。
⑤12/下旬見学，6/下旬実習。救急が忙しい病院なので見学だけでなく実習でその雰囲気を知ることができると思う。

2018年
①記述：2問，80分。英文を読み，要約と内容に関する問題に答える。辞書持ち込み可。第Ⅷ凝固因子欠乏患者の手術における出血リスクについて。C.difficileと診断された患者が実際はCMV感染だった症例について。
②面接官4名（院長・血液内科医局長・事務長・看護師長），15分の個人面接。志望理由。将来希望する科。理想の医師像。併願病院。集団討論の感想。部活について。特技。
集団討論：面接官4名（上記と同じ），受験者4～5名，15～20分。司会を1人決め，進行。チーム医療について討論。
④集団討論の前に昼食休憩があるので，そこで同じグループになる人たちと話せた。あらかじめ司会を決めておくこともできる。集団討論は残り少ない時間が分からないので終わりが難しかった。指示の有無に関わらず，司会者は最後に自分たちの意見をまとめた方がよい。
⑤2/下旬・6/下旬見学。志望科と救急科（～22：00もしくは翌8：00までのいずれか）を見学。臨床指導医と研修医1年目の先生について実習する。

2016年
①記述：約9問，80分。英文を読み，内容に関する問題に答える。多発性硬化症に関する英文。要約が重要。
②面接官4名（院長含め医師1名），15分の個人面接。1分間の自己PR。学生時代に人間関係で困難だったことは，それを乗り越えるために何をしたか。併願病院と志望順位。全て合格したらどこを選ぶか。
面接官4名，受験者4名，20分のグループ面接。
④院長先生が優しい様子で，緊張を解こうとしてくれた。先生方から，研修医を育てていこうとする意思を感じた。

2015年
①記述：4周，80分。電子辞書持ち込み可能。CMLの治療薬の変遷に関する英文を読み，内容要約。
②面接官4名，受験者4～5名の集団討論。筆記の論文と関連する内容。医療の発展において基礎研究を臨床へ応用し，臨床での問題点を基礎へ持ち帰ることが重要といわれているが，そのことに関して自由に議論せよ。
面接官4名，10分の個人面接。1分で集団討論の感想と自己PR。志望科と理由。志望科と地域医療の関わり方について。学生時代に頑張ったこと。集団における自分の役割。趣味。青梅マラソンのランナーと救護班，どちらをやりたいか。併願病院と志望順位。
④集団討論ではリーダーを決め，残り5分になるとリーダーが内容をまとめる。時間は面接官が指示する。難しい題材で，あまりまとまらなかったが，雰囲気を見ている印象。筆記試験は毎年NEJMの論文から出るらしいので，アブストラクトを要約する練習をしておくとよいと思う。

大久保病院（東京）
2018年
①小論文：1,200字，120分。少子高齢化社会で医療費が増大しているが，これから医療はどのようにすべきか。
②面接官5名，10分。一般的な質問。英語を話してみてと言われた。
④成績重視のようなので，CBTを頑張った方がよい。
⑤7/上旬見学

2017年
①小論文：字数制限なし，90分。シチュエーションは受験者が自由に設定。病状説明，インフォームドコンセントについて。
②面接官5名，15分。雰囲気は穏やか。志望動機。医師を志した理由。課外活動は部活になってからどうするか。
口頭試問：腎不全について。胸痛の患者が来た際の鑑別診断。
⑤8月・3月見学。午前は腎臓内科で病棟実習。午後は麻酔科でオペ見学を行った。

2013年
①記述：90分。医療ミスによりアナフィラキシーショックが起こった。病態，原因，改善点について，各400字で。
②面接官3名，20分。雰囲気は和やか。志望理由。自己PR。当院に望むこと。進路。部活について。医学知識（急性腹症の鑑別，悪性高熱症）。
④前期（7月中旬）と後期（8月下旬）の2回に分けて募集されているが，マッチングシーズン開始直後は面接慣れしていないし知識も不足しているので，後期に受験するのがよい。

①筆記試験・その他　②面接試験　③受験した場所，方法　④受験後の感想・来年の受験生へのアドバイス　⑤見学・実習

⑤8/下旬見学，7/下旬実習。指導医の先生が丁寧に説明してくださった。研修医にも色々と話がうかがえた。採用に関係するか定かではないが、見学や実習で院長や内科部長に顔を覚えてもらえるとポイントアップらしい。

大田病院（東京）

2020年

②面接官3名，30分。雰囲気は穏やか。志望理由。医師を志した理由。将来の志望科。国試不合格の自己分析。部活について。
⑥月に一度Zoomにて簡単な面接を終えていたため、当日の午前中に見学、午後面接で終了となった。院長がスポーツマンで同志を好むため、スポーツマンだと言ったら気に入ってくれた。やる気のある人を好んでいそうだったので、そこを強くアピールするとよいと思った。
⑤8/上旬見学

大森赤十字病院（東京）

2022年

①選択肢：試験時間1時間。選択式49周と記述1周。選択は国試3年分やってれば問題ない。メジャー内科外科，産小老，マイナー，公衆衛生全て出題された。偏りはない。国試と同じ問題も多く、研修医として必要な知識や手技の方法を問う問題が多かった。必修特有の倫理的な問題も多かった。オリジナルは難しい。差はつかない気がする。英語問題2周は差がつくと感じた（4択，ぶどう膜炎の鑑別と一般化炭素中毒の治療）。
記述試験：「COVID-19のウイルス抗原検査とPCR検査について，それぞれの相違点，長所短所を述べなさい。」
②面接官3名（副院長2名と事務長1名）【時間】10分（時間なさそうで焦らしい雰囲気だった。今年は面1回のみ）【内容】なぜ東京か・地元をでた理由は何か・志望科でなくて、呼吸器内科を見学したのはなぜか・見学はどうだったか・自己PRに書いていた3つの力について細かく教えて・筆記試験は何割くらいできたのか・CBTはどう勉強したか・高校の時から産婦人科志望なのか小児科とかも考えていたのか（研究室が小児科のため）・いつから医師目指してたのか・親族に医者はいるか・日赤は災害医療とか戦争時の医療とかそういう場面に医師が出ていかないといけないことあると思うけど大丈夫か・最後に私たちに聞いておきたいこと
③病院からの指定により現地
④落ち着いて頑張ってください。
⑤7月半ばに見学。7/上旬のオンライン説明会にも参加した。研修医の先生方曰くこれほどホワイトな病院は大学時代の友人に聞いてもなかなかないとのこと。研修医やスタッフの皆様も優しかった。病院が綺麗で食堂も美味しい。近年人気が上がっている市中病院なので今後見学回数なども重視される可能性があり、余裕があるなら2回は見学に行ったほうが良い。

2021年

①計60分。
五肢択一：50周。国試過去3年分から出題。
記述：1周。コロナのワクチンを摂取するか迷っている人にどのような説明をする。
②面接官5名（院長ほか幹部），15分。面接官3名（多職種），15分。当院を選んだ理由。将来の志望科。自分の長所。試験の手応え。興味のある診療科。
④面接は終始和やかな雰囲気で、圧迫などは全くされない。見学は色々な病院に行った方がいい。どのような病院が自分と合っている、合ってないというのが段々わかってくる。
⑤/下旬見学。研修医への教育体制がしっかりしている。上級医の先生の人数が多いので指導が手厚い。とてもアカデミック。研修医の先生方の仲が良い。

2020年

①五肢択一：国試レベル
②面接官5名（院長他幹部），15分。面接官3名（多職種），15分。雰囲気は穏やか。

④しっかり準備すれば大丈夫だと思う。
⑤7月見学。雰囲気は良かった。

2019年

①計60分。
五肢択一：30周。国試20周（107〜112回からの出題）とオリジナル問題10周（デング熱の検査、IEのDukes分類，急性前立腺炎など）。精神科や泌尿器科などマイナー科からも一部出題あり。オリジナル問題のうち2問は英語の臨床問題だった（国試の英語レベル）。
記述：1問。クレアチニンについて知っていることを書く。
②面接官4名（院長・幹部），10分。国試に落ちた理由。志望科とその理由。日本の医療の問題点となぜそれが問題点なのか。部活の公式戦の結果。留学して学んだこと。
面接官3名（看護師長・医師・研修医），10分。午前中の筆記試験はできたか。志望理由。病院を知った理由。面接で印象的だったこと。留学について。10年後何をしていたいか。
④幹部面接では履歴書の内容について細かく質問された。国試の過去問をやっておくとよい。待ち時間が長く、最後の人は19時頃までかかっていたようだ。
⑤6月見学

2017年

①五肢択一：20問，60分。国試形式。過去問+病院オリジナル問題。国試よりやや難。
②面接官6名（院長・副院長・研修センター長他），15分。志望動機。研修医のゴール目標。部活について。
面接官3名（指導医・研修医・看護師），15分。志望動機。自分の長所と短所。
⑤7/下旬見学および実習。研修について半日。複数回行った方がよいとの話もある。

荻窪病院（東京）

2020年

②面接官6名，15分。雰囲気は穏やか。最初に1分間の自己紹介と志望理由。他と比べてここが一番と思った理由。他の受験者と比べて自分が一番だと思うこと。人との関わり方、コミュニケーション能力はどうか。趣味。最後に何か質問はあるか。
⑤4年生・6年生見学。それぞれ救急と循環器内科を見学。その科を回っている研修医の方に一日ついて行動した。雰囲気がとても良かった。6年次には見学の際に副委員長の先生と30分ほど話せる機会があり、実質的にマッチングの面接であったように思う。

2019年

①その他：面接前にY-G性格検査。合否に関係なし。
②面接官6名，15分。雰囲気は和やか。自己紹介文、履歴書に基づいて質問。医師を志した理由。他の受験病院。第1志望か。部活について。将来希望する科。目指す医師像。将来の展望。
④事前提出の書類から質問されることが多いので、コピーなどをとっておよい。実際に行っているとその話にもなる。話しやすい雰囲気で、ハキハキと元気に答えるとよい。大学の成績が相当悪くなければ学力はあまり関係ないと思われる。受験者のやる気を第一に考えているそう。面接前の待ち時間に研修医と話すのは必ず第1希望だと伝えること。基本的に3年目は残らない（残さない）ので、それ以降のビジョンも明確にもっていてほしいと言われた。面接は遠方の人が優先される。今年の受験者数は18名とのこと。
⑤/下旬見学。2月実習。とても雰囲気がよかった。よく指導してくれた。実習でレポートなど頑張ると好印象のようだ。

河北総合病院（東京）

2022年

①記述試験：制限時間5分。丸い小さな用紙に回答を記述。テーマ「自分は河北の研修医。小児科ローテ中で、その日は別のグループの指導医、レジと小児科当直をしている。自分の持ち患

① 筆記試験・その他	② 面接試験	③ 受験した場所，方法	④ 受験後の感想・来年の受験生へのアドバイス	⑤ 見学・実習

者さんが急変した時どうするか。」50字程度で書く。
②面接官4名（看護師，院長，小児科の先生，レジデント）受験者1名【時間】15分【内容】自己PR，志望科など，自分の短所，どんな人と言われるか，海外ボランティア行ったきっかけ，給料を何に使うか，筆記試験はどうだったか，将来は海外で働きたいか【雰囲気・感想】和やかな雰囲気。看護師の方が笑顔で聞いてくださった。
③どちらか選べたので現地を選択
④試験日が多く設定されており，近年人気も上がっている病院なので早めに履歴書を送らないと，面接が希望日程にならないかもしれないと思いました。
⑤6/下旬，救急外来，家庭療療法の見学。マッチングの資料をもらえた。家庭療療科では訪問診療に参加できた。研修医の裁量権，指導医に相談しやすそうかどうか。

2021年
①事前課題：病院がInstagramを利用しているが，Instagramなどを用いて有名にする方法。
②面接官4名，15分。東京に来た理由。将来の進路。
④選考日に越境不可の場合はリモート面接も可能だった。特に難しい質問などはなく，終始和やかな雰囲気だった。今年はコロナで見学回数や病院見学の方法などが例年と違ったため，来年以降はどうなっているのかわからない。
⑤7/中旬見学。実際に研修医の話を聞くと，ネットや噂などとは違った話が聞けて良かった。

2020年
①Y-G性格検査。
②面接官4名（医師・事務），15分。雰囲気は和やか。最初に自己紹介と自己PR。部活・東医体について。志望科。働き方改革についてどう思うか。
③コロナで移動制限がある人にはオンライン面接も実施されていた。
⑤5年生冬見学。午前中は救急外来，午後希望した診療科。研修医の先生たちは皆テキパキ動いていて仕事のできる感じ。事務の方は気さくな感じ。研修医からの評価もあるので気を抜かないように気を付けた。コメディカルとの距離が近い。病院は敷地が狭いが数年後に立て替える予定とのこと。

2019年
②面接官5名，20分。雰囲気は穏やか。1分程度の自己PR。志望理由。併願病院。医師を志した理由。両親が医師かどうか。大学の成績。チーム医療について。自分の短所。周りから自分はどう思われているか。最後に言い残したことはないか。
④典型的な質問に答えられるように準備し練習してから行ったが，初めての面接ということもありすごく緊張した。受験後にああしておけばよかったと後悔が残った。医学的知識は問われなかった。受験者数は例年通り。
⑤6/下旬見学

2018年
②面接官4名（院長・副院長・看護師長・事務長），15～20分。雰囲気は和やか。1分程度の自己紹介。志望科。部活について。他に見学した病院。併願病院。当院を知ったきっかけ。キャリアプラン。ストレス解消法。部活での自分の立ち位置，大変だったこと。
その他：YG性格検査。
④筆記試験等がなく，面接だけなので自己アピールはしっかりできるようにした方がよい。今年から面接前に，適性検査を実施。採用にどう関わるのかは不明。来年以降，面接以外に筆記試験が実施される可能性があるそうなので，研修医の先生などにこっそり確認しておいた方がよい。
⑤2月・7月見学

2017年
②面接官5名（院長・副院長・研修部長・看護部長・事務），15～20分。自己アピール。医師を目指したのはいつ頃か，きっかけは何か。どんな医師でありたいか。苦手分野の自己分析。東京

を選んだ理由。部活で大変だったこと。東医体で優勝するためにしてきたこと。
④前年までは事前提出の小論文があったが，今年は面接のみだった。
⑤5/11 見学

関東中央病院（東京）

2019年
①計120分。
五肢択一：68問。消化器内科，循環器内科，呼吸器内科，神経内科，内分泌，外科から各10問出題。公衆衛生8問。国試レベル～やや難。外科などは特に過去問から出る。神経内科や内分泌は英語の問題や選択肢で出題されるものもある。
記述：2問。試験日により異なる。SNPについて知っていること。色素性乾皮症について。Vogt-小柳-原田病について。
②面接官3～4名（院長・部長・看護師），15分。雰囲気は和やか。志望理由。医師を目指した理由。志望科について。趣味。初期研修後の進路。見学した科の感想。他に受けている病院。
④部屋は3部屋に分かれて行い，部屋によって質問内容は異なる様子。面接官はにこやかに対応してくれた。面接より筆記試験の方が重要だと思う。事務の方がとても丁寧。筆記試験の説明や面接の案内で緊張させないような話し方をしてくれた。
⑤7/上旬見学

2018年
①合計120分。
五肢択一：50問。循環器内科，呼吸器内科，神経内科，内分泌，外科から各10問出題。内分泌と神経内科は英語で出題。国試レベル～やや難。
記述：5問。IRBについて。ヘルペスウイルス属について。MRSEについて。ミトコンドリア病について。
②面接官3名（各科の部長クラス），15分。雰囲気は和やか。志望科。目指す医師像。難病の患者とどう接するか。他の病院と比べて当院の良かった点。留学について。
④面接は3部屋に分かれていた。質問内容はごく一般的。見学はあまり重視していない様子。事務の方がとても丁寧に対応してくれる。今年は，昨年の倍近く受験者が多かった。
⑤5/中旬見学

2016年
①合計120分。
五肢択一：60問。呼吸器内科，消化器内科，外科，内分泌，循環器内科，神経内科から出題。各10問。内分泌と神経内科は英語で出題。国試レベル～やや難。
記述：5問。MRAについて。コアグラーゼ菌について。ヘルシンキ宣言について。ノンパラメトリック法について。UCで見られる眼変について。
②面接官3名，10分。雰囲気は穏やか。志望理由。志望科。部活について。試験で難しかった科目。5年後どうしたいか。履歴書に基づく質問。
④面接官は皮膚科・神経内科・消化器内科の部長の先生方だった。熱心に話を聞き，答えに対しても更に話をふくらませていただき，とても優しかった。

2015年
①五肢択一：60問。呼吸器，消化器，外科，内分泌，循環器，神経内科の問題が出題。各10問。
記述：5問。paired t検定について。Parinaud症候群について。Southern blottingについて。外側膝状体について。医師の患者に対する義務について。
②面接官2名，15分。志望理由。部活について。今後の進路。一般的な質問。
④筆記は難しい印象だった。面接官の先生方がとても優しかった。
⑤3月見学。循環器内科を見学。研修医の先生について回り，研修の話も色々と聞くことができた。

① 筆記試験・その他　② 面接試験　③ 受験した場所，方法　④ 受験後の感想・来年の受験生へのアドバイス　⑤ 見学・実習

2014 年

① 計 120 分。
五肢択一：60 問。消化器内科，呼吸器内科，循環器内科，神経内科，内分泌・代謝，一般外科より各 10 問。国試よりやや難。内分泌・代謝はすべて，神経内科は最後の 2 問の症例問題が英語。全体的に臨床に則した問題が多い。
記述：10 問。医師法と医療法について。第Ⅵ神経について。SNP について。マクロファージについて。生命表法について。樹状細胞について。遺伝子多型とは。
② 面接官 2 名，10 分。雰囲気は穏やか。事前提出課題の内容（志望理由，医師を志望する理由，自分のセールスポイント，医師患者関係についての考え，理想の医師像）。志望科とその理由。見学時の印象。その科に見学に来た理由。3 年目以降はどうするか。自分の長所と短所。研究の内容。高齢者の医療についてどう思うか。部活の成績。
④ 筆記 700 点，面接 300 点という噂。筆記試験が重視されており，難しく，細かいことも聞かれるため，かなり勉強した方がよい（特にメジャー，できれば公衆衛生も）。面接では，医学知識を問われることもあるらしい（胸痛の鑑別診断など）。

北里研究所病院（東京）

2014 年

① 五肢択一：60 問，90 分。国試のような問題。英語の長文読解も。
② 面接 3〜4 名，15 分×2 回。雰囲気は和やか。志望理由。興味のある科。理想の医師像。チーム医療について。
④ 面接が 2 回あるので，じっくりと話ができる。
⑤ 5 月実習（3 週間）。臨床だけでなく，人との関わり合いについても学べ，とても充実した 3 週間だった。

厚生中央病院（東京）

2022 年

① 選択肢：25 問 60 分。泌尿器，産婦，消化器が毎年多め。今年は小児も多め。国試と同じ問題がそれなりに出題される。
小論文：60 分 1,200 字。医学研究を遂行する上で重要なヒポクラテスの誓いについて。
② 面接官 3 名受験者 1 名【時間】10 分【内容】志望動機・医師志望動機・大学病院ではなくて市中病院の理由・辛かったこと，乗り越え方・志望科・目指している人・コミュニケーションを取る上で大事にしていること・好きな作家・ストレス解消法・アルバイト・親の職業，兄弟の専攻学科・実家の場所
③ 病院からの指定により現地
④ 早めの対策が重要
⑤ 6 月 22 日，説明会のみで病棟見学なし。詳しい説明や質疑応答の時間をたくさん設けてくれた。質疑応答で言葉遣いに気をつけた。

2017 年

① 合計 120 分。
五肢択一：25 問。国試レベル〜やや難。公衆衛生は除くが，まんべんなく出題。外科系が多かった。直近の国試問題もあり。
小論文：1,200 字。AI における利点と欠点。
② 面接官 3 名，10 分。志望理由。医師を志した理由。ストレス解消法。部活について。アルバイト経験から働くということはどんなことだと感じたか。留学生との交流で得たこと。自己 PR。
④ 今年は 1 名だけ，筆記試験で落ちたとのこと。例年は全員合格とのこと。東京医科大，東邦大の関連ということで，両校の志望者が多かった。担当の先生は，関連大学関係なく，色々採用したいと言っていた。倍率は 4〜5 倍。
⑤ 7 月見学

江東病院（東京）

2020 年

① 小論文：400 字程。コロナ禍における研修医の役割。
② 面接官 3 名，15 分。雰囲気は和やか。志望理由。学生時代に頑張ったこと。

⑤ 8/初旬見学

2018 年

① 小論文：400〜800 字，40 分。理想の医師像。
② 面接官 2 名，15 分。雰囲気は穏やか。志望理由。医師を目指した理由。初期臨床研修の意義とは何か。趣味。特技。自分の長所と短所。仕事が長引いたり，レポートが多かったりしてもやっていけるか，その根拠は。当直できるか。地域医療の希望はあるか。人付き合いで気を付けていること。ストレス発散法。研修で不安なこと。他に受験した病院。
④ 面接官の他に，事務の方が後ろで見ていて緊張した。小論文は数パターンの中からしか出ないと思われるため，研修医から過去問をもらうとよいと思う。
⑤ 6 月見学

2015 年

① 小論文：800 字，40 分。2 つのテーマから 1 つを選択。1）理想の医師像，2）臨床研修に求めること。
② 面接官 3 名（副院長 2 名・臨床研修担当医師），15 分。雰囲気は和やか。志望理由。当院を知ったきっかけ。好きな科目，嫌いな科目。どんな医師になりたいか。病院の規定を守れるか。後期研修はどうするか。下町のお年寄りの相手ができるか。最後に自己アピール。
④ 学科試験がないため，小論文対策をしっかりしておいた方がよい。面接では，質問に答えると，更に深く質問されることもある。最後に「採用したいと思えるように自己アピールしてください」と言われたので，事前によく考えておくとよいと思う。
⑤ 8 月見学，4 月実習（4 週間）。アットホームな雰囲気。食堂などで科をこえて仲良く談話している。全体的にのんびりとした病院。地域に根ざした治療を行っていた。

公立阿伎留医療センター（東京）

2020 年

② 面接官 4 名，30 分。医師を志した理由。当院志望理由。将来どんな医師になりたいか。今後の勉強と成績について。大学 6 年間で学んだこと。趣味。
④ 昨年マッチした人の中に国浪生はいなかったので，成績や経歴をかなり細かく聞かれた。できる限りはっきり簡潔に答えた。例年より受験者が少なかったため，マッチすることができた。
⑤ 8/上旬見学

2019 年

② 面接官 4 名（院長・副院長・事務），10 分。医師を志した理由。当院志望理由。研修後の進路。部活について。将来希望する科。見学の感想（良かった点と悪かった点）。地域医療についてどう考えているか。
④ ようこそいらっしゃいましたという感じだった。待機中と面接中にお茶が出された。
⑤ 6/上旬見学

2016 年

② 面接官 3 名（院長・副院長・臨床研修担当医），15 分。雰囲気は穏やか。志望理由。興味がある科。趣味。大学生活について。初期研修後について。
④ 田舎の病院で来られる人が少ないためか，ぜひ当院に来てほしいとすごく勧誘された。毎年フルマッチにならないことが多く，見学の際に研修医の先生から名前を書けば受かるというようなことを聞いていた。受験者も少なくマッチングで悩みたくない，田舎の病院でのんびり研修したいという人にはおすすめ。雰囲気がとてもよい。

公立昭和病院（東京）

2022 年

① 小論文：【時間】50 分くらい【内容】喫煙を止めることについての英語文を読んで 300〜400 字程度で要約，その後疾病者の喫煙について自分の考えを述べよ。全部で 800 字以内。
② 面接官 5 名，受験者 1 名【時間】15〜20 分【内容】緊張されていますか・今日はどのくらい時間をかけてこられましたか・志

| ① 筆記試験・その他 | ② 面接試験 | ③ 受験した場所，方法 | ④ 受験後の感想・来年の受験生へのアドバイス | ⑤ 見学・実習 |

望動機・当院を知ったきっかけ・どうして医師になろうと思ったか・体力はありますか・中学高校大学の部活・苦手なことや嫌いなことはありますか・今日の小論文は書き終わりましたか。内容はどうでしたか。将来に役立ちそうですか・何個病院見学されましたか。それ等の病院の内どのくらい応募しましたか・何科を志望されていますか。志望科の産婦人科の魅力は何ですか・最近読んだ本はなんですか【雰囲気・感想】最初に質問していただいた事務長さんは大変穏やかで相槌などもされたが，それ以外の面接官の先生方は終始真顔であった。しかし圧迫という感じはなかった。基本的なことを聞かれると見学時に聞いておりその通りだったのでそれほど大きな失敗はなかった。
③ 病院からの指定により現地
④ 面接は礼儀作法や身だしなみなども含めて周りからの評価なので，相手を見つけて練習するのが大事だと思う。見学は5年生で1回，6年生で1回の計2回は最低行くことをおすすめします。学年によって研修医の雰囲気もかなり違うため，1回の見学で受験を決めるのは早合点な気がします。
⑤ 5年生の3月終わりに産婦人科を見学。産婦人科に初期研修医の先生がその時期いなかったため，昼休みに初期研修医の先生方とお昼を食べながらお話しした。色んな大学からきている先生方で，皆さん仲良く，見学生に対しても優しく朗らかだった。過去問や研修の内容，宿舎の情報など書かれた資料をいただき，丁寧に説明していただいた。産婦人科の先生方も終始優しく3年目以降の話などもでき，大変勉強になった。救急科を回る3か月が大変忙しいが，それ以外の科は標準的な研修内容とのことだった。研修医の先生たちが普段どこで過ごしているのか，当直体制はどうなのかなどを確認していた。

2020 年
① 小論文：英文を読んで要約と医療者の立場からの意見をまとめる。
② 面接官5名。雰囲気は和やか。履歴書に沿った質問。部活について。特技。複数病院受けている人は第1志望かどうかが聞かれる。体力はあるか。
④ 救急が強く，かつ力を入れており，体力は必要。とりあえず見学に行ってみて雰囲気をつかみ，対策をしてもらおう。
⑤ 5年生5月頃産婦人科・6年生2月頃救急科で実習。産婦人科は毎日のようにカイザーあり。卵巣腫瘍などもとる。救急科は日夜勤だったが，わりとひっきりなしに救急車がきた。夜勤明けの朝カンファは長く，厳しい先生もいるみたい。そのぶん実力はつくとのことで，先生方はみな初期対応などテキパキと行っていた。

2019 年
① 小論文：800字，60分。英文を読んで要約と医療者の立場からの意見をまとめる。電子タバコについて。
② 面接官5名，15分。志望理由。医師を志した理由。部活について。喫煙するかどうか。お酒は好きか嫌いか。小論文の出来。他に受ける病院。
⑥ 6月中にWebで適性検査を受ける必要あり。時間が短く性格診断のようなもの。採用への影響は不明。小論文は字数をオーバーすると大幅な減点とのこと。時間が短い。面接ではリーダーシップをとった経験や体力をアピールしたり，ハキハキ話すことが大切らしい。自分の順番は午前8時〜11時位までだった。見学へ行くと過去の面接内容がもらえるので，それを基に対策すれば大丈夫だと思う。今までレジナビに出ていなくて穴場の病院だったが来年から出るとのことなので，人気がでるかもしれない。救急，研修医教育に力を入れているのでおすすめ。
⑤ 4年生・5年生春見学

2018 年
① 小論文：800字，60分。英文を読む。長さはプレスリリース程度。受動喫煙に関する内容。
② 面接官5名，12分。雰囲気は和やか。志望動機。医師を志した理由。地域枠について。大学生活で一番大変だったことと楽しかったこと。部活について。部活で大変だったこと。喫煙する

かどうか。お酒は好きか嫌いか。普段の勉強方法について。
④ 小論文は時間が足らなかった。明るくハキハキと話すことが求められる。難しい質問はない。面接官が5名もいるので，アイコンタクトが大変。
⑤ 3/下旬・6/上旬見学

2017 年
① 小論文：800字，120分。英文を読んで自分の意見を示す。男性医師と女性医師の診療による転帰・治療・成績の差について。
② 面接官5名，12分。志望動機。見学の印象。体力に自信があるか。小論文試験の出来。当院を知ったきっかけ。他大学の関連病院を志望する理由。引っ張るタイプか，後押しするタイプか。部活の内容について。ESの内容について。
④ 比較的アットホームな雰囲気で，話しやすかった。珍しい出身大学の学生には興味津々な様子。体育会系の病院なので，体力が大事。
⑤ 6月見学および実習。夜の当直まで見学させてもらい，タフな実習をさせてもらった。

2016 年
① 小論文：800字，90分。英文を読んで自分の考えを示す。喫煙をなくすには。
② 面接官5名（院長他），12分。雰囲気は少し圧迫感あり。志望理由。喫煙の有無。小論文の出来について。ボランティア経験。学生時代一番努力したことは何か。部活動について。最近の東医体の成績について。
④ 面接官は全員が男性医師だった。面接室内には女性の事務の方も1人。見学時から指導医の先生方に怖い人がいる印象を持っていたが，面接を通しても，そのような先生が多い病院なのかなと感じた。

公立福生病院（東京）
2021 年
① 小論文：コロナへの考え。
② 面接官3名，10分。
④ 面接官は優しい雰囲気だった。自分の行きたいところはどこなのかじっくり考えること。
⑤ 7/下旬見学

2016 年
① 小論文：1,200字，90分。あなたが当院から得たいもの及びあなたが当院に提供できるもの。
② 面接官2名（院長・副院長），15分。雰囲気は穏やか。志望理由。今まで生きてきて一番嬉しかったこと，つらかったこと。大学生活について。将来進みたい科。初期研修後について。
④ 小論文のテーマは毎年同じもののようだ。面接では受験者の人間性，どういう人なのか，どう考えどう感じて今まで生きてきたのか，というようなことを話の中からくみ取ろうとしていたように感じた。例年2〜3名の募集だが，あえてフルマッチにしない年もあるようだ。ゆるそうだが実は厳しく選んでいる部分もあるようなので，甘くみない方がよいかもしれない。

国立国際医療研究センター病院（東京）
2022 年
① 記述試験：【形式】和訳・要約【問題数】400字程度（プリント1枚）【時間】約30分【内容】英語の文章を読んで，和訳・要約。
② 面接官5名【時間】10分【内容】医師を目指した理由とその診療科の志望理由・見学にきた時に思ったこと・3年目以降のプランについて・研究について【雰囲気・感想】きちんと履歴書や応募書類に事前に目を通している印象。
③ どちらか選べたので現地を選択
④ 履歴書に力を入れましょう。かなりの倍率で落とされます。逆に履歴書が通れば，かなりいいところまでいけるでしょう。
⑤ 6/中旬に見学。丸2日間，研修医とともに業務の様子を見学させてもらった。先生たちが知的でかつ，研修医や若い先生を育てる姿勢がよく見えて，研修医も生き生きしていた。過去に

① 筆記試験・その他	② 面接試験	③ 受験した場所，方法	④ 受験後の感想・来年の受験生へのアドバイス	⑤ 見学・実習

面接で聞かれたことも資料としていただけた。先生の名前を暗記していったり，その科を見学する理由などもあらかじめ準備していった。

2021 年

① 記述：シンガポールのコロナによる外食制限の英文を読んで400字以内で要約，20字以内で題名をつける。

② 面接官5名。選択可能だったため現地で受験。産婦と救急は個人面接，外科や総合診療などはグループ面接。志望理由。体力はあるか。人から言われて耳が痛かったこととそれにどう対処したか。茶道の良さをプレゼン。

④ 一次の書類審査で大体 1/3 程に絞られる。履歴書をとにかく丁寧に埋めるこど。2日目の総受験者数は60名くらい。緊張しないで，と面接官に言われた。先輩に情報をもらう。英語の試験でスコアを稼ぐことが大事。

⑤ 4/上旬総合診療科を見学（2日間）。6/中旬小児科を見学（2日間）

2020 年

④ 現地での面接だったが，書類選考で落とされたため受けられなかった。自分の学びを皆さんに共有すると，総合診療科を目指すのであれば，「総合診療科コース」を志望する方がよい。総合診療を目指して内科プログラムに応募する場合，落とされる。一次選考の厳しさを物語っているエピソードだと思う。

⑤ 5年生8/中旬実習（2日間）。膠原病内科にて。先生方が真摯に対応してくださり，大変貴重な機会となった。

2019 年

① 記述：1問，800字以内，60分。A4用紙1枚分の英文を読んで日本語で要約し，20字でタイトルをつける。下書き用紙，清書用紙があった。英文はセンター試験レベル。受動喫煙を防ぐ規則を作るのは倫理的によいのか，有効なのか（シンガポールの禁煙政策の賛否について）。

② 面接官5〜6名，受験者3名，15分×2回。志望理由。学校生活で一番楽しかったこと。自分の強み。気になる時事ニュース。医師でなければ何になっていたか。キャリアプラン。チーム医療で活かせる自分の強み。人生で一番しない尽くしたこととその克服法。10年後どうしていたいかの人生設計。ストレス解消法。人間関係で苦労したこととその対処法。座右の銘。尊厳死についてどう思うか。幸せの定義とは。働き方改革について。

④ 書類選考があるため（今年はきられた人が少ない），指定の履歴書をきちんと埋めることが大切。毎年形式は変わる。英語の試験はここ数年毎年傾向が変わっている。小論文を書くような構成力も必要になってくると思う。ただ和訳するだけではだめなのかもしれない。面接については見学時に研修医から資料をもらえる。面接では同じ質問を毎回順番に答えていくので他の人がどう答えるか，それに対する先生方の反応を見ながら対応することになる。1分以内位で簡潔にと言われるので要点をまとめることが大切。面接官は1回目と2回目で異なる。小児科コースに関して見学は1回で十分と責任者の先生が言っていた。救急プログラムは今年から個人面接に変更。産婦人科コースは書類で6名にしぼられる。

⑦ 7/中旬見学（2日間）。救急科の見学では様々な職種の方と接する機会があり，病院の雰囲気に合っているかを見られている気がした。研修医の先生方はとても優秀だった。希望すれば夜勤の見学も可能。

2018 年

① 合計60分。
五肢択一：4問。質問，選択肢ともに英語。記事の内容の理解を問う。辞書持ち込み不可。
記述：1問。MEJM のレポート（DNRtatoo の入った患者が救急で搬送されてきた症例）を読んで与えられた課題（DNRtatoo を入れることについての是非）の英作文を行う。

② 面接官5〜6名（院長・総合診療科部長他），受験者5名，30分。雰囲気は和やか。自己紹介。苦労したこと，乗り越えたこと。当院に入って貢献できること。最近気になっている医療以外のニュース。ストレス解消法。当院で改善した方がよいと思うと

ころ。将来どんな医師になりたいか。アメフトタックル問題についてどう思ったか。大学時代に一番印象に残ったこと。

④ 履歴書選考の発表があり。内科系プログラムは約70名→26名にしぼられた。今年から提出書類に語学能力を証明する書類が加わったのもあり，TOEFL，IELTS などのスコアを持っていたり留学経験のある人が有利だった印象。3月，7月の病院説明会に参加すると詳しい情報を得られると思う。履歴書でかなりしぼられるので，見学時に研修医の先生方に実際どんなことを書いたのか教えてもらうとよいと思う。面接で答える順番は指名されたり，好きな人からどうぞと言われたり。面接官は頷いて聞いてくれたり，自分の発言に対してコメントしてくれたりした。

⑤ 8月見学，3/上旬実習（5日）。感染症内科で実習。医院の先生方と一緒に病棟内を見学させてもらい，後期研修以降のキャリアのとてもよい参考になった。

2017 年

① 記述：3〜4問，60〜100分。英語論文の要約，英語論文についての日本語設問（選択・穴埋めなど）3問。ジカ熱について。センター試験レベルの英文。

② 面接官6〜7名，受験者5〜8名，30分（内科系は2回）。雰囲気は和やか。志望動機。医師を目指した理由。今までで一番つらかったこと。今までで一番怒られたエピソード。自己PR。当院の研修に期待すること。10年後の自分の医師像。コメディカルとの関係について。臨床研究に関するイメージ。外国人の患者とのコミュニケーションをどうはかるか。世界情勢について気になるニュース。履歴書の内容についての質問。

④ 倍率が高いと履歴書での一次選考がある。今年から病院指定の履歴書が更に複雑になった。提出書類が多くて大変。筆記の英語論文は時間配分さえ間違えなければ問題ない。

⑤ 5月実習（1か月）。患者さんに侵襲を与えることはできないが，それ以外ならば見たいこと，やりたいことを伝えるとほとんど経験することができた。実習態度は重視していないようだ。一度は行った方がよい。研修医がのびのびとしている。

国家公務員共済組合連合会立川病院（東京）

2022 年

① 小論文（事前提出）：「あなたが必要だと考える医師としての資質はなんですか」「2019 年12 月から発生した covid-19 パンデミックは生活様式や社会生活が一変しました。皆さんの学生生活なども以前想像されていたものと変容してしまったものと考えます。今回の covid-19 パンデミックによって出現した困難なことに対して，どのように対応して，乗り越えてきたか，エピソードを交えて教えて下さい」（それぞれ A4 一枚分程度）

② 面接官7〜8名，受験者1名【時間】約10分【内容】出身地について。医師を志した理由。志望科について。留学について。部活で大変だったことはあるか【雰囲気・感想】面接官の数は多いが，基本的に一人の先生が質問をするようだった。和やかな雰囲気。履歴書に沿った内容がメインだった。

③ 病院からの指定により現地

④ 早めに対策をするのが大事だと思います。

⑤ 3/上旬に見学。当日は研修担当の先生からの病院・初期研修プログラムの案内と初期研修医との懇談で終了。コロナ対策に伴い，見学回数にかかわらず病棟で業務の見学をすることはできない。身だしなみや言葉遣いに気をつけた。質問できるようにあらかじめ病院の情報を確認しておいた。

災害医療センター（東京）

2019 年

② 面接官5名，受験者5名，20分。志望動機。希望する科。ストレス解消法。働き方改革で労働時間が短くなったが，研修医としてはどうあるべきか。
医長試問：5分×5ブース。救急科，泌尿器科，皮膚科，血液内科，循環器内科の先生から医学的知識についての口頭試問。白血病について知っていることは，などざっくりした問題が多い。

④ 他の受験性と答えが完全にかぶらないような工夫が必要。最後

① 筆記試験・その他　② 面接試験　③ 受験した場所，方法　④ 受験後の感想・来年の受験生へのアドバイス　⑤ 見学・実習

に何か言いたいことはと聞かれ，順番に自己アピールタイムになった。医長試問はメジャーからマイナーまで幅広く出題されていたので対策が難しいが，国試の勉強や実習でやった知識があれば8割くらい答えられた。頭の中で知識を整理し，順番にアウトプットする技術が必要。
⑤ 5/下旬見学。三次救急を多く受けており，救急外科は緊迫感がある。午後には研修医の先生と病棟での処置に同行させてもらったが，ER，ICU，一般病棟と院内を忙しく動いた。先生方はすごく熱心に指導してくれる。

2018 年
② 面接官3名，受験者3名，30分。志望動機。当院の希望順位。他に見学に行った病院。研修医の労働時間について。医学部入試の女性差別について。研修後のプラン。自己PR
医長試問：面接官2名，3分×8ブース。それぞれの診療科の先生から医学的知識についての口頭試問。できてもできなくても3分で次のブースに移動。
④ 院長室みたいな小さな部屋だった。強面の先生もいたが，圧迫ではなかった。面接官が順に質問してきて，誰から答えるか指名される。自分で過去問がもらえる。マッチング対策を教えてもらえるので見学は行った方がよい。口頭試問ができなくて引きずったら次のブースで頭が真っ白になった。試問で見学のときに会った先生がいると落ち着くことができる。
⑤ 6/下旬見学

2017 年
② 面接官4名，受験者3名，15分。志望動機。今までで一番追い込まれたこと，そこから学んだこと。10年後目指す医師像とそこに当院はどう関わっているか。チーム医療における研修医の役割。自己アピール。
口頭試問：20分。
④ 見学に行った際に過去問をもらうことができ，かなり対策になった。幹部面接は時間が短いので意見をまとめておく必要がある。口頭試問は分からなければばかり誘導してもらえるが，準備はしておいた方がよい。全ての科から出題される可能性がある。災害医療とは，知っている皮膚疾患，肺がんのステージと治療，気胸について，関節リウマチの患者に説明，更年期，など。
⑤ 5/上旬見学

2015 年
② 面接官8名（4つのブースに2名ずつ），2〜5分×8回の個人面接。各科の医長から順番に口頭試問。
面接官3名，受験者3名，20分のグループ面接。志望理由。併願病院。医師を志した理由。研修に何を求めるか。チーム医療に研修医として何ができるか。
④ 面接官の先生方は優しく，答えにつまっても，誘導したり，ヒントをくださる。見学時に研修医の先生から過去問をもらい，対策しておいてよかった。

2013 年
② 口頭試問：2.5分×8問。各医長より医学的知識を問われた。
面接官5名，受験者3名，15分。雰囲気は和やか。志望理由。医師を志望する理由。国試には合格しそうか。大学時代は何を

三楽病院（東京）
2022 年
② 面接官4名，受験者1名【時間】15分【内容】当院を選んだ理由・将来の志望科について・自分の長所・履歴書に書いた特技についてなど【雰囲気・感想】終始和やかな雰囲気で，面接官の方は常に笑顔だった。事前に準備していた回答で対応可能だった。
③ 病院からの指定により現地
④ ネットの口コミより，見学で研修医に直接聞いたことの方が参考になる。
⑤ 10人ほどの説明会で，6/11，6/25，7/9のどれか1日を選ぶ。研修医同士の仲が良さそうだった。

2019 年
① 記述：60分。TAVRについての英語論文を読み，日本語の質問に日本語で答える。TAVRの和訳，合併症について，適応についてなど。
② 面接官4名（外科の医師・精神科の医師・看護師・事務），15分。志望理由。志望科とその理由。大学6年間で一番頑張ったこと。自分の長所と短所。短所のせいでおきた困ったこと。留学について。高校・大学の部活について。ストレス発散方法。
④ 論文の英語はあまり難しくない。基本は文章で答えるものだったが，最後の1問はTAVRを行っている様子を絵で描くというものだった。書く量が多く時間が足りないくらいだった。

2016 年
① 小論文：400字，40分。高額な抗がん薬が医療費を圧迫し，国民皆保険制度が破綻するおそれがあるが，それについての方策を4つ挙げよ。
② 面接官4名（医師・看護師・事務），20分。雰囲気は穏やか。志望理由。学生時代を振り返ってどうか。小論文の内容について。
④ 小論文のテーマが難しく，時間も足りないため，用紙を規定数まで埋めるのがいっぱいいっぱいだった。面接で小論文の内容について深く聞かれたので，質問されると前提でいたほうがよいと思う。説明会には1回しか行っていないが，複数回参加している人も多かったようだ。しかし，回数は直接マッチングには関係なさそうに思えた。

2014 年
① 小論文：1,200字，90分。3つくらいのテーマから1つを選択。予防医学，患者への対応，女性医師として働きやすい環境など。
② 面接官4名，15分。雰囲気は和やか。志望動機。志望科とその理由。小論文の内容について。
⑤ 7/下旬見学。見学は，病院が指定した3日間のみ（7/下旬）。受験を考えているなら参加した方がよい。研修医同士が仲がよい。少人数制であることからアットホームな雰囲気で，手厚い指導が受けられそう。

聖路加国際病院（東京）
2022 年
① 小論文（事前提出）：「研修医の役割と研修中に成し遂げたいこと」800字
選択肢：五選択肢択一問題100問。2時間。国試に準じた問題だが，難易度は高め。
② 面接官5名，面接1名（10分×2回）【内容】意見がぶつかった時どうするか・ストレス発散の仕方・履歴書の内容【雰囲気・感想】リアクション薄めの面接で不安だった。
③ 病院からの指定により現地
④ 筆記試験はかなり難しいので十分対策してください。聖路加で後期研修を行いたいか，かなりつっこまれます。絶対に聖路加で働きたいと言う意志を示すことが重要だと感じました。圧迫面接ではないので，病院愛を伝えつつ，気負わず自分を出すことが大切だと思います。
⑤ 5年の8月，6年の6月に見学。過去問をもらうことができた。研修医がとても優しく面倒見の良い様子。手術場に立たせてもらえた。身だしなみや持ち物に気をつけた。遅刻だけは絶対にしないようにした。研修医に採点されていると聞いたので印象よく頑張った。

2021 年
① 小論文：各800字以内，事前提出。初期研修2年間を聖路加でどのように過ごしたいですか。10年後にあなたが医師として一番したいことは何ですか。
その他：SPI性格適性検査（試験当日ではなく，エントリー後事前に個人で回答する）。
② 面接官5名，10〜15分×2回。雰囲気は和やか。医師志望理由。部活についた。学生時代に頑張ったこと1つ。なぜ自分が主将に指名されたと思うか。困難に直面したこと，どう解決し，何を学んだ，それが今どのように活かされているか。留学に行っ

① 筆記試験・その他　② 面接試験　③ 受験した場所，方法　④ 受験後の感想・来年の受験生へのアドバイス　⑤ 見学・実習

たきっかけ。オーバーワークになりそうな時どうしていたか，そういった時は自分で気付いたか，周りが気付いてくれたか。環境変わり，また一からとなって，オーバーワークになりそうな時どうするか。（小論文に触れながら）聖路加の良いところ。最後に質問でも何でも言っておきたいこと。

④ 終始和やかな雰囲気で突発な質問はなかった。見学者用資料をみて，一般的な質問の回答を考えておけば対応できる。自分がどんな医師になりたくて，初期研修では何を重視したいかということを，様々な病院の見学を通して明確化することが肝要だと思う。面接に苦手意識があるのであれば，どうでもいい病院から行ってもいいかなと思う病院まで複数の病院を受けて慣れておくと，本命の病院で後悔しないかなと思う。

⑤ 6年生4月・8月見学。病院の研修体制について理解がとても深まった。研修医から見学者用資料をもらえる。病院見学の申し込みの際にも履歴書のような書類を送る必要がある。

2020 年

① 小論文：800字，事前提出。コロナで感じたこと。
　その他：SPI 検査。
② 面接官5名，10分×2回。履歴書に沿った質問。
④ CBT の成績を重要視している。学歴より人柄を見ているとのことだった。
⑤ 見学。自主性を持って研修を行なっていると感じた。

2019 年

① 小論文：800字，事前提出。SLE 活動期の31歳女性。不妊治療で凍結胚がある。融解胚移植を希望しているが，するべきか否かを論じ結論を導け。長い症例文と各種検査結果の記されたデータを基に考察する。
② 面接官5～6名，10分×2回。志望理由。集団討論の感想。今まで苦労したこととそれにどう対応してきたか。自分の弱点。最近読んだ本とその内容。リーダーシップはどこで培われたか。将来希望する科とその理由。自己分析とエピソードをつけて自分はどんな性格か。人間関係が複雑になったことがあるか。
　集団討論：面接官4～5名，受験者5名，30分×2回（メンバーは異なる）。事前提出の小論文のコピーが各受験生に渡され，それを基に討論。2回目は高齢者の自動車運転免許返納について。時間の使い方や進行方法，役割の決め方などは学生の自由とされている。30分経過後，代表1名が結論を3分以内でプレゼンする。
④ 集団討論では最中の態度や発言などを見られていると感じた。雰囲気よく，かつ短時間で話し合いをまとめていくことや自信をもって発言できるよう練習が必要。面接官全員がしっかりと話を聞いてくれる印象。エントリーシートをきちんと読んでから面接している感じがしたため，書いたことの理由づけを全てにおいて準備しておくとよい。見学には何度か行き，積極的な態度をアピールするべきだと思う。例年通り受験者数が多く，会場ではその雰囲気に圧倒されることもあるかもしれない。集団討論で接しただけでも優秀な学生が多いと感じた。周りの学生も同様に雰囲気にのまれそうな場合もあるだろうから，あまり気にせずいつも通りの調子で臨んだ方がよい。
⑤ 8/上旬見学，5/下旬実習（2週間）。疑問に思ったことを質問したり，プレゼンをするなどの積極的な実習態度を求められているように感じた。

2018 年

① 小論文：800字，事前提出。与えられた症例において透析を導入すべきか否か。
② 面接官5名，10～15分×2回。志望理由。志望科。研修医の燃えつきが問題となっているが，どう思うか。部活における自分の立ち位置。ボランティア活動でためになったこと，苦しかったこと。ポリクリで印象に残った科。趣味。目指す医師像。集団討論の感想。
　集団討論：面接官2名，受験者5～6名，30～45分×2回。サマータイムの導入の是非について。事前課題小論文（透析導入の是非）について。グループで1つの結論を出す。
④ 今年から筆記がなくなり，集団討論が行われた。個人面接では

ES である程度その人の人となりを知っているので，雰囲気や受け答えを見ているという印象。待ち時間は長め。雰囲気は和やかなので，普段通りにしていればいいと思う。何回，どの科に見学に来たか把握されているので，最低限受けたいコースの科は見学しておいた方がよいだろう。討論のテーマについては，研修医が教えてくれるそうなので，最後の見学はなるべく後ろの時期に行った方がよい。早くいくと試験情報をあまり聞けない。
⑤ 5年生7月・6年生7月見学。

2017 年

① 五肢択一：100問，120分。英語の問題（約30%）と日本語の問題。国試レベル～やや難。全範囲。
② 面接官5名，10～15分×2回。指導医，上級医との面接。コメディカル，若手医師との面接。志望動機。将来目指す医師像。学生時代に頑張ったこと。試験の出来。部活について。特技。履歴書や ES の内容についての質問。
④ 面接時には午前の筆記試験の結果を持っているようだった。受験人数が多く驚いた。待ち時間が長いので，勉強道具が必須。一生懸命働ける人間味のある人を求めているらしい。
⑤ 実習の際には採点されているらしいので気が抜けない。挨拶などの態度も見ているらしい。御礼のメールなども必須で，病院実習での印象はマッチングにかなり関わるようだ。科により雰囲気は異なる。外科系はカンファレンス（特に他科とのもの）が多く，連携を感じた。研修医には，実習をしていないと受験しても意味がないと言われた。

総合東京病院（東京）

2017 年

① 小論文：400～800字。医師としての目標。あらかじめテーマは与えられる。
② 面接官5名，15分。志望理由。将来の志望科とその理由。体力はあるか。結婚願望の有無。3年目の進路。大学生活で何をしていたか。
④ 面接官との距離が遠く，声が聞こえにくい。理事長，院長ともに脳外科出身であり，脳外志望だとポイントが高そう。圧迫感はなく，淡々と進んでいった。どの駅からも歩いて10分位。分かりにくいため時間に余裕をもった方がよい。中野駅からのバスは病院前に停まるため，便利。
⑤ 9/上旬見学および実習。見学したい科に1日いる。実習中の態度などは見られているのか，採点の対象になるのか分からなかった。研修医と話す時間を作ってくれる。

立川相互病院（東京）

2020 年

① 小論文：800字。
② 面接官3名（医師・看護師）。雰囲気は和やか。小論文の内容について。民医連についてどう思うか。休日が潰れても大丈夫か。体は健康か。
④ 見学は必ず複数回行くべき。
⑤ 夏休み・春休み見学，実習。病院の求める人物と，こちらの病院への希望が一致しているかを見られていた気がする。上級医が研修医に丁寧に指導していた。

2019 年

① 小論文：100字，30分。当院で研修する場合に，医師としてどんな理想をもってやっていきたいか。
② 面接官3名（院長・医師・看護部長），15分。雰囲気は和やか。志望理由。実習の感想。初期研修後の進路。希望する科。他に受けた病院の数。戦争についてどう思うか。この2年以内に結婚する意志があるか。
④ 事前に別日に面接を受けた人から話を聞くと，質問内容がほぼ同じなのでよりやりやすいと感じるかもしれない。研修医と仲良くしておくと小論文について聞かれやすいポイントを教えてくれる場合もある。
⑤ 8月見学，5月実習（1か月）。マッチングを意識して色々な先生や事務の方と話をした。実習中も積極的に参加したおかげ

① 筆記試験・その他	② 面接試験	③ 受験した場所，方法	④ 受験後の感想・来年の受験生へのアドバイス	⑤ 見学・実習

関東

か，印象良く受け取ってもらえたと思う。

2018 年
① 小論文：800～1,000字，60分。民医連の綱領を読んで，それについて自分の医師感と重なることなどについて。綱領はHPにあるので，あらかじめ考えておくとよい。
② 面接官3名（副院長・上級医・看護師），10～20分。雰囲気は和やか。長所と短所を入れながら自己紹介。志望科。医師になって重視すること。他に受験した病院。民医連の活動をどう思うか。
④ 考えてきた答えではなく，その場で思ったことを答えるように最初に言われる。試験内容は基本的には毎年変わらない。実習などで真面目にやっていれば，よい評価をもらえると思う。
⑤ 8/中旬見学，4月実習（1か月）。一人一人に担当の先生がつき，丁寧に教えてもらえた。実習に行っておくと，マッチングでも有利になると聞いた。必ず行くべき。

2017 年
① 小論文：800字，60分。
② 面接官3名，20分。雰囲気は穏やか。志望動機。将来希望する科。当院の志望順位。併願病院。
⑤ 5/上旬見学および実習。先生や事務の方は皆親切。実習の最後に振り返りを行う。

2015 年
① 小論文：800～1,200字，60分。2つのテーマから1つを選択。1）少子高齢化の医療について，2）立川相互病院の理念とあなたの医師像で共通する部分。
② 面接官3名（副院長・看護副部長・事務長），30分。自己紹介。医師を目指した。履歴書の内容について。小論文の内容について。チーム医療について。民医連のことを知っているか。志望順位。
④ 筆記試験後に面接で，1人の面接時間が30分のため，待ち時間が長くなることもある。雰囲気は和やかなので，他の受験者と談話しても，勉強していても問題ない。面接で医学的知識を問われることはない。難しすぎる質問はないので，緊張しすぎる必要はない。本年は例年よりも倍率が高かったとのこと。
⑤ 10/中旬見学，5～6月実習（1か月）。実習に参加することがマッチングの条件となっているため必須。週に一度，救急外来や往診，訪問看護などを見学できた。先生方だけでなく事務の方もとても親切。手技はできないが，色々な科を組み合わせたり，柔軟に対応してもらえる。実習の人気が高いので，申し込みは早めにした方がよい。

立川病院（東京）
2020 年
① 小論文：制限なし，20分。自分はこれまで医師になる者としてふさわしい生活だったか。採用されたとして病院に何を貢献できるか。
② 面接官8～10名，15～20分。小論文の内容について。履歴書のさらに詳しい内容が基本。履歴書には書けてなかったが，どんなバイトをしていたか。第二種感染症指定医療機関ということでCOVID-19について（当院がCOVID-19に対してどのような位置づけにあるか知っているか。COVID-19の診療に参加することになるが不安はあるか。スタッフ間の院外でのコミュニケーションが難しくなるが，それはどうしていくか，など）。
④ 小論文の制限時間は短く，考える時間はなかったので率直に思ったことを書くといった形になった。例年勉強が必要になるようなテーマではないそうだ。面接では意気込みを示せばよいと思う。
⑤ 見学（1日）。時間は覚えていないが，だいぶ短かった。病院の説明をスライドショーで見る。病院を実際に回って施設の紹介を受ける。研修医の先生方との懇談。恐らく採点等はなかった印象。

2018 年
① 小論文：制限なし，30分。人生で一番感謝されたこと。
② 面接官3名，10～15分の個人面接。志望動機。初期研修後の進路。志望科。小論文について。部活について。研修病院を探す決め手。自分の長所。つらかったこととその対処法。
集団討論：受験者4名，10～15分。脳梗塞で運ばれた患者が治療をしないでくれと言ったらどうするか。最後に面接官からの講評，質問などもある。
④ 討論するメンバーとは控室が同じで，始まる前におしゃべりをして少し仲を深めながら待っていた。討論の内容よりも，受け答えの姿勢を見られているような雰囲気だった。
⑤ 3/下旬・6月見学

2017 年
① 小論文：字数制限なし，20分。患者との信頼関係を築くためにどうしたらいいか。
② 面接官3名，10分×2回の個人面接。志望理由。将来の進路。志望科。医師を目指す理由。
集団討論：受験者7名，20分。AIの技術発展に伴い，人に変わってAIが医療を担う時代がくるか。
⑤ 7/中旬見学

2013 年
② 面接官4名，15分。雰囲気は和やか。志望理由。好きな科目。学生生活について。
④ 特別な準備は不要。

玉川病院（東京）
2019 年
② 面接官5名，10～15分。玉川病院を志望した理由。国試に落ちてどうだったか，気持ちの持ち直し方法。将来の志望科。部活について。2年目になったら1年後輩を見ることになるが，面倒見はよいか。実家はどこか。
④ 病院見学時にお世話になった先生がいらしたので雰囲気は悪くなかったが，ややかため。圧迫ではなかった。試験日程が2日間あり，書類先着順に希望が通るので早めに提出した方がよい。
⑤ 6/下旬・7/下旬見学。病院見学では科によるとは思うが，研修医の先生と関わる機会がほぼなかったので，病院説明会に行った方が研修の話などは聞けると思う。

多摩総合医療センター（東京）
2022 年
① 小論文：【問題数】2問【時間】40分【内容】いずれも罫線の入ったA4用紙1枚分ずつ。「研修医同期とごはんに行った翌日に，その子がコロナ陽性。自分との会食の件は話していないと打ち明けられた。どうしますか」「LGBTQについて医療者の視点から述べなさい」
その他：OSCE（クレーマーのような患者さんを想定し，それに初期研修医として対応する）
② 個人面接：【人数】面接官3名，受験者1名【時間】15分程度【内容】自己PR・バイトについて・部活動がコロナでどうなったかなど履歴書に書いたことに関する質問・同僚に求める条件で一番大事なのは何か，それができない同僚だったらどのように付き合うか・チーム医療において医師が果たす役割は何だと思うか。具体的には【雰囲気・感想】面接官の方は皆笑顔でとても優しげな雰囲気。和気あいあいとお話ができた。
院長面接：【人数】面接官1名，受験者1名【時間】3分程度【内容】志望科について・部活で大変だったこと【雰囲気・感想】1対1なので会話のテンポが速く，面接らしくない雰囲気。
③ 病院からの指定により現地
④ 履歴書が8ページと非常に長いです。早めに書き始めることをおすすめします。できれば研修医や同級生ではなく医師の方にしっかり添削していただいた方がよいです。院長先生の診療科を調べていなかったため，院長面談で志望科を聞かれて失敗しました。事前のリサーチはとても大切です。
⑤ 5年生の10月ごろに見学。コロナの影響で1時間半ほど研修医が病院案内してくれて，研修医室で研修医と雑談。上級医と会う予定だったが，上級医が忙しくてなくなった。1人1回しか見学に行けないので注意。履歴書や選考内容が独特

| ① 筆記試験・その他 | ② 面接試験 | ③ 受験した場所，方法 | ④ 受験後の感想・来年の受験生へのアドバイス | ⑤ 見学・実習 |

関東

なのでそれについて質問した。身だしなみや最低限のマナーはもちろん気をつけた。研修医同士の雰囲気に注目した。

2020年

① 小論文：文字数制限なし。2010年に起こった出来事とそれについてあなたが考えたことや感じたことについて書いてください。夜間当直研修が規定より足りないかもしれない状況になりました。あなたは研修医の代表としてスケジュールを見直して提出しないといけません。あなたならどのように取りまとめますか。そして、あなたはどのように自身の研修スケジュールを組みますか。

OSCE：患者役1名、試験監督2名。別室でお題を読む時間をもらった後に開始。20歳男性、コロナウイルス感染を心配して来院。身体症状より、コロナ抗原検査は不要と判断したがその説明を患者さんに2分で行う。

② 面接官3名。雰囲気は穏やか。医師を志した理由。チーム医療についてどう思うか。チーム医療で求められる役割は何か。実習中に印象に残った患者について。学生時代に困難だったこと。学生時代に頑張ったこと。ある患者さんが退院したいと言っている。看護師陣も退院をさせたい。医師（私）としては退院させたくないし、家族も心の準備が整っていない。あなたならどのように対応するか。

院長面接、5分。コロナ禍で何か新しく始めたことはあるか。今日の試験で失敗したと思うことはあるか。

④ 面接では先生達が履歴書をしっかり読んでくれている印象をうけた。院長面接では点数は関係ないと言われた。16問もある履歴書を書くのがとてもしんどいので、早めにそちらの対策をした方がいいかもしれない。1問程度問題が削られていたり、文字数が変わったりするので、前年度を参考に作った場合注意するように。この病院の履歴書を作ってしまえば、他の病院の面接対策にもなり、マッチング試験がかなり楽になると思う。

⑤ 6/中旬見学。午前中に研修医の先生が施設案内をして下さり、研修についての質問に答えて下さった。

2019年

① 小論文：文字数制限なし、60分。初期研修で身に付けたいこと、目標、同僚との間で問題が起こった、それはなぜだと思うか、その対処法は。治療について上級医に聞くといちいち聞くな、自分で考えて判断しろと言われたのでそうしたら、次はやる前に確認しろ、なぜ聞かないと言われた状況、あなたはどう思う。

OSCE：患者情報、状況の書かれた紙を読み（1分）、診察室へ移動して患者対応（2分）。

② 面接官3名、10分。志望理由。実習で一番印象に残った患者。コメディカルスタッフとの関わり方。大学時代に頑張ったこと。目指す医師像。自己アピール。

集団討論：面接官2名、受験者8名、10〜15分。4人1組をつくり、旅行で海に行く派、山に行く派を指定され、2対2に分かれてお互いを説得しあい、最後に行き先を決める。自分の指定された方に誘導できると加点。

院長面接は雑談のようなもの。

④ 終始和やかで楽しみましょうという雰囲気で、他の受験性とも仲良くなれる。リラックスして受験するといいと思う。がつがつ自己アピールする人よりは、穏やかで協調性のある人を求めているとのこと。常に相手の立場にたって行動できる人材を育てたいと院長は話していた。エントリーシートを書くのがとても大変。200〜400字の課題が15個程ある。

⑤ 6/下旬見学。マッチング試験を重視しており、実習したかどうかは一切関係ないと聞いた。

2018年

① 記述：5〜6問、60分。現在の自己評価。初期研修終了後どんな医師になりたいか、そうなるための方策。研修医になり、順調に目標を達成する者とできない者がおり、自分が後者にあてはまっている場合に、どうするか。義務参加のカンファレンスと、自分が診たい症例が同時にきたらどうするか。

---

② 面接官3名、10〜15分。寝坊して起きたら10時だった、どう対応するか。自分は研修医で、病棟で経腸栄養の管を自己抜管しようとしている患者を見つけたらどうするか。

院長面接、3分。出身地について。家族に医師がいるか。最後に点数は関係ないと言われた。

面接官10名、15分の集団面接。このマッチング試験で何が印象的だったか。来年も残してほしいもの。単にアンケートで採点対象ではないと言われた。

グループワーク：5名1組、10分。災害地の支援にきた設定。ガーゼを決められた型にできるだけ多く切る。ハサミは3つ、途中から2つになるので、協力体制が必要。終了後1分以内に感想を書く。

模擬IC：患者家族にリハ病院への転院を説明。何を言っても転院したくない、と言われる。転院の必要性を根気よく話す。

④ 協調性を重視すると説明会で言っていた。履歴書、小論文に書いた内容はよく覚えておいた方がよい。個人面接は今年からかなり短縮された。自己アピールが難しかった。何がくるか分からないので、面接くらいしか対策はできないと思う。同じグループの人と仲良くなれるので、合否に関係なく楽しい経験をした。どの人も手ごたえがないと言っていたので、人気病院だから当たってくだけろの精神で行くと気が楽だと思う。履歴書のボリュームが多いので、早めに対策すべし。他の病院対策にも使える。6月の研修医フォーラムでマッチング対策をやってくれるので、本気でこの病院を考えている人は行った方がよい。

⑤ 3月見学。研修医の先生が比較的時間のある科を選ぶのがおすすめ。救急、消化器外科は忙しいらしい。

2017年

① 記述：3問、45分。少子高齢化に関するグラフを見て考察する。ER受診患者の病歴、検査値から上級医へコンサルするための原稿作成。

OSCE：2人1組。尿閉の患者さんが蓄尿バッグを破損させ心配で来院した状況で、上級医が診るまでの対応、など。

② 面接官3名、15〜20分。試験の感想。上司と患者の望む治療方針が違った場合どうするか。過労死問題について。忙しい医師生活をどう工夫すれば疲弊せずにやっていけるか。仕事を振り分けることが自分にできるか。あなたから見て看護師はどういう存在か。履歴書の内容についての質問。

④ 履歴書、ES等は量が多く、本当に骨の折れる作業なので、早くからしっかり準備しておくこと。1日目にOSCE、2日目に面接。

⑤ 5/中旬見学

2016年

① 小論文：60分。自分が面接官という立場の元で、待合室での面接に臨む受験者の行動とは。こぼしてしまったコップを掃除の人が対処してくれているのに心無い言葉をかけている様子について。

OSCE：二人一組になり、課題をこなす。患者へのクレーム対応、ある疾患の疑いのある患者について上級医へショートプレゼンなど。

② 面接官1名、20分。雰囲気は穏やか。志望理由。将来希望する科。将来のビジョンについて。学生生活で苦労したこと。興味のある研究は何か。

④ 人間性を見ている印象を受けた。

多摩南部地域病院（東京）

2022年

① その他（事前提出）：臨床研修応募シートと呼ばれるA4の紙1枚に3つの質問。① あなたが目標にする医師像を述べてください。またこれから10〜20年間医師としての計画を述べてください。② 学生から見た現行の研修制度について賛成、反対、意見。要望などあなたの考えを述べてください。③ 自分が臨床医として適している点、適していない点およびその対応策があればあなたの考えを述べてください。

② 面接官3名。受験者同士は会わないようになっているので受験

① 筆記試験・その他　② 面接試験　③ 受験した場所，方法　④ 受験後の感想・来年の受験生へのアドバイス　⑤ 見学・実習

者数は不明。時間は約15分。質問は，当院を志望した理由，どうして医者になりたいのか，3年目以降の進路，希望診療科，部活動，政府のコロナの対応についてどう思うか。臨床実習で印象に残っている症例や先生。雰囲気は和やか。特に院長先生が優しかった。コロナについてどう考えているかは聞かれると思ったので対策して良かった。
③ 病院からの指定により現地
④ ありきたりなことを聞かれる場合が多いので，ある程度は予想して答えを考えておくほうがいいと思うが，他の想定外の質問は素で答えれば大丈夫だと思った。
⑤ 5月2日に見学。希望診療科の見学1時間と，研修医との対談。見学生は午前と午後で2人ずつだった。研修医の先生と研修医室で対談したが，面接で質問されたことや履歴書の書き方など教えてくださった。見学はスーツが良いと思う。失礼のないような言動をしていれば問題ない。予め研修医の先生に聞いておきたいことや，他の病院との比較になるような質問を考えておいたほうがよかったと思った。

2019年
② 面接官5名（院長他），20分。志望理由。志望科。学校での活動について。後輩をどう指導するか。内科と外科のバランスについてどう思うか。
④ 院長（外科）に志望科を聞かれ，内科と答えたら外科はどう思うかと聞かれた。外科にも興味はあり初期研修でしっかりやろうと思うが，もし内科に進んでも初期で外科を経験したことは大切な経験になると思うと言ったらよい反応だった。珍しく緩和病棟と緩和ケア科を備えている病院。先生方もがん治療に力を入れていると言っていた。
⑤ 6/上旬見学

2015年
② 面接官7名，30分。当院を知ったきっかけ。10～20年後の将来像。自分が臨床医に向いている点，向いていない点。苦手な上司，人の特徴は，またその人に対してどう接するか。今までで一番失敗したこと。リフレッシュの方法。チーム医療について。
④ 面接官には看護師長や事務の方もおり，それぞれに質問をされた。受験者の人柄を見たいのだと感じた。

多摩北部医療センター（東京）

2020年
② 面接官3名。雰囲気は穏やか。自己アピール。救急についてどう思うか。医師を志した理由。将来の展望。質問はあるか。
面接官3名。口頭試問。循環器（心電図）・腎臓（ANCA血管炎）から。心電図をみて所見を述べよ。患者情報を見て内容をまとめよ。
⑤ 5年生8月・6年生5月見学

2019年
② 面接官3名，20分。志望理由。医師を目指した理由。今まで体調を崩したことはあるか。もし研修中に具合が悪くなった時はどう対処するか。志望科。初期研修後の進路について。寮を希望するか。大学時代に頑張ったこと。なぜ，どういう経緯ぞその役職についたのか。履歴書に書いた最近気になることについて。最後に何か言いたいこと。
面接官3名，15分。口頭試問。2症例から1つ選択。1）腎盂腎炎（尿路結石合併），2）ビタミンB$_{12}$欠乏性貧血。
循環器内科の心臓の評価指標について説明（Forresterやnohria，NYHA分類などを列挙して説明）。
⑤ 7/下旬見学

2018年
② 面接官3名，15分×2回。院長他との面接。志望理由。初期研修後のビジョン。志望科。救急についてのイメージ。チーム医療で大切にしなくてはならないもの。履歴書の内容について。研修担当医他との面接。口頭試問を含む。胸痛の患者にどのような検査，診察をするか。データを見て，何の疾患かを答える（糸球体腎炎，DIC）。血球の写真を見て，どれが異常か答える。
④ 口頭試問は出来不出来ではなく，勉強への姿勢を見ているとの

こと。足りない所を面接官が補ってくれたり，ヒントをくれたりするので，あまり緊張せずに普段の力を発揮すればよい。6年まで普通に勉強していれば答えられる問題。
⑤ 6/中旬見学。午前中は希望科，午後は救急の見学をした。

同愛記念病院（東京）

2018年
① 小論文：A4 1枚，30～40分。AIによる医療についてあなたが思うことを述べよ。
② 面接官4～5名，10分。志望理由。この病院でしたいこと。志望科とその理由。当院を知ったきっかけ。学生時代に頑張ったこと。海外での実習の感想。部活での役職，その上で気を付けたこと。
④ 雰囲気は和やかだったが，1名だけ圧迫のような質問をしてくる面接官がいた。見学の時にお話になった副院長先生がいたので，話しやすかった。受験者数も少なく，受験生間の雰囲気も和やかだった。受験するものも少なく，受験しやすかった。小論文はあまり差がつかないと思うので，見学に行って顔を覚えてもらうことが大切。泌尿器科志望は優遇されるらしい。
⑤ 小児科で実習。午前中は外来が忙しく，初診の問診取り，身体診察，採血介助などあらゆることに参加させてもらった。泌尿器科を見学。手術日を指定され，手術見学，外来見学，院内見学をバランスよくやらせてもらった。

2016年
① 小論文：A4 1枚，40分。ストレス・疲労への対処法や余暇時間の過ごし方について述べよ。
② 面接官5名，10分。志望動機。医師を目指した理由。学生時代に頑張ったこと，苦労したこと。小論文の内容について。勉強と部活の両立はできたか，その中で人間関係のストレスなどはあったか。
④ 面接の雰囲気は和やかとまでは言えないが，圧迫感もなかった。小論文は時間が足りなかった。医学的知識はほとんど必要ない試験内容。

東京医療センター（東京）

2022年
① 小論文：将来の医療のあるべき姿
② 面接官4名【時間】10分【内容】志望理由，医師志望理由，志望科とその理由，併願病院，チーム医療について，部活動で印象に残ったこと，趣味について【雰囲気・感想】終始和やかで，よく話を聞いてくれる雰囲気だった。
③ 病院からの指定によりリモート
④ 挨拶が大切です。
⑤ 7/中旬に見学

2021年
① 小論文：文字数制限なし。新型コロナウイルスの影響で新しい生活様式になったが，その生活の中であった新しい気づきや疑問を述べる。
その他：症例プレゼンと自己紹介の動画の提出。オンラインでの適性検査（性格検査）を受けて合格者のみ面接に進める。
② 面接官2名，10分。病院からの指定によりリモートで受験。事前質問（前日までに課題が送られてくる）について。今までに直面した最大の困難とそれをどう乗り越えたか。志望科とその理由。女性として家庭を持つこともあると思うが，人生の中で一番大事にしたいことは何か。最後に自己PR。
④ 厳しく突っ込まれたりはしないが反応も薄い。早めに準備して対策をすることが重要だと思った。
⑤ 6/上旬見学。昼すぎまでの見学で，コロナの影響もあり院内の見学というよりは研修医の先生方との話が中心だった。

2019年
① 計90分。
五肢択一：50問。英語問題10問程度あり。国試形式。国試レベル～やや難。メジャーからマイナーまで。医学用語でない英語の辞書は持ち込み可。

| ① 筆記試験・その他 | ② 面接試験 | ③ 受験した場所，方法 | ④ 受験後の感想・来年の受験生へのアドバイス | ⑤ 見学・実習 |

小論文：600字。便利になっていく中で逆にその便利さが脅威になることがある。この具体例を書きなさい。そしてあなたはそれと今後どのように付き合っていくのか。
② 面接官3名，10分の個人面接。雰囲気は和やか。待ち時間に質問カードを渡され，まずはその回答。人生の中で課題を見つけ解決するために他人の力も借りて取り組んだこと，それにより学んだことを2分で話す。志望理由。チーム医療に大事なこと。自分の長所と短所。5年目の看護師と意見が食い違ったらどうするか。目指す医師像。
　集団討論：面接官3名（評価者2名・司会1名），受験者6名，20分。午前受験：地域のお祭りに病院が出し物をすることになった。研修医でやるとしたら何をするか。午後受験：東京オリンピックの閉会式で若手の医師代表として5分間のプレゼンを行うことになった際の内容を考える。
④ 筆記試験対策には過去問をしっかりやっておくとよい。見学時に過去問がもらえる。個人面接の課題は時間がしっかり計られていて，長く話してしまうと他の内容について話す時間が少なくなってしまうので注意。集団討論で司会役の面接官はほとんど口出ししないので，グループで事前に集まる時間で受験者の中でも司会のような役割を1人決めておくとよい。実習したことがある人も多かったので，早めの時期からの見学や実習をおすすめしたい。同じグループになった人とは昼休みなどで仲良くなっておくとリラックスして取り組める。
⑤ 2月・6月見学

2018年
① 計90分。
　五肢択一：50問。英語問題あり。国試形式。国試レベル〜やや難。全分野からまんべんなく出題。
　小論文：600〜800字。大空を飛ぶカモメから見ると人間はちっぽけでかわいそうだなと思っているかもしれない。この比喩表現を使う場面を自分自身の経験を踏まえて簡潔に述べ，それにより考えたことについて書け。
② 面接官3名，10分の個人面接。雰囲気は和やか。志望動機。研修で大切にしたいこと。見学した科について。将来希望する科。ストレス解消法。挨拶はなぜ大切か。部活について。他に見学した病院。アルバイトで苦労したこととその対処法。履歴書の内容について。
　集団討論：面接官3名，受験者6名，20分。医学生と一般人の常識の乖離について医学生に気づかせるための教育カリキュラムを考えよ。
④ 朝8時30分から筆記試験，11時ころに個人面接。12時半〜13時半昼休憩，14時ころに集団討論で15時までには終了。その後解散。昼休憩の時間に顔あわせをした。討論の会話が止まると面接官から助け舟を出してもらえる。残り時間1分で声をかけてくれる。会話中に笑いがあることもあり，緊張しなかった。試験対策として慶應の学生中心に，7月下旬にグループLINEが作られ，日程が合う人で練習会を行い20名弱集まった。
⑤ 4月見学

2017年
① 計90分。
　五肢択一：60問。英語問題あり。メジャーメインで全科幅広く出題。国試レベルやや易。
　小論文：600字。医師と患者の会話文を読み，その問題点と改善点を記述。
② 面接官3名，10〜15分の個人面接。志望動機。併願病院。将来の進路。理想の医師像。理想を実現するために当院はどんな利点があるか。趣味。過労死についてどう思うか。ストレスマネジメントはどうしているか。ポリクリで一番印象的なこと。筆記，小論文試験の出来について。履歴書，ESの内容についての質問。
　集団討論：面接官3名，受験者6名，20〜30分。医学生に向けて本を作成する場合，どのようなテーマ，内容にするか。医療安全に対する俳句を考える。
④ 過去に出た問題はチェックしておくこと。面接は圧迫感もなくリラックスして臨めばよい。コミュニケーション能力が高い人

が多かった。
⑤ 3月・8月見学

2015年
① 計90分。
　五肢択一：50問（うち英語臨床問題が5問くらい）。国試形式。国試より難。メジャーがメインで，循環器，呼吸器，神経，婦人科が多い印象。
　小論文：600字。担当している膠原病の患者さんが「もう10年も治療しているのによくならず，やる意味がないのでは。自分はもうだめなのではないか。」と悩んでいる。上級医は学会で不在。自分ならどう考え，どのような対応をするか。
② 面接官3名，5〜10分の個人面接。雰囲気はブースにより様々。志望理由。医師を志した理由。履歴書の内容について。ここだけは他の人に負けないと思うところ。
　面接官3名，受験者6名，20分のグループ討論。常識の定義について。
④ 見学時にもらえる過去問を勉強しておくとよい。筆記試験後に，同じグループで面談をする受験者と顔合わせがある。研修医の先生方は明るく気さくな人，成績優秀な人が多い。スポーツやアルバイトを頑張っていた人も多く，全体のカラーを見て採用を決めるらしい。
⑤ 3/18〜20見学，5/7〜28実習（3週間）。指導に熱心で感じのよい先生が多い。内科で実習すると，週に3回行われる勉強会に参加できる。

東京北医療センター（東京）

2022年
② 面接官5＋受験生5（1 on 1 5min＊5 setなので実質個人面接）【時間】5分×5名，バッファ含めて計30分【内容】地域医療を志したきっかけ，趣味について。ニューノーマルについて，プロフェッショナリズムについて【雰囲気・感想】ローテーションで1人あたりの時間が短いので，同じような質問に答えているうちに終わってしまう。先生方はみんな和やか。真面目さというよりも，雑談力・即応力が大事な面接だった。
③ 病院からの指定により現地
④ 面接官も人間です。雑談しに行くくらいの心構えで行く方が話がはずむといいと思います（特にこの病院は人格重視なのかなという感じがしました）。書類だけは早めに準備しましょう。白い封筒を買っておくことを忘れずに。夏の暑い時期にスーツを着て証明写真を撮りに行くのはつらいので，涼しい時期に早めに撮っておくことをおすすめします。
⑤ 2022/06に見学。総合診療科が内科系最大診療科ということもあり，とにかく人数が多い。すごく女医さんが多い。研修医とお昼を食べながらラフに色々話せる。研修医室の有無。地域研修の実施方法。過去数年分の研修医の出身大学。

2021年
① 小論文：事前提出。これまでで自分を一番大きく変えた出来事は何か。そこから得たものは何か。（論文用紙（指定）A4縦置き横書き1枚1,300字程度）
② 面接官1名，5分×5回。医師以外に向いていると思う職業。上の先生が自分が良いと思う治療でない治療をしていたらどうするか。趣味について。コロナ禍の学生生活で何が困難だったか，どう乗り越えたか。コロナ禍での実習により，国家試験で不安なこと。人間関係で困難を感じた経験，それをどう乗り越えたか。なぜ自大学でなく北医療センターなのか。人とコミュニケーションを取る上で心がけていること。小児科医にとって必要なことは何か。小論文について。どのように北医療センターを知ったか。当院を選んだ理由と将来の志望科。自分の長所。他の受験病院。
④ 面接官との距離は近いと感じたが，終始和やかな雰囲気で履歴書の内容を中心に面接官が興味をもったことを聞かれる。1名あたりの時間が短いので事前に準備していた回答を話すタイミングがないかもしれない。研修医から質問リストはもらえるが，人によって聞かれていることは異なり，面接ではその人自身の人となりを見ている印象。履歴書や小論文作成には予想よ

① 筆記試験・その他　② 面接試験　③ 受験した場所，方法　④ 受験後の感想・来年の受験生へのアドバイス　⑤ 見学・実習

り時間がかかるので，スケジュールには余裕を持って取り組む
のが大切。病院見学は行ける時に行った方がいい。面接直前ま
で病院見学はしんどかった。

⑤ 見学回数制限前：3/下旬・5/下旬見学。8時前に集合して夕方
5時過ぎまで比較的長めのスケジュールだった。その分，研修
医の先生方ともたくさん話ができ，昨年度面接で書かれた内容
などを教えてもらえた。
コロナ禍で見学回数が1回に制限された後：7/上旬見学。見学
点もないとのこと。見学するなら総合診療科に行くと岡田先生
の EBM についての話を聞くことができたり東京北医療セン
ターの売りが見られるのでおすすめ。

2020 年

① 小論文：事前提出。これまでで自分を一番大きく変えた出来事
は何か。そこから得たものは何か。（論文用紙（指定）A4 縦書
き横書き1枚1,300字程度）

② 面接官1名，5分×5回。雰囲気は穏やか。あなたにとってプロ
フェッショナルとは，具体的な人はいるか，それを目指す上で
あなたに足りないもの。コミュニケーションをとる中で難し
かったこと，またその時の対応。特技。性格について。併願病
院。第1志望の病院。上級医が間違ったことをしていたらあな
たはどのように対応するか。

④ 大きな一部屋の中にブースが5つあり，5人の受験者がロー
テーションしていく。見学の際にどれだけ情報収集できるのか
が，肝になってくると思う。できるだけ研修医の先生と仲良く
なっていっぱい情報をもらおう。

⑤ 7月見学（1日）。職員の雰囲気がとてもよく，総合診療科，小
児科，血液内科に力を入れていることが分かった。

2019 年

① 小論文：事前提出。あなたがこれまでに果たした貢献について
述べよ。

② 面接官1名，5分×5回。事前提出の小論文について。周囲に迷
惑をかける人への対応について。医師にとって一番大事だと思
うこと。これまでプロフェッショナルと思った人について。身
体障害や精神疾患をもつ人と接する時に気を付けていること。

④ 5つのブースがあり，各ブースに先生が1名いるので1対1を
5回行う。先生にもよるが，終始和やか。話が弾んだとしても，
5分で時間は区切られてしまう。拘束時間が短い。

⑤ 7/上旬見学

2018 年

① 小論文：1,300字程度，事前提出。あなたがこれまでに果たした
貢献について述べよ。

② 面接官1名（管理者・副管理者・センター長・総診研修指導医
他），5分×5回。今まで人とコミュニケーションをとる上で
困ったこととその対処法。胃ろう造設に葛藤があるおじさんの
妻から相談されたら医師としてどうアドバイスするか。今まで
してきたスポーツについて。なぜ自大学でないのか。6年間で
頑張ったこと，続けてきたこと。10年後の展望について。小論
文についての質問。挫折経験について。

④ 面接の形式が今年は変わった。ローテーションで5名の面接
官と1対1で面接を行う。どのブースの先生も優しく対応して
くれた。5分経つとチャイムが鳴り，次のブースへ移動する。
人間性を見られている感じがした。小論文については，聞かれ
た人と全く聞かれなかった人と様々。小論文や履歴書に書いた
内容の話を広げるとどうなるか予想して，答えを考えておく
のがよいと思った。スポーツに関する話題が好まれるように感じ
たので，部活をしていなかった人でも何かスポーツをしていた
ならアピールしてもよいと思う。今年は例年より受験者数がか
なり多かったそう。

⑤ 5年生11月見学，6年生4月実習（1週間）。どの先生も優しく，
指導も熱心だった。院内の雰囲気も良かった。

2017 年

① 小論文：1,300字程度，事前提出。2つのテーマのうち1つ選
択。1)これまでの自分の最も大きな成功体験について，またそ
れを成し遂げた理由。2)これまでの人生で最も大きな挫折体

験について，それをどのように克服し，何を学んだか。

② 面接官3名（院長・総合診療部医長・看護師長），10分。志望
動機。医師を志した理由。自己PR3分程度。一人暮らしの経
験。当院を知ったきっかけ。適正受診しない人に怒らないか。
アルバイトで学んだこと。

④ 面接で圧迫感はなく，返答につまっても，掘り下げて聞いてく
れたりと話しやすかった。

⑤ 5/上旬・8/中旬見学

東京北社会保険病院（東京）

2013 年

① 小論文：1,300字，事前提出。2つのテーマから1つを選択。1)
あなたが考える，医師として最も大切にするもの，2)あなたが
生きてきた中で，最も印象深い出来事と，そこから学んだこと。

② 面接官4名，20分。雰囲気は和やか。志望理由。志望科。事前
提出の小論文の内容について。どのような医師になりたいか。
地域医療に必要なこと。大学時代の経験，部活，語学，資格，
将来について。最後に一言（アピール）。

④ 地域医療重視の病院なので，それに関する質問が多く，ある程
度答えられた方がよい。

東京共済病院（東京）

2017 年

① 五肢択一：50問。国試の過去問1〜2割とオリジナル問題。

② 面接官4名，15分。志望理由。医師を志した理由。志望科。団
体の中での自分の位置づけについて。

④ 院長が怖い。

東京警察病院（東京）

2022 年

① 小論文（事前提出）：「最も印象に残るBSL症例について，医
学的見地も含めて述べよ」（1,200字）

② 面接官4名【時間】10分【内容】志望理由，医師志望理由，志
望科とその理由，併願病院，チーム医療について，部活動で印
象に残ったことについて，大学や高校で医療に関わった経験，
健康状態，家族構成，気になるニュース【雰囲気・感想】終始
和やかで，よく話を聞いてくれる雰囲気だった。

③ 病院からの指定により現地

④ 挨拶が大切です

⑤ 9/上旬に見学

2021 年

① 小論文：1,200字以内，事前提出。最も印象に残るBSL（臨床
実習）症例について，医学的見地も含めて述べよ。

② 面接官4名（整形外科医・外科医・救急医・事務），15分以内。
志望理由。家族構成。医療従事者がいるか。自分はどんな人だ
と言われるか。国試に向けての勉強進捗状況。趣味。挫折経験。
チームをまとめる上で問題がある人間への対処法。救急はハー
ドだが大丈夫か。

④ 自分の成績が悪かったこともあり，外科部長は気にしているよ
うだった。面接は基本的な質問に答えられたら大丈夫。

⑤ 7/上旬見学。午前は部長の外来を一緒に見て午後は手術見学。
ここで顔を覚えてもらうことが大事だそうだ。

2020 年

① 小論文：1,200字以内，事前提出。最も印象に残るBSL（臨床
実習）症例について，医学的見地も含めて述べよ。

② 面接官3名，15分以内。雰囲気は和やか。家族構成，健在かど
うか。家族も医師かどうか（開業医か勤務医か）家の場所・通
勤について。性格について自己評価と他者評価。履歴書に記載
した得意な運動について。学内カーストでの立ち位置。病院や
研修に対してあれば質問。

④ 家族について他の病院よりも詳しく聞かれた。面接官にコメ
ディカルや事務職がおらず，女性医師もいなかったのが個人的
には珍しく感じた。

⑤ 5年生・6年生各1回見学

① 筆記試験・その他　② 面接試験　③ 受験した場所，方法　④ 受験後の感想・来年の受験生へのアドバイス　⑤ 見学・実習

関東

2019 年

① 小論文：1,200 字以内，事前提出。最も印象に残る BSL（臨床実習）症例について，医学的見地も含めて述べよ。
② 面接官 5 名，15～20 分。雰囲気は和やか。履歴書の内容についての質問。志望動機。医師を目指した理由。部活について。将来希望する科。将来の展望。忙しいけれど大丈夫か。家族構成。ご飯をたくさん食べるかどうか。趣味。
④ 小論文，書類審査が一次選考。うまく答えられなくても深く追及はされなかった。予想外の質問がきても落ち着いて正直に答えることが大切だと思う。平日の夕方から始まるせいか，かなり疲れた様子の先生がいた。特定の科の先生が枠をもっているので，実際の募集枠は少ないそうだ。小論文では臨床実習のことを書く必要があるので，実習中は意識しておくとよいと思う。
⑤ 8 月見学，6 月実習（1 か月）。実りある実習だった。先生方は優しかったし色々教えてもらえた。

2018 年

① 小論文：1,200 字以内，事前提出。最も印象に残る BSL 症例について，医学的見地も含めて述べよ。
② 面接官 4 名（産婦人科部長・外科部長・整形外科部長・事務），15～20 分。志望理由。家族構成。志望科とその理由。医師を目指した理由。将来希望する科。5～10 年後のビジョン。気になるニュース。挫折経験について。部活での役職とその上で気を付けたこと。自分の長所と短所。大学時代のお金の使い道。看護師をどのような存在ととらえているか。ワークライフバランスについて。超高齢化社会について。外科系の忙しさについて。病院へ聞きたいこと。
④ 小論文，書類審査が一次選考。7 月下旬にメールで面接の有無，日程が知らされる。今年は 8/1～10 の間で面接日を指定され，他病院と日にちが被ってしまった。来年も同時期かは不明だが，被らないように検討する必要がある。
⑤ 12 月・3 月見学。見学点もあるので見学の段階から気を抜かずに頑張ること。産科の見学では部長との面談があり，志望理由（医学部，病院）を聞かれ，メモされていた。

2017 年

① 小論文：1,200 字以内，事前提出。最も印象に残る BSL（臨床実習）症例について，医学的見地も含めて述べよ。
② 面接官 5 名，20 分。自己紹介。志望理由。医師を目指した理由。電通の事件について医療者の立場からの意見。部活内での立場等。家族構成。興味のある科や分野。気になるニュース。自分の長所と短所。生まれ変わったらなりたいもの。
④ 見学は 2 回以上行くことを推奨する。一次選考の小論文は指定の形式で正しく印刷することが大切，と研修医の先生が言っていた。面接では簡潔にと言われることが多かったため，要点を絞って答えるとよいと思う。
⑤ 12 月・6 月見学

東京品川病院（東京）

2021 年

① 五肢択一：40 周程度。国試レベル。
② 面接官 6 名，15 分。志望理由。志望科。体力に自信があるか。初期研修後の進路。
④ 第 1 志望しかとらないと明言しているので，しっかりアピールした方がよい。体育会系の人や，後期も残ってくれそうな人をとりたがっていた。
⑤ 午前中は希望科を見学。午後は担当の方が病院内を案内してくれる。副院長と面談。恐らくそこで多少は評価をつけていると思われる。

東京逓信病院（東京）

2021 年

① 五肢択一：7 問×10 診療科，60 分。オリジナル問題。難しめの問題が多い。過去問も少し出題されている。
② 面接官 2～3 名，10 分。雰囲気は穏やか。志望理由。履歴書に記載した趣味や得意科目。ストレス解消法。チーム医療で大切

なこと。自分の長所。
④ 筆記試験のウェイトが大きいからか，面接は普通だった。事前に準備していた回答で対応可能だった。とにかく見学に行くことが大切。色々な病院を見ていくことで，自分の理想とする研修生活がイメージできるようになると思う。病院の特色を掴むのが大切。
⑤ 7/下旬見学。コロナ対策で見学できる時間や場所が制限されていた。過去問をもらうことができた。

2019 年

① 五肢択一：国試レベル～めちゃくちゃ難しいものまで様々。英語も出題された。
② 面接官 2 名，15 分。雰囲気は和やか。志望理由。趣味。部活について。今の医療界の問題，それを変えていくにはどうすればよいか。
④ 筆記は過去問 10 年分くらいをやっておくと出る疾患が分かる。面接ではテンポ良く会話できる。すごく変な人をはじくだけの試験だと思う。
⑤ 5 月クリクラ（1 か月）。救急に行ったので他の偉い先生に会う機会無し。実習は毎日何人も来ているので意味がないかも。

2018 年

① 五肢択一：90 分。糖尿病内分泌，呼吸器内科，呼吸器外科，循環器内科，消化器内科，消化器外科，神経内科，脳神経外科，腎臓内科などから出題。
② 面接官 2 名，10 分。雰囲気は和やか。志望科とその理由。他に受験した病院。当院の希望順位。医師として必要な素質は何か。出身高校は医学部に入る人が多いのか。最近の医療ニュースについて。今までの人生で一番困ったこと。
④ 都内の病院の中では筆記試験の割合が多い方なので，メジャー内科外科の勉強もしっかりしていくとよいと思う。見学は 1 回行けば大丈夫だと初期研修医の先生が言っていた。
⑤ 7/下旬見学

2016 年

① 五肢択一：約 50 周，100 分。国試レベル～やや難。循環器内科・神経内科・内分泌代謝・血液内科・消化器外科・呼吸器外科・脳神経外科などから出題。
② 面接官 2 名，10 分。雰囲気は和やか。ストレス解消法。受け持ち患者ががん治療を拒否したらどうするか。
④ 筆記試験は難しいので，メジャー科目中心にしっかり勉強が必要。

2014 年

① 五肢択一：80 周，90 分。消化器，呼吸器，循環器，神経，血液，内分泌・代謝，消化器外科，呼吸器外科より各 10 周。基本的には国家試験形式で，循環器は○×，呼吸器は空所補充。
② 面接官 2 名，10 分。雰囲気は穏やか。見学に来たか。筆記試験の感想（難しかった・簡単だった科目）。出身高校から医学部に進学する人数。実際に医学部に入ってどう思ったか。研究について。体力に自信はあるか。部活動について。自分の性格を一言で。最後に自己アピール。
④ 提出書類の受領メールなど，事務の対応が丁寧。受験番号が遅いと，昼をまたぐことになる。

東京都健康長寿医療センター（東京）

2022 年

① 選択肢：【形式】五選択肢択一問題【問題数】25 周【時間】小論文と併せて 90 分【内容】国試過去問を中心に出題。過去問資料には国家試験過去 2 年分が重要とあったが，109 回など回数が前の問題も見受けられた。
小論文：【字数】400 字程度。メモ用紙付き【時間】筆記と併せて 90 分【内容】症例ベースに，老年症候群に関する注意点と医学的な問題点についてそれぞれ 2 つずつ挙げて論じる。
② 面接官 4 名【時間】10 分【内容】概ね履歴書に沿って聞かれる・前の大学での経歴・なぜ医学部受験をしたか・興味のある診療科・趣味について・医学部での勉強に苦労したことはあるか・学生時代一番頑張ったのは部活か勉強か・運動系の部活は何を

① 筆記試験・その他　② 面接試験　③ 受験した場所，方法　④ 受験後の感想・来年の受験生へのアドバイス　⑤ 見学・実習

関東

やっていたか，記録は持っているか・3年目以降はどうしたいか・専門医を取った後のビジョン
③病院からの指定により現地
④面接では質問された先生だけではなく，面接官全員の目を見ながら答えました。私は頼れる友達がいなかったのですが，友達などに面接の練習をやってもらうと，自分のついやってしまう癖などが客観的に見ることができて良いと思います。心配な場合は，適宜，プロによる面接指導を受けるのも手だと思います。調べれば出てくるはずです。
⑤5年生の4/下旬に見学。非常に人気の病院のため，春休みや夏休みなど見学が集中する際はかなり前もって申し込まないと見学できない。研修医の先生方はとても穏やか。私の担当ではない研修医の先生からも声をかけていただいた。指導医の先生方も優しく教育熱心だと思う。病棟業務などについても手厚くサポートしてくださった。回診時にもベッドサイドでの身体診察を優先して見学させてもらえ，必要に応じて解説してくださった。時間には余裕をもっていった。担当患者の数，研修医の出身大学，関連医局，進路などについて着目した。

2020年
①五肢択一：25問程度。国試過去問からそのまま出題。加齢医学に関するオリジナル問題。
小論文：新型コロナ感染と，外出自粛による高齢者のフレイル等の危険性を天秤にかけて，コロナへの感染を危惧する患者とその介護者にどうアドバイスするか。
②面接官5名，15分。雰囲気は和やか。志望理由。志望科とその理由。学校での課外活動。履歴書に記載した趣味や特技について。
④最新年度のメジャーから多くが出るので，試験までに必ず1周済ませておくこと。加齢医学に関するオリジナル問題が1～2問は必ず出るようであり，それに関しては解けるかどうかは運。よって，筆記試験はあまり点差はつかないので，後れを取らないようにすること。それぞれの面接官が事前に履歴書をチェックしており，その中から質問を決めているような印象を受けた。
⑤8月見学。希望科をひとつ選び，1日そこで見学。初期研修医の先生につけてくれるので，色々質問できてためになった。上級医の先生と接触する機会はあまりなかったかもしれない。病院は高齢の患者さんばかりであり，高齢者医療に興味のある人にとってはうってつけの環境だと感じた。

2019年
①五肢択一：30問，60分。直近3年分程度の国試過去問から，老人医療に関する出題が多く，小児は出ない。
小論文：800字，60分。血糖コントロール不良で入院した患者の病歴，入院経過，退院カンファで各職種が話した内容などが書かれた文章を読み，退院時に患者と家族に言うべき内容を3つ挙げよ。
②面接官5名，15分。志望理由。志望科とその理由。初期研修後の進路。病院実習で印象に残った症例。友人は多いか。病院見学の感想。
④筆記試験はあまり難しくないので差がつきにくいかもしれない。面接の雰囲気は穏やかで時折笑いもあった。履歴書記載のことから質問されることもあるので，確認しておいた方がいい。見学回数などもチェックしている様子だったので複数回の見学が望ましいのではと感じた。
⑤5/下旬見学

2017年
①計120分。
五肢択一：16問。国試の易しめの問題が中心。比較的近年の問題。
小論文：800～1,000字。AIの良いところ，悪いところを2つずつ。自分は賛成か否か。
②面接官5名（センター長他），20分。志望動機。志望科。印象に残った症例。将来の展望。
④事前の説明会に参加しておくと，顔なじみになれるのでよいか

と。雰囲気はとてもよい。直近の国試問題は解いておく。面接で聞かれる内容は毎年似ているので，情報を集めておくとよい。
⑤7/中旬見学。研修医の先生は皆温かく，上級医の先生も丁寧に接してくれる印象。症例は多くはないが，しっかりと学べる環境と言える。

2015年
①計90分。
五肢択一：15問。過去3年分程度の国試から必修問題。
小論文：800字。「元気な高齢者」と「認知症や要介護の高齢者」に対し，医療者としてどのような医療を行えばよいと思うか。それぞれ2つの案とその理由を述べよ。
②面接官5名（センター長・副院長・外科部長・内科部長他），10～15分。雰囲気は和やか。志望理由。医師を目指した理由。自分の長所と短所。当院を知ったきっかけ。見学時の感想。老年医学に興味はあるか。併願病院。将来の進路。後期研修はどうするか。実習で一番印象に残っていること。体力はあるか。趣味。
④今年から自由記述がなくなり，選択問題と小論文に。7月下旬のセミナーなどで得た情報なので，直前まで情報収集は欠かせない。毎年学生向けに高齢医学セミナーが開かれている。面接時に感想を聞かれることもあるので，初期研修応募を考えている場合は，行った方がよい。先生方とも話すことができる。

2013年
①計60分。
記述：1問。内科系（意識障害の鑑別）と外科系（消化性潰瘍について知っていることを記せ）からいずれかを選択。
小論文：800字。高齢者に対する医療を行う上で，自分の経験を交えてどのようなことに留意すればよりよい医療を行えるか（2点以上考えること）。
②面接官6～7名，10分。雰囲気は和やか。志望理由。医師を志した理由。理想・ロールモデルとなった医師はいるか。趣味。ボランティアは具体的に何をしたか。学校の成績について（事前提出の成績表をもとに）。将来の専門は考えているか。研究に携わる気はあるか。
④試験日は3日間設定されていたが，受験者が少なかったのか，2日間に変更された。特別な対策や，複数回の見学は不要だが，最低1回は行くとよい。また，顔を覚えてもらいたければ，病院主催のセミナーに参加するとよいらしい。

東京都済生会中央病院（東京）

2022年
①小論文（事前提出）：コロナ禍でも徐々に規制が緩和されてきているが，医療従事者としてあなたはどのように行動しますか。
②予備面接と本面接があった。予備面接は和やかな雰囲気でありつつも，根掘り葉掘り聞かれる印象。
③病院からの指定により現地
④応募人数が非常に多く，求められている人物像と言われているすべてのキャリアをもってしても，厳しい戦いになります。本当に相性によるのだろうと思います。
⑤5年8月，6年5月に見学。非常に熱意があり，コミュニケーション能力の高い，気さくな先生ばかりだった。最後のアンケートはたくさん文字を書き，熱量を伝えました。

2021年
①小論文：400字，20分。あなたのキャリアの中でどう地域医療に関わると考えるか。Zoomを用いた監視のもとで書いて提出。
②面接官4名，15分。選択可能だったため現地で受験。雰囲気は和やか。当院を選んだ理由。将来の志望科。併願病院を選んだ理由。最近腹が立ったこと。
④面接官の方は淡々としていた。事前に準備していた回答で対応可能だった。しっかり面接の過去問を見て準備するべし。
⑤5年生8/中旬見学。研修医に1日ついて回る。8時～17時。研

| ① 筆記試験・その他　② 面接試験　③ 受験した場所，方法　④ 受験後の感想・来年の受験生へのアドバイス　⑤ 見学・実習 |

修医に採点されているので注意するべき。受け答えの態度や礼儀をしっかりすることが大切。6年生4月実習（2週間）。内分泌科。見学と同様，研修医について回った。ここでしっかり勉強して，できるアピールをするのは大事。

2019年

① 小論文：400字，30分。理想の医師像。
② 面接官2名，20分。面接官5名，20分の2回。志望理由。医師を目指した理由。併願病院。自分の長所と短所。家族について。バイトについて。体力に自信があるか。
④ 圧迫などはなく，終始話しやすい雰囲気だった。1回目で聞かれたことを確認されたりすることもあった。ハイパーな病院なので健康診断結果の提出や，何度も体力を確認されたりした。見学の点数もあるようだ。
⑤ 3月・6月見学

2018年

① 小論文：400字，30分。日によってテーマは異なる。総合診療医は今後必要となるか。日本の医療の研究を充実させるためにどうするか。
② 面接官2名（中堅レベルの先生），15分。雰囲気は和やか。応募書類の内容について確認程度。志望動機。大学生活で頑張ったこと。採用には関係ないとのこと。
面接官5名（院長・看護師長他），10〜15分。コメディカルとどのように関わっていこうと思うか。指導医の言っていることが間違っているときはどうするか。東医の問題があったが，女性医師は差別されていると感じるか。
④ 院長などとの面接は圧迫とまではいかないものの，答えに対して「ふーん」「へー，そう考えるんだ」など言われるので焦る部分もある。病院見学時の態度も採点されているらしい。朝早く8時が8時半集合なので，さくっと終わるのかと思いきや，1人あたりの面接時間が30分程度あるので，順番が遅い人は18時頃までかかる。1回目と2回目の面接の間が3〜5時間空くので，控室はあるもののどう過ごすのか悩む。
⑤ 5年生12月・6年生6月見学

2017年

① 小論文：400字，25分。日によってテーマは異なる。地域医療に医師としてどのように貢献できるか。高齢化によって医療費が増大している中，医療費削減のために我々は何を求められているか（自分のキャリアパスも含めて）。
② 面接官2名，15分（一次）。応募書類の内容について，照らし合わせるように質問。
面接官5名，15分（二次）。医師を目指す理由。1分間の自己PR。
④ 見学や実習の際に研修医に評価（5段階）され，結構重要らしい。体育会系の人を欲しがっている。
⑤ 3月・7月見学

2015年

① 小論文：400字，30分。ジェネリック薬品をもっと普及させるためにはどのようにしたらよいか。
② 面接官2名（1回目：研修担当医）・面接官8名（院長・看護部長・医局長・教育長他），15分×2回。1回目：雰囲気は和やか。答えた内容をパソコンに打ち込んでいる。志望理由。当院を知ったきっかけ。学校の成績。将来希望する科。体力はあるか。初期研修後の進路。併願病院との比較。2回目：1回目の面接や履歴書の内容について詳しく質問される。圧迫感がある。最初に1分間の自己紹介。医師を目指した理由。休日の過ごし方。趣味。どんな本を読むか，また最近印象に残った本は何か。友人は多いか，また親友と呼べる友人はいるか。チーム医療における医師の役割。済生の精神について知っているか。ホームレス病棟について。
④ 熱意をかってくれる病院。見学も重視されるようなので，一度行くとよいと思う。
⑤ 3/下旬見学・実習。上についた研修医の先生が評価をつけている様子。見学後に感想を提出。

東京西徳洲会病院（東京）

2021年

① 小論文：600字程度，45分。3つのテーマから1つ選択。
② 面接官5名（院長・副院長・研修医教育担当・事務長・看護師長），15分以内。履歴書及びアンケートに沿った質問。
④ 雰囲気は悪くないが，1対5となかなか緊張するので注意。人事担当者が自分に情熱を伝えられればよいと言われた。面接官は笑顔だが目は笑っていないように感じた。複数回行って覚えてもらえることは有利である。他院だが，コロナもあって2年ぶりに見学に行った病院の先生方が覚えていてくれた事は嬉しかった。キャラは濃い方がいい。
⑤ 最初は4年生の年末，その後計4回赴いた。交通費を出してくれるので他病院の見学も兼ねて行った。対応は丁寧だが，面接前後になると連絡が疎かになる。日程を決めて明日に連絡する旨のメールを頂いてから実際の日程決定まで一月かかっている。蔑ろにされる上で入ってからもブラックじみていると研修医から聞き込んでいるが，ペイが良さそうな上に自分のような人間でも採用してもらえるかもしれないと思い第1志望に登録しようと思った。

東京臨海病院（東京）

2022年

② 面接官6名，受験生1名【時間】10分【内容】自己紹介，志望動機，自己PRを合わせて3分で話す・志望科について・部活動でどんなことをしていたか・バイトについて・部活動でチームとして頑張ったことは何か・国試は受かりそうか【雰囲気・感想】終始穏やかな雰囲気。回答に困るような質問はないように感じた。控室が用意されており，そこに常に研修医が配置されている。控室では研修医が今までの面接の内容について教えてくれる。
③ 病院からの指定により現地
④ 面接の内容は人によって様々で，たまに難しい質問が飛んでくることもあるらしい。大変ではあるが，ちゃんと対策すればそこまで心配する必要はない。面接対策は同期と一緒に練習すると良い。
⑤ 6/上旬に見学。基本的に研修医と一緒に行動し，面接の内容や履歴書の書き方についてアドバイスをもらえる。病院の雰囲気は非常に良く，コメディカルの方々との連携も取れており，信頼関係が築けていると感じた。研修医の方々は明るい人が多い印象だった。研修医の方々と先生方の関係やどの程度の仕事を任されているかに注目するようにした。

2018年

② 面接官5名，10分。雰囲気は穏やか。志望理由。自己紹介，自己PR。医学部を選んだ理由。家族構成。志望科。併願病院と希望順位。将来のプラン。
④ 面接日は2日あるが，お願いしたら違う日にしてくれた。3日前に連絡がくるそうなので，他の試験と被る人は早めに変更をお願いするとよいかもしれない。見学回数を覚えられているので，行けるのなら行った方がよさそう。精神のDr. が，学生を一目で性格を見抜くとかなんとか。待合室にチョコが置いてあったり，研修医が話しかけてくれたりして，リラックスできる。
⑤ 3/下旬・7/上旬見学。

2017年

② 面接官5〜6名，15〜20分。雰囲気は穏やか。志望動機。自己紹介，自己PRをまとめて3〜5分。医師を目指した理由。最近気になったニュース。国試に対する自信。併願病院。趣味。特技。
④ 音楽が流れている控室に研修医2名配置。話して緊張はほぐれるが，一方で面接内容などをじっくり考える時間はとれない。書類は細かいところまで見られている。
⑤ 6月見学

2015年

② 面接官8名，15分。雰囲気は穏やか。志望動機。自己PR。両

① 筆記試験・その他　② 面接試験　③ 受験した場所，方法　④ 受験後の感想・来年の受験生へのアドバイス　⑤ 見学・実習

親は健在か。きょうだいはいるか。家族に医療関係者がいるか。初期研修に望むこと。志望科。家から近い理由で当院を選んだのか。

④ 医学的な質問をされることはなかった。「出身校の校歌を歌えるか」と予想していなかった質問があった。分からない場合は，慌てず正直に分からないと言う方がよいと思う。面接では印象が第一だとのこと。病院の配慮により，控室で研修医の先生方と談笑することで，落ち着いて面接に臨むことができた。

2014 年

② 面接官 7 名（院長・副院長 2 名（泌尿器部長・外科部長）・臨床研修担当医（皮膚科部長）・看護師長・総務課長・精神科医），10〜15 分。雰囲気は和やか。自己紹介。大学での活動（部活など）。家族について。国試は合格できそうか。研修後の進路。

④ 面接ではとにかく元気で明るい姿勢でいくのが重要らしい。

⑤ 3 月・5 月見学。皮膚科，泌尿器科，外科で，外来見学やオペに参加。全体的に先生方の雰囲気がよく，積極的に参加させてくれた。院長，副院長，研修担当医の科に行くとよい。飲み会に誘われたら，積極的に参加するとよい。

2013 年

② 面接官 4 名，15 分。まじめな雰囲気。志望理由。3 年目からの進路。部活について（キャプテンをやっていたかなど）。

④ 部活でキャプテンをやっているとプラス評価になるようだった。

東京労災病院（東京）

2021 年

① 五肢択一：50 問，30 分。過去問 5 年分くらいから出題。輸液や除痛など病棟管理系の問題。

② 面接官 5 名（医師・コメディカル），受験生 3 名。当てられてから答える形式。自己 PR 2〜3 分。個別質問（6 年間の学びで医学に対する考え方は変わったか。その他履歴書に書いてあることや経歴についてなど 1 人ずつ質問）。コメディカルと関わる時に心がけていること。PCR 検査の説明を患者さんにするとしたら，デルタ株とは何か（ここだけ挙手制）。

④ 圧迫ではなかったが特別和やかでもない。真面目に聞いてくれていた。自己 PR 2〜3 分で，というのは時間を測って練習していくべき。面接の練習は入退室，挨拶含めてやっておくと当日安心して臨めると思う。昨年までは穴場な印象だったが，今年は人気が爆発した。

⑤ 7/下旬見学。基本研修医について回る。お昼を食べて解散。

2019 年

① 小論文：制限なし，60 分。終末期がん患者の病状を家族へ説明する際に気を付けること，説明方法。胸痛の鑑別を重症順に 3〜8 つ答え，特徴的な所見を述べよ。10 年後どのような医師になっているか。

② 面接官 5 名（院長・研修プログラム担当・看護師長・薬剤部長），受験者 3〜4 名，15〜20 分の集団面接。自己 PR。履歴書の内容についての質問。勉強で最も苦労したこと。同じ大学の先輩がいることが志望理由の一因となったのか。国試に落ちた理由。

④ 今年は受験者が昨年に比べ激増。面接は受験者 2 名 1 組のところが 3〜4 名 1 組に変更に。院長室で面接するが，狭かった。例年同じようなことを聞かれるので，ある程度事前に考えていった方がよい。少し答えづらい質問も 1 つ聞かれる。小論文は誤字・脱字に気を付けること，面接は周りに合わせることが大切と見学時に聞いた。

⑤ 5/上旬見学。

2018 年

① 小論文：制限なし，60 分。2 つのテーマについて書く。終末期患者の家族への説明の仕方。10 年後どんな医師になっていたいか。

② 面接官 6 名，受験者 2 名，20〜30 分の集団面接。自己 PR。志望理由。医師の偏在化について。尊敬する人物。大学生活で頑張ったこと。趣味。

④ 面接官と距離が近い。受験者 2 名同じ質問をされ，順番に答え

る。見学は 1 回より 2 回の方が，面接で知っている先生に会うことができるかもしれないので，緊張しないと思う。

⑤ 3/下旬

2015 年

① 計 60 分。
　五肢択一：10 問。内科を中心に一般問題形式で出題。救急を意識した症候からの出題が多かった。けいれんと失神の違い。良性発作性頭位めまい症 BPPV について。喘息の治療薬。アナフィラキシーの治療。
　小論文：800 字。当院での初期研修が将来どのように役立つか。当院は地域医療の中心として存在する。研修に何を望むか。

② 面接官 5〜6 名（院長・研修担当の医師・看護師長），受験者 2 名，15〜20 分のグループ面接。雰囲気は和やか。自己 PR。志望理由。将来希望する科とその理由。医師を目指す理由。自分の短所とその克服法。一人暮らしはできるか。

④ 特別難しいことは聞かれないので，一般的な面接対策をしていれば問題ない。アクセスは悪いが，それ以外はとても良い病院。例年倍率はそこまで高くなく，病院側から，第 1 志望にしてほしいとの話があった。

⑤ 5/下旬見学，7/下旬実習（1 日）。見学する科に研修医がいる場合，その先生について検査や処置を見る。

2013 年

① 小論文：400 字，40 分。癌で若くして亡くなった医師が，自分の葬儀のために残したメッセージを読んで感じたこと。

② 面接官 5 名，受験者 2 名，15 分。雰囲気は少し固い。自己アピール（1 分間）。志望理由。志望科。ストレス解消法。最後に一言。

④ 1 分間の自己アピールを考えておくとよい。コメディカル関係の質問も対策しておく。

⑤ 3/中旬実習。1 つの診療科での実習となる。研修医と話す機会が与えられ，参考になった。

東芝病院（東京）

2017 年

① 五肢択一：34 問，35 分。メジャー科目。国試の過去問から出題。
　小論文：15 分。将来の医師像。当院の研修で得たいこと。研修 2 年目の自由選択でやりたい科。研修後の進路。各 2〜3 行。

② 面接官 3 名（院長・外科部長・内科部長），10〜15 分。雰囲気は和やか。小論文の内容に関連した質問が中心。院長がメインで面接を進める。

⑤ 8/上旬見学

東部地域病院（東京）

2022 年

① 小論文：「医師がインシデント・アクシデント・レポートを作成する重要性について」（60 分 1,200 字）

② 面接官 5 名，受験生 1 名，15 分。和やかな雰囲気。医師の志望理由。小論文の内容について。アルバイトについて。得意な科目について。離島研修を志望する理由。東部エリアでの研修を希望する理由。病院見学での病院の印象。病院を知った経緯。

③ 病院からの指定により現地

④ 小論文は時間がギリギリだった。履歴書に沿った質問が多い印象なので，履歴書の内容を説明できるように準備すると良いと思う。

⑤ 7 月見学。診療科の先生に院内を案内していただき，研修医の先生とお話しする時間も設けていただいた。総務の方に研修内容の説明や寮の案内もしていただけた。先生方や職員の方は皆さん優しく，院内は明るく穏やかな雰囲気だった。協力施設での研修が比較的長いため，東部地域病院以外の病院の様子も伺った。

2021 年

① 小論文：1,200 字，60 分。研修医としてあなたが救急医療の現場で出来る事とは。

② 面接官 6 名，15 分。志望科とその理由。チームメイトへの応援

① 筆記試験・その他　② 面接試験　③ 受験した場所，方法　④ 受験後の感想・来年の受験生へのアドバイス　⑤ 見学・実習

の仕方。麻酔科医として救急医療現場でどう活躍したいか。小論文の感想。この病院を知ったきっかけ。リーダーシップを実際に発揮した経験。

④ 小論文は本当に時間がないので，とにかくなんでもいいから9割埋める練習をしておいた方がいい。終始和やかな雰囲気で，皆さん笑顔で面接をしていた。一般的な質問とは言い難いので正直出たとこ勝負。病院見学では熱意をしっかり伝えること。

⑤ 6/末・7/中旬見学。麻酔科。コロナの影響で弁当なし。院長先生にお会いしたいとお願いしたら2回目で30分程お話し出来る機会を設けてもらえた。先生は優しくて，熱意があるならなんでもやらせてやると仰っていた。

豊島病院（東京）

2022 年

① 小論文：コロナへの考え

② 面接官4名。圧迫ではない【時間】10〜15分【内容】経歴などについて・病院志望理由・前の大学について（なぜ〇〇大学（前の大学）を受験したのか，その学科では何をやっていたか）・医学部受験を決意した理由・志望診療科・なぜ感染症内科を見学したか・併願病院とその理由・部活動で役職は何をやっていたか・周りからどんな人と言われる・他者評価は自己評価と同じか・医師はコミュ力が必要だが，どんな医師になりたいか・短所はどんなところか・ストレス感じる時はどんな時か

口頭試問：認知症について知っていること・脳卒中の病型分類・脳卒中の治療法・ラクナ，アテローム，心原性以外で知っている病型・tPA以外の治療法・心原性の治療法・ラクナ，アテロームの治療法・遺伝形式・血友病・Duchenne筋ジストロフィー・ハンチントン病・性染色体数の異常で有名なもの2つあげよ

③ 病院からの指定により現地

④ 複数受験する際は日程が連続しないほうがよいと思います。私の場合は，PCC-OSCE→面接→面接と連日スケジュールが詰まってしまって，どれもがおろそかになってしまいました。病院によっては複数日程を選べるので，連日試験にならないようなスケジュール組みが必要だと思います。

⑤ 6年生の7/中旬に見学。感染症内科を見学したが，研修医の先生はローテートしていなかったため診療科見学時は診療部長の先生と回っていた。診療科ではPPEを装着してコロナ対応をさせていただいた。診療科の雰囲気はとてもアカデミック。昼休みに研修医室に案内され研修医の先生方とお話しする機会をいただけた。過去問資料は非常に良くまとまっており，本病院の対策にとても役立った。院内で迷うかもしれないので，時間に余裕をもっていった。研修医の先生の性格や，3年目以降の診療科について着目した。

2020 年

② 面接官4名，20分。履歴書・自己紹介書に書いた内容に沿って質問。志望理由。将来の志望科とその理由。友人は多い方か，友人からなんと言って褒められることが多いか。自分の長所と短所。課外活動や文化活動。趣味。

口頭試問：自己紹介書に書いた得意科目から2問。

④ 口頭試問については，答えられなくても雰囲気が悪くなることはなかったが，答えられた方が印象はよさそうだ。

⑤ 7/上旬見学。希望した科の見学を1日させてもらった。自分はたまたま初期研修医の先生に繋いでもらえて話を聞く機会があったが，希望しないとタイミングによっては初期研修医の先生と話す機会がないかもしれない。病院のカリキュラム等の説明も一切なく，資料だけもらって終了となった。

2019 年

② 面接官4名，20分。エントリーシートの内容。志望動機。志望科。部活について。自分の短所とその対処法。実習でうまくいかなかったこと。

口頭試問：虫垂炎の重症度分類について述べよ。ダウン症の合併症を挙げられるだけ挙げよ。Fallot四徴症の日常的に注意すべきことは何か。

④ 試問は過去問と同じことも聞かれるので必ず対策しておくべき。黙らず自信をもって話すことが大切だと感じた。もし試問

で答えられなくてもその先は面接官が授業のように教えてくれた。面接前の待ち時間がないのでストレスもなく，終了後もすぐに帰宅できてよかった。消化器内科や外科に強い病院で研修医も忙しなく日々の診療に励んでいた。医科歯科系列だが，研修医は様々な大学から来ており，あまり学閥は強くないようだった。穴場の病院だと感じた。

⑤ 5月見学

2015 年

① 小論文：800字，事前提出。最近多発している腹腔鏡事故を例にして，先端医療とその問題点について述べよ。

② 面接官3名，20分。雰囲気は穏やか。自分の長所と短所。バイトをしていて一番嬉しかったこと。小論文のテーマである腹腔鏡の事故を自分の上司がおこした場合，どうするか。

口頭試問：虚血性心疾患について（テーマは志望科によって異なるのかもしれない）。

虎の門病院（東京）

2021 年

① 五肢択一：150分。日本語80問，英語10問。国試レベル〜やや難。

② 面接官6名，15分の院長・各診療科部長面接と，面接官6名，15分の研修医や教育係を含む面接。当院を選んだ理由。将来の志望科。自分の長所。履歴書の内容について。

④ 筆記は国家試験の解説や補足事項に記載されているような詳細まで知っておかなければ自信を持って答えられない。二択まで絞って答える問題が多いと感じた。過去問も非常に膨大で対策には本当に時間がかかる。過去問とは10問程同じ問題があり，加えて類似問題もあったが，あまり当てにはならないと感じた。面接では履歴書に記載した内容に関して詳しく聞かれた。用意したものではなく，その場で考えた自分の言葉による会話を求めているように感じた。

⑤ 8/上旬見学

2020 年

① 五肢択一：150分。80問。国試レベル〜やや難。内科，小児科，産婦人科については国試レベルをおさえることは最低条件であり，その上で応用的な内容，一部マイナー科や公衆衛生からも出題される。10問が英文の症例問題。

② 面接官6名，10〜15分の院長・各診療科部長面接と，面接官6名，10〜15分の研修医や教育係を含む面接。雰囲気は穏やか。履歴書やアンケートに沿った質問。志望動機。研修後の進路。理想の医師像。興味がある医療問題。部活で対立が生じた場合の解決法。救急で重症患者の家族にどう説明するか。

④ 筆記試験ができない人は面接がよくてもダメだという話をたまに聞くので，筆記試験の勉強は早めに行ったほうがよい。面接は予想外の質問も結構あるので，型にとらわれずにはっきりと自分の考えを話すことが大事だと思う。2日間で内科の受験者数は55名程。

⑤ 6年生7月見学。8時半ごろ集合。チームの回診中に合流して以降は研修医の先生についていく感じだった。とにかく忙しいイメージ。看護師さんなどからのコンサルトはまず研修医に繋がり，研修医がその後どう解決するかを柔軟に判断しなければいけない感じだった。上の先生のフォローも手厚く，困ったら相談して話を聞きやすい環境でもあった。雰囲気もよく，学生にも話しかけてくれる人が多かった。病院は新築1年ということもあり，とてもきれいだった。

3回学内実習。実習内容としては基本的に見学と変わらず感想も同じだが，採用において部長の先生に覚えてもらうことは非常に大事なので実習に行くことをおすすめする。

2019 年

① 五肢択一：180分。80問（各1点）は国試レベル〜専門医試験レベル。国試の全範囲から出題だが，基本はメジャー科目。10問（各2点）が英文の症例問題。

② 面接官6名，15〜20分の院長・各診療科部長面接と面接官4〜6名，15分の後期研修医を含む初期研修部門面接。エントリー

① 筆記試験・その他 ② 面接試験 ③ 受験した場所，方法 ④ 受験後の感想・来年の受験生へのアドバイス ⑤ 見学・実習

シートの内容について。志望動機。志望科とその理由。実習の感想。研修後の進路。理想の医師像。プロフェッショナルとは。趣味。

④筆記は 11 年分位の過去問を解いておくと半分位がかぶっていて傾向がつかめる。かなり深いことを聞く問題もあるが，外科系は面接の比率が高い。かなり圧迫面接を聞いていたが，そうでもなかった。志望科の部長がいるとその先生からほとんど質問されることに。日本全国の猛者が集まる試験だが，過去問研究と早めの国試対策をしておくことが全て。部活などを頑張っている気に入ってもらえるかも。

⑤8/上旬見学。産婦人科へ。イベントで部長が見学では何があるか教えてくれたので，その通りにオペや外来を見た。研修医と話す機会が多く雰囲気をよく見ることができた。消化器内科と血液内科は死ぬほど忙しいらしい。

2018 年

①五肢択一：90 問，180 分。国試レベル〜やや難。分野はまんべんなく出題。メジャー，小児，産婦。マイナーの出題はなかった気がする。見学時にもらえる過去問を中心に国試対策やっておけば対応可能。英文の症例問題。

②面接官 10 名，15 分の院長・各診療科部長面接。履歴書の内容について。志望理由。希望する科。将来のビジョン。部活について。ボランティアについて。留学について。体力に自信はあるか。当院に何か貢献することができるか。当院の欠点だと思うことは何か。興味のある医療ニュース。座右の銘。最後に自己アピール。
面接官 4〜6 名，15 分の後期研修医を含む初期研修部門面接。履歴書の内容について。当院にどのように貢献するか。趣味はいつから続けているのか。アンケートに記載した関心のある医療問題について。恩師について。出身大学の良いところ。最後に病院に聞いておきたいこと。

④午前の筆記試験で点数が低いと午後の面接が受けられない。5〜10 名ほど足切りされた。志望しても筆記試験に通らないとマッチング希望順位に登録できないので要注意。過去問はやっておくこと。解答用紙と一緒に問題冊子も回収される。受験生1 名に対して先生方 10 名とかなり圧倒されるが，憶することなく緊張しすぎず，質問にはさくさく答えた方がよさそう。なぜ虎の門病院で研修したいかを伝える。やる気と体力は重要。有名な先生のことを下調べして，自分の将来像と結びつけて語れるよといと思う。朝 8 時〜18 時までと長丁場だったので，きちんとした準備が大切。

⑤8 月見学。見学回数など点数をつけているということはなさそう。ただ，直前に行くと，部長クラスの先生が自分の履歴書のコピーを持っていて話しかけてくださったりもする。

2017 年

①五肢択一：90 問，150 分。国試レベル〜やや難。メジャー，小児，婦人科，公衆衛生など幅広い分野から出題。見学時にもらえる過去問を中心に国試対策もやっておけば対応可能。英文の症例問題（USMLE 形式 10 問）問題・選択肢ともに英文。症例問題で診断を答えさせる。英文は国試レベル。

②面接官 5〜8 名，15 分×2 回。部長面接と教育部面接。

④緊張感は大きいが，事前に対策しておけば問題ない。見学に何度か行き，先生に顔を覚えてもらうことが重要。研修医の先生方から試験についての情報をもらうことは必須。

⑤4/下旬見学，2 月実習（2 週間）。脳外科で実習。全例手術に手洗いで入れてもらい，大変勉強になった。

都立大塚病院（東京）

2022 年

②面接官 4 名，受験者 1 名【時間】10 分【内容】ジェネラリストかスペシャリストか。筑波大学ってどんなところ。実習はどうだった。当院の 1 番の魅力。医療事故を防ぐために大切なこと。今までの挫折と乗り越え方。部活で大変だったことと乗り越え方。内科と小児科で違うところ。17 歳女子慢性的な頭痛と腹痛鑑別について。

③病院からの指定により現地

④終始温かい雰囲気の面接。穏やかさが求められていそうだった。

⑤5 月 6 日に見学。過去問をもらえた。帝王切開 2 件見学した後研修医と話す時間をしっかりともらえた。研修医の雰囲気を実際に見て感じた。

2019 年

①五肢択一：40 問，60 分。国試レベル。メジャー，マイナー，小児，産婦。小児と産婦はやや難しい。

②面接官 4 名，10 分。志望理由。コメディカルスタッフとの関わり方。目指す医師像。部活について。抗生剤を投与してアナフィラキシーが起きた時の対応。

④面接官は 1 人だけ圧迫で，他の 3 人は和やかではあったが反応は薄かった。

⑤6/上旬見学，5/上旬実習。病院の案内や希望科について詳しく知ることができた。

2018 年

①五肢択一：40 問，60 分。国試レベル。メジャー，小児，産婦，救急，麻酔。小児と産婦はやや難しい。

②面接官 5〜7 名，7〜15 分。志望動機。医師を志した理由。将来希望する科。臨床実習で失敗したこと。自分の長所と短所。他の病院の受験状況。担当医を変えてほしいと言われた時の対応。医療安全について（もしミスをした時どうするか）。他職種とのコミュニケーションの取り方。筆記試験の出来。

④各面接官から 1 つずつ質問を受け，1 つにつき 1 分を目安に答えるよう言われた。雰囲気は和やかだったが，面接官の数が多いので，圧倒されてしまった。毎年質問内容はほぼ同じなので対策できる。見学に行くと過去問がもらえるので直前よりは少し余裕をもって行くとよいかも。見学の評価はされず，筆記と面接で評価されるみたい。面接時間が短めなので，事前提出書類を丁寧に書くとよいらしい。

⑤3/上旬・7/下旬見学

2016 年

①五肢択一：50 問，60 分。国試レベル。メジャー・産婦・小児・麻酔・救急，全て一般問題。

②面接官 5 名（医師 4 名，看護師長），10 分。志望理由。理想の医師像。コミュニケーションをとる時に心がけていること。病棟でミスをした時の対処法。医療安全について。自分の患者から主治医変更を希望されたらどうするか。10 年後どうしていたいか。

④面接官 5 名が順番に質問し，2 周したくらいで時間となった。優しい先生だけでなく少し厳しめの先生もいた。これまでの自分より，今後の自分に対しての質問が多いと感じた。筆記試験より面接重視と聞いたことがある。受験者は女性が多く，全体で 42 名。

2015 年

①五肢択一：50 問，60 分。国家試験レベル。一般問題。

②面接官 6 名，10 分。1 分ずつ順番に質問。1 分ごとにベルが鳴り，答えている最中でも次の質問に移行。志望理由。試験の出来。トリアージの色と赤の意味。レポートの提出は早めか，ギリギリか。2 年後，10 年後どうなっていると思うか。コミュニケーションをとる上で大切だと思うこと。

④質問の答えに対しての意見や更に深い質問はないので，言いたいことはまとめて，できる限り一度に言った方がよかったと思った。

2014 年

①五肢択一：40 問，60 分。産婦，小児，免疫の比重が高い。その他，循環器，呼吸器，消化器。マイナーは産婦・小児に絡んだ麻酔から出題。国試レベル。

②面接官 4〜6 名（医師・看護師・事務），7〜10 分。雰囲気は穏やか。圧迫感はなく，和やかな感じ。事前提出のアンケートの内容（志望理由，理想の医師像，特技など）。興味のある科。どのような研修を目指しているか。体力と精神面の管理はどうするか。上司と意見がぶつかったときはどうするか。人か

① 筆記試験・その他　② 面接試験　③ 受験した場所，方法　④ 受験後の感想・来年の受験生へのアドバイス　⑤ 見学・実習

らどのように思われているか。患者から担当医を代えてくれと言われたらどうするか。

④ 筆記試験の成績は，国試に落ちないかどうかの足切り程度に使われ，面接が重視される。受験者が多かったので，面接時間が短くなった（予定では 15 分）。対策を進めておくのがよいと思う。面接では，医学的知識を聞かれることはなく，きちんと受け答えができるかを見ているという印象だった。

都立駒込病院（東京）

2022 年

② 個人面接：面接官 4 名，受験者 1 名【時間】面接 10 分，口頭試問 10 分【内容】面接・野球部ついて・コロナ禍での活動制限・3 年目以降の進路・将来の希望診療科・チーム医療について

口頭試問：リンパ節腫脹を伴う疾患の鑑別・透析導入の原因・化学療法中の発熱の鑑別・癌についてなど【雰囲気・感想】面接は和やかな雰囲気であったが，自分の言葉で話すようにという指示を複数回しており，準備した回答というよりは面接官とのコミュニケーションが重要であると感じた。口頭試問については淡々とした雰囲気で進んだ。

③ 病院からの指定により現地

④ 口頭試問はわからなくても，ヒント出してもらえるし積極性を見せる。多くの病院を見学し，自分に合うか見極めること。

⑤ 4 月 20 日に見学。上級医が非常に優しく，たくさんお話ししてくださった。研修のことだけでなく，将来の進路にも親身に相談にのってくださった。研修医室で研修医と話す時間もたくさん用意してもらえた。診療科はできれば消化器内科や感染症内科，腫瘍内科，血液内科など力を入れている診療科が良さそうだった。

2020 年

② 面接官 3 名，10 分。志望動機。理想の医師像。在学中に行ったこと。

口頭試問（内科）：面接官 4 名。腫瘍（基礎医学），神経（疾患の概況＋細かい知識），腎臓（利尿薬の概説），消化器（慢性的な下痢の列挙）。

④ 深呼吸するよう促されるなど，穏やかな雰囲気だった。今年は受験者が多く，1 人当たりの時間が短かったように思う。アピールしたい内容を短くまとめて話すスキルが必要かもしれない。

⑤ 7/末見学。コロナ対策下で見学にある程度制限はあった。病棟見学やカンファなど普段の業務内容があまり見られなかったのは残念だが，他の病院も同様かもしれない。部長先生と話をしたり，研修医の先生方の話を聞くのがメイン。よい情報収集になったと思う。

2019 年

② 面接官 4 名，10 分。志望動機。チーム医療について。将来希望する科。研修後の進路。自分の性格。最近気になった医療ニュース。働き方改革についての意見。留学の感想。体力に自信があるか。

口頭試問（外科）：面接官 4 名（がん専門医師・婦人科医師・泌尿器科医師・大腸外科医師）。栄養の投与経路について。汎発性腹膜炎について（原因，対処法，検査など）。

④ 面接官は頷きながら一生懸命に話を聞いてくれた。質問内容は過去の内容とかぶるのであらかじめ対策できると思う。見学の際の対応もとても丁寧で，研修医の先生から上の先生まで多くの方から話を聞くことができ，とても良い印象だった。毎年春に合同説明会が開催されているので参加することをおすすめする。成績よりも熱意や自己 PR をうまく伝えることが大事だと感じた。毎年大腸外科の先生が面接しているらしく，見学で大腸外科を選ぶとよいかもしれない。

⑤ 3/下旬・7/上旬・7/下旬見学

2018 年

② 面接官 4 名，10 分。雰囲気は和やか。志望理由。今までで一番パニックになったこと。今まで達成した誇れること。外科はきついが大丈夫か。

口頭試問（外科）：面接官 4 名。腸閉塞について。下腹部痛をきたす疾患。

④ 面接は基本的に好きなように話をさせてくれる。見学時に過去問をもらうことができる。口頭試問はヒントをくれる。

⑤ 3 月・6 月・7 月見学

2017 年

② 面接官 4 名（医師・看護部長・事務），15 分。志望動機。志望科とその理由。併願病院。リーダーシップについて。ストレス解消法。部活で大変だったこと。自分の短所。自己アピール。コメディカルの人と意見が対立したらどうするか。

口頭試問：面接官 4 名，15 分。下痢・下血をきたす疾患。UC の治療。ピロリ菌関連の疾患・治療。胃十二指腸潰瘍の治療薬。貧血の定義・診断・原因。多発性硬化症について。パーキンソン病について。平均や中央値について。検定と推定の違い。

⑤ 見学時に過去問をもらうことができる。昨年度多かったがんと感染症の分野からの出題が今年は少なく，一般的知識がまんべんなく出題。7 月末の試験日は都内では早い方。

⑤ 6 月見学。感染症科が特に有名。見学中に講義をしてもらった。教育熱心な先生ばかり。

2015 年

② 面接官 4〜5 名，10〜15 分。履歴書の内容。志望理由。初期研修終了後について。後期研修はどうするか。併願病院と志望順位。看護師に望むこと。リーダーシップをとる上で大切なことは。

口頭試問：内科・外科（面接官 2 名）。内科・外科各 7 問。幹細胞の特徴を 3 つ。癌の治療法。梅毒の英語名と治療薬。副腎不全について知っていることを答えよ。論文のランクについて。一次・二次メッセンジャーで知っているものを挙げよ。転写，翻訳について。SSI について。放射線治療の適応について。急性腹症の定義。食道癌術後肺ドレーンから血性ではなく膿性が引けた時，考えることは。前立腺癌の症候。

④ 口頭試問では分からないとヒントをもらえる。分からなかった時の対応を見ているらしい。見学に行くと前年度の過去問が研修医室にあり，もらえる。書類の締切，面接日が早めなので注意。控室では電子機器は使用不可のため，書籍やプリント類を持参して勉強するとよい。

⑤ 6/下旬・7/上旬実習，5 月実習（1 か月）。放射線腫瘍科で実習。内科で有名なのは消化器内科，呼吸器内科，血液内科，感染症科なので，その中から選ぶとよい。ただし，血液内科は見学時に採点されるらしい。研修委員長は外科（胃）の先生なので，外科志望なら見学するとよい。

都立広尾病院（東京）

2020 年

① 五肢択一：100 問。国試レベル。

② 個人面接。

④ 筆記試験で成績下位 4 分の 1 が落ちる。早めに勉強を始めること。

⑤ 7/末実習。体育会系の病院。でも楽しかった。

2019 年

① 五肢択一：100 問，120 分。国試レベル。内科，外科，救急，麻酔，産婦，小児から出題。1 割程度が過去問。麻酔は難しい。

② 面接官 5 名，10 分。志望理由。志望動機。都立広尾の役割。都立病院と私立病院の違い。個人情報について。SNS をやっているかどうか。東京アカデミーについて。今までの大きな失敗，挫折経験。

④ 優しい先生もいれば厳しめの先生もいた。病院の HP や東京都の HP などしっかり調べていくとよい。筆記試験対策としてしっかり勉強した方がよさそう。最近寮ができたので人気になっている。

⑤ 8/上旬見学，4 月実習（1 か月）。教育熱心な先生が多く，賑やかな雰囲気。実習すると受かりやすいと言われた。

2018 年

① 五肢択一：100 問，120 分。国試レベル。内科，外科，救急，麻

① 筆記試験・その他	② 面接試験	③ 受験した場所，方法	④ 受験後の感想・来年の受験生へのアドバイス	⑤ 見学・実習

酔。マイナーは出ない。
② 面接官 5 名，10 分。雰囲気は和やか。志望理由。研修後の進路。オリンピックが開催されるが、医師としてどのように関わりたいか。
④ 優しそうな面接官が多かった。
⑤ 7 月見学。6 月実習（2 週間）。眼科で実習。先生方は指導熱心で、大変よくしてもらった。

2017 年
① 五肢択一：90 問，150 分。国試レベル。メジャー，内科，外科，救急，麻酔，小児，産婦からそれぞれ 8〜10 問。1 割程度は過去問とかぶる。ほとんど一般問題だが、10 問くらいは症例問題。
② 面接官 5〜6 名，10 分。志望理由。大学病院でない理由。オリンピックにどのように貢献できるか。外国人患者の診療でどのように貢献できるか。
④ 筆記試験重視なかんじ。今年の受験者数は 39 名。
⑤ 2/中旬・6/下旬見学

2014 年
① 五肢択一：100 問，120 分。メジャー，外科，血液，内分泌，糖尿病，小児，産婦，救急，麻酔からまんべんなく各 6〜12 問程度、基礎的なことから応用的なことまで、幅広く出題。簡単ではないが、解けなくはない。
② 面接官 5 名，10 分。あまり和やかではない雰囲気。志望理由。当院の印象。見学の感想。進路について。チーム医療について。部活について。最近読んで面白かった本。
④ 筆記試験はまんべんなく勉強しておくことが重要。疫学も勉強しておくとよい。面接では笑顔もなく、緊張した。受験者は皆、手ごたえがないと言っていた。

都立墨東病院（東京）

2022 年
① 選択肢：30 問，2 時間。見学時に過去問をいただける。被りも多かった。オリジナル問題、英語問題ある。それ以外は国試レベル。例年下位 1 割が筆記で足切りされる。
② 臨床研修委員長面接と内科系 or 外科系部長面接（面接シートに記入した志望科により振り分けられる）の 2 回ある。2 回とも 10 分強。
臨床研修委員長と後期研修医の先生 2 名：今までの人生で理不尽なことをされた経験はあるか・医療の現場でも理不尽なことを言われることはあると思うが、それにどう対応するか・親友はいるか・その人が親友だと思う理由・墨東が第一志望か・地元を出て東京に出た理由・初期研修後のキャリアプランについて・今までの人生の中で自分に影響を与えた人物との出会いをエピソードとともに
外科系部長 2 名＋看護部長＋若めの女性医師）：最初に当院での初期研修を考えたきっかけや理由と〜科志望の理由をまとめて簡単に説明してください・初期研修で何を身につけたいか・コミュニケーションを取る上であなたが人として苦手な人 5 人あげて・そんな苦手な人に自分がならないように何か意識していることはあるか・産まれてからずっと出身県か・出身県にはいずれ戻るか・うちの後期を終えて 10 年後、20 年後にどうなっていたいか・後期研修を終えた直後は具体的に何をしていたいとかはあるか・ハードな初期研修後も耐え抜く自信や成長していけると自負する何かアピールポイントが有れば教えてください・最後に言い残したことがあれば
③ 病院からの指定により現地
④ 面接が一番大事です。色々な経験をしておいたほうがいいです。落ち着いて頑張ってください。
⑤ 5 年 12 月末と 6 年 7/上旬に見学。各学年で見学は 1 回のみ。見学は 2 回以上したほうがいい。午前は診療科の見学。午後は研修医の先生とお話しできる。最後に見学科の部長と面談して終了。初期研修医 2 年目と 1 年目の絆が強く、2 年目が 1 年目にしっかりと教える屋根瓦式の教育体制が充実していた。働きと給料が見合うかどうかはチェックしたほうがいい。研修医の先生方は生活に困ることはないとおっしゃっていた。

2020 年
① 五肢択一：国試の過去問。
② 面接官 1〜3 名×3 回（院長面接，研修委員長面接。医師・看護師・事務面接）。3 分スピーチ。コロナ流行期の自粛期間をどう過ごしたか。将来の志望科。出身高校について。志望動機。初期研修後の進路。自分のことを友人はどのような性格だと言うか。ケーススタディの質問。
④ 筆記試験は今年から問題形式が変わって国試の過去問に。メジャー科目をやっておけば大丈夫。面接が 1 日で終わるか、2 日にまたがるかは行ってみないとわからないので日程調整には要注意。面接が大事、筆記試験は国試に落ちないかを見ている程度らしい。
⑤ 6 年夏見学（2 日間）。見学する診療科の部長と院長との面談が 1 回ずつあった。研修医が採点などはしていない。

2019 年
① 五肢択一：50 問，120 分。国試より難しい。メジャー全科目から出題。マイナー，小児，産婦はなし。過去問の類題あり。救急専門医試験からも出題。
② 面接官 1〜5 名，10 分×3 回（院長面接，研修センター長面接，各コース面接）。3 分スピーチ。ケーススタディの質問。
④ できるだけわかりやすく短時間で自分をアピールする方法を考えて、イメージトレーニングをしておくとよい。面接はとてもよい雰囲気だったが、気の抜きすぎにも注意。受験者によって回る部屋の順番が違う。
⑤ 7/中旬・下旬見学

2018 年
① 五肢択一：50 問，120 分。国試より難しい。メジャー全科目から出題。マイナー，小児，産婦はなし。過去問の類題あり。救急専門医試験からも出題。
② 面接官 1〜2 名，10 分×3 回（院長面接，副院長・事務長面接，各コース面接）。志望動機。医師を志した理由。自分が医師に向かないと思う点。医師以外だったらどんな職業についていたか。10 年後どのような医師になっているのかを踏まえて 3 分間自己紹介。苦手な人とどう付き合うか。他の受験状況。第 1 志望はどこか。手先は器用か。趣味。実習について。医師の働き方改革についての意見と対策。当院の魅力。
④ 筆記は難しい。取れる問題は確実に。専門医試験の過去問 2〜3 年はやるべき。筆記と面接の過去問を先輩からもらって 3、4 年分目を通した。質問も多彩なので先輩に話を聞いたりして対策が必要。都内の人気病院ということで厳しめの試験だった。面接官との距離も近くて緊張した。コース別面接では、人を選ぶという意図が感じられる面接だった。留学について履歴書に書いたらうけがよかったので、海外に行ったことがある場合は記入すべき。ハイパー病院で救急の力を身に付けたい人にはおすすめだが、のんびりと働きたい人は行ってはいけない。
⑤ 3 月・7 月見学。病院見学には 2 回以上行くべき。見学時に過去問をもらえる。

2017 年
① 五肢択一：50 問，120 分。国試〜専門レベル。マイナーなし。過去問の類題あり。救急専門医試験より 10 問出題。
② 面接官 1〜2 名，10 分×3 回。コース別、院長，副院長との面接。志望動機。医師を志した理由。志望科とその理由。当院の志望順位。併願病院。苦手な上司、同僚との付き合い方。キャリアプラン。上級医になった時に気を付けること、どうありたいか。当院になくて、他院にあるもの。当院の良さ。外科手技で気を付けたいこと。感染対策について。患者と接する上で気を付けたいこと。
④ 今年から面接が 3 回になった。院長が全ての受験者を面接するため、かなり時間がかかる。事務の人曰く、来年からまた方法が変わるかもしれないとのこと。過去問入手と直前での救急専門医試験の勉強は必要。分からなくてもめげずに解く。面接では医学的なことより、人との関わりや対処法などを多く質問された。受験者 88 名。

① 筆記試験・その他　② 面接試験　③ 受験した場所，方法　④ 受験後の感想・来年の受験生へのアドバイス　⑤ 見学・実習

⑤ 7月見学，4月実習。ERの先生曰く，実習が1週間だとお客様だけど，2週間以上なら色々やらせてあげられるとのこと。見学の学生は全員院長が面談しているらしい（採点はしていない）。研修医，上級医関係なく，和気あいあいとしているのが好印象だった。宿舎がきれい。実習をしてもプラス採点には関係なさそうだが，情報を多く手に入れられるのは確か。過去問の入手は必須。希望するコースの研修医の先生と話せるとベスト。見学は必ず行くべし。

2016年

① 五肢択一：80問，120分。国試形式。メジャー科目のみ出題。小児・産婦はなし。救急の出題が多め。国試レベル〜やや難。複数選択問題も多い。皆が解けそうな問題を落とさないことが大切。

② 面接官4名，10分。出身地。医師を目指した理由。志望科とその理由。ストレスにどう対処するか。留学経験について。

④ ブースによって雰囲気はまちまち。先輩方から筆記試験は最低限とれていれば大丈夫と聞いた。

⑤ 5年生9/下旬・6年生6/下旬見学。1回見学すれば十分。ERを見学する人が多い。先生方が教育熱心で学ぶことが多く，行く価値があると思う。

都立松沢病院（東京）

2021年

② 面接官2名（院長or副院長・看護師長），20分。雰囲気は和やか。身体疾患と精神疾患を鑑別する力をつけるには具体的にどうすればよいか。今の医療ニュースで関心あること。都の病院だからコロナ対応もしないといけないかどう思うか。後輩の指導についてはどう考えているか。コロナで実習に影響はあったか。精神科を目指したきっかけ。

口頭試問：面接官5名，20分。Cushing症候群の兆候。高/低K血症の心電図所見。髄膜刺激症状。症例問題2問。

④ 最初に緊張しなくていいと言ってくれたり，随所で褒めてくれた。事前に準備していない質問もあったが，何かしら答えればそこから話を広げてくれる雰囲気だったため特に問題はなかった。面接よりも口頭試問の方がやや張り詰めた雰囲気だった。大学によっては各種書類発行に想定以上の時間を要することもあるので，必要書類の準備は早めに始めることをすすめる。推薦書など特殊な書類が必要な場合もあるので事前にしっかり要項を確認するように。今年はコロナの影響で見学受け入れ中止になった病院がいくつもあり，流行状況は予測困難なので見学したい場合は後回しにせず，行ける時に行っておくのがベター。

⑤ 8/上旬見学。午前と午後で2つの異なる病棟を見学。いずれもシニアレジデントの先生につき，患者さんの診察に陪席したり，実際に患者さんと話す機会もあった。特に医療観察法病棟は実習でも見たことがなかったので，とても勉強になった。お昼はジュニアレジデントの先生に院内の喫茶店でご馳走してもらった。研修についての話も詳しく聞くことができとても参考になった。院内は綺麗で，先生方も皆優しかった。

2020年

② 面接官4名，15〜20分。雰囲気は和やか。志望理由。志望科とその理由。志望科（精神科）の中でも興味のある分野は何か。自分の長所。趣味。友人付き合いについて。後期研修はどうするのか。

口頭試問：面接官3名，20分。メジャー科についての質問と精神科についての質問。

④ 口頭試問は国家試験の勉強をしていれば，大半は答えられるレベル。精神科の質問の方は難しいので対策が必要だと思う。答えにはヒントを出してもらえたりもする。とにかく人柄を見られているように感じたので，作りすぎず，真摯に振る舞うのがよいと思う。

⑤ 3/中旬見学。朝の勉強会に参加の後，午前と午後で別々の病棟を見学。初期研修医の先生，後期研修医の先生，上級医と，様々な方と話すチャンスをもらい，ためになった。

2015年

① 口頭試問：15分。内科，精神科の基本的な内容（例：症状から鑑別診断を挙げる。統合失調症について知っていることを述べるなど）。

② 面接官6名，15分。志望理由。子どものころの夢。趣味。どんな精神疾患に興味があるか。実習の感想。後期研修後の進路希望。併願病院。

④ 実習でお世話になった先生方と看護師長などが面接官だったため，リラックスできた。

⑤ 5年生8/上旬見学，6年生5月実習（1か月）。先生方は忙しく，放置されがちなため，自分から積極的にアポイントメントをとっていく必要あり。実習は必須ではないと思う。水曜日は初期研修医と院長，副院長のランチ会に同席させてもらえた。

新渡戸記念中野総合病院（東京）

2020年

① 計30分。
五肢択一：19問。国試の過去問。
記述：1問。病名をあげるだけ。
小論文：800字以内，事前提出。後藤新平について新渡戸稲造が書いている文章を読み，エッセイをまとめる。

② 面接官3名（医師），15分。雰囲気は和やか。医学部への進学理由。性格についての自己評価と他者評価。家族構成と医師の有無。研究内容について。将来は研究をしたいか臨床にすすみたいか。後期研修を何科にするのか。

④ 小論文は例年筆記試験後に1時間で作成。今年はコロナの影響により変更。明治期の文体や時代背景を把握する必要があり，内容が高度に感じた。筆記は一般的な内容だが一瞬悩むような問題ばかりで，よく考えて選ばれた20題だと感じた。基本を大切にする先生方なのだと思った。猛暑日だったため，面接官の自費で受験者に飲み物を用意してくれていた。筆記試験の内容といい真剣さを感じる病院だった。一方的に質問されるのではなく，対話から性格を見ている感じだった。

⑤ 5年生春見学

2019年

① 計30分。
五肢択一：20〜25問。必修問題レベル。内科が多く，マイナーは少なかった。
記述：1問。臨床問題を読み，行う検査とその結果別の診断を記述。恐らく下痢（脱水）による急性腎前性腎不全。

② 面接官5名，10〜15分。雰囲気は非常に和やか。試験の出来について。志望理由。医師を目指した理由。3年目以降の進路。部活について。

④ 試験当日の受験者数は16名。面接の順番は名前順で，長い人は2時間以上待つ。事前提出の小論文（新渡戸稲造が書いた「医師という職業」を読んだ感想）は，人となりを見ているのみらしいので，ほとんどが受かるようだ。記述の問題文は読んだだけでは診断がつけづらく，臨床的な内容だと思った。面接で，筆記試験の間違えた問題を解説してくれた。先生に顔を覚えられて，話も進んだ気がする。

⑤ 7/上旬・下旬見学

2017年

① 計20分。
五肢択一：19問。国試必修レベルの問題と，内科系の国試一般問題レベル。消化器内科，腎臓内科，神経内科に力を入れているので，急性壊死性閉塞性胆管炎や血液透析の原理を記述させる問題を出題。
記述：1問。血液濾過透析の原理について。
小論文：800字，事前提出。新渡戸稲造氏が創始者の病院であり，「医師という職業」という文章から，記述。

② 面接官4名，20分。雰囲気は和やか。志望理由。志望科。試験の出来。試験問題の解説。新渡戸氏の文章を読んでの率直な感想。見学時の感想。当院を第1志望にする理由。

④ 水曜は内科回診・カンファレンスをしていて，上の先生とお話できる機会が多いので参加を推奨する。

関東

① 筆記試験・その他　② 面接試験　③ 受験した場所，方法　④ 受験後の感想・来年の受験生へのアドバイス　⑤ 見学・実習

関東

⑤ 1月・3月・7月見学

2014年

① 計60分。
五肢択一：20問。国試過去問から，内科系が中心。易しめ。
記述：1問。腎不全に関して，腎前性と腎性の鑑別に FENa が有用である理由（字数制限なし）。
小論文：800字，事前提出。課題文（創設者・新渡戸稲造に関する文章）を読んで，自由に論じる。前年の課題文は，堕胎に関する新聞記事だった。
② 面接官5名（会長他），15分。雰囲気は和やか。志望理由。履歴書の内容。小論文に対する質問。国試不合格の理由。
④ 都内で250〜300床規模の総合病院としては，のんびりした雰囲気の研修。経験豊富な指導医に直接指導されたい人に向いている。研修医は毎年最大2名＋たすきがけ4名（山梨医科大学，東京医科歯科大学）。面接で会長に気に入られるかどうかで採用が一気に決まる印象。
⑤ 3月見学。研修医について1日，行動を共にする。昼食は病院食堂で出る。

日本赤十字社医療センター（東京）

2021年

① 五肢択一：国試以上専門医レベル。
英語多選択肢択一：単語の意味，長文読解。
小論文：私の大切なもの。
② 面接官4名（医師），15分。見学に来て，ここの産婦を見て感じたこと。体力面やつらいことがあった時はどうリフレッシュするか。コロナで人とのコミュニケーションがなかなかできないが，どうしたか。併願病院と志望順位。将来のキャリアプラン。大学で県外に出ようと思わなかったのか。医療従事者として働く上で気を付けること。日本赤十字社の一員として気を付けること。筆記試験の出来。医学と英語，どちらが難しかったか。
④ 産婦人科コースは同日受験者数7名。午前の筆記試験と午後の面接の間の昼休みに筆記試験の足切りが発表される。足切りに引っ掛かると面接は受けられない。受験人数にもよるが，各コース数名ずつ足切りになる。恥ずかしがらずに先輩にどんどん情報を聞くように。
⑤ 6/中旬・12/下旬見学

2019年

① 五肢択一：50問，60分。メジャー科の内科，外科に関する問題。国試以上の知識を問われる。
英語五肢択一20問，30分。NEJM のエッセイ（せん妄について）等，長文4つ。
小論文：800字，事前提出。私について。
② 面接官5名，15分。雰囲気は穏やか。志望理由。併願病院。将来のビジョン。研究に興味はあるか。気になる医療ニュース。体力に自信があるか。チーム医療で大切なこと。
④ コースによって面接官は異なる。内科コースなので内科の先生だった。午前筆記試験の後に足切りあり（今年は受験者数が少なかったためになかった）。合格者のみ午後の面接へ進める。
⑤ 4/下旬見学

2018年

① 五肢択一：50問（産婦プログラムは＋5問），60分。内科一般について出題。国試を超えたレベル，専門医程度。
英語五肢択一20問，30分。一般的な内容の長文に対して15問程度の設問と，医学英語に関する問題5問。
小論文：800字，事前提出。私について。
② 面接官5名，10〜15分。雰囲気は和やか。志望動機。志望科とその理由。初期研修終了後の進路。見学時に印象に残ったこと。今後日本の少子化をどう対策していけばよいのか。日本の出生数。自己PR。
④ とにかく筆記試験対策を。早めの対策が必要。見学で過去問がもらえるので，少なくとも5年分はやるとよい。非常に難しい。
英語は年により難易度がばらつく。全コースで足切りがあっ

た。面接官との距離が近かった。質問内容はオーソドックスなので，対策可能。産婦人科コースの場合，産婦人科関連の医療ニュースなど調べていった方がよいと思う。
⑤ 10/中旬・7/下旬見学

2017年

① 計120分。
五肢択一：50問（産婦プログラムは＋5問）。外科・内科のみ。国家試験レベルより難。
英語20問。
小論文：800字，事前提出。私について。
② 面接官5名，10分。雰囲気は穏やか。志望理由。志望コースとその理由。大学。he病院の産婦人科と比べて思ったこと。併願病院。自分の短所。将来的に地元に帰るのかどうか。
④ 五肢択一は国試の範囲を超えるので，過去問を早めにもらって対策するとよい。英語の内容把握は容易であり，8割程度は取りたいところ。筆記試験で足切りがあり，各コース倍率が4倍程度になるよう人数が減らされていた。今年の内科・外科では数名のみ。
⑤ 6/下旬見学，5年生11/上旬実習（2週間）。実習から半年後に見学に行ったところ，覚えていてくれた。

2016年

① 五肢択一：50問（今年から産婦プログラムは＋5問），60分。外科・内科のみ。国家試験レベルより難。問題によっては専門医レベル。一般問題形式がほとんど。マークシート。
英語20問，30分。ジカ熱，新しいカテーテル治療について長文読解（10問）。医療英語の単語問題（10問）。
小論文：800字，事前提出。私について。
② 面接官4〜6名，10〜15分。雰囲気は和やか。志望理由。志望科とその理由。実習で印象に残った症例とそこから学んだこと。課外活動について。医師としての将来像。研修医に必要な資質は何か。チーム医療における研修医の役割。研修後の進路。併願病院。なぜ産婦人科志望なのか。自分にとって息抜きは何か。30秒自己PR。当院の良いところを一言で表現。
④ 午前の筆記が重要だと感じた。事前に筆記対策に過去問を研究するといいと思う。筆記試験のレベルが高い。志望する科の先生が面接官にいると，その先生からの質問が中心になった。今年度は受験者が13名（定員3名）と，倍率が高くなかったためめ，足切りがなかった。
⑤ 3月・6月見学，5年生春実習。大学の実習として。部長がマンツーマンで指導してくれた。

練馬総合病院（東京）

2018年

① 記述：2問。内科，外科それぞれのシナリオに対する対応。
② 面接官2名，30分。当日行うアンケートについて。自己紹介。部活で頑張ったこと。最後に自己PR。
④ 当日行うアンケートは，院長とどれだけ考えが同じかを見るためのものなので，正直に答えればよい。

2017年

② 面接官4名，15分。志望理由。医師を目指したきっかけ。実習で印象に残ったこと。自己PR。
④ コミュニケーション能力を見ているらしい。面接で医学的知識は問われない。9月にメールを送ると順位を教えてくれる。
⑤ 3/中旬見学

練馬光が丘病院（東京）

2022年

① 小論文：文字数制限なし。新型コロナウイルスの影響で新しい生活様式になったが，その生活の中であった新しい気づきや疑問を述べる。
その他：症例プレゼンと自己紹介の動画の提出。オンラインでの適性検査（性格検査）を受けて合格者のみ面接に進める。
② 面接官4名受験者1名【時間】15分【内容】特技・趣味につい

① 筆記試験・その他　② 面接試験　③ 受験した場所，方法　④ 受験後の感想・来年の受験生へのアドバイス　⑤ 見学・実習

て。趣味を始めたきっかけ。志望科。実習で印象に残ったこと。自己PR等【雰囲気・感想】和やか。
③ 病院からの指定により現地
④ 面接は対面だったが，オンラインで参加している面接官もいらっしゃった。採用試験申込書の記載内容に沿った質問をされたため，申込書をしっかり書き，その内容に関して説明できるようにしておけば良さそう。
⑤ 7月見学。研修医の先生に1日同行させていただいた。研修医が主体的に診療を行い，指導医の先生方から丁寧なフィードバックを受けている様子を拝見して，研修医が成長できそうな環境と感じた。救急科では研修医がどのように診療に参加しているかに注目した。

2020年
② 面接官5名（主な科のトップの先生方）。20～30分。雰囲気は和やか。履歴書に沿った質問。
④ 面接は先生が1人ずつ順番に，気になることについて質問をしていくという形。取り繕うことなく，ありのまま答えることが大事だとアドバイスを受けた。年によって倍率などがかなり変動ある様子。
⑤ 5年生夏・6年生6月（見学）。どちらも1日につき1つの科。研修医の先生につかせてもらった。時間があれば病院の案内もしてもらえる。お昼はお弁当をもらって研修医室で食べた。

2017年
② 面接官5名（院長・内科・外科・小児・産婦の部長）。15分。履歴書の内容についての質問。
④ 履歴書の内容1つ1つに根拠を求められた。本来試験日は8/24のみだったが，受験者が多く，2日間に日程が増えた。
⑤ 5/下旬見学

2016年
② 面接官5名。20分。雰囲気は穏やか。志望動機。医師を志した理由。将来のプラン。志望科。後期研修について。アメリカ医療について。
④ 圧迫感もなく，質問も丁寧にしていただけた。

東大和病院（東京）

2020年
① 適性検査。メールで事前に送られてくるのでやっておく必要あり。
② 面接官6名（院長・研修委員長（整形外科）・研修委員（内科，病理，麻酔科）・事務）。20分。履歴書の内容についての質問。目指す医師像。今後のキャリア展望。
④ 試験前日に安倍前首相が辞任を発表し，そのことについてどう思いましたかという質問をされ，少し焦った（政治的な話はタブー的なものと思っていたので）。もちろん政治的に偏っている病院とかそういうわけではないと思う。時事的な質問というニュアンス。麻酔科の先生は比較的若手で，見学時にも対応していただいたため，特に質問されなかった。病理の先生も，自分が病理志望で直前の見学時に1時間近くお話しさせていただいていたため，あまり質問はされなかった。話して一緒に働く上で相性がよさそうかを見ている感じで，特に試されているというような印象は持たなかった。
⑤ 5年生8月・6年生8月見学。一度目の見学時には，同一の医療法人傘下にある東大和病院と武蔵村山病院の2病院を見学。これは，産婦人科や小児科などの一部の診療科が東大和病院に存在しないためで，午前中に東大和病院，午後に武蔵村山病院を見学した。二度目の見学時はコロナの影響もあり，午前中に東大和病院の見学のみ。病院に対するパッと見の印象は，やや古めの病院かなとは思った。また，研修医室は医局の一部となっていて上級医の先生方の部屋と分かれていないため，自由気ままにした人にはあまり向いていないかもしれない。先生方は熱心な印象があるが，圧力強いわけでもなく，ややハイポ気味といった指導体制のように思われる。ただ，都内屈指の高給病院で人気があり，研修医全体のモチベーションが高く，自身でハイパー気味に働いているような方が多い印象を持った（実際，見学時

に医局であまり研修医を見ることはなかった）。また研修医担当の先生は，編入や再受験などの「正当な理由があって年齢がいっている人たち」については採用において不利にすることはないと公言していて，実際毎年1名以上の編入・再受験生が採用されている点も印象的だった。総じて，印象はとても良かったと思う。

2018年
② 面接官6名，20分。雰囲気は和やか。履歴書の内容についての質問。部活について。成績について。
⑤ 7/下旬見学

日野市立病院（東京）

2014年
① 小論文：800字。日野市立病院の研修について。
② 面接官5名，10分。雰囲気は和やか。事前に面接調書を記入。志望科。長所と短所。
⑤ 見学・実習。色々と教えていただいた。研修委員長がとてもいい方だった。

町田市民病院（東京）

2022年
② 面接官5名【時間】10分程度【雰囲気・感想】終始和やかな雰囲気。常に笑顔で聞いてくれた。一般的な質問やコロナ禍での実習はどの程度行えたか，などの質問が多かった。
③ 病院からの指定により現地
⑤ あえて答えづらい質問をするなど，試すような雰囲気は一切ないのでゆっくりと自分をアピールすれば良いと思います。
⑤ 6/中旬に見学。体育会系の人が多く楽しそうな雰囲気だった。自分の志望科がどのくらい学べるのか注目した。

2018年
② 面接官5名，20分。志望理由。当院の希望順位とその理由。研修医に生じる責務，責任についてどう思うか。当院を知ったきっかけ。当院の良かったところ。志望科。自分の長所。研修プログラムの良い点。他の病院での面接の手ごたえ。

2015年
② 面接官5名，20分。志望理由。医師を志した理由。最近気になるニュース。見学時の感想。群馬大学の事件についてどう思うか。女性としてのキャリアはどうするか。
④ 優しい雰囲気だったので，話しやすかった。見学回数を重視していそうなので，直前でもよいので，行った方がよいと思う。受験したことに対する御礼のメールが後日届いた。
⑤ 5年生8月見学，6年生7月実習。研修医の先生方と話す機会が多い。研修医室や病棟業務などを見学させてもらえるため，行った方がよい。展望レストランの無料券をもらえた。

三井記念病院（東京）

2022年
① 選択肢：【形式・問題数】○×形式問題140問（内科80問，外科60問），5択形式問題10問（泌尿器科5問，産婦人科5問）【時間】90分【内容】国試レベルよりは細かい知識が聞かれ，難しい。例年5割ほどは過去問からでるので対策は必須だと思われる。
② 面接官2名，受験者1名【時間】20分～30分【内容】今日の試験のでき・産婦人科志望理由・三井記念を志望した理由・部活動コロナになったせいで大変だったと思うけど苦労したエピソードあれば教えて・エントリーシートに書いた長所短所について具体的なエピソード・研究室でどのような研究していたか，内容も教えて・ストレスに対してどう対処していたか・大変だったこと，それをどう乗り越えたか・国家試験に向けての勉強について・初期研修病院に求めるもの【雰囲気・感想】キビキビとした雰囲気，怖くはないが穏やかではない，難しい質問はされないが思ったよりも回答に突っ込まれた印象
③ 病院からの指定により現地
④ 一般的な就活で予想される質問集の回答を用意していけば不安は減ると思います。

関東

| ① 筆記試験・その他 | ② 面接試験 | ③ 受験した場所，方法 | ④ 受験後の感想・来年の受験生へのアドバイス | ⑤ 見学・実習 |

⑤ 6年生の5月の終わりに見学。研修医の先生につく形で一通り見学させていただいた。研修医の先生はとても優しく，質問に快く答えてくださった。過去問ももらうことができた。言葉遣いや身だしなみに気をつけることは勿論，お忙しい先生の邪魔にならないように気をつけた。

2018年

① 五肢択一：10問。泌尿器・産婦の問題。過去問と5割位は同じ。
○×問題：内科（80問），外科（60問）。国試レベル〜やや難。
② 面接官8名（各内科部長），受験者4名，20分。志望理由。志望科とその理由。将来の医師像。医師を辞めるタイミング。座右の銘。1か月以内に読んだ論文もしくは医療ニュース。
（泌尿器・産婦コース）面接官2名（泌尿器科部長・産婦人科部長），10分。雰囲気は和やか。筆記試験の結果も用意されており，それを見ながら質問。志望理由。なぜ泌尿器科志望か。学生時代に頑張ったこと。2年間の実習で何を身につけたか。海外実習について。コミュニケーションがとりづらい人と意思疎通する時に気を付けること。
筆記試験対策は過去問をやっていくこと。面接は定番の質問ばかりな気がした。体育会系アピールの方が印象はよさそう。2日ある試験日のうち，自分の受けた日は内科の受験者数17名だった。
⑤ 7月見学

2017年

① 五肢択一：10問。産婦・泌尿器から基本的な問題を各5問。マイナーや公衆衛生はなし。国試〜専門レベル。
○×問題：内科（80問），外科（60問）。
② 面接官5〜8名（各科部長・科長），受験者4名，30〜40分。雰囲気は和やか。自己紹介。志望動機。志望科。研修に求めること。今までの人間関係でトラブルになったエピソードと解決策。他に見学に行った病院と，それらの中で当院を選んだ理由。当院が改善すべき点。最近気になる医療トピックス。地方から東京へ出ようと考えた理由。人生で最も苦労したこと。
面接官1人あたり1問程度ずつ質問し，受験者が1人ずつ順番に答える形式。筆記は映像講座など，一通り復習し過去問をやっておくとよい。見学で過去問を必ず貰うこと。面接は履歴書をたたき台として臨機応変に受け答えできるかが大切。奇異な質問はない。ハキハキ答えるとよい。
⑤ 7月見学。非常に熱心に指導してくれる。部長とも顔見知りになれる。

2016年

① 五肢択一：15問。産婦・泌尿器から基本的な問題を各5問。長文（英語・The New England Journal of Medicine の文章から）穴埋め5問。
○×問題：内科（80問），外科（60問）。基本から最新トピックスまで出題。
② 面接官5名，受験者4名，30分。雰囲気は穏やか。1分間の自己PR。研究などの学術活動について。今まで苦労したことと，その対策について。20年後の将来像。（外科コースだったので）どういう外科医になりたいか具体的に。自分の出身校での研修を希望しない理由。併願病院。
④ 集団面接だったが，グループディスカッションはなく，1人の先生の同じ質問を順番に答えていくスタイル。他の学生の話を聞いているかどうかも見られている気がした。他の学生の話を聞く姿勢を示すと同時に，自分の意見もその内容に引っぱられないよう注意した方がよい。

2014年

① 五肢択一・○×形式：160問，90分。各科より10問ずつの○×，産婦と泌尿器は5問ずつの五択。国家試験レベル。英語もあり。
② 面接官5〜6名，受験者2〜3名，15〜30分のグループ面接。圧迫ではないが，反応が乏しく少し暗い雰囲気。自己アピール。志望理由。当院が他の病院と違う点。医師を目指した理由。キャリアプラン。人生で最も困難だったこと。
④ 面接時には筆記試験の結果が出ており，それを見ながら質問さ

れる。よほど悪くない限り落ちることはないらしいが，それなりの対策は必要。面接では，他人の流れに巻き込まれないようにする。自己アピールが重要。

2013年

① 五肢択一：160問，90分。英語の問題もある。
② 面接官5名，受験者3名，30分。雰囲気は和やか。志望理由。尊敬する人。チームワークについて。
④ 受験者が多く，緊張した。

武蔵野赤十字病院（東京）

2022年

① 小論文：120分間でA4程度の英文を読み，それについて感じたことや考えたこと（800字以内）。余命宣告に関係する内容でエッセイのような文章。辞書は持ち込み可。終了した人から退出する形式。
② 集団面接：【人数】面接官6名，受験者7名【時間】30〜40分【内容】肺炎で入院した高齢者が緊急時の対応で延命治療をしてほしくないと希望している。その一方で家族はできるかぎりのことはしてほしいと言っている。医療従事者として考えることは何か【雰囲気・感想】面接官は見ているだけ。受験者で自由に討論する。控室で司会を決めていたのでとてもスムーズに討論に入れた。
個人面接：【人数】面接官6名，集団面接と同じ【時間】15分【内容】医師になった理由。学生時代のサークルや，その経験が医師として生かせること。チーム医療で大切なこと。学生時代の研究について意外だった結果はあるか，など履歴書に書いたこと中心【雰囲気・感想】穏やかな雰囲気で，リラックスしてねと言われる。見学時にもらった過去問で対策可能。
③ 病院からの指定により現地
④ 面接は1次を通った人をさらに3つに分けて行うので，最終グループになると集合時間が18時になります。最後の人は21時近くに終わっていました。見学時にもらえる過去問で対策可能なのでしっかりそれについて対策しましょう。また，面接時に言われますが，リラックスして素を見せてほしいということなので，かたくなりすぎずに受けることができると良いと思います。
⑤ 1/中旬に見学。研修医が主体的に動く環境で，ファーストタッチなどは研修医が主に行っており，学ぶことが多い環境だと思った。病院やプログラムについて，過去問などの情報がまとめられている紙をいただくことができた。身だしなみや言葉遣いに気をつけた。また，見学後はお礼のメールを送るようにしていた。研修医がどのくらい動くことができる環境かが注目した。

2021年

② 面接官6名（医師・看護師），10〜15分。雰囲気は和やか。医師を目指した理由。志望科とその理由。病院の志望動機を具体的に。趣味。部活について。履歴書の内容に沿った質問。3年目以降に大学に戻る可能性はあるとして，それ以外にどんな選択肢があるか。手技をやりたい希望があるようだが，闇雲にやるものではなくて，あえてやらないというのも患者さんのためになることもあるのだが，どう思うか。
④ 面接前の窓の空いた6畳間くらいの部屋で6〜7名待機。入る前に事務員の方が話しかけてくれる（受験生の素の姿を見たいから，和ませるように先生方から言われているとのこと）。部屋に入る前にマスクを取った。準備している内容よりも，人間性を見たいと思っている印象。最後に無茶ぶりの質問が来るもいた模様。受験者数がとても多いので，夕方遅くでも面接日程が組まれる可能性があるようだ。病院から求められた書類は可能な限り早めに準備しておいた方がいい。面接になると聞かれた内容しか答えられないので，意外にアピールできる機会は少ない。マッチングの面接は，全ての質問を予想することは困難で，会話の延長線上にあるものだと思う。もちろん自己PRや志望動機などを準備したり，思いつく限りの質問に対する答えを単語として用意したりしておくことは大切だと思うが，全て文章化したりすると，本番で忘れてしまった時など

| ① 筆記試験・その他 | ② 面接試験 | ③ 受験した場所，方法 | ④ 受験後の感想・来年の受験生へのアドバイス | ⑤ 見学・実習 |

焦ってしまうし，臨機応変さが大切だと思う。頑張ってください。
⑤ 12/中旬・3/下旬見学。研修医の先生から試験の情報はもらうことができた。

2020 年

② 面接官 5 名（医師・看護師），10〜15 分。雰囲気は和やか。医師を志した理由。将来の志望科。医師以外になりたかった職業。病院で実習をして理想と違ったこと。実習などで素晴らしいと思う医師に出会ったか。研修後，10 年後，20 年後はどうなっているか。高校時代の部活動で一番記憶に残っていること。大学時代の部活でキャプテンをした際の選出方法。あなたが他者にむかついたこと内容，その時の解決法。大学のある県と地元のいいところを 2 つずつ。特技。
④ 例年は 1 日目小論文，2 日目に集団討論，個人面接だが，今年はコロナの影響で個人面接のみに変更。基本的に履歴書にあることについてさらに詳しく聞かれる感じ。面接官がそれぞれ 1，2 個程度質問をしてそれに対して答える。その答えについてもさらに突っ込まれることもたまにあった。受験者数は200 名近く。受験者数が非常に多く，どうしたら受かるのかはよくわからない。履歴書を書く時に面接を意識するといいと思う。聞いて欲しい内容について触れておくと面接で答えやすい。今年はコロナ対策などで例年と異なる試験や面接の病院が多かった。病院見学などはなるべく早めに行動した方がいいと思った。
⑤ 5 年生冬見学。見学に行ったかどうかはマッチングには関係ない病院だとは聞いていたが，雰囲気がわかり行って良かったし，行くべき。病院の様子を見る時間より研修医の先生と話す時間が長いので，研修生活の様子を細かく聞くことができた。上級医からの指導が手厚い一方で，研修医の方が自主的に動く部分も多く，先生方が皆優秀であると感じた。プログラムや立地，給与などに不満はないようで，先生方の仲もよいとのことであった。研修医の方々は人柄がよく，個性のある方が多いように感じた。

2019 年

① 小論文：800 字，150 分。A4 サイズ 3 枚程度の英文を読んで日本語で自分が感じたことについて考えた内容について。医師の言葉が患者に与える影響について。電子辞書持ち込み可。
② 面接官 8 名，30 分の個人面接。履歴書内容で面接官が気になったことを質問。医師を志した理由。志望科とその理由。名前の由来。ポリクリで印象的だったこと。子どもが花に向かって大きくなれと言っていて，そう声をかけていたら大きくなるよね？と聞かれたらどう答えるか。
集団討論：面接官 8 名，受験者 7 名，30〜40 分。患者（小児）の家族との会話の例文がでて，改善点を話し合う。
④ 1 日目の合格者のみが 2 日目に面接を受けられる。30 名程度受験して 2 日目に進めるのは各日程 20 名程度。個人面接は履歴書から聞かれるので，コピーをとって内容確認をしておく必要あり。集団討論はメンバーと控室で仲良くできたので，良い雰囲気でできた。皆で協力することが大切。目立つ必要はない。これで差をつけないと面接官は言っていたので，周囲との関係を事前に良好にする必要がある。学力の評価は特にない。
⑤ 3/下旬・7/上旬見学

2018 年

① 小論文：800 字，150 分。A4 サイズ 2 枚程度の英文を読んで日本語で自分の考えを書く。内容の要約にならないよう注意。終末期の患者とその家族，医者の苦悩，死にゆく準備のためにできることは何かというテーマ。
② 面接官 8 名（医師・看護師），30 分の個人面接。雰囲気は和やか。医師を志した理由。実習の感想。特技について。希望診療科。大学生活で挫折したこと。地元に戻らない理由。初期研修終了後のプラン。最近高齢者に不要な延命措置がされているように思うが，どう思うか。
集団討論：面接官 8 名，受験者 7 名，60 分。面接官は見ているだけ。脳死の小児の親が，人工呼吸器を止めてと頼んできた時

の医者目線のエッセイを読んで感じたことについて討論。タイミングを見て終了を告げられた。
④ 1 日目の合格者のみが 2 日目に進める。2 日目の朝，電話で合否確認。2 日目の試験開始時間によっては，合格確認後，1〜2時間以内に始まるので，遠方の人はスーツを着て病院近くで待機，確認する。2 日目に進めるのは各日程 20〜24 名程度。集団討論の後に個人面接をし，終了した順に解散。
⑤ 5 年生 7/下旬見学，6 年生 5 月実習（1 か月）。総合診療科で実習。研修医と一緒に行動し，チームの一員として参加する形式だった。指導熱心な先生が多く，勉強になった。カンファなどで話を振られることも。医局の机を 1 つ貸してもらったので，総合診療科以外にも顔見知りの先生ができてマッチングの時に緊張しすぎずに済んだ。

2017 年

① 小論文：800 字，120 分。A4 サイズ 2 枚程度の英文を読んで感じたことを記述。辞書持ち込み可。延命治療に関する内容。患者を説得するには言葉で説くよりも実物を体験してもらった方がよいという内容。
② 面接官 5〜7 名（医師・看護師），15 分の個人面接。雰囲気は穏やか。医師を志した理由。志望科とその理由。実習で印象に残った患者とのやりとり。自分を動物に例えると何か。学生時代に頑張ったこと。将来目指す医師像。こんな医師は嫌だ。身内に医療従事者はいるか。留学から学んだこと。部活内での立場。趣味。息抜きのポイント。つらい時の克服法。
集団討論：面接官 7 名，受験者 7 名，45 分。がんが再発し，家族や主治医等に申し訳ないと言っている患者に対し，思うことを話し合う。余命半年で死を受け入れられない末期がん患者への対応について話し合う（言葉かけやコメディカルとの関係など）。
④ 2 日連続で一次（筆記），二次試験（面接）。小論文で約 30 名から約 20 名になる。2 日目の 10 時 30 分に合否確認。午後 12時〜，15 時〜，18 時〜の 3 グループに分けられ面接。どこを見て評価されているのか分からないが，人柄重視ではあるらしい。
⑤ 5 月見学および実習。研修医について実習。研修医の先生とたくさん話ができる。採点などはされない。働いている人たちの雰囲気が良かった。読書を細かくやっていたり，グラム染色をしたり，きちんと教育されている印象だった。立地がよく，食堂も絶品。

立正佼成会附属佼成病院（東京）

2020 年

① 記述：5 問。英単語の意味を問うようなものが 3 問，医学系の英文を読むものが 2 問。
小論文：新型コロナに関する倫理的配慮について。
その他：適性検査。オンラインで事前に実施。
② 面接官 4 名（院長・副院長他），10 分。志望動機。部活について。趣味。地方出身者に対して，東京に出ることについて。
⑤ 7 月・8 月見学。希望診療科の見学と研修についての簡単な説明があった。研修医の先生とも話ができる。見学は午後からだったが希望すれば調整をしてもらえそうだった。

2017 年

① 計 90 分。
記述：英和訳。バラク・オバマ元大統領のスピーチ。辞書持ち込み可。
小論文：治療を受ければ完治する患者が標準医療を拒否し，代替医療を希望している。どうアプローチするか。
② 面接官 6 名，20 分。雰囲気は和やか。志望理由。併願病院。国試について。
④ 成績表もじっくりチェックされた。
⑤ 3 月・6 月見学

JCHO 東京新宿メディカルセンター（東京）

2022 年

① 選択肢：【形式】五選択肢問題および論文のアブストラクトの

関東

| ① 筆記試験・その他 | ② 面接試験 | ③ 受験した場所，方法 | ④ 受験後の感想・来年の受験生へのアドバイス | ⑤ 見学・実習 |

和訳【問題数】選択 30 周【時間】選択肢 40 分，記述 20 分【内容】国試の過去問がメイン。過去にマッチング試験で使われた問題の再利用も多い印象。論文和訳は，心血管系の疫学についてがテーマだったが，分量が多く時間内に全て終わらせるのにかなり苦心した。

② 面接官 4 名，受験者 1 名【時間】10 分【内容】腎臓内科が特に良いと思った理由・当院見学して雰囲気・理想の人物・苦手な人と出会った時の対処法・腎臓内科を志した時期・大学以外の腎臓内科を見学して思ったこと

③ 病院からの指定により現地

④ 過去問は確実にできるようにしておく

⑤ 5 月 31 日に見学。過去問もらえた。研修医と沢山話せた。研修医の仲が非常に良さそうで，研修が非常に楽しそうだった。

2020 年

① 五肢択一：30 周，40 分。国試レベル〜やや難。循環器，呼吸器，内分泌，血液，腎臓，消化器，感染症，救急など。外科系の問題が含まれるため消化器の出題多め。
記述：1 問，20 分。英語論文和訳，結論の記述。電子辞書の持ち込み可。成人の年齢層ごとの本重の増減と死亡率の相関，のようなテーマ。

② 面接官 4 名，15 分。雰囲気は穏やか。志望理由。志望科と当院志望の関連について。部活について。趣味。最後に一言。

④ 面接で医学的知識は問われない。浪人についてもコメントなし。エントリーシートの内容はインパクトのある方がよい質問を引き出しやすいかもしれない。今年は会場が本院から附属の看護学校になっていたので少々迷った。来年以降はどうなるのか不明。エントリーするのが早い方が面接の待ち時間は少ないらしい。

⑤ 見学。病棟業務の見学，研修医と話ができる。寮も見学させてもらえる。

2019 年

① 五肢択一：30 周，40 分。国試レベル。内科，外科，緩和から出題。膠原病，小児科からの出題無し。国試の一般問題（直近の問題含む）からも出題あり。
記述：1 問，20 分。英語論文和訳。コホート研究の論文。結果は伏せられていると自分で考えて書く。

② 面接官 4 名，15 分。履歴書で各先生が興味をもった所を中心に質問。留学で学んだこと，臨床の様子は見ることができたか。志望科に影響を与えたか。

④ 談笑に近い感じだった。留学経験について予想以上に話を掘り下げられたので，しっかり思い出しておくべきだと思った。部活の OB や OG を確認したり，見学でお世話になった先生の名前を確認するなどの準備もしていった。試験の説明を採用担当の先生（呼吸器内科）がしてくれたが，その時に英文和訳が大事だということ，時間が足りないのは分かっているので結果だけはしっかり埋めるようにと言われた。事前に十分な練習をしておくこと。

⑤ 6/中旬・7/上旬見学

2018 年

① 五肢択一：30 周，40 分。国試レベル。国試の一般問題，病院オリジナル問題。
記述：1 問，20 分。英語論文和訳。それまでの流れから結論を予想して書く。

② 面接官 4〜5 名，15〜20 分。志望理由。志望科とその理由。実習で一番印象に残ったこと。東京医大の問題についてどう考えるか。趣味。部活でのつらかった経験，嬉しかった経験。学生時代に頑張ったこと。

④ 筆記は何問か難しい問題があった。過去問や，最近の国試過去問で対応は可能。面接官が一人一人質問してくる形式。五択：記述：面接を 1:1:1 で点数化しているらしい。面接ではほぼ差はつかなそう。近年人気で 1 日目の受験者数は 50 名程度。総合コースの中に，非公式に泌尿器科枠，整形外科枠があり，別枠で選考される。

⑤ 5 月・7 月見学

2017 年

① 五肢択一：30 周，40 分。国試形式。メジャー＋緩和（常識で解けるレベル）から出題。胸腔ドレーンの挿入に使用する器具についてなど，手技に関する問題もあった。
記述：1 問，20 分。英語論文和訳。サマリーを自分で考えて記述。辞書持ち込み可。

② 面接官 4 名，10〜15 分。雰囲気は和やか。志望動機。志望科の興味深い点。留学について。部活について。趣味。父の仕事。

④ 五肢択一は過去問ベース。見学時に先輩から入手できるとよい。英語の問題は時間が厳しい。適当な論文のアプストラクトを時間内に訳して記入する練習をしておくとよい。採用担当の先生によると，主に臨床的意義をまとめると得点になるそうだ。

⑤ 2/下旬見学および実習。形成外科にて。外来とオペ。先生は独特な人が多かった。来年度から医局長が変わるとのこと。形成は慈恵系。

2016 年

① 五肢択一：30 周，40 分。メジャー，必修の範囲から出題。
記述：2 問，20 分。英語論文を全訳。辞書持ち込み可。

② 面接官 4 名，15 分。雰囲気は和やか。志望動機。志望科とその理由。試験の出来。部活をとおして学んだこと。ポリクリで思い出に残った症例。体力はあるか。見学回数。

④ 筆記は過去問からも出るので近年のものをやっておくとよい。難しくはないため，あまり差がつかないと思われるので，正確な回答が求められると思う。英語は時間が足りないのでとにかく急いでどんどん訳していくこと。受験者は今年も 100 名を超えており，人気のある倍率が高い病院。面接ではあまり差がつかないように思える。記述の英語は勝負の勝負。

⑤ 12 月・5 月見学。受験者数が多いので，見学，実習はあまり重視していない様子。ただ，エントリーシートに見学日を書くため，行っておいた方がよいかもしれない。早く帰れることが多い。

JCHO 東京高輪病院（東京）

2021 年

① 五肢択一：国試レベル。
胸痛で大事な鑑別 5 つ。

② 面接官 2 名，15 分。志望理由。医師を目指す理由。仕事以外の生きがい。アルバイトを通して得たもの。部活で大変だったこととその乗り越え方。

④ 研修医の雰囲気に自分が合っているかどうかみた方がいい。あまり忙しくない病院が人気なのでよく考えて志望した方がよいと思う。

⑤ 7/下旬見学。午前中のみ。担当の研修医について回る。上の先生と話をする機会はあまりない。筆記試験の過去問がもらえた。

2017 年

① 記述：2 問，60 分。失神の鑑別疾患。理想の医師像について。

② 面接官 2 名，15 分。志望理由。学生時代に頑張ったこと。ストレス解消法。当院への質問。

④ 雰囲気は穏やかだが，淡々と質問してくる。昨年まで問題を作成していた先生が辞めたため，来年以降今年と同様の形式が続くかもしれない。

⑤ 3/下旬・4/下旬見学

2016 年

② 記述：3 問，40 分。5 問のうち 3 問を選択。1 問につき解答は B5 用紙 1 枚。敗血症の新定義について。頻脈性不整脈の鑑別・診断・治療について。低 Na 血症の診断アルゴリズム。肝機能障害の診断について。好酸球増加の鑑別疾患と診断ストラテジーなど。

③ 面接官 2 名，10 分の個人面接。志望理由。志望科。学生時代に頑張ったこと。自分の長所と短所。医師を目指した理由。生きがいは何か。チームワークで大切なことは何か。
面接官 3〜4 名，受験者 12〜15 名，30〜60 分。高齢者の糖尿病

① 筆記試験・その他　② 面接試験　③ 受験した場所，方法　④ 受験後の感想・来年の受験生へのアドバイス　⑤ 見学・実習

治療とポリファーマシーの問題について，などテーマが与えられ挙手制でディスカッション。
④ 個人面接は和やかな雰囲気。集団討論では圧迫感はないが積極性を見られていると感じた。受験者15名程度いるので，1人1～2回しか発言ができない。後半になると発言が被るので，前半に発言するほうがよいと思った。話に聞いていたより試験問題が難化していた。筆記試験の時間が足りなかった。研修医からの評価は重要だと思う。
⑤ 6月・7/下旬見学。見学（2回）は必須と聞いた。研修医からの評価が重要らしい。

2015 年

① 記述：3問，45分。5つの中から3つを選び，対応について述べる。救急領域の鑑別診断がメイン（例：背部痛，呼吸困難など）。
② 面接官2名，10～15分の個人面接。志望理由。チーム医療について。自分の長所と短所。
面接官4～5名，受験者16名，40分のグループ面接。この病院はどういう役割を担うべきか。血小板減少の患者さんがきたらどのように対応するか。
④ 個人面接は事務的な印象。グループ面接は討論というよりは意見の出し合い。今年は倍率が16倍だと聞いた。
⑤ 7月見学。？/？実習。救急の実習に行くと病院のよさが伝わると思う。

2013 年

① 記述：1問，40分。62歳の男性。上腹部痛を訴え，救急要請。考えられる疾患4つと，それに対する検査を書け（字数制限なし）。小論文：字数指定なし，40分。あなたがなりたい医師像について。
② 面接官2名，5分の個人面談。雰囲気は和やか。医師を志望する理由。生きがい。スポーツは好きか。
面接官4名，受験者11名，20分の集団面接。救急車有料化について討論。
④ 面接はあまりきちんと見られていないような気がした。差がつくような試験内容とは思えず，定員2名をどのように選んでいるのか気になった。

JCHO 東京山手メディカルセンター（東京）

2022 年

① 選択肢：採点割合は，筆記7割，面接3割【形式】マルチプルチョイス【問題数】50問【時間】90分【内容】国家試験に準じた問題だが，大動脈瘤に使うステント材質など聞いたことない問題もあった。筆記は消化器や整形外科が多めだが，公衆衛生を含め全範囲出題される。
② 採用時のオリエンテーションで「例年皆さんプレゼンテーションがお上手で面接ではあまり差がついておりません」と担当の方が言っていた。【人数】面接官3名。今年は受験者数が80名越えと例年よりも2倍近く増えていたため，面接ブースを増やして実施した【時間】10分【内容】志望動機のでき具合・前の大学での経歴について・当院での研修に期待すること・将来の志望科について・コロナ禍などで医師の対応などを見てきたかと思うが，改めて医師とはどういう職業だと思うか・医師はコミュニケーション能力が求められるが，あなたは大丈夫か・挫折経験【雰囲気・感想】圧迫ではないがやや緊張感あり
③ 病院からの指定により現地
④ 頻出の質問事項は事前に回答を用意しておくと良いです。私は志望理由や志望科についてだけまとめており，挫折経験やチーム医療など超頻出事項については用意していなかったので，本番で焦ってしまい，的外れなことを言ってしまいました。
⑤ 5年生の11/中旬と6年生の7/初旬に見学。研修医の先生方が行う診察・手技・病棟業務や研修指導体制を中心に見学した。抗菌薬や輸液のオーダー，退院調整など研修医1年目の先生がやっていた。大学病院と違い，研修医が決めることが多かった。過去問資料や採用についてアドバイスも頂けた。実りある見学にするためには事前に質問したいことをピックアップしていくと良い。

2020 年

① 五肢択一：国試の過去問からの出題。
② 面接官5名（医師・看護師・事務），15分。志望動機。医師を志した理由。将来の志望科とその理由。臨床実習でやり残したこと。コメディカルとの関係をよくするために心がけていること。趣味。受賞歴や成績について。
④ 筆記試験の時間は十分あった。
⑤ 6年生春見学。コロナの影響で病棟は見学できなかった。

2019 年

① 五肢択一：50問，90分。国試レベル～やや難。メジャー，マイナー，小児，産婦，公衆衛生とまんべんなく出題。
② 面接官4名，15分。雰囲気は和やか。試験の出来。志望理由。志望科とその理由。大学での活動について。
④ 一般的に聞かれやすい質問が多かった。試験は筆記7割，面接3割とされているので筆記試験対策を重点的に行うとよいと思う。
⑤ 7/中旬見学

2017 年

① 五肢択一：50問，90分。国試レベル～やや難。各科まんべんなく出題。
② 面接官4名，15分。志望理由。志望科。どんな研修にしたいか。理想の医師像。ストレス発散法。試験の出来。上司と意見が違うときの対応。コメディカルと良好な関係をつくるためには。履歴書の内容についての質問。
④ 筆記7割，面接3割の採用基準らしいので，筆記試験対策を重点的に。
⑤ 4/下旬見学

2016 年

① 五肢択一：50問，100分。メジャー・マイナー・小児・産婦・公衆衛生から出題。国試レベル。
② 面接官4名，10分。雰囲気は和やか。部活動について，その中で大変だったこと。オリンピックで一番楽しかった種目は何か。医師を目指した理由。志望科とその理由。研修を終えたらどうするか。臨床か研究か。
④ 医学的知識を問われることはなかった。受け答えがしっかり出来ていれば問題ないと感じた。筆記はマイナーの細かいところまで出題され，少し難しく感じた。

2014 年

① 五肢択一：100分。国試形式で，マークシートに記入。マイナー，小児，産婦，公衆衛生を含め，まんべんなく出題。
② 面接官4名（医師3名・看護師1名），10分。圧迫感はないが，固い雰囲気。筆記試験の感想。志望動機。興味のある分野とその理由。実習で心に残ったこと。理想の医師像。体力に自信はあるか。自分の長所と短所。STAP細胞について。研究倫理とは。
④ 2014年4月に改称。2日間で36名受験。

JR 東京総合病院（東京）

2022 年

① 選択肢：【形式】五選択肢択二問題【問題数】20問【時間】30分【内容】オリジナル。国試より難しいが，過去問と類似した問題も複数みられた。
その他：集団討論（テーマ「アフターコロナで起業するならどういったビジネスモデルを考えるか」）
② 面接官5名，受験者1名【時間】15分【内容】医師志望理由・自分の長所，短所について・筆記試験の手応えについて・野球部についてなど【雰囲気・感想】和やかな雰囲気だった。筆記試験の試験官も同席しており，面接外での態度も見られていると感じた。
③ 病院からの指定により現地
④ 多くの病院を見学し，自分に合うか見極めること。
⑤ 6/中旬に見学。過去問をもらうことができた。研修医同士の仲が良さそうだった。穏やかな先生が多い印象だった。研修医の

① 筆記試験・その他　② 面接試験　③ 受験した場所，方法　④ 受験後の感想・来年の受験生へのアドバイス　⑤ 見学・実習

関東

裁量範囲，雰囲気に注目した。

2019年

① 五肢択二：40問，60分。国試レベル〜マニアックな知識まで幅広く，メジャー科の出題がメイン。正答2つの組み合わせを選ぶ形式。

記述：1問，30分。NEJMなどの雑誌，論文から引用された英文が提示され，所々にある下線部を和訳。

② 面接官3名，5〜10分。志望動機。将来希望する科。部活での役割。1分間自己アピール。

④ 和やかな雰囲気で，話につまっても優しく接してくれた。都内では人気が高い上に試験日が早いということで力試しに受ける人が多い。

⑤ 6/上旬見学

2017年

① 五肢択二：40問，60分。国試レベル〜やや難。今年から当てはまるものの2つの組み合わせを選ぶ形式に変更。マイナー科の出題は今年から減った。

記述：4問，30分。英語論文（NEJM）を読んで，一部和訳や質問に答える。

② 面接官3名，15分。雰囲気は穏やか。自己PRも含めた自己紹介。友人からどんな人だと言われるか。部活内での役割。臨床で最も重視したいこと。学生時代の研究経験。体力に自信があるか。

④ 試験日が早いので早めに勉強を始めるとよい。当日の朝記入する面接用シートが今年はなかった。

⑤ 4/下旬見学

2016年

① 五肢択一：42問，60分。国試レベル〜やや難。マイナー科・救急・麻酔・リハビリとまんべんなく出題。

ケースレポート（英文）：40分。全文和訳。眼科の症例。難しい単語には説明あり。

② 面接官3名，15分。雰囲気は穏やか。履歴書に基づく質問。試験の出来について。志望動機。部活動について。自己PR。当直もあるが体力には自信があるか。

④ 面接に圧迫感はなく，雑談をするような雰囲気だった。昨年から筆記試験を重視していると聞いた。英語の試験は，文法自体は平易だったので，あまり差はつかないように思う。

2015年

① 五肢択一：20問，30分。まんべんなく出題。一般問題形式。JRに関する問題もある。

小論文：400字，40分。研修に何が大切か。

② 面接官3名，10分。雰囲気は和やか。履歴書の内容について。最後に自己アピール。

④ 小論文は書きやすいテーマではあったが，時間が短いため急いで書く必要がある。定員7名，受験者は40名程度。

⑤ 8/下旬見学・実習（1日）。研修医について回った。呼吸器内科が有名で見学も長くついて回った。それゆえに昼食代を出してもらえない。他の科はそうでもない様子。

NTT東日本関東病院（東京）

2022年

① 選択肢：【問題数】80問【時間】十分あった【内容】一部は見学でもらった過去問と同じだが，初見の問題のほうが多い。国試よりも難しい。

② （1つめの面接）【人数】面接官3名，受験者1名【時間】15分【内容】志望動機，志望科，長所と短所，予想外のハプニングの経験とそれに対する対処，趣味について，筆記試験は簡単だったか難しかったか【雰囲気・感想】緊張感があった。

（2つめの面接）【人数】面接官2名【時間】10分【内容】英語で症例を提示され，それについて英語で「次に行う検査は？」などと質問される。医学的な知識の正しさは問わないとアナウンスされた。

③ 病院からの指定により現地

④ 筆記試験と日本語面接，英語面接が終わったあとに合格発表が

ある。そこで合格すれば，集団面接に進める。時の運や病院との相性に大きく左右されるので，結果が悪くても過度に落ち込まないようにしましょう。

⑤ 5年生の7月，6年生の7/上旬に見学。整形外科を見学して，研修医室で研修医と話した。過去問をもらったり，プログラムについて質問した。研修医は仲が良さそうだった。

2020年

① 五肢択一：80問，120分。英語問題含む。内科，外科。整形外科や放射線の問題も出題。

小論文：文字数制限なし，50分。あなたがこの病院の病院長であるとします。これからコロナウイルスの感染が広がることが予想されるなか，病院長としてどのような対策を行っていきますか。

② 面接官3名，15分。雰囲気は和やか。志望動機。医師を目指した理由。今までつらい経験をしたことがあるか，そしてそれをどう乗り越えたか。アルバイトではどんなことを学んだか。部活について。最近読んだ本とその内容，感想。安楽死のニュースがあったが，どう思うか。

④ 五肢択一試験は国試レベルを優に超えていた。国試の勉強では聞いたことのない疾患について問われることもあった。外科では専門医試験からの出題もあるように感じた。余裕があれば外科専門医試験の問題等に目を通してみるのもありかと思う。小論文のテーマ自体は簡単だったが，字数無制限で時間との勝負となった。面接の質問内容が一般的なことが多い分，謙虚に自己アピールを多く行うことが大事ではないかと感じた。なぜこの病院を選んだか聞かれた際に，実際に働いている先輩のすすめもあると言ったらそれは誰かと聞かれた。受験者数は35名程。

⑤ 5年生8/初旬見学。NTTでは月ごとにローテが変わり，月初は研修医がその科にまだ慣れておらず，忙しそうにしていてあまり構ってもらえなかった。しかし，見学中で他の研修医から話を聞くことができた。見学の日程には注意した方がよいと感じた。どの研修医も優秀で，自分から学ぶ姿勢がある人が多いように感じた。

5年生10月実習（2週間）。基本的には研修医の先生についた。担当患者は3人ほど与えられ，カンファでは発表を行なった。先生方は優しく優秀な人が多い。研修医の忙しさは診療科により大きく異なる印象（消化器内科や循環器内科，外科は当直夜まで忙しいが，科によってはある程度暇なイメージ）。研修医は戦力としてかなり多くの手技を行なっていて，力は非常につきそうだった。

2019年

① 五肢択一：60分。めちゃめちゃ難しい。

② 面接官3名，15分。雰囲気は穏やか。一般的な質問しかされない。

集団面接：面接官20名，受験者8名，15分。4人一組で，利き手を隠し，輪を紐で作るという作業。その年の1年目研修医がオリエンテーションでやったことらしい。

④ 過去問をしっかりやって早めに対策しておいた方がいい。同じグループのメンバーが明るい人か真面目が多いかなどで明暗が分かれそう。外科は運動部の部長をやってきた人が多く受験するので，その人たちに負けないタフさが求められそう。面接が重要とのこと。

⑤ 7月見学。熱意ややる気を重視してそうだ。外科は辞めない人を探している。

2018年

① 五肢択一：60問，90分。内科系，外科系各30問。メジャーからマイナーまで幅広く出題。国試より難しい。過去問とわりと被る。

② 面接官3名，10分。志望科とその理由。人生での挫折経験とその乗り越え方。面接官の内容について。病院への質問はあるか。

集団討論：面接官12名，受験者8名，25分。働き方改革について。

④ 過去問をしっかりやることが大事。足切りはなく，昨年よりは

① 筆記試験・その他	② 面接試験	③ 受験した場所，方法	④ 受験後の感想・来年の受験生へのアドバイス	⑤ 見学・実習

受験者が少なかったと思う。個人面接は，見学の時にもらった過去問通りの質問。やる気のある元気な感じを見せるのが大事。集団討論は1人3回くらいの発表で終わる。
⑤7月・8月見学

2017年

① 五肢択一：60問，90分。国試レベル～難。内科系，外科系各30問。一般問題中心。今年から産婦人科の出題もあり。
② 面接官3名，15～20分。3分で自己紹介と志望動機。将来の志望科とその理由。学生時代に頑張ったこと。挫折した経験。ストレスコーピング。自分の性格。目指す医師像。女子高出身者に対して，男の多い医学部に来て困ったこと。嫌いなタイプの人。
集団討論：面接官8名，受験者7～8名，20分。司会を決め，まずは1人1言ずつ発言してから自由に議論。AIと医療について。
④ 筆記対策は必ず過去問をやること。見学に行って過去問を入手しておくことが大事。類似問題が多く出題される。夏休み前までに国試に受かるレベルまで勉強すべし。面接は4ブースあり，それぞれ雰囲気は異なる様子。圧迫ではないが，和やかなところもない。淡々と進み，誰も受かった確信が持てないような面接だった。
⑤4/上旬見学

2014年

① 五肢択一：50問，90分。内科は国家試験レベル，外科はマニアック。慢性疾患による貧血で上昇するもの，骨粗鬆症で骨折をきたしにくい部位など。
② 面接官3名，15分の個人面接。自己紹介。国試になぜ落ちたか。併願病院。第1志望。今の生活リズム。今までのつらい経験と，それをどう乗り越えたか。最後に言いたいことはあるか。
集団討論：面接官10名以上，受験者6名，15分。一般企業で，ブラック企業や派遣切りが話題になっているが，病院がそうならないようにするには，どうすればよいか。
④ 昔よりも人気が落ちたイメージ。今年，外科コースは24名が受験。集団討論では，テーマが難しかったせいか，論点がずれた発言をする人，何の解決にもならない意見を述べる人も多かった。
⑤4月・7月見学。研修医について回り，寮も見せてもらった。見学に行くと，研修医から過去問をもらえる。

足柄上病院（神奈川）

2020年

① 五肢択一：全て選べ，の問題もあり。国試レベル～やや難。内科，外科，小児科，産婦人科，救急科，麻酔科，精神科から出題。オリジナル問題。コロナに関する問題も。
② 面接官3名（院長・副院長・事務），10分。雰囲気は和やか。履歴書に沿った質問。大学生活で一番頑張ったこと。自己PR。併願病院。
④ 受験者が少なく，一人ずつ丁寧に面接している印象だった。選抜することに意欲的でなく，だれかを落とさなければならないことを嫌っていた。優しさを感じた。神奈川県の辺境にある病院であるが，内科は非常にレベルが高いため，神奈川で地域病院でもよいのなら穴場かもしれない。総合診療志望の学生が多く受けていると思う。
⑤5年生秋実習。消化器内科の実習だったが，総合診療に興味があるといったところ総合診療の外来などを見せてもらった。外来から内視鏡検査といった手技まで総合診療の先生が行っており，頭だけでなく手も動かせる総合診療という印象を受けた。総合診療科が神奈川県内トップクラスで，非常に勉強になった。

厚木市立病院（神奈川）

2022年

① 小論文：【テーマ】私の目指す医療【時間】90分【字数】1,200字
② 【人数】4名【時間】10分程度【内容】自己アピール。周りから

どんな人と言われるか。医師をめざした理由。第何志望か。部活で大変だったこと。国試は大丈夫そうか。理想の医師像【雰囲気・感想】とても温かく答えやすかった。
③ 病院からの指定により現地
④ 小論文はここ最近同じテーマなのである程度用意して行くといいと思います。面接は構えすぎず思ったことを答えればよいと思います。
⑤5年1月に見学。科の雰囲気がとても温かった。質問すればなんでも答えてくれる。身だしなみや時間には気をつけた。

2018年

① 小論文：2,000字，120分。私が目指す医療。
② 面接官4名，10分。雰囲気も和やか。志望理由。部活で頑張ったこと，つらかったこと。東医の女性差別について。趣味。
④ 体育会系な病院。
⑤6/下旬見学，1月実習（1か月）。小児科で実習。皆優しい先生ばかりでとても過ごしやすかった。小児の診察等も見学できた。

2013年

① 小論文：800字，90分。私の目指す医療。
② 面接官5名，15分。志望理由。固い雰囲気。医師を目指す理由。座右の銘。チーム医療とは。最近の医療ニュースで考えたこと。最近読んだ本。高校・大学時の部活について。10年後のビジョン。
④ 最初に「ここ以外も受けた方がいい」と言われて，頭が真っ白になってしまった。笑顔はなく，1つ1つの質問にきちんと答えさせる雰囲気。特に変わった質問はないが，答えをよく考えておく必要がある。

伊勢原協同病院（神奈川）

2019年

① 小論文：800字，45～50分。理想の医師像。
② 面接官3名，15～20分。学歴について。小論文の内容について。将来希望する科。自己PR。
④ とても優しく和やかな雰囲気だった。小論文のテーマは今のところ毎年同じらしい。
⑤5/中旬見学

汐田総合病院（神奈川）

2020年

① 小論文：800字以内，事前提出。3つのテーマから1つ選択。1）高齢者医療について，2）終末期医療について，3）プライマリー・ヘルス・ケアについて。
② 面接官5名（院長・看護師長・事務局長他），15分～20分。雰囲気は和やか。
④ 面接で奇をてらった質問はない。
⑤ 見学。総合医局であり，科の垣根が低く日常的にコンサルトしやすい雰囲気があった。神経内科の専門医が多く，研修でも脳卒中をたくさんみることができる。プライマリ・ケアを重視しており，地域医療に求められる総合的・包括的に診る視点を学ぶことができることを教えてもらった。

海老名総合病院（神奈川）

2022年

① 小論文（事前提出）：800文字「コロナ禍における医療のオンライン化について良い点悪い点とあなたの考え」
その他：集団討論「良い指導医悪い指導医（20分）」
② 面接官4名，受験者5名【内容】コロナ禍で頑張ったこと，自己PR，続けていてよかったこと【雰囲気・感想】雰囲気はいい。質問は少ない。1人1分でと言われた。
③ 病院からの指定によりリモート
④ クラスターがよく発生して病院見学に行けなくなるので早めにいくことを推奨します。2回目の病院見学はお断りなどと書かれる場合もあるので1回で質問することをしっかり決めて病院の情報を取れるようにしておくべき。
⑤5年生の5月，6年生の7月に見学。ESにかけるような病院の

① 筆記試験・その他　② 面接試験　③ 受験した場所，方法　④ 受験後の感想・来年の受験生へのアドバイス　⑤ 見学・実習

教育体制の良さや雰囲気などを探した。服装は運動靴でいいと言われるが，しっかり気をつけた。

2020年

① 小論文：400～800字，事前提出。新型コロナウイルス感染症について，一般の方（学生含む），医療者それぞれの立場から考えを述べてください。

② 集団討論：面接官4名，受験者4～6名，15分。日によってテーマは違う。良い研修医と悪い研修医について。自大学の良いところと悪いところ。
集団面接：1つずつ質問を用意し，受験者全員に聞く形式。答えられる人から挙手して回答。コロナで一番つらかったことは何か。逆に良かったことは何か。コロナと共存の医療についてどう考えるか。ゆとり，働き方改革，コロナの世代だからねと言われないためには。ストレス発散方法。自分の強みと弱み，それが研修においてどう関係してくるか。

④ 面接官の方々はとても優しい雰囲気なので，全体的に和やかに行われたように思う。面接，討論が行われる前に，スクラブ白衣の試着時間などがあるので，他の受験者と軽く挨拶や会話しておくと，討論やりやすくなるのではないかと思う。集団面接は指名されないので挙手のタイミングが被ったら譲りあったりした。緊張せずにありのままの自分で討論や面接に臨むのがベストだと思った。見学に行き，先輩たちの雰囲気，先生同士の関係性をみて受験を決めた。見学は行った方がいい。

⑤ 5年生夏・6年生マッチング試験直前見学。コロナの関係で6年次の見学は控えるつもりでいたが，2020年より勤務形態が少し変わったので情報を集めるために行った。変更点は①土曜日がオフになった，②改築工事のため2021年より数年間は研修医室廃止。事務の方がとても気さくに接してくれる。

2019年

① 小論文：400～800字，30分。日によってテーマが異なる。理想の研修プログラムとは。2030年4月，あなたはどこでどんな人と一緒にどんな仕事をしたいか具体的に書け。

② 集団討論：面接官4名，受験者4名，15分。学生から1人リーダーを出す。日によってテーマが異なる。働き方改革の研修に与える影響について。研修プログラム表を配られ，消化器内科志望/進路未定の研修医それぞれにとってベストと思われる研修プログラムを組む。
集団面接：50分。ストレスへの対処法。2年の研修で何を学びたいか。基礎で興味のある分野。大学入学後，勉強以外で成長したこと。高齢化社会の中で「老い」に対してどう考えるか。若い世代はどのように対応していくべきか。討論で心がけていたことは何か。人生の価値観が変わった体験やきっかけ。自分はリーダータイプか否か（自己評価と周囲からの意見）。最後に1つ質問をどうぞ。

④ 小論文は時間がタイトなので素早く書く必要があった。小論文から面接までの間に45分休憩あり。その間に同じグループの人と仲良くなっておくと良い雰囲気で受けられる。過去問は見学時に研修医の先生からもらうことができる。面接用の答えではなく，自分の言葉で答えてほしいと一番最初に面接官に言われた。現時点での学力より，努力する姿勢や伸びしろを評価するそうだ。内容がまとまった人から挙手して答える方式。抽象的な質問には答えにくかったが，面接官は優しかった。長時間の面接になるので，集中して緊張感を保つよう心がけた。

⑤ 5年生8/中旬・6年生7/中旬見学，5年生4月地域医療実習。手技，診察も学生に積極的に行わせてくれる。医師だけでなく他職種との関わりも多く勉強になった。

2018年

① 小論文：400～800字，30分。日によってテーマが異なる。病院内の全職種合同で新人研修を行うことについてどう考えるか。ただし，研修は通常の業務時間外に行うものとする。今年の甲子園決勝の大阪桐蔭高校と金足農業高校，あなたにとってどちらが理想のチームであると考えるか。

② 集団討論：面接官4名（院長・外科部長・総合診療科長・看護師長），受験者4名，10～15分。10分間討論して，1分で発表

する。

乗っていた飛行機が極寒の雪原に墜落した。運よく怪我はないが，街まで10km ある。10 個のアイテム（新聞紙，ナイフ，スキーなど）を使って街まで辿り着きたい。1～10 の優先順位をつけよ。

10 歳の男児，交通事故により大量出血あり，ショック状態で搬送。輸血が必要な状態と判断したが，両親がエホバの証人で輸血を拒否している。主治医としてどのように対応すべきか。

集団面接（20 分）。態度の悪い同僚の素行をよくするためにはどうするか。親友にあって自分にないもの。人生で一番想定外だったこと，その時の対処法。当院に見学にきた理由。最近みた映画や本をプレゼン。研修医の勉強会でどんな風に貢献することができるか。挫折経験。もし大学の学長になったらカリキュラムをどうしたいか。医師としてリーダーシップを発揮する機会があるが，他職種からの要望や苦情があった場合どのように対処すべきか。一人暮らしの経験を医師の仕事にどう活かすか。病院の質問はあるか。職種間の垣根を取り払うために，職種ごとのスクラブの指定はしていない。しかし，一方でどの職種なのか分かりづらいとの声もある。これに対して解決策はあるか。

④ 小論文の後，若干の休憩があり，討論，面になるので休憩中に自己紹介をして他の学生と仲良くなっておくとよい。提出したCBT の成績は，面接等でどうしても優劣がつかなかった時にのみ用いるらしい。小論文は時間が厳しいので注意。提出書類や小論文などしっかり見られている様子だった。過去問は見学時に事務の人に言えばもらえる。

⑤ 3/下旬・7月見学

2017年

① 小論文：400字，30分。医師ではない職業だったら何になっていたか。

② 集団討論：面接官4名，受験者4名，10分。砂漠で遭難した時，取り出すアイテムの優先順位をまず5分1人で考える。次に5分，全員で話し合い，最終的な順位を決める。
集団面接（20分）。履歴書に沿った質問に1人1人順番にこたえる。

④ 話し合いをする時に先生方は口出ししないので，小論文の後の休憩時間などに他の受験者と仲良くなっておくとスムーズだった。レジナビでブースに行き，かつ病院見学に行くと過去問がもらえるようだ。一緒に受けている人の中に持っている人がいれば見せてもらう時間は休憩時間にある。救急・総診に力を入れているようなので，当直をして面接でアピールしたら先生の反応がよかった。筆記，面接ともに医学的知識を問われなかったが，鑑別を挙げよ，などと問われることもあるようだ。

⑤ 6/中旬見学（当直ありの2日間）

2016年

① 小論文：800字，45分。臨床実習の中で，あなたが担当した最も印象的だった症例について。また，そこから学んだことについて記せ。

② 面接官3名，15分。個人面接。志望動機。医師を志した理由。母校になぜ残らないのか。ストレス解消法。コメディカルスタッフとどう接していくか。研修後の進路について。
面接官3名，受験者4名，15分。症例問題についてのディスカッション。検査・治療・今後の方針について。

④ 試験会場に入ると，まずは自己紹介。その後グループ面接，個人面接の順に行った。グループ面接は受験者と和気あいあいとした雰囲気でディスカッションを行った。個人面接は左の人から同じ質問を順番に答えていくスタイルでとても話しやすかった。受験者数は例年よりやや多め。マッチングフェアや病院見学へ行けば先生方に顔を覚えてもらえるので，受験者にはおすすめ。自分の受験時間は13時～16時だった。

小田原市立病院（神奈川）

2020年

① 五肢択一：20問，40分。国試レベル。

② 面接官5名（院長 or 副院長・診療科部長・研修担当・看護師

① 筆記試験・その他　② 面接試験　③ 受験した場所，方法　④ 受験後の感想・来年の受験生へのアドバイス　⑤ 見学・実習

長・事務），10分。雰囲気は和やか。
④ 緊張をほぐすために最初に雑談混じりの質問をしてくれる。面接は，ハキハキ系が好まれる印象がある。
⑤ 見学。三次救急まであり楽しそうだった。外科に力を入れている印象があった。研修医点があると言われているので見学の際，研修医の先生にアピールしてきた。

2016 年
① 五肢択一：30問，60分。国試レベル。
② 面接官4名（研修責任者の先生・産婦人科部長・事務部長・看護部長），10分。雰囲気は和やか。志望動機。志望科とその理由。大学で力を入れたこと。運動はしているか。友人から自分はどう思われていると思うか。
④ 面接で医学的知識を問われることはなかった。見学時にお世話になった先生の名前を伝えたら，話が盛り上がった。人柄を重視している様子。筆記試験は過去問3年分を解いておくと対策可能。

2014 年
① 五肢択一：20問，30分。各科から1題ずつ出題。国試レベル～やや難（研修医でも難しいレベル）。
② 面接官4名（医師2名・看護師1名・事務1名），10分。雰囲気は和やか。志望動機。併願病院。第何志望にするかとその理由。部活について。趣味について。
④ 今年は2回の試験日合わせて19名ほどが受験したとのこと。点数よりも，第1志望としてくれる人を求めている雰囲気を感じた。見学の際に事務の人から，昨年の合格者は筆記試験で5～6割の出来だったと聞いた。面接の最後に「国試に受かってください」と言われた。

2013 年
① 五肢択一：約20問，40分。メジャー，マイナー，産婦，小児の各科から1題ずつ出題。過去問と傾向が同じ。国試よりやや難。
② 面接官5名（看護師長，事務職員も），10分。雰囲気は和やか。志望理由。医師を目指す理由。当院の印象。小田原の印象。併願病院。
④ 筆記試験前に，「大事なのは国試ですから，このテストはできる限りで頑張ればいいです」と言われ，リラックスして受けられた。面接は，受験番号。質問されるだけでなく，病院のPR（？）もしてくれた。見学に行ったことを，臨床研修センター長が覚えていてくださった。

川崎協同病院（神奈川）

2018 年
① 記述：40分。症例文を読み，SOAPを書く。胆嚢炎の中年男性。
小論文：字数制限なし，60分。いのちの平等について。
② 面接官6名，20分。当院の印象。医師を目指す理由。小論文の内容について。言うことをきかない患者に対してどう対応するか。ストレス解消法。チームで物事を行うことは得意か。7分間でNEJMを読み，口頭で要約する。
④ 答えたことに対して深く聞いてくる。面接官は優しい雰囲気の人もいれば，厳しく突っ込んでくる人もいる。チームワークを重視しており，協調性をもっている人を求めているらしい。
⑤ 8/上旬見学。研修医同士がとても仲良く，指導医は熱心に教育していた。地域医療に従事している様子がみられた。

川崎幸病院（神奈川）

2021 年
② 面接官5名。病院からの指定によりリモートで受験。志望理由。志望科。留年した理由。目指す医師像。
④ 面接はやや圧迫気味。病院自体もかなりとがっているのでそういう方針が好きならば一度見学に行くとよいと思う。オンラインサロンなどがある。
⑤ 7/中旬見学。コロナの影響により，救外のみ。半日で終わった。

2020 年
② 面接官7名，15分。履歴書の内容についての質問。コロナの自粛期間にやっていたこと。趣味。（自分が外科志望なので）内科研修はどのように考えているか。AIはどのように医療に活かされていくと思うか。
④ 面接前に担当の方と1対1で話す機会がある。学生をリラックスさせる目的のようだ。今年は試験の数日前にZoomで話すといった内容だった。これからの就活がどうなるか分からないが，Zoomなどオンラインでイベントを多くやってくれると思うので，興味がある人は積極的に参加するようにしよう。

2017 年
② 面接官5名，30分。雰囲気は穏やか。志望理由。併願病院。女医としてのキャリアプラン（結婚，出産）。大学生活で学んだこと。大学で一番楽しかったこと。部活について。先輩研修医に求めること。地域医療について。最近気になるニュース。研修病院に求めるもの。医師に必要なもの5つ。
④ 事前提出の身上書（A4で3～4枚ほど）の内容についても結構質問される。色々突っこんで聞かれるので，事前に準備し面接の練習もしておくと安心。選考日がたくさんあり，日にちが遅いほど人気のようだった。定員人数がここ最近毎年のように1人ずつ増えている。
⑤ 5月・7月見学

2015 年
② 面接官4名，15分。院長室でのお茶を飲みながらのアットホームな雰囲気。医師を目指す理由。志望理由。当院の良いところ。理想の医師像。良医の条件を3つ。良い病院の条件を3つ。部活について。
④ 事前提出の志願理由書に沿った形で面接されるため，提出前にコピーをとっておき，記述した内容を把握しておくとよい。雑談も交えながらでリラックスして受けられた。
⑤ 5/中旬・6/中旬見学および実習。朝のカンファレンスから参加。研修医が少ない。病院がきれい。立地がよく，給料もよい。

川崎市立井田病院（神奈川）

2015 年
① 小論文：180字，40分。将来希望する診療科と本院志望理由について。
その他：英語論文のアブストラクトの和訳（A4 1枚）。
② 面接官10名，15分。雰囲気は和やか。面接官1人につき2～3程度の質問。小論文の記述内容について詳しく質問される。
④ 小論文では，文字数をオーバーしない方がよい。英語和訳では，時間がとても足りない。
⑤ 6/上旬見学。実習では，研修担当の先生が1日中ついて丁寧に説明してくれた。研修医室や寮も見学させてもらえた。

2013 年
① 記述：1問，60分。英文和訳。
② 面接官15～20名，15分。医師を志望する理由。職歴。将来像。
⑤ 前年8月見学，今年6/上旬実習。終末期での麻酔の使い方を珍しく感じた。

川崎市立川崎病院（神奈川）

2022 年
① 小論文：大学の臨床実習と初期研修で，最も大きく変わるところは何だと思うか。医療プロフェッショナリズムの観点から記述せよ。（800字）
② 面接官3名（医師2名，看護師長1名）【質問】医師になろうと思ったきっかけ，これまでの経歴をどのように医療に生かすか，仕事をする中で気をつけていたこと，チーム医療で気をつけていること，今後の医療に期待すること【雰囲気・感想】自身が学士編入生（社会人経験あり）だったため，質問は編入前の社会経験に関することが主だった。雰囲気は穏やかで，質問も優しい感じだった。よくある「志望動機」や「自己PR」等の画一的な質問ではなく，こちらの事前提出書類を読んだ上で，受験生

① 筆記試験・その他　② 面接試験　③ 受験した場所，方法　④ 受験後の感想・来年の受験生へのアドバイス　⑤ 見学・実習

に応じた内容の質問をされている印象だった。
③ 病院からの指定により現地
④ 病院説明会時での説明によると，「面接」「事前書類」「小論文」の配点は全て同程度らしい。また，成績も良い場合は，評価としてプラスされるとのこと（学業成績が悪くても入った人はいるらしいので他の面で補うことは可能と思われる）。面接だけでなく事前提出書類の作り込みや，小論文対策も重要と思われる。面接では緊張しすぎず，気を抜き過ぎず，適度に笑顔ではっきりとした言葉で話すことを心がけてください。自分が受けた限りでは，どこの面接官も優しい感じにされたので過度に構える必要はないと思います。ES 等は提出前に誰かにチェックしてもらい，入退室時のマナーも人に見てもらうと安心できるかと思います。
⑤ 4/上旬，連日 2 日に分けて見学した。1 日目は病院説明会で，病院内の講義室に医学生 30 人程度が集まり，採用担当の内科部長から病院や地域，プログラムの特色などを説明して頂いた。2 日目に個別申込みの病院見学を行い，2 年目の研修医について内科を見学した。研修は忙し過ぎず暇過ぎず，多彩な症例が集まるためバランスの良い初期研修が受けられると思われた。初期研修医同士も仲がよく，雰囲気も良いと感じた。身だしなみや言葉遣い等，社会人としてふさわしい態度を心がけた。院内で会うスタッフには必ず挨拶するように気をつけた。研修医の進路や後期研修で選択可能な診療科など，後期研修を見据えた質問をした。

2020 年
① 小論文：800 字以内，60 分。Go To キャンペーンが始まったが，開始時期やこの制度に対してどう考えるか
② 面接官 4 名。中高，自宅から通っていたのか。大学は一人暮らしか。バイトは一人暮らしのためなのか。医師を目指した理由。志望科の小児科と外科がだいぶかけ離れているが，なぜこの 2 つなのか。病院長の名前。川崎市長の名前。20 年後はどこで何をしているか。学生時代にしてきたこと。川崎のイメージ。実家から通うかどうか。自己アピール。
④ 午前に小論文，休憩をはさんで面接となるが，度々採用担当の先生が声をかけに来てくれて少し緊張もほぐれた。面接の開始時間は行ってみないと分からないので，待ち時間が長くても大丈夫なように履歴書のコピーなど持っておくとよいと思う。将来の計画性や設計図に関しては毎年聞かれているようだ。履歴書に書く項目は多く，そこで書いた内容にも触れられる。面接中，先生の PHS が度々鳴り，また，自分の方をほぼ見られなかったので，自分に興味がないような気がして諦めモードになった。
⑤ 6 年生 7 月見学。小児科を回ったが，小児科は特にハイポで，自分が行った時期は患者さんが 3 名ほどしか入院しておらず，かなりゆったりした雰囲気だった。病院見学会に参加した時は，様々な科の先生の話を聞ける。院内見学（ヘリポートのある屋上にもいける）が含まれており，充実した。初期研修採用担当の先生に 1 人ずつ感想を求められた。

2018 年
① 小論文：800 字，60 分。日によってテーマは異なる。医療情報の管理について，病院が赤字になることについて最も重要だと思う理由とその背景を述べ，あなた自身ができる改善策を具体的に書け。
② 面接官 5～6 名，受験者 6～8 名，60 分の集団面接。志望理由。医師を目指した理由。出身地について。挫折経験。医療番組の功罪。働き方改革。余暇の過ごし方。理想の研修医と指導医。身体拘束について。6 年間で頑張ったこと。今までで一番つらかったこと。今日が働き始める初日だとして自己 PR。
同じメンバーで集団討論。パワハラやドクターハラスメントについて。24 時間 365 日オンコール体制を行うことについての賛否。
④ そこまでの緊張感はない。集団なので，会話中心な感じ。協調性のある人がほしいらしい。いつどこで何を見られているのか分からないので，いつも気を抜かずにいることが大事かなと思う。

⑤ 1 月見学，5/上旬実習（2 週間）。色々な先生と関わりをもつことができた。先生に顔を覚えてもらえるチャンス。マッチング試験に知っている先生がいて落ち着くことができた。

2017 年
① 小論文：800 字，60 分。日によってテーマは異なる。AI を医療に導入するとどうなるか，メリット，デメリット。自分が臨床医になると仮定して，海外留学して基礎医学研究をすることは必要か。我が国の首相が「医師にはかなり社会的常識が欠落している人が多い」「医師不足はおたくら（医師）の話ではないですか」と発言した。このことに対してあなたの考えと，またなぜこの発言をしたか考えよ述べよ。
② 面接官 6～7 名，受験者 6 名，60 分の集団面接。医師を目指した理由。理想の医師像。挫折経験と乗り越え方。好きな言葉。気になるニュース。自分の長所。部活を通して学んだこと。新専門医制度により，自分が行きたい科と具体的な期間。選択期間にまわりたい科と具体的な期間。障害者の就業について。今後のキャリアプラン。休日を与えられたら何をしたいか。嫌いなタイプの人。ストレスを感じる時と，対処法。看護師に求めること。10 万円もらったら何をするか。
集団討論：面接官 4 名，受験者 6 名，50～60 分。医療における共感の意義と，共感を示すには具体的にどうしたらよいか。医療者のワークライフバランスについて，メリットや現状の問題点，改善方法など。公立病院が医療ツーリズムを受け入れることについての是非。最初の 5 分で各自意見をまとめ，1 人ずつ発表。その後自由に討論し，代表者がグループの意見をまとめて発表。
④ グループ面接ではあまり差がつかないとのこと。学生，面接官ともに人数が多く少しやりにくかった。人間性を重視しているらしいので，見学や試験にも丁寧な姿勢でかつ自然体でいることが大切だと思う。案内の事務の方の対応が丁寧でとても好印象。面接をしている先生方は大体最初の 5 秒で合否を決めるらしいと事務の方が言っていたのが印象的だった。挨拶など基本的礼儀はしっかりしておくとよい。集団面接では，前の人の意見に内容がひっぱられないようにするのが意外と難しかった。見学や実習はできるだけ行くべき。
⑤ 見学および実習。研修医への指導がしっかりしていると感じた。研修医の先生方もモチベーションが高そうだった。学生に対して十分な時間を割いて熱心に教えてくれる。コネが大事そうなので，可能なら実習に行った方がよい。色々な大学から実習生がたくさんいて，実習生のための控室があるのはよい。実習で関わらない研修医の先生方と話す機会があまり無いかもしれない。

2016 年
① 小論文：800 字，60 分。診療科における医師の偏在について，自分の思うことを書け。
② 面接官 7 名，受験者 8 名，60 分の集団面接。志望理由。川崎のイメージ。趣味について。趣味を続けている理由。ワークライフバランスについて病院に求めるもの。オリンピックのドーピング問題について。
集団討論：8 名で 1 グループになり，癌患者の社会復帰について議論。
④ 面接では 1 つの質問に対し，受験者全員が答えるスタイル。順番が最後になると，発言内容が同じになってしまった。普段から社会の出来事に関心をもち，自分の考えを簡潔にまとめる訓練をしておくとよいと思う。

2015 年
① 小論文：800 字，60 分。「救急医療」「地域医療」「総合診療」の 3 つのキーワードを用いて，10 年後のあるべき医療について書け。
② 面接官 7 名（院長・副院長・看護部長他），受験者 5 名，60 分。「末期の患者。薬物療法も放射線療法も効かないが，患者は再検査で診断が変わるのではないかと希望を抱いている。医療費の問題も含めて，この患者に再検査を行うべきかどうかについて」。最後 5 分でグループとしての意見をまとめるように求め

① 筆記試験・その他　② 面接試験　③ 受験した場所，方法　④ 受験後の感想・来年の受験生へのアドバイス　⑤ 見学・実習

られた。集団討論と回答の順番が前後する場合があり，集団討論が前の後の受験者とは，他の受験者と仲良くなり，面接がやりやすかった。集団討論では協調性も見られているように感じた。受験者が順番に回答する形式。医療はサービス産業と思うか。オリンピックの導入種目で，自分ならどの競技を導入したいか（その理由も含めて）。自己PR。この病院の良い点と悪い点（その理由も含めて）。

④ 慶應の系列病院のため，慶應生が多かった。見学の有無はあまり関係なさそう。

川崎市立多摩病院（神奈川）

2020年

① 小論文：1,000字以内，事前提出。新社会人として必要なこと。その他：適性検査。

② 面接3名，10分。オンラインで実施。雰囲気は和やか。志望動機。医師を志したきっかけ。希望診療科。落ち込んだ時の立ち直り方。自分と合わない人との関わり方。医学部女子差別についてどう思うか。採用されると当院にどんなよいことがあるかを含めて自己PR。

④ 例年は小論文，適正試験も現地で受けるそうだが，今年はコロナの影響で変更。自分の考えをハキハキと伝えれば大丈夫だと思う。

⑤ 6/中旬見学。午前：総合診療科，午後：救急科。昼のオンライン勉強会にも参加させてもらった。夕方には，プログラム責任者の先生と話す時間があった。プログラムについての説明を直接受け，質問を色々とさせてもらうことができた。

関東労災病院（神奈川）

2021年

① 記述：5問，60分。大問内に小問があるものもあり。日本語での単語・説明と同時に英単語を問う問題も。

② 面接官2名，15～20分。雰囲気は和やか。履歴書の内容について。志望科。自分の長所と短所。ストレス解消法。コロナの医療に関わることについて。部活について。
グループワーク

④ 試験会場に用意されていた鉛筆で答案作成。答えに窮するような難しい質問はされなかった。グループワークでは休み時間に顔合わせしているグループもあったので，可能ならやっておいてもいいかもしれない（メンバーに恵まれたためもあると思うが，ワークの会場で初対面でも全く問題はなかった）。

⑤ 6/末見学

2019年

① 記述：5問，90分。1）大動脈から分枝する血管を上から順にできるだけ挙げ，名前（日本語・英語）と灌流域を答えよ。2）解放骨折の英訳，定義。解放骨折の特徴を普通の骨折との違いを考えて答えよ。3）新生児を英訳。APGARスコアを説明せよ。4）消化器に付属する臓器もしくは発生学的に関係のあった臓器を上から順に，名前（日本語・英語）と機能を答えよ。5）悪性新生物を英訳。悪性新生物で人が死ぬ理由を答えよ。

② 面接3～4名，15分。履歴書の内容について。志望理由。志望科。気になるニュース。友人との接し方。ストレスの対処法。部活で学んだこと。
グループワーク：受験者6名，60分。面接官はいない。カメラで撮影，録音される。鎖骨下静脈からのカテーテル穿刺について患者に説明する際の同意書に記述すべきことを，特に合併症の観点から考えて作成し発表せよ。下書き用，清書用各2枚配布。

④ 昨年に比べ，受験者数は減った印象で70名程。筆記試験は基礎医学～臨床まで幅広いので対策するには少し負担になる。どちらかというと，集団討論や面接を重視する印象。グループワークは役割決めから自分たちで行うので，リーダー，書記，タイムキーパーなど空気を読みつつ立候補したり同調することが必要。メンバーに恵まれてすぐ打ち解け，仲良くテキパキと作成できたので楽しい時間となった。

⑤ 3/下旬見学

2018年

① 記述：5問，100分。1問あたりA4用紙1枚。それぞれの英訳，役割，機能などについて。1）貧血を英訳。世間一般の人が思う貧血と医学的な貧血の定義について。2）リンパ管とリンパ液の英訳。リンパ管とリンパ液を説明せよ。3）肺活量を英訳。肺活量を説明せよ。肺活量と拘束性肺疾患，閉塞性障害の関係を説明せよ。4）上肢帯を英訳。上肢帯の概念を説明せよ。5）悪性新生物を英訳。悪性新生物で人が死ぬ理由を説明せよ。

② 面接3名，20分。志望理由。志望科。医師を志した理由。試験の出来。部活で一番大変だったこと。意見がぶつかった時，どうするか。苦手なこと。気になるニュース。親族に医師はいるか。自分の強み，弱み。自分のモットー。友人や親にしてあげたいこと。
集団討論（今年から実施）：受験者6名，60分。面接官はいないが，監視員は1名。カメラ2台で討論の様子が撮影される。研修医の勤務時間について，過労や過労死が問題となっているがどうしていけばよいか。今後の研修医の当直体制を話し合う。医療における研修医の役割は自己研鑽か，労働か。

④ 近年傾向が変わっているので要注意。毎年試験が変わっている。面接は部屋が3つあって，他の部屋からは笑い声が聞こえたりした。部屋によって雰囲気も質問も様々。雰囲気や人間性を重視しているのかなと感じた。試験日は遠方だと待ち時間が少なくすぐに帰れた。

⑤ 3/下旬見学

2017年

① 計100点。
五肢択一：40問。国試形式。国試よりやや難～難。メジャーからマイナーまで幅広く出題。
記述：2問。触診法で血圧を測定する医学的意義，聴診法との違いにも触れ，簡潔に述べよ。脈をふれることのできる解剖学的部位を日本語で3語以上挙げられるだけ。

② 面接3名，10～15分×2回。初日に記入した面接シートに基づいた質問。大学生活で一番頑張ったこと。二番目に頑張ったこと。部活について。人と協力して頑張ったこと。

④ 今年採用担当のトップが変わり，傾向が大きく変化し問題も難化。面接では仲間と一緒に頑張ったことなど協調性があるエピソードをたくさん用意しておく必要がある。筆記ができなくても面接で挽回できると言われた。4つのブースがあり，雰囲気は様々だが比較的穏やか。筆記試験に自分の荷物の持ち込みができず，時計と飲み物だけ持ち込み可。鉛筆と消しゴムは用意されていた。受験者数は92名。

⑤ オペを見学したり，救急科で研修医の先生について回る。採点はされないらしい。年度に1回しか行けない。総合診療科，救急科の見学をおすすめする。

2016年

① ○×問題：100問，60～90分。メジャー～マイナーまでまんべんなく出題。国試レベル～やや難。正確な知識が求められる。

② 面接3名，15～20分。雰囲気は穏やか。筆記試験の出来。部活動について。頑張ったこと・つらかったことにどう対処し，学んだか。
医療安全についてのロールプレイ（当直明けの研修医からの指示出しが誤っていたことに気づいた看護師長（自分）が，どう対応するか。

④ 面接では大学生活について，掘り下げて聞かれた。ロールプレイは今年からなので，緊張した。筆記試験は，国試が通るなら判断材料としか思っていない様子。ただ，筆記試験はかなり差がつくと感じた。面接重視と聞いたが，倍率の高い人気病院なので，知識をしっかりつけた上で受験に臨むとよいと思う。少し体育会系の雰囲気も感じた。

菊名記念病院（神奈川）

2020年

① 小論文：800字，事前提出。医師の志望理由。医師における働き方改革について自己研鑽，医師召集義務と関連付けて述べよ。

① 筆記試験・その他　② 面接試験　③ 受験した場所，方法　④ 受験後の感想・来年の受験生へのアドバイス　⑤ 見学・実習

記述：胸痛をきたす患者が救急搬送された。まずどんな検査をどんな目的で施行するか述べよ（年齢・性別の情報はなく上記問題より連想して回答してください）。紙媒体で作成とのこと。
② 面接官 3 名（院長・薬剤部部長・事務），20〜30 分。医学科志望理由。将来目指す医師像。自分が小さい病院に向いていると思う根拠。アルバイトについて。部活について。部活での役職について。
④ 面接は本来であれば研修医も 1 人入る。和やかな雰囲気だが，時々ぐさっとくることを言ってくる。
⑤ 5 年生夏見学。積極的に動けばどんどん教えてくれるが，やりたくなければ放っておいてくれると研修医から聞いた。研修医が採点に関わるらしい。

2017 年
① 小論文：2 テーマ，800 字以内。自己アピール 800 字以内で準備して，面接時に 3 分間で発表。
② 面接官 7〜8 名，40 分。動脈硬化について患者に説明するつもりで述べよ。デートに行こうと思ったところ，病院から急遽呼び出された，どう対応するか。自分の性格，長所と短所。
④ 面接官の人数は多いが，圧迫面接ではなかった。昨年までと試験内容が変わって驚いたが，病院側も初めての試みだったと言っていた。能力を見るというよりは，人を見るような試験だった。
⑤ 5/上旬・6/下旬見学

けいゆう病院（神奈川）

2021 年
② 面接官 5 名，15 分。雰囲気は穏やか。
④ 恐らく予め病院側は誰をとりたいか大まかには決めている模様。コスパよく，たくさん行くのは時間の無駄だと思う。強い科，弱い科を気にする人もいるがよほど酷くない限り，もっと優先する事項があると思う。
⑤ 7/上旬実習（2 週間）

2018 年
① 小論文：800 字，60 分。医師の働き方改革について，自分の意見を述べよ。
② 面接官 5 名（院長・副院長・外科部長・研修担当医他），15 分。雰囲気は和やか。医師を目指した理由。併願病院。研修終了後の進路。医師と他の職業の違い。自分の弱いところについて。小論文の内容について。
④ 面接官それぞれ 1〜3 問ほど質問。6 年生の実習に行くことがとても大事らしい。例年通り，受験者数は 30 名程。面接の順番を考慮すると，書類は早く提出したほうがよいと思う。
⑤ 3/下旬見学，5/上旬実習（3 週間）。行った科で自分の出身大学の先生になるべくつくように，レジデント以上の先生の下で実習する。内容は先生次第だが，金曜日の内科カンファレンスで発表する（大事なアピールの場）以外は，検査に同行したりするだけなので，比較的忙しくはなかった。実習や見学での態度など見ているように感じた。

2017 年
① 小論文：800 字，60 分。人生で二番目に嬉しかったこと，楽しかったこと，幸せだったこと，悲しかったことなどから，自分の人生に与えた影響について考察せよ。
書類：事前提出（必要書類提出後に各自送られてくる）。腹痛患者の行うべき診察について。発熱，倦怠感の今後の診察の進め方。
② 面接官 4 名（院長・研修担当医他），10〜15 分。雰囲気は和やか。志望理由。当院を知ったきっかけ。医師を志した理由。志望科とその理由。部活について。併願病院。当院の志望順位。留学先との交流について，日本人と何か違いを感じたか。小論文の内容について。
④ 事前提出課題の締切日があるので，早めに必要書類を提出した方がよい。小論文終了後に面接。それぞれ集合時間がずれているので，自分の番までは自由。院長先生がとても穏やかな雰囲

気。面接の最初に，緊張しなくていいよと言ってもらってとても緊張がほぐれた。実習時についた先生や研修医からの評価もあるらしい。
⑤ 6 月〜7 月見学および実習（2 週間）

2016 年
① 小論文：800 字，60 分。今までに就きたかった職業・職種について，なぜ医師を目指したのか，元々医師になりたくなかった場合は何か理由があるか，自分の性格や特徴を踏まえて記述せよ。
書類：事前提出。髄膜炎患者の経過とデータから病態と原因を考えさせる問題について。
② 面接官 4 名，10 分。雰囲気は穏やか。実習の感想。志望科。体力について。併願病院。履歴書・小論文に書いたことに沿って質問。

2015 年
① 小論文：800 字，60 分。大学生になって自分自身が変わったこと，または変わらなかったことを理由とともに考察せよ。
② 面接官 4 名，15 分。温かい雰囲気。志望動機。履歴書の内容について。小論文の内容について。
④ 筆記試験がないため，見学の際の印象が大切。見学には複数回行くなどのアピールも大切。面接では言いたいことをはっきりと伝えれば，特に問題はない。履歴書に記述した内容について多数聞かれるので，聞かれたい内容を履歴書に書くのもよい。
⑤ 5/上旬・7/中旬見学。金曜日の午後 6 時頃に見学すると，カンファレンスのため，院長先生に会えるチャンスがある。

済生会横浜市東部病院（神奈川）

2022 年
① 小論文（事前提出）：わたしが失敗から学んだ経験について（800字以内）
選択肢：筆記（45 分）1. 症例問題（5 問）：幹部の先生の診療科からの出題。呼吸器，脳神経，糖尿病，腎臓，消化器 1 問ずつ。難易度は国家試験レベル。2. 一般教養問題：見学の際にいただける過去問で対策可能。漢字の読み書き，熟語，場合の数，常識的な計算問題など。面接の時にできを聞かれることがある。
② 一人 15 分，面接官 4 名。履歴書ベースの質問多かった【内容】地元を出てこっちでの研修を考えた理由・将来生まれた地元に戻りたいとかあるのか・履歴書の趣味のある分野で，IVR に興味をもったきっかけは何か・差し支えなければ併願病院を教えてください・後期研修のキャリアプラン・CBT の結果について・バドミントンは大学から？　なんでバドミントン？・中高の部活から競技を変えた理由・初心者はじめて苦労した点・バドミントンを初心者から初めた経験を当院で働く際にどう活かすか・アルバイトを非常に頑張られた印象なのですが，具体的にどんな経験をしたのか・シフトリーダーは何人くらいの人を統括するのか・医師の働き方改革についての考えをなんでもいいので聞かせてください・最後に質問があれば【雰囲気・感想】終始和やかな雰囲気。最初先生方が一人一人自己紹介して下さり安心できた。
③ 病院からの指定により現地
④ 落ち着いて頑張ってください
⑤ 6 年の 7 月，救急科を見学。1 次から 3 次の多くの救急疾患を研修医がファーストで対応。指導医や看護師さんを含めて多くの職種の方々に温かくご指導いただきながら日々の業務にあたれる。また良い同期や先輩方に恵まれ，高いモチベーションで業務や研修医同士の勉強会にのぞんでいる。2 年間の姿勢次第で多くの学びが得られ，成長できる環境だと研修医の先生が言っていた。少し病院の立地が悪く，駅や寮から離れているのでその辺の利便性は要チェック。メールのやり取りや見学の最後に提出する感想文は丁寧に。

2021 年
① 五肢択一：7 問，45 分。一般常識問題（漢字や英語，計算など）。臨床問題メジャー科のみ。国試レベル。

① 筆記試験・その他　② 面接試験　③ 受験した場所，方法　④ 受験後の感想・来年の受験生へのアドバイス　⑤ 見学・実習

① 小論文：800字以内，事前提出。10年後に思い描く自分のすがたと，目指す未来の自分のために東部病院でどのように過ごしたいか。
② 面接官4名，15分。雰囲気は和やか。選択可能だったため現地で受験。筆記試験の感想。国試勉強について。志望科の理由。研修後の進路。他の受験病院。第1志望の病院。趣味。地元も大学も違うのに横浜の病院を選んだ理由。部活について。主将としての練習の工夫について。
④ 部活についての質問が多かった印象。受験者数は25名程。面接は元々対面のみだったが，新型コロナウイルス蔓延により，試験の数日前に対面かリモートが選べるメールが送られてきた。過去問は見学に行けばもらえる。試験対策として症例問題は少ないのでそこまで力を入れなくても大丈夫な気がする。面接はとても重要な気がした。
⑤ 3/中旬・7/上旬見学。研修医係の事務の方が最初に説明や案内をしてくれる。ERに非常に力を入れているので見学の科によらず，最後にER見学がある。研修医の方とも最後に研修医室で話せるので色々聞きやすい。

2020年

① 五肢択一：一般常識問題が20問程度，臨床問題5問程度（国試レベル）。
小論文：800字以内，事前提出。社会から求められている医師像とわたしが目指す医師像について。
② 面接官4名，15分。履歴書の内容についての質問。一般的な面接の質問。
④ 面接の雰囲気は和やかでリラックスできる。受験者数は20名程。元気な感じでいくのがいいらしい。
⑤ 7/初旬見学。救急外来，産婦人科が充実しており，研修医も意欲のある真面目な人が多かった。

2019年

① 五肢択一：45分。一般教養（漢字の読み書き，計算，文章並べ替え）が20問程度，臨床問題・医学知識5問程度（国試レベル〜やや難）。
小論文：800字以内，事前提出。社会から求められている医師像とわたしが目指す医師像について。
② 面接官4名，15分。履歴書の内容についての質問。自分の短所について，具体的なエピソードがあるか。医師を目指した理由。2年後は大学病院に戻るか。中学，高校の部活について。部活で得たもので普段の生活にも役立っていることはあるか。
④ 筆記試験から面接までの間，楽に過ごして大丈夫だった。終始和やかな雰囲気で優しかった。遠方の受験生は地元に戻らないかと聞かれる。答えにくいような質問はほとんどなかった。部活をやっていた人は部活について聞かれることが多いかもしれない。
⑤ 6/下旬見学，4/下旬実習（1か月）。先生は優しかった。やる気がないとついていけない。研修医の先生ともたくさん話ができてよかった。

2018年

① 五肢択一：45分。入職者共通の一般常識問題（漢字，計算，文章並べ替え）が20問程度，臨床問題・医学知識5問程度（国試レベル〜やや難）。
小論文：800字以内，事前提出。社会から求められている医師像とわたしが目指す医師像について。
② 面接官4名（院長他），15分。志望理由。志望科。初期研修後の進路。医師を目指した理由。学生生活について。感謝と言われて思い出すエピソード。併願病院。同級生から自分はどんな人だと言われるか。挫折経験の有無とどう乗り越えたか。
④ 人間性や体力を重視していると思うので，ハキハキと元気よく面接に臨むとよい。
⑤ 5年生7月見学，5月実習（1か月）。見学を数回すれば，実習はしなくてもよいと思う。見学時の感想等アンケートを記載するが，その日一緒に回ってくれた研修医も学生に関しての評価を書いている。見学時から気を引き締めていくように。

2017年

① 五肢択一：30〜35問程度，45分。他職種と共通の一般教養問題が約30問，臨床問題・医学知識5問（国試レベル〜やや難）。
小論文：800字以内，事前提出。新専門医制度を見据えた初期研修の意義。
② 面接官3〜5名，15分。志望理由。医師を目指したきっかけ。実習での印象。3年後の進路。部活について。筆記試験の出来。横浜を選んだ理由。当院に対しての質問。余った時間に自己PR。
④ 将来的に地元に戻るのではないかとしつこく聞かれた（親が開業医と言ったことも大きな原因かも）。入局を考えているのかも聞かれた。地元から離れる場合，親の介護などを誰に任せるのかまで聞かれ，戻る必要性がないことをしっかり説明できるようにしておいた方がよい。
⑤ 1〜2月実習（1か月）。上級医とあまり接することなく，研修医について回るスタイル。

済生会横浜市南部病院（神奈川）

2022年

① 選択肢：【形式】多選択肢択一問題【問題数】40問【時間】45分【内容】国試過去問から出題。80〜90回台の古めの問題も多い。公衆衛生は少ない。
② 面接官2名，受験者1名【時間】15分【内容】筆記試験はどうだったか・なぜ横浜か・併願病院・志望科とその理由・体力・精神に自信はあるか・アルバイトでの経験について・留学での経験について・長所短所・どのような研修にしたいか・最後に自己PR，言いたいことはないか【雰囲気・感想】和やかな雰囲気。履歴書がベース。
③ 病院からの指定によりリモート
④ 履歴書は早めに準備し，周りの友人や先輩にも見てもらうことが大事。筆記試験がある人は計画的に勉強を進めておく。
⑤ 7/下旬に見学。過去問をもらうことができた。研修医の先生から研修についての説明をしていただける。身だしなみや言葉遣いに気をつけた。

2021年

① 五肢択一：45分。国試10年分の中からまんべんなく。試験の過去問からも出題。済生会横浜市南部病院についても2問。
② 面接官2名，10分。病院からの指定によりリモートで受験。当院を選んだ理由。志望科とその理由。部活で得たもの。
⑤ 淡々と質問される。対面の面接から急にWeb面接になることもあるので，両方練習しておくといいと思う。
⑤ 5/中旬・7/下旬見学

2020年

① 五肢択一：40問，45分。メジャー＋産婦，小児。臨床の形の英語の問題や，日本語の医学単語を英語で言い換える問題。
② 面接官2名，10分。オンラインで実施。履歴書に沿った質問。併願病院を聞かれるが，形式的に全員に聞いているとのこと。
④ 筆記試験は今年から傾向が大きく変わった。2019年までは国試の過去問のみで，ボーダーは9割と聞いていたが，臓器別のような難しい問題となった。難易度は国試以上，英語での出題も数問みられた。時間も余裕があるという訳ではない。面接はオンラインだったので少し冷めた空気感も感じたが，質問に対する反応は優しかった。
⑤ 5年生夏見学。救急科。救急車が全く来ない日で研修医の働きぶりを見ることができなかった。夜番は寝られないらしい。研修医は穏やかな方が多い。病院見学の回数や内容は特に見られていない。

2018年

① 五肢択一：40問，45分。過去問から出題。
② 面接官3名，15分。雰囲気は和やか。志望理由。将来希望する科。併願病院。実習で印象的だった科。研修後の進路。自分の長所と短所。今までに経験した大きな失敗。自分はリーダータイプか補佐タイプか。
④ 小さな応接室での面接だった。面接官との距離が近く，緊張さ

① 筆記試験・その他　② 面接試験　③ 受験した場所，方法　④ 受験後の感想・来年の受験生へのアドバイス　⑤ 見学・実習

せる雰囲気だった。
⑤ 2月・6月実習（各5日）。優しく穏やかな雰囲気が流れている。小児科が特に教育的。

2017年
① 五肢択一：40問，45分。国試形式。メジャー，産婦，小児からの出題。一般問題，臨床問題両方からの出題。国試の過去問レベル。
その他：SPI試験。
② 面接官3名，15分。雰囲気は穏やか。履歴書の内容についての質問。志望理由。大学時代に力を注いだこと。卒後の進路。横浜を選んだ理由。特技。自己PR。
④ こちらの話に興味をもって聞いてくれた。一般的な質問ばかり。
⑤ 3/下旬見学

2016年
① 五肢択一：60問程度，30分。国試と類似していて，難しくはない。メジャー・産婦・小児からの出題。110回国試の問題も出題されていた。
小論文：A4の表と裏の一枚（裏表に罫線のある用紙）に執筆可能な分量，45分。総合医と専門医について。（別日程では）医療の地域格差について。
② 面接官3名，15分。雰囲気は和やか。志望理由。医師を志した理由。将来進みたい科。学生と社会人の違いは何か。年下の先輩と仕事ができるか。併願病院。どのような研修をしたいか。大学で力を入れてきたこと。部活や国対委員の活動について。研修後の進路。
④ 国試形式の筆記試験は，さほど難しくはないので，あまり落とせないと感じた。小論文は時間に余裕がない。できるだけ内容が膨らむように意識して書いた。面接の順番が最後だったため，3時間以上時間が空いた。昼食は外で食べることも可能。

相模原協同病院（神奈川）

2022年
② 面接官5名ほど【時間】15分【内容】自己PRと病院に貢献できる点。アルバイトで学んだこと。趣味を始めた理由。趣味の魅力。CBTについて。苦手な性格とそのような人と関わる時の対応。無人島に一つ物を持っていけるとしたら何を持っていくか。自分の今までの人生について本を作るとして，どのようなタイトルをつけるか【雰囲気・感想】雰囲気は和やか。面接はZoomで行った。事前に事務の方と接続テストをさせていただけて，不安の少ない状態で，本番に臨めた。
③ 病院からの指定によりリモート
④ 面接の雰囲気は終始明るく，普段通りの自分を出せれば良いのではと感じた。
⑤ 3月に見学。救急外来では研修医が主体的に診療を行っており，研修医が成長できる環境であると感じた。臨床研修管理委員長から研修についての説明をしていただけた。病院は新しく，院内は明るい雰囲気。救急が盛んであると聞いていたので，救急外来での研修医の様子について注目した。

2018年
① 小論文：1,200字，90分。医師の長時間労働について。
② 面接官3名，15分。雰囲気は和やか。1分の自己PR。学生時代に頑張ったこと，研修病院を選ぶポイント。
口頭試問：急性腹症の原因。喀血の原因。
④ 面接官から，「私たちもよい仲間に巡り合えるように，学生さんのことを知りたいです」と最初に言われた。質問内容についてはいろいろ普通。小論文の前に30分でエントリーシートのようなものを記入。志望動機や志望科，家族構成など。面接の準備をしていれば書ける内容なので対応できる。小論文と面接の間にお昼休憩がありお弁当がでるのだが，しーんとしていて緊張感があった。昼食時に他の受験生に話しかけていたから採用したと言われた，という話を見学時に聞いたので，勇気をだして話しかけたがそっけない返事しかもらえず，話しかけられた方は何も知らなかったからかも。難しい。

⑤ 8/上旬，3/中旬見学

2017年
① 小論文：1,200字，90分。終末期医療について。
② 面接官3名（臨床担当循内・病理・消外の医師），20分。1分の自己PR。医師を志した理由。当院の印象。部活について。小論文の内容について。関心のあるニュース。どんな研修をしたいか。胸痛の鑑別。急性腹症を列挙。消化器系癌とその腫瘍マーカーを列挙。
④ 面接官は終始にこやかで，緊張もだんだんと無くなっていくような面接だった。
⑤ 6/中旬見学

2014年
① 小論文：1,200字，90分。テーマは受験日（6日くらいあり）により異なる。どうして医療従事者は喫煙を止めることができないのか。遺伝子診断の功罪について。
② 面接官4～5名，15～25分。雰囲気は和やか。最初に自己PR。出身地について。将来のプラン。理想の医師像。やる気はあるか。小論文の内容について。最近の気になるニュース。
口頭試問：ショックの分類，喀血の鑑別疾患，失神の鑑別疾患，腹部術後の合併症。
④ 昼食やお茶を出して貰えた。今年から面接に口頭試問が加わった。疾患の分類や定義などの簡単な勉強は必要。見学時の様子を知られていた。成績や，現時点での勉強の進み具合もやや気にしている様子。
⑤ 見学・実習。実際にオペに参加させてもらった。外科であれば，曜日が合えば手術室にも入れる。見学で顔を覚えてもらうことが重要そう。

相模原病院（神奈川）

2022年
②【人数】4名【時間】15分程度【内容】志望動機。なぜ相模原か。志望科とその理由。特に将来何をしたいかをかなり詳しく聞かれた。治療が上手くいかなかった時どのように切り替えるか【雰囲気】終始和やかな雰囲気だが，かなり突っ込まれた。質問内容を前もって考えているというよりはその場で気になったことを聞いている印象を受けた。
③ 病院からの指定により現地
④ 履歴書や受験方法もシンプルであり，準備は少し楽かもしれないがアピールできるのは面接だけなので丁寧に用意すると良い。
⑤ 6/中旬に見学。研修担当の先生も研修医もフレンドリーで雰囲気が良かった。どの程度研修医が活躍しているのか確認した。

2018年
② 面接官4名，15分。志望科。大学の最寄りに住んでいないのはなぜか。志望理由とその理由。なぜ大学で野球を続けなかったのか。チーム医療についてどう思うか。自大学に残らなくてもいいのか。医師をしている親と同じ科に進まなくてよいのか，研修では回るのか。当院にきたら引っ越すのか。
④ とても優しい雰囲気で，医学的なことは聞かれず。受験者がまともな人かどうかのみを見ていると思った。
⑤ 8/上旬見学

2017年
② 面接官4名（院長・研修指導室長他），15～20分。当院のプログラムで魅力を感じた点。医師を志した理由。将来目指す医師像。留年・国試浪人している場合は，その理由。模試の成績。自分の苦手なこと。自己PR。
④ 面接で医学的知識を問われることはなかった。院長は飄々としているので気を緩めないよう注意。病院見学の窓口になっているのが研修指導室長のドクター。メールのやり取りなどで社会人としてのマナーを気にする方なので要注意（見学当日に御礼のメールをすること）。例年より受験者数が少なかった。
⑤ 5/中旬・7/下旬見学

① 筆記試験・その他	② 面接試験	③ 受験した場所，方法	④ 受験後の感想・来年の受験生へのアドバイス	⑤ 見学・実習

2015 年

② 面接官 6 名，10 分。志望理由。履歴書の内容。医師を目指す理由。好きな科目。3 年目以降，大学に戻るつもりかどうか。結婚について。自己 PR（履歴書にも書くが，最後に自分の言葉でどうぞ，と言われる）。

④ 基本的に和やかな雰囲気だが，圧迫気味の質問（例えば，具体的に当院のプログラムのどこに魅力を感じたのか，など）をしてくる先生もいた。たくさん先生はいたが，一言も話さない先生もいた。面接しかないので，不確定要素が大きい。以前は定員割れだったが，昨年，今年と倍率は約 2 倍に。たくさん見学に行けばよいというわけでもなさそう。定員は 7 名に増加した。

湘南厚木病院（神奈川）

2022 年

① 小論文：銀行のサービスと顧客満足度に関する A4 1 枚程度の小論文を読み，医療にそれを当てはめた場合，どのようなサービスが顧客満足度に影響するか，を問う問題（病院見学時に研修医に尋ねたところ，ここ数年は同じ内容とのこと）。知識がなくても記述できるが，文字数制限が 400 文字以内と非常に限られているため，短く文章を纏めることが重要。

【人数】院長，研修医教育担当の上級医，事務員，看護師長の 4 名【時間】15 分【内容】当院を選んだ理由，将来の志望科，医師を目指した理由，自身の長所・短所【雰囲気・感想】特に変わった質問はなく，雰囲気も和やかな感じだった。志望動機や自己 PR など，通常の面接対策で対応可能。

③ どちらが選べたのでリモートを選択

④ 指導医との距離の近さや教育熱心さが一番の魅力だと思う。当直は月 8 回で他の徳洲会と同様ハイパーなので，体力面に自身がある人にお勧めする。志望動機，自己 PR，希望する診療科とその理由，目標とする医師像，キャリアプラン等，頻繁に聞かれる質問に対しては必ず準備して臨みましょう。但し，面接の基本はあくまで会話のキャッチボールなので，用意した答えを読み上げることだけに傾倒せず，相手の話をよく聞いて，率直に自分の意見を返すことも重要です。日頃のポリクリなどで指導医とよくコミュニケーションを取ることがそのまま面接練習になるかと思います。

⑤ 2021 年 7/下旬（5 年時）と 2022 年 4/上旬（6 年時）に見学。湘南鎌倉や湘南藤沢等の近隣の徳洲会グループの大病院に比べて，250 床程度の中小規模の病院であり，研修医も毎年 5 人である。その分各診療科の垣根が低く，研修医同士も仲が良さそうで，指導医と研修医の距離も近い印象だった。指導医は大変教育熱心な方で，毎朝 6 時半から勉強会を開催している。朝早いのは大変そうだが，読影や心電図，電解質補正などの実践的な内容で，参加して大変勉強になった。病院見学に行くと，勉強の Zoom URL を教えて貰うことで各大学の学生がオンラインで参加していた。総合内科的な視点で臓器別分野に関係なく患者を診たい人，common disease の診療に大きく関わりたい人，手技を多く経験したい人には適した環境だと感じた。2021 年 7 月，病院見学後の夕方～明け方まで ER での当直実習に参加させてもらった。患者の診療方針を研修医とともに考え，後に上級医からフィードバックをもらった。ER 当直の救急対応は 1 年目と 2 年目の研修医だけで対応するが，隣の部屋で上級医が walk in 対応をしており，何かあればすぐに相談できる環境だった。フィードバックもされており，全く放置というわけではなかった。仮眠も 3 時間程度は可能だった。指導医も研修医も大変 welcome な対応だったので，気になる点はどんどん質問したほうがよい。湘南鎌倉などの大病院と比べると，ネットや口コミで手に入る情報は限られているので，オンライン説明会などに事前に参加しておくとよい。

2017 年

① 小論文：400 字，90 分。医療とサービスについて。

② 面接官 3 名，15 分。雰囲気は穏やか。志望理由。

④ 特別に難しい質問などはない。

⑤ 見学および実習。当直，救急，外来（周診）なんでもやらせて

くれる。日程は希望日をメールすると調整してもらえる。

湘南鎌倉総合病院（神奈川）

2022 年

① 小論文（事前提出）：断らない医療について（400 字）

② 【人数】3 名【時間】15 分【内容】なぜ当院なのか。学生時代特に打ち込んだこと。失敗したこと。他に受けた病院は。苦手なタイプの人は。など【雰囲気・感想】圧迫ではない。穏やかに進むが，物凄く優しいという訳でもない。しっかりと落ち着いて答えることや，目を見て話すことが重要と感じた。

③ 病院からの指定により現地

④ 見学で必ず平日の外科を見てください。メールのやり取りをはじめとして，レジナビで挨拶に行くなど，研修担当の方に良い印象を与えることも大事だと思います。熱意や小論文，試験も大事ですが，基本的な礼儀を疎かにしないことが重要だと思います。

⑤ 5 年生の 10/下旬と 6 年生の 5/上旬に見学。それぞれ 2 日間。研修医の先生について 2 日間で内科，ER，外科を回るのがよくあるコース。研修医同士の仲は良く，体育会的な雰囲気がある。馴れ合いみたいなのはなく，それぞれが独立しているが，必要に応じて協力できる良い環境であった。特に ER は上級医の先生からのフィードバックが手厚く，月に 4 回の準夜帯の経験で成長できると感じた。どの病院でも大事なことは当たり前として，特に終了後のアンケートにはしっかりと熱意を込めて書いた。

2021 年

① 小論文：800 字以内，事前提出。断らない医療について。

② 面接官 3 名。病院からの指定によりリモートで受験。志望動機。救急医になろうとしたきっかけ。理想とする医師像について。5 年後，10 年後のキャリアプラン。救急の中でもどの分野に進みたいか。災害現場など限られた医療資源の中で働くために必要なこと。部活でのポジション。先輩として後輩に接する時に気を付けていたこと。先輩と意見が食い違っていたらどうするか。兄弟とは仲良くしているか。これまで経験した挫折とそれにどうやって打ち勝ったか。最後にアピールしておくことがあれば。

④ 面接官の方々もこちらの人物像を引き出そうとしている印象を受けた。履歴書の内容と，自分は志望科が救急だったのでそれについて突っ込んで聞かれた。各病院のアピールポイントをおさえると，見学で得られる情報は多い。面接でも有利にはたらく。積極的に研修医の方と話すことがコツ。各病院で同じ質問をすることで比較しやすくなる。

⑤ 5 年生 2 月・6 年生 8/中旬見学（各 2 日間）。内科，外科，ER。研修医の方と行動を共にして，研修の雰囲気を掴むことができた。

2020 年

① 小論文：800 字以内，事前提出。日によってテーマは異なる。断らない医療についての自分の考え。チーム医療について。

② 面接官 3 名（放射線技師の部長・外科部長・救急部長），15 分。雰囲気は穏やか。志望理由。自己 PR。自己 PR に対する質問。5 年後・10 年後の医師像。他人と意見が違った時にどうするか。周りをまとめる経験があるか。上級医ともめた時はどうするか。うちの研修はきついと思うがやっていく自信はあるか。働き方改革についてどう思うか。この病院にどのように貢献できるか。コミュニケーション能力に自信はあるか。

④ 面接は話しやすそう。例年聞かれることは大きく変わらないと思うので明るく挑めばいいと思う。見学やオンライン説明会などに積極的に顔を出してやる気をアピールしよう。勉強ができる人よりも，やる気やガッツがあって動ける人を求めているような感じがした（研修医の方もそう言っていた）。合う，合わないがはっきりしている病院だが，興味があればぜひ一度見学に行って，病院の熱量を肌身で感じてみてほしいと思う。

⑤ 5 年生 7/下旬（2 日間）・1/下旬（2 日間）。2 泊以上する場合は交通費を支給してくれる。宿や飯代（病院内の食堂券）も提供される。ER，総合内科，外科を見学。病院内はとてもきれい。臨床研修

| ① 筆記試験・その他　② 面接試験　③ 受験した場所，方法　④ 受験後の感想・来年の受験生へのアドバイス　⑤ 見学・実習 |

センターの方たちのおかげで居心地がいいし，多くの研修医と話をさせてくれる。とにかくコメディカルを含めた全員が教育熱心で，病院全体で研修医を育てるという気がとても伝わってくる。見学をおすすめしたい。ハイパーで有名な病院だが，それだけ優秀な研修医の先生方が集まっているので，バイポ志望の人が見学に行っても役に立つことがあると思う。

2019 年

① 計 120 分。
五肢択一：40 周。内科，外科，英語の臨床問題。外科は全て過去問。
記述：1 問。腎代替療法について特徴を述べよ。
小論文：800 字。自分の強み。

② 面接官 3 名，15 分。自己アピール。友達に自分はどんな人だと言われるか。ストレス発散方法。人種差別をされたことがあるか，またその際どのような対応をしたか。5 年後は何をしているか。10 年後は何をしているか。志望科。

④ 面接官はよい雰囲気を作り，受験者の人間性を引き出そうとしている。かたくならず自分がどのような人か，どれだけ病院で働きたいかを伝えられればよいと思う。

⑤ 7 月見学

2018 年

① 計 120 分。
五肢択一：30 周。内科，外科。
記述：1 問。腎代替療法について特徴を述べよ。
小論文：800 字。あなたが考えるチーム医療とは。

② 面接官 3 名，20 分。雰囲気は和やか。失敗とその対処法。人と意見がぶつかったことがあるか。
集団討論：面接官 10 名，30 分。与えられた 3 つのテーマから選び話し合う。働き方改革について。地域医療について。

④ 今年から面接は 1 回になり，例年よりも濃厚な時間だったと思う。試験当日はスタッフの方や先生方の配慮によって不安なく過ごせた。任意の推薦書を提出していたため，それについて面接で褒められた。リラックスしてありのままで答えてくださいと言われた。

⑤ 5 年生 5 月・6 年生 7 月見学

2017 年

① 計 90 分。
五肢択一：内科 15 問，外科 10 問。英語症例問題 5 問。
記述：1 問。腎代替療法について 3 つ挙げ，それぞれの特徴を述べよ。
小論文：800 字。チーム医療において大切なこと。

② 面接官 3 名，10〜15 分×2 回。医師を志した理由。併願病院。大学時代に一番嬉しかったこと，つらかったこと。自分が今度したいところ。上司と意見が違ったときどうするか。10 年後の自分。医師の労働環境について。
集団討論：受験者 3〜4 名で 1 班になり，司会・書記・プレゼンターを決める。与えられたテーマの中から選び話し合う。2025年問題。離島・へき地医療の医師不足の現状。救急車のたらい回し。

④ フレンドリーで話しやすい雰囲気。待ち時間が長い。試験日は 4 日あってどれでも選べる。外国人の面接官がいる場合もあり，その時には通訳がいるとのこと。

⑤ 5 年生・6 年生 7/ 下旬見学

湘南東部総合病院（神奈川）

2013 年

② 面接官 2 名，15 分×2 回。将来，どのような医師になりたいか。時事ネタについての考え。

④ 事務の人が親切だった。

湘南藤沢徳洲会病院（神奈川）

2022 年

① 小論文（事前提出）：1,000 字を 2 本。『研修を志望する理由と自己 PR』『医師としての自分の将来像と初期研修で得たいも

の』

② 面接官 4 名【時間】20 分程度【内容】提出書類を参考にして受験生自身についての質問，座右の銘，今までで 1 番苦労したことは，上級医と意見が異なった時どうするか，同期が夜勤変わってほしい時にどうするか，など【雰囲気・感想】終始和やかな雰囲気でリラックスできる感じだった。受験生がどんな人物かを探る質問が多かった。提出書類と普通の面接対策をして自分自身をアピールできれば問題ない。最後に一緒に働きたい気持ちを見せれば大丈夫。

③ 病院からの指定により現地

④ 緊張しすぎて失敗してしまいましたが，事務さんが励ましてくれたおかげでメンタルが保てました。

2019 年

① 小論文：1,000 字程度，事前提出。医師としての自分の将来像と初期研修で得たいもの。

② 面接官 2 名，20 分。雰囲気は和やか。事前提出の小論文や履歴書の内容について詳しく聞かれる。

④ 学生の人間性について問う質問が多く，病院と学生が合うか重視していたように感じた。面接は和やかで優しいので，自分をアピールしやすいと思う。落ち着いてゆっくり明るく応答することを意識するとよいかと。時間もたくさんあるので，焦る必要は全くない。病院見学時に研修医と関わった内容や会話について話すと，とても良いリアクションだった気がした。

⑤ 5 年生 9 月見学

2017 年

① 小論文：1,000 字程度，事前提出。医師としての自分の将来像と初期研修で得たいもの。

② 面接官 4 名，20 分。志望理由。コメディカルとの付き合いをよくする方法。ストレス解消法。部活での役職。初期研修医と看護師の関わりはどうだったか。

④ 臨床研修長に表情の変化が少なく，若干話しにくかった。見学では遠慮せずに積極的に聞いて話すとよい。

⑤ 5/ 上旬見学。実習生にも色々なことをやらせてもらえる。患者さんを CT 室に連れていったり，モニターを付けたり，身体所見をとらせてもらえる。先生方はとても忙しそうだった。

2015 年

① 小論文：1,000 字，事前提出。医師としての自分の将来像と初期研修で得たいもの。

② 面接官 4 名，15 分。答えやすい雰囲気で，質問内容は一般的。見学の回数や見学時の印象。実家の病院について。アルバイトについて。自己 PR。医師を目指した理由。将来のビジョン。友人関係で気を付けていること。受験者から病院への質問。

④ 研修医担当の方がとても優しく，面接直前にもリラックスさせてくれた。見学の回数，見学時の研修医からの評価が重要とのこと。

2014 年

① 小論文：1,000 字。志望理由と自己 PR。医師としての自分の将来像と，初期研修で得たいもの。

② 面接官 4 名（院長・研修担当医・看護師長・理学療法士），10 分。雰囲気は和やか。志望理由。自分の長所と短所。ストレスを感じたときの自分なりのリカバリー法。留学で得たもの。

④ 病院全体で研修を育てようとしている雰囲気がある。研修センターの事務の方がとても親身になってくれる。

⑤ 7/ 上旬見学。忙しそうだが研修医が生き生きと働いており，充実した研修生活を送っているという印象を受けた。

2013 年

② 面接官 3 名（研修担当医，看護師長，放射線技師），15 分。雰囲気は和やか。志望理由。医師を目指す理由。自分の強みと弱み。湘南という土地に対するイメージ。当院での初期研修は忙しいが，どう思うか。他の徳洲会病院は受けたのか。最後に，自己 PR でも何でもよいので一言。

④ 倍率は高いらしい。激務で，湘南鎌倉総合病院（沖縄徳洲会）より忙しいとの噂も。

① 筆記試験・その他　② 面接試験　③ 受験した場所，方法　④ 受験後の感想・来年の受験生へのアドバイス　⑤ 見学・実習

⑤ 見学，3月・7月（各3日間）実習。病院や研修の様子を見るには，最低1泊2日は必要。研修医が点数をつけていると聞いたが，よほど態度が悪くない限り，心配はいらない。

新百合ヶ丘総合病院（神奈川）

2019年

① 小論文：50～60分。20×20字，横書き原稿用紙5枚ほど配布。記述目安2～3枚。将来どのような医師になりたいか。
② 面接官6名，10～15分。志望理由。医師を志した理由。志望科。家族に医療関係者はいるか。息抜きの方法。大学時代に力を入れたこと。部活について。勉強とプライベートの両立方法について。病院に聞きたいことが何かあるか。
④ 成績表を見て話に絡めてきたので，CBTや普段の成績は良い方がよさそう。比較的新しい病院で研修医募集にもとても力を入れていた印象で，見学・実習含めて待遇がとても良かった。受験しやすい雰囲気。
⑤ 8/中旬見学，6/上旬実習（2週間）。救急科で色々やらせてもらえた。あまり実習で行く人はいないので，2週間いると色々な先生に覚えてもらえてよいと思う。

聖隷横浜病院（神奈川）

2022年

① 小論文：患者さんへがん告知を行う際の医師の適切な行動を6択から選びその理由を述べる【字数】400～600字【時間】1時間
②【人数】4名【時間】15分程度【内容】志望動機。横浜の理由。志望科とその理由。初期研修後の進路。印象に残った症例。部活の功績。部活で大変だったこと。チーム医療における医師の役割。アルバイトで学んだことは【雰囲気・感想】ズバズバ聞いてくるが穏やかな雰囲気。笑いが起きる場面もあった。
③ 病院からの指定により現地
④ 見学では穏やかだった先生方が，面接でも穏やかだとは限らないということに驚きました。6年生の4/下旬と7/上旬に見学。研修医と事務の方が大変優しい。見学回数や出身大学にはかかわらず，すべて人柄採用だと仰っていて，研修医の人も優しくて穏やかな地方大学出身の方が多かった。研修医が5名と少なめなことや，診療科が揃っていないところがやや気になるところだった。しかし，研修医の方々は皆仲良く，むしろ人数が少ない病院の方がひとりひとりが尊重されていて，過ごしやすいように感じた。地域密着型の病院で，common disease を幅広く学ぶことができる印象だった。

2017年

① 小論文：800字，60分。チーム医療の長所と短所について。
② 面接官4名（院長・臨床研修医長・看護部長・事務長），30分（時間制限は特に無い様子）。雰囲気は和やか。目指す医師像，あなたの強みは何か。新しい環境での生活に不安はないか。最近気になった医療ニュース。趣味。履歴書の内容についての質問。
④ 自分の受験日は3名だったが，担当者の方と一緒に過去の研修医の自己紹介文を読んだりと，待ち時間は楽しく過ごした。見学時に院長先生と話す機会があったので，緊張しなかった。人柄重視の病院だと言っていたので，あまり気負わず受験すればよいと思う。面接に時間をたっぷりとってもらえたので，たくさんアピールすることができた。
⑤ 3/中旬見学

茅ヶ崎市立病院（神奈川）

2022年

② 面接官5名（院長，プログラム長，副プログラム長，看護師長，事務長，1名）。受験者1人【時間】10分【内容】1分間自己PR・医師志望理由・当院志望理由・ボランティアしていたか・部活では自分の考えを出すタイプか，相手の考えに流されるタイプか・地域枠か否か・チーム医療とは何か，医師として必要なことは何か・将来の進路に関してどう考えているか・アルバイトで力を入れていたこと，大変だったこと・両親は医療従事者か

【雰囲気・感想】終始和やか。こちらの話していることにあまり興味はなさそうで医師は履歴書を見ていることが多い。
③ 病院からの指定により現地
④ 見学は2回行った方がいい。3回候補日がある中で1日目が受かりやすいという話もあるが，自分のタイミング次第。期間がかなり早いので，事前に志望順位の低いところや受ける予定のないところを練習で入れるのもあり。
⑤ 6年5月消化器内科，6年6月小児科を見学。見学シート記入後各診療科の見学，見学後研修医室でお話を伺い，希望者は救急外来の見学。研修医からの見学点があるそうで見学点は2回までつくらしい。

2021年

① 性格検査。
② 面接官5名，15～20分。雰囲気は和やか。1分間自己PR。病院志望動機。病院を知ったきっかけ。医師志望動機，医師以外だったら何になっていたか。チーム医療に大切なものは何か。志望科。医師として将来的な進路を決めているか。
④ 見学時のプリントに記載のあった質問がほとんどだった。筆記試験やCBT提出はないので，ほぼ面接で決まっているらしいと聞いた。マッチング面接の初回は多少なりとも緊張すると思うので，志望順位の高い病院は少し後の方で受験するのがよいと感じた（自分は日程的に第1志望が初回になりそうだったので，登録しない病院で練習した）。
⑤ 8/上旬見学。病院の基本情報，待遇，当直，試験で聞かれることなど記載されたプリントをもらえた。担当の先生から30分ほど1対1で病院紹介をしてもらう時間もあった。

2020年

① 性格診断テスト（面接後）。
② 面接官5名（院長・プログラム責任者・呼吸器外科部長・看護師長・事務），10分。1分間自己PR。志望動機。医師を志した理由。医師でなければ他のどんな職業についたか。部活について。チーム医療における医師の役割と気を付けること。
⑤ コロナの影響もあり，午前のみの見学となった。ゆるめの印象を受けた。

2019年

② 面接官5名（院長・事務長・看護師長・臨床研修責任者・呼吸器内科部長），15分。1分間自己PR。志望理由。医師を志した理由。バランスのよい研修とは。研修後の進路。チーム医療における医師の役割。患者との接し方についてどう考えるか。ボランティア活動経験の有無。最後に何か言いたいことがあれば。
④ 最後の質問に特にないと答えるのはNG。最後に熱意をしっかりと伝えること。この病院は国公立大出身の研修医がほとんどだと感じた。真面目さが自分のペースでゆっくり研修したい人におすすめ。
⑤ 5年生12/下旬・6年生6/上旬見学

2014年

① 性格テスト（面接後）。
② 面接官6名，15分。雰囲気は穏やか。自己紹介・アピール，それに関連した質問。志望理由。志望科。チーム医療において大切なこと。趣味について。
④ 面接前に，自己紹介と自己アピールを考える時間を与えられる。難しい質問はなく，リラックスして自分なりの答えを述べれば問題ないと思う。面接官が話を拾ってくれる。性格テストは合否に無関係とのこと。

東名厚木病院（神奈川）

2020年

① 記述：字数制限なし，60分。頭部外傷患者の初期対応，鑑別疾患，処置。
② 個人面接。雰囲気は和やか。医師を目指した理由。当院志望動機。
⑤ 7/上旬見学。非常に温かく受け入れてくれた。

① 筆記試験・その他　② 面接試験　③ 受験した場所，方法　④ 受験後の感想・来年の受験生へのアドバイス　⑤ 見学・実習

日本鋼管病院（神奈川）

2019 年

① 五肢択一：20 問，40 分。国試形式。国試レベル～やや易。メジャー科目のみ。
小論文：800～1,200 字，50 分。初期研修でどのようなことを行い，将来どのような医師になりたいか。
② 面接官 4 名，15～20 分。雰囲気は穏やか。志望理由。志望科。小論文の内容について。趣味。成績。目指す医師像。研修後の進路。他に受けた病院。コメディカルスタッフとの接し方。
④ 筆記試験作成の先生によると，採用試験日の時点で最低限知っておいてほしいレベルの問題だとのこと。面接官は成績証明書や履歴書，小論文に目を通している様子でそれらの内容を中心に質問してきた。病院見学での出来事などを志望理由に入れると好印象だったようだ。医学的知識や時事問題についての質問はなかった。面接重視。先生方や事務の人などの雰囲気がよく，他の病院に比べあまり緊張せずに受けられたのがよかった。受験者数は 7 月 3 名，8 月 8 名。
⑤ 3/中旬見学

東戸塚記念病院（神奈川）

2020 年

① 小論文：800 字，60 分。医師になった際に必要とされる能力についてまとめよ。
② 面接官 4 名，15 分。雰囲気は穏やか。志望理由。医師を志した理由。大学生活の内容について。趣味。特技。将来の展望。
④ 面接で医学的知識は問われないが，留年や浪人しているならそれについての理由や，それにより得られた経験を考えておこう。立地は魅力的。そんなに忙しい病院ではなさそう。ネットでの評価は驚くものだが，受験してそこまでの悪い印象は感じられなかった。

2017 年

① 小論文：800 字以上，60 分。医師として必要な資質について 3 つ書け。
② 面接官 3 名（院長・研修指導医長・内科部長），20 分。雰囲気は穏やか。志望理由。横浜を選んだ理由。勉強の進み具合。併願病院。履歴書の内容についての質問。趣味。特技。部活について。
④ 見学時の態度や受験生の人柄は研修医がある程度把握して，上級医に伝えてあると研修医の先生から言われ，LINE など連絡先を交換してもらった。できるだけ自分の価値観が病院に合っているということを面接でアピールして和やかなムードにもっていけるといいと思う。
⑤ 6/中旬見学

平塚共済病院（神奈川）

2019 年

① 小論文：800 字以内，50 分。2 つのテーマから 1 つを選択。1) 初期研修，10 年後，20 年後，定年時どのような医師でありたいか，2) 最近の医療・医学分野で話題になっていることと，その今後の進歩・進展について論じろ。
② 面接官 3 名，20～30 分。
⑤ 8/上旬見学

平塚市民病院（神奈川）

2019 年

① 小論文：800 字，60 分。日によってテーマは異なる。医師の働き方改革についてあなたが考える提案は何かあるか。医学部は職業訓練学校としての役割も担っているが，6 年間の学生生活で得たことを今後どのように活かし，最終的にはどのような医師を目指したいか。そのために初期研修をどのように過ごしたいか。
② 面接官 4～5 名（院長・臨床研修指導室長・看護師長・事務長），10 分。志望理由。当院の良いところ。部活について。志望科。母校の病院は受験しているのかどうか。後期研修について。他に受けた病院。今までで一番苦労した経験とその乗り越え方。

自分の短所。
④ 選考日は 3 日ある。小論文のためにもある程度時事について知っていた方がよさそう。見学時に書いた自己 PR について聞かれるので，書いたことを覚えておいた方がいい。研修医の先生によると今年度から病院長がかわり，前病院長のキャラ重視採用が受け継がれるか否かは不明とのこと。
⑤ 5 年生 5 月・6 年生 7 月見学。5 年生 3 月実習（4 週間）。選択実習で救急救命センターに行った。慶應関連であり慶應以外の学生はあまり来ないようだったが，希望を伝えたら受け入れてもらえた。実習生が救急を選ぶのは珍しかったらしく，病院長はじめ様々な先生によくしてもらった。基本的に 1 回でも見学していれば回数は関係ないとのことだが，見学時に提出した自己 PR は面接の参考にされる。

2018 年

① 小論文：800 字，60 分。日によってテーマは異なる。10 年後，専門医になった自分がどのような医師でいるかという想定で，1 日 1～2 時間程度車いすで過ごしている認知症の高齢者が腎不全になった。透析を導入すべきか，また家族への説明はどのようにするか。
② 面接官 4 名（院長他），10～15 分。雰囲気は穏やか。志望理由。将来希望する科。部活について。関東の病院を選んだ理由。つらいこと，悩みごとがある時どうするか。見学の感想。質問したいことや自己アピールはあるか。
④ 選考日は 3 日ある。小論文は例年難しいテーマが出るのでしっかり対策した方がよい。面接は本当に和やかで話しやすかった。履歴書や，見学の際に書く自己アピールなどについても質問される。平塚市という土地について知っていると質問に答えやすかったと思った。他院との比較なども聞かれたので，まとめておくとよい。気負いせず，ハキハキと話した方がよい。
⑤ 6 月見学

2017 年

① 小論文：800 字，60 分。日によってテーマは異なる。2025 年問題（団塊の世代が後期高齢者になる問題）。増え続けた医療費についてどうしたらよいか。
② 面接官 4～5 名（院長他），20～25 分。雰囲気は和やか。志望科。見学の感想。理想の医師像。看護師に求めること。併願病院。ストレス解消法。自分の土地の歴史。
④ 病院が新しくなったこともあり，見学時から常に 7～8 名日程がかぶる。試験当日受験者は 22 名で，会場の部屋が分かれていた（試験日は 3 日から選ぶ）。人気病院になりつつあることを実感。どの科も指導医の先生も揃っていた。勉強会や症例発表などの教育体制もしっかりしていて 400 床超え，同期 10 名と，ちょうどよい。どちらかというと外科系の病院だが，一度来てみると内科も充実している様子が分かると思う。
⑤ 3 月・5 月見学および実習。全体的なオリエンテーションがしっかりあり，平塚の町の紹介。希望科ごとに分かれて実習（1 日 2 科）。どの科の先生方も教育熱心で研修医の先生方が生き生きとして明るく雰囲気が良かった。研修医と上級医の距離が近いように感じた。

2016 年

① 小論文：800 字，60 分。理想の医師像とその理由。
② 面接官 4 名（院長・臨床研修担当医・看護師長・総務課長），10 分。雰囲気は和やか。志望理由。医師を志した理由・出身地。（看護師長からの質問で）看護師に求めるものは何か。人間関係を円滑にするために気を付けていることはあるか。志望科。最後に，当院に伝えておきたいことはあるか。
④ 各面接官から次々と質問される。自己 PR や 1 分間のスピーチ等はない。他の病院でも聞かれる基本的な質問に答えられるよう準備しておけば大丈夫だと思う。面接最後の質問はこの病院では必ずあるので，病院に入りたいという熱意をアピールすればよい。

2015 年

① 小論文：1200 字，60 分。医師として働き始めることへの「期待」「目標」「意気込み」「不安」について。

① 筆記試験・その他	② 面接試験	③ 受験した場所，方法	④ 受験後の感想・来年の受験生へのアドバイス	⑤ 見学・実習

② 面接官 4 名，15 分。雰囲気は和やか。面接官 1 人ひとりからの質問が少ない。医師を志す理由。研修プログラムの良い点と思い点について。自身の短所について実例を挙げての説明。趣味。

④ 倍率が高い年と低い年との差が激しい。今年は倍率が高そう。

平塚病院（神奈川）

2018 年

① 小論文：800 字，60 分。少子高齢化と AI について。

② 面接官 4 名，10 分。志望理由。大学で頑張ったこと。

⑤ 3/中旬見学，6 月実習。楽しかった。

藤沢市民病院（神奈川）

2021 年

① 五肢択一：50 問，60 分。国試の問題よりは少し難しめが多い。範囲に偏りがある分野もある。
小論文：各国のコロナ対策，どこが正解だと思うか。
その他：パーソナリティ検査。

② 面接官 5 名，10 分。併願病院。もし併願病院も当院も落ちたらどうするか。アンガーマネジメントについてどう思うか。公務員として働くにあたって思うところ。将来の進路。

④ 終始穏やかではあるが答えにくい質問がちょくちょく飛んでくる。事前の調査票や履歴書からはそこまで聞かれない印象。試験が大事と言われている病院なのでどのぐらい見られているかは不明。筆記試験は例年に比して簡単になっていたように思う。7 月中旬にメジャーマイナー全般から出題される筆記試験があるので，受験を考えているなら早め早めに勉強を進めていた方がいいのかなと思う。

⑤ 12/下旬見学。過去問をもらうことができた。面接で聞かれること一覧をもらえた。見学自体は昼過ぎで終了。

2020 年

① 五肢択一：50 問，60 分。国試より難。
小論文：各国のコロナ対策，どこが正解だと思うか。
その他：パーソナリティ検査。

② 面接官 5 名，10〜15 分。雰囲気は穏やか。履歴書の内容を中心に質問。志望理由。併願病院について，その病院を受ける理由。当院を第 1 志望にした理由。今までに苦労してやり遂げたことを 1 つ。趣味。

④ 筆記試験の難易度が高いので，国家試験の勉強をなるべく早めにスタートする事が大切かと思う。過去問の研究が大切。過去問は見学時に研修医の先生からもらえた。今年の小論文は国内だけでなく世界の状況についても詳しく把握しておかないと，なかなかしっかりした内容を書き上げる事が難しい。小論文が難しかったことから，面接で時事問題等の質問があるかと思っていたが，予想以上にあっさりとしていたので少し驚いた。笑顔も交えた楽しい会話という感じだった。

⑤ 見学。救命救急科（1 日），血液内科（1 日）。救急が非常に強い病院だけあって，初期研修医が積極的に検査や治療をコーディネートしている印象だった。ハードそうではあったが，大変力がつくように感じた。血液内科では指導してくれた先生方が大変優しく，とても研修のしやすい環境なのだと感じた。見学回数が重視されている。見学時の態度も見られているらしい。

2018 年

① 五肢択一：50 問，80 分。国試よりやや難。分野はまんべんなく出題。
小論文：A4 1 枚，45 分。病院のキャラクターを作るとしたら名前は何がよいか。

② 面接官 3〜4 名，5〜10 分。雰囲気は和やか。志望理由。志望科。当院の志望順位。大学時代に力をいれたこと。最近話題になっているニュースについてどう思うか。

④ まずは筆記試験対策をしっかりやるべきだと思う。科に関わらず幅広く勉強するとよいと思う。面接時間は短く，その時間で自分をアピールするのは難しい。

⑤ 7 月見学，5/上旬実習（1 週間）。実習に行ったから有利ということはないと思う。

2016 年

① 五肢択一：100 問，80 分。内科専門医試験レベル。内科学会誌掲載問題流用の出題あり。
小論文：A4 1 枚，45 分。機能分化と地域連携について。
その他：適性検査（心理テスト），30 分

② 面接官 5 名，10 分。雰囲気は穏やか。志望動機。志望科。座右の銘。自分を採用した場合のメリット。体力について。併願病院。特技について。

④ 面接は基本的な質問だった。筆記試験・小論文で差がつくのだろうと感じた。

⑤ 7/下旬見学，10/中旬実習（4 日間）。手技を多く体験させてもらえた。

2014 年

① 五肢択一：約 100 問，60 分。3 年分くらいの国試過去問とオリジナル問題。108 回からも数問。難易度がかなり高いものもある。
小論文：字数指定なし（A4 1 枚），30 分。イラスト（病室のベッドから降りようとする患者）を見て，予想される危険や注意すべきことについて述べよ。
その他：内田クレペリンテスト。

② 面接官 5〜6 名，5〜10 分。雰囲気は和やか。志望理由。志望科とその理由。大学生活について（部活など）。専門医制度の変更についてどう思うか。

④ 外科と小児科の両方を上位に志望する人は少ないらしく，志望理由について詳しく聞かれた。

⑤ 3/28・6/27 見学，5 年生 10 月実習。医師とコメディカルの関係が良好で，明るい雰囲気。病棟の改築工事が進んでいる。

藤沢湘南台病院（神奈川）

2018 年

① 小論文：A4 2 枚，60 分。学生時代に頑張ったこと。

② 面接官 5 名，10 分。医師を志した理由。貧血の種類。

⑤ 5 月・6 月見学

大和市立病院（神奈川）

2022 年

① 小論文：800 字以内，制限時間は 1 時間。「医療におけるコミュニケーション」「医師としての倫理」「患者中心の医療」以上から好きなテーマを選び，自分の意見を述べる。タイトルは自由に自分で設定する。

② 試験官は 3 名で，雰囲気は三者三様でバラバラであった。ニコニコと話を聞いて下さる方もいれば，少し興味がなさそうにしている方もいて戸惑ってしまった。切迫な雰囲気はなく，どちらかといえば和やか。病院の志望理由，医師志望理由，趣味，見学時に印象に残った先生，なぜ神奈川なのか，地元に戻らなくていいのか（出身地が田舎なので，地域医療に貢献すべきでは，とのこと）。将来の進路についてどう考えているか等尋ねられた。時間は 15 分程度であった。

③ 病院からの指定により現地

④ 後期以降の進路も見据えて初期研修先を選べるとよいと思います。

⑤ 2021 年の 1 月に見学。研修医の先生は楽しそうに働かれていて，非常に魅力的であった。他の見学者もいたが，神奈川では人気な病院であり，なかなかマッチするのが難しいとの情報を得た。身だしなみやマナーには気をつけた。その日一緒になった見学者と，待ち時間中にわいわい喋りすぎないように気をつけた。また，初期研修期間に学べることや，学びの環境がどのくらい整っているかに注目した。

2021 年

① 小論文：800 字以内，60 分。3 つのテーマから 1 つ選択。

② 面接官 3 名，15 分。志望理由。志望科。体力に自信はあるか。成績について。後期研修はどうしたいか。家族に医療関係者はいるか。自分の性格をどのように捉えているか。他の受験病院。当院を知ったきっかけ。履歴書の内容について。

④ 小論文は見学時にもらった過去問とすべて同じテーマだった

① 筆記試験・その他　② 面接試験　③ 受験した場所，方法　④ 受験後の感想・来年の受験生へのアドバイス　⑤ 見学・実習

ので，練習しておく価値はありそう。先生は白衣姿でとてもラフな雰囲気の面接であった。見学時に聞いていた質問内容と大体同じだった。募集人数が少ないので面接では熱意を出すことが大事。面接は話す内容も大事だが，どちらかというと雰囲気や立ち居振る舞いを見られているような感覚があった。

⑤ 6/初旬見学。研修担当の先生と 20 分程話した後，希望する科に見学に行き，落ち着いたら最後は研修医に質問して終了といった流れ。院内はやや古い建物もある。

2020 年

① 小論文：800 字以内，60 分。医療におけるコミュニケーション，医師としての倫理，患者中心の医療について。

② 面接官 2 名（院長・副院長）。雰囲気は和やか。履歴書の内容を中心に質問。

⑤ 研修医少人数制で手厚い指導だった。研修医から土日，休日をしっかり休めると聞いた。最近は当直明け帰れないらしい。

横須賀共済病院（神奈川）

2020 年

① 五肢択一：50 問，60 分。感染症や膠原病以外からまんべんなく出題。

② 面接官 6 名，10 分。雰囲気は和やか。

④ 筆記は過去問が通用しないと言われていたが，過去 10 年分もあれば半分くらいは過去問であった。体育会系色が強かったと感じた。

⑤ 1 泊 2 日で見学。午前中に終了し，帰れて楽だった。

2019 年

① 五肢択一：50 問，50 分。国試レベル。全範囲から出題。消化器がやや多め。
　小論文：400 字，30 分。今までで最も印象に残った言葉について。

② 面接官 8 名，15 分。雰囲気は穏やか。自己 PR。小論文の内容について。志望理由。医師を志した理由。趣味。

⑤ 6/初旬実習（2 週間）。外科で実習。丁寧に指導してもらった。

2018 年

① 五肢択一：50 問，50 分。内科，外科，マイナー，麻酔や放射線まで幅広く出題。国試より難しい問題もある。外科系と循環器が多い印象。
　小論文：400 字，30 分。今までで一番感動したこと。学生生活で最も印象に残っていること。

② 面接官 7〜8 名（院長他），10 分。志望動機。将来希望する科。研修後の進路。他に受けた病院。推薦状の内容について。部活について。学生時代に力をいれたこと。志望科の中で特に興味があることは何か。アルバイトから学んだこと。

④ 入室時は面接官の多さに圧倒されたが，先生方が笑顔で和やかな雰囲気を作ってくれた。面接時間が短いので，積極的にハキハキと元気よく，自分のアピールポイントを伝えることが重要。面接官は履歴書や小論文，推薦状を読み込んでいる印象だったので，書いた内容を面接前にしっかり確認しておくべき。受験者が多いと待ち時間が 3 時間以上になるので，時間をつぶせるものを持参した方がよい。外科の病院で研修もハード。

⑤ 5 年生 3/下旬見学，2 月実習。大学の実習で 1 日だけ消化器外科にて。手術の件数が非常に多い印象。ope 室の数も多く，外科が強い病院と言われているだけある。

2017 年

① 五肢択一：50 問，50 分。国試形式でメジャーからマイナーの出題。
　小論文：A4 1 枚分，50 分。今までで一番感動したこと。

② 面接官 8〜10 名（院長・副院長他），15 分。雰囲気は和やか。志望理由。志望科。自己アピール。履歴書に沿っての質問。

④ 見学時に研修医の先生から過去問をもらったので，それで少し対策した。

⑤ 5/上旬見学

2016 年

① 五肢択一：50 問，50 分。国試レベルを超え，専門医試験レベル。メジャー・マイナー全て出題。
　小論文：400 字，30 分。腸閉塞で 70 代男性が入院。医師との関係も良好。退院日に転倒，大腿骨頸部骨折をしてしまい，退院延期，ベッド上安静に。患者から買い物を頼まれ，医師がそれを断ると，怒りをあらわにした。ここからあなたがとる行動とその理由を中心に記述せよ。

② 面接官 6 名（院長・副院長他），10 分。雰囲気は穏やか。志望動機。体力について。見学科について。選んだ理由。併願病院。研修終了後の進路。学生時代に頑張ったこと。志望科。将来の医師像。

④ 面接は，院長・副院長が進めていくスタイル。筆記試験は難しく受験者に差がつきにくいと思った。

⑤ 12・3・8 月見学，11 月実習。研修医の先生が主体的に働いていた。

横須賀市立うわまち病院（神奈川）

2022 年

① 選択肢：【形式】五選択肢択一問題【問題数】30 問【時間】2 時間【内容】その年の基本的臨床能力評価試験から出題。みんな高得点を取ってる（9 割ボーダーとの噂もある）ので事前に問題集め＆復習は必須

② 面接官 3 名，受験者 1 名【時間】10〜15 分【内容】出身・当院志望理由・併願病院はどこか。そこを併願した理由は・小児科を志したきっかけ・後期はどうして行きたいか・後期に関してどこか調べたことはあるか。違いに関しては調べているか・地域枠か否か・奨学金受けているか・最後にアピール

③ 病院からの指定によりリモート

④ 基本的に聞かれる内容は志望理由や志望科，その理由なので，事前準備していけば乗り越えられるので準備しておいた方がよい。

⑤ 6 年生 6/上旬の 2 週間，小児科で実習。朝カンファからタカンファまで参加した。見たい症例を持ち込に持つ上級医のもと日々診療の見学や一部手技（採血等）もさせていただけた。日々カルテ記載や病状把握を通して疾患の特徴や治療方法，効果判定に関して深く学ぶことができ，非常に充実した 2 週間だった。初日最終日は挨拶があるためスーツで。それ以外も失礼のない格好をしていくこと。

2019 年

① 五肢択一：40 問，120 分。国試形式。国試レベル〜やや難。英文の問題が 2 問程度。

② 面接官 5 名，15 分。履歴書の内容について。出身，地域枠かどうか。医師を志した理由。当院の志望理由。志望科。

④ 筆記試験ではなるべく落とさないようにすると係の人が言っていた。履歴書は形式自由なので自分をアピールできる形式のものを選ぶと面接の時スムーズだと思う。

⑤ 5/中旬見学

2018 年

① 五肢択一：40 問，120 分。国試形式。

② 面接官 5 名，20〜30 分。履歴書の内容について。試験の出来。出身，地域枠かどうか。趣味。病院奨学金をもらっているか。大学で頑張った。海外留学の経験。

④ 緊張しなくてよいから，と声かけがあり，雰囲気は終始穏やか。内定電話がかかってくることがある。第 1 志望で受ける人は少ないので，見学時などにアピールすることが大切。

⑤ 6 月見学

2017 年

① 五肢択一：30 問，60 分。英語で出題されている問題が半分くらいある。その時の基本的臨床能力評価試験から出ているそう。

② 面接官 10 名，10 分。志望動機。志望科とその理由。奨学金をもらっているかどうか。神奈川を選んだ理由。

④ 面接官は 10 名で医師やコメディカルの方がいるが，質問をするのは 3 名程度。成績証明書をしっかり見られていた。試験の

① 筆記試験・その他　② 面接試験　③ 受験した場所，方法　④ 受験後の感想・来年の受験生へのアドバイス　⑤ 見学・実習

4～5日後に電話で合格の連絡がきた。

⑤1/中旬見学

2013年

① 小論文：120分。英語の医学論文（救急で多い症例の統計（？），救急医療に関するもの）を読み，日本語で要約（1,600字）。英語で感想を述べる（分量制限なし）。辞書持ち込み可。

② 面接官6～7名，10分。雰囲気は穏やか。研修で学びたいこと。初期研修後の進路。併願病院。自己PR。

④ 第2志望で受験している人が多いように感じた。筆記試験の英語は準備不要。進路や併願病院については鋭く切り込まれた。思っていることをはっきり言った方がよいかもしれない。

横須賀市立市民病院（神奈川）

2020年

② 面接官4名，10～15分。志望理由。医師を志した理由。大学生活について。留年について。趣味。特技。地域にどんな印象があるか。

④ 雰囲気は穏やかだが，質問スピードが速めのため，緊張感もある。今年度は以前よりもかなり志望人数が増えたと言われた。交通の便は悪いが，周囲の景色もよく，海のある田舎が好きであればよいかもしれない。

横浜旭中央総合病院（神奈川）

2021年

① 五肢択一：60問，75分。国試レベル。マイナー科からの出題もあり。

② 面接官3～4名，30分。雰囲気は和やか。履歴書の内容中心の質問。志望理由。志望科。コロナ禍の現状について。アルバイトについて。留年の理由。

④ 病院見学は行けば行くほどよい。研修医の評価が大きく影響する。

⑤7/中旬見学。午前中のみ。できれば2回行った方がよい。研修医が評価するので余裕馬が合ったら受けてもいいと思う。

2019年

① 五肢択一：50問，90分。必修の過去問約5年分。

② 面接官3名，30分。雰囲気は和やか。医師を志した理由。当院の志望理由。部活などで得たもの。後期研修で残る気があるかどうか。

④ 後期は内科でしか残れないが，昭和大学と提携して外科でも関わりをつくることができるということを推された。部活をがっつりやっている人は話が膨らみやすいかもしれない。見学者が多いので印象に残るようなことを心がけるべき。礼状は必ず出すようにしていた。マッチングに関する先生は外科，神経内科，麻酔科なので，特に最初の2つは見学するのがおすすめ。

⑤6/中旬・7/上旬，中旬見学

横浜医療センター（神奈川）

2021年

① 五肢択一：25問，30分。国試過去問からメジャーマイナー問わずそのまま出題。過去問5年程度。一般・臨床ともに出題されていた。正答率が低い問題はあまり出てない印象。

小論文：800文字×2テーマ，60分。友人を亡くしたという内容の短い小説を読み，若くして友人を失った人はその後どうすると思うか。一つ前に診療していた患者の薬を処方してしまった，どう対応するか。

② 面接官4名（研修プログラム責任者・院長・看護師長），15～20分。出身でもなく，大学所在地も違う神奈川を選んだ理由。当院志望理由。将来の志望科。将来神奈川に残るか，出身地へ帰るか。事前提出の履歴書，自己PR文の内容から。仕事をする上で大事だと思うこと。看護師に求めることは何か。一人暮らしの経験から活かせることはあるか。今，ハマっていること。病院に聞いておきたいこと。

④ こちらの発言に相槌を打ちながら聞いてくれ，話しやすい雰囲気だった。緊急事態宣言の影響から実際の病院見学はできなかったが，見学で救急を見ておいた方がいいらしい。小論文は

時間が短いので時間内に書き上げる練習をしておくべき。面接は求める人材がはっきりしているので，ありのままの自分を出すようにした方がいいと思う。将来は神奈川に残って欲しそうだった。見学できる機会が限られてしまうかもしれないので，できるうちに早めに見学しておくように。複数回行くとよいと思う。

⑤6/下旬・7/中旬にオンライン説明会をしてもらった。

2019年

① 五肢択一：25問，30分。国試過去問からメジャー，マイナー問わず出題。恐らく直近5年程度の範囲。一般，臨床ともに出題あり。

小論文：800字×2テーマ，60分。日によってテーマは異なる。高額医療に対して国の助成制度があるが，国家財政への圧迫も深刻化しているという文章を読み，どうすべきかと考えを論じる。担当患者が散歩を希望し付き添いのもと許可をしたが，病院外に出てしまった，どう考えるか。アナフィラキシーショックに陥った患者にアドレナリンを投与する際に指導医から量を指定されず，確認できなかった研修医は誤った量を投与したという文章を読み，どうすべきか，何か改善策はあるかを考え論じる。

② 面接官4名（院長・副院長・看護師他），15～30分。志望動機。医師を志した理由。目指す医師像。リーダーシップに必要なもの。大学時代に頑張ったこと。気分転換に何をするか。看護師に求めること。自分の強み。初めての一人暮らしで不安なこと。

④ 筆記試験は過去問直近5年分から出ると研修医の先生から聞いていたのでとにかく必死で解いた。五肢択一はなく，過去問そのままの形式での出題だったと思う。小論文は時間がシビアだが，時間のない中で何とかやり遂げる能力も試されているとのことだったので，文字数分をきちんと埋めることは大前提かと思う。面接にセンター長か救急科部長のどちらかの先生がいるとのこと。最初は院長，副院長の存在感におされたが，終始朗らかな雰囲気で，笑いも交えながらのびのびと話をさせてくれた。看護師の方もいて協調性の面も見られていることがよく伝わってきた。

④ 4/下旬・6/下旬見学。2～3回の見学は必要。また当直も先生と話す時間を作ってもらえるのでおすすめ。本当に熱意ある先生方ばかりで見学時お世話になった。

2018年

① 五肢択一：25問，30分。国試過去問からメジャー，マイナー問わず出題。恐らく過去5年程度の範囲。

小論文：800字×2テーマ，60分。大学病院では3時間待ちの3分診療を行っていると言われる現状に対する意見と対策を述べよ。処方ミスをしたが患者の連絡先が分からない時どうするか。入院中の患者に内視鏡検査を施行しようとしたら，患者とその家族に，聞いていないと言われた。しかし事前に説明したことを確かに記憶している。この状況に対する意見と対応を述べよ。研修医の救急対応について。患者にカルテを見せるかどうか。

② 面接官4名（院長・看護師長・事務長他），15～20分。志望動機。最近気になった医療ニュース。提出書類の自己PRについて。カンファレンスで他の医師と意見が分かれた時どうするか。当院と他院の違い。ストレス解消法。厳しく指導されることをどう思うか。一人暮らしで困ったこと。アルバイトの内容。臨床実習を経験して，今後自分たちが変えていかなければならない医療の問題はあるか。友人と連絡をとるのにメールや電話を使うか，SNSを使うか。研修医のあなたが病棟に30分早く着いたとしたら，何をするか。

④ 小論文と面接を重視しているようだった。ただ，見学に行っていると印象はよいらしい。緊張していたりいなかったりをアピールできないので，リラックスしてくださいと言ってくれた。こちらの話す内容をしっかり聞いて吟味している様子だった。求めている人材がはっきりしている病院であり，特に救急に特徴がある。何度か足を運んで，自分と合いそうかしっかり考える必要がある。

⑤ 5年生2回・6年生2回見学，6/上旬実習（3日間）。糖尿病内

① 筆記試験・その他　② 面接試験　③ 受験した場所，方法　④ 受験後の感想・来年の受験生へのアドバイス　⑤ 見学・実習

分泌内科にて。それほど忙しくなく，自己学習や案内をしてもらった。部長がたまに面接に来るらしい。人気病院なので，3回見学するのは珍しくなく，回数をこなしても印象を残すのは難しい。

2017年

① 五肢択一：25問，30分。国試過去問からメジャー，マイナー，公衆衛生とまんべんなく出題。
　小論文：800字×2テーマ，60分。病院見学を通じてあなたが思う当院が研修医に求める能力について。研修1年目の出勤時に，病院近くのバス停に病衣の人がいた時どうするか（点滴を抜いてきて出血している）。医師としてのキャリアプラン。
② 面接官4名（院長，副院長，救急部長など医師2名・看護部長・事務長），10～15分。自己紹介。志望理由。自分の長所と短所。医師を志した理由。試験の出来。これまでの人生での大きな失敗。事前提出書類の自己アピールの内容について。ストレス解消法。体力はあるか。部活での役割から研修生活に活かせること。友人から自分はどんな性格と言われるか。後期研修について。
④ アットホームな雰囲気で緊張していると和ませようと声をかけてくれる。病院が求める人材が比較的はっきりしていて，そこに当てはまるか大きくずれていないか見ているようだった。応募書類からかいつまんで質問され，当たり障りのないことなので，ある程度アピールできるようにしておいた方がよい。今年から小論文が追加。時間内に書き上げるのは難しく，事前に練習するなど対策することをすすめる。救急を見学するのが必須とのこと。見学時の態度なども見られている。見学で書くアンケートや御礼のメールなども重要。受験者数は40名弱。
⑤ 3月・5月見学

2016年

① 五肢択一：25問，30分。国試過去問から出題。
　小論文：400字以内の自己PR（書式指定なし），事前提出。
② 面接官4名，10分。自己紹介。志望動機。他病院への見学について。他職種とのコミュニケーションについて。将来の医師像。気になるニュース。長所。
④ 面接で圧迫感はなかったが，先生方の出すオーラに圧倒された。見学が大事だと感じた。
⑤ 4/上旬見学，9/中旬実習（4日間）。オペをたくさん経験することができた。

横浜栄共済病院（神奈川）

2018年

② 面接官5名，10分の個人面接。志望理由。医師を目指したきっかけ。併願病院。指導医の理想像。
　集団討論：面接官6名，受験者8名，25分。チーム医療について。順に意見を言う。
④ 事前の説明会に行くのが大事だと思う。
⑤ 8/上旬見学

2016年

② 面接官4名（院長他），20分の個人面接。志望理由。出身大学について。研修後の進路。研修病院に求めること。志望科とその理由。併願病院。
　面接官5名，受験者9名，50～60分のグループ面接。テーマ（総合医と専門医）について1人ずつ意見を述べる。
④ 個人面接の面接官が，院長以外は7月の説明会後の懇親会でお会いした先生方だったため，話しやすかった（懇親会は参加すべき）。グループ面接は，研修医の先生が司会となり，3～4回意見を言う機会があった。フリートークではなかったので，少ししゃしりにくかった。

横浜市立市民病院（神奈川）

2022年

① 選択肢：【形式，問題数】五肢択一が38問，記述が1問【時間】100分【内容】五肢択一は国試過去問から。比較的易しめ。記述は「〇〇歳男性，腹痛。問診，診察，検査で注目すべきこと

をそれぞれ30字で書け」というような内容。
② 面接官3名，受験者7名【時間】45分程度（討論が人数×5分，その後1分間PR）【内容】学生と初期研修医の違い【雰囲気・感想】討論の面間接官の方は見ているだけなので，学生だけの世界。常に笑顔で優しい方と，常に無反応な方がいらっしゃった。学生同士お互いに助け合って頑張る雰囲気が作れれば乗り切れると思う。
③ 病院からの指定により現地
④ 面接については事前に面接練習会が開催されています。慶應義塾大学マッチング対策委員会が主催してくださっているので，知り合いの慶應生から情報を得る必要があります。マッチングは情報戦であることを痛感しました。どこかの大学の系列の場合，その大学の知り合いがいると強いと思います。
⑤ 1/中旬，7/上旬に見学。過去問をもらうことができた（ただし少し古い版）。事務の方が非常に優しかった。研修医の先生が非常に沢山お話してくださった。研修医の先生方の雰囲気（特に研修医室での振舞い方）に着目していた。

2021年

① 計120分。
　五肢択一：40問。国試過去問で内科，外科からの出題。一般問題から必修問題まで幅広く。
　小論文：30分。
② 集団討論：医学的な時事問題に対する討論。
④ 昨年から病院の過去問対策はあまり意味がなくなったように感じられる。集団討論はファシリテーターを決めて議論を進めるのがおすすめ。あまり背伸びしすぎようとしない方がいいと思う。書類で背伸びをすると面接時に苦労することに。
⑤ 3/下旬見学。コロナの影響で救急科はほとんど見ることができなかった。

2020年

① 計100分。
　五肢択一：40問。国試レベル。
　記述：3問。それぞれ30字以内で記す。
　小論文：600字。2つのテーマから1つを選択。1）医療安全について，2）がんゲノムについて。
② 集団討論：面接官3名（医師・コメディカル・事務），受験者6名。外国人が増えることによる課題と解決策について討論。
④ 集団討論は，フェイスシールド＋マスク＋アクリル板の状態で行った。自分の声がこもる上に，人の声は聞き取りづらく大変だった。
⑤ 5年生時に救急の実習で行った。雰囲気はよく，優しい先生が多い印象。先生方が手技についてのワンポイントを言ったり，アドバイスしたりと教育的だった。

2019年

① 計100分。
　五肢択一：40問。国試レベル。国試の過去問，類題と病院オリジナル問題からの出題。内科，外科から基本的な問題。外科，血液内科は新出問題があったが，5割程度でほぼ過去問で対応可能。
　記述：1問。30代女性が下腹部痛を主訴に来院した。必要な初期対応（問診内容，身体診察，オーダーする検査）をそれぞれ30字以内で記せ。
　小論文：600字。日によって異なる2つのテーマから1つを選択。理想の初期研修医に求められるもの。救急医療について。児童虐待について。アドバンス・ケア・プランニングについてどのように実践していけばよいか。
② 集団討論：面接官3名（医師・看護部長・薬剤部部長），受験者6名，20～30分。雰囲気は和やか。面接官は見ているだけ。1人司会役を決めて討論，最後の5分間でまとめる。患者にとって理想的な医師とは，医師にとって充実するものとは，理想的な初期研修病院とは。討論の後に1人1分の自己アピール。
④ 筆記は見学時に過去問をもらえるので，それをしっかりやれば問題ないレベル。受験者数が例年より多く，緊張感があった。今年から新病院に移転するということで，今後も受験者は増加

| ① 筆記試験・その他　② 面接試験　③ 受験した場所，方法　④ 受験後の感想・来年の受験生へのアドバイス　⑤ 見学・実習 |

していくと思われる。試験日程は 3 日設定されているが，2 日目 3 日目に受けた方がいいらしい。人も多く，活気に溢れている。1 日目は練習で受けている人も多く，集団討論の際に雰囲気がよくない場合もある。討論では目立とうとすると印象が悪くなるのでやめた方がいい。最後の自己アピールは 1 分経過でアラームが鳴るが，止められることはなく最後まで話すことができた。事前（7 月位）に慶應大学主催で練習会が開かれたので参加した。つてをたどって LINE の仲間に入れてもらうとよいだろう。

⑤ 5 年生 9 月見学。6 年生 5 月実習（1 か月）。先生方がとても熱心に指導してくださり本当に充実した 1 か月を過ごすことができた。多くの先生方と話ができるため実習することは大切だと思った。

2018 年

① 計 100 分。
五肢択一：40 問。国試レベル。国試の過去問，類題からの出題。内科・小児・産婦。毎年新作問題数問あり。
記述：1 問。25 歳女性が腹痛を主訴に来院した。必要な初期対応（問診，検査，鑑別診断）をそれぞれ 30 字以内で記せ。
小論文：600 字。日によって異なる 2 つのテーマから 1 つを選択。地域包括ケアシステムで重要だと考えられること。アクシデントが起きる要因とそれを医師としてどう解決していくか。AI について。働き方改革について。研修医の過重労働について。

② 集団討論：面接官 3 名，受験者 4 名，20～30 分。面接官は見ているだけ。1 人司会役を決めて討論。研修終了時の自分の理想像。理想の研修病院とは。討論の後に 1 人 1 分の自己アピール。（産婦人科コース）面接官 2 名，10 分の個人面接。産婦人科を選んだ理由。当院の志望理由。自己アピール。

④ 集団討論は何度か練習してイメージをつかんでおくとよいと思う。司会役の人がうまくまとめてくれるとスムーズに話し合うことができる。提出物の面接カードが自分のことをアピールできる唯一のものなので，作成に時間をかけた。毎年慶應と横市の学生が多く受験しており，試験会場は大学の教室にいるかのような和やかな雰囲気だった。

⑤ 3 月見学

2017 年

① 計 100 分。
五肢択一：39 問。国試の過去問か類題からの出題。市民病院の過去問からの出題も多い。内科・小児・産婦。
記述：1 問。上腹部痛の中年女性（別日は下腹部痛の若い女性）に対して，1）周診，2）身体所見，3）必要な検査のポイントを各々 30 字以内で記述。
小論文：600 字。日によって異なる 2 つのテーマから 1 つを選択。どの場合も文章を読んで記述。総合診療専門医について。チーム医療における課題と解決策。2025 年問題と地域包括ケアシステム。災害医療。医師の働き方。地域医療制度。

② 集団討論：面接官 3 名（医師・看護師他），受験者 5 名，25～30 分。司会を決めて，討論。面接官は見守るのみ。研修終了時の自分の姿，理想像。患者に信頼される医師とは。初期研修をどのようなものにしたいか。討論の後に 1 人 1 分の自己アピール。

④ 筆記の 3 つは時間配分が大事。見学時に過去問をもらっておいて対策すれば差はでない。差がつくとしたら集団討論。一度練習しておくとよい。流れを把握するために，司会も経験しておくと試験に臨みやすい。アピールタイム 1 分と面接カードでしか自己アピールできないので，この 2 つは力を入れた方がいいと思う。面接>小論文>筆記の順に重要視すると先生は言っていた。横浜市大と慶應大学の系列病院のため，両大学の学生の受験が多い。

⑤ 5 月実習（1 か月）。循環器内科で実習。ローテでまわっている研修医 4 名（1 年目，2 年目各 2 名）につくことが多かった。2 年目の先生は優秀で勉強会を行っており，とても教育的だった。指導医の先生も，自分と研修医向けにクルズスを開いてくれてとても勉強になった。検査などにもたくさん入らせ

てもらい，勉強になった。

横浜市立みなと赤十字病院（神奈川）

2022 年

① 選択肢：【形式】五選択肢択一問題【問題数】50 問【時間】25 分【内容】CBT 程度の問題

② 面接官 5 名【時間】一部屋 15 分【質問】志望動機，志望科，サークルについて，チーム医療についての考え，体力はあるか【雰囲気・感想】面接は二部屋で行われたが，どちらも同じ感じだった。終始和やかな雰囲気。過去問で対策可能。体力について気にしている印象だった。チーム医療についての考え方は細かく聞かれた。

③ 病院からの指定により現地

④ 履歴書に書いたことを深く聞かれる印象だったので，履歴書で書いたことはしっかり話せるようにすると良いと思います。

⑤ 5/中旬に見学。過去問や病院のプログラムの説明を書いた紙をもらえる。救急科が大変そうだが，研修医がファーストタッチをするので経験を積めそう。身だしなみや言葉遣いに気をつけ，見学後はお礼のメールを送った。どのような感じでフィードバックをいただけているのかに注目した。

2018 年

① 五肢択一：50 問，60 分。CBT レベル。

② 面接官 3 名，5 分×2 回。雰囲気は和やか。1 分間自己アピール。志望科。患者に優しく接するためにはどうしたらよいか。部活について。学生時代に人生に最も影響を受けたことは何か。

④ 筆記は満点近くとれる試験で，足切りにしか使わないと事前に告知された。履歴書の内容についてはあまり触れられなかった。今年から募集定員が 11 名→8 名に減り，以前より難しくなったと思われる。各大学から 1 名ずつ採る可能性が高いため，同級生との競争の要素も強い。面接時間が短いので，その時間で自分の強みを伝えることが大切だと感じた。

⑤ 7/中旬見学

2017 年

① 五肢択一：50 問。40 分。CBT レベル。

② 面接官 3 名，10～15 分×2 回。雰囲気は和やか。志望動機。得意科目と苦手科目。志望科。医師を目指した理由。1 分間で自己 PR（事前に考えてくるよう連絡あり）。部活で大変だったこと。体力はあるか。

④ 筆記は国試に落ちないかを見ており，足切りに使っているとのこと。面接重視。自己アピールは確実に練習しておく必要がある。見学時に研修医に，病院指定の履歴書，調査書に何を書いたか参考に聞いておくとよいと思う。待ち時間が長くなるケースもあり，勉強道具などを持っていくことをすすめる。

⑤ 6 月見学

2014 年

② 面接官 3 名（1 回目：院長・副院長他，2 回目：救急部長・整形外科部長・一般外科部長），10～12 分×2 回。雰囲気は和やか。1 回目：志望理由。志望科。医師を志望した理由。部活について。チーム医療における医師の役割。目の前で人が倒れていたらどうするか。夜間救急外来でクレームをつけてくる患者に当たったときはどうするか。高齢者の骨折で気を付けること。看護師に怒られたらどうするか。将来，他の赤十字病院に行くように言われたらどうするか。2 回目：口頭試問（腹痛・胸痛・頭痛・呼吸困難の鑑別，後遺症をきたしうる骨折，BLS の手順，コンパートメント症候群の症状）。

④ 昨年までは圧迫面接だったが，今年から方針が変わったとのこと。落ち着いて話すこと。口頭試問では，国試に合格するかを見ているだけとのことだった。救急的なことが多く，鑑別を挙げられることが重要。調査書に書いた得意科目を踏まえて質問された。院長・副院長が整形外科なので，整形外科志望者は踏み込んだ質問をされる。1 回目での方が判断されていると感じた。

関東

① 筆記試験・その他 ② 面接試験 ③ 受験した場所，方法 ④ 受験後の感想・来年の受験生へのアドバイス ⑤ 見学・実習

2013年

② 面接官3名，10分×2回。雰囲気は穏やか。1回目：志望理由。志望科。大学での成績について。2回目：意識障害の鑑別。腹痛の鑑別。

④ 今年から面接で医学的知識を問われるようになったため、救急疾患の鑑別などを準備しておくとよいと思う。成績について、きちんと確認しながら面接されていた。

横浜市西部病院（神奈川）

2022年

① 小論文：コロナ報道における医師のあり方（1,000字）
その他：パーソナリティ検査。

② 面接官4名。結構しっかり聞いてくる【内容】本院、西部、多摩の違い・長所短所・希望の科・気になるニュース（かなり詰められた）・趣味・最後に一言

③ 病院からの指定により現地

④ 給料は低いけれどよい病院です。見学にたくさん行けばよかったと後悔したので2回くらいは行くといいと思います。

横浜中央病院（神奈川）

2022年

① 小論文：【時間】1時間【内容】あなたの思うチーム医療とは何か述べよ

② 面接官3名，受験者5名（別日にも試験があるため、それ以上の受験者がいる）【時間】20分【内容】当院を選んだ理由・将来の志望科について・見学で感じたこと・将来どこで働くのか・地域枠なのかどうか・奨学金の種類について・自由に逆質問してください・まわりがやる気に満ち溢れてなかった時にどうするのかなど【雰囲気・感想】終始和やかな雰囲気で、話しやすかった。見学した時のことを覚えていてくださり、話が盛り上がった。

③ 病院からの指定により現地

④ 見学の様子は病院側もかなりチェックしていると思います。見学の時の態度や姿勢も大切です。

⑤ 6/中旬に見学。身だしなみと態度に気をつけた。研修医室が指導医の先生と別にあるかどうかや、研修医にどこまで仕事が任されているかに注目した。

2019年

① 小論文：800字，45分。2つのテーマから1つを選択。1) 未来の医師像、2) 日本の将来の医療のあり方。

② 面接官3名，15分。雰囲気は比較的和やか。志望理由。自己紹介。自己アピール。大学では主に何をやっていたか。部活について。勤務が決まった場合の通勤方法。

④ 総務課の方がきっちりと進行してくれる。

⑤ 8/中旬見学

横浜南共済病院（神奈川）

2022年

① 小論文（事前提出）：2001年から2016年までの平均寿命と健康寿命の推移のグラフが与えられ、この推移からどのようなことが言えるか（800字）
適性検査

② 面接官2名【時間】10分程度【内容】志望動機・志望科（見学した科）・他に志望する科はあるか・医者を目指そうと思った理由・体力に自信はあるか・高校の時の部活・自己PR・趣味について・将来は横浜に残るつもりはあるか・将来の夢（医療やその他で）【雰囲気・感想】基本的には穏やかに進むので落ち着いて受ければ大丈夫だった。事前に準備していた内容でほぼ乗り切れた。

③ 病院からの指定により現地

④ 関東などの人気病院に行く人は早めの準備をする必要があると思います。マッチング対策は準備がほとんどだと思うのでしっかり対策して行きましょう。

⑤ 6年6/下旬に見学。研修医同士の仲はとてもよさそうだった。研修医の方と様々なお話をさせていただく機会があり、過去問や面接の話もそこで聞いた。基本的なことはハローマッチングに書いている通りに行った。聞くべきことや見るべきものはリスト化した。研修医の方と連絡先を交換できるならしたほうがいい。

2021年

① 小論文：800字、メールで事前提出。コロナ禍における医療従事者に対する風評被害についてどう考えるか、またそれについての対策について述べよ。
その他：適性検査をWeb受験。性格診断のようなもの。

② 面接官2名（医師・看護師）、15分。病院からの指定によりリモートで実施。雰囲気は和やか。志望理由。自己PR。部活動で揉め事が起きたら どうしたか。将来の夢（医療についてと医療以外で）。看護師についてどう考えているか。実習で印象に残ったこと。

④ オーソドックスなことしか聞かれない。出きる限りリモートではなく現地で病院見学をした方がよいと思う。リモートと実際に見るのでは全然違う。

⑤ 7/中旬見学。指導医の先生方と研修医の先生方の双方と話す機会をもらえた。

2018年

① 小論文：800字、60分。地方の医師不足解消のため地方への一定期間の勤務や、保険診療医になるため地方へ一定期間勤務させる政策があるが、あなたはどう考えるか。
その他：適性検査。30問、10分。

② 面接官3名，15分の個人面接。雰囲気は和やか。志望理由。志望科。医師を志した理由。ストレス解消法。見学の感想。メンタルに自信はあるか。
面接官2名（院長・研修医担当医）、受験者3名、5分。雑談程度。

④ 第1～3回の試験日で小論文のテーマは全て同じ。面接と小論文のみで評価されるので、何を基準にしているのかよく分からないが、人気病院の1つである。

⑤ 5生1月・6/上旬見学

2016年

① 小論文：800字、60分。社会保障の免責制度（軽医療を実費負担とする議論）について。総合診療医について。
その他：適性試験、10分。

② 面接官3名，15分、個人面談。雰囲気は穏やか。志望動機。志望科とその理由。研修後の進路。将来の夢。どのような研修がしたいか。体力に自信はあるか。ポリクリで印象に残った症例。意見の食い違った2人の間に入ったらどうするか。自己PR。学生時代の成績。大学で力を入れてきたことについて（部活など）。
面接官2名（院長・副院長）、受験者5名、10分のグループ面接。試験には関係ない、点数には含まれないと言われた。

④ 小論文のテーマは第1～3回の試験日、全て同じ。面接は基本的な質問。試験冒頭、責任者の先生が「一緒に働きたいと思わせれば勝ち」と言っていた。今年度から成績証明書の送付が必要となった。院長が整形外科で体育会系。体力に自信があることをアピールするとよい。院長・副院長との面接では、声が小さいと指摘された人がいた。

⑤ 3/下旬見学。5年生6月・10月実習。麻酔科の実習では様々な手技を教えてもらえる。やる気をアピールするとよい。

2014年

① 小論文：800字、60分。2つのテーマのうち1つを選択。1) 医師の技量に応じて診療報酬を変えるべきか、2) 末期患者への対応について（費用もかかるがどうするか）。

② 面接官3名，10～12分の個人面接。雰囲気は和やか。志望理由。志望科。医師を目指した理由。履歴書の内容について。研修医として病院にどう貢献できるか、何か改善できる点はあるか。初期研修後はどうするか。部活で学んだこと。最近読んだ本。
面接官2名、受験者2～3名、10分のグループ面接。履歴書を見ながらの雑談。

④ コミュニケーション能力を見ているのではないかと感じた。グ

① 筆記試験・その他　② 面接試験　③ 受験した場所，方法　④ 受験後の感想・来年の受験生へのアドバイス　⑤ 見学・実習

ループ面接は点数に入らないらしい。

横浜労災病院（神奈川）

2022年

① 選択肢：五選択肢択一。70問くらい。内科，外科，マイナー産婦人科小児科から満遍なく出る。国試から出ることもあるが，癖の強い難問が多い。

その他：筆記試験（病院独自の筆記試験。国試より難しく，学生には難問が多い）

② 面接官7名（医師3名，看護師1名，コメディカル1名，事務1名）。受験者1名【時間】25分【内容】病院志望理由，小児科でどうなりたいか・サークルについて・携帯販売アルバイトに関して詳しく，どうしてあえて携帯販売を選んだのか，将来に生かせそうなことは何か・部活で心がけていたこと・壁にぶつかった経験，どう乗り越えたか・良かった旅行先・料理が上手くなるコツは・実習で印象に残った症例・講義で印象に残ったもの・コロナ禍で部活はどうだったか，どのように健康管理していたか・大学は授業時間ギリギリまで講義をやるタイプか・もし授業が早く終わったとして，質問があるときのどのように聞きに行くか【雰囲気・感想】圧迫ではないが和やかでもない。時間が非常に長くしっかりと人を見てくれている印象であった。突発な質問が飛んでくることが多いので緊張しすぎないことが大切。固まって答えられなくならないように何かしら答えを出した方が良い。

③ 病院からの指定により現地

④ 面接時間がかなり長いので，人となりをしっかりと見てくれる印象でした。自分の履歴書に書いた内容に関してしっかりと答えられるように準備しておくことが必要です。東京，横浜は受験者が増えているようです。しっかり対策を立てて臨んだ方がいいと思います。

⑤ 6年生の5月ごろに見学。過去問がもらえた。研修医の皆さんの雰囲気が明るくとても居心地の良い雰囲気だった。お昼ご飯はお弁当を用意していただけて，1年目の研修医の皆さんと食べるのが通例のようだった。研修医のLINEや履歴書を貰うとよい。身だしなみや時間に遅れないことはもちろん気をつけた。6年生になっていて，病院を選ぶ基準がはっきりしていたのでかなり具体的な質問をした。

2021年

① 五肢択一（複数選択含む）：75問，150分。内科，外科，小児科，産婦人科，その他。国試改変もしくはオリジナル問題。国試よりやや難。

② 面接官6名，25分。当院を選んだ理由。将来の志望科とその理由。医療従事者の放射線被曝について。30年前にコロナウイルスが流行っていたらどんな世の中になったと考えるか。リーダーシップを当院でどう発揮していくか。出身地をPR。

④ 圧迫面接ではないが終始にこやかでもない。準備していなかった質問もいくつかあり，臨機応変さが必要だと感じた。履歴書の文章などに関しては早めの準備をするべき。

⑤ 5/下旬見学

2020年

① 五肢択一：75～80問，180分。内科，外科，小児，産婦，救急から出題。科によって難易度が異なり，国試レベル～専門医レベル。

小論文：800字以内，60分。試験日によってテーマは異なる。医師の誇りについて。医学部の授業で取り入れたほうがいいと思うものは何か。

② 面接官6～7名（臨床研修センター長・副院長・医師・看護師長・事務），20分。雰囲気は和やか。志望理由。理想の医師像。苦手なこと。周りからどんな人だと言われるか。挫折経験。趣味。

④ 五肢択一が一次試験。小論文と面接が二次試験。周りの出来にもよるが，7割半くらい取れていれば一次は通る印象であった。面接は20分でゆっくり会話できたのでとても話しやすかった。履歴書の記入欄が広く，書くのが大変だったが，それに沿って面接も行われるのできれいな字で丁寧に書くことを心がけ

た。先生方は落とそうとするのではなくしっかりと人柄を面接で見てくれている印象を受けたので，リラックスして受けるのがいいと思う。

⑤ 5年生12月（循環器内科）・6年生6月（産婦人科）見学。いずれの科も研修医の先生と研修室で数時間ゆっくり話す時間があり，気になることをたくさん聞けて良かった。

2019年

① 五肢択一：75問，180分。メジャー，小児，産婦（専門医試験レベル），一部マイナーと幅広く出題。国試レベル～やや難。90分後から途中退出可。

小論文：800字，60分。試験日によってテーマは異なる。標準治療について思うこと。応召義務についてのあなたの考えを述べよ。市民に選ばれるかかりつけ医とはどんな医師か。

② 面接官6～7名，15～20分。病院を知ったきっかけ。初期研修病院に求めるもの。チーム医療において自分が果たす役割。出身高校で良かったこと，足りなかったこと。部活における自分の立場。実習中に思い出に残った患者。留学で学んだこと。千葉と横浜の比較。医師にならなかったら何を目指したか。グループにおいて自分がリーダーかそれともサポート役か。

④ 五肢択一試験が一次試験。小論文と面接が二次試験。面接日は4日あるので，日によって雰囲気は異なる。筆記試験の日程が早いため，早いうちから勉強しておくことが大切だと感じた。筆記は難しくそれなりの対策が必要で，面接の人数を80名程に足切りするために用いるが，その後は小論文と面接のみで採点しているらしい。面接では履歴書の内容を中心に質問された。答えにくい質問もされるが，考え込まずにすぐ答えることを求められているように感じた。

⑤ 6/下旬見学，5/上旬実習。外科のオペを1件見学。熱心な先生が多い。研修医室で談笑後に挨拶をして帰宅。見学や実習の回数は特に見られていない。

2018年

① 五肢択一：75問，180分。内科全般（国試＋αレベル），小児，産婦（過去問特有の問題），麻酔，皮膚，外科（国試レベル）。90分後から途中退出可。

小論文：800字，60分。先輩医師から教わりたいこと優先度の順に3つ。「医は仁術」という言葉があるが，あなたはどのように解釈しているか。あなたにとって「医業」とはどのような位置づけか。

② 面接官6～8名，20分。目指す医師像，そうなるためにどのように努力すればよいのか。チーム医療における看護師の役割。当院では常に向上心をもった人を求めているが，自分は合っていると思うか。趣味。20年後の医療状況はどうなっていると思うか。

④ 五肢択一試験が一次試験。小論文と面接が二次試験。面接日は4日あるので，日によって雰囲気は異なる。圧迫という印象はなかったが，深く突っ込まれることが多かった。面接官の中には厳しい質問をしてくる人もいる。自分が伝えたいことを手短にはっきりと言うようにするとよい。近年倍率が上昇している。一次試験日が夏休みの早い時期で，東医体の前や真っ最中だったりするので，運動部には少しハードルが高い。東医体に出ない人の方が試験前に対策を多くかけることができ，有利かと思われる。夏までに国試レベルの内科知識をつけておくこと。

⑤ 3/下旬見学，6/上旬実習。糖尿病・内分泌内科にて。真面目な先生たちが多く，休憩時間のない実習でした。原発性アルドステロン症に対し，超選択的副腎静脈サンプリングという高度な検査も行っており，見学できた。研修医が優秀だった。体力というよりは，頭のよさが求められている印象。

2017年

① 五肢択一：75問，180分。国試レベル～やや難。択一だけでなく3つ選べなども含む。内科，外科が48問。産婦，小児が各10問。その他マイナーは各1問など。90分後から途中退出可。

② 面接官6～7名，15分の幹部面接。医師を志した理由。人口構成変化に伴い医療はどう変化するか。認知症患者増加への対

関東

① 筆記試験・その他　② 面接試験　③ 受験した場所，方法　④ 受験後の感想・来年の受験生へのアドバイス　⑤ 見学・実習

策。最も印象に残った大学の講義。部活で大変だったこと。挫折経験。休日の過ごし方。この病院の人気の理由。
面接官 3 名，15 分の一般面接。志望動機。ストレス発散法。意見が対立した時の対処法。嫌な上司との関わり方。医師，研修医に最も必要なこと。2025 年問題の医療への影響と自分はどうするか。
④ 筆記試験で足切りあり。筆記で合格した人のみ二次試験を受

けることができる。二次試験は 4 日間の中から都合のよい日を伝え，その日程の中で試験日を決めてもらえる。一般面接では，大変な仕事に耐えられるかどうか，じりじりと聞かれた。幹部面接では履歴書に関する質問やユニークな質問があり，すぐに答えるのが難しいこともあった。
⑤ 8 月・4 月見学

中部地方

● 大学病院

① 筆記試験・その他　② 面接試験　③ 受験した場所，方法　④ 受験後の感想・来年の受験生へのアドバイス　⑤ 見学・実習

新潟大学医歯学総合病院

2022 年
① 小論文（事前提出）:「臨床研修で頑張りたいこと」
② 面接官 2～3 名【時間】5～10 分【雰囲気・感想】面接官は優しく，あっという間に終わった。
④ リラックスして受ければ絶対に大丈夫です。
⑤ 6/28 麻酔科を見学。見学したいと言ったところはすべて見せてくれた。

2021 年
① 小論文：800 字，事前提出。2 年間の研修に求めること。
② 面接官 2 名，10 分。病院からの指定によりリモートで受験。雰囲気は和やか。2 年間の研修でやりたいこと。将来の医師像。地域医療についてどのように考えるか。大学病院での研修の強み。
④ 面接で圧迫感は一切なし。実際に病院に行かないとわからないことがたくさんある。また，ある程度の時間病院で過ごしてみてわかることもたくさんある。実習で行くことができればそれに越したことはないが，そうでなければ当直などに参加させてもらい，病院の雰囲気等をしっかり見てくるのが大事だ。
⑤ 2 月・4 月・6 月実習

2017 年
② 面接官 3 名，7 分。雰囲気は和やか。志望理由。なぜ出身大学ではない病院なのか。

2016 年
① 小論文：800 字，事前提出。当院における卒後臨床研修の抱負。
② 面接官 3 名，10 分。雰囲気は穏やか。志望理由。興味のある科。大学生活で頑張ったこと。長所と短所。困難に直面したとき，どうするか。事前提出の作文の内容について。

2015 年
① 小論文：事前提出。当院での初期研修で頑張りたいこと。
② 面接官 3 名，10 分。志望理由。部活の内容。どのような研修を望むか。
④ 比較的和やかだった。

2014 年
① 小論文：800 字，事前提出。当院における卒後研修の抱負。
② 面接官 3 名（院長・学部長クラスと思われる），10～15 分。雰囲気は穏やか。志望科とその理由。大学時代に特に力を入れたこと。出身大学のある地域の良いところ，暮らしてみての感想。協力型臨床研修病院に希望する病院はあるか。
④ 第 1 志望が他院でも空気が悪くなるようなことはない。公開された試験日が都合が悪ければ，別の日を設定してもらえる。面接前に，協力型臨床研修病院を選ぶ際の優先順位を決めるくじを引いた。
⑤ 8/27・4/3 見学・実習。とてもフレンドリーに接してもらえた。科にもよると思うが，毎日飲みに連れて行ってもらった。

富山大学附属病院

2016 年
② 面接官 2 名，15 分。受験理由。併願病院。履歴書に基づく質問。どのような研修を希望するか。
④ 淡々と面接が進んだ感じ。面接の質問は基本的なものだった。面接官の先生から，富山大学附属病院のマッチングは合否を決めるものではなく，マッチングの順位登録のための試験であると聞いた。あまり身構える必要はないと感じた。
⑤ 5 年生から約 1 年間実習。先生の熱意や，実習の厳しさは診療科により大きな差があると感じた。

2013 年
② 面接官 2～3 名，15 分。雰囲気は和やか。志望理由。医師を目指した理由。併願病院。志望順位。大学時代に取り組んだこと。大きなストレスを感じたことがあるか，その解消法。国試に向けての勉強法。
④ 病院選びで迷っている旨を伝えると，アドバイスしていただけた。病院の環境や設備の良さを語られ，志望順位を上位にするよう説得された。

金沢医科大学病院

2018 年
② 面接官 2 名，10 分。見学してみた上で，当院と他院の違いは何か。
④ 面接というより勧誘だった。外部出身者は非常に歓迎される。見学は一度行けば十分だと思う。
⑤ 7/中旬見学

金沢大学附属病院

2021 年
② 面接官 3 名，受験者 3 名，15 分。志望理由。志望科。研修に求めるもの。学生時代に努力したこと。
④ 終始穏やかに進行した。

2020 年
② 面接官 3 名，受験者 3 名，15 分。志望理由。志望科。クラブ活動について。他病院受験の有無。
④ 出身大学ということもあってか，和やかに行われた。

2018 年
② 面接官 4 名，受験者 3～5 名，15 分。雰囲気は和やか。志望理由。10 年後の理想の医師像。学生時代に頑張ったこと。研修医として学生をどう指導するか。併願病院。
④ たすきがけコースの人は合格後にたすきがけ先を決める試験があるようだ。第 1 志望で書いている人はほとんどいなかった。
⑤ 6/下旬見学

2016 年
② 面接官 4 名，受験者 5～6 名，15 分。雰囲気は和やか。志望理由。併願病院について。労働時間に対する自分の考え。初期研修を通して何を習得したいか。当院のプログラムは何点か。

| ① 筆記試験・その他 | ② 面接試験 | ③ 受験した場所，方法 | ④ 受験後の感想・来年の受験生へのアドバイス | ⑤ 見学・実習 |

④ 1つの質問に対して全受験者が答えていくスタイル（回答順は質問ごとにずれていく）。他大学からの受験でも，そこまで気にしなくてもよいと感じた。

2015 年

① 五肢択一：100 問，60 分。金沢大学の卒業試験。過去の国試問題から幅広く出題。

② 面接官 4 名，受験者 5 名，15〜20 分。志望理由。目指す医師像。学生時代に頑張ったこと。チーム医療について。併願病院。

④ 淡々とした雰囲気。質問されたら順に答え，また次の質問へというように，答えに対して深く追及されることはなかった。

福井大学医学部附属病院

2021 年

② 面接官 3 名，受験者 3 名，10 分。どのような研修がしたいか。忙しい方がよいか，楽な方がよいか。他の受験病院。他の病院も含めて第 1 志望を選んだ理由。

④ 日によって程度は違うだろうが和やかな雰囲気の面接だった。病院見学はもちろん，他の地域の大学に知り合いがいるのであれば前情報は手に入れておくべきだと思う。過去問を含め，内々定のようなものがある場合もある。

⑤ 実習（自大学）

2019 年

② 面接官 3 名（臨床研修担当医他），受験者 3 名，10〜20 分。雰囲気は穏やか。志望理由。病院，研修プログラムについて。研修終了後の進路。志望科。

④ 雑談を交えながらで，緊張せずに終えることができた。医学的知識など聞かれることはなく，主に今後の進路についての話だった。市中病院とのたすきがけプログラムなど，人数や枠の相談を事務の方とする機会もあり，マッチング登録する際に参考になると思う。

2018 年

② 面接官 3 名（救急の林先生他），受験者 3 名，15 分。初期研修後，福井に残るか。併願病院。当院で何を頑張りたいと思うか。提出した自己推薦書の内容について。

④ 面接官が緊張を和らげようとしてくれるので，全く緊張しなかった。雰囲気が良かった。毎年フルマッチすることはないので，あまり頑張らなくてもよいと感じる。

⑤ 自大学なので見学には行かなかった。この病院の目玉は救急なので，他大学出身の人は一度見学しておくべきだと思う。複数回は不要。

2017 年

② 面接官 2 名，10〜20 分。志望動機。併願病院。当院の希望順位。将来希望する科。福井に残るかどうか。

④ 非常に穏やかな雰囲気で，リラックスして臨めばよいと思う。特別な準備は必要ない。

2016 年

② 面接官 2 名，10〜15 分。研修プログラムについて質問はあるか。併願病院。興味のある科。

④ 出身大学のため，大半が世間話で終始和やかな雰囲気だった。基本的に面接官の先生方はウェルカムなかんじなので，特別これといった対策は必要ないと思う。

山梨大学医学部附属病院

2021 年

② 面接官 3 名，30 分。雰囲気は和やか。希望調査票に書いたことから質問。単願かどうか。地域枠制度を理解しているか。奨学金の種類。専門医制度について知っていること，取得したいかどうか。興味のある診療科。

④ 自大学なので知っている先生もいた。1 学年上の先輩に聞いておいたことのみで対応可能だった。先輩に話を聞いておくことが重要だと思った。

⑤ 実習（自大学）

2020 年

② 面接官 3 名，15 分。部屋は 3 つあり，各部屋に 1 名は教授やセンター長などの上役が，あとは臨床の先生方。雰囲気は和やか。志望動機。希望するプログラム。将来の医師像。医局について。他に受けている病院。当院の志望順位。5 つあるプログラムの志望順。たすきであれば希望する科とその理由。部活について。推薦書は誰に書いてもらったかとその理由。

④ 優しい感じで，話をよく聞いてくれた。自大学だったので，程よい緊張感で面接を受けることができた。第 1 希望ではなかったり，他の病院を受けている受験者には更に深めの質問をされたり緊張感が漂っていたとのこと。受験者数は 70 名程。私はもともと違う病院も考えており，直前まで迷ったが，将来の医師像や研修プログラム，医局なども含めて最終決定した。いくつか説明会や病院見学をしたことで，この病院は合っていそうだとか，ここはイメージと違ったなということが分かったので，早めに行動することが大事だと思う。興味のある診療科が病院として力を入れているか，教えてもらいたい先生がいることも選択の理由の 1 つだと思う。また，先輩方から研修病院の情報をもらっておくことも決定する際参考になると思った。あくまで噂なので気にしなくて大丈夫だと思うが，県外出身者は単願でないと通らないとの話も聞いたことがある。

⑤ 自大学であるため，1 年と 2 ヶ月間様々な診療科を回った。先生方は熱心に教えてくれるし，とても勉強になった。

2018 年

② 面接官 3 名，10〜20 分。雰囲気は穏やか。志望理由。第 1 志望かどうか。併願病院とその病院を選んだ理由。病院見学の感想。初期研修に求めること。新専門医制度について。奨学金受給の有無。

④ 推薦状は準備に時間がかかるので，早めに準備するとよい。他大学出身者にも寛容。特に対策をしていかなかったが何とかなった。面接で一番面接官が気にしているのは第 1 志望かどうかということで，いかに強くアピールできるかが大事だと思った。一般，たすきだけでなく，産婦，小児の希望も出すよう言われた。

⑤ 6/下旬見学。新棟と旧棟で設備が異なるが，旧棟の建て替え工事が進んでいる。

2017 年

② 面接官 3 名，15〜20 分。雰囲気は和やか。志望理由。志望科。どのプログラムが第 1 志望か。大学病院にした理由。新専門医制度について知っていること。実習で印象に残ったこと。推薦状の内容について。

④ 今年から推薦状が必要になった。詳しく掘り下げられたので，事前に内容を把握しておくべきだった。たすきがけが第 1 志望というと，他のプログラムは順位に書くかどうかをとても気にしていた。

2015 年

② 面接官 3 名，10 分。雰囲気は和やか。志望理由。併願病院。志望科。地域医療に貢献したいと考えているか。BSL はどうだったか。臨床研修をするにあたっての要望はあるか。後期研修制度について知っているか。

④ とても歓迎されているように感じた。ぜひ一緒に働きましょうという雰囲気で安心感があった。自分の考えを素直に答えれば問題ない。新病棟の見学会も受験日に設定されていたため，最新の設備を見ることができた。

信州大学医学部附属病院

2021 年

① 五肢択一：40 問，50 分。30 問は 115 回国試から出題。残りの10 問は 112〜114 回から出題。全ての分野から出題される。順番も含めて選択肢は全て同じなので，暗記すれば大丈夫。

② 面接官 2 名（医師，看護師），5〜10 分。病院からの指定によりリモートで受験。医師の志望動機。当院の志望動機。3 年目以降の進路。第 1 志望の病院。実習で印象に残ったこと。チーム医療における看護師の役割。

① 筆記試験・その他　② 面接試験　③ 受験した場所，方法　④ 受験後の感想・来年の受験生へのアドバイス　⑤ 見学・実習

中部

④ ブースによって異なるが，自分のところは医師，看護師ともに終始和やかな雰囲気であった。短時間からは，あまり突っ込まれることもなくサクサク進んでいった。コロナ禍を言い訳に病院見学をあまり行かなかったら選択肢が少なくなってしまい後悔した。可能な時期で病院見学，オンラインでのイベントは積極的に参加するべきだと感じた。

⑤ 実習（自大学）。診療科により雰囲気は異なるが，総じて優しい先生が多かった。研修医の先生と関わる機会はそれほど多くはなかった。実習中，見学に来ている学生を見ることはなかった。

2019 年

① 五肢択一：40 問，60 分。主に国試過去問 3 年分から出題。公衆衛生も含む包括的なもの。

② 面接官 2 名，5 分。雰囲気は和やか。エントリーシートの内容について。志望科。部活。大学院への進学希望かどうか。研修後の進路。第 1 志望かどうか。

④ それほど厳格な雰囲気の試験ではないので，筆記・面接ともにあまり緊張するようなことはないと思う。面接は雰囲気がよくリラックスして臨める。

2018 年

① 五肢択一：40 問，60 分。国試直近 2 年分の過去問から出題。マイナーや公衆衛生も含む。

② 面接官 2 名，10～15 分。雰囲気は穏やか。志望理由。今大学でやっていること。大学生活で頑張ったこと。

④ 落とす試験ではなかった。たすきがけを考えている人は，人気病院だと満点を取らないと落ちることがあるので，過去問 2 年分は確実に暗記するように。

2017 年

① 五肢択一：50 問，100 分。国試レベル。前年度の国試過去問が 6～7 割程度の出題なり。公衆衛生の出題なし。

② 面接官 2 名（医師・看護師），5 分。事前提出のアンケートの内容について（理想の医師像，どんな研修がしたいか，在学中の余暇の過ごし方など）。

④ 面接は時間が限られているので手短にといった印象。口調は穏やかだが，やや高圧的で圧迫感があった。別室の面接官は優しかったとかで，運による。年によっては募集枠（50 名）を超えても全員採用したことがあるそうだ。前年度の国試を解いておけば他には特に対策は不要。9 月上旬には合格通知が届いた。

⑤ 3/中旬見学

2016 年

① 五肢択一：40 問，90 分。109，110 回の国試問題から出題。

② 面接官 2 名，10 分。雰囲気は和やか。当日提出の質問用紙の内容に沿って聞かれた。将来の医師像。学生生活について。長野に残る気があるか。研究のことについて。

④ 基本的にフルマッチせず，全員受け入れる予定のようで，面接はさほど緊張しなかった。筆記試験は当日までに国試過去問を見直しておくとよいと思う。

岐阜大学医学部附属病院

2019 年

② 面接官 3 名，受験者 3 名，10 分。雰囲気は和やか。志望理由。第 1 希望かどうか。志望科。たすきがけの病院について。

④ 第 1 希望で出せば確実に受かると思う。練習のために受験してもよいと思う。

2016 年

② 面接官 3 名，10 分。雰囲気は和やか。志望理由。志望科。医師になってやりたいこと。研究内容について。部活動について。

④ 雑談も多く，リラックスできるような雰囲気。

2014 年

② 面接官 3 名，10 分。雰囲気は和やか。志望理由。志望科。併願病院と最終的な決め手のポイント。当院の研修医のイメージ。将来目指す医師像。

④ 部屋が広く，面接官との間に距離があるので圧迫感はなかった。「受ければ受かる」というイメージがあったのであまり緊

張しなかった。

⑤ 5 月・6 月実習。ポリクリのときよりも自由にやらせてくれる感じだった。

2013 年

② 面接官 3 名，10 分。雰囲気は和やか。志望理由。たすきにした理由（詳しく）。たすきが人数オーバーで希望した病院での研修ができなくなった場合はどうするか。将来どのような医師になりたいか。研修で何を学びたいか。長所と短所。部活・ボランティアは何をしていたか。履歴書に記入した資格について。

④ 毎年フルマッチすることはないが，今年は内部生の受験者が多かったらしい。外部生なら受かると言われているが，見学や説明会には行くべき。

⑤ 6 月頃見学。希望する科を選択できる。ドクターについて 1 日かけて回った。ポリクリのようだった。

国際医療福祉大学熱海病院

2014 年

① 小論文：800 字，事前提出。現在の医療における理想の医師像。

⑤ 6/5～6 見学・実習。1 日目：午前中は，病院の施設の案内や，歴史などについて事務から説明。昼は，研修医・院長と会食。午後は救急実習に参加。2 日目：腎臓内科で病棟実習。

2013 年

① 小論文：800 字，60 分。5 つのテーマの中から 1 つを選択。

② 面接官 5 名，10 分。志望理由。志望科。どのような医師になりたいか。勉強ははかどっているか。医療ミスを防ぐ方法。

順天堂大学医学部附属静岡病院

2021 年

① 小論文：各 300 字，事前提出。10 年後の自分は医師として，どこでどのような役割を担っているか（自身の将来の医師像を踏まえて）。特に，COVID-19 流行に対する医療状況から医学生として感じたこと，特に医療専門職の働き方に関して。

② 面接官 3 名，10 分。病院からの指定によりリモートで受験。当院を選んだ理由。初期研修後の志望科，進路について。研究の厳しさは知っている。留年した理由。

④ 終始和やかな雰囲気で，まさしく他愛もない会話をするような感じだった。事前に準備していた回答で対応可能だった。面接対策でよく言われることだと思うが，面接の際には会話をするような感じで臨むのがよい。

⑤ 7/上旬見学。コロナ流行下での病院見学であったが，実際の病棟管理や外来を見ることができた。研修医室で初期研修医の先生方と色々な話をして，病院の雰囲気を感じ取ることができた。

2019 年

① 五肢択一：50 問，45 分。過去 5 年間の国試必修問題をベースにしたような問題。
記述：90 分。英訳，英作文。辞書持ち込み可（電子辞書は不可）。
小論文：各 300 字，事前提出。初期臨床研修でやりたいこと・求めること。将来順天堂に貢献できることを自分のアピールポイントを踏まえて書け。

② 15 分程度。

⑤ 6/下旬見学，実習（2 週間）。地域に根付いたすばらしい医療を提示していた。

2017 年

① 五肢択一：50 問，45 分。国試レベル～やや難。過去 5 年分の国試必修問題のアレンジ問題。
記述：90 分。英訳，和訳，英単語の穴埋め問題。辞書持ち込み可。
小論文：事前提出。卒後臨床研修の目標。10 年後の自分。理想の医師像を叶えるために研修中にやりたいこと。

② 面接官 3 名，10 分。志望動機。医師を志した理由。将来希望する科。併願病院。大学院や留学などに興味があるか。

④ 雰囲気は良く，とても話しやすかった。やる気のある学生を求めているらしく，積極性を見せた方がよい。小論文の内容から

| ① 筆記試験・その他 | ② 面接試験 | ③ 受験した場所，方法 | ④ 受験後の感想・来年の受験生へのアドバイス | ⑤ 見学・実習 |

も質問されるので，コピーをとっておいて，面接前にもう一度目を通しておくと慌てずにすむ。英語の試験はマッチング試験の成績として使用しない，と試験監督に言われた。学内生と他大生で試験内容が違うようだ。

⑤ポリクリで糖尿病内科を回った。先生はとても温かく，希望に沿った疾患について丁寧に教えてくれた。

浜松医科大学医学部附属病院

2017年

② 面接官2名，5分。事務的な質問（はい，いいえで答える程度のもの）。雑談的な質問（出身地はどこか，など）。

④ 志望順位を1位にすれば確実に内定する，と面接当日の事前アナウンスで言われた。確実に内定することを前提として面接の話が進んでいった。スーツは上着＆ネクタイ無しでOK。マッチング順位登録初日に，ぜひ登録してほしいという旨のメールが届いた。

⑤ 5月・11月見学

2015年

② 面接官2名，5分。志望理由。単願か併願どちらか。志望科。

④ 例年定員割れをしているためか，ウェルカムな雰囲気が強かった。コミュニケーションがとれれば問題ない。

⑤ ポリクリで実習。

愛知医科大学病院

2018年

① 小論文：800字，90分。医療現場の情報管理について。

② 面接官3名，15分。医療動機。自己PR。社会人になる上で一番大切だと思うものは何か。将来希望する科。趣味。患者（面接官）にどう対応するかロールプレイング。虐待が疑われる子供が救急で来た。研修医のあなたは両親をどう説得するか。入院にどう対応するか。高齢者，不明熱で激しい咳をしている患者が来たときどうするか。

④ 午前中筆記試験，午後面接と時間があくので，暇つぶしできるものを持参した方がよいと思う。小論文のテーマが大きくて書きづらかった。ある程度常識力が必要だと思う。医療用の小論文対策テキストを何かやっておくとよいかも。ロールプレイングは無難な対応をすればいいと感じた。虐待児については，精査が必要なのでと繰り返し，虐待を疑うようなあからさまな質問は避けるようにした。高齢者については，感染症を疑い，場合に応じてN95マスクやサージカルマスク，エプロンをするなどのように当たり障りのない発言をした。とにかく落ち着いて間違っていないことを言えば大丈夫だと思う。

⑤ 3/下旬・8/下旬見学

2017年

① 記述：800字，90分。医師が今後増えていくことについて。

② 面接官3名，20分。志望動機。社会人にとって必要なものは何か。患者（面接官）にどう対応するかロールプレイング。

④ 先生の雰囲気は優しかった。愛知医大の学生が多かった。

⑤ 5/上旬見学

2015年

① 小論文：800字，90分。救急車の有料化について，賛成か反対か。

② 面接官3名，15分。志望理由。志望科。志望順位。採血時の注意点。面接官を患者役としたロールプレイング。

④ 知識を問われる質問もあるが，間違っていてもよいので何か答える努力をするべき。

2013年

① 小論文：800字，90分。3つの単語（医師不足，高齢者医療，医師キャリア）を使って文章を書く。

② 面接官3名，5分。雰囲気は和やか。最初に自己PR。志望科。どのような社会人，医師になりたいか。今まで大変だったこと。楽しかったこと。面接官を患者役としたロールプレイング（8種類くらいの症例について）。

④ 症例問題では，医療知識についてではなく，倫理的なことを問

われているようだった。

名古屋市立大学病院

2019年

① 五肢択一：30問，30分。113回の国試問題から20問，112回から5問，111回から5問出題。

② 面接官2名，10分。雰囲気は穏やか。たすきがけの病院の希望とその理由。志望科。大学生活で頑張ったこと。併願病院。
集団討論：面接官2名，受験者8名，20～30分。ビデオ撮影あり。自分たちで役割分担（司会，書記，発表者）を行い，最後に発表。病院の待ち時間が長いというクレーム。丁寧に診てもらえるとは言われている。どのように対応するか，改善策をプレゼンせよ。

④ 個人面接は時間も短く，事務的な印象だった。過去問は直近3年分をやっていくことをおすすめする。周囲の受験者は大体全周正解～ミスしても3問程度位の印象で平均点も高いので，しっかり対策しておくとよいと思う。

⑤ ポリクリとしてローテート。先生方はいずれ大学に戻ってきてほしいといった様子だった。マイナー科（特に泌尿器科，放射線科，眼科）が強いので，そこに見学に行くとよいと思う。

2018年

① 五肢択一：30問，30分。112回の国試問題から改変なしで出題。

② 面接官2名，10分。雰囲気は穏やか。たすきがけの病院の希望とその理由。大学生活で頑張ったこと。併願病院。

④ 面接時間は受験票に書かれており，筆記試験後面接までの間は外出もできる。面接官は筆記試験の結果を知っている。

⑤ 5/上旬見学

2017年

① 五肢択一：30問，30分。111回の国試問題から改変なしで出題。公衆衛生からも出題。

② 面接官2名，5～10分。雰囲気は穏やか。志望理由。たすきがけの病院はどこを希望するか。自分の長所。志望科とその理由。分からないことに直面した時，どう解決するつもりか。

④ 面接までの時間，筆記を受験した部屋で待機。外出も自由。たすきがけ希望者は，筆記の点数によって希望の通りやすさが違うそうなので，満点を目指した方がよい。国試の問題そのまま出るので，ちゃんと勉強すれば問題ない。たすきがけの病院は一度見学に行っておくとよい。面接で医学的知識を問われることはなかった。第1，第2希望だと伝えると印象がよく，面接が早く終わる。受験者数は多いが，フルマッチすることは少ないので，緊張することはなさそう。

⑤ 5，6年時見学・実習。見学と実習とで，裏表のない病院であることははっきりした。

2016年

① 五肢択一：30問，30分。110回の国試問題から改変なしでまんべんなく出題。画像問題はなく，一般問題が多かった。公衆衛生からも出題。

② 面接官2名，10～15分。雰囲気は穏やか。自己PR。部活動について。併願病院。健康上気を付けていること。志望理由。志望科。初期研修が終わったらどうするか。理想の医師像。たすきがけで希望する病院の見学は行ったか。

④ 単願なら受かるような感じだった。筆記試験と面接の間に30分休憩があり，その間に筆記試験の採点が行われ，面接時にはその結果を面接官は知っていた。面接は4つの部屋で行われ，質問内容は部屋によって違うようだった。たすきがけの第1希望病院は見学に行くべきだと思った。

⑤ 6/初旬見学・実習。消化器内科を見学。2年目研修医の先生方から試験情報をもらった。臨床センターの方と顔なじみになれたので試験当日も緊張せずにすんだ。1回は見学したほうがよい。

2015年

① 五肢択一：30問，30分。109回の国試問題から改変なしで出題。

② 面接官2名，15分。雰囲気は和やか。志望理由。志望科。大学で頑張ったこと。

① 筆記試験・その他　② 面接試験　③ 受験した場所，方法　④ 受験後の感想・来年の受験生へのアドバイス　⑤ 見学・実習

名古屋市立大学病院附属西部医療センター

2022 年

① 選択肢：国試過去 3 年分からの出題。公衆衛生や英語の問題も出ていた。
② 時間は約 20 分【内容】志望動機・他の受験する病院と順位・その他の病院に勝る点・看護師に求めること・看護師が研修医に求めること・当院で研修することのメリット，デメリット・医師に向いているか・志望科のきっかけ・性格・大学で頑張ったこと
③ 病院からの指定により現地
④ 早めに出願した方が面接が早く終わるので早めに出した方がいいと思います。
⑤ 5 年生の夏休み 1 回，6 年生で 2 回見学。気になっていることは研修医の先生方に質問した。

名古屋大学医学部附属病院

2021 年

① 小論文：各 1,000〜1,500 字，事前提出。新型コロナウイルスのワクチン接種に関する現在の社会状況について，自身の見解を述べよ。公的医療機関（保健所なども含む）のあるべき役割について，特に新型コロナウイルス感染症の拡大によって見えてきた内容を中心に，自身の見解を述べよ。
② 面接官 3 名。病院からの指定によりリモートで受験。雰囲気は和やか。履歴書の内容を中心に質問。
④ 履歴書に書いたことを具体的な例を含めて話せれば大丈夫だと思われる。見学は早めに行くこと。

2016 年

① 記述：3 問，120 分。(1) 医療において多職種連携が重要である理由は何か。(2) 近年，身体診察がおろそかにされる傾向があることについて，あなたの見解を述べよ。(3) 意思表示の困難な認知症患者や小児患者に対し，家族に説明し同意を取るだけでは倫理的な問題があるとされるが，それについて考えるか。
アンケート：将来の進路。当院の長所・短所。志望動機など。
② 面接官 3 名，20 分。雰囲気は和やか。志望理由。志望科。志望科以外での初期研修への考え方。
④ 面接でアンケートに記入した "病院の短所" について聞かれたが，自分なりの考えをしっかり答えたので大丈夫だった。アンケートは慎重に考えて記入したほうがよいかもしれない。医学的知識を問われることはほとんどなかった。総合診療科に力を入れていることもあってか，それに関した記述・アンケート・面接質問が多かったように思う。面接の待ち時間が長めなので，時間つぶしできるものを持っていくとよい。

2013 年

① 記述：4 問，60〜120 分。胃ろうについてどう考えるか。総合診療科について。
② 面接官 3 名（神経内科・総合内科医師，看護師長），15 分。雰囲気は和やか。志望動機。志望科。長所と短所。
⑤ 見学，5 年生 8/下旬実習（3 日間）。評価されているという印象はなく，病院や研修医の雰囲気を知ってほしいという感じだった。

藤田医科大学はんたね病院

2018 年

① 小論文：800 字，45 分。医師ができる社会貢献について。

② 面接官 12 名（院長・副院長・臨床研修センター長・副センター長・看護師長他），15 分。志望理由。併願病院。地域医療に貢献する中で，どんなことがしたいか。当院と併願病院の違い。履歴書の内容について。部活について。
④ 雰囲気は終始穏やかだったが，面接官が多くて緊張した。1 人 1 問聞いてくる。医学的知識については聞かれなかった。枠が増えたことと，給与が昨年から増えたこともあってか，受験者数が増えた。見学で会った先生が面接にいるととても有利だと思う。臨床研修センターに関わっている先生，病院の上層部の先生がいる科には，一度は見学に行った方がよいと思う。
⑤ 3/中旬・7/上旬見学

2016 年

① 小論文：800 字，45 分。下書き用紙なし。医師としての社会貢献について。
② 面接官 9 名（医師・看護師・事務），10 分。雰囲気は和やか。志望理由。部活を通して学んだこと。自分の長所・短所。コメディカルに対して医師の果たす役割。息抜きは何か。英語は得意か。
④ 試験前にアンケートへ併願先・奨学金の有無・マッチング ID の記入。とにかく研修医を確保したいという思いを感じた。面接官 9 名から順番に 1 つずつ質問された。
⑤ ポリクリで実習（1 か月）。内科 2 週間，外科 2 週間。コメディカルスタッフも研修医の先生方もとても優しく，居心地がよい病院だと思った。

藤田医科大学病院

2019 年

① 小論文：800〜1,200 字，60 分。医師のプロフェッショナリズムについて，医学的，社会的，倫理的側面から述べよ。
② 面接官 5 名，受験者 5 名，15 分。自己アピール。将来希望する科。将来やりたいこと。研修に関して希望すること。
④ 全員自大学のためか和やかな雰囲気だった。今年度は受験者が多いので何か自己アピールを，といきなり言われたが事前に将来やりたいことなど考えをまとめていたのでうろたえずに済んだ。成績で厳しく切られたと聞いているので CBT，卒試はある程度の成績をとっておいた方が安心だと思う。

2017 年

① 小論文：800〜1,200 字，60 分。医師のプロフェッショナリズムについて，医学的・倫理的・社会的側面から述べよ。
② 面接官 5 名，受験者 5 名，15 分。雰囲気は和やか。志望理由。志望科。他大生は出身校との違いについて。

2016 年

① 小論文：800〜1,200 字，60 分。下書き用と清書用の 2 枚配布され，試験後どちらも回収される。医師のプロフェッショナリズムについて（医学的・社会的・倫理的側面から）。
② 面接官 3 名（院長，副院長・事務），15 分。志望理由。併願病院について。ポリクリ中に印象に残った先生について。当院での研修に望むことは何か。
④ 小論文試験開始前に併願先を記入させるアンケートあり。面接は，受験生全員に同じ質問をするスタイル。面接というより談笑に近い雰囲気だった。他大学からの受験生はグループ面接ではなく，個人面接が行われていた。藤田保健衛生大学学生 40 名，他大生 5 名が受験。

● 研修病院

① 筆記試験・その他　② 面接試験　③ 受験した場所，方法　④ 受験後の感想・来年の受験生へのアドバイス　⑤ 見学・実習

糸魚川総合病院（新潟）

2016 年

① 小論文：400 字，30 分。病院が力を入れている「臨床推論クリニカルカンファレンス」の様子を撮影したビデオを見ての印象

など。
② 面接官 2 名，30 分。雰囲気は穏やか。志望動機。将来進みたい科。今後のキャリアについて。医師を目指した（特定診療科を志望する）理由。
④ 面接官の先生は質問するばかりでなく自分の話をしたりと，今

① 筆記試験・その他　② 面接試験　③ 受験した場所，方法　④ 受験後の感想・来年の受験生へのアドバイス　⑤ 見学・実習

後の糧となる話を聞けた。熱意のある人のことをしっかり見てくれていると感じた。

⑤ 3〜4 月実習。医療圏唯一の総合病院で，幅広い分野の疾患を経験できた。教科書だけでは学べないような知識なども多く得られるので，実習はおすすめ。できるだけ行った方がよい。

下越病院（新潟）

2020 年

② 面接官 4 名，30 分。オンラインで実施。医師を志した理由。学生生活で学んだこと。この病院を選んだ理由。最近のニュースで気になったもの。

④ 話しやすい雰囲気で良かった。昔からお世話になっている病院だったので，緊張しすぎず面接でき，しっかりとした内容を話せたと思った。

⑤ 見学，実習。院内の心カテ見学だけでなく，往診や近くのクリニックの見学もできた。

済生会新潟第二病院（新潟）

2018 年

① 小論文：制限なし，4 題，60 分。医師の労働時間についての意見を述べよ。チーム医療についての考えを述べよ。自身のキャリアパスについて考えを述べよ。初期研修で病院に望むこと。

② 面接官 5 名，10〜15 分。履歴書の内容について。5 年後，10 年後のキャリアプラン。女性医師として，子育てとキャリアをどう両立していくか。6 年間で印象深かったこと。1 人で行動するのとグループ行動どちらが好きか。働いていく上でプライベートはどうしていこうと考えているか。趣味。特技。ここだけは誰にも負けないという長所。

④ 単願にしていたが，面接前に滑り止めも考えておくべきだったと後悔した。病院見学ももっと多くの病院へ行けばよかったと思ったので，積極的に行くべき。

⑤ 8/下旬見学。4 月実習（1 か月）。研修医の方々と話す機会がたくさんあり，和気あいあいとしていて雰囲気が感じられてよかった。ドクターとコメディカルが仲よさそうだった。面接についてのアドバイスももらえて，実習に行ってよかった。

済生会新潟病院（新潟）

2022 年

① 小論文（事前提出）：① APC として，医療としてどう取り組んでいくか② チーム医療について，具体例を挙げて述べよ③ 臨床研修において，病院に望むこと④ 働き方改革について／どんな働き方，学習の仕方をしたいのか／自分のライフプランを含めて（手書き指定，文字数の指定なし）

② 面接官 3 名【時間】30 分ほど【内容】数十年後，どんな医師になっていたいか。趣味など【雰囲気，感想】ずっと穏やかな雰囲気で，詰められたりすることなく終わった。先生方とただ話をしているような程の柔らかい雰囲気だった。

③ 病院からの指定によりリモート

④ 手書きの小論文にかなり時間を取られたので，早めから取り組んでいると良いと思います。

佐渡総合病院（新潟）

2021 年

② 面接官 5 名，30 分。選択可能だったためリモートで受験。当院を選んだ理由。志望科を選んだ理由。自分の長所。夜勤からの日勤をどう思うか。

④ 非常に柔らかい雰囲気で質問もテンプレートを聞いているだけという感じだった。病院見学は行っておこう。

2015 年

② 面接官 3 名，15 分。志望理由。医師を目指す理由。最近関心をもっていること。研修に求めること。卒業後のビジョン。

④ 面接官に実習で仲良くなった先生がいたこともあり，終始穏やかな雰囲気だった。元々，土地柄が穏やかということもあると思う。

⑤ 6/初旬実習（1 か月）。病院自体が新しく，とても働きやすい印象。やりたいことは何でもやらせてもらえる雰囲気が好印象。

研修医に救急のファーストタッチを全て任せるので，積極的に自分でやりたいという人には向いているかと思う。一方で，忙し過ぎるということもない。

上越総合病院（新潟）

2018 年

① 小論文：A4 用紙 1/2 ずつ使用，2 題，40 分。チーム医療において医師が他の職種を尊敬して診療にあたることが大切だという意見があるが，どう思うか。患者安全と臨床研修での教育を両立させることが重要だという意見について，どう考えるか。

② 面接官 6 名，20 分。自己紹介。医師を志した理由。理想の医師像。大学の講義，実習で最も印象に残ったこと。併願病院。志望科。これまでにリーダーシップをとる機会はあったか。部活について。自己 PR。

④ 実習中にお世話になった先生が多く面接官にいたので，終始和やかな雰囲気だった。もっと話をまとめておけばよかったと感じた。県外から来る人は冬に見学して生活環境を確認しておいた方がよいと思う。

⑤ 2 月実習（1 か月）。病棟，外来などで研修医の先生と一緒に指導を受ける機会を多く提供してもらった。厳しく見られることは少なくなかったが，積極性は求められていると感じた。研修医の先生方と同じ部屋で過ごすため，雰囲気を肌に感じることができた。

2015 年

② 面接官 5 名，15 分。面接のみ。雰囲気は穏やか。志望理由。趣味。

2013 年

② 面接官 4 名，20 分。雰囲気は穏やか。進路として考えている科。併願状況。

④ ぜひ来てほしいという感じだった。

立川綜合病院（新潟）

2018 年

② 面接官 2 名，15 分。志望理由。医師を目指した理由。今までで一番嬉しかったこと。自分の強み，弱点。うまくいかなった経験。好きな人間の人。

④ 雑談から始まる。質問に対してうまく返せなかった時は，つまり〜という解釈でよいですか？と，よい方向にまとめてくれた。笑いもあって，終始穏やかな雰囲気だった。医師と他職種との関係が良好な様子だった。診療科は揃っていないが，他の病院とたすきがけで補える（あまり知られていないようで残念）。一度は見学に行ってほしい。

⑤ 3/中旬見学。採用において実習は重視していないようだった。

2016 年

② 面接官 3 名（病院長他）。志望理由。将来どのようなことをしたいか。

④ 病院長含め豪華な顔ぶれだったが，終始和やかな雰囲気だった。もっと準備してから行けばよかった。

長岡赤十字病院（新潟）

2022 年

① 小論文：400 字。あなたの人生に大きな影響を与えた人物やできごと。

② 面接官 16 名程度，受験者 20 名程度。当院を選んだ理由，短所，小論文について，ストレスの解消法など，和やかな雰囲気で話しやすかった。特段変わったことは聞かれなかった。※1 部屋 8 名程度の面接官×2

③ 病院からの指定により現地

④ 対策をすることが大切です。イメトレを重ねましょう。

⑤ 5 年 5 月，6 年 5 月，7 月に見学。研修医の先生が研修の内容を詳しく教えてくれる，医師もほったらかしにせず丁寧に指導してくれる。6 年 5 月 3 週間実習。病棟から外来，救急まで幅広く見ることができた。身だしなみに気をつけた。研修医の雰囲気に注目した。

① 筆記試験・その他　② 面接試験　③ 受験した場所，方法　④ 受験後の感想・来年の受験生へのアドバイス　⑤ 見学・実習

2021年

① 小論文：400字。あなたの人生に大きな影響を与えた人物や出来事。

② 面接官7名×2部屋。実習の感想。志望理由。自分の長所と短所。

④ 県内の人は実習に行くことが大切だと思う。

⑤ 3/中旬見学。研修医の先生方がとても親切に迎えてくれた。7月実習（1か月）。主体的に実習を行うことができた。

2016年

① 小論文：400字，60分。2つのテーマから1つ選択。1）新専門医制度に対する考え方。2）少子高齢化社会における医療のあり方について。

② 面接官7名，10分×2回。最初に1分間自己PR。小論文の内容について。学生時代に頑張ったこと。将来進みたい科。実習の感想。女性が産休を取ることに対してどう思うか。自分の短所の克服法は何か。好きな言葉は，それは誰が言っていた言葉か。

④ 緊張しないように話しやすい雰囲気をつくってくれた。見学や実習で好印象をもってもらうことが大事。研修医の先生ともよく話して仲良くなった方がよいだろう。

⑤ 8/中旬見学，5～6月実習（1か月）。病院の雰囲気がよく分かった。産婦人科を回り，オペの介助，分娩の介助，外来でのエコーなど色々経験させてもらい，とても充実した実習だった。

長岡中央綜合病院（新潟）

2022年

② 面接官4名，受験者4名【時間】10分【内容】自己PR（1～2分で）・どうして医師を志したのか・実習中で最も印象に残った患者・併願はどこか【雰囲気・感想】圧迫感は特になかった。エントリーシートの内容からは特に質問されなかったので，エントリーシートをしっかり書いた上で，ある程度面接の対策をしておくと，当日は困らないと感じた。

③ どちらか選べたので現地を選択

④ 研修医採用試験に応募する病院はなるべく見学に行って，現地で情報収集するべきだと思います。

⑤ 7/21に消化器内科の見学。内容：内視鏡検査，救急外来の見学（当番日）。臨床研修医の先生と上級医の先生の関係性が良く，働きやすそうな環境であると感じた。救急当番日に見学すると，研修医の先生がどのように動いているかをよく見ることができる。

2021年

② 面接官4名，15分。実習の感想。将来の希望やその理由。コロナワクチンを普及させるにはどうすればよいか。エントリーシートの内容に沿った質問。

④ 終始和やかで，面接官の方は相槌を打って聞いてくれた。エントリーシートをしっかり書き込んでおけば十分に対応可能。エントリーシートや履歴書の段階で，自分が伝えたいことを明確にしておくことが後々大切になる。

⑤ 1月実習（4週間）。実技をたくさんやらせてもらえて充実していた。

2019年

② 面接官4名（院長他），20分。エントリーシートの内容について。長岡市の印象。趣味。

④ 主に院長から質問される。どの質問も非常に優しいので落ち着いて答えることが大事。エントリーシートにはたくさん記入するといいと思う。

⑤ 8/上旬見学

2018年

② 面接官4名（院長他），10分。出身は県外だが，新潟に残ってよいのか。産婦人科に興味があるとのことだが，魅力は何か。医学部入試の女性差別についてどう思うか。実習の感想。併願病院。海外留学の感想。研修についての質問はあるか。

④ 院長が主に質問していた。控室におせんべいがあったりお茶を飲めたりした。面接は雑談だけだったという人や，医療専門用語について聞かれた人もいた。ESは書くことが多くて嫌になったが，頑張ってぎっしり書いた。先生方はESにマーカーを引いていて，それを見ながら質問していた。

⑤ 4/下旬～5/中旬実習（1か月）。指導医の先生方がとても熱心で，何度も手術の助手に入れてくれて楽しかった。研修医の顔合わせが2回，院長・理事長・事務員の方々との飲み会が1回あった。昼食の時に院長が隣に座って話しかけてくれたりした。

2016年

② 面接官4名，15分。将来進みたい科。

④ 何か質問をした方がよいと思うので，1つか2つ考えておいた方がよい。世間話が多かった。終了後，研修1，2年目の先生との打ち上げ飲み会があった。

⑤ 6～7月見学・実習。産婦人科にて様々な助手をさせてもらい，とても充実していた。カルテ記載する機会もあった。

2015年

② 面接官2～4名，10分。出身地に帰らなくてよいのか。大学6年間でのこと。体力に自信はあるかどうか。志望科。

④ 院長先生と副院長先生が雑談しているうちに終わってしまったような感じで，人生で一番穏やかな面接だった。

⑤ 7/中旬見学・実習。気管支鏡検査前の麻酔などに取り組めた。

新潟医療センター（新潟）

2017年

② 面接官4名（院長・臨床研修指導医・看護師長・事務長），15分。雰囲気は和やか。志望理由。自己紹介。志望科。併願病院。腎臓病患者の点滴で気を付けること。高Kになるとどうなるか。終末期医療で胃瘻についてどう考えるか。出身地に関すること。

⑤ 11/下旬見学

2014年

② 面接官4名（院長他），15分。やや緊迫した雰囲気。志望理由。志望科。（県外出身だが）新潟の病院を選んだ理由。初期研修後の進路。

④ 面接は随時（9月中旬に申し込んだら最後だった）。

新潟県立新発田病院（新潟）

2019年

② 面接官8名，15分。面接前に30分で記入したエントリーシートの内容に沿った質問。志望理由。他院との違い。大学で特に頑張ったこと。自分の性格について。

④ 非常に温かい雰囲気。先生方も優しく常に笑顔でいるのでそれほど緊張しなかった。面接官に顔を覚えてもらっていると質問などしやすいと周囲も言っていたので，主要な内科，救急科を見学するとよいと思う。面接官の数が多いのであまり圧倒されないことと，次々質問がくるがあまり深く考えずに思ったことを話すのはよいと思う。

⑤ 4年生8月・5年生3月見学

2018年

② 面接官7名，15～20分。面接前に記入したアンケートの内容に沿った質問。志望理由。自己アピール。当院の救急科の印象。一次～三次どの救急を主に学びたいか。コミュニケーションで大切だと思うこと。アルバイトを通して身についたこと。部活について。

④ 面接官が7名もいて緊張したが，比較的和やかな雰囲気だったと思う。返答内容よりもレスポンスやコミュニケーション能力を見られている感じがした。面接前に記入したアンケートは，毎年同じ内容なので皆考えてきていた。病院見学の時に先輩に教えてもらった。同県大学では，毎年聞かれることのリストが出回っていたらしく，他県大学の受験者は不利だと感じた。情報収集が大切である。実習や見学でアピールすれば受け入れてくれる。

⑤ 5年生7月・6年生5月見学。先生方の雰囲気が楽しそうだった。

① 筆記試験・その他　② 面接試験　③ 受験した場所，方法　④ 受験後の感想・来年の受験生へのアドバイス　⑤ 見学・実習

2016 年

② 面接官 5〜6 名，30 分。志望理由。将来進みたい科。新潟以外の出身のため，今後どうしていくのか。

④ 各面接官に 2〜3 分程度質問される。部活をやっていると好評。

2015 年

② 面接官 7 名，15 分。志望動機。理想の医師像。大学で学んだこと，それをどう活かすか。将来希望する科。

④ 面接官の人数は多いが，厳しいことを質問されることもなかった。記述の試験がない分，気持ちが楽。面接の内容も，対策本にあるようなことばかりなのでやりやすいと思う。

⑤ 6 月実習。比較的自由に手技などにあたらせてもらい，より実践に近い形で実習できた。

2014 年

② 面接官 5 名，20 分。雰囲気は和やか。学生時代に頑張ったこと。最近のニュースで気になるもの。友人にはどのようなタイプの人が多いか。20 年後，どのようになりたいか。当院の印象。どのような研修を行いたいか。体力はあるか。最近読んだ本とその感想。最後に自己アピール。

④ 当日，面接で問われる内容についてのアンケートに 30 分くらいで記入し，それに沿って質問されることが多いので，掘り下げて聞いてほしいことを中心に書くとよい。アンケートの内容を前もって練習しておくと安心。記述の試験がない手し, ハキハキと答え，部活を頑張ったこと，体力があることをアピールするとよい。

⑤ 5/中旬〜4 週間実習。研修医，研修担当医から話を聞くと，病院を決める上で参考になる。

新潟県立中央病院（新潟）

2016 年

① 小論文：400〜800 字，事前提出。印象に残った医療・医師について。

② 面接官 3 名（院長他），30 分。志望動機。将来進みたい科。病院のために何ができ，自分は病院に何を望むか。大学で研修するメリットは何か。市中病院で研修するメリットは何か。

④ かなり世間話が多かったように思う。最後に質問はないかと聞かれるので，何か 1 つは用意しておいた方がよいと思う。

⑤ 8/上旬見学，4/下旬〜5/上旬実習。耳鼻咽喉科にて。外来見学の時間が非常に長く，長い時は 15 時までかかった。基本的には見ているだけだが，手術実習では参加型が多くなった。また，化学療法の勉強になった。

新潟市民病院（新潟）

2022 年

① 選択肢：【形式】1〜50 五選択肢択一問題・51〜75 五選択肢択二問題【問題数】75 問【時間】2 時間【内容】独自問題，稀に国試の問題から出題（古いものから新しいものまで）
小論文

② 4 ブースを回る面接，全て 5 分ずつ【1 ブース目】面接官 3 名〈内容〉どのような研修生活を行いたいか・この病院があなたのニーズに合致している点・10 年後にどのような医者になっていたいか。またそのために研修医のうちからしておくこと【2 ブース目】面接官 2 名〈内容〉医師以外の医療に携わる職種を可能な限り挙げよ・その方々と接する上で注意していること【3 ブース目】面接官 2 名〈内容〉患者の説得シミュレーション【4 ブース目】面接官 2 名〈内容〉学生時代頑張ったこと・指定されたキーワードを使ってその頑張ったことがどのように今後生かされるか説明

③ 病院からの指定により現地

④ もらえるなら過去問はもらっておくべき。待っていてももらえないので聞いてみる。

⑤ 11/中旬，1/中旬に見学。過去にどのような問題が出たか聞くことができた。研修医の仲がとても良さそうで，見学に来た学生の面倒をよく見てくれる先生が多かった。初期研修医が自身で考える力を身につけているか，フィードバックがしっかりしているか，研修医同士の仲が良好かに注目していた。

2016 年

① 五肢択一：30 問，60 分。国試レベル。マイナー以外全ての科目からまんべんなく出題。ただし，救急系が少出題。

② 面接官 4 名，10 分。医師を志した理由。1 分間の自己アピール。研修後の進路について。最近関心をもったニュース。周囲の人から自分はどのような人だと言われるか。

④ 履歴書と一緒に提出する面接シートに記入した内容についての質問も多く，何について書いたかしっかり考えておくべき。面接官が 1 人ずつ質問を用意している感じで形式ばった雰囲気ではあるが，和やかに話しやすかった。夏までに国試の過去問を 1 年分しっかりやっておくといい。

⑤ 8/下旬見学，6〜7 月実習（1 か月）。消化器内科は先生が多く，丁寧に教えてくれた。症例もとても多く勉強になった。循環器内科では心臓カテーテルをたくさん見学できた。当直の実習もあり，1 泊した。充実した実習となった。

2015 年

① 五肢択一：25 問，60 分。国試よりもレベルが少し高い。内科中心で，救急が少しある。

② 面接官 4〜5 名，15 分。雰囲気は和やか。初めに 1 分間の自己 PR。最近気になるニュース。志望動機。最近読んだ本。友人にはどんなタイプが多いか。将来希望する科。なぜ，大学病院ではなく市中病院なのか。研修に向けて頑張りたいこと。

④ ごく普通に受け答えができれば問題ない。面接で差はつきにくく，筆記の点数で決まるように感じた。見学や実習の回数も評価にはほぼ関係ないと思われる。

2014 年

① 五肢択一：50 問，60 分。国家試験形式で，ほとんどがメジャー。内科，産婦人科，小児科，救急を中心に出題。各科の先生が作成しているので，難易度は科によって様々。国試レベルから細かい知識を問うものまで。必修科目に近いような問題も（例：血圧の測定法）。

② 面接官 4 名（医師・看護師・技師・事務），10〜15 分。雰囲気は穏やか。最初に 1 分間で自己アピール。事前提出の面接シートの内容。試験の出来。新潟に残る気はあるか。例えば，東京で最先端医療を行っている病院があり，そこで働きたくなったらどうするか。友人にはどのような人が多いか。友人からのどのように評価されているか。医師を目指した理由。初期研修後の希望。最近のニュースで興味を持ったものとその理由。休日の過ごし方。

④ 例年より受験者が多かった（36 名）。新潟大生が多く，半分は占めていた。本試験は 10〜11 時，面接は 13 時開始で，休み時間が長い。受験日は，都合が悪ければ別の日を設定してもらえる。面接シートは記入欄が多いので，早めに準備しておく。筆記試験 100 点，面接 100 点。筆記試験で救急の問題は毎年 2〜3 問出題される。面接での自己アピールも毎年恒例で，考える時間を与えられる。

2013 年

① 五肢択一：50 問，60 分。国試形式で，メジャーからマイナーまで幅広く出題。

② 20 分。雰囲気は穏やか。大学生活で最も力を入れて取り組んだこと。そこから学んだこと。臨床研修に活かせること。生活信条について（具体的に，いつ，どのように実行しているか）。チーム医療の役割について。

④ 待機時間が長いので，何か持参すればよかった。案内の方が優しく，緊張が解けた。

黒部市民病院（富山）

2016 年

① 記述：1 問（400 字），60 分。3 つのテーマから 1 つを選ぶ。1）強皮症について，2）致死性不整脈について，3）小児の嘔吐について。

② 面接官 5 名（院長・副院長・看護師長・医師・事務），15 分。志望理由。富山の好きなところ。父親をどう思っているか。お酒は好きか。

① 筆記試験・その他　② 面接試験　③ 受験した場所，方法　④ 受験後の感想・来年の受験生へのアドバイス　⑤ 見学・実習

④ 面接官は多いが，穏やかな雰囲気。医学系以外のことも聞かれた。

⑤ 5/下旬実習（6週間）。先生は優しく，事務の方にも大変良くしてもらった。アパートなども借りられたので生活に不自由しなかった。

2015 年

① 記述：1問，60分。3つのテーマから1つを選ぶ。

② 面接官6名，10分。志望理由。当院の印象。目指す医師像。部活で得たものとは何か。

④ 和やかで自由に発言できた。気負わずにハキハキと答えるのがよい。

⑤ 7/16，17見学および実習（1泊2日）。マッチング試験まで一度に行った。学生の希望を細かく聞いて下さり，充実した実習となった。

厚生連高岡病院（富山）

2016 年

② 面接官5名（院長・救急の先生・総合診療の先生・事務他）。10分。雰囲気は和やか。志望動機。アルバイトの内容について。長所と短所。試験勉強の進み具合。アドバンスはどうだったか。

④ ペットボトルを1本もらえた。アドバンスについて聞かれることが多かった。履歴書や事前提出の書類に書いてある内容をどんどん掘り下げていくかんじ。面接官は偉い人ばかりだが雰囲気はフランクで気楽に話せる。

⑤ 実習（6週間）。1日だけ宿泊あり。簡単に実習希望科を変更できる。数回，研修医の先生と担当の先生と飲み会があった。

2015 年

② 面接官4名，30分。実習の感想。研修に期待すること，不安に思うこと。

④ 医学的知識を問われることはなかった。緊張することもなく，自分らしさを出せる雰囲気だった。何を頑張りたいか，何に興味があるかなど意思をはっきりもっていることが大切だと思う。

⑤ 6月見学および実習（1か月）。先生方の雰囲気が大変良かった。

市立砺波総合病院（富山）

2017 年

① 記述：60分。英語論文の和訳。
小論文：90分。志望科とそこを選んだ理由。

② 面接官4名，15分。小論文の内容について。

④ フランクな雰囲気で受け答えはしやすかった。病院がきれい。

⑤ 7/下旬見学

富山県立中央病院（富山）

2017 年

① 小論文：800〜1,000字，60分。チーム医療に対するあなたの考え。

② 面接官5名，10分×2回（院長クラス，指導医クラス）。志望動機。コメディカルに求めること。医師不足について。併願病院。当院の研修の魅力。自分の欠点。看護師の印象。

④ 面接はどちらも和やかな雰囲気だった。たくさん見学に行っている方が有利のようだ。救急が強い病院。実習すると病院や研修医の雰囲気が分かってよいと思う。

⑤ 4年生〜6年生見学（5回），6/下旬〜7/下旬実習（7週間）。麻酔科と救急にて実習。救急ではヘリコプターの送迎や看護学生にBLSを教える手伝いをしたり，大学ではできない体験がたくさんできた。

2015 年

① 小論文：800字，60分。理想の医師像。

② 面接官5名（院長他），10〜15分。緊迫した雰囲気。志望理由。志望科。チーム医療について。臓器移植について。コメディカルに望むこと。最近気になったニュース。成績について。

④ 面接官の方が緊張していて，こちらの方が緊張してしまった。実習に行ったことや，志望科の先生と仲良くなったことは優位にはたらいたと思う。

⑤ 6月実習（1か月）。朝から晩までとても密で充実していた。他大学からの実習生もおり，大学での実習とは異なる雰囲気で，新鮮だった。

石川県立中央病院（石川）

2022 年

② 面接官6名【時間】10分【内容】理想の医師像・志望科を目指した理由・趣味について・働き方改革について・地域に医療者を派遣するにはどうすれば良いか

③ どちらが選べたので現地を選択

④ 過去に聞かれた質問に対して自分なりの回答を用意しておくと良いです。県外大学からだと何回も見学に行くのが大変だと思うので，オンラインも活用していけばいいと思います。

⑤ 4月末に見学。研修医同士仲が良さそうだった。面接の過去問をもらえた。スーツ着用，ケーシーでも可。研修医に忙しさはどうかを聞いた。

2019 年

② 面接官3名，5分。各面接官1〜2つ質問。履歴書の内容に沿った質問。志望理由。目指す医師像。野球をやっているとのことだが，医師になったらどこのポジションのような働き方をしたいか。

④ 履歴書に書いたことを聞かれるので，コピーをしておき事前に内容確認しておくべき。試験が面接のみなので質問しやすかったが，雰囲気のよい面接で受け答えもしやすかった。学校の成績やCBTの成績も加味される。

⑤ 3/中旬・8/上旬見学

2018 年

② 面接官5名，10分。履歴書の内容に沿った質問。海外留学の感想。志望科とその理由。医学部不正入試に賛成か反対か，どのような対策をとるか。最近の医学系トピックについて。

④ 雰囲気が柔らかく，発言しやすい環境だった。提出したCBTや学校の成績は，相当不合格のハイリスクな人をあらかじめ切るためのもので，相当悪くなければ大丈夫とのこと。面接のみの選考なので，何を基準にしているのかが分かりにくい。

⑤ 8/中旬・5/上旬見学

2016 年

② 面接官5名（院長・副院長・看護師長・事務部長など），15分。雰囲気は非常に和やか。志望理由。ポリクリで印象に残った症例について。ポリクリでチーム医療についてどう思ったか。石川県に最終的に残るかどうか。能登に医師として行くことについて。最近印象に残った社会的ニュース。

④ 面接官1人あたり，2〜3分の質問時間だった。事前に提出したエントリーシートの内容に沿った質問で，少し雑談もあった。選考が面接だけなので，見学に1度は行ったほうがよいと思った。

2015 年

② 面接官5名（院長・副院長・初期研修担当官・看護師長・人事部），5分。好きな科とその理由。実習で一番印象に残ったこと。患者さんとのコミュニケーションで最も大切だと思うこと。2年間の目標。社会人となって賃金を受け取り，そのお金をどう使うか考えがあるか。面接官が1つずつ質問する。

⑤ 5生12月・6年生4月見学。研修医の先生につく。救急科の見学時には，空き時間に先生方を相手に採血，エコーをさせてもらえた。

金沢城北病院（石川）

2020 年

② 面接官5名，20分。オンラインで実施。志望理由。趣味。運動しているか。他の受験病院。

④ 旧知の先生が多く，和やかに行われた。4名の枠に受験者数7名。

⑤ 5年時の実習先である。

① 筆記試験・その他　② 面接試験　③ 受験した場所，方法　④ 受験後の感想・来年の受験生へのアドバイス　⑤ 見学・実習

<table>
<tr><td>

2016 年

① 小論文：800 字，60 分。テーマを 1 つ選ぶ。自分の目指す医師。対等な医師患者関係とは。地域医療について。生活保護について。混合診療について。憲法について。

② 面接官 4 名，30 分。雰囲気は和やか。最近の生活状況について。専門医をとりたいかどうか。目指す医師像。志望理由。志望科。他の医療従事者とどのように働きたいか。ストレス解消法。

④ 新しい専門医制度について教えてもらった。緊張しすぎることもなくよい雰囲気の中，面接に臨むことができた。

⑤ 5 年生 3 月見学・実習（2 日間）。2 日間，1 人の患者さんを担当。患者さんから直接話を聞き，症例をまとめて提出。症例検討会，勉強会に参加した。

</td><td>

てくれた。

2017 年

① 小論文：1,200 字以内，60 分。地域医療について，問題点とその対策。

② 面接官 3 名（院長他），15〜20 分。当院でやりたいこと。履歴書の内容についての質問。成績について。

④ 見学，実習は特に重要ではなさそうだが，院長に顔を覚えてもらうと後で楽。前泊もできるので遠方から受ける人は活用するのもよいかも。面接官は実習で事前に会っていたので知っていたが，面接時は少し怖い雰囲気だった。受験者が自分 1 人だけで寂しかった。

⑤ 5/下旬見学および実習

</td></tr>
<tr><td colspan="2">

恵寿総合病院（石川）

</td></tr>
<tr><td>

2019 年

② 面接官 3 名，20 分。志望理由。志望科。自己推薦書の内容を要約して 1 分で発表。都会から田舎に来て大丈夫か。

④ 面接官はあまり盛り上がらず難しいのかと思ったが，採用されてよかった。

⑤ 7/下旬見学

</td><td rowspan="2">

福井県立病院（福井）

2019 年

① 五肢択一：30 問，60 分。救急科の内容（救急疾患を含む）を中心に出題。国試レベル。

② 面接官 4 名，15 分。志望理由。目指す医師像。福井に来たことはあるか。福井の印象。当院の改善点。

④ 和やかな雰囲気でできるよう面接官も努めてくれていた。医学的知識を問う質問はなかった。自分の強みや自分が研修医として病院で働いた際に病院側へどんなメリットがあるかを話せると，相手の印象も変わってくるだろう。今年は例年になく受験人数が少なかったので，比較的リラックスして受けることができた。筆記試験は，この結果で厳密に合否を分けるというより参考程度だと試験前に言われた。実際はどうか分からないが，面接でやる気や熱意をしっかりと示すことが重要であろう。

⑤ 7/下旬見学。6 月実習。救急で色々させてもらえた。

</td></tr>
<tr><td>

市立敦賀病院（福井）

2019 年

② 面接官 3 名，15 分。志望科。どのようなことをしたいか。

④ 優しい雰囲気なので，必要以上にかたくなる必要はない。

⑤ 7/中旬見学

2018 年

② 面接官 3 名，5 分。雰囲気は和やか。志望理由。得意科目。

④ 福井大からの受験者が多い。今年は受験者数が多かった。試験日は 2 日あり，1 日目は 9 名。マッチング対策本に載っている質問が多い。

⑤ 3 月見学

</td></tr>
<tr><td colspan="2">

杉田玄白記念公立小浜病院（福井）

</td></tr>
<tr><td>

2022 年

① 小論文：1 時間。1,200 字以内。新人研修医にとって成功体験と失敗体験どちらが大切か。

② 面接官 7 名，受験者 1 名【時間】約 30 分【内容】当院を選んだ理由・自身の長所と短所・将来どうしたいか・座右の銘・ストレス解消法・医師の仕事以外でやってみたいこと・小論文の内容について・いじめについてどう考えているか・見学や実習で感じたこと【雰囲気・感想】厳しくはなく穏やかであった

③ 病院からの指定により現地

④ 小浜病院はほとんどテンプレートなことしか問われないので，小論文，面接でも基本的な返答ができれば問題ないと思います。

⑤ 8/上旬，午前に内科，午後に救急を見学。救急では面接を担当する先生と話しができて，面接で聞かれる質問を教えてもらえた。研修医の先生が熱心にエコーの練習をさせてくれた。6/下旬に 2 週間，泌尿器科の実習。泌尿器科の外来，手術の見学（膀胱癌，停留精巣）透析の見学，シャント手術見学。実際の研修医の仕事内容と拘束時間。

2019 年

① 小論文：1,200 字，45 分。5 年後の自分へ送る手紙。

② 面接官 5 名，15 分。小論文の内容について質問。医師になろうとしたきっかけ。趣味。部活について。

④ 終始和気あいあいとした雰囲気。へき地にあるため研修医の数も毎年少なく，受験しに来てくれただけでもありがたいという感じだった。今年の受験者数は 3 名。京都市内まで一般道を使い 90 分で行けるので，交通の面は思っていたよりはましな印象だった。病院の周りには居酒屋も多く，住むのにはそこまで不自由しないと思った。

⑤ 5 月見学（2 週間）。卒前実習。嶺内唯一の三次救急指定病院ということで救急科の日勤時間帯で実習。設備，施設は比較的新しく，医師，看護師，その他の職員の方々も歓迎ムードで接し

</td><td>

2017 年

① 五肢択一：20 問，60 分。林先生と県立病院救急の前田先生が出した『Dr. 林のワクワク救急トリアージ』から出題。

② 面接官 3 名（臨床研修センター長・救急部長・循環器内科部長），10 分。雰囲気は穏やか。志望理由。志望科。10 年目指す医師像。研修内容について質問。最近気になった医療ニュースとそれについて考えたこと。

④ 筆記は特に重視されていない感じだった。国試の知識でもある程度解ける。面接ではしっかりと熱意を伝え，将来の展望を話せるようにしておくとよい。研修についての逆質問を考えておくとよい。病院見学は 1 回で受験できるが，可能なら 3 回した方がよいとのこと。

⑤ 6/上旬見学

2015 年

① 五肢択一：20 問，45 分。救急全般。

② 面接官 3 名，15 分。志望理由。自分の短所。部活について。後期研修のビジョン。20 年後どのようなことをしていたいか。

④ とても話しやすい雰囲気だった。自分がどのような医師になりたいのか，そのためにどのようなことを考えて研修先を選ぶのかといった将来のビジョンをしっかり伝えることが大切。

⑤ 4/初旬見学，6/中旬実習。毎日外来があり，多くの患者さんから色々な疾患を勉強することができた。できる範囲のことは積極的にやらせてもらえて，とてもよい機会となった。

2013 年

① ○×問題：1 集 5 問×20 題。すべて救急，赤本より出題。

② 面接官 3 名，15 分。雰囲気は穏やか。志望理由。3 年目以降の進路。実習の感想。自分の短所とその改善策。当院で働くことで何をもたらしてくれるか。

④ 面接では，医学的知識を問われることはなく，大体毎年同じ質問なので，答えを用意しておくとよい。見学回数は評価項目にあるので，何回も行くとよい。

⑤ 5/上旬見学。6 月実習。ER 体制をとっており，救命救急センターでは 1 次から 3 次で診ることができる。さらに，1 症例ごとに上級医（救急医）にコンサルトするので，フィードバックも得られるようだった。

</td></tr>
</table>

中部

① 筆記試験・その他　② 面接試験　③ 受験した場所，方法　④ 受験後の感想・来年の受験生へのアドバイス　⑤ 見学・実習

福井赤十字病院（福井）

2020 年

② 面接官 5 名，15 分。雰囲気は和やか。志望理由。志望科とその理由。大学生活で頑張ったこと。自分の長所と短所。
⑤ 7/中旬見学。半日コースと 1 日コースが選べた。

2019 年

② 面接官 6 名（病院長・医師・看護師長・人事），15 分。雰囲気は穏やか。志望理由。志望科とその理由。医師を目指した理由。周囲からどのような性格と言われるか。ストレス対処法。自己推薦書以外の志望理由，自己 PR に関する質問。
④ 提出した書類からも質問されるので，備えておくとよいと思う。面接，病院見学時とも，先生方や職員の方々に優しく接してもらった。面接の先生は毎年少し違うようだが，今年は自分が見学した科（産婦人科）の先生がいて，話しやすかった。
⑤ 5/上旬・7/中旬見学

2017 年

② 面接官 6 名，15 分。医師を目指した理由。志望科とその理由。自分の長所と短所。チーム医療の利点。具体例を用いて周囲からどう評価されているか。
⑤ 3/下旬見学，5～6 月実習（5 週間）。どの科も先生は優しかった。

2014 年

② 面接官 5 名（整形外科・一般外科・消化器内科・神経内科の医師），15 分。リラックスした雰囲気。志望理由。志望科。理想の医師像。チーム医療について。自分の長所・短所。ストレスへの対処法。
④ 面接のみなので特に対策は必要ない。質問内容は他の受験者と同じだった。医学的知識は問われない。
⑤ 5/下旬～5 週間実習。どの先生も教育熱心で，放置されることはない。行けるのならぜひ行っておくとよい。

2013 年

② 面接官 4 名，10 分。雰囲気は穏やか。志望理由。志望科。医師を目指した理由。家族構成。部活はやっていたか。長所と短所。チーム医療について。
④ 面接は，事前提出の自己推薦書（志望理由，自己 PR など）の内容を中心に進められるため，緊張することなく受けられた。

市立甲府病院（山梨）

2018 年

② 面接官 6 名，20 分。志望理由。志望科とその理由。他院と比較して当院を選んだ理由。どんな研修医になりたいか。研修後の進路。自分の長所と短所。
④ 説明会や見学に行けば行くほど，採用の優先順位が高くなる感じだった。
⑤ 8 月・12 月・3 月見学

2015 年

② 面接官 4 名，20～30 分。各面接官が 2～3 つの質問をしていく。面接官に加え，事務局から 2 名同席。話しやすい雰囲気で圧迫面接ではない。社会に出るということに対する考え。チーム医療で大切なこと。座右の銘。将来の志望科。目指す医師像。研修後の予定。
④ 面接のみで特に対策は必要ないが，時間が長めのため，自分の考えを整理して臨むとよい。病院見学や説明会で研修医の先生から各々聞いておくとよい。座右の銘は，ここ数年毎回聞かれているらしい。
⑤ 3/中旬・7/中旬見学および実習。科ごとの医局はなく，各科の垣根が低いため，大学病院との違いを感じる。落ち着いた雰囲気。血液内科だけない。

2013 年

② 面接官 4 名，20 分。医師の社会的な貢献について。座右の銘。
④ 質問が抽象的で，少し答えにくかった。

山梨県立中央病院（山梨）

2020 年

① 小論文：800 字，60 分。日によってテーマは異なる。コロナウイルスの検査方法や予防に向けた対策をできるだけ多く挙げること。また，病院で行うべき対策も自分で考え述べること。
② 面接官 3 名，15～20 分。雰囲気は穏やか。志望動機。後期研修はどうするか。研究に興味があるか。部活などで意見がぶつかった時はどうしていたか。不尽なことを言われたらどうしていたか。学業以外に学生生活で頑張ったこと。アルバイトで印象に残った出来事。小論文の内容について。実習で印象に残った症例。最後に病院への質問はあるか。
④ 面接の初めに，そんなに緊張せずにお話してくださいと面接官が声をかけてくれた。是非一緒に働きましょうと暖かい言葉もくれた。一度は見学をしてみて，雰囲気を感じてほしい。積極性や体力のある学生にぜひ来てほしいと言っていた。
⑤ 救急科（1 週間），選択した総合診療科（1 週間）実習。総合診療科では，外来を中心に様々な症例での対応を学んだ。学生もチームの一員として参加でき，手技の補助も積極的に行わせてもらった。救急では，初期治療の現場や ICU での手技を見学し，症例についての発表を各自でまとめ行うことで理解を深めることができた。当直も 1 人ずつ行い，夜の業務も見学させてもらった。
毎年夏に開催されている 2 泊 3 日のサマーキャンプでは，日中様々な診療科を見学させてもらい，夜は病院に泊まり，救急の現場を見学することができた。研修医の先生から話を聞く時間もあり，初期研修の様子がよく分かったとともに，上級医の先生方が大変教育熱心な様子も分かった。

2018 年

① 小論文：800 字，60 分。日によってテーマは異なる。終末期がん患者に対して化学療法を行うべきか。ゲノム医療のメリット・デメリットと解決策。
② 面接官 3 名（救急科・耳鼻科・呼吸器内科各医師），20～30 分。雰囲気は和やか。志望理由。研修後の進路。実習で一番印象に残った症例。学業以外に学生生活で頑張ったこと。対人関係で気を付けるべきこと。見学時の感想。自分の性格について。大腿骨骨折患者を担当した時，気を付けること。山梨県内の医療ニーズについて，どう考えるか。それに対して学生として何かしたことはあるか。慢性心不全のチーム医療について。部活内でのもめごとについて，またその解決策は何か。最後に病院への質問はあるか。
④ 小論文はこの病院と関係のある話題が出されることが多いので，余裕があれば，病院が力を入れていることなどを予め確認しておくと対策しやすいのではないだろうか。リラックスしていいよと最初に声をかけてもらった。質問も答えやすいものが多く，あまり慌てずに済んだ。2，3 年前までは倍率がそこまで高くなかったが，今年は受験者数が増えたようだ。今後も倍率は上がっていくかも。試験日が 7 月と 8 月にあったが，7 月に受けた方が，雰囲気が良かったらしい。
⑤ 7 月見学，11/中旬・5 月実習。2 週間の実習のうち，1 週間は必ず救急科でその他は選択科。積極的に参加すれば，手技，検査も手伝わせてもらえた。救急は三次も診られるので，雰囲気がピリピリしていた。

2017 年

① 小論文：800 字，60 分。日によってテーマは異なる。新潟市民病院女性研修医自殺の新聞記事を読み，自分の考え，対策を述べよ。へき地医療に対する自分の意見を述べよ。
② 面接官 3 名（脳外科・呼吸器外科・婦人科各医師），15～20 分。雰囲気は和やか。志望理由。後期研修について。挫折経験とそれをどう乗り越えたか。医師の過重労働について。併願病院。小論文の内容について。初期研修で頑張りたいこと。
④ 落とす試験ではないので，緊張せず落ち着いて丁寧に。病院見学や実習に参加して雰囲気をうかがっておくとよい。ぜひ一緒に働こうと勧誘してくれる。やる気と体力があることを大いに喜んでくれた。8 月と 4 月に 2 泊 3 日の病院見学・実習がある。
⑤ 8/下旬見学および実習（3 日間）。サマーキャンプに参加。県内

① 筆記試験・その他	② 面接試験	③ 受験した場所，方法	④ 受験後の感想・来年の受験生へのアドバイス	⑤ 見学・実習

唯一の救命センターの見学，周産期医療センターの見学，ゲノムセンターの見学。都内に拘らないのであれば，最高の医療機関であると実感できた。

2016 年

① 小論文：800 字，60 分。日経メディカルの記事を読んで記述。日によってテーマに違いあり。がん治療と緩和ケア。画期的な新薬と増加する高額医療費について。

② 面接官 3 名，15～20 分。志望理由。将来希望する科とその理由。後期研修はどうするか。部活をとおして得たもの。見学，実習の感想。当院の研修プログラムについて。研修先に何を望むか。地域医療について。健康面，体力について。医療という分野に対して感じるものは何か。最後に自己アピール。

④ 研修担当の先生が事前に「落とすためにやるわけではないので，気楽にしていてください」と言い，実際の面接も和やかな雰囲気で進んだ。小論文は例年と傾向が変わったため，苦労した。医療に関するニュースはある程度目を通しておくとよいと思う。見学，実習の感想は必ず聞かれるようなので，意見をまとめておく必要あり。今年は受験者数が多く，1 回目の試験日の時点で定員を超えていた。

⑤ 3/下旬見学，3/下旬実習（3 日間）。病院内の見学が中心。実際に患者さんの診察を指導してもらう機会もあり，非常に有意義だった。

2015 年

① 小論文：800 字，60 分。総合診療医に必要なこと。

② 面接官 3 名，20 分。圧迫感はなく，穏やかな雰囲気。志望動機。地域医療について。医師を志す理由。総合診療についてどう思うか。なぜ山梨に戻ってくるのか。他院と比較して，当院の良い点。自分自身の長所と短所。将来の医師像。

④ とても話しやすい雰囲気だった。今年は受験者数が少なかったらしい。

⑤ 7/下旬見学，3/下旬実習（3 日間）。実習には必ず行ったほうがよい。実際に救急の現場に立ち会うこともできた。研修医への指導に力を入れている。

相澤病院（長野）

2022 年

① 小論文：『上医は国を治し，中医は人を治し，下医は病を治す』という言葉がありますが，それからあなたは何を連想しますか？（A4 1 枚程度）

② 志望動機，短所，部活で頑張ったこと，チーム医療について，研修担当の先生，薬剤部長，事務部長の 3 名から大体 20 分程度。和やかな雰囲気。面接の時に中医まではみんな同じことを書くけど，上医に関連して，公衆衛生的なことは考えているのかと質問された。

③ 病院からの指定により現地

④ 基本的な面接対策で十分だと思います。マッチングの面接練習は何回も行った方が良いです。大学の友人とともにお互いの模擬面接をするのをおすすめします。

⑤ 6 年生 7/上旬見学。実習で行ったことがあったので，午前中はその際にお世話になった先生方の外来見学。先生方は優しく熱心に対応してくれた。午後は採用面接や指導医・研修医の先生方と雑談。5 年生 10 月総合内科で実習。外来や病棟で先生方が優しく熱心に指導してくれて大変勉強になった。希望すれば他科の見学・実習も可能で自由度の高い実習だった。研修医の先生方と話す機会も多く，病院の雰囲気がよくわかった。6 年生の実習では，実習時に面接もしてもらえる。

2021 年

① 小論文：A4 用紙 1 枚程度。臨床的な場面での医師の倫理に関して。医学的には退院可能な終末期の患者が退院を希望している。これまでと同じ生活を踏まえると，この患者から暴言などを受けることが予想されるため，家族は退院に反対している。あなたは医師としてどうするか。

② 面接官 3 名，20 分。雰囲気は穏やか。当日書いた小論文に関する内容。志望理由。学生時代に取り組んだこと，苦労したこと。

自分の性格についてどう思うか。研修や病院に対して質問があるか。

④ 事前に準備していた内容で概ね対応できたが，小論文に関して質問されるので自分が書いたことについて覚えておく必要があると思う。大学入試などで小論文の経験がない人は，少し早めに小論文の書き方を勉強しておくとよいと思う。頑張ってください。

⑤ 4/初旬見学。救急外来。研修医のカンファレンスにも参加させてもらった。

2019 年

① 小論文：30 分。理想とする研修医像。

② 面接官 3 名，15 分。雰囲気は和やか。志望理由。志望科。大学生活について。部活について。

④ 試験自体の評価というよりは，見学中の態度が評価されると思う。

⑤ 5 月・7 月見学，実習。1 日 1 つの診療科。ER が特徴的な病院であり，救急への積極的な姿勢が大事だと思われる。

2018 年

① 小論文：A4 1 枚，30 分。研修後，どのような医師になっていたいか。

② 面接官 3 名，10 分。志望理由。小論文について。

④ 小論文は制限時間 30 分だが，過ぎても目をつぶってくれることもある。とにかくアットホームなので，気負わなくて大丈夫。成績よりも本人を見ているので，その観点から小論文，面接対策を。小論文に書いた内容について詳しく聞かれたので，きちんと意見をまとめ，考えておいた方がよい。見学は行った前提で話を進められるので，一度は行った方がよい。

⑤ 8 月見学

2014 年

① 小論文：2 問，A4 各 1 枚，60 分。学生時代に最も頑張ったこと。初期研修 2 年を終えて，どのような医師になっていたいか。

② 面接官 3 名，15 分。雰囲気は和やか。履歴書や小論文の内容。志望理由。興味のある科。自分の強み，長所・短所。研修内容について質問された。

④ 自分を売り込みに行くというより，どのような人間かを見られる試験だと感じた。

2013 年

① 小論文：2 問，A4 各 1 枚，60 分。10 年後の自分の姿。医療におけるコミュニケーションのあり方。

② 面接官 3 名，15 分。雰囲気は和やか。将来，どのような医師になりたいか。研修に求めるもの。ストレス発散方法。

④ その場で答えられる質問ばかりなので，特別な準備は必要ないと思った。

浅間総合病院（長野）

2021 年

② 面接官 1 名，60 分。志望理由。研修内容の希望。出身について。趣味。部活について。

④ 事前に簡単な質問用紙を記載した上で面接に臨む。面接官の先生はとても優しく，特別な対策は必要ないと思う。内容はほとんどが雑談だった。1 位で順位登録すると約束した学生を先着順に採用確定しているようなので，興味があれば早めに見学・実習に行き，採用担当の先生に希望を伝えておくとよいと思う。

⑤ 6 年生 7/上旬見学。実習で行ったことがあったので，午前中はその際にお世話になった先生方の外来見学。先生方は優しく熱心に対応してくれた。午後は採用面接や指導医・研修医の先生方と雑談。5 年生 10 月総合内科で実習。外来や病棟で先生方が優しく熱心に指導してくれて大変勉強になった。希望すれば他科の見学・実習も可能で自由度の高い実習だった。研修医の先生方と話す機会も多く，病院の雰囲気がよくわかった。6 年生の実習では，実習時に面接もしてもらえる。

中部

① 筆記試験・その他　② 面接試験　③ 受験した場所，方法　④ 受験後の感想・来年の受験生へのアドバイス　⑤ 見学・実習

中部

2020 年

② 面接官 1 名，50〜60 分。見学時に実施。医師を目指した理由。志望科。当院を選んだ理由。
④ 雑談の時間も多く，そこまで気を引き締めて面接に挑む必要はないと感じた。整形外科，糖尿病内科，産婦人科が強い病院なので興味のある人は一度見学するといいと思う。
⑤ 6 年生 7 月見学。午前中は整形外科の手術見学，午後は病院見学，面接，研修医の先生方と雑談をした。

伊那中央病院（長野）

2021 年

② 面接官 2 名（病院長・研修担当の先生），30 分。最初に 3 分間の自己 PR。当院を選んだ理由。将来の志望科。当院で実習を行った感想。当院以外で印象に残った実習とそのエピソード。伊那地域についてどう感じているか。家族との関係性。部活やアルバイトで学んだこと。他の受験病院。第 1 志望かどうか。趣味。
④ 診療業務前の朝 8 時頃面接を行った。第 1 志望かどうかを最も重視している印象であった。事前に提出した申込書をベースに質問され，突拍子もない質問はなかった。雰囲気は割と和やかだった。コロナ禍を言い訳にせず，見学，オンラインでのイベント等積極的に参加すべき。6 年生になってから始めては間に合わないこともある。
⑤ 5 年生 8 月。病院内の見学，選択診療科の見学，病院長との昼食，研修医の先生方との懇談。どの先生も親切に対応してくれた。研修医の先生方の雰囲気は良かった。外科の先生が研修担当の先生であり，周りでは外科を見学する学生が多い印象であった。4 月救急科で実習（1 週間）。毎日研修医の先生が入れ替わりで実施するので，研修のこと，将来の進路等を聞くことができた。上級医の先生との関係，実際に研修医の先生がどのようなことをしているのかがよくわかったので良かった。上級医の先生は皆優しく，教育熱心であった。

佐久総合病院（長野）

2019 年

① 小論文：800 字，60 分。私の失敗談。前もってテーマを知ることが可能。
② 面接官 3〜5 名，15〜20 分。雰囲気は和やか。志望理由。志望科を選んだ理由。医師を目指したきっかけ。都会の医療と地方の医療でどこがどう違うと思うか。最近読んだ本について，内容。併願病院。グループの中での自分の立場。苦手な人がいたらどうするか。この病院を知ったきっかけ。
④ 実習を共にした学生と一緒に受験することになる。採用試験日の待ち室での雰囲気も和気あいあいとしていてよい。小論文は前もって考えて試験に臨む人が多い。内容については面接で触れることもあれば，ノーコメントの場合もある。面接中はどの先生も和やかな態度で接してくれるので，いつも通りの自分を出せる。あまり緊張することはないと思う。大体決まった内容を質問しており，余った時間で各自個別の質問をされた。病院の理念などにへたに触れると深掘りされるため，自分の言葉で語れること以外のことは言わない方がいい。採用試験日の夜に懇親会があり，コメディカルスタッフや事務の皆さんなど幅広い職種の方々が参加。なるべく多くの人と話しておくとアピールになるかなと思う。
⑤ 5 年生夏・6 年生夏見学，実習。見学が 4 日間の実習合宿となっており，研修医や先生方，同期の学生と良い関係が築ける。実習態度などは見られていないと言われているため，心から楽しんで参加できる。

2018 年

① 小論文：800 字，60 分。私の失敗談。予めテーマは知ることが可能。
② 面接官 4 名（院長他），15〜20 分。雰囲気は和やか。志望理由。志望科。理想の医師像。いつ当院を知ったか。見学の印象，感想。長野県を選んだ理由。小論文について。組織での自分の立ち位置。

④ 和気あいあいとした雰囲気で，面接官は笑顔で話を聞いてくれた。マッチングを受ける人は夏期実習に参加する人がほとんどだったが，実習中のことについては評価外とのこと。夏期実習は 4 年生から参加できるので，興味があれば気軽に参加するとよいと思う。
⑤ 6 年生 8 月実習（5 日間）。春期・夏期に実習を行っており，一緒に参加した学生や研修医の先生と交流することができる。4 年生〜6 年生まで全国の学生と実習，うち 1 日はマッチング試験だった。総合診療で実習。研修医の先生方は丁寧に教えてくれた。夜は飲み会で皆フレンドリーだった。

2016 年

① 小論文：800 字，60 分。私の失敗談。
② 面接官 4〜8 名（院長他），15〜20 分。雰囲気は和やか。志望動機。医師を目指した理由。履歴書に基づく質問。新しい組織に所属したときに気を付けていること。小論文の内容について。自分の短所。
④ 小論文より面接重視とのこと。受験者の性格，人柄をみるような試験だった。リラックスして臨んで大丈夫。まずは院長から志望動機を聞かれ，その後他の先生が決まった質問を 1 つずつする。今年から実習初日に小論文のテーマが発表されるようになり，事前に考えておくことができた。
⑤ 7/下旬〜8/上旬実習（5 日間）。全国の実習生と泊まり込みで 5 日間の実習（春期・夏期）。夏期の実習は特に人気で，申し込み開始時間に申し込まないと希望する科で実習できない。先生方は指導熱心な方が多い。夜は毎日飲み会となり，楽しみながら勉強できた。

2015 年

① 小論文：60 分。今までの人生で最も印象に残っている人。
② 面接官 6 名，15 分。雰囲気は穏やか。主に院長からの質問。志望理由。医師を目指した理由。将来のプラン。志望科。小論文について。
④ 小論文のテーマは週により異なる。フィーリング重視なので，特に対策は必要ないように感じた。
⑤ 8/上旬実習（5 日間）。実習中に面接を受けることができる。この場合，面接のためだけに来るよりも緊張せずにすむ利点がある。

2013 年

① 小論文：800 字，60 分。理想の医師像について。
② 面接官 6 名，15〜20 分。雰囲気は和やか。志望理由。小論文の内容。履歴書の内容（趣味，部活など）。
④ 自分のことを自分の言葉できちんと話せれば問題ないと思う。
⑤ 3/下旬見学および実習。実習を楽しむことが重要だと思う。

市立大町総合病院（長野）

2018 年

② 面接官 2 名，30 分。志望科。研修中にやりたいこと。
⑤ 4 月・8 月見学，3/中旬実習。外来では総合診療科の指導をしてもらい，病棟では一人一人の患者さんについて学ばせてもらって，勉強になった。

信州上田医療センター（長野）

2013 年

① 小論文：800 字，40 分（面接の待ち時間にも書ける）。初期研修に期待すること。どのような 2 年間にしたいか。長野県の医療の現状について。
② 面接官 3 名，15 分。雰囲気は穏やか。志望科。初期研修後の進路。大学生活について。自己アピール。
④ 受験者が少なく，落とすような面接ではなかった。むしろお願いされるような感じ。
⑤ 5 月実習（4 週間）。6 年生の選択実習で。アットホームな雰囲気。研修担当の先生には挨拶をしておいた方がよい。実習は重要。

① 筆記試験・その他	② 面接試験	③ 受験した場所，方法	④ 受験後の感想・来年の受験生へのアドバイス	⑤ 見学・実習

諏訪赤十字病院（長野）

2022 年

① 小論文（事前提出）：テーマは人生会議について。800 字。

② 【院長先生】〈内容〉諏訪日赤の志望理由・諏訪は縁あるか・体力に自信はあるか・（最後に）研修とか病院について質問はあるか【臨床研修センター長の先生】〈内容〉心臓外科を志望した理由・研修で人生会議がテーマだったけど，インターンやる中で海外の先生とか人生会議について話題に出していたか【事務局長】〈内容〉簡潔に長所や短所について教えて【雰囲気・感想】とても和やかな雰囲気で，例年聞かれていた医学知識を問うような質問は何もなかった。

③ どちらか選べたので現地を選択

④ 見学時の雰囲気と，面接自体の雰囲気に差があると少し印象が変わるかと思います。私自身も迷ってしまいましたが，どの点に注目して自分はその病院を志望したのか，マッチング試験を終えてからも何回も反芻して考えることが大切だと思いました。

⑤ 6 年 6 月に 1 回見学に行った。研修医の先生につかせてもらい，救急を 1 日見た。とても親切に 1 日中対応してくださった。身だしなみには気をつけた。あとはどれくらい研修医の裁量があるのかをチェックした。

2020 年

① 小論文：800 字，事前提出。コロナウイルス感染症が社会に与えた影響。

② 面接官 3 名（院長・研修担当・事務長）。雰囲気は和やか。志望理由。趣味。エントリーシートの内容について。ストレス発散方法。小論文で書いた内容についての確認。高血圧について知っていることをなんでもいいので述べてください，といった簡単に医学知識を問うもの。

④ オンライン面接も可能だったが，自分は実際に訪問して受験。アットホームな雰囲気の病院だと思う。例年関東や関西の大学からも研修医が来るそうだ。やる気があればたくさん仕事させてくれる病院のようだ。

⑤ 1 日で救命救急センターと総合診療科（併設）を見学。病院の隣のホテルへの宿泊を手配してもらえた。総合診療科では，1 年目の先生が外来を自力でこなしているのが印象的だった。救急科では，2 年目の先生が 1 年目の先生に教えながら初期診療を行っていた。

2017 年

① 小論文：800 字，75 分。AI と医療について。
その他：スクリプトコンコーダンステスト。15 分。

② 面接官 5 名，15 分×2 回。スクリプトコンコーダンステストの内容について。幹部面接はごく一般的な質問。医師とは何か。怒りのコントロール法。

④ スクリプトコンコーダンステストで書いた内容について問われる際に，論理的に説明できるかどうかが大切とのこと。

⑤ 6/上旬見学

2013 年

① 計 90 分。
五肢択一：30 周。ある症例に対して情報 A が与えられ，それに対して疾患 B と診断する可能性がどの程度あるかを 5 段階で評価する。症例 5 つに対し，AB の組み合わせがそれぞれ 6 組ほど（例：腹痛を訴える 27 歳の女性，海外に行ってきた。A：粘血便，B：アメーバ赤痢）。
小論文：800 字。あなたの理想とするチーム医療について，与えられた文章を読んで論じる。

② 面接官 3 名，受験者 2 名。15〜30 分×2 回。1 回目：事務長，院長，看護副部長による通常の面接。雰囲気は穏やか。志望理由。医師を目指す理由。医師として働く上で重要だと思うこと。それを漢字 1 文字で表すとしたら何か。チーム医療で必要なこと。仕事が忙しい中，どのように余暇を過ごしたいか。長所と短所。アピールしたいことを自由に。2 回目：筆記試験に基づく臨床的な話題。小論文について，どうしてこのように思ったのかなどを話し合う。五択問題の疾患ごとに質問され，選択し

た理由を答える。

④ 面接は，自分の考えをよくまとめておいてから臨むとよい。疾患ごとの質問では，しっかりとした根拠を伝えればよいと思う。控室に事務の人がいて，和気あいあいとした雰囲気だった。試験前後に院長が来室，内容についてなど教えてくれる。

⑤ 5 年生 4 月・1 月に実習。大学の実習で，1 週間×2 回，2 日間×1 回。面接官である院長や副院長とも話す機会があるので，一度は行く方がよい。

諏訪中央病院（長野）

2020 年

① 小論文：800 字，40 分。あなたの理想の医師像。

② 面接官 8〜10 名（院長・看護部長・薬剤部部長他）。雰囲気は和やか。各面接官から 1 つずつ質問。医師を目指したきっかけ。挫折経験とそこから得たこと。5 年後・10 年後の展望。どのような研修期間にしたいか。趣味。大学選びの理由。志望科（総合診療科）とその理由。当院の総合診療科の印象。看護師の良いところと悪いところ。合わないスタッフとどうやっていくか。

④ 小論文のテーマはおそらく毎年同じなので準備していくべき。25×32 という特徴的な紙に書くので，段落分け等注意した方がよい。履歴書が大変なので早めに取りかかるように。見学時に研修医の先生に面接で大事だと思われることを聞くとよい。面接官の数が多く圧倒されそうになるが，雰囲気や質問は和やかなので意外とやりやすい。履歴書に沿って聞かれることと，初めから用意されていたのだろうなという質問が半々くらいの印象だった。意識の高さよりは人柄を見られている感じだった。履歴書で面白いことを書くと突っ込んでもらえる可能性が高く，面接の展開が事前に想定しやすくなると思う。逆に通り一遍のことしか書かないと向こうの思いつきの質問が飛んでくるので，対処に窮すると思う。

⑤ 見学（2 日間）。総合診療内科と夜間救急。総合診療内科の先生方の知識量に圧倒された。研修医の先生方も真面目な方が多く，5 名という少ない枠のせいか，皆個性が違って楽しそうだった。どの科でも見学は研修医の先生につけてくれて，研修医の 1 日を具体的に知ることができる。他にも везд 医の先生が面談してくれたり，名物の昼カンファに参加できたりと，有名病院だけあって完成された見学コースだと思った。

2019 年

① 小論文：800 字，40 分。あなたの理想の医師像。

② 面接官 11 名，各面接官から 1 つずつ質問。志望動機。キャリアプラン。地元についてどう思うか。当院が研修病院としてあるいは地域中核病院としてもっと機能するにはどうしたらよいか。挫折経験について。

④ 履歴書は書く項目が多いので準備が必要。小論文は毎年同じテーマ。面接では話をきちんと聞いてくれる。非常にウェルカムな雰囲気で先生たちは熱意がありつつ優しい。

⑤ 5/上旬実習（2 週間）。総合診療科では先生に食らいついていけば熱心に教えてもらえる。プレゼンの機会も望めば与えられる。毎日昼のカンファレンスでは学生も発言でき，尊重してもらえるので勉強になる。

2018 年

① 小論文：800 字，45 分。私のなりたい理想の医師像。

② 面接官 8 名，15〜20 分。志望理由。当院でどのようなことを学びたいか，2 年間をどう過ごしたいか。志望科を志した理由。志望科とその理由。5 年後のビジョン。チーム医療の中で医師が担うべき役割。救急の強い病院で研修する意義。当院において改善すべきと思う点。これまでの人生で何かを成し遂げたことはあるか。自分のチャームポイント。当院があなたを採用すべき理由を説明せよ。

④ 履歴書に書く内容が多くて面倒だった。小論文は毎年同じテーマなので，予め考えておくことをおすすめする。面接官の数が多く，圧迫感があり緊張したが，比較的和やかだった。ただ，質問に対して答えてもリアクションがなく次に進んだりもして，失敗したかなと不安になることもあった。予想外の質問が

① 筆記試験・その他　② 面接試験　③ 受験した場所，方法　④ 受験後の感想・来年の受験生へのアドバイス　⑤ 見学・実習

あり，対応次第を評価されているように感じた。チーム医療については，看護師長から聞かれた。見学や実習でお世話になった先生が面接官の場合もあるので，見学や実習の際には積極的に色々な先生と関わるとよいかも。駅から病院が少し遠く，坂をのぼらなくてはいけないので，交通手段を確認しておく必要があると感じた。

⑤ 8月見学，5月実習（1か月）。総合診療科のチームに加わり，研修医の先生と同じように動いたことで，病棟や救急外来などで先生がどのように業務を行っているのかを知ることができた。毎日の昼カンファでも学生向けのレクチャーがあったり，分からない部分も丁寧に教えてもらうことができ，実りの多い実習だった。見学や実習の学生が多く，非常に教育的。研修医，指導医の雰囲気を実際に感じることができるので，長めの期間をとって見学，実習するとよいと感じた。

2017 年

① 小論文：800 字，60 分。理想の医師像について。

② 面接官 6 名，20 分。志望動機。医師を志した理由。コメディカルとの関わり方。5 年後，10 年後の医師像。

④ 面接はトップの方がたくさんいて，和やかな印象だった。小論文のテーマは毎年変わらないので，事前に考えていく方がよいと思う。試験日は数多くあるので，日程で困ることはない。

⑤ 7/中旬見学，2月実習（1か月）。とても温かく教育を熱心にする印象。長期間行って顔を覚えてもらうのがよい。

2016 年

① 小論文：800 字，45 分。理想の医師像についてあなたの考えるところを述べよ。

② 面接官 8 名，15〜20 分。履歴書の内容について。5 年後の医師としての将来像。過去に困ったことに直面した際どのように対処したか。志望科とその理由。奨学金受給の有無。併願病院。趣味・特技について。医師を志した理由。

④ 面接官 1 人が進行役となり，他の面接官が質問していくスタイル。質問内容は基本的なものだった。昨年までの面接はフレンドリーな雰囲気と聞いていたが，今回は固い印象を受けた。実習の際に，人間性・学力などのバランスを見て偏らない研修医を採用すると教えてもらった。面接前後の待機場所が同じため，先に面接を受けた人と情報交換できると少し楽になる。

⑤ 7/中旬・9/下旬見学，4月実習（3週間）。カンファレンスの多さとレベルの高さに驚いた。非常に教育熱心な先生が多いと感じた。研修医の先生は忙しそうでも暇そうでもなく，とても雰囲気が良かった。

長野市民病院（長野）

2021 年

① 小論文：事前提出。医師を志したきっかけ。自分の長所と短所。大学生活で最も熱中したこと・挫折したこととその対処法。

② 面接官 3 名（院長・臨床研修センター長・看護部長），10 分。病院からの指定によりリモートで受験。雰囲気は和やか。志望理由。履歴書や応募作文に書いた内容について具体的に説明。チーム医療において重要なこと。実習での印象的な出来事。リーダーシップの経験。他の受験病院と志望順位。

④ 事前に応募書類に記載した内容を具体的に説明できるように準備しておくとよいと思う。勉強・部活動・アルバイトなど，様々なことに取り組んだ経験を話せるとよい。

⑤ 6年生 7/中旬見学。希望診療科の見学や院長と指導医，研修医の先生と話した。先生方は優しく，病院の雰囲気や研修内容が理解できた。5年生 12月実習（1か月）。外来や病棟の見学・実習では先生方の熱心な指導が印象的だった。研修医の先生方と話す機会も多く，就職試験に関しても話を聞くことができた。

2019 年

① 計 90 分。
五肢択一：50 問。前年度の国試を中心に出題。英語の問題も 2 問あり。国試レベル。
小論文：私の理想の医師像。学生生活で頑張ったこと。

② 面接官 3 名，10 分。志望動機。大学生活で頑張ったこと。見学

の感想。チーム医療において研修医として大事にしていくべきこと。

④ 終始和やかでこちらの話をしっかりと聞いてくれる印象。焦らずにきちんと伝えれば大丈夫だと思う。先輩からの情報を踏まえ，毎年試験内容は似たようなものなので対策していけば大丈夫だと思う。

⑤ 6/中旬見学。見学中に研修医の先生と話ができる。採用担当者から一応研修医の先生にもどの学生がいいか質問がくるらしい。

2017 年

① 五肢択一：40 問，60 分。国試の過去問。

② 面接官 5 名，15 分。雰囲気は和やか。志望理由。部活で何をしていたか。チーム医療で大切だと思うこと。

④ アットホームな感じで緊張せず面接を受けることができた。第 1 志望であることを重要視しているようなので，そこをアピールするとよい。

⑤ 7/下旬見学

2013 年

① 計 60 分。
記述：3 問。3 症例について，鑑別，検査，治療を A4 1 枚ずつにまとめる。昨日まで元気だったが，昼頃に意識不明と発熱（38℃くらい）をきたした 65 歳の男性。下腿〜殿部に出血斑，左関節痛のある 4 歳の男児。
小論文：A4 1 枚。理想の医師像について。

② 面接官 6 名（院長，各部長），20 分。どのような医師になりたいか。部活での思い出。その経験を医師になってからどのように活かしていくか。出身高校（県内）について。

④ 面接では，答えにくい質問はなかった。

長野赤十字病院（長野）

2021 年

① 小論文：800 字，50 分。実際の症例を読んで医療倫理的な問題点を記載する。意思表示ができず，家族とも連絡が取れない患者さんの治療方針の決定について。

② 面接官 5 名（院長・副院長・看護部長・事務長），10 分。雰囲気は和やか。志望理由。希望順位。見学・実習の感想。地域医療に関わりたいか。チーム医療で大切なこと，各職種の役割。履歴書に記載した内容について具体的に。
面接官 4 名（プログラム責任者・副責任者・診療部長），10 分。他の病院と長野赤十字病院の違い。小論文に書いた内容を簡潔に説明。将来の希望診療科。専門研修はどこでやるつもりか。部活動，アルバイトなどの経験。

④ 病院見学の際などに医療倫理に関する課題を出すと言われていた。また，例年似たような内容が出題されている。時間制限がギリギリなので，何回か練習しておくとよいと思う。幹部面接では先生方が緊張しないよう声をかけてくれた。答えにくい質問はなく，一般的な質問内容の対策と応募書類に書いた考えをまとめておけば十分だと思う。医局面接も和やかな雰囲気。一般的な面接対策で十分。

⑤ 5年生 3月見学。救急科，総合内科，希望診療科。プログラム責任者や指導医，研修医の先生方と話す機会が多くあり，研修の魅力や実際の雰囲気を知ることができた。先生方は熱心に指導してくれて，勉強になりそうだと感じた。6年生 6月実習（1か月）。指導医の先生方にはマンツーマンでのレクチャーや外来・回診など，大変熱心に指導してもらった。診察やカルテ記載など，たくさんのことを経験できる。ローテーション中の研修医の先生も声をかけてくれて，よい雰囲気の中で充実した実習ができた。採用試験に関しての話も聞くことができた。

2020 年

① 小論文：A4 用紙 1 枚程度，60 分。認知症や末期癌患者の症例課題文が与えられ，自分ならどうするか，など思うことを書く。

② 病院幹部面談と医局面談がある。どちらも和やかな雰囲気。

④ 自分からやる気を出して研修してくれる人を望んでいる。

⑤ 5年生 8月見学，実習（2泊 3日）。市中病院だがほぼ全ての科

① 筆記試験・その他　② 面接試験　③ 受験した場所，方法　④ 受験後の感想・来年の受験生へのアドバイス　⑤ 見学・実習

があり，内科，外科，救急を見学させてもらった。よく見る疾患から珍しいものまで幅広く見ることができ，自分でも診察させてもらえて楽しかった。

2018 年

① 小論文：800 字，60 分。実際の症例を読んで思うことを書け。誤嚥性肺炎を繰り返す高齢男性への治療介入について（遠方の家族は延命を望んでいる，など）。

② 面接官 6 名（院長・副院長・看護部長・事務長），10〜15 分。面接官 4 名（部長先生），10〜15 分。志望理由。併願病院と志望順位。親族に医療関係者はいるか。医師を志した理由。地域医療についてどう思うか。ワークライフバランスについて。指導医に求めること。部活について。災害医療について。小論文に書いたことを説明。10 年後に自分はどうありたいか。医療問題について。履歴書の内容について。

④ 小論文は自分がその場で思ったことを率直に書けばよいと思う。小論文と面接の間の待ち時間には，お茶とお菓子をいただき，ある程度リラックスして待つことができた。面接では知識というよりは，自分の考え方や人柄について評価するための質問が多かったと感じた。先生方は履歴書の内容に興味を持ってくれて詳しく聞かれる感じなので，書いた内容を確認し，その内容を中心に面接対策をすれば大丈夫だと思う。

⑤ 3 月見学，9 月実習（1 か月）。大学の選択実習。初期研修医についての実習なので，実際に初期研修医がどんな業務を行っているのか，上級医の先生方との関係性などを見ることができた。雰囲気がよく分かったので，行ってよかったと思った。

2017 年

① 小論文：800 字，60 分。1 つ選んで記述。外科の講義・実習で興味深かったこと。病理学の講義・実習で興味深かったこと。データのねつ造について。

② 面接官 4〜5 名，15 分×2 回。（1 回目：院長・副院長・看護部長・事務長）ピリピリした雰囲気。医師を目指した理由。併願病院。志望順位。将来の進路。部活について。チーム医療について。救急医療について。地域医療について。（2 回目：医局部長たち）雰囲気は和やか。癌の告知について。部活などで困ったことと解決法。

④ 実習や見学をして，第 1 志望であることをアピールできた人が受かっているように思う。

⑤ 7/下旬見学，4 月実習（1 か月）。糖尿病内分泌科の実習だったが，救急や総合内科の見学もでき，研修体制を知ることができた。先生方は皆educated教育熱心であると感じた。

2015 年

① 小論文：2,000 字，60 分。5 つ程度のテーマから 1 つを選択。終末期医療について。私の好きなもの。

② 面接官 6 名（1 回目：理事他，2 回目：臨床の先生他），15 分×2 回。1 回目は淡々とした雰囲気，2 回目は和やかな雰囲気。研修プログラムについての意見。志望理由。研修後の進路。Bad news の伝え方についての考え。

④ ケーキやコーヒーが出された。

⑤ 4 月・6 月見学および実習。研修医の先生とも多く話せた。

長野中央病院（長野）

2021 年

① 小論文：800 字以内，事前提出。私の理想の医師像。

② 面接官 2 名，20 分。病院からの指定によりリモートで受験。履歴書に沿った質問。部活で一番印象に残っていること。小論文の内容について。学生時代に力を入れたこと。履歴書に書いた事以外での志望理由。海外の大学へ進学した経緯。10 年後の自分。

④ 強面の面接官であった事もあり，和やかというわけではないが圧迫でもない。作成した履歴書，小論文の内容について話せるようにする。学生時代のことや自分について話せるようにすれば問題ないと思う。

⑤ 6/中旬見学

2020 年

① 小論文：800 字，事前提出。私の理想の医師像。

② 面接官 3 名，10 分。雰囲気は比較的和やか。志望動機。学生時代に頑張ったこと。医師の中には必ずしも善良とは言えない人がいるが，それはなぜか，どうしたら良くなるか。屋根瓦方式。研修医の指導には熱心な印象であった。

⑤ 6/中旬見学（1 日）。1 年目の研修医について回らせてもらった。上級医の先生による勉強会にも参加した。

2017 年

② 面接官 2 名，10 分。6 年間の学生生活を振り返って。将来の展望。

④ 5 名枠の小病院なので第 1 希望で内定がもらえれば終了。

⑤ 3/下旬・5/上旬見学

2015 年

① 小論文：800 字，事前提出も可。私の目指す医師像について。

② 面接官 2 名，15 分。アットホームな雰囲気の中にも厳しさがある。小論文について。（大学の）臨床実習で印象深かったこと，学んだこと。患者にきちんと説明しない医師についての考え。努力しない，頑張らない医師についての考え。当院についての不明点。

④ 350 床，研修医 6 名のアットホームな環境のためか，仲間として歓迎された。小論文は，科や働き方よりも，医療や社会全体，地域のニーズなどについての考察のほうがよい。面接では，今後何年も医師としてやっていけるかどうかを見極められている感じがした。

⑤ 5/下旬見学，5/下旬実習（2 週間）。病院全体が教育熱心な雰囲気。初期研修医と行動を共にする中で学習するスタイル。1〜2 人の受け持ち患者を紹介され，診察・検査と鑑別を考えプレゼンする。そして，後期研修医にフィードバックしてもらう流れ。

長野松代総合病院（長野）

2016 年

① 作文：800 字，事前提出。臨床研修で何を学ぶのか，当院を志望する理由について。

② 面接官 4 名，30 分。志望動機。大学生活（部活・アルバイト）について。志望科。将来の日本医療界への貢献の仕方。

④ 率直に歯に衣着せぬかんじで質問してくるので，こちらも思い切って本音で回答した。本気で働きたいと思っている学生なのかを確かめているように感じた。

⑤ 6/中旬見学・実習（1 日間）。見学時に整形外科の手術 2 件に参加。どちらも術野にてお手伝いさせていただいた。そのおかげで先生方との距離がぐっと近くなった。

2013 年

① 小論文：800 字，事前提出。志望理由。理想の医師像。

② 面接官 4 名（院長他，外科系医師が多い），30 分。雰囲気は和やか。志望理由。将来進む可能性の高い科。研修での研修で不安なことはないか。研修にどのようなことを求めるか。他の病院を受験したか。

④ 今年は受験者が少ないらしく，なんとかして研修医をとりたいという印象を受けた。面接の日程も，学生の都合を聞いて融通してくれるとのこと。答えづらいことや医学的知識を問われることはなかったが，突っ込んだ質問をされることが多かった。

⑤ 3/上旬見学および実習。病院の雰囲気がよく，実習しやすかった。先生方は親切にてお宿泊施設も良かった。

北信総合病院（長野）

2017 年

② 面接官 5 名（院長・内科部長・人事課・秘書課），10 分。近況報告。勉強の進み具合。志望科。

④ 大体は院長と話した。顔なじみなのもあり，緊張感はなかった。特別な対策はいらないと思う。一般的なことを答えられれば十分だろう。

① 筆記試験・その他　② 面接試験　③ 受験した場所，方法　④ 受験後の感想・来年の受験生へのアドバイス　⑤ 見学・実習

松本協立病院（長野）

2020 年

① 小論文：800 字以内，事前提出。あなたにとって患者の立場にたった医療とは。

② 面接官 3 名（院長・看護師長・事務長），45 分。大学生活について。小論文の内容について。将来の希望診療科。

④ 面接は雑談に近い形だった。

⑤ 見学，実習。低学年のころからお世話になっていたので，複数回参加した。温かい雰囲気，研修医の自主性を重んじる病院だと思った。

南長野医療センター篠ノ井総合病院（長野）

2019 年

① 記述：3 問，事前提出。志望理由。自由に自分のことを表現せよ。どのような医師を目指すか［開業（医），勤務（医），学位，理想の医師像，内科（または外科）］のうち 4 つ以上を入れて 600 字以内で記せ。

② 面接官 7 名，10 分。雰囲気は和やか。各面接官が 1 つ質問する形式。3 回の病院見学はそれぞれ別の目的があったのか。秋田県の医療についてどう思うか。長野市の他院を志望しない理由。将来希望する科。大学院への進学希望有無。部活でキャプテンをしたとき，チームをまとめるためにどのような工夫をしたか。

④ 答える内容よりもどのように受け答えをするのかを見ている感じだったので，終始笑顔でハキハキと答えるように努めた。事前提出の書類を中心に質問を考えているようだったので，自分の書いた内容をしっかり覚えておくべきだと思った。体育会系の部活をしていた人の方が質問も答えやすくてよかったと思う。

⑤ 5 年生 8/中旬・3/下旬・6 年生 7/下旬見学

2014 年

② 面接官 6 名，20 分。雰囲気は穏やか。見学・実習には来たか。併願病院。研修医の理念は知っているか。家族に医療関係者はいるか。医師を志した理由。将来は実家に帰るのか。興味のある科。部活で大変だったこと。

④ 研修に来てくれるか，乗り切れるか，長野に残ってくれるかが重要なようだった。

2013 年

② 面接官 6 名，15 分。雰囲気は和やか。志望科。履歴書の内容（大学時代に力を入れていたこと，部活について）。実習のときのこと。

④ 自分のことについてしっかり話せればよいと思う。

⑤ 5/中旬実習（3 日間）。大学の実習の一部として希望して行った。面接でも話題に出たので，見学・実習には行った方が印象がよい。

大垣市民病院（岐阜）

2015 年

② 面接官 6 名（内科，外科の医師・コメディカル・事務），10 分。履歴書の内容について。志望科。部活について。研修 3 年目以降にどうしていたいか。自己アピール。

④ 面接のみなので，短い時間にしっかりとアピールすることが大切。和気あいあいとしていた。

2013 年

② 面接官 7 名（院長，副院長，研修担当者，小児外科部長，小児部長，薬剤部長，事務長），20 分。志望理由。県内で他に受験した病院。当院の志望順位。研修後はどうなっていたいか。小児科志望だが，医局に入るか。

④ 待合室では，入室の仕方などを含めた面接の流れを説明するスライドが流れている。面接会場へは事務の人が連れて行ってくださるのだが，その際に少し説明と質問がある（併願病院，医師を志した理由など）。事務局長から志望順位をたずねられるので，「第 1 志望」とはっきり答えることがポイント。順位や本当に来るのかが気になるようだった。

木沢記念病院（岐阜）

2019 年

① 小論文：1,000 字，事前提出。チーム医療における医師の役割について。

② 面接官 1 名，10 分×2 回。院長面接と研修指導の先生の面接。志望理由。志望科。大学でやったこと。小論文の内容について。成績について。実習の感想。

④ 面接官 2 人とも優しかった。普通の会話のような雰囲気だった。小論文については，意見を聞くことも大切だが結局最終的には医師の判断の基に全てが行われるので，それをしっかりやれることというのが重要視されているような感じであった。とにかくここに来たいという熱意を示すのが大切そうだった。病院も建て替わるし，研修に力を入れているようなのでこれから人気病院になるかもしれない。

⑤ 6 年生 7 月見学。5 年生 2 月実習（1 か月）。整形外科にて。1 日 2〜3 件のオペに入り続ける。論文を読んでそれを発表というのを 1 回やった以外はプレゼンなど何もない。手技はかなりやらせてもらえる。実習中の上級医へのアンケートがマッチングに関係しそうだった。様々な講座で実力もついた。三食出た。宿舎あり。

2014 年

② 面接官 1 名（院長他），10 分×2 回。雰囲気は和やか。医師を志望する理由。志望科。履歴書の内容について。当院に来ることになったら寮に入るか。

④ 本気度を知りたいようだった。面接の最後に「で，うちに来てくれるよね？！」と言われた。

⑤ 5 年生 12 月・6 年生 7 月見学，5 月実習。雰囲気が素晴らしい。小児科で，採血や初診問診など，いろいろ経験させてもらえた。3 食付き，飲み会もあり。見学や実習で顔を売り，入りたい意志を強く示しておくとよい。

2013 年

② 面接官 2 名（院長，内科部長），15 分×2 回。雰囲気は温かく和やか。志望動機。研修に希望すること。海外留学に興味はあるか（新しくできた留学制度の宣伝）。来ることになったら寮に入るか。併願病院。

④ 今年は受験者数が例年より少ないらしく，「1 位にしてくれさえすれば」ということをかなり強調された。2 週間後くらいに研修担当事務（？）から電話がかかってきて，どうするつもりか，1 位にするか聞かれる（「迷っています」とごまかした）。採用に関してかなり権力をもっているようだった。

岐阜県総合医療センター（岐阜）

2022 年

① 小論文（事前提出）：医師過剰事態に向けて取り組みたいこと。

② 面接官 3 名＋院長面接，各々 15 分【内容】学生時代に取り組んだこと，志望動機，併願先，将来の夢など

③ 病院からの指定により現地

④ 笑顔ではきはき答えることが一番です。

⑤ 6/上旬に見学。研修医の先生とお話しできた。循環器内科で処置見学（実習）。午後は研修医の先生方からお話を伺った。身だしなみだけ気をつけた。

2017 年

① 小論文：1,000 字，時間制限なし。医師の偏在に対する解決策，対策。なりたい医師像。ロボット手術について。（個別面接の待ち時間中にも小論文を書いていてもよい。）
その他：一般常識（医学とは無関係）テスト。

② 面接官 4〜5 名，15 分。志望理由。志望科。3 年目以降の進路。大学で印象に残ったこと。ジェネリックとは。院内感染とは。医療安全について。
面接官 1 名（院長），15 分。雰囲気は和やか。志望理由。志望科。

④ 保守的な人が多く，マッチしたのに国試に落ちてしまうということを本当に嫌がるので，浪人生は採らないとのこと。

⑤ 6 月・7 月見学。見学や実習は自分の気持ちの問題だけで，採用

| ① 筆記試験・その他 | ② 面接試験 | ③ 受験した場所，方法 | ④ 受験後の感想・来年の受験生へのアドバイス | ⑤ 見学・実習 |

には関係ないらしい。

2016年

① 小論文：1,000字，60分。医学の進歩と高額医療について。(個別面接の待ち時間中にも小論文を書いていてもよい。)

② 面接官5名，15分。志望理由。志望科。部活・アルバイトの内容。大学で何をやってきたか。ジェネリックとは。院内感染とは。院内感染対策委員会とは。
面接官1名，10分。

③ 3倍近くの倍率。面接の受け答えは必ずまとめておくべき。医院長面接がとても大切。

⑤ 5/中旬見学。研修1年目の先生がとても優しく，病院内の雰囲気も良かった。岐阜県内でもトップレベルの施設。

2014年

① 小論文：1,000字，60分。尊厳死と延命治療について考えを述べよ。

② 面接官3名，15分。適度に緊張感のある雰囲気。志望理由。医師不足についてどう思うか，その解決策。人間ドックの基準値が緩和されたことについてどう思うか。なぜモンスターペイシェントが増えていると思うか。最近気になったニュース。
面接官1名（院長）。雰囲気は和やか。

2013年

① 小論文：1,000字，60分。iPS細胞が今後医療にどのようにどれくらい貢献するか。5つくらい語句があり，それを用いてもよいとのことだった（再生医療，臓器移植，人工臓器など）。

② 面接官3名，10分。雰囲気は和やか〜やや固い。志望理由。志望順位。医師を志望した理由。志望後の進路。日本人の五大死因。最近気になるニュース。遺伝子診断についてどう思うか。
面接官1名（院長），10分。雑談（「国試に落ちないように」，「3年以降は残るように」と言われた）。

④ 対策は不要。小論文は，自由に書けばよいようだった。携帯電話で検索しながら書いている人もいた。

⑤ 見学，1月実習（1か月）。外科で色々と経験させていただいた。

岐阜県立多治見病院（岐阜）

2022年

① 小論文

② 面接官3名【内容】志望理由。部活について，将来の志望科，家族構成について【雰囲気・感想】終始穏やかで，話しやすい雰囲気だった。

③ 病院名の指定により現地

④ 小論文対策は，基本的なことですが，いろんな設問に対して制限時間内に決められた文字数を書く練習が役立ちました。

⑤ 6/中旬に見学。先生方の雰囲気がとても良かった。救急の対応で上級医の先生に相談しやすい環境かどうか注目した。

2019年

① 小論文：1,000字，60分。テーマは試験日により異なる。高度先進医療（移植，再生など）について。超高齢社会における医療について。

② 面接官3〜5名，15分。雰囲気は穏やか。志望動機。自己PR。趣味。将来について。大学での活動，大学生活について。家族に医師はいるか。岐阜の医療について。部活で学んだことで医療に活かせることはあるか。働いてから何か新しいことを始めたいか。出身大学周辺の医療状況について。

④ 小論文対策として日頃から医療知識をアップデートしておくとよい。岐阜をはじめとした自分に関係する地域の医療状況について知っておくとよいと思う。受験日はとても暑いことが予想されるので要注意。例年定員ぎりぎりなので受かりやすい。

⑤ 5/上旬・7/下旬見学。7/上旬実習（2週間）。消化器内科で実習。研修担当の方が優しく手厚い。実習で熱意を見せることが大事。

2018年

① 小論文：1,000字，60分。チーム医療について。

---

② 面接官4名，10分。雰囲気は和やか。志望理由。志望科。ストレス解消法。

⑤ 6/下旬見学

2015年

① 小論文：800字，60分。昨今の医療事故について，その理由と対策。

② 面接官3名（院長・副院長・看護部長），15分。雰囲気は和やか。志望理由。志望科。学生時代の経験で得たこと。岐阜に対して抵抗はないか。どのような医師になりたいか。部活・アルバイトの内容，またそれらを通して学んだこと。

④ 人間性を見てはいる様子。一貫した答えができれば問題ない。副院長のいる科に見学へ行っていたため，面接では優位にはたらいた。

⑤ 1/6・3月・7月見学。見学には2回以上行く方がよい。見学する科はなるべく同じ科に。実習中の態度は評価には無関係。

2013年

① 小論文：1,000字，時間制限なし。2年間の初期臨床研修で身につけたいこと。

② 面接官3名（院長，研修担当長，事務長），15分。雰囲気は和やか。志望理由。なぜ大垣市民病院や県総合医療センターではなく，当院なのか。当院の良いところ。研修に対する不安。志望科とその理由。(小児科志望という答えに対して)患者の親への対応が難しいが，それでも目指すのか。患者の親とコミュニケーションはとれるか。長所と短所。岐阜に対して思っていることはあるか。部活について。ストレスへの対処法。時間にルーズか。宿題は早く終わらせる方。

④ 医局は名大・名市系列だが，基本的にウェルカムな雰囲気。院長も，岐阜にもっと来てほしいとおっしゃっていた。実習もしくは数回見学に行くと好印象。早めに実習に行って，レジナビで研修を希望していることを表明しておくことが重要。今年から小論文が突然入り，不安だったが，書きやすいテーマであり，どうしても書ければいいのではないかと思う。面接は，落とすためというより，研修に関する不安相談だった。一般的な対策で十分だと思う。

⑤ 5/下旬見学。5年生1月実習（1か月）。救急・麻酔科で，ドクターカーに乗せてもらったり，実技も補うなどしてもらったりと，充実した実習ができた。施設が新しく，宿泊も快適だった。

岐阜市民病院（岐阜）

2019年

① 小論文：1,000字，事前提出。トロッコ問題でどうするのがよいかについての考えと理由。それに伴い医療現場におけるジレンマを考察。

② 面接官6〜7名，10分。履歴書に書いた内容から質問。志望理由。志望科とその理由。在学中力を入れて取り組んだこと。理想の医師像。集中治療や救急も興味はあるか。ICUの実習で何を見たか。部活内で意見がわれた時どうしていたか。ストレス発散方法。

④ 10分で有効な順位付けができるとは思えない。基本的にハキハキとした受け答えや態度が好まれそうではある。実習でお世話になった先生がいて落ち着いて受けることができた。

⑤ 5年生8月・3月見学。6年生5月実習（1か月）。消化器内科にて。指導医の先生についてまわる感じなので，先生の専門分野の見学が多くなりそう。言えば何でも見せてもらえる。手技もカメラや他にも少しはやらせてもらえる。

2018年

① 小論文：800字，40分。パワハラについて自分が考える対策。

② 面接官8名，10分。事前提出の自己アピール表に沿って質問。志望理由。部活で大変だったこと。自分の短所。志望科以外の科での研修はどのような気持ちで行うか。

④ 8時過ぎ位に集合して，小論文，面接の順に試験をし，昼位には終了した。笑顔も多く，和やかな雰囲気だった。

⑤ 3月・8月・12月見学

① 筆記試験・その他　② 面接試験　③ 受験した場所，方法　④ 受験後の感想・来年の受験生へのアドバイス　⑤ 見学・実習

2017 年

① 小論文：600 字，40 分。医師の地域，診療科の偏在について。

② 面接官 7 名，15 分。雰囲気は和やか。岐阜を選んだ理由。当院との関わりについて。志望科。部活について。アルバイトについて。留学について。

④ 小論文の時間ぎりぎりだった。面接で医学的知識を問われることはなく，自身について話せるようにするとよい。部活やバイトに関する質問が多く，体力があり意欲的な人材が欲しいようだった。実習に来ていた学生が多く受験していた。

⑤ 4 年生夏・5 年生春見学（3 回）

2016 年

① 小論文：600〜800 字，40 分。チーム医療における医師の役割について。

② 面接官 7 名，10 分。志望理由。ストレス対処法。履歴書とともに提出する自己 PR 用紙の内容に沿っての質問。相談できる人はいるか。部活以外での運動はしているか。

④ 面接官は多いが，威圧的ではなかった。医学的知識は問われなかった。面接待機室で，お茶・茶菓子が用意されており，緊張を和らげることができた。体育会系で元気な先生が多い印象を受けた。人柄重視で選んでいるように感じた。小論文の文字数が今年から減った。今年は受験者数が多く 13 名の定員に 30 名以上が受験。岐阜大出身者が多いが，他県からも毎年数名採用されている。

⑤ 5 年の 8 月見学。6 月実習（4 週間）。志望科の精神科で実習。周診も経験でき，非常に楽しく実習することができた。歓迎会も開催してもらえた。積極的な姿勢を見せたようがよいと思う。

2013 年

① 小論文：1,000 字，40 分。当院の初期研修での到達目標。

② 面接官 6 名（副院長，消化器内科部長，外科部長，産婦人科部長，看護部長，事務長），15 分。雰囲気は穏やか。事前提出の自己 PR の内容について。志望理由。志望科。医師を目指した理由。自体病院の中での市民病院のあり方と改善点。なぜ外科医が増えないと思うか。チーム医療について。学生生活の一番の思い出。部活について。自分の性格について。

④ 今年は岐阜大生の受験者がかなり多かった。小論文は，昨年から始まること，テーマは同じだった。第 1 志望なら必ず見学に行き，上記面接官の部長のうち誰かに挨拶をすること。

⑤ 5 年生夏見学，6 年生 6 月実習。血液内科で，丁寧に教えていただいた。

岐阜赤十字病院（岐阜）

2016 年

② 面接官 5〜6 名，15 分。雰囲気は穏やか。志望理由。将来進みたい科。履歴書の内容に沿っての質問。学生時代に一番楽しかったこと・苦しかったこと。

④ 基本的な質問が多かった。実習に行ったので，顔を覚えてもらっていた。

⑤ 6 月実習（1 か月）。落ち着いた感じで，雰囲気も和やかだった。

高山赤十字病院（岐阜）

2016 年

① 性格適性検査，50 問程度。質問用紙に○×△で答える。

② 面接官 7 名（院長・副院長×3 名・看護師長・事務×2 名），15 分。学生時代につらかったこと。20 年後の自分の将来像。赤十字病院のイメージについて。高山の地域医療の現状と対策。一人暮らしに期待すること・不安なこと。傾聴について。研修医時代に，どのようにして地域医療に貢献できると思うか。志望科。高山で働くことに関して両親は何と言っているか。大学 6 年間の勉強で何が一番楽しかったか。

④ 面接官 1 人ずつの質問に対して回答していくスタイル。面接官の人数に圧倒されたが，面接自体はとても和やかな雰囲気だったので落ち着いて臨めた。医学的知識についての質問はなかった。人口に対して病院数・医師数が充実している地域ではないため，その現状について自分なりの考えを，面接前にまとめて

おくとよいだろう。適性検査は心理テストのようなもの。面接のみなので，可能な限り見学・実習に行くとよいと思う。

⑤ 8/中旬見学，6 月実習（1 か月）。消化器内科で 3 週間，内分泌内科で 1 週間実習。主治医の先生とともに患者さんを受け持ち，検査や処置の見学，家族への IC 同席，夜間に呼んでもらって看取りなどの経験ができた。夜間救急の見学も可能。

2014 年

② 面接官 7〜8 名，15 分。雰囲気は穏やか。志望科とその理由。今までで最も世話になった人。多職種連携で重要なこと。地元について。

⑤ 8 月・6 月見学，2 月実習。住み込みで実習。冬は寒いが，自習時間も適度にあり，内容も充実している。とても良い病院。

2013 年

② 面接官 5 名（院長，副院長 2 名，看護師長，事務長），15 分。雰囲気は穏やか。将来の医師像。大学生活について（下宿生活，海外旅行など）。海外に興味はあるか。履歴書の内容について。併願状況。医療安全について。

④ 試験はあっという間に終わった。見学や実習が重要。

⑤ 5 年生 8/中旬・6 年生 7/下旬見学，4 月実習（1 か月）。外科系は手術見学，内科系は診察と，科ごとに様々。小児科では，担当患者さんに 1 日診察をし，プレゼンをすることで，common disease に触れることができた。新生児や小児のエコーも勉強できた。救急外来に積極的に行くと勉強になる。

中濃厚生病院（岐阜）

2017 年

② 面接官 5 名（院長・副院長・研修科長・事務局長），15 分。雰囲気は穏やか。最初に自己 PR。将来の展望。医師の QOL についてどう思うか。医師を志した理由。志望動機。セカンドオピニオンを希望すると患者さんが言ったらどうするか。医師がきちんと説明したにも関わらず患者さんに治療効果や治る治らないかが説明されていない人が多いとの報告が NEJ にあった。それにどのように対処すべきか。

④ 面接短縮のため，面接シートを記入した（医師を志した理由やリラックス方法など）。昨年は医学的質問がないと資料でみたが，今年は医学的な部分を少し聞かれた。倍率は約 3.5 倍。岐阜大からの受験生が多かった。医局も岐阜大がメインで内科が強いという印象を受けた。

⑤ 5 年生 3 月・6 年生 7 月見学

2016 年

② 面接官 5〜6 名，10〜15 分。雰囲気は穏やか。志望理由。履歴書に基づく質問。医師を志した理由。大学生活について。他の受験病院について。再受験の理由。何かアピールしたいことはあるか。医師として必要なもの 3 つ。女性医師としてやっていくことに，何か考えはあるか。医師を目指した理由。将来開業する気はあるか。

④ 基本的にエントリーシートの記載内容を主に聞いてくるため，コピーしてどのような質問をされるかを自分でイメージしておくとよい。周りは岐阜大学出身の人ばかりだったので，少しアウェー感あり。病院に新しい医療機器を導入したこともあってか，受験者が多かったよう。受験者が多いため，実習参加等でアピールしておくとよいと思った。

⑤ 2〜3 月実習（1 か月）。救急でファーストタッチに関わらせてもらえ，様々な疾患に触れることができた。空き時間に他の科を見学できるなど，柔軟な対応をしてもらえて充実した実習だった。実習最後に，指導医・コメディカルスタッフが実習生に対する評価表を書くようなので，真面目に実習しておいた方がよい。

2013 年

① 小論文：2 問，各 400 字，60 分。当院を研修先に選んだ理由。地域医療における医師の役割。医学部 6 年間で行ってきた中で強調したいこと。将来，どのような医療を行いたいか。チーム医療についてどう考えているか。

② 面接官 4 名，10 分。雰囲気は和やか。志望理由。志望順位。研

① 筆記試験・その他　② 面接試験　③ 受験した場所，方法　④ 受験後の感想・来年の受験生へのアドバイス　⑤ 見学・実習

修でへき地に行くが，どう思うか。10・20・30年後のビジョンはあるか。体力に自信はあるか。
⑤ 4月実習（1か月）。コメディカルスタッフがとにかく優しく，面倒見の良い先生方が多い。

東海中央病院（岐阜）

2018年

② 面接6名，60分。当院を知ったきっかけ。見学に来ようと思った理由。見学の感想。国試は大丈夫かどうか。
④ 優しい感じだった。雑談の時間が長かった。ウェルカムな雰囲気。見学の態度，コミュニケーション能力などを見ているように感じた。
⑤ 12/中旬・4/中旬見学

2016年

② 面接3名，15分。履歴書に基づく質問。志望動機。志望科。部活について。実際のところ第何希望なのか。体力に自信はあるか。
④ 圧迫感もなく，色々な話を聞き出そうとしてくれる。お菓子がでてきた。研修医からの評価が重要らしい。
⑤ 5月見学。2，3回の病院見学で研修医と仲良くなっておくことは後々重要。

東濃厚生病院（岐阜）

2019年

② 面接4名，15分。中京学院大中京高校野球部について。医師を目指そうと思ったきっかけ。興味のある科。部活について。自分のアピールポイント。
④ 終始雰囲気は和やかで試験というよりは世間話をしている感じだった。病院見学の際に知り合った先生ばかりでそこまで緊張せずに臨めた。奇をてらったような質問はなく，事前に対策本などを読んでおけば十分であると感じた。履歴書については深く聞かれたので，書いた内容について把握しておく必要がある。一度見学に行けば事務長，院長，研修担当の先生と挨拶できるので，面接もスムーズに乗り切れると思う。
⑤ 3/下旬見学

土岐市立総合病院（岐阜）

2020年

② 面接官3名，40分。志望理由。将来の志望科。研修終了後の進路。志望順位。
④ 面接官は優しい雰囲気で，質問には正直に答えたらいいと思った。
⑤ 見学。雰囲気が柔らかく，個人の裁量に任せられている病院だった。

2013年

② 面接官7名（副院長，外科部長他），15分。医師を目指した理由。履歴書の内容について。最近気になったニュース。
④ 履歴書は，病院HPからダウンロード。ワープロ打ちでOK。むしろ手書きより見やすくてきれいとのこと。
⑤ 1月実習。環境のよい土地柄。6年生の院外実習で行っておくと楽。面接官全員と顔見知りになれる。

中津川市民病院（岐阜）

2020年

② 面接官4名（院長他），15分。雰囲気は穏やか。志望動機。自己PR。公務員に大切なこと2つ。医師に大切なこと2つ。最近読んだ本や映画について。クラブ活動について。岐阜に残るつもりか。
④ 面接官は各自が点数をつけるらしく，医院長の権限が大きいわけではない。質問をしない進行の人がいる。研修医担当の方と仲良くなると色々教えてもらえる。
⑤ 1泊2日。夕方から救急車が全く来なかった。夜中は救急車が全く来なかった。当直室を一室借りる。次の日は外科を見学。研修医に付くのではなく，かなりベテランの先生に付いた。オペに清潔で入る。糸結びをさせてもらった。ドクターカー部門も見学させてもらった。先生方はどなたも熱心であった。

羽島市民病院（岐阜）

2019年

① 小論文：1,200〜1,600字，60分。ワークライフバランスについて，自分が将来どのような働き方をしたいか。
② 面接官6名，15分。雰囲気は穏やか。自己紹介。部活について。目指す医師像。将来どこで働きたいか。日本の高齢化についてどう考えているか。
④ 実習中にも先生方とは話をする機会があったので，それを踏まえた上での質問もされた。
⑤ 7/下旬見学，5月実習（1か月）。病院として実習生を歓迎してくれている雰囲気があり，実習に関係のある科の先生方以外の職員の方々もよくしてくれた。研修医の先生方とも関わることができ，病院の雰囲気もよく分かるので行くといいと思う。

2013年

① 小論文：1,600字，60分。理想の医師像とそれにおける臨床研修の意義。
　その他：適性検査（クレペリン検査）。
② 面接官5名，15分。雰囲気は和やか。自己PR。他に見学・受験した病院。なぜ当院を選んだのか。志望科とその理由。医師を目指したきっかけや理由。サークルについて。
④ 地域密着型で，他職種も含め，全体的に雰囲気の良い病院。

松波総合病院（岐阜）

2022年

① 記述：60分。英語論文を読み，200字で要約しタイトルをつける。電子辞書持ち込み可。
② 面接官は5名で受験生の数は不明。10分程度。志望動機や将来像など一般的に予想される質問が多く和やかに進んだ。自分の話したいことは話せた印象。
③ 病院からの指定により現地
④ 将来の選択科が決まっているからといって，見学の幅を狭めず，たくさん見学に行くべきです。良いところ悪いところ，自分のやりたいことは段々と見学を重ねるうちに固まってくるはずなので，とにかく行動してください。
⑤ 7月中に見学。初期研修の先生方が面接内容など詳しく教えてくれた。総合診療に力を入れていて患者さん一人一人と向き合えると思った。服装と髪型。研修医の先生が働いてみて入る前に思っていたギャップはあったか。特に入って学べたことはないか。

2016年

② 面接官5名，10分。雰囲気は和やか。志望動機。部活動について。人生での一番の失敗とそれに対する対応について。（ライオンズクラブと書かれた多角錐と角錐台が積み重なったような）透明な図を見せられ，応用すると何に使用できるかと問われた。
④ 部屋が狭いので最初は緊張する。ほぼ全員同じ質問をされているので，先に面接を受けた人の話を聞くと有効。
⑤ 5月実習（1か月）。総合内科を見学。外来で入院が決まった患者はまず総合内科で診察するため，様々な症例が集まるので良い経験になる。

伊東市民病院（静岡）

2019年

① 小論文：600〜800字，40分。今まで自分が経験して一番つらかったこと，そしてそれをどう乗り越えたか。
　その他：適性検査。約100問，45分。
② 面接官4〜5名（院長・外科医長・研修センター長・臨床検査技師他），10分。比較的和やかな雰囲気。医師（医学部）を目指した理由。1分程度自己PR。志望科。将来目指す医師像。後期研修について。エントリーシートの内容について。今まで見た，聞いた医師の中で反面教師的な医師，目標にしたい医師を理由を含め説明。多職種との仕事の中で自分が大事だと思う事柄。面接官への質問。

中部

① 筆記試験・その他	② 面接試験	③ 受験した場所，方法	④ 受験後の感想・来年の受験生へのアドバイス	⑤ 見学・実習

④ 昨年より受験者は減少。募集人数6名に対して受験者数は11名だった。適性検査は選考に関わるか不明だが。意外と時間が足らないくらいの量だった。前日からエクスターンシップという病院主催のプログラムに参加していると、泊まりのため朝は早くないのだが、当日直接向かう場合は食事や疲労具合も考慮した方がよいと思う。
⑤ 5/中旬見学

磐田市立総合病院（静岡）

2022年
① 小論文（事前提出）：「理想の医師像」（800字）
② 面接官5名【時間】20分【内容】医師を目指した理由・当院を選んだ理由・将来の志望科について・気分転換の方法・第何志望か・将来のキャリアプランなど【雰囲気・感想】雰囲気は本当に温かくて優しい和やかな雰囲気。ただ、他の学生もそう感じているので雰囲気が良い＝手応えがある、にはならないと思う。
③ 病院からの指定により現地
④ 私は4年生の時から病院見学をしていました。早いねと言われましたが、その分早く志望する病院を絞り込めていたので結果的に良かったなと思いました。5年生からでも十分ですが、早め早めに情報を集めることはしておいても損はないと思います。
⑤ 5年次8月26日，6年次7月26日に見学。どちらも臨床研修担当の先生との面談がある。研修医の先生が主に説明してくださるので研修医の雰囲気を感じやすいと思う。また、研修医室でお昼をいただくときにいろいろお話できて、雰囲気も明るくて楽しく充実した研修ができそうだなと感じた。明るく溌剌としていること。気を遣う、空気を読んでいくこと。

2018年
② 面接官3名，15分。雰囲気は和やか。志望理由。自分の長所と短所。大学生活で楽しかったこと。社会人になるにあたって気を付けたいこと。
④ 見学や実習に行ったことがあると、「君は○回きてくれたね」と言われるので行っておいた方がよい。磐田病院の良いところは、先生方、病院ともに穏やかな雰囲気だと思う。1人もドロップアウト者が出ていないホワイト病院で有名である。
⑤ 8/上旬見学。4月実習（2週間）。少なくとも1回は見学に行った方がよい。実習では研修担当の先生と面談する時間があった。

2015年
② 面接官4名，15分。雰囲気は和やか。志望理由。志望科。自分の長所と短所。大学で何か新しいことにチャレンジしたか。病院がある地域に将来残るか。
④ 面接試験のみのため、見学には一度行っておいた方がよいと思う。今年は定員割れしていたので、面接も気楽に受けることができた。
⑤ 7/中旬見学，5/中旬実習。先生方はとても丁寧に教えてくださる。1つ上の先輩方も雰囲気がよく、優しく教えていただいた。

遠州病院（静岡）

2018年
② 面接官2名（院長（外科）・副院長（循環器内科）），45分。志望科。趣味。
④ 雑談がメインで、かなり和やかな雰囲気だった。
⑤ 6/中旬見学

静岡医療センター（静岡）

2021年
② 面接官4名（院長・臨床研修長他），10分。雰囲気は穏やか。志望順位。併願病院。大学病院と当院の違い。大学の卒業試験について。社会人になるということにどう意味があると思うか、何が変わると思うか。質問したいことがあれば。
④ 時間も短いのでいかに熱意を伝えるかが難しかった。入室してすぐ鞄を置いて面接の椅子まで移動。ひとつひとつはっきりと

わかりやすく指示がされるので着席までの動きにあまり神経質になることはない。面接では予期しない質問もやってくるので、しっかりと自分の意見を持てるよう日頃から準備が必要。当初行きたいと思っていた所よりも、魅力的な病院が後々出てくることもある。事前に自分が行きたい所をリストアップして、見学にできる限り行くことが大事。まだ早いのではないか、ではなく早ければ早いだけ回数が増え、魅力的になってくる。研修医の皆さんとも仲良くなれるので、色々教えてもらうとよい。
⑤ 6年生5月・7月見学。研修医の方との昼食が用意されており、研修医と学生だけの空間で色々教えてもらった。面接対策、研修内容など何でも聞ける環境だった。

2020年
② 面接官3名（院長・麻酔科部長・事務長），15分。雰囲気は穏やか。志望理由。大学生活について。部活について。初期研修後の進路。志望科。
④ オンライン面接、実地面接がありオンラインを選択。特に、見学に行った際に麻酔科志望だと麻酔科の部長に話してあったのでスムーズに済んだのではないかと思う。ハワイ大学と提携しているプログラムがあり、USMLEに興味があるといいらしい。面接の練習はしておいた方がいい。
⑤ 6年生6月見学。希望する診療科を2つ指定して見学。研修医、見学した診療科のトップの先生と話す機会があったが、何を見学したいのかを事前に決めていかないと時間が余ってしまうと思う。

2019年
② 面接官3名，15分。医師を志望する理由。他の受験病院。将来の展望。地元も医師が少ないが、残ってほしいと言われなかったか。当院に残ってほしいこと。
④ 非常に穏やかで緊張しないように気を使ってもらった。世間話ができればOK。病院の改善してほしいことや要望は必ず聞かれるらしいと研修医の方が言っていた。
⑤ 9/下旬見学

2017年
② 面接官3名，15分。雰囲気は穏やか。志望理由。当院での研修の問題点や不安なこと。指導体制や研修プログラムについてどう思うか。当院の雰囲気。
④ 医学的知識は問われなかった。研修プログラムや研修環境について問われるので、事前にホームページ等で確認しておくとよい。
⑤ 8月見学

静岡県立総合病院（静岡）

2021年
① 小論文：60分。COVID-19の流行によって世界にどのような変化が起きたか（600字）。英語論文のコメントを和訳し（400字）、それに対する自分の意見を書く。
② 面接官3名（医師・採用担当），10分。落ち着いた雰囲気。医師を志した理由。志望科。自大学を受験した理由。3年目以降の進路。
面接官5名（コメディカル寄り），10分。穏やかで楽しい面接。大学で頑張ったこと。医師を志した理由。将来医師になってやりたいこと。自分にとって仲間とはどんな存在か。志望順位。志望理由。
④ 筆記試験は制限時間に対して問題の分量が多く、時間との勝負。面接は事前に準備できる質問回答で対応可能。面接が2種類あるので結構時間がかかる。面接は緊張するかもしれないが、それは自分だけではない。自信を持って堂々としていれば大丈夫。
⑤ 5年生8月・6年生GW見学

2018年
① 小論文：400～800字、60分。医学部で学んだこと。医師を志した理由。
② 面接官3名（院長他），15分。面接官3名（副院長他），15分。

① 筆記試験・その他　② 面接試験　③ 受験した場所，方法　④ 受験後の感想・来年の受験生へのアドバイス　⑤ 見学・実習

履歴書の内容について。志望動機。大学で頑張ったこと。趣味。
④ 質問内容はごく一般的なもので難しいことは聞かれなかった。どちらの面接も和やかな雰囲気だが，面接官が違うので，気を緩めすぎないようにすること。
⑤ 4月見学。5月実習。麻酔科で実習。手術室が昨年増え，設備も新しく非常に快適だった。色々な科の手術の雰囲気を知ることができた。

2017年
① 計60分。
記述：輸液と救命率についての英語論文の和訳。辞書（電子）の持ち込み可。スマホ・タブレットは不可。
小論文：IC，自己決定権，がんの告知について自分の言葉で説明した上で，重要性について述べよ。
② 面接官3名（院長・研修責任者・外科医），15分。雰囲気は穏やか。志望理由。志望科。前職から医師を目指した理由。研修終了後の進路。静岡との関係性。
面接官3名（副院長・事務方），15分。自分の性格。自分の弱み。研究への興味。仕事を辞めて医学部に行くことに対する家族の反応。
④ 小論文は辞書持ち込み可能だが，時間が足りない。英文自体は平易なので対策は不要かと。面接が2回あるので，最後の方はかなり待つことになる。学閥は京大。
⑤ 5年生・6年生4月見学

2016年
① 小論文：2問，60分。日本語1問，英語1問。（日本語）実習で経験したチーム医療について。がん告知についてのキーワード説明。告知の際自分が気を付けることは何か。（英語要約）抗生物質の使用法についての論文に対する意見が書かれた文章。ジカ熱による小頭症についての論文を統計学的に批評したエッセイ。要約，それについての自分の意見を述べる。辞書持ち込み可。
② 面接官3名（1回目：院長・研修責任者他）・面接官3名（2回目：事務方），各15分。雰囲気は穏やか。1回目：志望理由。今までどんな勉強をしてきたか。人生最大の挫折，その克服法。医師を目指した理由。2回目：エントリーシート記載の趣味，特技について。家族の住んでいる場所，職業。周囲の人を飲み会に誘う方か，誘われる方か。
④ 小論文は辞書持ち込み可能だったため，特別準備をしていかなかったが，時間が短いので事前に英文には慣れておくべきだと思った。面接での医学的質問はない。レジナビフェアのブース訪問や病院見学が加点対象だと聞いた。

2015年
① 記述：2問，60分。英文和訳，一般的な記述問題。
② 面接官3名（1回目：医師）・面接官3名（2回目：看護師長・事務の方），15分×2回。雰囲気は穏やか。1回目：苦手な科目。大学時代に頑張ったこと。なぜ当院を選んだか。履歴書の内容について。2回目：1分間の自己紹介。体調はどうか。気分転換の方法。友達は多いか。静岡の感想。
④ 面接ではハキハキと答えれば問題ない様子。待ち時間が長く，暇を持て余した。
⑤ 5/7見学および実習。研修医の先生について見学。先生方はとても優しくフレンドリーで，マッチング試験について詳しく聞くことができた。過去問をいただけた。外科のオペでは少し助手をもらえた。見学の回数が影響するようなので，複数回行った方がよいと思う。

静岡済生会総合病院（静岡）

2021年
① 小論文：800～1,200字，事前提出。チーム医療における理想のリーダー像。
② 面接官5名（院長・臨床研修担当医・整形外科部長・看護長・事務長），20分。選択可能だったため現地で受験。雰囲気は和やか。志望動機。他の志望病院について。チーム医療について（看護師の役割，コミュニケーションの取り方など）。部活につ

いて。両親はどういう人物か。最後に1分程度の自己アピール。
④ 面接でしっかりと学生の意図を聞こうという姿勢を感じる。基本的には面接と小論文だけで，人間性を見ていると思われる。予想しやすい質問が並びやすく，ある程度は対応可能。近年は人気病院化しているので見学は複数回が無難だと思う。12名の枠に40～50名程度が志望すると思われる。
⑤ 5/中旬・7/中旬見学。コロナ禍でも見学を受け入れているので行ってみるのをすすめる。

2020年
① 小論文：800～1,200字，事前提出。コロナウイルス禍での身の回りの変化，及びこれからの医療現場における自己の意気込み。
② 面接官4名，15分。オンラインで実施。看護師に求めること。志望科とその理由。趣味の映画鑑賞を受けて，人におすすめしたい映画。自己PR。
④ 面接はオンライン面接，実地面接の選択可能。時々意外な質問を受けるかもしれないが，落ち着いて答えればいいと思う。
⑤ 見学，実習。実習では手技もやらせてもらえた。

2019年
① 小論文：60分。20×30～40程の用紙3枚配布。医師に求められる人物について。
② 面接官5名（院長他），10～20分。雰囲気は和やか。この1年どうだったか。息抜き方法について。趣味。特技。部活をやっていてよかったこと。志望動機。医師を目指した理由。小論文の内容について。自己PR。志望科とその理由。勉強方法。静岡について思ったこと，感想。
④ 面接前にアンケートがあり，志望科を第1～第3希望まで書く欄あり。病院の構造が少し複雑なので，早めに着くようにするとよいかと思う。面接では，一歩踏み込んだ質問をされることもあるが，主に自分に関することを聞かれるので難しい内容ではないと思う。社会的，医学的質問はなかった。
⑤ 6/上旬見学

2016年
① 小論文：1,200字×2，事前提出。医師を志した理由と10年後の自分。他職種連携について。
② 面接官5名，15分。雰囲気は和やか。志望理由。第1志望かどうか。部活について。看護師をどのような存在ととらえているか。
④ 突飛な質問などなく，特別な準備は不要。小論文が事前提出でよかった。

2013年
② 面接官4名，20分。雰囲気は和やか。志望理由。併願病院。事前提出の小論文（理想の医師像）について。志望科とその理由。自分の性格。最後にアピールしたいことはあるか。
④ 事務の人が親切だった。思ったより受験者数が多かった。

静岡市立静岡病院（静岡）

2021年
① 国試の一般問題のような短文に対して○×をつける二者択一問題のほか，国試の臨床問題のように患者背景など問題文があり5択から正しいものを選ぶ問題。
記述：60分。7～10のテーマのうち2～3つ選択する形式。頻度の高い疾患の基礎知識（疫学，病態，検査，診断，治療，初期対応）などを問われる。
② 面接官5名（医師・看護師・事務），15分。雰囲気は穏やか。1分間自己PR。志望理由。この病院で自分は何をしたいか。どのように貢献できるか。志望科。10年後の自分はどうなっていると思うか。理想の医師像。学生時代に頑張れたこと。学生の時に出会って思い出に残っている症例。チーム医療について求められる能力は何か。他の受験病院。志望順位。
④ 筆記試験の記述では研修医になったら対応が求められるようなcommon diseaseについてよく問われていたと思う。内科を中心に救急，産婦人科，小児科，整形外科など幅広いテーマで問われていたが，自分で解答する問題を選べるので自信があ

① 筆記試験・その他　② 面接試験　③ 受験した場所，方法　④ 受験後の感想・来年の受験生へのアドバイス　⑤ 見学・実習

るものを答えたらいいと思う。国試対策でもある程度対応できると思うがその場合もcommon diseaseについては少し掘り下げて学んでいくと対策になりそう。面接の質問内容はよくあるものが多く答えやすかった。こちらの発言をしっかり聞いてくれるので慌てず自分の言いたい内容をまとめるのがいいと思う。他の候補と比べてどこが良いと思ったか答えられるようにした方がいいと思う。必要な書類は早めに準備して出すように。締め切りギリギリに提出したため希望していた試験日が取れず急遽変更になってしまった。

2020 年
① 小論文：800〜1,200 字，面接当日提出。少子化について。データに基づいた現状，20 年後の社会や医療について，想像することを含め記載。
② 面接官 4 名（副院長・研修管理センター長・看護師長他），15 分。志望動機。医師を志した理由。目指す医師像。志望科とその理由。兄弟はいるか。自分の長所と短所。社会と女性について思う事はあるか。他の受験病院。第 1 志望の病院について。看護師と衝突した時はどうするか。チーム医療における医師の役割。
④ 和やかで雰囲気は良かった。
⑤ 3/下旬・7/下旬見学。先生方も優しく，他のスタッフも含めて雰囲気が良かった。

2019 年
① 合計 75 分。
五肢択一：5 周。近年の国試過去問。循環器。
記述：3 問。1) 5 題の中から 1 つ選択，2) 4 題の中から 1 つ選択，3) 3 題の中から 1 つ選択。
小論文：400 字。本庶佑先生のノーベル賞の報道をうけて考えたこと。
② 面接官 4 名（院長・臨床研修指導医・看護師長・人事課長），20 分。雰囲気は穏やか。国試浪人について。昨年のマッチング病院。自分の大学について。近年のニュースについて。
④ 昨年と少し変わり，五肢択一の循環器の問題が出題され，それ以外の範囲が記述として出題された。小論文は時間が足りない。面接では国試浪人したことについて色々突っ込まれた。
⑤ 6/下旬見学

2018 年
① 記述：心不全，白血病，救急疾患について。
小論文：100 字。昨今の救急の問題点について。
② 面接官 3 名，10 分。志望理由。志望科。休日の過ごし方。
④ 待遇については見学時に聞くとよい。
⑤ 10 月・7 月見学

2017 年
① 計 70 分。
記述：9 問から 3 問選択。狭心症について。APL について。大動脈解離の分枝血流障害による合併症。胎児機能不全について。アナフィラキシーについて。アルコール中毒の症例問題。HCC の症例問題など。
小論文：200 字。理想の医師像。
② 面接官 4 名（院長もしくは副院長・臨床研修担当医・看護部長・地域医療支援科の人），10〜15 分。雰囲気は和やか。臨床研修担当の先生が半分位の質問をする。面接では医学的知識を問われなかった。
④ 筆記試験は国試の勉強で十分。内科系の問題が多い。循環器が強い病院なので，その分野を中心に対策すればよい。
⑤ 5 年生 12 月・6 年生 5 月見学。多くの人が 1 回もしくは 2 回見学していた。

静岡赤十字病院（静岡）

2021 年
① 小論文：2 問，計 1,600 字，60 分。
② 面接官 5 名，10 分。当院を選んだ理由。将来のビジョン。静岡を選んだ理由。
④ 小論文に慣れる練習はしておいた方がいいと思う。見学は早め

に行くように。
⑤ 7/上旬見学。実習では研修医の先生方と話す機会があり，細かいことまで聞けた。クルズスに実際参加することができて非常に勉強になった。

2019 年
① 小論文：60 分。AI が導入される未来，医師の存在意義は。苦手な人はどんな人か，そのような人がいたらどう対応するか。
② 面接官 4 名，15 分。志望順位。優秀だけど患者への態度が悪い医師と，穴はあるけど患者に対して真摯に向き合う医師，自分の患者を任せるならどちらか。当院の見学の感想。目指す医師像。当院志望理由。地元に残るかどうか。
④ 志望順位が 1 位であることをアピールできるかどうか。雰囲気はよく，圧迫感はない。小論文は 60 分で 2 題とかなりきついが，1 題全く書いていない人も受かっているので面接重視と思われる。面接官には副院長がいたので，顔を売りたい人は副院長の科を見学しておくとよいかも。
⑤ 3 月・7 月見学

2018 年
① 小論文：60 分。研修医の長時間労働についてのメリット・デメリット，労働環境をよくするためには（1,000 字）。ストレス解消法（800 字）。
② 面接官 3 名，10〜15 分。志望動機。志望科。医師を目指した理由。見学に行った他院の良かったところ。目指す医師像。得意科目。部活について。自分の性格。金魚について 1 分間で説明。
④ 小論文は 2 つ書かなければいけないので大変だった。テーマが昨年とは全く違っていたので，準備できなかった。試験日は 4 回ある。見学回数は大事だと思う。顔を覚えてもらって，第 1 志望であることをしっかり伝える。
⑤ 1 月・5 月・7 月見学

2017 年
① 小論文：800 字，60 分。あなたの考える国家とは何か。一般的な国家についてでも，日本という国家を例に挙げても構わない。
② 面接官 5 名，15 分。志望動機。第 1 志望かどうか。志望科。見学時に印象的だったこと。研修医として当院にどう貢献するか。静岡の町の印象。部活でのエピソード。体力はあるか。
④ 非常に温かい雰囲気で，落とすための面接ではないと思う。第 1 志望であることをアピールすることが大事。見学回数も重要なので，第 1 志望として狙うなら何度も行くべき。救急科の中田先生，神経内科の小張先生，腎臓内科の久保田先生は面接官として必ずいるので，見学時に挨拶しておくとよい。お礼状も毎回必ず送ること。
⑤ 7/上旬・8 月（2 回）見学

2016 年
① 小論文：1,000 字×2，60 分。あなたが最も影響をうけた医学的な講義。あなたがリーダーシップを発揮した場面とその後どうなったか。
② 面接官 5 名，15 分。雰囲気は和やか。履歴書に基づく質問。
④ 建て替えて新築 1 年めの病院は輝いていた。

島田市立総合医療センター（静岡）

2021 年
② 面接官 3 名（院長・外科部長（副院長）・臨床研修担当医），20〜30 分程度。志望動機。併願病院。見学の感想。地元は別だが，今後はどうするか。他の質問もあったが押し並べて一般的な質問。
④ 見学した場合は随時採用面接が行われる。終始和やかだが，ある程度突っ込んだ質問をされることもある。地方の病院なので研修医をしっかりと確保したい様子。枠の話や第 1 志望かなどを聞かれる。自分自身が行きたいのであれば素直に話せばその通りになると思う。志望順位が高ければ早めに見学して確定させると国試勉強的にも楽と思われる。
⑤ 6/初旬見学

① 筆記試験・その他　② 面接試験　③ 受験した場所，方法　④ 受験後の感想・来年の受験生へのアドバイス　⑤ 見学・実習

聖隷浜松病院（静岡）

2021年

② 面接官1名（研修責任者），5〜10分。雰囲気は和やか。エントリーシートの内容について。実習をやってみてここの先生方とうまくやっていけそうか。

集団討論：面接官5〜6名，受験者5〜6名。テーマは日によって異なる。自分が研修医を選ぶ側に立った時どこを重視して選ぶのかを2点挙げ，それらをはかるためにどのような試験をやるのかの結論を出しなさい。理不尽な上司と，やる気のない後輩がいた時にどうするか。役割を事前にグループで決めて，意見を出し合った。30分以内にグループとしての結論を出す。

討論終了後は受験者1名ずつ面接官にプレゼン。討論で出した結論についてその場で説明する。他に聞かれたのは，討論の中で自分の言いたいことは言えたか，今回のテーマに関して自分自身の考えはどうか，グループ討論の感想，今回出した結論は現実的に実現可能かどうか，これまでに自分の意見を出して何かを変えたことがあるか。エントリーシートの内容についても一部聞かれた。また，討論の中で自分の良かった点や改善点のフィードバックもあった。面接官に圧迫感などは特に無く，比較的話しやすい雰囲気。

④ 全体の印象としては，チームの仲間と協力してやっていける協調性があり，自ら考えて動く積極性があり，病院をより良いものにするために積極的に改善策を提案していける人を求めているような印象を受ける。（実際，採用試験の前置きとして院長の話で，これまでの研修医1人1人が改善点を考えて少しずつ環境を良くしていってくれたおかげで今のこの病院の研修環境がある，という説明があった。）見学に行ける機会は意外と少ないため，実習が始まった頃の長期休みから積極的に行った方がいい。自大学以外の実習に参加すればそこで研修医がどのように働いているのか見ることができるため，機会があったら参加することをすすめる。聖隷浜松病院で言えば，あるがままの感じで行くしかないと思う。無理に誇張してもボロが出る気がするので，純粋にグループ議論を楽しんだりすればいいと思う。集団討論はコロナ対策でフェイスシールドなどもあったので少し難はある。

⑤ 7/中旬見学。とても丁寧に対応してもらい，やはり有名病院で見学慣れしていると，しっかりしているなと感じた。一緒に回った人たちもとてもレベルが高く刺激になった。4/下旬実習（2週間）。一日中研修医の先生について仕事を見せてもらった。患者のアセスメントや治療計画の設定，退院調整などまずは全て研修医が自分で考え，それに対して上級医から上手いフィードバックをもらえるという形のため，大変そうだがかなり力がつきそうだと感じた。先生方はみんな優しく，人間関係の面では働きやすそうな印象を受けた。

2019年

② 面接官2名，10分の個人面接。履歴書の内容について。志望理由。志望科。学生時代に頑張ったこと。病院を知ったきっかけ。趣味。見学した科。浜松についてどう思ったか。自己PR。

集団討論：面接官5〜6名，受験者6名，30分。テーマは日によって異なる。実際にありそうな具体的な症例を提示され，グループで自由に話し合い今後の方針について結論を出す。聖隷浜松病院の初期研修医として東京オリンピックに貢献できること。

討論を踏まえた上で，面接官に受験生1名ずつプレゼン面接，10分。面接で思ったこと，良いと思った意見なども聞かれる。

④ 終始和やかで，人柄を知りたいからリラックスしてありのままで受けてくださいと度々言われた。医学的知識を問われることはなく，どんな学生時代を過ごしたのかについて詳しく知りたいといった感じがした。人柄，熱意，集団討論での役割，積極性，自分の意見がどのように尊重しているか，機転が利くかなどを個人面接中にフィードバックされたので，しっかり評価されている印象を受けた。全てが丁寧で，見学生，実習生，受験生全てを大切にしている。受験会場にお菓子がたくさん用意されており，歓迎ムードがすごい。

⑤ 7/中旬見学。実習に行っていた方が有利になるという噂もあっ

たが，2回の見学だけでもマッチできた。宿泊施設の補助もあるので，訪問する際にはまとめた日数で行くのがよいかも。

2018年

② 面接官1名（副院長），15〜20分。医師を目指した理由。高校，大学について。部活について。将来したいこと。家族構成。手短に自己PR。最後に伝えておきたいこと。

集団討論：面接官6〜7名，受験者5〜7名，30〜40分。テーマは日によって異なる。高校生の妊娠について，自由に話し合い，討論してチームで結論を出す。

50歳男性，進行結腸癌。遠隔転移などで余命1か月と判明。精神疾患で20年位ひきこもりで理解力に乏しい。バイタルが低下して，母が救急車を要請するが，母も理解力に乏しい。医師として救急蘇生を行うか。話し合った後，討論を踏まえた上で，面接官2名に受験生1名ずつプレゼンを行い，自らの結論を述べる。

④ 集団討論の後に個人面接。緊張もほぐし，副院長先生もとても優しく，雑談を交えながら楽しく話してくれた。リーダーシップの力が求められる。学生の頃から積極的にプレゼンやワークショップの経験をしておくとよい。病院見学の時から先生，事務の方がかなり覚えてくれる。そこで印象がよいと，やりやすくなると思った。

⑤ 8月見学

2017年

② 面接官1名，15〜20分×2回。1回目は副院長面接。2回目は総診の主任。学生時代に頑張ったこと。リフレッシュ法。飲み会は好きか。後期研修について。趣味。履歴書の内容についての質問。

集団討論：面接官2名（上級医・研修医），受験者4〜5名，50〜60分。討論→発表→フィードバック。症例について医師としてどのような行動をとるべきか話し合う。例えば透析患者（脳梗塞で寝たきり，身内がいるか不明）にこのまま透析を続けるか。スマホ・タブレット・教科書等の持ち込み可。

④ 集団討論では，医学的知識よりも社会的な問題を抱える患者にどう対応するか考えさせられる内容。コミュニケーション能力や人間性を重視しているような印象。実習や見学に積極的に行くとよい。

⑤ 1月見学および実習（1か月）。新入院の患者を受け持ち，研修医や上級医に教わりながら有意義な実習となった。複数回や長期の実習を歓迎してくれているようだ。

2016年

② 面接官1名，10分×2の個人面接。1回目は副院長面接。2回目は研修担当の医師。自分をアピールさせる内容。

面接官5〜10名，受験者4〜6名，50分。「日曜深夜の救急対応へのクレーム」について議論。最後にその原因や対策を発表する。（別日程では）「妊娠38週のシングルマザーがくも膜下出血になった。胎児は生きており，両親は子供を引き取ることを拒否している」その時にチームで今後の方針を立て，最後に代表者が模擬両親に説明をする。

④ とても明るく和やかで楽しい雰囲気。グループワークをするので，待機中に他の学生とたくさん話すとよい。協調性とキャラクターが大切だと思う。事務を含め，何から何まで親切。ぜひ見学をおすすめする。昨年まではグループ面接も2回あったと聞いた。

聖隷三方原病院（静岡）

2022年

② 面接官6名（医師5名と臨床研修センターの方），受験生1名【時間】15〜20分【内容】履歴書に書いた特技について，どのように身につけたかなど。成績について，どのように勉強していたのかなど。見学で印象に残ったこと（2回聞かれた）。ストレス発散方法。他に受験する病院。最後に言っておきたいこと【雰囲気・感想】とても和やかな雰囲気で，面接官はよく笑ってくれる。時間が面接だけなので，履歴書に書いた内容や見学の感想について深く掘り下げて聞かれる。他に受験する病院と最

| ① 筆記試験・その他 | ② 面接試験 | ③ 受験した場所，方法 | ④ 受験後の感想・来年の受験生へのアドバイス | ⑤ 見学・実習 |

後に言っておきたいことは全員に聞いているらしい。
③ 病院からの指定により現地
④ とにかく第一志望であるというアピールをすることが大切だそうです。
⑤ 5年の8月（見学会）と3月，6年の8月（面接の前日）に見学。救急科，ホスピス科，小児科，夜間救急を見学した。とにかく雰囲気の良い病院。面接で，見学の時に印象に残ったことを詳しく聞かれるので，何を話すか考えながら見学した。

2021年
② 面接官6～7名，10分。雰囲気は和やか。志望理由。履歴書の内容について。将来の志望科とその理由。将来のプラン。
④ 面接官も案内してくれる人も皆優しく，緊張してくれるのでいつも通り話すことができた。落ち着いて熱意を伝えればよい。
⑤ 5年生9月・6年生4月見学，4月実習（1か月）

2020年
② 面接官6～7名（院長・各診療科部長），15分。とても穏やかな雰囲気。エントリーシートの内容について。自己アピール。学生時代に頑張ったこと。将来の志望科。小児科が初期研修で2か月あるが，それに関してどう思うか。部活について。最後に何か言いたいこと。
④ 試験は面接のみであるため，エントリーシートはしっかり書き込んで予想される質問の答えを準備しておくように。面接が始まる前に看護師の先生（面接官の1人）が面接中に質問して欲しいことを尋ねてくれるので，いいだけ質問してほしい質問を伝えておくと，いい気分で面接を終えることができる。マッチング全体を通しての話だが，エントリーシートは枠が小さくてもしっかりと書き込むようにしよう。特に聖隷三方原病院は面接以外の評価項目が無いので，面接でできるだけ高いパフォーマンスを発揮する必要がある。エントリーシートの段階で考えを深めておけば，質問にも対応しやすくなると思う。研修センターの方々が優しいので色々な情報を与えてくれ，手助けをしてくれる。
⑤ 6年生7月見学。総合診療科。2名程の先生が回していて，規模はかなり小さい。その分融通が利くようで，ある先生は初診の診察に1時間以上かけると話していたのが印象に残っている。正直初期研修の総合診療科ローテや専攻科プログラムが充実しているとは言えない感じだった。見学についても他の診療科が見たい場合はそちらを優先した方がいいと思う。お昼ご飯と晩ご飯は研修医の先生に連れて行ってもらうことができ，そこでマッチング試験や普段の生活について色々聞くことができた。直前に行くことで，面接内容を聞けたり研修センターの方に顔を覚えていただけるのでよい。

2019年
② 面接官7名（医師5名・看護部から1名・進行役の事務1名），20分。とても穏やかな雰囲気。エントリーシートの内容について。志望理由。医師を志したきっかけ。将来希望する科とその理由。初期研修2年間でやりたいこと。初期研修後の進路。国試の勉強の進行具合。趣味。併願病院。体力はあるか。この病院のコメディカルについてどう思うか。
④ 事務の方が事前に面接で気を付けるポイントを教えてくれる。ここが第1希望だということをいかにアピールできるかが大切だとのこと。医学的知識を問われることはない。服装はスーツが多かったが，ジャケットは着なくてもよい。エントリーシートを書く際に面接を見越して質問を誘導できるような内容を書くとよいと思う。院長先生の顔が怖いと思うかもしれないけど，ああいう顔なだけだから気にせずにとても優しい位研修センターの人たちが優しい。試験後，追加の質問や面接時に伝えきれなかったことを尋ねるアフターフォローのメールがくる。
⑤ 3/上見学

2018年
② 面接官5名，20分。エントリーシートの内容に沿って質問。志望理由。目指す研修医像。部活について。学生時代に頑張った

こと。休みの日の過ごし方，気分転換の方法。
④ 見学の際に，事務の方がマッチング採用に協力的。マッチング当日も，その後も最後の一押しを助けてくれるので，自己PRが苦手な人もしっかり乗り越えられると思う。見学時に研修医の先生が晩御飯に連れて行ってくれるので，その時にたくさん話が聞けると思う。
⑤ 6年生5月，マッチング前日見学

2017年
② 面接官7名，20分。見学時の感想。学生生活について。
④ 和やかな雰囲気で，事務の方も応援してくれる。
⑤ 5年生8月・6年生6月見学

聖霊浜松病院（静岡）

2022年
② 面接1【人数】面接官5～6名，受験者1名【時間】15分【内容】自己紹介の後に集団討論のサマリーを述べ，自分なりの感想を求められた。また，面接官から集団討論におけるフィードバックを受けたり，事前に提出した履歴書や志望理由について聞かれた。【雰囲気・感想】非常に和やか。医師だけでなく，コメディカルの方々が面接官であった（チーム医療を意識しているとのこと）。
面接2【人数】面接官1名（副院長），受験者1名【時間】15分【内容】オーソドックスな内容（自己紹介，志望理由，将来考えているキャリアについてなど）【雰囲気・感想】非常に和やか。
③ 病院からの指定により現地
④ 自己分析が全てです。
⑤【日程】5年次8月，6年次8月（面接前日）に見学【内容・感想】研修医のバックアップ体制（事務方，専属看護師）は他の病院の群を抜いて良い。ただし，教育的フィードバックがあまり確立されていない印象を受けた。研修医は忙しい中でフィードバックがない故にやや自己流に育っていってしまっている印象を受けた。研修医は明るい方が多いものの，やや視野が狭い印象を受けた。バックアップ体制がしっかりしているものの，それ以上に忙しい＆教育的フィードバックがない＆新社会人などでのストレスなどが相まって心を病む研修医も何人かいた。「忙しい自分が大好き」という人には向いていると思う。

中東遠総合医療センター（静岡）

2022年
② 1次面接は面接官3名で時間は20分程度。質問は経歴について。医師を志した理由。救急車を有料化にして，みんなを納得させる理由を答えてください。クレーマーの対応（ロールプレイング）。今のロープレで自己採点は何点か，改善点が既にあれば教えてください。1次面接は毎回突拍子もない質問なので対策というよりは対応力を見ている。うまくできなくてもいいから，黙りこくったりしないことが大切らしい。
2次面接は面接官が5名。20分くらい。なぜ社会人から医師を志したのか，当院があなたを採用するメリットは何か，社会人から編入したことによって得たものと失ったものは何か，当院の悪いところはどこかなど。2次面接は院長と臨床研修担当の先生が担当。こちらの方が聞かれることが一般的な面接。
③ 病院からの指定により現地
④ マッチング試験と卒業試験などの日程が被っていくと大変なので，早め早めの行動が良いと思います。特に履歴書の準備は意外と間違えたりして大変なので，少しずつ書きすすめていくのがおすすめです。
⑤ 5年次11月2日，6年次7月28日に見学。最初に院長面接でお話をしてから各科を見学。研修医の先生とお昼を食べるので話す時間が多くて質問もしやすい。研修医の先生同士も仲が良さそう。また，活発に意見を議論している姿も見られたのでしっかり研修できそうだった。事務の方の権限も大きいと聞いたので，就活のマナーには気をつけた方が良い。また，事務の方に対しタメロで答えた学生がいたと研修医にこぼしていたそうなので言葉遣いも気をつけたほうが良い。

① 筆記試験・その他　② 面接試験　③ 受験した場所，方法　④ 受験後の感想・来年の受験生へのアドバイス　⑤ 見学・実習

2018 年

② 面接官 4〜5 名，20〜25 分。エントリーシートの内容について質問。志望科。見学時の印象。医療をやっていてうまくいかなかった時，どのように考えるか。初期研修後の進路。当院のウィークポイント。1 分間自己アピール。併願病院。今までの経験でやりとげたこと。

④ 医学的知識は問われなかった。見学時に研修医に面接での質問をきいておいたので，対策できた。奨学金をもらっていると，それについての質問もいくつかあった。

⑤ 5 年生 8 月・6 年生 4 月見学

2015 年

② 面接官 5 名，20 分。面接官 1 人ずつ 2 問程度の質問をする。雰囲気は和やか。将来希望するキャリアプラン。静岡に戻ってくる気持ちがあるか。医師を目指す理由。趣味。習い事について。

④ 新しい病院のため，研修プログラムがまだ確立されていないが，研修医の意見を取り入れてくれるとのこと。面接後に「ぜひ来てほしいので，第 1 志望にしてくれるなら連絡してください」とはっきり伝えられた。

沼津市立病院（静岡）

2021 年

① 小論文：700〜800 字程度，事前提出。5〜10 年後の自分について。

② 面接官 2 名（院長・臨床研修センター長），15 分。病院からの指定によりリモートで受験。志望動機。志望動機に付随した質問。後期研修についてはどう考えているか。どのような研修をしたいか。

④ きっちり時間内に面接をこなす傾向あり。質問を淡々とする印象。しっかりとした受け答えができればよい。例年定員割れしている。

⑤ コロナ禍で見学中止。6/末にオンライン説明会に参加。

2017 年

② 面接官 2 名（院長・臨床研修指導医），30 分。雰囲気は穏やか。志望理由。将来の志望科。当院に対する質問。

④ 病院見学の流れで午後に面接がある。面接で医学的知識は問われなかった。面接用試験は論文のみなので，レジナビや病院見学に何度か顔を出しておくとよい。

⑤ 5 年生 8 月・6 年生 6 月見学

2015 年

② 面接官 2 名（院長・研修医担当），30 分。将来希望する科。出身校。沼津について。両親について。研修終了後の進路。見学の感想。勤める時はどこから通うか。通勤手段はどうするか。

④ 一度見学に行き，面接担当の先生と事前に話しておけば，特に準備なく気楽に受けて大丈夫だと思う。地元出身者で 2 年型の選択をすればほとんど落ちることはないと言われた。

浜松医療センター（静岡）

2017 年

② 面接官 6 名，20 分。雰囲気は穏やか。志望動機。医師を志した理由。目指す医師像，〇〇医師と形容詞一つで表す。学生生活をどう過ごしてきたか。体力に自信があるか。自己アピール。履歴書記載の趣味について。

④ 面接官はしっかり履歴書に目を通していた。難しい質問はないので，落ち着いて答えること。見学や実習で貴院を志望しますアピールをしておくとポイントアップにつながりやすい。事務の方が名前や顔をよく覚えている。

⑤ 10/下旬見学，5 月実習（4 週間）。大学で学べるもの以外の事柄を中心に見せてもらえた。実習で熱心さをアピールするとマッチングの際に強みになると思う。

2014 年

② 面接官 5〜6 名，20 分。雰囲気は和やか。地域医療について。初期研修後も静岡に残る意志はあるか。研修への意気込み。

④ 研修後も残りたいことをアピールするとよいと思う。

藤枝市立総合病院（静岡）

2022 年

① 小論文：「理想の医師像」「当院を志望した理由」「どのような初期研修を過ごして理想に近づくか」について，合わせて 800 字以内。60 分。

② 面接官 4 名，受験者 1 名【時間】15 分【内容】志望動機。志望科とその理由。静岡に親戚や友人はいるか。出身について雑談【雰囲気・感想】和やかな雰囲気だった。

③ 病院からの指定により現地

④ アンマッチだけは避けましょう。

⑤ 5 年生の 11 月に見学。研修医の仲は良さそうだった。事務の方も優しくて，のんびりした雰囲気だった。地元出身者でなくても受け入れてもらえそうか確認した。

2018 年

① 小論文：800 字，60 分。医師の働き方改革に関して，自分の考えを述べよ。

② 面接官 7 名（院長・副院長・臨床研修指導医・事務長・看護師長他），15 分。志望理由。医師を目指した理由。理想の医師像。志望科とその理由。部活で得たもの。チーム医療はどうあるべきか。医師の役割は。

④ 提出した調査シートの内容に矛盾しないよう，予め回答を作っておいた方がよいと思う。筆記，面接も大事だが，病院見学の印象でほぼ決まっている気がした。何度か行ってアピールすることがマッチングへの近道かと。

⑤ 4 年生 8 月見学，5 年生 8 月・6 年生 6/下旬実習。研修医の先生に 1 日ついて回る。研修医担当の指導医の先生と，事務の方と顔見知りになるとよいため，何回か行った方がよい。

2015 年

① 小論文：800 字，60 分。2 つのテーマから 1 つを選択。1) 理想の医師像，2) そのために研修医中にできることは何か。

② 面接官 7 名，15 分。圧迫面接ではない。どうすれば浜松医大生がもっと当院にくるか。研修医で精神疾患にかかる人が中にはいるが，自分は大丈夫か。

⑤ 8 月見学，3 月実習（2 週間）。研修医の先生と同様の生活スケジュールを体験させていただき，将来の参考になった。

2013 年

① 記述：1 問，90 分。英語論文からアブストラクトを作成。

② 面接官 5 名，5 分。雰囲気は和やか。医師を志望する理由。尊敬する人について。

富士市立中央病院（静岡）

2017 年

② 面接官 5 名，20 分。志望理由。実習の感想。理想の医師像とそれを叶えるために努力していること。緊張しやすいかどうか。公務員に対する印象。将来希望する科。家族構成。今までで一番大変だったこと。

④ 面接終了後に副院長先生からフィードバックあり。他に面接に来ていた人に，植物状態になった患者さんにも話しかけられるかと質問していた。恐らく，治る見込みがないと決めつけずに意識のない患者さんにも話しかける謙虚さがあるかという意味だと思う。話し方などで人柄も見抜かれているような気がする。

⑤ 6/下旬見学。副院長の笠井先生とレジキャリで話し，とても温かく迎えてくれた。善意のある先生ばかりなので実習や面接で起きたことを振り返って悩む必要は全くないと思う。

富士宮市立病院（静岡）

2019 年

② 面接官 4 名，15 分。志望動機。当院で働き何がしたいか。目指す医師像。どのような人と仲がよいか。友達は多いか。小さいころの遊び。静岡とのゆかり。

④ 静岡との関わりを伝えることで，研修後も残ると思ってもらえると思う。

⑤ 9 月見学

① 筆記試験・その他　② 面接試験　③ 受験した場所，方法　④ 受験後の感想・来年の受験生へのアドバイス　⑤ 見学・実習

中部

2018 年

② 面接官 4 名，10 分。志望理由。志望科。部活について。成績について。将来の展望。兄弟姉妹について。

④ 元気のある人の方が採用されやすいらしい。ゆるい雰囲気の面接だった。

⑤ 4/下旬見学。研修医の先生方が優秀だった。大学病院よりも多くの手技が経験できそうだった。

焼津市立総合病院（静岡）

2022 年

① 小論文（事前提出）：今までに自分にあった大きなできごととその影響（800 字）

② 面接官 5 名，受験者 1 名【時間】15 分【内容】自分の長所と病院でどのようにその長所を生かすか・将来の志望科・併願病院とその理由・将棋（特技に書いていた）についてなど【雰囲気・感想】淡々としていたが，面接官の方は時折こちらの話に頷くなど話しやすい雰囲気を作ってくれていた。事前の準備も大事だが，想定していない質問もあり現地で考えて受け答えをする能力が求められていると感じた。

③ 病院からの指定により現地

④ 多くの病院を見学して，自分との相性を見極めることが一番重要です。

⑤ 6/中旬に見学。研修医同士の仲が良さそうだった。また，医局が上級医と研修医で同じ部屋で，上の先生との間の垣根が低そうであった。積極的に研修医が手技などをさせてもらえる雰囲気であった。研修医の裁量範囲，医局の雰囲気。

2018 年

① 小論文：800 字，60 分。私のストレス解消法。
その他：一般性格診断検査。選考には影響しない。

② 面接官 5～6 名，15 分。ポリクリで印象に残った症例。部活について。部活での自分の役割。併願病院。

④ 県外組には少し圧迫気味だった気がする。

⑤ 5/上旬見学。皆非常に優しく，よい環境だった。

2016 年

① 小論文：800 字，60 分。自分の好きなこと，好きなものを紹介する。
その他：適性試験（性格検査）。150 問，20 分。採用には関係ない。データを蓄積し，どのタイプの人が病院でどのように働いているかを調べるために始めたらしい。

② 面接官 5 名，5～15 分。40 歳の時は何をしているか。実習で記憶に残っている患者について。他の受験病院について。消化器外科医になりたい理由。健康か，体力はあるか。自分の性格の長所と短所。部活動について。正義感と協調性のどちらがつよいか。

④ 雰囲気がとても良かった。自分の性格について詳しく聞かれる。よほど性格に難がある人でなければ，第 1 希望に書けば受かるのではと思った。

旭労うさい病院（愛知）

2019 年

② 面接官 6 名，15 分。志望理由。コワーカーとの協業をどのように考えるか。困難にぶつかった時，どのように乗り越えたか。自分の長所と短所。看護師の役割についてどう考えているか。気分転換の方法。10 年後はどんな医師になりたいか。

④ 新病棟において受け入れ体制万全だが人が集まらない穴場。病院見学で希望しようとも考えていることを伝えると，ある程度の内容を教えてもらえる。質問内容には困らないが，面接官の数が多めで緊張する。採りたい人を採るというよりは，どうしても採れない人を落とす意味合いが強いと思ったので，難しく考える必要はないと思う。

⑤ 12/中旬・3/中旬見学。4 月実習（2 週間）・5 月実習（1 週間）。倍率がそれほど高いわけではないので，1 週間以上実習に行って顔を覚えてもらえればまず大丈夫だと思う。

渥美病院（愛知）

2015 年

② 面接官 3 名，15 分。雰囲気は穏やか。志望理由。志望科。将来の進路。後期研修後はどうするか。臨床，研究，教育など何がしたいか。医師を志した理由。併願病院。救急や夜動に耐えられる体力はあるか。

④ 履歴書の内容を面接前にもう一度整理しておいた方がよい。答えづらい質問をしたり，落とそうとするような先生はいない。ある程度の年数残ってもらえる人材を求めている様子。

⑤ 8/中旬見学および実習。事前に一度は来るようにと言われたので，行った方がよい。

安城更生病院（愛知）

2020 年

① 記述：25 問，90 分。長文読解と短文の問題。長文は穴埋めや問いに対して選択式の回答。短文は必修の英語レベルから難しいレベルまで混在。
OSCE：5 分。

② 面接官 7～8 名，5 分×2 回。志望理由。コロナで心配していること。医学生としてコロナに対してどのように感じたか。時間外勤務について。今後のキャリアプラン。医師として大事だと思うこと。部活で大変だったこと，その乗り越え方。趣味について。

④ 筆記試験は医学的知識，医学英語が必要。OSCE では，医学的なことよりも患者さんとのどのように接するかを見ている。愛知県の病院は見学に 3 回くらい行けるといいと思う。自分が志望する診療科に絞って見学に行き，部長やその診療科の先生に顔を覚えてもらうべき。見学では質問をされるので勉強していくといい。

⑤ 5 年生 2 回・6 年生 1 回見学。最後に行った際は，先生方に顔を覚えてもらえて，面接の時には緊張が和らいだ。

2019 年

① 記述：90 分。英語論文を読んで穴埋め，正しいものを選ぶなど長文読解や喘息など医学知識を問う問題。
OSCE：問診 5 分。検査結果を渡された後 5 分で説明。

② 面接官 5 名，5 分×2 回。志望動機。志望科。部活について。趣味。特技。地域医療について。当院に来たら自分の強みをどう活かせるか。他に受けた病院と当院の違い。初期研修後に具体的にやりたいこと。当院が不採用だった場合，研修終了後どうするか。

④ 5 分の面接はとても短くて，的確に質問に答えるのが難しかった。科ごとに枠がある。英語の試験では差がつきにくいと思うので面接の練習が大切だと思う。挨拶をしっかりして誠実な態度で臨むように。

⑤ 5 年生夏・冬・6 年生夏見学，6 年生夏実習。気管挿管やルートとりなど手技をやらせてもらえてとても充実した実習だった。

2018 年

① 記述：50 分。英語の長文 2 題。選択肢あり，医学単語や内容について。
OSCE：問診 5 分。検査結果を渡された後 5 分で説明。

② 面接官 6 名，10 分。医療面接 1 回と普通の面接 2 回。志望理由。志望科。履歴書の内容について。

⑤ 6/中旬・3/中旬見学

2017 年

① 記述：90 分。英語の長文 2 つを読み，並べ替え，和訳適語補充。正誤問題など。簡単な単語問題では，疾患の英語を選ばせる。
OSCE：2 分で問診，2 分で病状説明，今後の方針を伝える。

② 面接官 7～10 名，5 分×2 回。院長・副院長との面接は和やか。部長面接は少し緊張感あり。志望科。志望理由。10 年後の医師像。チーム医療での医師の役割。学生時代に頑張ったこと。部活について。部内で意見が対立したらどうするか。挫折経験。医師の働き方について。自分を動物に例えると何か。人生のモットー。

④ 毎年同じようなことを聞かれるので練習を積めば難なく対応

① 筆記試験・その他　② 面接試験　③ 受験した場所，方法　④ 受験後の感想・来年の受験生へのアドバイス　⑤ 見学・実習

できる。どこで差別化されているのが疑問だった。各5分で喋り終わっていなくても鐘が鳴らされ終了。見学は最低3回。志望科のバランスで決めているようで，他の受験者の志望科をチェックしてみるのもよいかもしれない。筆記は合否に直接の影響はないと言われている。

⑤5月・8月見学，4月実習。麻酔科で実習。麻酔科の推薦枠が1～2名あるようだ。

2015 年

①記述：英語の長文2つを読み，和訳，単語を並べ替えて文章にする，内容に関する○×問題など。
OSCE：医療面接を5分，2分で問診，2分で検査結果説明。
②面接官5～6名，5分×2回。志望科とその理由。チーム医療における医師の役割。友人からどんな人だと思われているか。理想の医師像。人生最大の挫折の経験とその対応法。自分を動物に例えると何か。意見が対立した場合，どうするか。
④2回の面接とOSCEをローテーション形式でまわるため，受験者同士が情報交換をしないよう，控室での立ち歩き，私語が禁止で監督官もいたので，緊張感があった。面接前に研修医の先生が緊張をほぐしてくれたが，面接での質問は多いが，時間が短いため，簡潔に答えなくてはならない。OSCEは質問内容や知識ではなく，態度や人間性を見ている様子。

一宮市立市民病院（愛知）

2022 年

①記述試験：英文和訳一題
小論文：3題（理想の医師像，自分の長所を当院にどう生かせるか，気になる医療ニュースについて）
②面接官5名【時間】約30分【内容】当院の志望理由・将来の希望診療科・どのようにして当院を知ったか・チーム医療で大事なこと・アルバイトについて・部活について【雰囲気・感想】面接の雰囲気は優しい。履歴書のことについて聞かれた。
③病院からの指定により現地
④希望診療科の部長の推薦でマッチングが決まるので，何回も同じ診療科に見学にいき，部長にアピールしましょう。
⑤8/中旬，12月末，3/中旬，7/初旬（計4回）に見学。希望診療科の部長が一日一緒に行動してくれました。昼食後，研修医の先生方と話ができる。集合場所が少しわかりにくいので，早めに行った。

2021 年

①計60分。A3用紙の左側に小論文・右側に英文和訳。
記述：英文和訳。簡単なエッセイ。
小論文：2題。医師志望理由と今目指す医師像。その理想の医師になるために初期研修で何をしたいか。
②面接官5名，10分。当院を知ったきっかけ。志望理由。部活で得られたこと。志望科を選んだきっかけ。ストレス発散方法。併願病院。自分の短所とその克服方法。
④稔やかで真面目な雰囲気。答えたことに対して突っ込まれない。面接待機中に研修医の方々が控室に来てたくさん話してくれる。見学が大切。1つの診療科に絞って回数を重ねよう。
⑤5年生8月・12月・3月・6年生6月。昨年度の小論文と面接の情報を得られる，同一の診療科で見学を重ねてその科の部長推薦を獲得する必要がある。

2019 年

①計60分。
記述：英文和訳。電子辞書持ち込み可。患者に対して接する上での心構えについての英文。
小論文：400字×2問。医師を志した理由と自らが考える将来の道筋。病院の基本理念についての自らの考え，意見。
②面接官5名，10～15分。医師を志した理由。志望科。当院の変えるとよい点。中学，高校生活で良かったこと。チーム医療で大事なこと，医師の役割。コメディカルに求めること。実習中に印象に残った症例。座右の銘。ストレス発散方法。部活をとおして学んだこと。他に受ける病院。
④試験日が3日あり，1日目2日目の受験者が多い。和やかな雰

囲気で時間が経つにつれ緊張もほぐれた。言葉につまっても，ゆっくりでいいよと面接官が声をかけてくれた。小論文と英文和訳の難易度はそれほど高くないが，時間が短いので少し心構えしておくとよい。今まで研修医の脱落がないほど好待遇のプログラムなので人気になると思う。
⑤夏休み・冬休み見学，6/下旬実習（2週間）。診療科ごとに採用されるので，見学や実習も1つの診療科にまとめて行くとよい。レポート提出あり。研修医の一日の仕事をよく見ることができてよかった。

2018 年

①合計60分。
記述：英文和訳。辞書持ち込み可。A4用紙の半分が英文，半分は解答欄。
小論文：A4用紙1/2ずつを各テーマで使用。医師を目指した理由。大学に入学してからの6年間での心境の変化。
②面接官5名，10分。雰囲気は穏やか。当院を知ったきっかけ。志望科とその理由。体力に自信はあるか。ストレス発散方法。併願病院。自己PR。
④英文和訳は昨年から追加され，昨年はかなり難しかったそうだが，今年はとても簡単になっていた。どんなに難しい内容だとしても，白紙でない限り，英語の点数で落ちることはないそうだ。小論文とあわせて60分なので，時間配分に注意。第1志望の人はたくさん見学に行くように（最低3回）。早めに1つの科に絞って，部長の先生に顔を覚えてもらうとよい。小児科は競争率高め。選考日は3日あるが，どの日程で受けても差はない。面接の順番を早くしたい人は履歴書の提出を早めに。面接は内容重視ではなく，コミュニケーションがとれるかどうかを見ているだけ。病院見学の回数でほとんど決まっている。
⑤3月・5月・6月・7月見学

2015 年

①小論文：60分。孤独死について。小学生のなりたい職業ランキング。安保統制，ドローン，国民年金機構の情報漏えいなど。
その他：クレペリンテスト。
②面接官4名，10分。雰囲気は和やか。志望理由。志望科とその理由。医師を志した理由。趣味。
⑤見学および実習。小児科で実習。研修医をはじめとして，上級医の先生方にも丁寧に教えていただいた。外来，病棟，NICUすべて見せてもらえる。

2013 年

①小論文：3問，字数指定なし，50分。あなたが思う，チーム医療における医師の役割。「いつやるの？　今でしょ！」（予備校のコマーシャルから誕生した今年の流行語）と思うとき，その理由。医師になるに当たり，変えたいと思う自分の性格，変えたくないと思う自分の性格。
②面接官4名，15分。ほどよい緊張感のある雰囲気。医師を目指したきっかけ。志望科とその理由。最近読んだ本と，そこから得たこと。部活や社会活動について。
④各科の部長が1人ずつとっており，小論文や面接はあくまでも参考程度という噂がある。面接は出席順で，最後の方だと2時間以上待つこともある。

一宮西病院（愛知）

2022 年

①選択肢：【形式】五選択肢択一問題【内容】国家試験の過去問から出題。
適性検査
②面接官は3名で質問するのは2名【内容】エントリーシートに書いたことを詳しく聞かれる。自己PR，志望理由，他に受験する病院など。特別な対策は必要なさそう【雰囲気・感想】終始和やかな雰囲気。面接官や部屋に入る前の事務の方も受験生の緊張を解そうとしてくださる。
③病院からの指定により現地
④情報収集はとにかく早めから始めるといいと思います。実際行ってみると思っていたのと違うということもあるので，気に

① 筆記試験・その他	② 面接試験	③ 受験した場所，方法	④ 受験後の感想・来年の受験生へのアドバイス	⑤ 見学・実習

なった病院はどんどん見学に行くといいと思います。

⑤ 5年生の夏から冬に1回見学。人事の方が院内を案内してくださり，その後各科での見学。研修医の先生と話す時間もあった。話しやすく明るい先生が多い印象。やる気次第で手技も多く経験できそう。研修医の裁量，指導体制，研修医や上級医の先生方や事務，コメディカルの方の雰囲気。

2021年

① 五肢択一：60問，60分。MECのサイトを使ってオンライン受験する。国試過去問5年分で直近3年分の問題が多かった。公衆衛生含む全範囲。

② 面接官2名（医師・看護師長），15〜30分。病院からの指定によりリモートで受験。自己紹介。志望理由。志望科。当院を知ったきっかけ。見学の感想。同じ組織の中に意見が合わない人がいたらどうするか。自分自身をどのような性格・人間だと思うか。海外の大学進学の経緯。大学について。日本と海外の医療の違い。

④ 五肢択一の試験はビデオ等による監視はないため，時間内であれば検索や協力ができてしまう。リモートでの面接で時差や雰囲気をつかむのが難しかったが，特に憂しくも難しくもない印象。質問は一般的な内容。履歴書がどこまで見られているかは不明。受験後，人事課の方から「画面にはいませんでしたが，私も同席していました。」と感想と御礼のメールが来た。研修医担当の事務の方が採用を後押ししてくれるようだ。人気病院という事もあり，ある程度しっかり下調べをして臨んだ方がいいと思う。自分自身のことをしっかり話せるようにしておく。自分が選んだり挑戦したりしたこととその理由＝自分の意思決定プロセスを振り返るのが大切。失敗しても失敗から何を学んだかが重要。最低限の成績は必要だが，病院に合う人柄を重視しているので，研修医がどんな人達を見て自分の人柄と似ていれば，採用される可能性は高いかもしれない。

⑤ 5月オンライン面談，6月見学。希望科を中心に複数の科を見学。その後研修医室に案内され，最後に人事課の人と話して終了。コロナ対策体制のため見学は半日で，見られる部分も限られてはいたが，活発な様子は伺えた。

2020年

① 五肢択一：50問，60分。国試必修問題。過去問直近6年分程度から。
その他：適性検査。オンラインで実施。

② 面接官2名，10〜20分。志望理由。志望科。挫折しそうな研修同期がいた時の対応。意見が衝突した時の対応。研修医になる際に不安なこと。

④ 今年はオンラインでの試験，面接だったので来年度以降はどうなるか分からないが，なるべく現地で試験しようとされていたので昨年度までの試験方法に戻るのではと思われる。筆記は足切りに使うだけなので，面接重視。全国から受験者がかなり増えている病院なので，今後も増えると思う。志望科を中心に見学を何回か行ったほうがよいと思う。

⑤ 5年生3回・6年生1回見学。救急科，消化器外科。人事担当の方に丁寧に説明や施設案内をしてもらった。各科熱意をもって病院の発展に取り組まれており，初期研修・後期研修ともに力を入れて育てている環境であることが伝わった。

2019年

① 五肢択一：30問，60分。国試過去問直近5年分程度から。

② 面接官3名，15分。志望理由。志望科。研修終了後の進路。討論，筆記について。
集団討論：受験者5名。討論内容から得たこと，自分の意見を400〜800字で記述。

④ 雰囲気は和やかだった。笑っていた方が印象はよさそう。見学が大切。

⑤ 4回見学，5年生1月実習

2018年

① 五肢択一：60問，60分。国試過去問直近5年分程度から。メジャー，マイナー，公衆衛生から広く出題。

② 面接官6〜7名，15〜20分。志望理由。志望科とその理由。研

修終了後の進路。チーム医療で大事なことは何か。ストレス解消法。当直見学の際にどんな症例を見たか。患者への対応について。エントリーシートの内容について。

④ 病院見学に1回以上来ることが受験資格である。筆記試験は今年度から足切りに使う程度だと言っていた。研修後も残ってくれる人を欲しているようなので，志望科で後期プログラムがない科を答えると厳しくなるようだ。面接であまり突飛な質問はない。

⑤ 1/上旬・3/下旬・6/中旬見学

2017年

① 適性検査。

② 面接官5名，30分。志望理由。将来の志望科。医師を目指した理由。自分の長所と短所。受験病院選択のポイント。今まで読んだ本で印象に残っていること。履歴書の内容に沿っての質問。

④ 事前提出の書類をよく読んでいて，そこからも質問される。面接官は病院見学に行った時に顔合わせしたことのある先生や事務の方だった。圧迫感はなく，気楽にできる雰囲気だった。医学的知識は問われない。今年は受験者数が急増。中間発表で第1志望にしている人が多かった。来年は小論文が追加されるかもしれないと事務の方が言っていた。愛知県は見学回数が重視されているので，2〜3回は行くべきだと感じた。

⑤ 3月・4月見学

岡崎市民病院（愛知）

2019年

① 小論文：50分。保険診療内の診療のメリット，デメリット。医師が保険適用外の診療を行うこととした。それについて反対するか，賛成するか。日本の保険診療について。
その他：クレペリンテスト。

② 面接官3名，15分。学生時代に頑張ったこと。医師を志したきっかけ。友人から言われる長所と短所。自分から見て自分に足らないと思うところ。志望理由。救急が大変だが乗り切れるか。

④ 和やかな雰囲気で話しやすかった。

⑤ 8/上旬見学

2018年

① 合計50分。
記述：A4用紙1.5枚分程度の英文。8つの選択肢から本文の内容に合っているものを2つ選ぶ。辞書持ち込み可。脂質制限食と炭水化物制限食についてのコホート研究の文章。
小論文：字数制限なし。A4用紙1枚配布，希望すれば追加でもらえる。時間外労働や時間外手当，自己研鑽についての文を読み，あなたの考える労働と自己研鑽の違いは何か，研修医の2年間でどのような自己研鑽を行いたいかを述べよ。
その他：適性試験（クレペリンテスト）。

② 面接官3名（院長・看護師長・技師長），15分。当院を知ったきっかけ。志望理由とその理由。看護師に求めること。ストレス発散方法。趣味。好きな言葉，それはどんなきっかけでいつから好きなのか。どんな役回りが多いか。目指す医師像。

④ 当日の受験者は15名いて，8名は午前から，7名は午後からのスタートだった。試験については説明会で細かく教えてくれた。2次募集は面接のみ。

⑤ 5月・7月見学

2017年

① 小論文：20分。提示された症例（医療ミス）について，その問題点と改善点について。

② 面接官3名，15分。雰囲気は和やか。志望理由。併願病院。大学生活について。困難にあった時どう対応するか。

⑤ 8月・3月見学，9月実習。外科系の手技を体験できる。

2015年

① 小論文：30分。提示された症例（医療ミス）について，その対策について自由に述べよ。

② 面接官3名（院長・看護師長・事務長），15分。雰囲気は和やか。受験者の後ろに案内の先生が2名。志望理由。志望科とそ

① 筆記試験・その他　② 面接試験　③ 受験した場所，方法　④ 受験後の感想・来年の受験生へのアドバイス　⑤ 見学・実習

の理由。出身大学の良いところ。部活で意見がまとまらない時，どのようにしていたか。自分を臓器に例えると何か，その理由。研究職，臨床などの中から自分にあっていると思う働き方は。1分間で自己PR。
④ 見学時に院長と面談をするので，初対面ではないことが多い。集合時間が各自違う。

2013年

② 面接官2名，10分×3回。当院の研修についてどう思うか。どのようなことを学びたいか。将来どのような医師になりたいか。医師になる上での自分の長所と短所。事前に渡されていた資料をもとに，研修医相手にロールプレイ。腹腔鏡 or PCIのムンテラを患者相手に分かりやすく説明。急性虫垂炎について上級医へのコンサルト。30年後の医療について，胃癌の治療はどうなっているか。
④ 受験者の負担を減らすため，受験者1人に研修医1人がついて，案内とロールプレイを行ってくれた。受験前に，全員に面接内容をメールで教えてくれた。

海南病院（愛知）

2019年

① 小論文：800字，50分。NIPTについて，倫理的問題点の側面に対する自分の考えも含め述べよ。
② 10分×5回。院長ブース，副院長ブース，精神科医師ブース，コメディカルブース（2名），研修医ブース（2名）。バラバラのタイミングで10分途中休憩あり。雰囲気は各ブースにより異なる。志望科とその理由。チーム医療の構成員やその役割について。自分の長所と短所。短所について自分で気を付けていること。研修中に落ち込んだ時の対処法。研修を通して身に付けたいこと。体力に自信があるか。学生時代に苦労した経験。指導医の治療が間違っていると思った時，どうするか。上級医とのコミュニケーションで意識すること。業務時間外に勉強となる症例がある場合と前からあったプライベートな予定が重なったらどうするか。苦手な人はどういう人で，どのように関わるか。見学で印象に残った病院。
④ 小論文の時間が短めなので，事前に時間を計って書く練習をした方がよいと思う。面接での質問には答えやすく，受験者の人となりが見られていると感じた。最後に質問があるか聞かれるので，事前に考えておくとよいと思う。
⑤ 7/下旬見学，4/下旬～5/上旬実習（1か月）。見学，実習に行った科の部長先生からの評価シートが面接当日に持ち込まれるようだ。実習はとても勉強になった。研修医の先生も面接官をするので，事前に話しておけるとリラックスできるかもしれない。面接の加点にはならないと聞いたが，先生に覚えてもらうためにも複数回行くとよいかも。

2018年

① 小論文：800字，50分。研修と自己研鑽について。
② 10分×5回。院長ブース，副院長ブース，精神科医師ブース，コメディカルブース（2名），研修医ブース（2名）の他，休憩ブースもあり。雰囲気は各ブースにより異なるが，あまり厳しくはない。志望科とその理由。医師を目指した理由。今までで一番つらかったこととその乗り越え方。今までで一番楽しかったこと。最近感動したこと。尊敬する人。コメディカルとうまくやっていく方法。高齢のがん患者への対応の仕方。趣味。
⑤ 5年生12月・6年生4月・5月・7月見学

2017年

① 小論文：800字，50分。5年後，10年後の医師としての自分について。
② 面接官7名，10分×5ブース。比較的雰囲気は和やか。志望理由。自己アピール。医療ミスの予防について。コミュニケーションにおいて重要なこと。
④ 見学，実習は行くべき。そこでしっかりアピールすること。小論文のテーマは過去問がHPに掲載されているが，今年から少し変わったので，字数のイメージをつかんでおくくらいでよいと思う。

---

⑤ 7/下旬見学，4/上旬実習。科によると思うが，しっかり見てもらえた。厳しい雰囲気ではない。

2016年

① 小論文：800字，50分。EBMについて記述（NBM（Narrative-based Medicine）について書かれていた文章を読んで）。
② 面接官7名（院長・副院長・精神科医師・診療部長・看護師長・研修医），10分×5ブース，途中休憩あり。各ブース間は2分間のインターバル。長所・短所について。学生生活でつらかったこと・楽しかったこと。つらかったときのどのように乗り越えたか。志望理由。5年後の将来像。病院内の医療チームについて知っているか。小児急搬送で虐待の疑いがあるときの対応。
④ ブースによって雰囲気は多少異なるが，比較的和やかだった。見学や実習に行き，自分をしっかりアピールできれば問題ないと思った。

2015年

① 記述：1問。英語の症例文。
　小論文：緩和について。
② 10分×6ブース。雰囲気は穏やか。将来の医師像。ストレス解消法。志望理由。志望科。医師でなければ何になっていたか。

春日井市民病院（愛知）

2021年

① クレペリン検査。
② 面接官5名（院長・副院長・看護師長・事務），10分。雰囲気は穏やか。志望理由。名古屋市内にもたくさん救急の強い病院がある中でなぜ当院か。併願病院と志望順位。女性がコロナワクチンを打ちたくないと言っているがどのように声をかけるか。自分の性格を周りからどう言われるか，それを自分でどのように感じているか。
④ 志望理由について突っ込まれる。第1志望かどうかをかなり探られる。クレペリン検査はやつがつらい。見学の際に院長に挨拶できる機会があると有利みたい。
⑤ 4年生3月・5年生12月・6年生6月見学

2019年

① クレペリン検査。
② 面接官4名（研修担当副院長・医師・事務），15分。雰囲気は穏やか。当院の印象。女性医師として働くにあたっての考え。部活について。アルバイトについて。
④ 医学的な質問は特になく，雑談で終わった印象。何回か見学に行って顔をうっておくととても楽だと思う。学力よりも熱意やフィーリングを重視している印象だった。
⑤ 5年生5月・12月・6年生5月見学

2017年

① クレペリンテスト。
② 面接官4名，10分。雰囲気は和やか。将来の展望。併願病院。部活について。
④ 面接官が緊張をほぐしてくれた。履歴書を見て面接官が気になったことを質問する。
⑤ 9月・7月見学。研修医の先生がとても面倒見がよく，もてなしてくれた。

2016年

① クレペリンテスト。
② 面接官4名（院長・副院長他），10分。雰囲気は穏やか。志望理由。将来の志望科。医師を目指した理由。特技。見学の感想。スポーツをやっているか。併願病院。自分の長所。
④ 4名の面接官のうち，院長・副院長からしか質問はなかった。ごく一般的な面接の質問内容に答えられるようにしておけばよい。見学に行っておけば特に問題なく終わる。第1志望だったので見学時に院長・副院長の元へ挨拶に行った。そのおかげで面接時に優しく接してもらえた。

2014年

① クレペリンテスト。

① 筆記試験・その他　② 面接試験　③ 受験した場所，方法　④ 受験後の感想・来年の受験生へのアドバイス　⑤ 見学・実習

② 面接官5名，10分。雰囲気は穏やか。志望動機。併願病院。当院の志望順位。履歴書の内容について。
④ クレペリンテストは参考程度。受験者数が少ないので，第1志望ならまず合格。

蒲群市民病院（愛知）

2017年
② 面接官7名，30分。雰囲気は和やか。併願病院と当院の違い。当院が優れている点，劣っている点。部活について。チーム医療について。親の仕事（医師）について。
④ 研修医の教育に熱心な先生が多く，研修医の人数も少ないので身につけられる手技は多い。面接というより勧誘というかんじだった。
⑤ 5月見学，6月実習（2週間）。たくさんオペに入れてくれて，ラパロのカメラ持ちは全部やらせてくれた。楽しかった。外科での実習で，オペがない時間は他科を見学することができた。

刈谷豊田総合病院（愛知）

2022年
① 選択肢：【形式】五選択肢択一問題【時間】30分【内容】国家試験必修問題過去3年分から
小論文：【字数】800字【時間】60分【内容】10年後どんな医師になっていたいか，そのために初期研修でどんな研修すべきと考えるか
② 面接官4名【時間】15分【内容】自己PR・履歴書についての質問・最近の気になるニュース・小論文についての質問【雰囲気・感想】とても話しやすく穏やかな雰囲気であった。褒めるところは褒めていただいた。
③ 病院からの指定により現地
④ 試験問題がどのような形式か，研修医の先生方はどれほどできたのかなどを聞いておくととても参考になるので，見学に行った際は積極的に聞くこと。
④ 4月，6月（2回）合計3回見学。試験内容を聞くことができた。研修医と連絡先を交換できた。研修医の先生方は自分たちで考える力を身につけており，2年目になると教えることで自分の知識を確固たるものとしていた。初期研修医が自身で考える力を身につけているか，フィードバックがしっかりしているか，研修医同士の仲が良好かに注目していた。

2020年
① 五肢択一：20問，30分。114回国試必修問題から改変なしで出題。
小論文：400〜800字。医師としてのプロフェッショナリズムについて。
② 面接官4名（院長・副院長・看護師長・事務），10〜20分。志望動機。大学時代に頑張ったこと。失敗した経験，それを医師にどう活かすことができるか。実習で記憶に残っている患者。社会人に必要なこと1〜2つ。
④ 五肢択一は満点必須で，小論文も例年特殊なことはなく無難なテーマが多いとのことなので，よく出るテーマは書けるようにしておくとよいと思う。他の受験者に聞いた感じだと，面接はそれぞれの試験官が全ての受験者に同じ質問をしており，場合によっては内容を膨らませる追加質問をしていたようだ。見学が大事。可能な限り見学，病院説明会，合同病院説明会には足を運ぶようにしよう。それだけの価値はあると思う。研修医も学生のことをチェックしているので，特に懇親会等ではお酒の場であっても気を付けた方がいい。
⑤ 5年生冬・6年生夏見学。ほとんどの科で後期研修もできるため，初期研修から専門医までの道筋を教えてもらえた。研修環境は整っており，見学の際に研修医とかなり話すことができるため，病院選びの参考にもなった。今年はコロナの影響があるが，やはり説明会含めて3回は行く必要があると思われる。例年は懇親会があるのでその参加はほぼマストだと思う。

2019年
① 五肢択一：20問，30分。113回国試必修問題から改変なしで出題。

小論文：400字，60分。自分にとってのプロフェッショナリズム，それを初期研修で取得するために必要なこと。
② 面接官4名，15分。医師を目指したきっかけ。履歴書にある趣味をすることで，チーム医療で大切なことを学んだか。ポリクリで印象に残ったことはあるか。研修後の進路，計画。最後に言い残したことはないか。
④ 面接官は全員とても優しい雰囲気で，自分が質問に答えている時も相槌をうちながら聞いてくれたため，落ち着いて答えることができた。事務の人も丁寧に対応してくれた。
⑤ 5/上旬・下旬・7/下旬見学

2018年
① 小論文：800字，50分。あなたにとって最高の医師とは何か。
② 面接官5名（院長・副院長・看護師長他），10〜15分。雰囲気は和やか。志望理由。志望科。併願病院。併願病院ではなく，当院を第1希望にしている理由。どんな医師になりたいか。出身地について。親の職業について。趣味。
④ 医学的な質問や難しいことは聞かれないので，緊張せずに受ければいいと思う。とにかく第1希望にしている人を採りたいみたいだ。見学や説明会に積極的に参加した方がよいと思う。
⑤ 3/下旬・5/中旬見学。メジャー内科に見学へ行った。部長の推薦もあるようなので，何度か見学へ行き，覚えてもらうとよいかも。

2015年
① 小論文：800字，60分。初期研修，後期研修病院に求めること。
② 面接官4名（院長・副院長・看護師長・事務長），15〜20分。面接官1人につき3，4個の質問。志望動機。志望科とその理由。医師を目指した理由。第1志望かどうか。趣味。医師に必要なものは何か。普段の生活について。両親について。出身地について。部活の内容。患者と接する時に気を付けること。併願病院とその病院を選んだ理由。もっと全国から学生が来るようにするには当院はどうすればよいか。
④ 午前と午後に分かれているため，待ち時間はあまりない。先生方も事務の方もとても優しく，雰囲気が良かった。
⑤ 5年生夏・冬見学，6〜7月実習（3週間）。基本的に研修医の先生と行動。研修プログラムの良いところも悪いところもよく分かった。忙しい病院なので，手技などたくさんの経験を積ませてもらうことができる。マッチングのためには，見学だけでなく実習も行くとよりよい。

2013年
① 小論文：800字，60分。初期および後期臨床研修を終えてなっていたい理想の医師像と，それを実現するために初期および後期臨床研修病院に求めること。
② 面接官4名，15分。雰囲気は和やか。志望理由。どのようにして当院を知ったのか。当院に来ることになったら，その後も愛知で医師を続けるつもりか。併願病院。志望科とその理由。家族構成。部活でキャプテンをしていたときに最も大変だったこと。実習中に体験したヒヤリハット。固定ローテ期間が長いが，どう思うか。
④ マッチング試験よりも，それ以前の見学や説明会，レジナビ後の懇親会への出席が重要。特に説明会には必ず行った方がよい。小論文のテーマは毎年同じ。面接では言葉に詰まるような質問はされないので，リラックスして臨めばよい。志望科をはっきり伝えた方が好印象。
⑤ 3/下旬・5/上旬・7/下旬見学および実習（各1日間）。いずれも整形外科。手術見学が中心で，夕方頃，研修医に救急外来や研修室にも連れて行ってもらえた。志望科が決まっていれば，同じ科に行くとよいと思う。

協立総合病院（愛知）

2014年
① 小論文：1,200字，事前提出。なぜ医師になろうと思ったか。理想の医師像。
② 面接官3名，20分。雰囲気は和やか。医師を志した理由。将来の医師像。

| ① 筆記試験・その他 | ② 面接試験 | ③ 受験した場所，方法 | ④ 受験後の感想・来年の受験生へのアドバイス | ⑤ 見学・実習 |

④ 通常のコミュニケーションができればよい。終了後，事務の方と食事に行ったりする。

⑤ 5/中旬見学・実習。先生方は優しく，指導熱心。

江南厚生病院（愛知）

2019年

① 小論文：800〜1,200字。現在の医療の問題点とその解決策。

② 面接官3名（院長・看護師長・事務長），5分。面接官4名（副病院長他），5分。面接官4名（中堅医師・研修医），5分。志望理由。医師を志した理由。見学や実習で印象に残っていること。趣味。挫折した経験とそこから学んだこと。看護師に求めること。今までで一番つらかったこと。臨床医に大切なこと。短所とそれが仕事に及ぼす影響。医師以外なら何になっていたか。10年後目指す医師像。

④ 選考日までに情報収集しておいて，きちんと準備をした人が落ち着いて試験を受けられると思った。質問内容は毎年ほぼ変わらないため，見学時に研修医の先生に話を聞いて対策しておくとよい。エントリーシートを提出した順で面接に呼ばれるため，提出が遅いと待ち時間は長くなる。年々受験者数が増加している印象。

⑤ 5年生8月・12月・3月・5月・7月見学，4〜6月に実習（計5週間）。実習で毎日指定の時間より早く行くようにしていたのが好印象だったらしい。回数は多い方がいいような気がする。

2018年

① 小論文：1,000〜1,200字。昨年度までのテーマとは変わった。現在の医療の問題点とその解決策。

② 面接官3名（院長・看護師長・事務長），10分。面接官5名（各診療科部長），5分。面接官5名（後期・初期研修医），5分。当院の魅力。志望理由。看護師に求めること。臨床医に大切なこと。今までで一番つらかったこと。挫折した経験とそこから学んだこと。5年後，10年後の夢。自分の短所と仕事への影響。クリクラで印象に残った症例。趣味。病院見学で印象に残ったこと。学業以外で頑張ったこと。

④ 見学時に研修医から質問リストがもらえて，面接の内容を教えてもらえる。受験者が多いため，願書を遅く出すと，かなり待つことになる。

⑤ 3月・5月・6月・7月見学

2017年

① 小論文：800〜1,200字。医師を志した動機と現在の想い。3年連続同じテーマ。

② 面接官3〜4名，10分×3回。（1回目）院長・看護師長・事務長。この病院の魅力とは何か。看護師に求めること。（2回目）副院長・研修センター長。6年目，10〜15年目の医師に必要なことは何か。自覚している短所と対策。自己紹介状を踏まえた質問。（3回目）指導医・研修医。学生時代，勉強以外で頑張ったこと。実習で印象に残っていること。医師になっていなかったら，何になっていたか。

④ 小論文の時間内に順番に面接に呼ばれ，書き終わり次第自由解散。お茶とお菓子が出る。第1志望ならとにかく見学に通って先生方に覚えてもらうことが大切。選考委員はHPで確認できる。質問内容は毎年ほぼ同じなので対策しやすい。試験日は3日あり，初日に受験する人に第1志望が多い。

⑤ 4〜5月実習（3週間）。実習科の先生方は真面目さや態度を重視している印象。後期も残る人が多いので，医局に合う人柄かどうかも大切そう。研修医の先生方と過ごす時間も長いので，仲良くなるとよい。研修医評価もマッチング試験に関わる。

2016年

① 小論文：800〜1,200字。医師を志した動機と今の想い。ここ数年同じテーマ。

② 面接官3名，10分×3回。（1回目）院長面接。この病院の魅力とは何か。看護師に求めること。今までで一番の挫折は何か。（2回目）研修プログラム長面接。医師に一番必要なことは何か。患者さんから見て医師に求めるものは何か。10，15年後の医師像。自分の短所を一言で。（3回目）若手医師面接。学生時代，学業以外で力を入れたこと，その中で大変だったこと。自分が一番医師に向いていると思う部分はどこか。実習で印象に残っていること。医師になっていなかったら，何になっていたと思うか。

④ 面接官1人につき1〜2つずつ質問してくる。3回面接があるので，雰囲気は和気あいあいとしていたが，さすがに疲れた。13：30〜17：00の小論文の時間内に順番に面接に呼ばれ，戻ってきて続きを書くこともできる。お茶とお菓子が出る。

⑤ 6月に2回見学。病院がきれいで雰囲気も明るい。見学や実習生の受け入れに慣れている印象で，先生方も親切で優しかった。研修医室があり，雰囲気もよい。

2015年

① 小論文：1,200字，240分。医師を志した動機と今の想い。

② 面接官4名，5分×3ブース（病院長他・副院長他・研修医など）。志望動機。医師が看護師に求めること。人生の挫折経験。医師になっていなかったら。ポリクリで印象に残った科，つらかった科。部活の内容。部活内における自分の立場。

④ 3日間選考日が設けられており，1日目の受験者数が一番多かった。13〜17時，面接と小論文の試験は同時進行で行われた。受験番号順に面接。多い人は6回程見学に来ていた。

⑤ 7/下旬見学。？/？実習。消化器，内分泌，小児科の3回実習に行った。複数回実習している人が多い。

公立陶生病院（愛知）

2021年

① 小論文：400字，30分。高齢者医療における救急医療の在り方について。
その他：クレペリン検査。

② 面接官6名，10分。雰囲気は和やか。最初に緊張を解くような質問の後，よくある面接の質問。

④ 今年から小論文が導入された。印象に残った先生の名前を一人覚えていくとよいと思う。早めに見学に行った方がコロナ何かに影響されずに済むと思うので早め早めの対策をおすすめする。

⑤ 5年生冬・6年生春・夏学見学。同じ科に複数回行った方が部長先生に覚えてもらえるのでいいと思う。愛知県は3回以上行くのがおすすめ。自分の志望科もしくは病院の強い科でいいと思う。

2020年

① 適性検査。

② 面接官7名，10分。オンラインで実施。雰囲気はとても和やか。1分間自己アピール。志望理由。部活で大変だったこと。自分の短所。

④ 愛知県の病院は3回くらい見学に行けるとよい。

⑤ 4年生後期・5年生夏・5年生冬見学。全部同じ科に行った。6年の時はコロナの影響で見学できなかった。雰囲気が分かって良かった。

2019年

① 性格診断テスト。

② 面接官10名，15分。志望理由。1〜2分自己PR。
集団討論：面接官4名，受験者6名，15分。

④ 準備できる範囲での質問はおおよそ全て聞かれた。温かな雰囲気な一方，アカデミックで大変好感がもてる病院。今年は倍率が低かった様子。

⑤ 7/下旬・5/上旬見学，5/下旬〜6/上旬実習。大変温かい先生たちばかりで，この病院で実習したいと強く思った。

2017年

① 適性検査（性格診断テスト）。200問程度の質問に答える。

② 面接官10名（院長・看護師長他），10分。雰囲気は和やか。1分間自己アピール。自己アピールの内容についての質問。志望科とその理由。併願病院と当院の志望順位。学校の成績。中学，高校で頑張ったこと。女性医師として目指す人はいるか，その理由。部活について。
集団討論：試験官5名，受験者5名。15分討論し，200字，5分

① 筆記試験・その他　② 面接試験　③ 受験した場所，方法　④ 受験後の感想・来年の受験生へのアドバイス　⑤ 見学・実習

でレポートにまとめる。高齢化社会で医療に求められること。

④ 見学の際には科の部長クラスの先生について回る。知識や態度，人間性などの採点をしており，評価シートを記入している。ある程度予習していくと安心。研修医の先生方は真面目で勉強ができる人が多く，病院側もそういう人材を求めている印象。そういった点を売り込める面接内容にできるとよい。

⑤ 3月・5月・8月見学，6/下旬実習（2週間）。指導熱心な先生が多く，熱意があればたくさん教えてもらえる。実習先の診療科だけでなく，研修医の先生方と話す機会も多く，マッチングに関する情報もたくさん聞ける。病院の雰囲気もつかめた気がする。

2016 年

① 性格診断テスト。150問，20分。

② 面接官 10名（院長・副院長・研修管理担当他），10分。自己PR。志望動機。併願病院の有無。
集団討論：試験官 5名，受験生 5名。テーマはくじ引きで5つのうち1つ。地域医療の格差についてなど。2分で考え，15分討論し，200字，5分でレポートにまとめる。

④ 圧迫感もなく，ごく一般的な質問しか聞かれなかった。内科系病院なので研究や論文に興味のある人にはおすすめの病院。

⑤ 5/27・6/20〜24見学，6/中旬実習（5日間）。外来にて実習。毎日手術室でオペ見学。第3助手が空いていれば清潔野に入れる。マーゲン・PD・ラパコレ・コロン・アッペと一通り見ることができた。

公立西知多総合病院（愛知）

2020 年

① 小論文：800字，事前提出。理想の医師像について。

② 面接 3名，10〜20分。挫折経験とそれをどう乗り越えたか。座右の銘とその理由。初期研修後の進路。併願病院。挙げた併願病院の良いところを1つずつ。バイトで学んだこと。

④ 最寄り駅から病院まで公共交通機関でのアクセスがよいとは言えないのが難点だが，行く価値はあると思う。試験内容も他の病院より準備に時間がかからないので，見学で雰囲気が合えば，受けておくと少しは気が楽になると思う。見学時のエピソードをしっかり残しておいてアピールできるとよいと思う。

⑤ 3回見学。研修カリキュラム担当の事務の方のサポート体制や知識や技術をフィードバックできる環境に魅力を感じた。人事課の方が最寄り駅まで送迎してくれ，親身に説明してくれる。研修医が多くはないが，話す機会を設けてくれるのでかなり話を聞くことができる。
実習（1週間）。研修医について実習。やりたいことはやらせてくれるので非常に良かった。研修医の中にも学生時に実習していた人がいたようである。

2018 年

① 小論文：事前提出。理想の医師像について。

② 面接 5名（院長・副院長・外科部長・内科部長・事務部長），15分。雰囲気は和やか。志望理由。志望科。なぜ自分は志望科に向いていると思ったか。経歴とその経験を通じて得られたスキル。

④ 院長をはじめ，各先生とも圧迫感はなかった。

⑤ 7/上旬・12/中旬見学

2015 年

① 小論文：事前提出。理想とする医師像。

② 面接 5名，15分。雰囲気は和やか。医師を目指したきっかけ。併願病院。志望科。初期研修後のプラン。専門医制度について。

④ 本年度より2病院が合併し，研修医の定員も増え，受験者数も大幅に増加。面接官も変更になったようである。短い面接時間に，矢継ぎ早に質問がくるため，素早い対応が求められる。新病院になってからの研修制度はこれから大きく変更されていくことから，今後，研修医としてプログラム改善を担う一員となることも期待される。

⑤ 7/下旬見学，8/中旬実習。実習させていただいたおかげで，面接時に印象を残すことができたと思う。

小牧市民病院（愛知）

2018 年

① 小論文：800字，事前提出。4つのテーマから1つ選択。1）医療安全，2）チーム医療，3）地域医療，4）プロフェッショナリズム。

② 面接官 5名（院長・副院長・看護師長・事務他），10〜15分。雰囲気は和やか。自己紹介。履歴書の内容について。志望理由。志望科。部活について。国試の勉強は順調か。併願病院。当院の希望順位。

④ 質問は履歴書の内容が中心なので，書いたことをある程度覚えていくと安心する。学力よりも，やる気や本当にこの病院で働きたいと思っているかどうか，見学や面接で見られている気がした。見学では先生や研修医と積極的に関わるようにするとよい。

⑤ 3/下旬・5/中旬見学。5年生の時も含め，3回1日ずつ見学に行った。とても丁寧に指導してくれた。見学中の態度や知識を見ている印象はそこまでではなかった。

2017 年

① 小論文：800字，事前提出。チーム医療について。

② 面接官 4名（医師・看護師長・薬剤師），20分。雰囲気は和やか。自己紹介。部活で大変だったこと。部活以外でリーダーシップを発揮した経験。最近気になったニュース。小論文の内容について。

④ 医師以外の面接官から医学的なこと以外の質問をされ，時折返答に困ることもあった。誤字・脱字があると厳しく減点されるようだ。3日ある面接日のうち，中日の受験者が多かった。

⑤ 4/上旬見学

2013 年

① 小論文：800字，事前提出。3つのテーマから1つを選択。1）老人医療，2）末期医療，3）インフォームドコンセント。

② 面接官 3名，15分。圧迫ではなく和やかな雰囲気。自己PR。志望理由。どのような医師になりたいか。志望科とその理由。履歴書の内容。部活で頑張ったこと，大変だったこと。事前提出の小論文について。（末期医療について書いたため，それと関連して）尊厳死についてどう思うか。

④ 試験日が多く，受験しやすい。面接では，コミュニケーションをうまくとれるかどうかが見られていると思う。元気よくいくと，印象がよい。自己PR，志望理由，どのような医師になりたいかの3点を聞かれると，事前に説明があった。医学知識は問われないが，小論文の内容について詳しく聞かれるので，書いた内容の周辺知識は少し持っておく方がよい。履歴書の内容についても多く聞かれるので，答えられるように準備しておく。

総合上飯田第一病院（愛知）

2022 年

① 小論文：45分，800字，将来の理想の医師像について

② 面接官 6名，受験者6名【時間】20分程度【内容】当院を知ったきっかけ・当院を選んだ理由・将来の志望科について・なぜ愛知に来たのか・自分のやっていた部活で学んだことは何か【雰囲気・感想】看護部長さんは怖かったが，他の人はおおむね優しかった。学生側は2人同時に面接を受けたので，相手が先に答えたことと同じ内容を答えてしまっていいのか不安になったこともあった。

③ 病院からの指定により現地

④ 本音はどうあれ，人を思いやることができてやる気もある人間であるとアピールしたほうがいいです。一緒に面接を受けた学生がなんにでも素直に答えていて，面接官が少し引いていました。

⑤ 5月19日，7月20日に見学。研修医の先生方の考え方や，病院の強い science を知ることができた。特に，整形外科志望の人を探していることなど現地でしか知れないことを知ることができたのが良かった。身だしなみとハキハキ喋ることを意識した。ハイパーかハイポかを自分の目で確かめた。

① 筆記試験・その他　② 面接試験　③ 受験した場所，方法　④ 受験後の感想・来年の受験生へのアドバイス　⑤ 見学・実習

総合大雄会病院（愛知）

2018年

② 面接官4名。30分。1分間自己アピール。志望理由。志望科。将来の進路。大学時代に力をいれたこと。趣味。
④ 面接官は総じて優しく、笑顔。医学的知識などは問われない。事務の方がとても親切なので心配はいらない。学生同士は時間をずらして集合となるため、他の受験生に会うことはない。受験者数など不明。
⑤ 6/上旬・7/上旬見学

2016年

② 面接官4名。30〜40分。雰囲気は和やか。履歴書とともに事前提出の自己アピール書の内容に沿っての質問。学生時代に印象に残っている出来事。
④ 一般的な面接時のマナーを忘れずに受ければ問題ない。提出書類をコピーしておいて面接前に内容を確認しておくことが重要。

大同病院（愛知）

2022年

② その他：集団討論（討論30分程度と発表3分、その後試験官からのフィードバック）。OSCE（医療面接のみで身体診察は行わず、試験官に鑑別疾患と今後の方針を伝える。）
② 面接官5名（集団討論と同じ面接官が担当する）、受験者1名【時間】15分【内容】集団討論に点数をつけるとしたら何点か・どこか改善するところはあるか・集団討論の中で働きたい人を1人あげるとしたら誰か、その理由・あなたを採用したいと思ったときに、どのように上司にあなたのことをアピールしたら良いか・今までで挫折したことはあるか、それをどのように乗り越えたか・自分の短所【雰囲気・感想】終始穏やかで、笑顔もあり、話しやすかった。
③ 病院からの指定により現地
④ 集団討論はある程度慣れが必要だと思いました。事前に練習すると良いと思います。
⑤ 6年の夏に見学。卒後研修支援センターのスタッフが優秀で、しっかりと研修医の研修生活をサポートしている印象を受けた。勉強会も豊富にあり、研修医を育てようという雰囲気が感じられた。当直の体制と回数、どのような症例が多いか、ERの雰囲気。

2021年

② 面接官6名。15分。雰囲気は和やか。医師を目指すに至った経緯（就職したのに医師を目指すことにした理由）。3か月で会社を辞めるに至った経緯。会社に就職して学んだこと。研究をしてきたが、それが今後のどのように活かされると考えているか。臨床医か研究医か。あなたが就職することで他の研修医に、大同病院に入職するどのようなメリットがあるか。研修医の中でどのような立ち位置になるか。グループディスカッションで一番一緒に働きたいと思った人は誰かとその理由。今までで一番感情を刺激した人や出来事。苦手なタイプ。ストレス発散方法。他の受験病院と志望順位。
面接官2名。15分。模擬医療面接。1分お題の紙を読む（年齢、性別、主訴）。7分問診（患者役は人形、評価者が質問に答える）。1分まとめ。3分発表（診断、根処、鑑別疾患、必要な身体診察、検査）。
集団討論もある。
④ なぜ医師になるのか、どのようなパーソナリティ・価値観を持っているかを知りたいようだった。いくつかの質問は過去にも聞かれていることなので、過去問対策＋自己分析をしておくのが吉。リーダー格だと思われていて、グループ内でどのような立ち位置かを遠回しに聞かれた。大同病院は色々なタイプの人（リーダー、聞き上手、ムードメイカー、秀才系等）をまんべんなく採用する印象があるので、自身の集団での立ち位置を明確にしておくと話しやすいかも。医療面接では opened question には答えない。具体的に closed（発熱はないか、関節痛はないか等）の質問をするべし。救急の現場でよく出会う

症例を出しているようなので、あまり難しい疾患は出ないと思う。pcc-OSCEの機構課題しっかりやっていれば対応できる。聞いた話では正しい診断よりも態度などを見ているらしい。後で知ったが試験日によって症例を変えている。社会人としての態度や立ち振る舞い、マナーを勉強するいい機会である。他の病院でもマナーはしっかりと見ているように感じた。自己分析も大切。
⑤ 5年生8月・12月・3月・6年生7月見学。病院の雰囲気はよく、施設も綺麗で食堂も美味しい。スタバもある。研修医の教育をしっかりやっており、やる気があれば手技なども早いうちからしっかりできる。他科との壁も見学している範囲ではあまり感じず、とても働きやすい職場だと感じた。コメディカルの方も研修医慣れしており優しい。

2019年

① SPI試験。
② 面接官5名。10〜20分。履歴書の内容について深く質問。理想の医師像。これだけは負けないという自分の強みと弱点。挫折経験とその乗り越え方。友達から自分はどう思われているか。併願病院。一緒に集団討論した人の中で、今後一緒に研修していたいと思った人は誰か、その理由。苦手なタイプの人、そういう人とうまくやっていけているか。
集団討論：面接官5名、受験者5名、30分。複数のテーマから1つ選択。働き方改革について。高齢者の転倒予防について。尊厳死について。地域医療における資源不足について。司会や書記役を決めて討論、最後に発表。
④ SPIの対策を少しはやっておいた方がいい。集団討論の後に個人面接があるため、集合時間は同じでも帰りの時間は人それぞれ。面接は終始和やかな雰囲気で、スタッフの方々も温かく迎えてくれた。院長先生は自分の意見をはっきり言える人に好印象をもつ様子。想定外の質問をされた時の対応も見ているそうなので、あまり考え込まずにハキハキ答えるのが大事そうだと感じた。
⑤ 6/下旬・7/下旬見学、4月実習（1か月）。複数の科をまわったが、どの科も教育熱心で面倒見のよい先生方が多くとても勉強になった。

2017年

① Webテスト（SPI）。
② 面接官5〜6名（副院長・事務他）。20〜30分。雰囲気は穏やか。志望理由。大学で一番頑張ったこと。学生生活で印象に残っていること。自分の長所と短所。友達の中で自分はどんな風にとらえられているか。医師としてどう働きたいか。10年後の自分。受験病院選択時のポイント。休日の過ごし方。面接官への逆質問。
集団討論：面接官5〜6名、受験者4〜5名、60分。司会、タイムキーパー等の役割分担を決め、いくつかのテーマから1つ選択。討論後、まとめて発表。医師のワークライフバランスについて。繰り返し誤嚥性肺炎を起こす高齢者への対応。
④ 例年は個人面接＋医療面接だが、今年は個人面接＋集団討論だった。事前の準備を最低限にして、素直に答えることが大切だと感じた。協調性を重視しているように思った。何度も見学に行き、先生方を覚えてもらえるようにした。面接は知っている先生ばかりだったのでそんなに緊張せずにできた。毎年試験内容を変えたいと担当の先生が言っていたため、来年も変わるかもしれない。名古屋は最低3回見学に行く必要があるという話があったが、2017年に研修医になった先生から2回でも合格できると実体験を聞いた。
⑤ 8月・6月見学、4月実習（2週間）。とても教育熱心な先生方で、とても勉強になった。色々な先生と交流できる。基本的に病棟の先生について回る。在宅医療にも関われる。

2015年

② 面接官5名。30分。研修医の先生が面接官の医療面接もあり。志望科とその理由。女医としての働き方について。うまくいかないときの対処法。将来のビジョン。当院に悪いところは何かあるか。

中部

① 筆記試験・その他　② 面接試験　③ 受験した場所，方法　④ 受験後の感想・来年の受験生へのアドバイス　⑤ 見学・実習

④ 実習などで顔見知りの先生ばかりで，とても和やかな雰囲気だった。

中京病院（愛知）

2020年

① 記述：英語のエッセイを読んで，要約しタイトルをつける。新型コロナウイルス感染症について。辞書の持ち込み可。

② 面接官3名（院長他），10分。面接官2名（指導医クラスの先生），10分。志望理由。志望科。大学時代に頑張ったこと。コロナの影響による自粛期間の過ごし方。意見が対立した時どう対応するか。当院と他院の違い。

④ 面接は一般的な質問が多いので，自分で一通り答え方を練習しておくとよい。雰囲気もよく，面接官の先生方も優しく対応してくれた。筆記試験は比較的簡単な文章だった印象。

⑤ 7/上旬。初期研修医の先生について救急外来を見学。研修医の先生だけでなく上級医の先生と話をする機会もあり，様々な話を聞くことができた。

中部ろうさい病院（愛知）

2019年

① 計60分。
記述：英文を読み，和訳。
小論文：300字。上記の英文の感想。

② 面接官3名，15分×5回。志望動機。尊敬する人。他の志願病院との違い。おすすめの本，映画。兄弟姉妹構成とその仲。趣味。将来希望する科。部活を通して得たこと。同期がリタイアしそうになったらどうするか。結婚してすぐに辞めたリパートで働く女性医師をどう思うか。DMの診断。神経内科の疾患を10個。

④ ブースにより院長面接や医学知識を問うブースなど分かれているが，同じことを答えることも多い。答えたことに対して突っ込んで質問されることも多く，少し困ることもあったが，雰囲気は良かった。面接官いわく学生の素の部分を見たいから雰囲気良く面接しているとのこと。受験前は5回も面接があるのかと思っていたが，終わってみると回を重ねるごとに自分らしく話せるようになり思いを伝えられたと思う。例年よりも人気で，年によって倍率の違いを実感した。

⑤ 5/上旬見学

2017年

① 計60分。
記述：研修中の看護師と患者のエピソードを読み，日本語の文中にある英文の段落を和訳。
小論文：400字。上記の文章の全体を通しての感想。

② 面接官3名，5分×4ブース。医学的知識を問うブース1つ，履歴書の内容について話すブース3つ。溶血が疑われる患者の血液検査の何をみるか。実習で経験した症例について。実習で印象に残っていること。医師を目指した理由。将来の人生設計。人生。医学においてそれぞれ尊敬する人。併願病院。
面接官4名，受験者4〜5名，20〜25分。どのような研修がしたいか。医療現場での社会的弱者と言われる人への対応について。朝の勉強会に来ない同期がいたらどうするか。息抜きの方法。

④ 面接はどのブースも雰囲気が良かった。英語の内容は平易。医療用語は含まれていなかった。1組4〜5名で各ブースを回っていくので，最初の1人にならなければ先に面接をした人から内容を聞けるので，答えを考えられる時間がある。

⑤ 3月・7月見学

2016年

① 小論文：800字，60分。資料を読んで，賛成の立場・反対の立場で述べよ。子宮頸癌ワクチンについて。（試験日程2日間のうち，どちらかが賛成の立場，もう一方の試験日が反対の立場となる。）

② 面接官3名，10〜15分×5ブース。雰囲気はほとんどのブースが和やか。好きな音楽・映画。（医学書以外の）本は何か。やる気のない同期への接し方。志望科とその理由。後期研修で大学

へ戻る気があるか。知り合いの先輩はいるか。緩和への興味の有無。併願病院。部活で頑張ったこと，それを今後どう繋げるか。自分は周囲から見てどういう人か，それについてどう思うか。女性医師として，仕事と家庭の両立について。

② 面接はどのブースも答えやすい雰囲気だった。休憩・待機時間中に他の受験生と情報交換しておくとよい。面接の内容より，人間性を見られているように感じた。女性には必ず仕事と家庭の両立について聞いていた。小論文は，内容よりも白紙で出さないことが重要。

2015年

① 小論文：800字，60分。資料を読んで，賛成の立場・反対の立場で述べよ。在宅医療の重要性。

② 面接官3名，5〜10分×5ブース。雰囲気はブースによってまちまち。厳しく知識を問われることもあるが，おおむねゆったりとしている。志望理由。志望科。将来の志望科。出身地・大学の良いところ。尊敬する医師。初期研修後の進路。最近見た映画・演劇・本で印象に残っているもの。部活内容。ボランティアについて。

④ 小論文は，ほとんど点はなく，面接がメインとのこと。長期戦になるため，最後の方の面接では素が出てくるのを見るらしい。

⑤ 5年生8月・6年生5月実習（3週間）市中病院の一般外科としてのあり方を見ることができた。

2014年

① 小論文：800字，60分。A4 1枚の資料を読んで，1日目：介護・看護の業界に外国人労働者を受け入れることについて，賛成の立場で述べよ。2日目：反対の立場で述べよ。

② 面接官3〜5名，5〜10分×5ブース。雰囲気はブースによってまちまち。固いところもある。志望理由。志望科。出身地・大学の良いところ。尊敬する医師。初期研修後の進路。研究に興味はあるか。研修医として，チーム医療の中でコメディカルスタッフとどう付き合っていくか。何円分使うか。ストレスには強いか。ストレスの解消法。飲酒の功罪について。栄養学について知っていること。最近見た映画・演劇・本で印象に残っているもの。

④ 試験日は2日設けられており，そのうち1日は周りの有名病院と同日になっている。この日の受験者は有望視的な印象。面接日は，とりあえず埋めればよいらしい。ほとんど面接で決まるとのこと。学力より一緒に働ける人物を判断しているようだった。面接の際，「服装は評価に入れないので，暑ければ上着もネクタイもなしでよい」と言われた。受験者を5名1組になって各ブースを回る。面接自体は1名ずつで，残りの4名は部屋の外で待機。したがって，待ち時間がとても長い。

⑤ 5年生9月・10月・6年生7月見学。6年生4月実習。2年目の研修医が面接官となることもあるため，親しくなっておくとよいと思う。カンファレンスや勉強会に参加させてもらい，指導医の先生方からも丁寧に教えていただいて，充実した実習だった。特に，週に3回，午前中に行われる鑑別疾患をディスカッションする勉強会は，ためになった。

津島市民病院（愛知）

2018年

① 小論文：400〜800字。自分の将来の医師像，理想の医師像について。

② 面接官6〜7名，15分。志望理由。志望科。将来の進路。今までの経歴。

④ 見学回数を重視しているため，複数回行くことも必要。研修医1年目の先生も投票権がある。

⑤ 5年生8月・11月・3月・6年生6月見学

2013年

② 面接官4名，5〜10分。雰囲気は和やか。志望理由。志望科。併願病院。履歴書に記入した自分の長所と短所について。出身大学の良いところ。

④ 採用人数が少なめ（5名）であるため，働き始めてから人間関係の輪を乱さないような人物であることを重視して選んでい

| ① 筆記試験・その他 | ② 面接試験 | ③ 受験した場所，方法 | ④ 受験後の感想・来年の受験生へのアドバイス | ⑤ 見学・実習 |

る。油断せず，見学中も，試験の休憩中も，身なりや言葉遣いに気を付けるべき。答えづらい質問はないが，自分が履歴書に書いた内容は把握しておくべき。

豊川市民病院（愛知）

2019 年

① 小論文：1,000 字，事前提出。10 年後の自分の医師像。
② 面接官 2 名（院長・理事長），15 分。面接官 3 名（キャリア支援センター面談），15 分。志望理由。志望科。大学時代に頑張ったこと。困難に直面した時どう対処したか。最近の気になる医療ニュース。小論文の内容について。併願病院。初期研修後の進路。チーム医療について。自己 PR。
④ 試験会場が病院ではなく，名古屋駅近くの貸会議室だった。面接の順番を待つ間，事務の方が声をかけてくれ雰囲気を和ませていて緊張がほぐれた。毎年質問されることはほとんど変わらないので，事前に準備しておくと落ち着いて話すことができると思う。志望科がもし決まっていなくても，手技をやりたいなど方向性を話せばよいと思う。面接の時期が他の病院よりも早く，恐らく最初の試験になる人も多いと思う。願書の提出期限も早いので注意が必要。
⑤ 5 年生 2 回・6 年生 2 回見学，4 週間実習。先生方や研修医の先生が親切にしてくれる。キャリア支援センターに毎回顔を出すので，そこでの印象も重要だと思う。明るく元気でちゃんとしている人が好まれていそうだった。研修担当の人に顔と名前を覚えてもらえるよう，積極性と熱意をもって実習に取り組むとよいと思う。

2017 年

① 小論文：事前提出。10 年後の自分の医師像。
② 面接官 1 名（院長），1 分。志望動機。
面接官 3 名（医師・看護師・事務），15 分。志望動機。最近気になった医療ニュース。挫折経験とその対処法。
④ 複数回見学に行って，第 1 志望アピールが大事。
⑤ 5/上旬・5/上旬見学

2015 年

① 小論文：事前提出。10 年後の自分の医師像。
② 面接官 2 名，10 分。雰囲気は和やか。志望理由。志望順位。将来希望する科。最近気になった医療ニュース。
④ 毎年面接での質問内容はほぼ同じよう。
⑤ 12/下旬見学，6/下旬実習（2 週間）。先生方は優しく，色々教えていただいた。

2013 年

① 小論文：事前提出。(1) あなたが当院で初期研修を開始したとして，その後 10 年間，医師としてどのようなキャリアパスを歩んでいきたいか，現時点での夢や希望をもとに書いてください。(2) あなたの当院に対する知識，イメージをもとに，豊川市民病院が今後 10 年の間に進むべき方向性について，あなたの考えを述べてください。社会情勢，今後の医療情勢。
その他：クレペリンテスト。
② 面接官 2 名，5 分，院長と会話。面接官 3 名，15 分，本番の面接。雰囲気は穏やか。志望理由。最近の医療ニュースで気になること。困難にぶつかったとき，どのように乗り越えてきたか。小論文の内容について。自己アピール（2 分間）。
④ 面接後に，面接官とのお茶会がある。施設も新しくなり，温かい雰囲気の病院。

豊川病院（愛知）

2022 年

② 面接官 3 名，受験者は少人数ごとに集合時間が異なり，私の時は 6 人だった。面接時間は 15 分程度。質問は，自己アピール，事前提出した小論文について，時事問題（ウクライナのこと）についてどう思うかなど。雰囲気・感想は，私がその日の受験者で最後だったせいか面接短めで，終始和やかな雰囲気で緊張しなかった。
③ 病院からの指定により現地

④ 卒業試験とマッチングの日程が近くて大変な人が多いと思いますが，頑張ってください！
⑤ 3/初旬，7/初旬に見学。研修医同士の仲が良さそうで，とても雰囲気が良かった。見学が楽しかった。挨拶をちゃんとして第一印象が良くなるように気をつけた。救急外来での研修医のファーストタッチがどのようなものか着目した。

トヨタ記念病院（愛知）

2022 年

② 面接官 3 名，受験者 1 名【時間】10 分×3 回【内容】ES の内容について詳しく掘り下げられる質問内容であった【雰囲気・感想】終始穏やかな雰囲気で，こちらの話をしっかりと聞いてくれた。ES には志望科も記載する欄があるので，なぜその科を志望するのかしっかり答えられるようにする。
③ どちらか選べたので現地を選択
④ ES，面接は自分のぶれない考えを持って臨むと良いと思います。3 回面接があり同じような内容を聞かれることもあるので，考えがぶれてしまうと，どこかで回答内容に矛盾が出ると思います。
⑤ 5 年の夏，冬，6 年の春に見学。病院全体で研修医を育てようという雰囲気が感じられ，風通しの良さそうな職場であった。研修医の救急対応，救急外来は必ず見学するようにしていた。

2021 年

② 面接官 3 名，10 分×3 回。選択可能だったため現地で受験。30 秒で自己紹介と志望理由。学生時代に取り組んだこと。志望科とその理由。10 年後にどう働きたいか。どの規模の病院で働きたいか。当院の弱いところ。
④ 穏やかな雰囲気で和ませようとしてくれているのを感じた。趣味や取り組みについて深く問われ，嘘がつけないと感じた。準備しても面接当日は緊張するものだが，準備した文章を喋ることより，多少文章がおかしくても堂々と話すことを優先するべきだと思った。
⑤ 5 年生 3/末・6 年生 7/中旬見学。研修医の先生につく。先生が忙しい時も研修医室の誰かが相手をしてくれた。希望すれば朝の勉強会にも参加できる。他大学からの見学生も多く情報交換できた。12/下旬実習。自主性に応じて色々な場に参加する機会をもらえた。研修医の先生方の勉強会にも参加できた。

2020 年

② 面接官 3 名。オンラインで実施。履歴書の内容について。志望動機。学生時代に頑張ったこと。高校での一番の思い出。豊田市の印象。病院に何か質問はあるか。
④ 履歴書に沿って質問されるので，履歴書作成に力を入れるとよい。
⑤ 5 年生 8 月・3 月・6 年生 7 月見学

2019 年

① 五肢択一：100 問，60 分。一問一答形式○×問題。疾患名や症状などの単語だけ英単語になっている。
② 面接官 3 名（医師），5 分，面接官 2 名（コメディカル），5 分の個人面接。履歴書の内容について。志望理由。志望科。併願病院と比べて当院の悪いところ。医師以外の職についていたら何を選んでいたか。10 年後の目標。部活について。自分の長所と短所，それをチーム医療にどう活かすか。チーム医療における医師の役割。見学した感想，印象に残っている医師以外のスタッフの姿。
面接官 6 名，受験者 6 名，30〜45 分の集団面接。志望理由。併願病院。部活について。将来のキャリアプラン。今までで一番チャレンジしたこと。
④ 試験時間が長く，受験者数も多く緊張感があった。帰れる時間が人によって大幅に違うので注意が必要。答えやすい質問が多く過去問と同じものも多いので，基本的な質問を想定し整理しておくと当日落ち着いて答えられると思う。集団面接のために話のネタをたくさん用意しておけばよかった。何回か見学に行って病院の良いところ，悪い所などをよく見たり聞いたりするとよい。

① 筆記試験・その他 ② 面接試験 ③ 受験した場所，方法 ④ 受験後の感想・来年の受験生へのアドバイス ⑤ 見学・実習

⑤5年生5月・12月・6年生5月・7月見学

2018年

① 五肢択一：100問，60分。一問一答形式○×問題。必ず英単語が含まれている。CBT～国試レベル。
② 面接官3名（医師），10分，面接官3名（他職種），10分の個人面接。希望理由。志望科。当院の弱点。履歴書の内容について。面接官5名，受験者4～5名，40分の集団面接。1分間自己紹介と自己アピールに対して深く質問。今までで一番つらかったこと。集団で経験したハッピーな出来事を1分で。
④ 圧迫ではないが，学生をしっかり見ようという面接官の気持ちがすごく伝わってくるので，かなり緊張する。
⑤ 5年生8月・3月・6年生5月・8月見学。先生方がとても丁寧に教えてくれて大変勉強になった。地方大学出身者が多かったり，福利厚生がしっかりしている点などもとても好感が持てた。最低2回は見学に行かないといけないらしい。実習に行くとなおよい。

2017年

① 五肢択一：100問，60分。○×問題。テクニカルタームが英語で示されている。全科目。CBTレベル。
② 面接官2名（コメディカル），5分，面接官3名（中堅医師），5分の個人面接。チーム医療における医師の役割。再受験の理由。地元のPR。当院には虫や蛇の被害で来院する人もいるが，そういった生き物は平気か。
面接官5名（幹部），受験者5名，30分の集団面接。大学生活で達成できたこと。気になっている医療問題。併願病院と当院のそれぞれ良いところ，悪いところ。1分間で自己紹介と志望動機。
④ 筆記試験より面接が重視されるとのこと。変わったことは聞かれないので，リラックスして笑顔で応対するのがよいと思う。看護師長と薬剤部長の面接は怖かった。
⑤ 8/中旬見学。6月実習（2週間）。上級医の先生方が，若い先生にしっかり指導していてよいと感じた。手術中，自分にも色々やらせてもらえた。楽しかった。

豊田厚生病院（愛知）

2019年

① 記述：60分。英文和訳。NEJMのアプストラクト，辞書持ち込み可。
小論文：500～600字，60分。理想の医師像と働き方改革の中でそれを達成する具体的行動計画。
② 面接官5名，受験者7～8名，30分×3回。志望理由。国試に受かるかどうか。最近気になるニュース。
④ 面接が大変だった。見学時に研修医の先生に質問内容などを聞いておくべき。
⑤ 5回見学，6/下旬実習。とても親切にしてもらった。実習後に研修医の先生方とのご飯会がある。

2018年

① 記述：1問，60分。英文和訳。NEJMのアプストラクト，肥満症の疫学。辞書持ち込み可。
小論文：500～600字，60分。10年後の理想の医師像。可能なら次に与えられた単語，内容を1つ以上含めて記述。医療安全，少子高齢化，地域包括ケア，新専門医制度，2025年問題，高度先進医療。
② 面接官5名（院長・副院長・看護師長・事務長他），受験者5名，15～30分×3回。1分間自己アピール。当院にあって他院にない魅力，その逆。志望科。自分の長所と短所。短所については，研修していく上でどう対処していくか。実習と研修（学生と研修医）の一番大きな違いは何だと思うか。座右の銘。好きな言葉。趣味。特技。チーム医療に大切なもの。ストレス解消法。
④ 圧迫感などはなく，和やかな雰囲気だった。質問に対して学生が端から順に答えていく形式。面接よりも見学時の様子を重視しているようすだ。試験の手ごたえはあまりよくなかった。見学の様子，志望科，回数などを加味されたのかもしれない。面接には，一般的によく聞かれることに対する答えを用意してお

けばよいと思う。
⑤ 12/下旬・3/中旬・8/上旬見学。各科の先生，研修医と話す時間をたくさんもらえるので，試験情報・形式・当日の様子や診療のことなど，聞きたいことをある程度まとめていくとよいと思う。

2017年

① 記述：1問，60分。英文和訳。高血圧の治療について。
小論文：600字，60分。（キーワードを使って）将来の医師像。
② 面接官5名，受験者5名，20分×3回。学校の成績。部活について。志望科。趣味。自分の長所と短所。学生時代に頑張ったこと。自己PR。時事問題。
④ 和訳は文章が長く，意外と時間がなかった。小論文のテーマは毎年同じ。面接での質問内容もほぼ同じ。他の人の意見も聞けるが，答えがかぶるので，それが良いのか悪いのか分からない。見学にはある程度回数を重ねて行った方がよさそう。とてもきれいな病院で雰囲気も良い。
⑤ 12/下旬見学，5/下旬実習（2週間）。先生が優しく，とても丁寧な指導をしてくれた。手技をたくさんやらせてもらえた。オペは術野に入れてもらうこともあった。

2013年

① 記述：1問，60分。英語論文のアプストラクトの全訳。辞書持ち込み可。
小論文：600字，60分。理想の医師像。
② 面接官5名，受験者7～8名，30分×2回。雰囲気は和やか。自己PR。医師を目指した理由。志望科。医師以外の医療従事者についてどう思うか。どの道に進んだのか。履歴書の内容について（併願病院，部活など）。ネガティブな印象を受けるのはどのような人か。飲み会では飲む方か介抱する方か。面白いエピソード。
名大系列なので，名大生が多かった。記述問題はほぼ例年，『New England Journal of Medicine』より出題される。小論文のテーマは毎年同じ。グループ面接であるため，準備をしておいても，他の人と回答が重なったり，気をとられたりしてしまう。
⑤ 6回見学。直前は参加者が多い。何度行っても，先生方とよく話をすることが重要。施設が充実しており，よい環境。

豊橋市民病院（愛知）

2020年

① 小論文：400～800字，40分。3つのテーマから1つ選択。AIによる医療について，賛成か反対か述べよ。
五肢択一：100問，60分。前半は公務員が受けるような一般問題，後半は臨床問題。臨床問題の難易度は普通。メジャー，マイナーどちらからも出題。
その他：内田クレペリンテスト。
② 面接官10名（院長他），10分。経歴などの自己紹介。志望理由。志望科とその理由。併願病院について。初期研修後に残るつもりはあるのか。自大学の病院での研修を考えなかったのか。出身地の病院で研修するつもりはないのか。
④ 五肢択一の一般問題は，新型コロナウイルス関連のことも聞かれていたが，あるVtuberの名前を答えよという問題もあり，基準がよく分からなかった。クレペリンテストは1時間あり，とてもきつかった。面接官がたくさんいるが，質問するのは病院長の先生がメインであり，他の先生方は受験者の答えに相槌をうったり笑ったりするという感じで面接の雰囲気は和やか。その面接で重要となるのが志望科。どうしてその科を志望し，その後どうするつもりなのかを病院見学前からよく考えた方がよいと思う。面接でそれをしっかり述べられるかが鍵。トータル4時間くらいあり疲れるので，面接や試験前の休憩時間にトイレに行ったり，リラックスするのが大事。自分の受験日は受験者数15名。
⑤ 5年生冬・6年生6月・面接前見学。希望した1つの科を1日かけて見学する。自分は3回とも消化器内科を見学した。担当の指導医の先生について，1日回る。簡単な手技をやらせてもらえたり，専攻医後の話を聞けたり，楽しかった。見学時に昼食

| ① 筆記試験・その他 | ② 面接試験 | ③ 受験した場所，方法 | ④ 受験後の感想・来年の受験生へのアドバイス | ⑤ 見学・実習 |

券をもらうので昼ご飯は食堂で食べ，夜は研修医の先生たちや他の見学生と一緒に近くのご飯屋に食べに行った。色んな話を聞けるのでなるべく行った方がいい。聞くと多くの学生は見学に2回以上行っている。志望するなら見学はかなり大事だと思う。

2018 年

① 小論文：800 字，50 分。医学部で一番つらかったこと。
五肢択一：40 問，50 分。時事問題，英語，算数，国語の基礎問題各5問程度。医療関係問題20問程度。
その他：内田クレペリンテスト。

② 面接官8名，10分。志望理由。志望科とその理由。将来の進路。チーム医療について。

⑤ 4月・6月見学

2015 年

① 小論文：800 字，40 分。医療の国際化について。
その他：筆記で一般常識，医学常識，敬語の使い方，漢字の読み，ことわざ，確率，算数など。

② 面接官8名，10分。「志望理由，志望科，どんな研修をしたいかなどをまとめて2分間でアピールしてください」と言われる。豊橋に残るかどうか。併願病院。

④ 小論文は時間が足りなかった。マッチングの後に，研修医1年目の先生による食事会があり，そこで未来の同期と仲良くなれる。

⑤ 3/下旬（2日間）・7/下旬見学および実習。研修医だけでなく，上級医の先生方も丁寧に教えてくださり，とても勉強になるし楽しい。見学後にご飯に連れて行ってくれる。

2013 年

① 小論文：800 字，事前提出。私の目指す医師像。
その他：クレペリンテスト。

② 面接官8名，10分。雰囲気は和やか。自己 PR。ライフワークバランス。併願病院。

④ リラックスして臨めばよいと思う。

名古屋医療センター（愛知）

2020 年

① 小論文：各800字，60分。働き方改革による研修とQOLについて。研修病院を選ぶ基準，雰囲気のよい病院について。
その他：SPI試験。事前にオンラインで受ける。

② 幹部面接：面接官5名，受験者3名，50分。志望理由。医師を志した理由。コロナ期間中何をしていたか。気晴らしの方法。併願病院。リーダーとしてまとめたエピソード（願書記載の内容）。リーダーにはどう選ばれたか。気になる時事ニュース。
研修医面接：前日に症例が与えられ，当日研修医が模擬患者役となり，医療面接を行う。10分。

④ 筆記，面接いずれもオンライン試験となり，今年は試験方法が大幅に変更となった。来年はコロナの状況次第だが，例年通りの試験方法に戻ると思われる。医療面接が終わった後，救急科と研修医からフィードバックをもらえた。研修医を非常に大事にしており，試験日程も2日に凝縮して病院総出で行っており，ここでの研修はしっかり教育されると感じられた。愛知県外の大学，出身者も多く採用していて，研修医の幅も広くよい病院だと感じた。

⑤ 5年生冬見学。オペを2件見学して，術野にも入れてもらった。非常に雰囲気がよく，県外勢に対して排他的な感じが全くなくて，よい印象だった。

2015 年

① 記述：2問，90分。A4 1ページ程の英文読解。医学教育について。医学生の手記。内容要約。筆者の心情について述べること。辞書持ち込み可。

② 面接官5〜6名（研修医他），受験者3名，50分。雰囲気は穏やか。5分間で「自分に向いていると思う職業（医療関係以外）とその理由」「向いていないと思う職業とその理由」を書き，1人ずつ発表。発表内容について1，2問の質問をされる。エントリーシートの内容を中心に質問。志望理由。部活内容。患者さんから学んだこと。もし担当を変えてほしいと言われた場合，

どうするか。研修医として働くことになった場合，貢献できる点，助けてほしい点。自己紹介。

④ 時間はたくさんあるので，ゆっくり落ち着いて話せばよいと思う。エントリーシートに書いた内容を自分の中でよく整理しておく必要がある。

名古屋徳洲会病院（愛知）

2022 年

① 小論文（事前提出）：『二刀流のメリットとデメリット』もしくは『スマートフォンのメリットとデメリット，有効な活用方法』のどちらかについて，800字程度

② 面接官9名，受験者3名【時間】30分【内容】大学時代に良かったこと・悪かったこと・志望理由・志望科・主訴から考えられる救急疾患（失神，呼吸困難，吐血）・3年目以降病院に残るかどうか・チーム医療についてどう思うか【雰囲気・感想】和やか。例年同じような質問がされると聞いていたが，その通りだった。

③ どちらか選べたので現地を選択

④ 面接前に記名アンケートあり（入寮希望の有無，スクラブのサイズ，併願病院などを記載）。病院のウリでもある，救急科を見学することが一番で。

⑤ 5年春夏，6年6月に計3回見学。救急科で見学をする人が多い印象。研修医室で研修医と話す時間もしっかり取れるため，過去問などの情報も聞きやすい。若手の先生たちは全体的に仲が良さそうな印象を受けた。研修医の先生方は総じて話しやすい。日中の業務がどの程度の忙しさなのかを知りたかったので，自分の見学する診療科以外をローテ中の研修医の行動にも注目した。

2021 年

① 小論文：800字，事前提出。2つのテーマから1つ選択。1）世界中でコロナウイルスワクチンの接種が行われていますが，日本では，開発の遅れ，接種の遅れがOECD加盟国の中でも際立っています。「ワクチン後進国 日本」の問題点を挙げてあなたの意見を聞かせてください。2）コロナ禍，各種イベントの中止が余儀なくされ，対面での授業・講義・病院説明会が中止になり，オンラインによる授業や講義，病院説明会が行われています。これらを経験し，「課題と今後」に関して意見を述べてください。

② 集団面接。選択可能だったため現地で受験。

④ 回数行くことが大事。救命の先生に覚えてもらうように。

⑤ 4年生3月・5年生6月・10月・1月・2月見学，10月実習

2019 年

① 小論文：800字，60分。2つのテーマから1つ選択。1）人工透析中止による患者死亡問題について，2）医師の働き方改革についての意見。
その他：適性検査（クレペリン検査）。

② 面接官8名，受験者3名。志望理由。医師を志した理由。看護師に求めること。大学生活で良かったこと，悪かったこと。
口頭試問：症状（胸痛，腹痛，頭痛）から考えられる疾患を挙げる。

④ 固定の質問は特になく自由に質問してくるが，ある程度は想定して準備していくことをおすすめする。適性検査は疲れるが，最後まで全力でやるように。小論文はテーマが事前にHPに掲載されるので，作ってから受験した方がいい。

⑤ 7/下旬見学

2018 年

① 小論文：800字，60分。2つのテーマから1つ選択。1）公文書改ざんと記憶と記録について。医師にはカルテ記載があるが，どう考えるか，2）時間外労働について。

② 面接官8名，受験者3名，30分。雰囲気は穏やか。志望科とその理由。病院を選ぶ際に重視すること。大学で良かったこと，悪かったこと。自分の長所と短所。趣味。履歴書の内容について。
口頭試問：症状（頭痛，胸痛など）から鑑別を挙げる。

① 筆記試験・その他　② 面接試験　③ 受験した場所，方法　④ 受験後の感想・来年の受験生へのアドバイス　⑤ 見学・実習

中部

④ 面接では基本的なことしか聞かれない。先生方も自由に質問してくる。
⑤ 3/9、5/1、8/9、10 見学。救急が有名な病院。救急科の先生も多く、指導がしっかりしていることがよく分かった。見学に行くと、副院長クラスの先生がしっかりと覚えていれくれるので、面接の時に安心できた。

2017年
① 小論文：800字、60分。初期臨床研修の抱負。
その他：クレペリンテスト。
② 面接官10名（各部長・副院長）、受験者3名、30分。雰囲気は和やか。将来の志望科とその理由。学生時代に頑張ったこと。医師でなかったら何になっていたか。
口頭試問：症状から疑うべき疾患。
④ 第1志望にすれば受かるよ、と研修医に言われる。
⑤ 6/下旬・7/下旬見学

2015年
① 小論文：800字、50分。2つのテーマから1つ選択。1) 新臨床研修制度が10年経て、2) マイナンバー制について。
② 面接官9名、受験者2名、30分。雰囲気は和やか。志望科とその理由。学生時代に頑張ったこと。
④「第1志望で出してくれたらまず大丈夫」と皆に言っていた。

名古屋記念病院（愛知）
2020年
① 小論文：2題。医師として必要な能力は何か。
② 面接官3名（院長・研修担当）、20分。雰囲気は和やか。医師を志した理由。なぜこの病院を選んだか。部活について。座右の銘。趣味。
④ 小論文は時間が短いため、考えずに書く感じだった。特にこれが重視されることはないようだ。病院見学は5年生のうちには行っておいた方がいい。志望理由なども早めに考えて臨床実習に臨むべき。
⑤ 5年生・6年生見学。先生方が優しかった。今年は受験者が多いようだった。愛知医科大学などから実習を受け入れているので、実習した人が少し有利そうだと感じた。

2019年
① 小論文：字数指定なし、20分。この病院で研修をしてどのような医師になりたいか。良いチーム医療とは。
② 面接官3名、15～20分。雰囲気は和やか。志望理由。志望科。ストレス発散方法。医師を目指した理由。自己アピール。
④ 受験者を一度に集めて個別に集合時間を決めてくれるところが、待ち時間が少なくてよいと思った。面接では一般的な質問の他には、院長先生の興味あることを聞かれた。常識ある受け答えができればいいと思う。
⑤ 3月・12月見学、7月実習。何度か訪れ、院長や研修センター長と話をすると面接の雰囲気も分かると思う。先生がしっかり指導してくれた。

2015年
① 小論文：800字、事前提出。志望動機と志望科について。
② 面接官3名、20～30分。アットホームな雰囲気。研修するにあたって留意してほしいこと。国試の勉強ははかどっているか。

名古屋市立東部医療センター（愛知）
2019年
① 計80分。
五肢択一：50～70問。過去5年の国試問題、一部オリジナル問題から出題。メジャー、マイナー、全範囲。
小論文：400～800字。20年後の医師像。
② 面接官4名、15～20分。雰囲気は和やか。志望理由。志望科。学生時代に頑張ったこと。体力に自信があるか。部活・サークルについて。アルバイトの内容や大変だったこと。ストレス発散方法。看護師から理不尽なことを言われたらどうするか。併願病院。第1希望かどうか。
④ 筆記試験対策としては、夏前から国試の過去問を4～5年分解

いておくこと。小論文は時間がなくて大変だったので、練習しておけばよかったと思った。面接は見学や説明会で会ったことのある先生ばかりだった。先生方も緊張をほぐそうとしてくれた。見学、実習、説明会で積極的にアピールできていれば、当日落ち着いて試験を受けるだけで大丈夫だと思う。
⑤ 5/下旬見学、6/下旬実習（2週間）。先生方は非常に優しくたくさん教えることができる。実習で積極性をアピールしておくと後ですごく楽だと思う。

2017年
① 五肢択一：70～75問、80～90分。国試の過去問。3年分からランダムに出題。111回が中心だった印象。
② 面接官3名（研修センター長・副センター長・看護師）、15分。雰囲気は和やか。志望理由。医師を目指した理由。志望科。大学時代に頑張ったこと。部活で困ったこと。体力はあるか。勉強の進み具合。チーム医療について。救急に対する考え方。自分の長所と短所。
④ 筆記は時間的に間に合わなくなるので、必ず過去問を解いておくべき。面接では知識などよりも、人柄を知るための質問が多かった。見学回数、ワークショップ（6月）への参加も大事。
⑤ 5/上旬・7/中旬見学、4月実習（2週間）。まとまった時間の実習で雰囲気がよく分かった。センター長や採用に関わる先生がいる科は、顔を覚えてもらえるので選ぶとよい。

2015年
① 五肢択一：50問、80分。国家試験形式、過去数年分の問題をまんべんなく勉強しておけば難しくはない。
② 面接官3名、15分。雰囲気は穏やか。面接官それぞれから質問される。志望理由。将来のビジョン。理想の医師はいるか。
④ 6月に行われるワークショップは、手技の体験など内容的にも充実している。病院の雰囲気が分かり、先生方とも話ができてよかった。

名古屋徳洲会総合病院（愛知）
2021年
② 面接官3名（院長・看護部長・事務長）、30分。志望理由。志望科とその理由。大学生活について。その他雑談。
④ はじめは緊張感があったが、徐々に和やかな雰囲気になった。とても特徴のあるプログラムなので、人を選ぶと思うが、自分に合っていると思えば事務の方をはじめ病院全体がその気持ちを受け止めてくれるような気がした。志望する思いをしっかりと伝えることが大事。
⑤ 4年冬・5年生夏冬・6年生春夏見学

2020年
② 面接官3名（院長・看護師長・事務長）、10分。オンラインで実施。雰囲気は和やか。志望理由。経歴について。
④ 軽く面接対策をしておけば支障はないと思われる。診療科ごとに研修医の枠がある程度あるので、将来の志望が決まっている人は早めにその志望を病院側に伝えるといいのかも。
⑤ 前泊と後泊を用意してくれる。交通費も負担してくれる。ホテルは電車で一駅なのでかなり近い。朝8時に病院に集合し説明を受けて朝の全体カンファレンスで自己紹介して見学スタート。オペに入らせてもらったり診察を見させてもらったりと、かなり参加型の見学だった。17時まで見学し、その後近くのご飯屋さんで研修医と事務の人と食事をしながら話を聞いた。すごくいい人ばかりだった。外科志望の研修医は意欲次第でなんでもできる環境。ただし、上からの指導は手薄くなる。

2019年
② 面接官3名（院長・看護師長・事務長）、10分。雰囲気は穏やか。志望理由。将来の志望科とその理由。国際学会について。英語ができるかどうか。履歴書の内容について。
④ 試験日は4月以降の都合のよい日に行える。病院見学をし、見学後に面接を行う人が多い。
⑤ 4年生春～4回見学

① 筆記試験・その他　② 面接試験　③ 受験した場所，方法　④ 受験後の感想・来年の受験生へのアドバイス　⑤ 見学・実習

2018年

② 面接官3名（副院長・看護師長・事務長），15分。雰囲気は和やか。志望理由。将来の志望科とその理由。大学での部活，サークル活動について。出身地，出身高校について。病院や初期研修について。病院に対する質問はあるか。

④ 緊張せず，普段の自分らしさを伝えることができれば十分のようだった。医学的知識は問われなかった。現在は面接のみの試験であり，選考日も春～秋口まで受け付けてもらえるので，非常に受験しやすい。ただ，心臓外科などの実績があるなど有名病院であり，初期研修も人気であることから，今後はさらに倍率が上がるかもしれない。研修医，職員の方と仲良くなるとよいかもしれない。

⑤ 8/14・8/28見学

2017年

② 面接官3名（院長・看護部長・事務長），10分。志望理由。将来の志望科とその理由。学生時代に頑張ったこと。後期研修について。趣味。自分のセールスポイント。

④ 雑談しているようなゆるい雰囲気だった。面接時期は特に決められておらず，好きな日に行えるようだ。早めに申し込んだ方がよいと思う。

⑤ 3/下旬・7/中旬見学。ローテートしている診療科ではない科の研修をしたりもしていて，自由だった。やろうと思えばどこまでもやらせてくれそうな病院だった。

日本赤十字社愛知医療センター名古屋第一病院（愛知）

2019年

① 記述：50分。英語論文を読んで和訳。テーマは麻疹について。電子辞書持ち込み可。

② 面接官4名，10分。雰囲気は穏やか。志望理由。将来希望する科。大学生活で最も努力したこと。他職種との関わり方。

④ 医学的知識を問う質問はなかった。自分の進路についてしっかり述べることができるようにしておけばいいと思う。試験日は2日設定されているが，最初の日程で受けた方が受かりやすいとのこと。

⑤ 5年生12月に2回・7/下旬見学

2017年

① 記述：1問，50分。英語論文の和訳。辞書（電子）の持ち込み可。
その他：事前にパソコンで適性検査。当日クレペリン検査。

② 面接官3名，20分。志望理由。将来の展望。趣味。自己PR。履歴書の内容についての質問。

④ 英文和訳は意外と時間が足りない。見学に行くと過去問が手に入るので，練習しておくとよい。

⑤ 5年生8/中旬・3/下旬・6年生7/下旬見学

2015年

① 記述：英語論文の和訳。
適性検査：事前にパソコンで受験。当日クレペリン検査。

② 面接官3名，5～10分。雰囲気は和やか。志望理由。当院をどのように知ったか。将来の展望。大学時代はどのように過ごしたか。勉強について。人間関係はうまくいっていたか。将来希望する科。災害現場に派遣されることについてどう思うか。趣味。気晴らしの方法。出身大学のある地域について，名所や特産物など。

④ 一般コース，小児科コースの両方を受けたので，面接も2回受けた。病院見学の回数は多い方がよいとのこと。

2014年

① 記述：1問，50分。A4 1枚程度の英語論文の全訳。電子辞書持ち込み可。
適性検査：自前のパソコンで受験およびクレペリンテスト。

② 面接官3名，10分。雰囲気は和やか。志望動機。志望科。当院をどのように知ったか。将来の展望。大学時代はどのように過ごしたか。

④ 倍率は低め。

---

⑤ 3月・6月・7月見学（各1日）。オペ見学など。

2013年

① 記述：1問，50分。A4 1枚程度の英語論文の全訳。電子辞書持ち込み可。

② 面接官3名，10～15分。雰囲気は緊張感があり，固くはない。志望理由。志望科とその理由。今回落ちても後期研修に興味はあるか。併願病院。履歴書の内容について（趣味など）。見学のときに提出したアンケートについて。大学時代に頑張ったこと。当院で働くと，災害派遣や過疎地での研修もあるが大丈夫か。

④ 私服での参加を指示される。プログラムごとに面接があるため，1日に複数回面接を受ける場合がある。論文和訳の点数を最重視しているため，早めに対策しておく。見学に行けば過去問を閲覧する方法を教えてもらえる。2/3は訳したいところ。

⑤ 1/初旬・3/下旬・5月・7月見学。何回も見学に行った方が印象はよい（直前の見学のみで合格している人もいる）。志望科が決まっているなら，同じ科に何回も見学に行き，空いた時間に他の科も見るという形が望ましい。上級医や研修医が採点しているので，身なりや言葉遣いには気を付ける。

日本赤十字社愛知医療センター名古屋第二病院（愛知）

2021年

① 計50分。
記述：5問。英語論文を読んで設問に答える。急性期脳出血患者に対する積極的降圧治療について。
小論文：600～800字。チーム医療をうまく行うにはどうすればよいか専門的な知識という言葉を用いて述べよ。3つのキーワードをあげ，そのキーワードを使って書く。

② 面接官4～5名（院長・研修センター長・看護師・事務他），10分×2回の個人面接。履歴書の内容について。将来の志望科。趣味。自分の長所と短所。他の医師と意見が食い違ったらどうするか。今日，世界が滅亡するとしたらどうするか。出身地をPR。災害やコロナ，色々あるがそれに対し日赤が何に取り組んでいるか知っているか。
集団討論：試験官5～6名，受験者5～6名，50分。テーマは様々。少子高齢化を改善するために私たちにできることは何か。医療者のリーダーシップとは。役割分担をしていく（リーダー，書記，タイムキーパー，平社員，発表役など）。最後にまとめた結論を発表できればどのような形式や時間配分でやって構わないと言われる。

④ 1年分の過去問がHPに載っている。院長・副院長などがいる第1面接と臨床研修プログラム責任者がいる第2面接がある。どちらの面接でも，しっかりと答えがわかるものを考えているので，いい答えを言おうするのではなく，ありのままでコミュニケーションを取ろうとした方がうまくいくと思う。どちらも雰囲気はよいが，第2面接の方が笑いもありリラックスできた。集団討論は，全員が適宜発言するようにし，他人の意見を否定することなく，互いに尊重する姿勢を示すように心がけた。メンバーは最初に説明をうける席の前から区切られていくので事前にわかる。最初に集団討論がなければ事前に打ち合わせしていくとよい。勉強ができるかは見ておらず，コミュニケーションをしっかり取れるかの方を重視しているとのこと。実際，採用にあたって医学的知識を求められることもなく，成績表やCBTの提出もなかった。

⑤ 3/下旬に循環器内科・7/下旬に循環器内科と総合内科・7月23日のオープンホスピタルに参加。何回か行くと覚えてもらえた。総合内科に臨床研修採用担当の先生がおり，見学の初めに病院内を案内してくれた。ここで研修をする上級医が多く，研修医の先生と話す時間も多いので様々なことを聞くことができ，研修についてイメージできた。見学の際にどのような雰囲気の学生かを見ていると思うので，複数回見学に行き，熱意をアピールするといいと思う。

2020年

① 計50分。
記述：英語論文を読んで問いに答える。テーマは禁煙のためにタブレットと電子タバコはどっちが有用か。

① 筆記試験・その他　② 面接試験　③ 受験した場所，方法　④ 受験後の感想・来年の受験生へのアドバイス　⑤ 見学・実習

小論文：600字以上。チーム医療について。

② 面接官4〜5名，10分×2回の個人面接。どちらも雰囲気はよい。

集団討論：高齢者の運転免許証返納について。

④ 試験まで1か月切った頃にオンラインでの試験に変更となった。筆記試験は時間が足りなくて焦った。個人面接は話の内容というよりしっかり応答できるかを見られている感じ。集団討論は他の受験者のレベルが高く，日常から色んな方向で色んな人と話している人でないと厳しいかもしれない。名古屋の人が多いイメージだが，縁もゆかりも無くても，ろくに見学に行けなくても，熱意があれば大丈夫。ただ，情報を持っている人はやはり有利かと。

⑤ コロナで遠方からの見学が厳しく，オープンホスピタルというイベントと，Web見学のみ直前に参加した。

2018年

① 計50分。

記述：10問程度。英語論文を読んで内容についての設問に日本語で回答。論文のテーマは，エボラ出血熱について。

小論文：800字。画像読影の見落としを防ぐために研修医ができること。キーワードを3つ挙げて書く。

② 面接官2名，10分×2回。志望理由。当院をよくするためにあなたができること。医師の働き方改革について。当院の良いところ，悪いところ。

集団討論：面接官3名，受験者6名，40分。この病院をより良くするためにはどうすればいいのか。まとめ役と書記を決め，各々発言していく。

④ 筆記はとにかく時間がないので，手を動かしてやりきること。面接は各部屋に院長，副院長，看護師長，部長クラスの先生がいる。履歴書の内容についてはあまり聞かれず，時事的な話もされたりした。院長との面接よりは，2回目の面接の方が雑談みたく和やかだった。集団討論は毎年同じようなテーマだと思う。難しいテーマではないので，適宜発言をして，他の人の話を聞く姿勢をもつことを意識するようにした。倍率の高い病院なので，見学の段階から同じ診療科へ行き，見学会へも参加した方がよいかも。

⑤ 3月・5月・7月見学。全て同じ科に見学へ行った。部長推薦があるらしいので，何度も見学して，やる気をアピールできるとよいかも。

2017年

① 計60分。

記述：英語論文を読んで設問に日本語で答える。論文のテーマは，急性胆嚢炎に対する緊急オペと待機的オペのアウトカムの違い。辞書持ち込み可。

小論文：600〜800字。初期研修医として自分ができる医療安全について。

② 面接官3名，10分×2回。1回目は院長他。2回目は副院長他の医師＋事務。今の生きがいは何か。志望科とその理由。勤務医に大事なこと。自分は他の研修医と違うと誇れるところ。履歴書の内容についての質問。2回目の方がくだけたフレンドリーな雰囲気。最初の面接で言い足りないこと。自分を動物に例えると何か。併願病院とその理由。最近悔しかったこと。

集団討論：面接官3名，受験者7名，40分。当院を最高の病院にするためにあなたたちができること。病院経営，患者満足度，職場環境，医療政策の4つのジャンルが小テーマとともに提示され，それをもとに討論。

④ 記述の前年度の過去問や小論文のテーマなどはHPで募集開始頃に公開される。

⑤ 6/上旬実習（3週間）。呼吸器内科にて2週間実習。毎日午前と午後担当の先生が違うので回診やカンファレンスに出席＋レポート症例一例。名市大では日赤希望なら実習を取るようにと先輩からアドバイスされたため，皮膚科でも1週間実習した。

2013年

① 記述：10問，30分。英語の論文と症例文に関する設問各5問。

和訳，読解。

小論文：30分。自分にとって最高の医師とは（1行で）。3つのキーワードをあげ，最高の医師となるためにはどうすればよいか説明せよ。

その他：クレペリンテスト。

② 面接官1回目10名・2回目5〜6名，10分×2回。1回目は圧迫面接で緊張するが，2回目は飲み物も出され，リラックスした雰囲気。医師を目指した理由。志望科。体力はあるか。部活について。小論文の内容について。

④ 午前に筆記，午後に面接。

⑤ 7/下旬・8/上旬見学。救急（1日間），産婦人科（2日間）。志望科の部長クラスの先生に顔を覚えてもらうことが大切。雰囲気の良い病院。

半田市立半田病院（愛知）

2021年

① 五肢択一：15問。常識的な問題で事前の勉強不要。

その他：性格検査。

② 面接官5名，10分。雰囲気は和やか。志望科。自分の苗字はどこのものか。自分のコミュニケーション能力を10段階で表し，その理由は。

④ 面接官が順番に質問していく。コミュニケーション能力を重視していると院長が言っていたので，普通に話せば問題ないと思う。見学は早めに。

⑤ 6/中旬見学。研修医の先生に色々質問することができた。採用試験のことについてはあまり聞けず。

2016年

① 小論文：400字，25分。テーマを1つ選択し，記述。今までに体験した医療について。人と接する時に心掛けていること。少子高齢化社会と医療について。相模原障害者殺人事件について思うこと。今自分にとって一番アツいこと。

その他：性格検査（Y-G性格検査）。

② 面接官5名，20分。雰囲気は穏やか。志望理由。大学病院と市中病院のメリット・デメリット。他の病院へ見学に行ったかどうか。将来の志望科。後期研修をどうしたいか。医局が名大だが問題ないか。休日の過ごし方。コミュケーション能力を10段階で表すと自分はどのくらいか。

④ 一般的な質問と雑談も多く話しやすかった。小論文は今年度から導入し，誤字脱字等での減点はなく加点方式だと説明された。

2015年

② 面接官5名，15分。雰囲気は和やか。志望科。メールアドレスの由来。現住所の地名について。

南生協病院（愛知）

2019年

① 小論文：A4用紙1〜2枚程度。

② 面接官3名，20分。雰囲気は和やか。志望理由。地域医療についてどう思うか。

④ 小論文が面倒だったが，基本受け入れてくれそうな空気。

⑤ 6/上旬見学

2017年

① 小論文：A4 1枚，事前提出。当院を選んだ理由。超高齢化社会における医療機関の役割について。

② 面接官5名（院長・副院長・事務），60分。雰囲気は和やか。提出した小論文や履歴書の内容についての質問。研修に希望すること。

④ 実習で話したことがある先生が面接官だったので，気が楽だった。そういう意味でも一度は実習に行くとよいと思う。病院の雰囲気はもちろん，院外のクリニックや地域住民の集会などは，他とは一味違うので，見学だけでも行ってみるとよいと思う。選考日は調整して決定。他の受験予定とかぶらないようにできて便利だった。

⑤ 5/中旬見学，8月実習。地域に根ざした医療を提供していること

① 筆記試験・その他	② 面接試験	③ 受験した場所，方法	④ 受験後の感想・来年の受験生へのアドバイス	⑤ 見学・実習

とが実感できた。指導医の方々も地域の方々からも，研修医を育てようという意欲が伝わってきた。地域住民対象のイベントもよくやっているので，一参加者として行くのもおすすめ。

2016 年

① 小論文：A4 各 1 枚，事前作成，面接日に提出。テーマを 2 つ選択。当院を選んだ理由。理想の医師像。医師を志望した理由。
② 面接官 4 名，20 分。雰囲気は和やか。提出した小論文の内容に沿っての質問。見学・実習を行った際の印象や感想。
④ 試験前に見学や実習に複数回行き，医師やスタッフと信頼関係を築くとともに，病院理念をよく理解して自分の理想との重なりを把握しておくとよいと思う。
⑤ 3/初旬見学・実習（2 日間）。若手医師が元気で，常に進化を続けている病院だと感じた。病院理念を具体的かつ積極的に実践していることが感じられた。

名城病院（愛知）

2022 年

② 面接官は 3 名，受験者は 10 名以上。別日にも面接があるので，実際の受験者は 20 名程度なのではないかと思う【内容】自己アピールをまず行い，その後は研修後の志望科，進路と病院に残ってくれるのかということを中心に質問された【雰囲気・感想】終始和やかに進んだ。見学で経験できたことをお話しした時にはとても食いつきが良く，笑顔が溢れていた。
③ 病院からの指定により現地
④ 見学の時点で大方の学生への順位は決まっているのではないかと思います。見学の時から油断せず，ハキハキと話すなど社会人としての適切な態度を心がけるといいと思います。
⑤ 5 月 20 日に見学。研修医の方々，および採用担当の先生と沢山話す時間を頂けた。最近電子カルテが導入されたことや，研修医が持ち回りで行っている業務を教えてもらった。身だしなみを整え，ハキハキと話すことを意識した。病院見学も採用試験のうちだと思って臨むことが大事だと思う。

2020 年

② 面接官 5 名，15 分。志望理由。大学生活について。成績について。
④ 終始やわらかい雰囲気で雑談のような感じだった。
⑤ 7/中旬見学。研修医の先生，各科の部長の先生方にも親切に接してもらった。面倒見のよい病院だと感じた。

2015 年

② 面接官 6 名，15 分。雰囲気は和やか。志望理由。学生時代一番良かったこと，つらかったこと。当直に耐えられる体力はあるか。両親の職業。

名鉄病院（愛知）

2019 年

① 小論文：800 字程度，試験日に提出。
② 面接官 3 名，20 分。志望理由。妻が妊娠した場合仕事の忙しさをどうするか。
④ 待ち時間には他の受験生と談笑すべし。
⑤ 6/下旬見学

2017 年

① 小論文：願書提出後，テーマ連絡あり，試験日に提出。800 字。医師を目指した理由。
② 面接官 5 名，15 分。国試に受かりそうか。どこの予備校か。部活について。結婚したら家事は何を手伝うか。友達はいるか。

女性の権利について。料理ができるか。
④ 国試に落ちている人が多いことを先生はとても気にしているので，国試対策に何をしているかきちんと答えられるようにした方がいい。願書提出後に小論文のテーマ連絡があるので，早く願書を出すように言われた。
⑤ 8/上旬見学。先生が優しかった。ご飯をおごってくれた。

JA 愛知厚生連豊田厚生病院（愛知）

2022 年

① 記述：英文和訳（60 分）難しい。時間が足りない。
　小論文：（60 分）今年は 7 月の web 説明会で課題が公開された。『医学を学び続けるにあたり，モチベーションを保つために必要なことは何か？』
② 集団面接（試験官：4 名，受験生：4〜5 名）× 3 部屋。各面接約 25 分【内容】各部屋で，初めに必ず自己 PR を答えさせられる。その後各面接官が受験生 1 人ずつに質問をしていく（1 人ずつ質問を変える先生もいた）。15 年後，どのように働いているか（臨床医か研究医か）・医療系の映画何を見たか・末期癌の人にどのように診断伝えるか・研修医で医療ミスした時，どう対処するか・当院のコロナ対策について，どう思うか・コロナ禍で学生生活どう過ごしたのか，何が大変だったか・お酒は飲むのか，飲むとどうなるのか・アルバイトでバイトリーダーとして苦労したことは何か・バイトリーダーの経験踏まえ，当院をどうよくできるか・どうして当院を知ったのか【雰囲気・感想】雰囲気は優しい
③ 病院からの指定により現地
⑤ 見学回数は 3 回がマストです。希望診療科に何回も見学に行き，先生にアピールすることが大事だと思います。
⑤ 2021 年 8 月末，12 月末，2022 年 3 月末，7/初旬（計 4 回）見学。研修医の先生が 1 人ついてくれる。面接の過去問を聞くと，学年ごとにまとめられたものをくれる。研修医の雰囲気がとても良かった。先生方も優しかった。集合時間より 15 分前に着くようにした。

JCHO 中京病院（愛知）

2021 年

① 記述：60 分。英語論文を読み，200 字で要約しタイトルをつける。電子辞書持ち込み可。
② 面接官 4 名（院長他），10 分。2 名（指導医クラス），10 分。当院を選んだ理由。将来の志望科。他者と意見が異なった際どうするか。成績はあまりよくないが，国試は受かりそうか，勉強会などしているか。部活で頑張ったこと。趣味。
④ 自分の言葉で話すようにした方がいいと感じた。一般的な内容が聞かれた。愛知県では珍しく，見学回数などあまり気にしていない病院だと感じた。県外出身も多く，そのことについて面接などで触れるとよいかもしれない。一個上となる先輩も大事だと思うので，6 年生の時にもできれば複数回見学に行き，どのような雰囲気が掴めるとよいと思う。
⑤ 3/下旬・5/下旬（Web 説明会）・7/下旬見学

2019 年

① 記述：45 分。英語論文の要約。辞書持ち込み可。
② 面接官 3 名，10 分× 2 回。履歴書の内容に沿った質問。意見が対立した時どうするか。
④ 先生方が和ませようと話してくれてリラックスできた。早めに履歴書を送った方が受験日に早く帰れる。
⑤ 4 月見学

近畿地方

● 大学病院

① 筆記試験・その他　② 面接試験　③ 受験した場所，方法　④ 受験後の感想・来年の受験生へのアドバイス　⑤ 見学・実習

三重大学医学部附属病院

2022年

② 面接官7名，受験者1名【時間】15分【内容】当院の研修プログラムは自由度が高いが，実際にどのようなプログラムを組みたいか・働いてから当院のスタッフ（コメディカル，同期の研修医含む）にどのような影響を与えられると思うか・後輩，同級生，先輩からそれぞれどのように思われてるか（他人からどのように映っているか）・苦手なタイプの人間と，研修で上級医にそういった人がいた場合にどうするか・リラックス，息抜きの方法・研修で望むことはあるか，譲れないことはあるか【雰囲気・感想】終始和やかな雰囲気で，時折面接官の笑顔がみられた。多少回答に詰まっても答えを待ってくれた。

③ 病院からの指定により現地

④ 研修医の方日く，面接でよっぽど酷い受け答えをしなければ大丈夫ですよ。ミスをどう指摘するか。ストレスへの対処法。研修において譲れないポイント。夢や目標の意味とは。苦手な人との付き合い方。後輩をどう指導するか。

⑤ 8/上旬見学。事務の方が親切に対応してくださった。研修医の先生に色々と聞くことができた。見学で対応してくれた事務の方が，マッチングの面接の際に顔を覚えてくれている。身だしなみ，持ち物，言葉遣い，見学前後のメールのやり取りに気をつけた。院内や研修医室の設備，雰囲気に注目した。

2019年

② 面接官5名，10〜15分。志望動機。将来目指す医師像。チーム医療とは何か。ミスをどう指摘するか。ストレスへの対処法。研修において譲れないポイント。夢や目標の意味とは。苦手な人との付き合い方。後輩をどう指導するか。

④ 研修内容について理解し，どういう選択をするか明確なプランを提示できるまで考えておくとスムーズに面接が進んだ。

⑤ 見学，実習。科にもよるが熱心な先生が多い。やる気があれば大丈夫。

2016年

② 面接官6名（院長他），15分。雰囲気は穏やか。志望理由。将来進みたい科。併願病院とその順位。市中病院ではなく大学病院を選んだ理由。大学生活・クラブ活動をとおして学んだこと。

④ 各面接官が1つずつ質問していく形式。将来のこと，どんなことがやりたいのかなどよく考えをまとめておくとよい。難しいことを聞かれるわけではなく，特別な対策は必要ない。各張コースに関しては，夏のワークショップまでに見学や実習に行き，ワークショップで最後のアピールをすることが大事だと思う。

2015年

② 面接官9名，15分。少しピリピリした緊張感のある雰囲気。志望理由。チーム医療について。三重県について。

⑤ 見学。親切な先生方が多く，とてもよかった。

2014年

② 面接官7名，10分。雰囲気は穏やか。志望理由。志望科。どのような研修を望むか。

2013年

② 面接官7名，10分。雰囲気は穏やか。志望理由。併願状況。チーム医療において気を付けるべきこと。総合診療を希望しているのに大学病院を選んだ理由。今後の進路。留学したこと（履歴書に記入した）について。

④ 日程は何日間が設定してあり，融通してもらえる。

滋賀医科大学医学部附属病院

2022年

① 選択肢：【形式】五肢択一問題　40問【内容】国試レベルから専門医試験レベルまで。死亡診断書や医療安全など公衆衛生的側面も含む。

小論文：イェール大学の過去問。時間は選択肢問題とあわせて70分間。
1. あなたが時間を忘れるほど没頭するテーマは何ですか？その理由は何ですか？
2. イェール大学の教員はその問題を出して，どのような力を図りたかったのでしょうか，3つあげてください。
3. 2であげた各項目について，1のあなたの回答を10段階で採点し，その理由も述べてください。
その他（英語論文の100字要約）：コロナウイルスとRAA系阻害薬の有害性，治療効果に関する論文の要約。一部英単語に和訳あり。

② 面接官2名，受験者1名【時間】15分以内【内容】志望理由・医師像・志望診療科・部活は何をしていたか・なぜ母校は考えてないのか・併願している病院はあるか・中高のときの部活はなにか・今日のテストのできはどうか・最後に何か質問はあるか【雰囲気・感想】終始和やかで，時折笑いも生まれる。特に圧迫感もなかった。コロナ禍であるが面接はマスクを外して最後まで行った。

③ 病院からの指定により現地

④ 過去問をもらえるが，あくまで再現であり，実際にそこからかなり出ているというわけでもない。やっておけば安心という程度です。大学の卒業試験や国家試験の対策を順調に進めることが大切です。面接に関しては，悪い印象を与えることを意識すれば良いと思います。筆記試験は国試の勉強をしていれば大丈夫だと思います。

⑤ 5年の4月8月，6年の7月の計3回見学。志望診療科として消化器内科・循環器内科・救急総合診療科を見学した。先生，スタッフの方がとても優しく接してくださり，毎回の見学がとても良いものになった。研修医ルームは独立かつ広々としており，シャワールーム，電子カルテ，仮眠室なども合わせて充実している。研修医1年目の先生とお話しするタイミングが多く，試験類の過去問はいただけるので，積極的に聞いてみると良い。各診療科の先生方の雰囲気もよく，見学生に対しても熱心に教えてくれる。身だしなみには気をつける。清潔感は大切。大学病院であり，仮に今後専門研修を続けて行う場合にも良い環境なのかを注目した。

2020年

① 合計60分。
五肢択一：40問。国試の過去問もしくは同等のレベル。
記述：1問。英語論文のアブストラクトを読んで，100字に要約。
小論文：A4用紙1枚。マスクの価格高騰化について，医師の給与の削減について，自分の考えを書く。

④ 滋賀医大生以外には面接あり。滋賀医大の内部では過去問が再現されているのでそれを手に入れて対策するとよい。五肢択一問題は，過去問演習しておけば問題はないと思う。イメージとしては浅く広く，というのが理想。英語論文の要約に関しては，普段クリクラで読む際にしっかり向き合っておけばそれだけでも対策になると思う。滋賀医科大学は定員を割ることもあるが，それは単純に応募数が少ないのではなく，ダメだと判断した学生は落とされるようだ。しかし，筆記試験，面接の対策をしっかりやっていれば落ちることはないと思うので，対策には適度に力を入れるとよい。

⑤ 自大学のため1年間実習。多くの科の先生方がきちんとされていると思う。

2019年

① 合計60分。
五肢択一：40問。国試類似問題。国試よりやや難。メジャーがほとんど。公衆衛生の出題なし。
記述：1問。AIDSと喫煙の関連性についての英語論文を読み，100字に要約。辞書持ち込み可。
小論文：A4用紙1枚。患者が治療の中止を希望していること

① 筆記試験・その他　② 面接試験　③ 受験した場所，方法　④ 受験後の感想・来年の受験生へのアドバイス　⑤ 見学・実習

についての文章を読み，自分の考えを書く。
② 面接官 2 名，15 分。雰囲気は穏やか。志望理由。大学の実習で印象に残っていること。目指す医師像。将来希望する科とその理由。部活で役職についていたか。
④ 筆記試験は 60 分で全てやらないといけないので，時間配分に注意すべき。五択は 1 問 1 分位で解くとよい。C プログラムは筆記の点数順で希望病院を選ぶので，もし希望するなら対策をしっかりした方がよいと研修医の先生が言っていた。面接で医学知識に関する質問はなし。面接はちゃんとコミュニケーションがとれるかを見ているだけ，と病院見学時に言われた。
⑤ 5/下旬見学

2018 年
① 合計 90 分。
　五肢択一：40 問。国試レベルよりやや易。
　記述：2 問。上級医に意見を伝える際のやり方について。
② 内部生は面接なし。
⑤ 自大学でポリクリ。

2017 年
① 五肢択一：40 問，40 分。国試 A 問題の改変。
　小論文：20 分。自分らしさとは何か，またそれを問う意図を考えよ。
② 面接官 2 名，15 分。志望理由。地域医療にどのように貢献していくか。学校の試験はどうか。
⑤ 3/上旬見学

2015 年
① 五肢択一：35 問，60 分。国試形式ですべての科から出題。
　記述：15 問。英語の論文（乳癌に関するもの）を読んで○×に答える 10 問。単語の英訳 5 問（貧血，振戦など）。
② 面接官 2 名，20 分。志望理由。志望順位。単願か併願か。出身地と大学所在地の比較。
④ 穏やかで友好的だった。面接で医学的知識を問われることはない。筆記試験はしっかり対策しておいた方がよい。
⑤ 10/下旬・4/下旬見学。実習を行った回数と出身大学を見ているような印象。

京都大学医学部附属病院

2022 年
① 選択肢【形式】五選択肢択一問題，五選択肢複数選択問題【問題数】100 問【時間】120 分【内容】すべて新問であり，過去問と重複している問題はなかった。難易度は国試よりも高いと感じた（公衆衛生以外）。
② 面接官 2 名，受験者 1 名【時間】10 分【内容】面接というよりは雑談という印象が強く，趣味などについて聞かれた【雰囲気・感想】終始和やかな雰囲気で，面接官の方は常に笑顔だった。オンラインなので音声が聴き取りづらく事前の環境整備が必要と感じた。
③ 病院からの指定によりリモート
④ 面接より，筆記試験に力を入れたほうが良い。対策は過去問を解くことと，国試の勉強で十分だと思う。見学，応募書類作り，筆記試験対策，面接対策を早い時期から進めていくことが重要だと思います。また，早めに見学に行き，自分がどのような研修病院で働きたいかのイメージを持つことも重要だと思います。
⑤ 12/下旬，救命科を見学。1 年目の研修医の先生について夕方まで回ったが，1 つ 1 つの症例を丁寧に教えてくださった。先生方は皆さん親切なので過去問は貰えるなら 3 年分は貰ったほうがよい。自分が聞きたいことは，あらかじめまとめ，お昼ご飯の時など，研修医の先生に聞くとよい。その時に，過去問をもらうことを忘れない。自分の志望科以外にも，研修医が多く回っている診療科にも見学に行った方が初期研修についてイメージしやすい。

2021 年
① 五肢択一（もしくは複数選択）：100 問，120 分。国試より難。過去問の類似問題も出題されるため，過去問を入手するとよ

い。公衆衛生の出題はなし。今年は Zoom と Google form でのオンライン試験となった。
② 面接官 2 名，10 分。病院からの指定によりリモートで受験。雰囲気は穏やか。最初に簡単に自己紹介。志望理由。医学部を志望した理由。京都で研修することについて期待とか不安になっているか。将来どのような医師になっていきたいか。〇〇科志望とのことだが，〇〇科の地域医療についてはどのように考えるか。国試対策委員をしていて大変なこと。高校での部活について。趣味。自分のセールスポイント。
④ 8 月 25 日 10:00〜12:00 に筆記試験，面接は 8 月中の 4 日間に分けて行われた。面接日は病院側から指定された。エントリーシートの内容や面接官によって，進行や内容は多少異なるようである。エントリーシートについての質問が多いので，そのつもりで作成しておくべき。面接は参考程度でほぼ筆記試験で決まるそうなので，筆記試験対策に重点を。病院見学で研修医の先生からもらった過去問を 3 年ほどやればいいと思う。6 年生は OSCE，卒試があるのにマッチングにも時間をとられる。5 年生の闇に国試勉強の基礎が終わっていればかなり楽だと思う。
⑤ 11/上旬，救急科を見学。朝のカンファレンスに出席後，回診に同行。その後，研修医 1 年目の先生と一緒に病院見学ツアー，昼ご飯を食べた。午後からは救急外来にて見学。15 時頃には解散だったと思う。

2020 年
① 五肢択一：100 問，120 分。国試より難。全診療科から出題。
② 面接官 3 名（医師，事務），10 分。雰囲気は和やか。志望科。試験の出来。大学生活について。将来どのような道に進んでいるか。ストレス解消法。
④ 筆記試験はかなりハイレベル。過去問を手に入れられるかどうかでだいぶ難易度は変容すると思う。他大学の人は京大の関連病院に行ってつてを作ったり，何とかしてもらった方がいい。面接で自分の時は臨床医はおらず研究医と思われる先生が 1 名いた。通すかどうか必死に考えるための面接というよりは，余程問題のある人のふるい落としの面接という印象。自分も再受験で 2 回面接があった人がいたようだが，自分も再受験で 1 回だったので，人によると思う。対策しなくてもそれまで他の病院で対策していた分で十分対応できた。見学申し込みをしたが，コロナの影響で受け入れていないとのことだった。

2019 年
① 五肢択一：80〜100 問，120 分。国試レベル〜やや難。公衆衛生以外全科目からまんべんなく出題。過去問からの出題は 2〜3割程度であとは新問。
　小論文（エントリーシート）：各 200 字程度。事前提出。京大病院での研修を志望する理由。これまでに何かやり遂げた経験について具体的に述べてください。あなた自身を自由に PR してください。
② 面接官 3 名，10 分。雰囲気は穏やか。エントリーシートの内容について。志望理由。どんな研修生活を送りたいか。学生生活で頑張ったこと。浪人生と社会人経験者は 2 次面接あり。
④ 筆記は過去問をそのまま，もしくはベースにしつつ改変した問題が 2〜3 割。あとは新問なので国試の勉強を抜けが無いように一通りこなしていくのがいいと思う。過去問は必ず手に入れしっかり対策しておいた方がよい。京大生は情報に長けていて勉強ができる人が多いので，やはり有利だと思う。面接時間が前倒しになった。全体的に予定集合時間よりだいぶ早かったので，早めに行っておくべきかと。
⑤ 7/下旬見学

2018 年
① 五肢択一：100 問，120 分。国試形式。国試レベル〜やや難。全分野まんべんなく，メジャー，マイナー，産婦，小児から出題。過去問類似問題が 7 割程度。
　小論文（エントリーシート）：各 200 字程度。事前提出。京大病院での研修を志望する理由。これまでに何かやり遂げた経験について具体的に。あなた自身を自由に PR してください。

① 筆記試験・その他　② 面接試験　③ 受験した場所，方法　④ 受験後の感想・来年の受験生へのアドバイス　⑤ 見学・実習

② 面接官 3 名，5〜10 分。雰囲気は和やか。自己紹介。志望動機。将来希望する科。研究はしたことがあるか。大学院を考えているか。研修において不安なこと。研修のハードさに耐えられるか。女性医師としてどう働くか。様々な科をローテートすることの意義。

④ 受験者数は約 200 名。

⑤ 見学。大学病院なので，マイナー科まで人員が豊富だった。指導に熱心な先生が多かった。研究も盛んで，研究の話で盛り上がることも多かった。研修医は忙しそうだった。

2017 年

① 五肢択一：100 問，120 分。国試形式。国試レベル〜やや難。メジャーからマイナー，公衆衛生まで幅広く各診療科 3，4 問程度ずつ出題されている印象。

小論文（エントリーシート）：各 200 字程度，事前提出。京大病院での研修を志望する理由。これまでに何かやり遂げた経験について具体的に。あなた自身を自由に PR してください。

② 面接官 3 名，10 分。雰囲気は和やか。自己紹介。志望動機。医師を志した理由。理想の医師像。将来希望する科。1 分で自己 PR。部活で経験したこと。推薦状の内容について。研修したい内容。趣味。

④ 面接で差がつくことはなく，筆記試験重視だと思われる。過去問をしっかりやるべき。筆記試験に時間的余裕はあまりない。病院見学の回数や説明会の参加は，合否に関係ない。京大病院 C プログラムが人気。たすきがけの病院で人気の所に出したい人は，80%以上でも集まる人数によっては厳しいと思う。A は 70%でも受かる。

⑤ 6/中旬見学

京都府立医科大学附属病院

2022 年

① 選択肢は：【形式】五選択肢択一問題【問題数】100 問【時間】120 分【内容】独自問題と国試からの出題。国試より難易度は高い。マイナー科目からの出題もある。

② 面接官 3 名，受験者 3 名【時間】15 分【内容】志望動機。困難にぶつかった経験。おすすめの場所と理由【雰囲気・感想】終始和やかな雰囲気だった。順番に話していくので 3 番目だと話しにくい。一般的な面接対策で十分だと思う。

③ 病院からの指定により現地

④ 情報収集や見学はなるべく早くから始めるといいと思います。気になる病院は何度も足を運ぶことが大切だと思います。

⑤ 消化器外科を見学したが，研修医はいなかった。自大学の臨床実習と同じような感じだった。7/中旬，基本研修医の先生について行動した。忙しすぎない研修ができると感じた。指導体制，研修医の雰囲気に注目した。

2021 年

① 五肢択一（一部複数選択）：100 問，120 分。国試過去問とオリジナル問題。国試より難。出題方式はほぼ国試だったが当てはまる物を全て選べなどの問題もあった。

② 面接官 3 名，受験者 3 名。来年コロナ対応できると思うか。コロナについてなんでもいいので話してください。

④ オンライン説明会に参加した際に試験について説明があったので，参加するか友達から聞くかはした方がいいと思う（今年は前年と出題範囲が変わったのでその説明があった）。面接で変わった質問はないが，1 つの内容について順番に当てられていくので被ってしまうのが少しやりにくかった。自分は 1 校しか受けなかったが，本番ですごく緊張してしまいあまりいいパフォーマンスができなかったと思う。緊張しやすいタイプの人は本命の前に練習を兼ねてどこか受けると心の余裕ができていいと思う。

2020 年

① 五肢択一：100 問，120 分。テーマごとの出題順はなく，ランダム。

小論文：800〜1,200 字，事前提出。自分の目指す理想の医師像。

② 面接官 3 名，受験者 3 名，10 分。各々に質問。

---

④ 筆記試験後に面接試験の順番が知らされる。今年は特にだと思うが，換気のため窓を開けているので寒がりの人は気を付けて。

⑤ 4 年生春休み・5 年生夏休み・6 年生夏休み見学

2019 年

① 五肢択一：100 問，120 分。国試レベル〜やや難。マイナーは整形外科と麻酔科がメインだった。

② 面接官 3 名，受験者 3 名，10 分。雰囲気は和やか。初期研修をどのように過ごしたいか。志望科。将来の医療において危惧していること。

④ 面接は温かい目で見てもらえるのでリラックスして受けていいと思う。

2018 年

① 五肢択一：100 問，120 分。国試レベル〜やや難。国試+αの問題。整形外科の出題あり。過去問からも出題。

② 面接官 3 名，受験者 3 名，10 分。雰囲気は和やか。志望動機。志望科。部活について。休日の過ごし方。

④ 見学回数などは関係なく，筆記試験の成績で決めるそうだ。

⑤ 2 月・7/上旬見学，3 月実習

2017 年

① 五肢択一：100 問，120 分。難易度高め。内科，救急，麻酔，整形外科から出題。大学内の過去問からの出題や，画像問題もある。

② 面接官 3 名（教授・関連病院の院長），受験者 3 名，10〜15 分。簡単に自己紹介。医師を目指した理由。初期研修をどのように過ごしたいか。地域医療についてどのように考えるか。将来目指す医師像。好きなものとその理由。学生時代に頑張ったこと。試験の出来。自身を採用することで病院のメリットは何か。教養を増やすために何をしたか。

④ 面接官 1 名につき 1〜2 問の質問。医学的知識を問われることはなかった。雰囲気は終始穏やかで，他ブースからは笑い声が聞こえたりもしました。

⑤ 3/中旬見学

京都府立医科大学附属北部医療センター

2015 年

② 面接官 2 名，15 分。雰囲気は穏やか。志望理由。志望科とその理由。今までで一番達成感を得たこと。一番挫折したこと。クラブ活動での役職，つらかったこと。地域医療について。どうしたら京都の北部に医師が集まると思うか。

④ 答える内容よりも話し方などを重視している印象。

⑤ 5/中旬見学・実習。各科の連携が強い。皆挨拶をしていて，とても雰囲気が良かった。

大阪医科大学附属病院

2019 年

① 五肢択一：60 問，90 分。国試過去問。必修レベル。マイナーや公衆衛生も含み，幅広く出題。

② 面接官 2 名，受験者 5 名，15 分。志望理由。体力に自信があるか。臨床と研究どちらをやりたいか。大学院進学希望の有無。将来希望する科。どんな医師になりたいか。当院の志望順位。

④ 圧迫感もなく，自分のペースでしっかりと話をすることができた。試験日は 2 日間設けられており，今までは 1 日目に受けた方が有利だったが今年から平等に採用すると聞いた。筆記試験の出来はよかったがアンマッチになる場合もある。昨年までの筆記は国試より難しかったが今年は過去問そのままで，数点で順位が変わってしまうほど問題が簡単だったので，受験者数が多かった（1 日目 150 名以上いた）ことなど今年は変化が多かったと思う。

⑤ 7/上旬見学

2018 年

① 五肢択一：100 問，100 分。国試形式。やや難。メジャーからマイナーまで出題。画像問題もあり。

② 面接官 2 名，受験者 4〜5 名，15 分。雰囲気は和やか。志望動

① 筆記試験・その他　② 面接試験　③ 受験した場所，方法　④ 受験後の感想・来年の受験生へのアドバイス　⑤ 見学・実習

機。併願病院。当院の希望順位。今の自分の健康状態、体調面に問題はないか。臨床と研究どちらに興味があるか。どのような医師になりたいか。
④ほとんど筆記試験の結果で決まるそうなので，過去問を勉強するとよいと思う。筆記試験にあまり長い文章問題はなかった。3行程度。一問一問に時間をかけられなかった。面接で健康状態については毎年聞かれているらしい。受験者5名中、内部生2名。医学的知識を問われることはなかった。
⑤2/下旬・6/下旬見学

2017年

①五肢択一：100問、120分。メジャー、マイナー、公衆衛生まで全範囲。
②面接官2名、受験者5名、10分。雰囲気は穏やか。志望動機。志望科。健康状態。併願病院と志望順位。
④質問に対して、端の人から順番に答えていく。筆記試験は国試よりも難しく、内容が深い印象。
⑤5年生夏見学。4月実習（2週間）。丁寧に指導してもらい、母校ではできなかった経験をたくさんさせてもらった。有意義な実習だった。

2015年

①五肢択一：100問、120分。メジャーからマイナーまで幅広く出題。産婦人科、小児科も出題あり。国試レベル～やや難。
②面接官2名、受験者5名、15～20分。雰囲気は和やか。志望理由。併願病院と志望順位。健康状態。筆記試験の感想。将来のビジョン。
④面接で医学的知識を問われることはなかった。答えたことに対して、更に深く聞かれるということはなかった。前の受験者と同じようなことを答えても特に問題はない様子。

2014年

①五肢択一：50問、70分。108回国試の改変、卒業試験。
②面接官2名、15分。雰囲気は和やか。自己アピール。志望科。どのような医師になりたいか。ポリクリで印象に残ったこと。趣味について。
④筆記試験50%、面接50%だったが、今年から筆記メインになったとのこと。内部生の方が有利らしい。

大阪医科薬科大学附属病院

2022年

①選択肢：五選択肢択一問題、60問、90分。国試過去問の必修問題でメジャー産婦人科小児科もあり。
②面接官2名、受験生3名【時間】10分【内容】志望理由。どんな医師になりたいか（臨床したいか研究したいか）。健康面、体力に問題ないか。自己アピール30秒【雰囲気・感想】とても和やかだった。
③病院からの指定により現地
④国試対策がマッチング対策の近道になる病院が多いので、国試対策を早めから始めるのがいいと思います。
⑤5年生8/中旬、産婦人科の見学。朝一は研修医に病院内を案内してもらい、その後は産婦人科の先生方の診療に付き添い適宜指導いただいた。身だしなみや言葉遣いには気をつけた。

大阪公立大学医学部附属病院（旧市立大学医学部附属病院）

2022年

①選択肢：【形式】五選択肢択一問題【問題数】100問【時間】120分【内容】国試より難しかった。過去問と似たような問題が何問か出ていた。
②面接官2名、受験者1名【時間】10分【内容】志望理由・学生の時頑張ったこと・部活動について・研究に興味があるか【雰囲気・感想】自己PRをふまえての質問が多かった。面接官の方は笑顔だった。
③病院からの指定により現地
④筆記試験は難しめなので、過去問を入手しておくべきだと思いました。国試のような問題もあったので、過去問と国試どっちもしておくと良いと思います。

⑤6/下旬に見学。過去問をもらうことができた。研修医の先生と話す時間が多くあり、いろいろ教えてもらえた。先生も優しく話しかけてくださった。身だしなみと持ち物は気をつけた。

2021年

①五肢択一：100問、120分。国試より難。例年通り過去問からの出題が多かった。マークシートは大学独自のものを使用。
小論文：600字以内、事前提出。
②面接官2名、10分。志望動機。志望科。医師を志したきっかけ。チーム医療とは。コロナ禍で何をしていたか。自己推薦文からの質問。
④面接は終始和やかで圧迫感はない。淡々と質問に答えていくかんじ。特に難しいことは聞かれない。筆記試験難易度は例年と比較して上がっている印象。受験者が多いため、筆記試験のあと面接までに時間がかかる場合もある。電子機器の使用は不可なので年末などがあると望ましい。シーリングが厳しいので、特に志望科が決まっている人は後期研修も視野に入れておくとよいと思う。
⑤コロナの影響で見学が中止になっていた。

2019年

①五肢択一：100問、120分。国試形式。国試レベルと書いてあるが、少しマニアックな問題あり。メジャーからマイナーまで幅広く出題。
小論文：600字以内、事前提出。自己PR、自己推薦文。
②面接官3名、10分。志望動機。理想の医師像。5年後、10年後どんな医師になっていたいか。臨床に進むか研究に進むか。自分の苦手とする部分と、それをどう改善していくか。部活で何を学んだか。コミュニケーションで大切にしていること。モンスターペイシェントと出会ったらどうするか。増加する高齢者との良好な関係を築くための工夫。移植医療についてどう思うか。自己推薦文の内容について。
④筆記は難しく感じた。過去問からの出題は3～4割程度だが、それでも入手しておくと意味があると思う。国試や卒試対策でしっかり勉強しておくことが大切である。面接室が10部屋程あった。受験者数が多くて1人当たりの面接時間は短めだが、他大生は市大生より少し長めだと思う。マッチング試験の成績で研修する病院や診療科が決まるので、しっかり対策しておくべきだと思う。
⑤7/下旬実習。興味のある診療科を選択。見学、実習を行っていなくても問題視はされないと思うが、面接で話のネタにもなるので行って損することはない。

2018年

①五肢択一：100問、120分。国試レベル～やや難。国試形式、マークシート。マイナー科目多め。
小論文：800字以内、事前提出。自己PR。
②面接官3名、5～15分。雰囲気は穏やか。志望理由。志望科とその理由。チーム医療について。自己PR作文の内容について。どのような研修医生活を送りたいか。自分の長所。大学在学中の生活について。アルバイトについて。
④筆記試験も面接も、過去問を入手できれば楽になる。Nコースは定員が少ないので、筆記試験で高得点が必要となる。国試に似た問題も多いので、十分に対策していくこと。市大生と他大生では面接時間に差があった。受験生が多いので、あまり突っ込んだ質問はされない。見学、説明会など一度は病院に来てほしいとのこと。提出書類はしっかり書いた方がよい。
⑤実習。放射線診断・IVRにて。診断部門では実際の患者さんに一から所見をつけ、指導医から丁寧なアドバイスをもらった。勉強会は他科も交えて頻繁に行われていた。どの診療科も熱心に指導してくれる。

2017年

①五肢択一：100問、120分。国試レベル～やや難。国試形式。メジャーからマイナーまで幅広く出題。マイナーは毎年皮膚科からの出題が多い。
②面接官3名、10～15分。自己PRを3分間。志望理由。将来どの科でどんな医師になりたいか。医師を目指した理由。実習で

| ① 筆記試験・その他 | ② 面接試験 | ③ 受験した場所，方法 | ④ 受験後の感想・来年の受験生へのアドバイス | ⑤ 見学・実習 |

大きく影響を受けたことはあるか。大学生活で頑張ったこと。自己推薦文の内容について。自分の性格で医師に向いている所と向いていない所，その理由。自分の長所と短所。部活で学んだこと。他病院と大阪市大病院の違い。

④ 筆記試験は大阪市大の内部試験問題に近いので，見学等のタイミングで入手しておくとよい。面接では自己推薦文のことをかなり聞かれる。他大生の面接時間は自大生より長め。今年は定員がかなり多く，たすきのIコースで落ちた子が何人もいた。Iコースを希望するのなら，しっかりと準備した方がよい。出来た子は8〜9割は取れている印象。最近，近畿大学の受験生が多いためか，母校を受けない理由について聞かれた。
⑤ 3/下旬・5/下旬見学

2014 年

① 五肢択一：100 周，120 分。メジャーからマイナーまで幅広く出題。マイナーからも多数。公衆衛生も多い。大阪市立大学内での5年生までの試験内容に準ずる。国試レベル〜やや難。
② 面接官3名，10分。雰囲気は和やか。志望理由。志望科とその理由。医師を志した理由。自分の短所。事前提出の自己PR文（600字）について。
④ 筆記試験は難しく，内部生でも出来はよくないと思われるが，噂では内部生には加点があるとのこと。内科，産婦人科，小児科，マイナー（特に，精神科，皮膚科，整形外科）の対策が必要。たすきねらいの人は試験の点で順位が決まるらしい。面接ではほとんど差がつかない印象。

大阪大学医学部附属病院

2022 年

① 選択肢：【形式】五選択肢択一問題【問題数】100 周【時間】100 分【内容】大阪大学の採用試験の過去問から出題。新型コロナウイルスに関する疫学問題も出題された。
② 面接官3名，受験者1名。面接室は全9部屋【時間】5〜10分【質問】当院を選んだ理由・学生生活や実習で印象に残ったできごと・将来の志望科について・志望科と関連した医療制度の課題について【雰囲気・感想】予想外のことを聞かれて困っていたら面接官が助け舟を出してくれた。焦らずに一通り受け答えができていれば問題ないと思う。
③ 病院からの指定により現地
④ 応募事項にある通り筆記100点，面接50点とほぼ筆記で決まるうえ，筆記試験は過去問から出題されることが多いので何としても過去問は入手した方がいいです。コロナ禍で難しいかもしれませんが見学には1度は行った方がいいです。

2021 年

① 五肢択一（一部複数選択）：100 周，100 分。国試〜一部やや国試レベルを超えた内容から出題。病理や法医などからも出題され，難しい。メジャー科のガイドラインからの出題も多い。何割かは過去問から出題される。
② 面接官3名，5〜10分。現行の医療制度の課題について。阪大の教育の良かった思い出，改善点。医師を志した理由，将来の医師像。
④ 阪大生のためか志望動機は聞かれなかった。圧迫感はないものの和やかさはあまりなく，受け答えを評価されている印象。筆記試験100点，面接試験50点で評価されるが，面接は時間も質問数や掘り下げも少ないため，印象での大雑把な評価程度だと感じた。標準的な個人の経歴についてなどではなく医療問題などについて唐突に問われ，それについて何度か質問もされるため，事前に想定される現状の医療課題についてしっかり対策をしていかなければあっという間に面接終了になってしまう。マッチングの面接では医療者となるまともな受け答えができるかを問われる。医療の課題などについてハローマッチングなどを参考にしっかり自分で考えて臨むと，本番でも自信をもった対応ができると思う。
⑤ 実習（他大学）。他大学病院との比較はわからないが，市中病院と比較すると専門性がより高い。移植などの先端分野や，小児の希少疾患，マイナー科などを志望する場合はやはり大学病院は高度で専門的な経験ができると思う。院内にサブウェイとス

ターバックスがあり人気。病院食堂はあまり安くはなく味もあまり好評とは言えない。

2020 年

① 五肢択一：100 周，100 分。メジャー科目からまんべんなく出題。
② 面接官2名，10分。志望理由。志望コース。
④ 合否は筆記の点数で決まるように感じた。また，たすき先は筆記試験の点数順に行きたいところに行けるので，筆記試験対策が大事。

2019 年

① 五肢択一：100 周，100 分。各診療科から出題。国試レベル以上。
② 面接官3〜4名，10分。雰囲気は和やか。将来目指す医師像。将来やってみたいこと。どんな研究をしていたか。自分のアピールポイント。
④ 内部生が多く，賑やかで驚いた。受験者数は全体で150名位。阪大生は多い。中間発表の傾向を見ると第1希望の人は少ないと思う。筆記は過去問で見た内容もあったので，事前に研修医から過去問をもらい出題傾向を知る必要があると思う。筆記の成績などがすきすけが病院の希望に反映されると聞いた。面接官には阪大の系列病院関係者がいた。
⑤ 3/中旬見学

2018 年

① 五肢択一：100 周，100 分。国試よりやや専門的。
② 面接官3名，10分。志望動機。気になる医療問題。研究で興味がある分野。ボリクリで感じたこと。
④ 筆記試験は難しめなので，何人かで協力して対策すべき。
⑤ 3/上旬見学

2017 年

① 五肢択一：100 周。国試レベル。
② 面接官3名，5〜10分。志望理由。医師を志したきっかけ。自分のアピールポイント。志望科とその理由。手先は器用か。医療についての気になるトピックス。
④ 面接官はものすごく優しかった。毎年同じ質問をされる。見学，実習，説明会どれも参加していないが，特に何も言われなかった。

関西医科大学総合医療センター

2019 年

① 五肢択一：50 周，75分。44周が国試過去問，2周は過去問の改変，4周は新作問題。
② 面接官2名，5〜10分。雰囲気は穏やか。1分間自己PR。志望理由。将来希望する科。実習で印象的だったこと。
④ 筆記は国試の過去問をしっかり解いておくことが大切だと思う。座ってすぐに1分間で自己PRしてくださいと言われ，ストップウォッチで時間を計られたため緊張したが，落ち着いてゆっくりと話すことができれば大丈夫だと思う。

関西医科大学附属病院

2022 年

① 選択肢：【形式】五選択肢択一問題【問題数】70 周程度【内容】国試の過去問。10年分やった友人でも見たことがない問題があったと言っていたので，かなり古い問題かオリジナル問題も混ざっている。
② 面接官2名，受験生1名【時間】10分程度【内容】志望理由。将来の志望科とその理由。両親にはこの病院を受けることについてどう言われているか。なぜ国試科ではなくこの病院なのか【雰囲気・感想】2名の面接官のうち，1名は優しくて，もう1名は少し答えにくいような質問をしてきた。
③ 病院からの指定により現地
④ とにかく国試の過去問をたくさん解くと良いと思います。国試対策をきちんとしておくことがマッチング対策の近道になる病院が多いので，早めに国試対策を始めるのがいいと思います。

① 筆記試験・その他	② 面接試験	③ 受験した場所，方法	④ 受験後の感想・来年の受験生へのアドバイス	⑤ 見学・実習

⑤ 6年の6月に小児科を見学。医局の先生たちの仲が良く，雰囲気は良かった。コロナの影響で，N95マスクとフェイスシールドを持参するように言われた。研修医の雰囲気や当直室などの設備に注目した。

2021年
① 五肢択一：国試過去問そのまま（メジャー科目）約10年分から出題。
② 面接官2名，10分。当院を選んだ理由。将来の希望科・進路。最後に1，2分で自己PR。
④ 面接室は2部屋あった。自分が受験した部屋はやや圧迫感のある雰囲気だったが，もう一方は比較的和やかだったという。面接は大学受験の面接と似ていた。あくまでも筆記試験の成績で順位付けをしているようだ。時間があれば過去問10年分のメジャー科目に目を通すことをすすめる。

2019年
① 五肢択一：50問。国試過去5年分からの出題が中心。他に新問もある。
② 面接官2名，5分。最初の1分間自己アピール。将来希望する科。医師を目指した理由。
④ 穏やかな雰囲気で圧迫感は一切なかった。筆記のほとんどが過去問なので，しっかり過去問の勉強をしておくことが大事だと思う。

2018年
① 五肢択一：50問，90分。国試過去3～5年分から出題。一部改変しているものも。
② 面接官2名，10分。志望理由。将来志望する科とその理由。実習の感想。目指す医師像。部活で苦労したこと。医療現場におけるリスク管理について。自分の長所と短所。当院で働いて，どんなことに貢献できるか。
④ 筆記の点数が高い人から順にとっていくと言っていたので，国試の過去問を解いておくとよいと思う。また，同点の場合は願書の提出順とも言っていたので，願書を早めに提出するとよいと思う。4ブースあり，それぞれ面接の雰囲気は異なる様子。
⑤ 5年生夏・6年生4月見学。総合医療センターの腎臓内科を見学。先生達に透析の説明などをしてもらった。学生指導に熱心で丁寧に教えてくれる先生が多かった。

2017年
① 五肢択一：50問，70分。国試108～110回からの類問。メジャーがメイン。画像問題あり。
② 面接官2名，10～15分。雰囲気は和やか。志望理由。将来志望する科。研究と臨床のどちらに進むか。実習中に心に残ったこと。大学生活について。普段の勉強方法。国試勉強の進み具合。
④ 大学内，学外の学生関係なく，試験の成績で決めると言っていた。面接で医学的知識を問われることはなかった。5つの部屋で面接が行われた。筆記試験は国試の過去問を勉強しておけばよい。解いた問題は回収される。病院見学した方がよいと思う。
⑤ 実習では，教育医長の先生方のレクチャーや，外来見学などを通してその科について詳しく教えてもらえる。

2016年
① 五肢択一：50問，75分。国試の過去問3年分。
② 面接官2名，10分。志望理由。市中ではなく大学病院を選んだ理由。当院での研修後の進路について。自分の大学の長所と短所。
④ 直前に見学に行った際にお会いした先生がたまたま面接官だったので，少し落ち着いて話すことができた。

近畿大学病院

2022年
① 小論文：【問題数】1題【時間】30分【内容】初期研修医としてチーム医療にどう役立つか。
② 面接官3名，受験者1名【時間】10分【内容】志望理由・理想の医師像・併願先→どうして併願先の病院受けるか・研修医で

どうやって学ぶか・不安なことがあったらどうするか・既往歴・どのような研修を求めてるか・初期研修終わった後どうするか
③ 病院からの指定によりリモート
④ 小論文は日本語を書いておけばいいと先生に言われていたので，そこまで重視されていないように感じました。面接の時間は，事務の方に電話されている受験者もいたので，早めにZoomに入っておく方が良いと思います。基本的な質問の受け答えの準備さえしておけば大丈夫だと思います。

2020年
① 小論文：400字，30分。試験日によってテーマは異なる。SNSを利用した今後の医療のあり方について。新型コロナウイルス感染拡大における臨床研修のあり方について。
その他：適性検査。
② 面接官3名（医師・看護師・事務職），10分。雰囲気は和やか。志望動機。志望科。併願先の順位。近畿大学病院を併願先の中で1位とした理由。理想とする医師像。医師としての倫理観。健康上の心配，不安の有無。地域研修として，和歌山県串本町はどうか。体力に自信はあるか。3年目からのビジョン。小論文の内容について。
② 面接官それぞれが2つずつ質問する感じ。そこまで詳しくは突っ込まれて聞かれることはなかった。1回目の試験日は70名程が受験。他大学からも来ていた。2回目の試験日は30名程で他大学出身が多かったと聞いた。面接は複数コース希望（狭山，狭山産婦小児，奈良）の場合は，そのコースごとに面接室が設けられており，複数回にわたり面接を行った（小論文や心理検査は共通で行う）。面接室はおよそ6畳の部屋で，ドアが解放されていた。出願に必要な書類も少なく，受けやすいように感じた。小論文400字30分の大体の感覚をつかむため1度は時間を計って練習するとよい。
⑤ 自大学で実習。診療科によって大いに異なる印象であった。腫瘍内科は雰囲気も良くしっかりしている。呼吸器内科のように何かを感じとれる診療科もあった。

2019年
① 小論文：400字，30分。臓器移植について。
② 面接官3名，5分。雰囲気は和やか。志望理由。志望科。初期研修後の進路。

2018年
① 小論文：800字，30分。AIと医療の関係。
② 面接官3名（教授・看護師・事務），10分。志望理由。併願病院。チーム医療について。自分の健康状態について。
④ 小論文は過去の出題テーマにはなかったので少し焦ったが，書きやすいテーマではあったため落ち着いて書くことができた。時間はかなりきつめなので，あまり修正する時間はなかった。

2017年
① 小論文：400字，30分。チーム医療とは何か。
② 面接官3名，5分。志望理由。志望科。研修後の進路。部活について。出身校ではないのに選んだ理由。小論文の内容について。
⑤ 5年時実習。他大学からの実習生も見受けられ，特に自大学生に厳しいことなどもなかった。雰囲気を見るために1回くらいは見学した方がよい。ただ，回数を特に重視しているということはない。

2013年
① 小論文：400字，30分。出生前診断の是非について。
その他：内田クレペリン検査（50分，ひたすら足し算をする）。性格検査（20分，はい・いいえ形式）。
② 面接官2名，5分。雰囲気は和やか。志望動機。志望科とその動機。併願病院。志望順位。健康状態。長所と短所。

神戸大学医学部附属病院

2022年
① 選択肢：【形式】五選択肢択一問題【問題数】50問【時間】60分【内容】国試過去5年分から40問程度。10問程度オリジナ

① 筆記試験・その他　② 面接試験　③ 受験した場所，方法　④ 受験後の感想・来年の受験生へのアドバイス　⑤ 見学・実習

ル問題（難しい）。オリジナルの難易度は国試〜やや難レベル。
② 面接官 2 名【時間】7 分【内容】当院を選んだ理由・将来の志望科について・自分の長所・コロナで良かったこと・チーム医療についての考え【雰囲気・感想】終始和やかな雰囲気だった。
③ 病院からの指定によりリモート
④ 国試は完璧にしておくべき

2021 年

① 五肢択一：60 分。国試問題とオリジナル問題。
② 面接官 2 名，10 分。病院からの指定によりリモートで受験。志望理由。志望科。
④ オリジナル問題はやや難しかった。マッチングは早く準備を始めるのが吉。
⑤ 実習（自大学）

2019 年

① 五肢択一：50 問，60 分。過去 5 年以内の国試問題から出題。最新年度の問題を中心に。メジャー，マイナー，公衆衛生まで幅広い。選択肢の順番も国試そのまま出題される。
② 面接官 2 名，5〜10 分。志望理由。大学病院を選んだ理由。どんな研修をしたいか。10 年後の自分はどうなっているか。今までで一番頑張ったこと。医師に必要なこと，備えるべき人格とは何か。何をもって初期研修を修了したと言えると考えるか。最近の医療トピック。医療以外に気になるニュース。
③ 筆記試験は皆満点近くをとるようなので，国試過去問の勉強をしっかりとやった方がよい。面接官が 10 部屋はあり，それぞれ雰囲気は様々。ただ，特に怖い雰囲気でもなく圧迫でもなかった。面接までの時間が結構あるので，時間をつぶせる何かを持参した方がいいと思う。遠い所から来ている人は早めに面接の順がくるようになっていた。
⑤ 5 年生夏休み見学

2018 年

① 五肢択一：100 問，60 分。過去 5 年以内の国試問題から出題。内科・救急メインだが，一部マイナーや公衆衛生も少しは出題されていた。
② 面接官 2 名，10 分。雰囲気は和やか。志望理由。志望科。苦手な科目。最近気になった医療ニュース。コメディカルとの接し方。コメディカルに求めるもの。後期研修について。
④ かなりの人数の受験生がいたので，見学に行かなくてもよいと思った。筆記試験は皆高得点をとるみたいなので，第 1 希望の人はしっかりと対策した方がよい。面接では自分の思ったことをはっきり話せばよい。
⑤ 3/下旬見学

2017 年

① 五肢択一：50 問，60 分。過去 5 年以内の国試問題から出題。
② 面接官 2 名，10 分。雰囲気は穏やか。志望理由。医師を志した理由。BSL の学生が患者さんに失礼をはたらいたときにどうするか。リーダータイプか，サブタイプか。初期研修に求めるもの。いい研修病院とは何か。学生生活で経験して良かったこと。上級医と意見が食い違ったらどうするか。今までの人生で一番頑張ったこと。部活について。自分の長所と短所。
④ 事前に過去問を解いていないと，時間が足らなくなる恐れあり。ここで解いておくと後々役に立つと思う。面接はかなり掘り下げて質問してくることもあるので，多少の練習は必要かと。過去の面接で聞かれていたことと同じことが聞かれるのだと実感。見学，実習，説明会どれも参加していないが，恐らく大丈夫。たすきがけコースは特に筆記を頑張るべき。神戸大生は 2 つ目の試験日により多く受けるようだ（1 つ目は神戸大生 5 名のみ）。実家が遠い人は早く，近くから来た人は遅く終わるみたいだって。部屋が寒く温度差に注意。駅から会場が少し遠いので，余裕をもって行くとよい。
⑤ 6/中旬見学

2016 年

① 五肢択一：50 問，60 分。国試形式。過去 5 年以内の国試問題から出題。メジャーと救急中心。

---

② 面接官 2 名，10 分。雰囲気は穏やか。志望理由。医師を志した理由。シチュエーション問題（例：教授と指導医の意見が食い違った時どうするか，など）。
④ 面接はあっという間に終わった。筆記試験は国試の過去問のみで対策可能。

兵庫医科大学病院

2022 年

① 小論文【文字数】800 字【時間】50 分【内容】働き方改革について思うところを述べよ
② 集団討論【人数】7 名と先生 3 名【時間】1 時間【内容】医学生の医療行為の拡大について（はじめに自分の意見をまとめて，その後は討論していく形式だった。結論を求められるわけではなく，先生が流れに困ったら誘導してくれた）
③ 病院からの指定により現地
④ 集団討論は 1 回は練習しておくべきだと思います。良い発言をしている受験者がいると面接官がメモしていました。自大学の生徒と他の大学の受験生を，ごちゃ混ぜでグループを組んでくれて，どっちかわからないようになっているので，気にせず発言することが大切だと思います。

2021 年

① 小論文：働き方改革について。
② 集団討論：面接官 3 名，受験者 6 名，30 分。学位について。
④ 集団討論では，普段，考えた事のない課題で皆，想像で探り探り自分の意見を主張していた。意表を突いた課題が出されても，慌てず周りと協調しながら主張するように。
⑤ 4/上旬見学

2020 年

① 小論文：800 字，60 分。テーマは試験日により異なる。白紙の下書き用紙と横書きの原稿用紙が配られた。医師や医学生にはより高い倫理観が求められるが，そのことについて思うこと。
② 集団討論：面接官 3 名，受験者 5 名，30 分（コロナの影響で例年より短縮）。テーマは試験日により異なる。コロナウイルス感染症には医療者として働く上で感染のリスクがあるが，どう思うか。子供に予防接種を受けさせない親がいますがそれについて討論してください。討論前に自己紹介（名前だけ，学校名は言わないように指示される）。課題文を 1 分で読み，1 人ずつ自分の考えを 1 分程度で述べる。その後討論に入るが，司会者を決める。最後に 1 人ずつ Go To キャンペーンについて意見を述べよと言われた。基本的に学生で討論を進め，試験官は見て評価をしている。発言回数などチェックされている様子。司会者はジャンケンで決めてもよいと言われた。討論が行き詰まると先生から他の話題や例え話を提供される。
④ 待ち時間は私語厳禁・スマホ厳禁で，どんな人と討論するのか分からなかった。集団討論は終始和やかな雰囲気だった。時事問題はひと通り触れておいたらいいと思う。履歴書には国家試験受験回数を書く欄があった。併願として受ける人が多く，今年も 2 日間で受験者数は 100 名以上。
⑤ 5 年生 3/下旬見学。事前にメールで申し込んだが，すぐに電話連絡があり，希望科や日程を細かく聞いてくれた。遠方からだったので助かった。当日はロッカーを貸してくれたので荷物があっても大丈夫。オペの見学をしたが，オペの助手に入れてもらえ，補助などさせてもらった。丁寧に説明をしてくれて，アットホームな雰囲気だった。

2019 年

① 小論文：800 字，60 分。テーマは試験日により異なる。兵庫医科大学病院での初期研修を希望する理由。外科系の医師不足を解消するにはどうしたらよいか。
② 集団討論：面接官 3 名，受験者 7〜9 名，50 分。テーマは試験日により異なる。初期研修中に興味のない（将来選択しない）診療科をローテーションする際その経験をより実のある有効なものにするためにはどうしたらよいか。働きやすい研修病院とは。男女共同参画について。進行役を自分たちで決める。討

① 筆記試験・その他　② 面接試験　③ 受験した場所，方法　④ 受験後の感想・来年の受験生へのアドバイス　⑤ 見学・実習

論中面接官が干渉してくることは基本的にない。
② 今年の小論文は書きやすかったので時間も間に合ったが，難しいテーマだと結構きついかもしれない。医療トピックについても調べておくといいと思う。討論では結論を出すのではなく，思う存分討論するようにと言われる。発言数よりは内容が重視されているのかもしれず，議論の流れを変えるような核心をついた発言をした人は評価されていた。書類に志望理由を書かせない理由は小論文，面接重視だからと納得した。
⑤ 5年生5月見学，6年生5月〜実習（4週間）。基本兵庫医科大学病院はマッチング他大生を落とさない。しかしここ数年フルマッチかつ人気が上がってきているため，保険をかけていくのはあり。実習は主体性を重視しており，逆にいうと何でも好きなことを気がすむまでさせてくれる。手技もさせてもらえた。

2018年
① 小論文：800字，60分。外科のローテート必修化について。
② 集団討論：面接官2名，受験者6名，50分。医師の時間外労働について。討論中に先生からの質問はなし。
④ 討論の前に，5分程6名で話せるチャンスがあるので，そこで進行役を決めておくとスムーズに進められる。
⑤ 5年生8/下旬見学

2017年
① 小論文：800字，50分。医療者の禁煙について。
② 集団討論：面接官3名，受験者8名，50分。終末期医療，緩和ケアについて。チーム医療について（研修医の役割など）。司会を決めてからスタート。面接官は横で聞いているだけだが，発言が少ない人には発言を促すなどの介入はあり。
④ 面接のグループ分けは大学をそろえていた。自由に意見を発言できる雰囲気だった。
⑤ 4月見学

近畿大学奈良病院

2022年
① 小論文：チーム医療におけるリーダーシップについて（400字以内）
その他：適性検査（運転免許証取得時の心理テストに近い）
② 近畿大学の面接官3名（うち1名は事務の方），近畿大学奈良病院の方はカメラオフで Zoom に参加していた【時間】10〜15分程度【内容】志望動機。自己 PR。将来の志望科。見学の際にいろんな科を見学していたがなぜそこを見たいと思ったか【雰囲気・感想】終始和やかな雰囲気だった。面接というより世間話のような雰囲気だった。
③ 病院からの指定によりリモート
④ 和やかな雰囲気の面接であっても最初は緊張するので，なるべく志望順位の低い病院から順に受けると良いと思った。事前にZoom の背景や写り方などは確認しておいた方がよいかもしれない。実習での言動など覚えられていることがあるので，注意しておくと良いと思う。
⑤ 7/中旬に見学。研修医の先生から過去に聞かれた面接と小論文の内容を教えてもらった。また，研修医だけでなく，指導医の先生も学生にとても優しく親身になってくれた。身だしなみや礼儀など最低限のことは留意した。研修医がどれくらい手技に関わっているかに着目した。

2017年
① 小論文：400字，30分。プロフェッショナリズムについて。
② 面接官3名，5分。雰囲気は和やか。志望理由。理想の医師像。3年目以降をどうするか。併願病院。
⑤ 2/上旬見学および実習。放射線科の先生が研修医担当なので，放射線科を見学してもらうとよいかも。

2015年
① 小論文：400字，60分。チーム医療について。
その他：適性検査（クレペリン検査）。
② 面接3名（院長・研修センター長・事務），10分。雰囲気は穏やか。志望理由。志望科。併願病院。小論文の内容について。2年間の研修後，残るつもりはあるか。

② 医学的知識を問われることはないため，比較的気楽に臨めると思う。面接官とは見学時に話せる機会もあり，顔を覚えていてくださったので，緊張しすぎることなく受けられた。

奈良県立医科大学附属病院

2022年
① 小論文：テーマは「医師の収入に制限を定めることに賛成か反対か」で，賛成か反対かは受験番号が奇数か偶数かで振り分けられる。明確な字数制限はないが，8割は埋めるべき。また，関連した内容の記事が配られるが，今回は賛成派の内容の記事だった。
② 面接官3名，受験者1名【時間】5〜10分【内容】志望理由・志望科とその理由・部活で頑張ったこと【雰囲気・感想】決まりきった質問をされ，それに答えるだけで終わった。掘り下げた質問はされず，かなり短い時間で終了した。
③ 病院からの指定により現地
④ 早めに自分のアピールポイントなどを考えたり，作ったりすることで履歴書なども書きやすくなります。小論文は論理も大事ですが，ある程度の字数を書くことも同じぐらい大事だと思います。面接は緊張すると思いますが，落ち着いて回答に詰まらないようにしましょう。
⑤ 自大学のため，ポリクリで全科実習。とくに産婦人科や脳神経外科は手術もたくさん見学できて，手術中の説明も丁寧でわかりやすかった。研修医がどのような仕事をしているかどうかを見ていると参考になると思う。

2021年
① 小論文：A3 1枚，50分。日によってテーマが異なる。英語論文（図表付き，10個ほど英単語の意味が書いてある）と日本語で簡単に要約してある文章が書いてある。「世界の医者・医学研究者は週末や祝日に論文提出・査読を行うことが多いとわかっている。国によってこの作業を行う時間帯は様々であり，特に中国と日本は業務時間外に行っていることが多いとわかっている。」とあり「医者・医学研究者の働き方を踏まえて，【業務時間内に行うべき】または【業務時間外に行うべき】の立場で意見を述べよ。」（受験番号の奇数と偶数でどちらかを指定される）
別日の試験では，誕生日や大きなライフイベントの日に外科医の治療成績が落ちるという内容の英語論文で，そういう日に外科医を休みにするべきか，休みにしないべきかに分かれた。
② 面接官3名，10分。雰囲気は和やか。志望理由。出身地。将来の志望科。部活について。ポリクリ中に印象に残ったこと。国試に落ちた理由。現在の成績。願書の内容に関した質問。
④ 面接室は3部屋あった。小論文では試験官の先生から，8割書かないと印象が悪くなってしまう，論理的に書くように，評価項目は20項目あり，一つの回答を3人で採点しますと説明があった。小論文は時間もかなり厳しく当日にならないと課題はわからないので，汎用性の高い文章をいくつか作っていった。
⑤ 6/末，救急科を見学。カンファ参加（自己紹介）→ICU 見学→外来来るまで待機→総括。患者さんが少なく，待機時間中に研修医の方々とたくさん話すことができた。小論文についてたくさん聞くことができた。

2019年
① 小論文：約1,000字，45分。課題文を読み，賛成・反対の立場で考えを書く（受験番号の末尾が奇数の人は賛成，偶数の人は反対）。診察の際の患者と医師の会話を録音してカルテに残すことについての意見。
② 面接官3名，10分。雰囲気は穏やか。志望理由。第1志望かどうか。たすきがけならどの病院に行きたいか。将来希望する科とその理由。学生時代の一番の思い出。医師になったらどのようにしてチームをひっぱっていくか。
④ 小論文の内容は医学知識など事前準備がなくても当日その場で考えることができる内容であるが，時間が短く全部書ききるのは難しいので，事前に練習はしておいた方がいいと思う。できるだけたくさん書いたほうがいいそうで，試験の説明をした方も用紙の7割は書かないと採点できない，合格は難しいかも

① 筆記試験・その他 ② 面接試験 ③ 受験した場所，方法 ④ 受験後の感想・来年の受験生へのアドバイス ⑤ 見学・実習

と言っていた。
⑤ ポリクリ実習。先生方は皆とても親切で丁寧に指導してくれた。

2018年

① 小論文：A3 1枚，60分。課題文を読み，賛成・反対の立場で考えを書く（受験番号の末尾が奇数の人は賛成，偶数の人は反対）。病院や医師を評価するサイトがたくさんあるが，個人の感想による口コミがほとんどである。情報の信頼性を高めるために，病院や医師の症例経験数などの情報を開示することを国が義務化するかどうかを話し合うメンバーとして，あなたは若手医師として選出された。賛成の立場，反対の立場として意見を論じよ。採点は受験者氏名を隠して4名の試験官が読み，最高点，最低点を除し，中央2名分の点数から平均点を出し，それが得点となる。公平性担保のアピールがあった。

② 面接官3名（教授・中堅の先生・看護師），10〜15分。雰囲気は和やか。志望動機。医師を目指すきっかけ。併願病院。将来の抱負とそれをどうやって実現していくか。第1志望かどうか。

④ 内部生の面接は10分弱，外部生は全員15分程度だった。内部生は志望理由，志望科，どんな医師になりたいか，などの定番の質問に答えられれば問題ないと思う。研修センターのスタッフがとても親切で，学生の気持ちをとても理解してくれて，安心して研修に臨めそう。外部生は内部生と異なる部屋で面接があり，その面接には毎年研修センター長がいるようだ。

⑤ ポリクリ実習。全科を2週ずつ，ないしは選択ポリクリで4 or 8週回った。どの科も先生は優しかった。面接官は知っている先生が多数だったので，顔を覚えてもらうとやりやすいと思う。

2017年

① 小論文：A3 1枚，50分。課題文を読み，賛成・反対の立場で考えを書く（受験番号が奇数の人は賛成，偶数の人は反対）。1）薬価引き下げの是非について，2）新薬の値段について，3）寿命を延ばすような薬剤の研究開発を規制すべきかどうか。

② 面接官2名，5〜10分。雰囲気は和やか。志望動機。医師を志した理由。併願病院。志望順位。将来志望する科。大学生活で頑張ったこと。部活について。アピールポイント。

④ 小論文は倫理的な問題について賛否指定され，文字数が多いわりに時間は短く，しんどい。普段から医療倫理にアンテナをはっておくとよい。学外生の方が面接時間は長いので，しっかり内容を練った方がよいかもしれない。学外生でも困った質問やプレッシャーはなかったと言っていた。第1志望でフルマッチとなるが，他大学卒の枠があるようで，何名か必ずいる。3次マッチングでもいける。IVRが有名なので，放射線科を目指す人にはおすすめの病院。圧倒的に学内生が多いが，気にする必要なし。学内の説明会では志望順位は尋ねないと言っていたそうだが，面接の前に「単願です」「第1志望です」と研修を本気で考えている人はアピールしてくれないと困ると，センター長のDr. が言っていた。

⑤ ポリクリ実習。科によって指導の熱心さが違う。基本的に若手のドクターについて実習することが多い。

2016年

① 小論文：A3 1枚，50分。課題文を読み，賛成・反対の立場で考えを書く（受験番号が奇数の人は賛成，偶数の人は反対）。1）人工知能を利用して，すぐに診断を導くような新しい技術についての文章。これに対して，臨床研修医がこの技術を早期から積極的に利用していくことについて。2）高額であったり難度の高い手術であったりする特定の医療行為を国が許可した病院でのみ行わせることについての文章。限局させることに対する是非について。

② 面接官2名，5〜10分。雰囲気は和やか。志望理由。見学の有無。医師を目指した理由。併願病院。研修中に当院でしたいこ

と。将来の進路。大学生活で頑張ったこと。志望科のどこに興味があるか。プログラムA・Bの希望は変更はないか。たすきがけならどの病院を希望するか。大学の研究に興味はあるか。部活について。

④ 小論文は時間が足りないくらい。質はもちろん量も大事とのこと。面接では差がつきにくいと思うので，小論文は重要。面接は一般的なことを聞かれるので，そこまでの対策の必要はない。この面接の時までプログラムの変更が可能。とても話しやすかったが，面接の部屋が複数あるため，面接官によって多少雰囲気は異なるだろう。

⑤ ポリクリ実習。診療科によって雰囲気はだいぶ異なるが，基本的にどの科の先生もよく教えてくれる。

和歌山県立医科大学附属病院

2022年

② 面接官3名【面接時間】10分【質問】志望理由・大学時代の部活【雰囲気・感想】和やかな雰囲気。

③ 病院からの指定により現地

⑤ 見学は2回行くようにしましょう。

2021年

② 面接官3名，5〜10分。雰囲気は和やか。志望理由。研修医になってどのようなことがしたいか。

④ 時間が短いためそこまで質問は多くなく，聞かれる内容はどこでも聞かれそうな質問だった。和歌山で働きたいことを伝えれば大丈夫だと思う。出身大学の附属病院を受ける場合でも，きちんとHPなどを見て理念などを確認しておくことが大切だと思う。他大学試験，小論文などを行う病院もあると思うので，病院見学に加えて，早めに勉強にも取り掛かることが大切だと思う。

2018年

② 面接官3名，5〜10分。志望科。併願病院。将来希望する科。部活について。休日の過ごし方。将来も和歌山に残る気があるかどうか。将来どのように働きたいと考えているか。研究に興味があるなら，どんな研究をしてみたいか。第1希望かどうか。

④ 待機中に面接官から笑い声が聞こえてくるほどだったので，安心して臨むことができた。緊張せずリラックスしてもよい。先生方も和やかで，面接というよりは談話という感じだった。和歌大のみ受験予定だったので，「第1希望でここしか受けません」と言ったら，「すばらしい。もう心配せずに勉強してもらって来年からよろしくお願いします」と言ってもらえた。

⑤ 5年生8月見学および実習。午前と午後に分けて2つの科を回ることができた。将来の希望科が未定だったので，非常に有意義だった。

2017年

② 面接官3名（臨床研修センター長・地域センターの医師・事務），5分。雰囲気は和やか。志望理由。2年の研修を終えた後のプラン。第1希望かどうか。併願病院。成績について。志望科。

④ 「和医大が第1志望です」が魔法の言葉。その思いを全面に出していれば受験生が多かったようで，5つの候補日のうち，早い2日間はすぐに定員オーバーになった。早めに申し込みを済ませるとよい。

⑤ 見学時，丁寧に指導してもらった。

2016年

② 面接官3名，10分。雰囲気は和やか。志望理由。他の受験病院について。和歌山とのゆかりについて。

③ 和やかで，あっという間に終わった。楽しく面接できた。

2015年

① 面接官3名，5分。志望理由。和歌山に残るのか。自大学に残らない理由。家族に医師がいるか。開業しているか。

④ 和やかな雰囲気で，特に深い質問をされることはなかった。

● 研修病院

① 筆記試験・その他　② 面接試験　③ 受験した場所，方法　④ 受験後の感想・来年の受験生へのアドバイス　⑤ 見学・実習

伊勢赤十字病院（三重）

2019 年

① 小論文：400 字以内，事前提出。当院を志望する理由。
② 面接官 6 名，10 分。雰囲気は和やか。履歴書の内容を中心に質問。10 年後何をしていると思うか。将来の展望。地域で働くことをどう思うか。大学時代に頑張ったこと。最近の世界情勢について。研究室研修で何をしたか。血液像を見るのは好きか。
④ 面接が始まる前に事務の方が面接の入り方なども説明してくれた。誠実に取り組めば大丈夫だと思う。三重県内の病院は MMC で一括受験が可能だが，第 1 志望は独自の選考日に受験した方がいいと思う。
⑤ 3 月・7 月見学，4 月実習。見学でも実習でも研修医の先生や指導医の先生にとてもよくしてもらった。何度も行ったことでこの病院の雰囲気がとてもよく分かった。

2018 年

① 小論文：400 字以内，事前提出。当院を選んだ理由。
② 面接官 7〜8 名，5〜10 分。志望理由。志望科とその理由。ストレスには強いか。これまでで一番の挫折経験。チーム医療において皆で話し合うが意見がまとまらない時，自分はどんな立場となるか，どうするか。ストレス解消法。東医の入試問題についてどう思うか。
④ 先生方は優しく質問してくれた。
⑤ 7 月見学，6 月実習。先生方が優しく，研修医の先生も優しかった。学生控室や図書館で勉強ができた。色々な症例をみることができた。病院の食堂のご飯が美味しかった。当直室やホテルに宿泊させてもらえる。

2016 年

① 小論文：400 字以内，事前提出。当院を選んだ理由。
② 面接官 5 名，20 分。雰囲気は穏やか。理想の医師像。10 年後自分がどうなっていると思うか。ストレス対処法。今までの挫折経験。他の病院は見学したかどうか。履歴書に基づく質問。趣味。特技。
④ 面接は一般的な質問ばかりで，特に変わったものはなかった。先生方はとても優しい雰囲気でとても話しやすかった。実習でお世話になった先生も 1 人いたので，少し緊張がほぐれた。
⑤ 6 年生 5〜6 月（8 週間）。実習も見学に来るのと同様にカウントされていると聞いた。マッチング担当の先生がいる科で実習をした。

2015 年

② 面接官 5 名，20 分。雰囲気は和やか。志望動機。自分の長所と短所。見学時の感想。趣味。尊敬する人。
④ 医学的知識を問われることはなかった。緊張しすぎることなく，普通に受け答えができれば問題ないと思う。

2013 年

② 面接官 10 名，10 分。やや圧迫的な雰囲気。見学や実習の感想。当院でなければだめだという理由はあるか。伊勢出身だが，他県に行ってから帰ってくるという選択肢はなかったのか。
④ 受験者数が多く，選考方法が面接のみなので，見学や実習での印象が影響してくるのではないか。

桑名市総合医療センター（三重）

2020 年

① 小論文：各 400 字以内，事前提出。自分が目指す医師像（10 年後の自分）について。自分の強みについて。それを支持するエビデンスがあれば含めて記載。
② 面接官 3 名，15 分。オンラインで実施。雰囲気は和やか。志望理由。アピールポイント。海外で働こうと思うか。なぜ海外（ハンガリー）に行ったのか。ハンガリーで医学を学ぶことを他の人にもすすめるか。
⑤ 8/上旬見学

2018 年

② 面接官 6 名，15 分。最初に自己紹介および自己 PR。志望動機。研修に期待すること。将来目指す医師像。趣味，それに関連してそのコツを教えてほしい。
④ こじんまりとした応募室でリラックスした雰囲気だった。
⑤ 7/中旬見学。応募時に成績証明書を提出しないので，実習と病院見学で評価していると思う。実習には行った方がよいと思う。

2017 年

② 面接官 6 名，10 分。志望動機。自己 PR。将来目指す医師像。研修に希望すること。
③ 三重県内の病院は MMC プログラムで，1 日に複数の病院の面接を受験できるので，それを利用した。
⑤ 4 月実習（4 週間）。顔を覚えてもらえるので行った方がよいと思う。

桑名東医療センター（三重）

2013 年

② 面接官 6 名，10 分。雰囲気は和やか。志望理由。当院に望むこと。医師にとって大切なこと。自分を動物に例えたら何か。
⑤ 6 月実習（1 か月）。非常にウェルカムな雰囲気で，上級医，研修医の方々も優しかった。

済生会松阪総合病院（三重）

2019 年

② 面接官 8〜9 名，10 分。履歴書の内容について。当院を選んだ理由。
④ 面接官の数が多かったが，研修担当の方々が実習時によく挨拶してくれていたし，丁寧に面接してくれたので緊張も少なくしっかり自分の話をすることができた。履歴書の内容について聞かれるので自分が何を書くかで聞かれることを予想できるので，しっかりシミュレーションするとよいと思う。
⑤ 6 月実習（1 か月）。研修医との距離が近く，教育熱心だった。

2018 年

② 面接官 7〜8 名，10 分。雰囲気は穏やか。自分の性格や特徴について詳しく。第 1 志望かどうか。履歴書の内容について。
④ 始まる前の 10 分間は廊下で待機するが，アンケート用紙を記入した。研修を耐える自信があるか，など。面接官には研修医の先生も 1 名いた。
⑤ 4 月・6 月・7 月見学，6 月実習。先生方がとても指導熱心で勉強になった。研修医の先生方の雰囲気も知ることができたので，実習してよかった。

2013 年

② 面接官 10 名，10 分。雰囲気は穏やか。志望理由。併願病院。将来の志望科。研修中にしたいこと。
④ 第 1 志望かどうかを確認しているようだった。見学や実習で顔を覚えてもらうことが重要だと思う。
⑤ 6/中旬見学。先生方も事務の方も非常に親切で，雰囲気の良い病院。松阪駅が近いので便利。

市立四日市病院（三重）

2020 年

① 記述：2 問，45 分。英文を読んで和訳。難易度高め。
その他：クレペリン検査。
② 面接官 5 名（院長・研修プログラム代表・看護師長・事務），受験者 4 名，20〜30 分。雰囲気は穏やか。将来のプラン。10 年後の自分の働く姿について。後期研修はどうするか。今までに自分に影響を与えた人物。四日市という市の職員として働くことについて。
集団討論：面接官 4 名，受験者 6 名。日によってテーマは異なる。市立病院として重要なことは何か。医師として必要とされる資質について。20 分程度で意見をまとめ，最後の 5 分で代表者がまとまった意見を述べる。司会や書記をするかどうかも自

近畿

① 筆記試験・その他　② 面接試験　③ 受験した場所，方法　④ 受験後の感想・来年の受験生へのアドバイス　⑤ 見学・実習

由に任されている。
④ 記述試験の英文は医学とは無関係の小説のような文章で，受験時の知識では対応できない単語やイディオムが出てくるので対策は非常にしにくい。英語が得意な人でも難しいと言う程のなかなか過酷な試験。集団討論では，発言の数よりも流れを読んだり，自然なやり取りがなされているかを見ているようである。この病院は院長の方針で様々な大学出身の医学生を集めようとしている。基本的に同じ大学からは2人までと噂されていた程である。三重県にある唯一の名古屋大学系列の研修病院であり，三重大学と名古屋大学出身の学生が多く受けるが，蓋を開けてみると16人が10大学程の異なる大学出身者だった年もある。出身が東海地方（特に三重県）で自分の大学からの志望者が少ない人には少し有利にはたらくかもしれない。英語が重視されるという噂もあり，志望者は1年前くらいから英文に慣れる訓練をしておいてもいいかもしれない。近年給料がよいせいか，倍率が急激に上がってきているので注意が必要である。今年は倍率が4倍以上。
⑤ 午前中に救急，午後に消化器外科を見学

2019年
① 記述：2問，60分。英文を読んで和訳。
　その他：クレペリン検査。
② 面接官5名，受験者5名，30分。地方公務員としての責務とは何か。人生で最も嬉しいエピソードについて。
　集団討論：良い研修病院とは。
④ 全体的にアットホームな雰囲気。筆記試験で決まると面接前に面接官から言われた。
⑤ 12/下旬見学

2017年
① 記述：英文和訳。2問，45分。オラウータンの話。ダンサーの話。
　その他：内田クレペリンテスト。45分。
② 面接官5名，受験者3〜4名，15〜20分。医学部の勉強で頑張ったこと。ストレス解消法。自分の長所。自己アピール。
　面接官4名，受験者5〜6名，30分の集団討論。理想の医師患者関係。
④ 面接後，御礼のメールを送ると評価がよさそうな感じだった。

2014年
① 記述：2問。英文和訳。
② 面接官5名，受験者3〜4名，15分。エボラ出血熱が発生した地域に医師として赴くか。自費診療について。公立病院はどのような姿勢で臨むべきか。
　面接官4名，受験者8名程度，15分の集団討論。司会，書記を決めて話し合う。
④ 第1志望の人は1回目に受験することが多いらしい。集団討論では，論理的に考えられるかを見ているだけで，賛成・反対は評価に無関係と，試験中に言われた。
⑤ 5年生12/末・6年生7/末見学。実習もさせてもらった。ERの当直も。

鈴鹿回生病院（三重）

2019年
② 面接官5名，5分。自己PR。
④ 初めに自己PRをお願いしますと言われたのに，予想外でとっさに志望動機を答えてしまった。面接官の先生は知っている人ばかりで面接中は笑顔もあり明るい雰囲気だった。質問が少なかったことに驚いた。選考は見学や実習の際に行われているのだろうなと強く感じた。
⑤ 8/上旬見学，5月実習（1か月）。先生方も優しく，忙しい時と楽な時がはっきりしていていい雰囲気だった。

鈴鹿中央総合病院（三重）

2020年
② 面接官4名（院長・副院長・1年目の研修医），15分。オンラインで実施。雰囲気は和やか。志望科とその理由。自分のアピー

ルポイント。（海外の大学卒なので）また海外へ行く気があるか。海外の大学へ行って良かったこと，大変だったこと。趣味。
④ 緊張せずにいきましょうと言われ，リラックスできた。全く圧迫感がなかった。
⑤ 5年生3月見学

2013年
② 面接官10名，10分。雰囲気は圧迫気味だったが，終わる頃には和やかに。大学時代に印象に残ったこと。
⑤ 6月見学（2日間），4月実習（1週間）。実践的なことを経験させてもらえた。

松坂市民病院（三重）

2018年
② 面接官5名，10分。興味のある科とその理由。今現在楽しんでいること。
④ 何度もお会いしているため，アットホームな雰囲気の面接だった。

2017年
② 面接官4名，10分。志望理由。
④ 受験者の数が少なかったため，ほとんど雑談している感じだった。特に準備の必要がないくらい。
⑤ 12/下旬見学

松阪中央総合病院（三重）

2019年
② 面接官10名，10分。志望理由。将来の進路。自分の長所と短所。自分が医師に向いていないと思うところ。尊敬する先輩（部活，研修医など）。部活について。
④ 受験者数が多かったため，割と圧迫面接気味だった。履歴書の内容についてよく聞かれた。
⑤ 4月・7月見学，6月実習。雰囲気はとても良かった。研修医の先生もとても優しく熱心に指導してくれた。

2018年
② 面接官8名，15分。雰囲気は和やか。履歴書の内容について。部活について。研修医の間に頑張りたいこと。
④ 見学や実習でその病院に本当に行きたいのかどうか明確に意思表示をしておくとよいと思う。
⑤ 5/1見学，7〜8/中旬実習。救急科で実習。研修医や上級医の先生方が丁寧に教えてくれて，たくさんの手技も経験することができた。

2017年
② 面接官5名，10分。雰囲気は和やか。志望理由。目指す医師像。3年目の進路。部活について。
④ 最後の方はあまり質問することがなく，時間を持て余している感じだった。特別変わったことは聞かれないので，緊張する必要はないと思う。
⑤ 2/下旬・6/下旬見学

2016年
② 面接官10名，5分。雰囲気は穏やか。自分の長所を30秒で伝える。西医体について。部活について。
④ 宿泊会があり，研修医の先生方とたくさん話すことができた。
⑤ 3月・6/下旬見学，5月実習（1か月）。病院の雰囲気が分かり，非常に良かった。

四日市羽津医療センター（三重）

2013年
② 面接官4名（院長，副院長，庶務課長など），10分。雰囲気は穏やか。国試後の生活や勉強の進み具合（昨年は，志望動機。志望理由。理想の医師像。性格）。
④ 採用には，院長，学生担当の事務，研修医のうち1名が大きく関わっているらしい。2014年4月より名称変更。
⑤ 昨年見学および実習。膠原病内科。医師，コメディカルスタッフとも親切で気さくな，温かい雰囲気の病院。

近畿

① 筆記試験・その他　② 面接試験　③ 受験した場所，方法　④ 受験後の感想・来年の受験生へのアドバイス　⑤ 見学・実習

近江八幡市立総合医療センター（滋賀）

2021 年

① 小論文：A4 で 1 枚以内。フォント 11 以上。800 字程度。2 つのテーマから 1 つ選択。1）コロナ禍における初期臨床研修制度について，2）相性が合わない初期研修医 1 年目 8 名が集まり，あなたがリーダー役に選抜された場合，どうすれば 8 名の初期研修を有効なものにできるか。

② 面接官 6 名（医師），10〜15 分。雰囲気は穏やか。5 年後，10 年後，20 年後にはどのような医師になりたいか。症例問題（コロナっぽい患者さんが運ばれてくる際の対応）に対しての質問。まず受け入れるかどうか，受け入れるならどこで対応し，どのような対策をするか。他の受験病院とその理由。この病院と比較して，当病院をどう思うか。大学での部活やサークルでの経験はどのように活かせると思うか。自己アピール。当病院を第 1 志望で志望しているという保証はあるか。

④ たくさんの病院をみて，雰囲気を肌で感じることの大切さが沁みたように思う。オンラインでの情報も大切だが，やはり実際に足を運んで病院選びをし，ここに行きたいと思いながらマッチングの準備をするとモチベーションもあがる。コロナ禍においてどの程度見学回数を重視しているかは不明だが，可能ならば見学に足を運び，先生方と話した方がいい。今年から作文が追加されたが，ガチガチの対策が必要というわけではなさそう。

⑤ 11 月・2 月・5 月見学。あちこち見学へ行った後，深く考えず行った初回で，この病院いいかも！？　となり，2 回目で確信。ここで研修したいと強く思った。実習はコロナの影響で中止になった。

2020 年

② 面接官 6 名（医師），15〜20 分。雰囲気は和やか。志望動機。将来の志望科。5 年後，10 年後の医師像。大学での部活の良かった点と悪かった点。学生の時に頑張ったこと。今までで一番つらかったことは何か，それにどのように対処したか。自分はリーダータイプかどうか。自己アピール。この病院で働きたい思いを述べよ。

④ 緊張をしていたのをほぐそうとしてくれたのか，面接官は笑い話をしてくれたり，優しく，終始穏やかな雰囲気だった。昨年までと異なり，一般的な質問をされた。面接官が今年一新されたと聞いたので，その影響かもしれない。履歴書に書いたことからも質問された。人間としての雰囲気を一番見られていたように思う。本気で考えるなら，見学だけでなく勉強会にも積極的に参加するのがいいと思う。研修医の先生と上級医の先生の距離が近く，民間病院だが最新機器も多くあるので，研修先として魅力的な病院だと思った。今年は受験者が少なかったが，年によっては人気となることがある。一昨年までは，見学回数は採用に全く影響しなかったが，昨年から見学回数が多い方が若干有利と聞いたので，気になっている人は 5 年生のうちに見学に行くのもいいのかもしれない。今年はコロナもあり，年が明けてから見学に行こうとしたが全然見学に行けてない様子。見学時，研修医の先生に面接で聞かれたことを直接聞いておくと当日緊張しない。

⑤ 見学。主に 1，2 年目の研修医の先生について手術や処置の見学をした。消化器外科と消化器内科は，どちらも研修医の先生と上級医の先生と関わることができた。昼食は研修医の先生 7 人と一緒にとり，そこで病院の良い点・悪い点を直接聞くことができた。マッチング対策についても詳しく教えてもらえた。

2019 年

② 面接官 3 名，受験者 3 名。大学での部活で良かった点と悪かった点。あなたは内科ローテーションしている初期研修医で，夜 20 時に病棟でカルテを書いていた。同期の救急科ローテしている研修医から「救急対応が忙しく手伝ってほしい」と電話がきた時，どうするか。依頼を受けて救急外来に駆け付けると，心肺停止の患者がきた。あなたはチームリーダーになるか，それとも実行部隊になるか。この病院について思いのたけを述べよ。

④ 志望理由に 3 次救急病院で働きたいと書いていたら，3 次救急について理解しているかどうかを聞かれた。

⑤ 6/中旬見学。

2017 年

② 面接官 5 名，10〜15 分。雰囲気は和やか。志望動機。女性のワークライフバランスについて。自分の長所。自己アピール。10 年後，20 年後の展望。学生時代の活動について。自分がチームのリーダーになれるか。医師が自分を含め 2 名，患者が 4 名の状態でさらに 1 名受け入れるか（救急）。

④ 研修医募集について HP 掲載が遅く，7 月中旬頃。見学に回数は関係なく，立川先生に覚えてもらえるか。見学者が救急科を見学済みかどうかが記録してあった。面接で滋賀に残ってくれる人がほしいと念を押された。

⑤ 3/下旬・5/中旬・7/中旬見学。どの科でも先生が親切に教えてくれる。研修医の採用担当の副院長先生に挨拶することは必須。

2015 年

② 面接官 5 名，10〜15 分。雰囲気は和やか。志望理由。どういう思いで履歴書を書いたか。幼少期の思い出。仕事とプライベートの両立。

④ 面接がみんなので，しっかり答えられるよう準備しておく必要がある。見学の回数で差がつくかもしれない。

大津市民病院（滋賀）

2020 年

② 面接官 7 名（進行役含む）。面接シートに沿った内容。志望動機について詳しく。学生時代力を入れたこと。経歴について。理想の医師像。チーム医療について思うこと。

④ 面接の初めに，簡潔に答えるようにとの指示があった。人数が多いが和やかな雰囲気だった。立地，給料，職員の雰囲気がよい。とてもホワイトな働きやすい環境だと思っている。ここ 2 年ほど不人気になっているが，2019 年 6 月頃の救急医一斉辞職報道が原因で 2019 年の 6 年生が敬遠した感じだと思う。現在は人員の補充もされて十分に学べる環境になっていると思う。一度見学に行くとよい。

⑤ 6 月見学。面接の雰囲気が非常に良かった。基本的には真面目だけどかたすぎず，抜きすぎずという印象でとても良かった。上級医には穏やかな先生が多い印象。

2017 年

② 面接官 8 名，15〜20 分。事前提出の面接カードの内容に沿って質問。第 1 志望かどうか。併願病院。志望科とその理由。部活について。研修終了後の進路。

④ 面接官の人数が多いので緊張するが，圧迫面接ではなく，終始優しい。2，3 回見学に行く人が多い。

⑤ 4〜6 月見学（各 1 日）

2015 年

② 面接官 7 名，15〜20 分。事前提出の面接カードの内容に沿って質問。志望動機。志望科。医師としての目標。当院 2 年の通年コースと大学病院とのたすきがけコース，どちらを希望するか。見学時に当院の改善点，問題点はあったか。部活について。趣味。併願病院。第 1 志望か。

④ 面接官の人数に緊張はするが，言葉につまっても最後まで聞いてくださり，厳しい言葉を投げかけられることもない。淡々と進んでいく印象。提出している成績証明書の内容によっては「勉強しているか」「国試には受かりそうか」と聞かれるらしい。

⑤ 3/下旬・7/中旬見学。6 年生の 7 月中に一度は見学に行くことが必須となっている。その前にホームページをチェックして，早めに見学の申し込みをした方がいいと思う。特に救急科や内科は，後半になると見学が絶えないとのこと。研修医の先生について見学し，最後に評価を受ける。ただし，その評価がマッチングの合否にどの程度関係するかは不明。第 1 志望かどうか，見学時にも聞かれる。マッチング説明会はなく，見学の際に説明を受ける。2，3 回見学に行った人が多かった。

① 筆記試験・その他	② 面接試験	③ 受験した場所，方法	④ 受験後の感想・来年の受験生へのアドバイス	⑤ 見学・実習

2014 年

② 面接官 7 名, 15 分。雰囲気は和やか。事前提出の面接カード（病院のウェブサイトからダウンロード）の内容について。志望科。当院のどの科がよいと思ったか。当院のことや研修プログラムについて質問はあるか。

④ 今年は受験者数が大幅に増えたので，受験しやすい感じがした。

大津赤十字病院（滋賀）

2021 年

① 記述：5 問, 60 分。英語長文中の 5 箇所を和訳する。電子辞書持ち込み可。
小論文：1,200 字, 60 分。急性期, 高度医療を担う本病院での初期研修に臨むあなたの決意。

② 面接官 3 名, 受験者 3 名, 時間 10 分。当院を選んだ理由。救急の現状について。学生時代に取り組んだこと。

④ 英文和訳は辞書持ち込み可なので点差がつきにくいと思うが，慣れておく必要はある。面接は事前に準備した質問だけだった。

2018 年

① 記述：5 問, 60 分。英語論文（ジェネリック医薬品市場について）を読んで，下線部和訳。
小論文：1,200 字, 60 分。急性期, 高度医療を担う当院の初期研修におけるあなたの決意。

② 面接官 3 名, 受験者 4 名, 15 分。雰囲気は和やか。端の人から順に質問された。志望理由。志望科。第 1 志望かどうか。併願病院。後期研修も残るかどうか。部活について。体力に自信があるか。志望科の領域におけるチーム医療の役割について具体的な状況を示され，質問された。

④ 面接では，基本は願書の内容に基づいて質問されたが，チーム医療についての質問はやや答えづらかった。自分は行かなかったが，初期研修でのローテート期間が長い救急科や麻酔科は見学に行っておくとよい。自由選択期間は少ないが，その分プライマリ・ケアの力は十分つくと思われる。

⑤ 3/上旬実習（10 日間）。神経内科で実習。先生間の仲が良く，学生にも非常に丁寧に対応してくれた。質問もしやすい雰囲気だった。外来見学での神経診察はとても勉強になった。

2017 年

① 記述：4 問, 60 分。英語論文（収入による医療のレベルと寿命の関係について）を読んで，一部和訳 3 問とグラフの読み取り。辞書持ち込み可。
小論文：1,200 字, 60 分。急性期, 高度医療を担う本病院で初期研修に臨むあなたの決意。

② 面接官 3 名（院長・副院長・事務局長）, 20 分。雰囲気は和やか。志望理由。志望科とその理由。後期研修について。併願病院。救急医療の問題についてどう思うか。部活について。体力に自信がある。

④ 小論文は初期研修の際の心構えをテーマにされることが多く，時間がタイトなので，あらかじめ準備しておくとよい。英語，面接に関して対策はしなかったが，あまり差がつくようなものではないと思う。

⑤ 9 月・3/下旬・6/下旬見学

2015 年

① 記述：6 問, 60 分。A4 3 枚の英文（MERS について）。一部和訳 2 問, 説明 4 問（字数制限あり 3 問・制限なし 1 問）。
小論文：1,200 字, 60 分。現在の医療問題を踏まえた上で，理想とする医師像。

② 面接官 3 名, 受験者 4 名, 20 分。雰囲気は和やか。志望理由。志望科とその理由。大学生活で頑張ったこと。専門医制度について知っているか。体力に自信があるか。救急医療について現在の問題はどう思うか。3 年目以降も残るか。併願病院。他院と比較してマッチングの日程についてどう思うか。

④ 英文はその年に話題となったテーマが出やすい。小論文は過去

問の中からどれか一題出ているので，研修医の先生から過去問をもらっておくとよい。面接は 4 つの部屋で行われていた。院長，科の部長，事務部長の部屋や，副院長，科の部長，看護師長の部屋など。

⑤ 3/27・5/22 見学。見学は選考には関係ないとのこと。話を聞いた研修医の先生は一度も見学をしていなかった。ただ，説明会で「見学や実習をしたことがある人は」との質問にはほぼ全員が挙手していた。

2014 年

① 記述：2 問, 45 分。A4 2 枚の英文（エボラ出血熱について）の要約。CDC・WHO・Red Cross それぞれの感染対策について知っていることを述べよ。
小論文：1,200 字, 60 分。現在の医療問題と私の理想の医師像。

② 面接官 3 名, 受験者 3 名, 15 分。雰囲気は穏やか。志望動機。理想の医師像。履歴書の内容について（資格など）。3 年目以降も残るか。併願病院。

④ 例年より受験者数はやや少ない印象。後期研修医を確保したいようなので，「3 年目以降も残る」と言うと印象がよいと思う。記述の英語は，例年は下線部和訳だったが，傾向が変わった。小論文のテーマは，昨年と同じ。

⑤ 5/下旬実習（2 週間）。当直も経験できた。救急に力を入れている病院なので，一度は見ておくとよいと思う。先生方にとても熱心に指導していただいた。

草津総合病院（滋賀）

2020 年

② 面接官 5 名, 15～20 分。履歴書の内容について深く質問されることが大半。自己アピール。医師を志した理由。自分の欠点。医師は激務だと思うがどうか。

④ 概ね和やかな雰囲気ではあったが，院長代行という先生の圧迫感が強かった。この先生の部下には絶対になりたくないと思ったし，関わらない方がいいと思った（複数の研修医に確認済み）。面接のみの選考のため，とても突っ込んだ質問がきた。自分が提出した履歴書の内容に対して突っ込まれても答えられるように考えておくとよい。

⑤ 7 月見学。整形外科は上級医の先生方がとてもよい先生で，志望する人にはとてもいい環境だと思う。ただ，救急外来では患者さんがベッドにいるすぐ脇で，上級医とナースが関係ない雑談をしてゲラゲラ笑っている場面を見かけた。元々この病院は患者さんからの評判が悪いらしいという噂は聞いていたが，こういうところなのだろうなと納得した。研修医の先生方は楽しい方が多かった。

2019 年

② 面接官 6 名, 15 分。志望動機。学生生活で一番良かったこと。エホバの証人が来院時，輸血が必要の場合どうするか。人が荷物の下敷きになった時，あなたはどうするか。

④ 1 人ずつ質問してくるかんじで圧迫感も全くなく笑顔も見られる面接だった。病院見学を数回こなして行ったことがよかったのかなと思う。

⑤ 6/中旬見学

2018 年

② 面接官 5 名, 15 分。志望動機。将来について。先輩・後輩との接し方。興味のある科とその理由。出身地と違う滋賀を選んだ理由。自己 PR を英語で（英語が特技と記入していたから も）。BLS についての質問。エホバの証人について。

④ 質問内容は研修医の方に教えてもらった過去問とほとんど同じだった。英語での自己 PR は全く準備していなかったので，かなり焦ったが，その後は和やかな雰囲気になったと思う。面接だけなので，何度も見学に行き，自己アピールをした。願書もなるべく早く出して，第 1 志望であるという誠意を伝えたつもりである。研修医の先生から事前に聞いていた情報がかなり役に立ったので，事前見学は絶対に行くべきだと思う。

⑤ 5 生 8 月・3 月・6 年生 4 月見学

① 筆記試験・その他　② 面接試験　③ 受験した場所，方法　④ 受験後の感想・来年の受験生へのアドバイス　⑤ 見学・実習

2017 年

② 面接官 3 名，20 分。志望理由。自己アピール（3 分程度）。将来の医師像。どの科をまわりたいのか。15 歳未満の移植について。

⑤ 5/中旬・7/見学

公立甲賀病院（滋賀）

2020 年

② 面接官 4 名，10 分。雰囲気は和やか。志望動機。志望科。目指す医師像。10 年後にどうありたいか。出身地にいずれ戻るつもりかどうか。

④ 2020 年から新しい院長先生になり，内科系がより教育熱心になっているように思う。（2019 年に他施設の）実習でお世話になった先生だが，とても良い先生だと思う。トップがこの方なので割と魅力的。

⑤ 7 月見学。田舎のハイポ病院と思っていたが，意外に内科全般と救急科はかなり教育熱心な印象。

済生会滋賀県病院（滋賀）

2022 年

① 小論文（事前提出）：「医師を志したきっかけについて 800〜1,200 字」
その他：自己紹介書（志望動機，自己 PR，学生時代力を入れたこと，趣味・特技，得意な科目・研究課題）

② 面接官 5 名，受験者 1 名【時間】20 分以内【内容】当院の実習でしたかったことはあるか（実質的な志望動機）・特技について，きっかけとどんなことをしてるか・最近コロナウイルスについてどう思ってるか，なんで日本は失敗しているか，2 類相当から 5 類へ落としたらどうなりそうか・武道は精神統一に繋がることから派生して，普段のストレス耐性や，発散法について・興味があると書いていたことに深掘りして質問・1 分間くらい言い足りないことがあればどうぞ【雰囲気・感想】終始和やかに終わった。第一志望としてとても緊張していたので一安心はしたものの，結果が出るまでは不安。

③ 病院からの指定により現地

④ 面接官の先生が少しでも見学で顔見知りの先生であるととても安心材料にもなります。研修担当の先生とは，お話ししておくことをおすすめします。当面の見学は自分自身の体力面の確認のためにも一度はしておくと良いと思います。

⑤ 5 年 8 月，10 月，6 年 7 月の計 3 回見学。消化器内科・循環器内科・日勤の救急・当直を見学。研修医の先生方の雰囲気はとてもよく，独立した研修医ルームは充実している。各診療科の先生やコメディカルの方も熱意を持って教えてくれる。救急や当直は，研修医がファーストタッチを任せてもらえ，かつ適切にフィードバックを貰ったのちに処置をするという，環境が整っている。身だしなみには気をつけ，清潔感を大事にした。研修医の裁量と，その中での指導体制を気にかけていた。また，研修医の先生の雰囲気も重視していた。

2015 年

① 小論文：60 分。救急室で上級医の先生は手が離せない状態。他には研修医の自分，看護師 2 名，警備員，事務員がいる状況に 2 名の患者（バイタル，主訴等の詳しい状況が書かれていた）が現れた。その時，自分はどのように対応するかについて論じる。A4 用紙が 2 枚配布される。

② 面接官 5 名，10〜15 分。事前提出の自己紹介書，履歴書の内容について。志望動機。得意科目。部活動について。特技。自己 PR。アクシデントが起こった時，どう対応するか。

④ 見学や説明会に行っておくと，先生方と話す機会も多く，面接は緊張せずに臨めるます。小論文の前に病院への進路についてのアンケートに答え，面接時にそれについて質問されたりもする。試験前後の休憩中に「緊張しなくていいよ」と先生が話し，和ませてくれた。

2014 年

① 小論文：60 分。救急の現場での医師と看護師のやり取りの会話文を読み，ふさわしくない対応を列挙して，自分ならどのように対応するかについて論じる。また，追加して行うべき検査に

診察を挙げる。

② 面接官 5 名，15 分。雰囲気は和やか。小論文はどうだったか。志望理由。医師を目指した理由。理想の医師像。部活や学園祭実行委員を通して，どのようなことを学んだか。最近気になった医療ニュース。当院の救急は忙しいが，やっていける自信はあるか。自己 PR。

④ 説明会（4/5・7/17）後の懇親会で，多くの先生と話す機会があり，病院を選ぶ上で参考になった。小論文はその場で考える感じなので，特に準備は必要ないと思う。面接では，雰囲気を重視しているように感じた。印象をよくしておくことが大切。医療ニュースは，事前に確認して，友人と議論しておいた。

滋賀県立成人病センター（滋賀）

2013 年

② 面接官 3 名，20 分。雰囲気は和やか。医師を目指した理由。見学の感想。将来（3 年目以降）の展望。

④ 3 年目以降についても自由に決められそう。

滋賀県立総合病院（滋賀）

2021 年

① 小論文：400 字。

② 面接官 5 名，10 分。志望理由。志望科。人間関係で苦労したこと。

④ 小論文を書いている最中に面接に呼ばれる。2 時間のうち 10 分ほど面接に用いる想定。見学には一度は行った方がよいが，先生は見学に何度も来るより勉強しなさいと言っていた。どちらがよいのかわからないが。

⑤ 3/末見学

2020 年

① 小論文：各 400 字，90 分。DNR について。当院の研修に期待すること。

② 面接官 4 名，10 分。雰囲気は和やか。志望理由。志望科。10 年後の展望。履歴書の内容について深く質問。

④ 小論文を書くこともありがちな質問ばかりという印象。京大の関連病院だが，上級医にはバリバリやりたいという先生より，のんびりされている先生方が来がちだと耳にして納得した。

⑤ 3 月見学。相手をしてもらった循環器内科の先生がとても良い方だった。師と仰ぎたいと思った。研修医の雰囲気は割とかため，きっちりされている方が多いと思った。

2018 年

① 小論文：400 字，60 分。10 年後，どんな医師になっていたいか。

② 面接官 3 名，10〜15 分。志望理由。当院と他院の違い。将来希望する科。部活について。

④ 小論文を書いている途中に順に呼ばれて別室で面接を受け，終わり次第また小論文の続きを書く形式。見学時に話をした先生方との面接だったので，そこまでかたくならずに受けることができた。笑いのある穏やかな雰囲気の面接だった。

⑤ 3/末・6/末見学。見学の際，いくつかの診療科を回り，多くの先生と話をした方がよいと感じた。

社会医療法人淡海医療センター（滋賀）

2022 年

① 記述：5 問，60 分。英語長文中の 5 か所を和訳する。電子辞書持ち込み可。
小論文：1,200 字，60 分。急性期，高度医療を担う本病院での初期研修に臨むあなたの決意。

② 面接官 3 名，受験者 1 名【時間】20 分間＊左記が 1 セットになっており，違う面接官で 2 セット行われる。計 6 名，40 分ととても長い【内容】2 年間の研修を終えてどのようになっていたいか・初期研修後のビジョン・ふだん何を使って勉強してるのか・本を買ったり論文を読んだりしているのか・高齢者の医療をどう思うか・終業間際に患者がきたらどう思うか・他の病院の雰囲気はどこを受けたのか，それらの病院の雰囲気はどうだったか・見学にきた時どう思ったか・あなたが面接官ならどんな人を採用したいか，逆にどんな人は嫌か・やりとりとか礼儀とかはト

① 筆記試験・その他 ② 面接試験 ③ 受験した場所，方法 ④ 受験後の感想・来年の受験生へのアドバイス ⑤ 見学・実習

レーニングできるけど，中身の部分についてはどうか・診療科の希望・チーム医療で大切なことは何か・興味のあることについて深掘り・部活は何に所属してたか・BLS.ACLS を取得していたのでそれについて。

③ 病院からの指定により現地

④ 見学に行って，顔見知りの先生を増やすことは大切です。救急は弱いイメージですが，面接中に今後は力を入れていくとおっしゃっていました。当直の回数も少ないですが，徐々に増えて改善されるかもしれません。面接はやや圧迫気味の先生と，優しい先生がどちらもいます。気にせずに全力を発揮してください。

⑤ 5年の8月，6年の7月に計2回，循環器内科，消化器内科を見学。研修医の先生方同士の仲がよく，研修医ルームの見学の際もとても気さくに話しかけてくれた。消化器内科の内視鏡はとくに質が高く，健診から治療まで幅広く見学できた。循環器内科では，ロボットを用いた PCI など先進的な治療にも取り組まれていた。研修医の先生方とのお話の機会を意識した。救急の充実度合いもチェックした。

長浜赤十字病院（滋賀）

2022 年

① 小論文：短めのものが2本

② 面接官は5名くらい。雰囲気は穏やか。滋賀県への印象，滋賀県の魅力，アルバイトのこと，休日の過ごし方，小児医療，救急医療について，など。面接時間は10分程度，面接の後に小論文。

③ 病院からの指定により現地

④ 試験前日にコロナ感染症し，第一志望の病院を受験できませんでした。皆様方におかれましては，なるべく多くの病院を見学・出願することをお勧めします。SPI は自己分析に大変役立ちますので，出願前に一度試してみてください。1時間ほどですので。

⑤ 5年の8月，6年の5月に病院見学，6年の3月に見学会に参加。事務の方がとても丁寧。スクラブに着替えるのでスニーカーがあると嬉しい。先生方の雰囲気は良さそう。研修医の先生のみだけでなく，皆さん親切に対応してくださった。

彦根市立病院（滋賀）

2022 年

② 面接官3名【時間】10〜15分くらい【内容】当院を選んだ理由，チーム医療について，自分の長所についてなど【雰囲気・感想】ある程度準備していれば大丈夫だと思う。

③ 病院からの指定により現地

④ 面接でよく聞かれる内容について，ある程度準備すれば大丈夫。

⑤ 5/上旬ごろ見学。研修医の先生方が親切に対応してくださった。

宇治徳洲会病院（京都）

2022 年

① 小論文：理想の医師像（800〜1,200 字）

② 面接官4名【時間】20〜30分【内容】履歴書に記載した内容に関連したもの【雰囲気・感想】和やかなという感じはなかった。逆質問を考えてきたほうがいいと感じた。

③ 病院からの指定により現地

④ できるだけ早い段階から病院探しを行ったほうが良い。

⑤ 4/下旬，6/下旬，8/中旬に見学。研修担当の先生と必ず話す機会があるので，そこでの質問を考えてきたほうが良い。

2021 年

① 小論文：400〜800 字，90 分。良い医師になるために具体的に必要なこと。

② 面接官5名（院長・副院長・総長・研修委員長・コメディカルの偉い先生）。病院を選んだ理由。医師を志した理由。趣味。

④ 緊張感に押し潰されそうな雰囲気だった。面接も勿論大切だが，見学時の研修医の先生方や研修委員長の先生とのやり取りも採用評価基準にされている印象を受けた。学力よりも人柄が

大事だと思う。

⑤ 1/上旬・5/上旬・8/中旬見学。コロナウイルスが流行している中であったが，見学生は快く受け入れてくれた。研修医の先生につく形で1泊2日の見学を原則としている。面接で何を質問されるか，医師になる前に何を身に付けておくべきかといった点を教えてもらった。

2019 年

① 小論文：400〜800 字，90 分。理想とする医師像。その実現のために具体的にどうしたらよいか。

② 面接官4名，30分。雰囲気は和やか。履歴書の内容について。志望動機。将来希望する科。学生時代に頑張ったこと。趣味。自分の長所と短所。

④ よくある質問だけでなく，先生が興味をもったことについても質問されるが落ち着いて答えればよい。こちらからの質問の時間もあったので，あらかじめ考えておくといいと思う。見学と試験がセットで1泊2日の中に試験が組み込まれている。

⑤ 5年生夏・6年生6月見学

2018 年

① 小論文：400 字，90 分。よい医師になるためには。

② 面接官5名，30分。医師を目指した理由。家族に医師はいるか。趣味。

④ 終始和やかな雰囲気で全く緊張しなかった。

⑤ 9/上旬見学

2017 年

① 小論文：800 字，120 分。理想の医師になるために具体的に何をすべきか。

② 面接官4〜6名（院長・副院長・研修委員長・看護師長），15 分。志望動機。医師を目指した理由。教養の授業について。体力に自信があるか。趣味。大学時代に力を入れたこと。将来の展望。相模原事件について。

④ マッチングの順位決定には，初期研修医1年目の先生も関与するとのこと。

⑤ 5/下旬・7/上旬見学，5/下旬実習（2日間）。研修医の救急対応が素晴らしいと感じた。

2014 年

② 面接官4名，15分。雰囲気は和やか。医師を目指した理由。何回見学に来たか。看護師はどうだったか。部活について。

京都医療センター（京都）

2021 年

① 五肢択一：50 問，60 分。国試レベル〜やや難。臨床寄りの内容。小論文もある。

② 面接官2名（初期研修担当医・事務），10 分。選択可能だったためリモートで受験。試験の感想。医師を目指したきっかけ。総合内科を見学したか，他に回った科について。

④ 和やかな雰囲気で話しやすかった。

⑤ 6年生6/中旬・7/下旬見学

2020 年

① 五肢択一：50 問，100 分。オンラインで実施。国試レベル〜やや難。広い範囲から出題。参考書，スマホの持ち込み可。カメラで顔が映るようにしておくこと。

小論文：A4 用紙1枚。提出4日前に課題提示。コロナ禍において医療資源が限られる中，患者をどのようにトリアージするか。その利点と欠点について。

② 面接官2名（医師），10 分。雰囲気は和やか。志望動機。志望科とその理由。部活について。つらかった経験とその対処法。体力に自信はあるか。履歴書の内容について。

④ 試験の点数順で順位が決まると聞いていた。面接よりも筆記試験に力を入れた方がいいと思う。国試対策の勉強をきちんとしておくのが大事。受験者数は40名程で人気がある。

⑤ 3/中旬見学。コロナウイルスが国内で流行し始めていた時期だったこともあり，入院している患者さんの数も少ないとのこ

| ① 筆記試験・その他 | ② 面接試験 | ③ 受験した場所，方法 | ④ 受験後の感想・来年の受験生へのアドバイス | ⑤ 見学・実習 |

とだったので，普段の忙しさはあまりよく分からなかった。研修医の先生の話では，忙しすぎることはないとのこと。

2018年

① 五肢択一：50～60問，120分。国試レベル。小児や産婦，マイナーからの出題もあり。

小論文：A4 2枚，45分。WMA 医の国際倫理綱領の英文の後に，医師の守秘義務について，あなたの考えを述べよ。

② 面接官 3名，15分。将来の見通しについて。後期研修以降のこと。志望している科は，現在の医療においてどんな立ち位置か。6年間部活をしていて学んだこと。周囲の人間と意見が対立したらどうするか。

④ 圧迫ではなかったが，緊張感はあった。願書に沿って簡単なことしか聞かれない部屋もあれば，答えにくい質問ばかりの部屋もあったようだ。筆記試験と面接でほとんど決まり，小論文は参考程度。今年から受験者数が大幅に増加し，来年以降も倍率はかなり高いと思われる。

⑤7/下旬見学，6/中旬実習（3日間）。救命救急科で実習。カンファレンスが朝と夕に1日2回行われており，研修医の発表の機会や上級医からの教育体制が充実していると感じた。

2017年

① 五肢択一：50問，90分。国試レベル～やや難。マイナーからも出題あり。

小論文：500～800字，50分。チーム医療について。提示された症例について自分の意見を述べる。

② 面接官 3名（医師・事務），15分。雰囲気は和やか。志望科とその理由。自己 PR。当院を知ったきっかけ。ストレス解消法。周囲と衝突したらどうするか。学生時代に頑張ったこと。5年後，10年後どうなっていたいか。併願病院。当直に耐えられる体力があるか。病院までの交通手段。同期や他のスタッフとうまくやっていける自信があるか。

④ 択一問題は見学時に研修医の先生に頼めば，過去数年分のデータを送ってもらえる（Eメールなど）。ただし解答はない。見学の有無はマッチング判定にそんなに影響しないと思う。筆記と面接が半々の割合。国試の前哨戦みたいなかんじだと思って頑張るとよい。

⑤3月・6月見学

2016年

① 五肢択一：60問，90分。全体的にやや難。内分泌が多めに出題。

小論文：自分が終末期患者だったら。

② 面接官 3名，20分。履歴書に基づく質問。

④ 和気あいあいとした雰囲気。筆記試験の点数で勝負かと思う。時間ギリギリで急いで解く必要があった。

京都岡本記念病院（京都）

2017年

① 計 120分。

五肢択一：111回の国試過去問＋オリジナル問題。

小論文：800～1,200字。自分の理想の医師像。

② 面接官 5名，20分。雰囲気は和やか。志望理由。当院の志望順位。ナースと意見が違ったらどうするか。マッチングシステムについての意見。地域医療について。リハビリ科の良い点。部活について。

④ 面接でうまく答えられなくても院長先生が助け舟を出してくれる。

⑤6/上旬見学

京都桂病院（京都）

2022年

① 小論文：40分，2問。研修医は鬱になることがあるが，セルフメンタルケアで重要なことは何か。2025年問題についてグラフを見て考えることを書け。それぞれ A4 の紙1枚分の余白あり。

英語：60分。乳癌についての英語の論文を渡され，設問は2問。

abstract を訳せ。新薬と従来の薬との違いを述べよ。それぞれ A4 の紙1枚分の余白あり。

② 面接官は 6名。そのうち 1名が書記のような方で，質問はされなかった。10分程度。和やかな雰囲気だった。面接官1名につき，1，2問質問される。エントリーシートで書いた内容をもとに聞かれる。当院を志望した理由。今までで1番嬉しかったこと，悲しかったこと。長所短所。将来の志望診療科について，その理由。地域医療で求められることは何か。医師を目指した理由。あなたは周りの人から，どのような人だと言われるか。他にどこの病院を受けたか。

③ 病院からの指定により現地

④ 小論文と面接，どちらかと言えば面接が重視されているようだ。雰囲気は和やかなので，リラックスしてしっかりと自分の意見を伝えられると良い。わかりにくい質問が来ても，素直に思ったことを言えば良い。

⑤ 5年の1/上旬と 6年の 5/中旬に消化器内科と救急科を見学。研修医の先生方と話す機会が多くあり，研修医の仕事内容や生活について沢山のことを聞けた。医師だけでなく，コメディカルの方もとても和やかな雰囲気で，働きやすい印象を受けた。研修医同士も仲が良さそうだった。また過去問ももらえた。

2019年

① 記述：A4用紙1枚，60分。A4用紙6枚程の英語論文を読み，自分の考えを書く。辞書，電子辞書持ち込み可。テーマは，患者の家族としての医師とプロフェッショナルの医師の役割の違いを明確にし，自分の理想の医師像について。

小論文：A4用紙4枚，40分。医師の職場でも働き方改革の必要性が言われているが，自分の考えを述べよ。グラフ（日本の女性医師の数が世界各国と比べてとても少ないことが分かる）を見て，自分の意見を述べよ。

② 面接官 5名，10分。雰囲気は穏やか。当院を選んだ理由。目指す医師像。志望科。当院の志望順位。大学 6年間で一番頑張ったこと。部活を通して学んだこと。

③ 各面接官が順に質問してくる。見学時に話した先生がいて，とても気さくに質問してくれたので緊張しすぎずにすんだ。履歴書の内容を掘り下げる質問が多かった印象。受験番号によって面接が先か，筆記試験が先かの違いがある。英語の読解は辞書類の持ち込みは可能だが，しっかり調べるほどの時間はなかった。小論文も時間が足らなかった。

⑤3月・5月・6月見学。自分が見学した時は実習している学生はいないようだった。

2018年

① 記述：80分。英文を読み，幇助死に賛成か反対か。

小論文：A4 各1枚，60分。医療事故を起こした時に重要なこと。精密医療のメリット・デメリット。

② 面接官 5名，10～15分。雰囲気は和やか。見学に行った他院と当院の違い。地域医療の問題点と解決法。バイトで学んだこと。

④ 履歴書の内容はあまり読んでいなさそう。

⑤3月・5月・7月見学

2017年

① 記述：A4 1枚，60分。英語読解。ある症例に対して，A，B の治療法を読み，どちらを支持するか理由も含めて述べよ。

小論文：60分。救急現場の問題点について。研修で指導医から実技指導を受けるに際しての準備，心構え，受けた後の反応について何が重要か，意識することは何か。

② 面接官 5名（副院長・救急指導医・各科の先生・事務），10分。雰囲気は和やか。志望動機。医師を目指した理由。大学の成績。高校の部活について。自分の短所。医師として働く上で大事だと思うこと。

④ 筆記はあまり関係なく，見学中の態度と面接で決まると噂されている。事務員の方も採用に少し関わっているそうなので，誰であっても態度を変えないこと。

⑤3月・4月・7月見学

2016年

① 記述：7問，60分。辞書・電子辞書持ち込み可。英語のエッセ

① 筆記試験・その他	② 面接試験	③ 受験した場所，方法	④ 受験後の感想・来年の受験生へのアドバイス	⑤ 見学・実習

イを読んで和訳や要約。精神科的な不調から身体への不調をきたしていると考えられる患者を前にした時，身体への不調へのアプローチばかりしてしまう筆者の苦悩やジレンマが書かれている内容。
その他：面接時の資料としてアンケート記入，20分。希望する診療科はどこか。どのように医師を目指したか。大学時の課外活動について。どのような研修を希望するか。
② 面接官5名（副院長・各科の先生・人事課），10分。志望理由。周囲の人からどういう人だと言われることが多いか。趣味。苦手なタイプの人はどんな人か，またその人にどう接したか。ストレスをためやすいかどうか。
④ 面接重視で選ぶとのこと。この病院の若手の先生たちと一緒に頑張ってくれそうな人を選びたいそうだ。何が基準か分からないので，面接では聞かれたことに対して一生懸命に答えたらよいと思う。見学時に研修医の先生から院長と面接すると聞いていたが，自分の時は不在だった。院長がいないことと5名の面接官に驚いたが雰囲気が良かったので安心して臨めた。頷きながら話を聞いてもらえた。筆記試験は時間が足りなくて大変だった。
⑤ 5年生夏休み・6年生4月見学，実習。産婦人科（1回目），小児科と救急（2回目）に行った。院長が小児科なので，小児科には行った方がよいという噂。先生方は皆親切で，雰囲気も良かった。

2013年

① 記述：1問，60分。英文（アメリカにおける禁煙の推進と，雇用者のとるべき対応についての論説のようなもの）を読んで600字以内で要約。辞書持ち込み可。
② 面接官5名，10分。雰囲気は比較的和やか。志望理由。医療現場における女性就業環境について。地域医療についての問題点と改善策。

京都市立病院（京都）

2022年

① 選択肢：【形式】五選択肢択一問題30問と英語論文要約400字程度【時間】それぞれ約50分【内容】国試過去問やオリジナル問題。放射線科の問題は難しい。
② 面接官4名，受験者1名【時間】20分【内容】志望動機，ストレス解消法，上級医と意見が対立したら，チーム医療の意義と医師の役割，学生時代頑張ったこと，周りからどんな性格と言われるか，短所，社会情勢について【雰囲気・感想】穏やかな雰囲気
③ 病院からの指定により現地
④ 夏の説明会は参加した方が良いです。
⑤ 6年生4/上旬に見学。過去問をもらうことができた。研修医同士の仲も良く，働きやすそうな環境と感じた。6年生でないと見学ができなかったので，6年生4月にすぐに見学に行った。

2020年

① 五肢択一：35問，50分。国試レベル。
記述：1問，50分。英語論文を読み，内容を要約。辞書の持ち込み可。
② 面接官4名，15分。志望理由。大学で頑張ったこと。上級医と意見が合わなかったらどうするか。チーム医療とは何か。医師に一番大切な素質とは。
④ 五肢択一は国試と同じ問題も出題されていたと思う。記述は時間がぎりぎりで英単語を調べる時間が足りなかった。面接前にフェイスシールドが配られ，面接中はそれを付け，マスクは外した。質問事項はあらかじめ決まっている印象だった。
⑤ 7/中旬見学

2017年

① 五肢択一：30問，50～60分。国試レベル～やや難。国試を参考に作成された問題。広範囲。
記述：400～600字，50分。睡眠とスマホ，SNSとの関係についての英語記事の要約。辞書持ち込み可（電子辞書不可）。
② 面接官4～5名（医師・看護師・事務），20分。雰囲気は和やか。

志望理由。理想の医師像。自分の長所と短所。研修医になって頑張りたいこと。最近読んだ本。最近気になった医療ニュース。待ち時間が長く，機嫌が悪い患者への対応。もし患者が突然殴りかかってきたらどうするか。部活について。看護師に求めること。
④ 昨年から始まった筆記試験は来年どうなるか分からないが，難しい印象をうけた。疾患は知っているものが多いが，選択肢が専門的なものが多く，選べなかった。昨年受験の先輩方は筆記で半分くらいしか解けなかったけど受かったと言っていたが，今年は受験者，第1志望者が格段に増えたので，そう簡単にはいかないかもしれない。
⑤ 6月見学および実習

2016年

① 五肢択一：40問。国試レベル～やや難。
小論文：400～800字，45分。マラリア対策の英語論文の要約。英和辞書持ち込み可（電子辞書不可）。
② 面接官3名，20分。履歴書に基づく質問。
④ 今年から試験内容が大きく変わった。筆記試験（学科試験と英文試験）実施初年度。

2015年

① 小論文：1,200字，120分。2つのテーマから1つ選択。1) 医療におけるロボットの導入について，2) iPS細胞について。
② 面接官4名（医局長クラス2名・コメディカル2名），15～20分。雰囲気は穏やか。志望動機。志望科。医師にとって一番大切なこと。終末期医療で大切なこと。実習時の雰囲気，感想。学生時代に頑張ったこと。研修プログラムについて。どんな研修医を目指すか。成績について。コメディカルと対立したらどうするか。
④ 面接で医学的知識を問われることはなかった。エントリーシートの内容について詳しく質問された。ハキハキと明るく答えることが大事とのこと。小論文では差がつかないので，面接が重要。
⑤ 7/上旬見学・実習（2週間）。試験の加点にはならないが，病院の特徴を見に行った。先輩の話を聞いておいた方がよい。

2014年

① 小論文：1,200字，90分。PM2.5について。人体に及ぼす影響も含めて論じよ。
② 面接官4名，15分。あまり穏やかではない雰囲気。志望科。10年後はどうなっているか。短所を挙げ，それにどう対処していくか。成績はどの程度か（国試には受かりそうか）。コメディカルスタッフと衝突した場合，どうするか。大学時代に打ち込んだことはあるか。地域などで働くことについてどう思うか。
④ 受験者は例年どおり，60名程度。京都大学，京都府立大学，大阪医科大学の学生が多い。休み時間に研修医が様子を見に来てくれて，雰囲気が和やかになった。小論文のテーマがこれまでと異なり，各論だったので焦った。面接の順番は，受験番号順ではなく，待ち時間が長かった。厳しく突っ込まれることはなかったが，一言一言慎重に聞いているようだった。成績の話になったときはシビアな空気になった。

京都第一赤十字病院（京都）

2022年

① 選択肢：五選択肢択一問題。100問，120分。過去問からの出題が多く，国試の過去問も見られた。公衆衛生は出題なし　外科の問題が国試より難しく，消化器外科志望の友人に過去問を見てもらった。
自己PR
② (面接官) 5名 (受験生) 4名 (面接時間) 30分 (雰囲気) 真面目で堅い感じ
③ 病院からの指定により現地
④ マッチングは事前の対策が重要ですが，臨機応変な対応，また途中でつまっても諦めずに冷静さを取り戻して続けるしつこさも大切と感じました。見学に行った時にできるだけ情報を集めて対策すればなんとかなると思います。また，病院の説明会

| ① 筆記試験・その他 | ② 面接試験 | ③ 受験した場所，方法 | ④ 受験後の感想・来年の受験生へのアドバイス | ⑤ 見学・実習 |

にできるだけ出席し病院の求めることを肌で感じ理解しておくことも大切です。
⑤ 4月18日救急科見学。見学生ながらも処置の手伝いなどさせていただいた。医師や看護師の雰囲気が良かった。研修医の先生方を紹介していただいた。お昼もご一緒させていただき病院の様子など知ることができた。その際，過去問もいただいた。
4月20日産婦人科見学。実習の学生さんと先生について手術を見学した。この日は研修医の先生とお話しする機会はなかった。この日も医師と看護師さんの関係性がよいと感じた。身だしなみや持ち物の忘れ物がないかよく確認した。産婦人科の見学では先生に質問されもっと勉強していくべきだった。主に研修医がどこまで手技をさせていただけるか，後期研修にむけて自分の志望科，志望病院との連携があるかどうかに注目した。

2019 年

① 五肢択一：100 問，120 分。メジャーがメイン，救急，麻酔，整形も出題あり。マイナーはほとんど出ていなかった。
② 面接官5名，15～20分。最初に1分自己PR。他院と比べて当院の良いところ，悪いところ。10年後何をしているか。医療ミスについて。
集団討論：受験者4名，20分。4つのテーマは昼休み前に発表され，グループ（4名）で考える。直前にくじ引きで1つ選択。賛成・反対は5分前に決定。
④ 試験時間が長くて疲れた。受験番号が早いと早く帰れるので願書を早く出してよかった。
⑤ 5年生8月・6年生4月見学。

2018 年

① 五肢択一：100 問，120 分。難しい。内科，外科両方出る。心電図の読影等も。
小論文：500字，60分。英語論文の要約（400字），感想（100字）。
② 面接官5～7名，受験者4名，15～20分。最初に1分で志望動機，自己PR。働き方改革について。パワハラについてどう思うか。興味がある科。京都に残るかどうか。10年後どのように働いていきたいか。（女子受験者のみ　東京医大の問題についてどう思うか。）
集団討論：受験者4名。5つのテーマは昼休みに発表。直前にくじ引きで1つ選択。1グループ4名で各テーマについて話し合い，肯定派，否定派に2名ずつ分かれる。進行役は先生。受験者が3名の時は，先生が否定派の意見を補足してくれた。テーマは救急車を有料化すべきか，など。
④ 緊張感がある。適度に突っ込まれる。
⑤ 5年生8月・6年生4月見学。

2016 年

① 五肢択一：100 問，120 分。過去問必須。
小論文：600～800字，40分。地域包括支援制度について。
② 面接官5名，15分。履歴書に基づく質問。自己PR。自分の短所について。初期研修に望むこと。初期研修についての質問。
④ 病院側の熱意とよりよい研修をつくりたいという姿勢のみえる面接だった。短い時間ではあるが，話しやすい雰囲気で，事務の方まで気配りが非常によい。筆記試験は仲間うちで解答を作りながら勉強。小論文は説明会で示されるものを一度は書いて練習しておくことが望ましい。

2015 年

① 五肢択一：100 問，120 分。内科，外科，救急が中心。マイナー，産婦，小児はなし。国試レベル～やや難。マークシートではなく，選択肢に○をつける形式。
小論文：400～600字，40分。ある事例を読む。制度の概要を述べた上でその趣旨を踏まえ，事例を報告すべきかどうか，その理由と考えを述べよ。
② 面接官4名，受験者4名，20分。雰囲気は和やか。履歴書に基づく質問。筆記試験の感想。志望理由。部活について。趣味。特技。アルバイトについて。将来のビジョン。自分の短所を挙げ，それをどうカバーしていくか。事前に3つの中からいずれか1つのテーマを与えられ，それに基づき討論。子どもにス

マートフォンを持たせることについて。遺伝子組み換え食品の開発について。原子力発電は必要か。
⑤ 筆記試験は公衆衛生や医療倫理の問題もあり，幅広く勉強しておくとよい。過去問が入手できればやっておくとよいと思う。研修医の先生より「小論文での誤字脱字は許されない」と聞いたため，要注意。面接で医学的知識を問われることはなかった。討論のテーマは昼休み前にグループごとに提示されるので，どのグループも休み時間に調べたり，意見を出し合い話す内容を決めていた。面接時に，賛成・反対どちらの立場になるのか指定される。意見のやり取りではなく，ただ自分の意見を述べるのみ。毎年，第二赤十字病院と同じ試験日のため，どちらかしか受験できない。
⑤ 6/下旬見学，5/中旬実習（2週間）。受験に必須ではないが，病院や患者さんの雰囲気が自分と合っているか見極めるためにも，見学には行った方がよいと思う。長期休暇を利用して大学のプログラムではなく，自主的に実習に来ている人もいた。実習でお世話になった先生はよく覚えてくださっているので，受験時の安心材料にはなる。

2014 年

① 五肢択一：100 問，120 分。外科，内科，救急が中心。マイナー，産婦，小児はなし。国試～卒試レベル，非常に難。
小論文：300～500字，50分。2015年問題とは何か。
② 面接官7名，受験者4名，20分。雰囲気は和やか。履歴書に基づく質問。筆記試験の感想。第二赤十字病院ではなく当院を選んだ理由。あなたを雇うと病院としてどのような利益があるか。特技を挙げ，それを医療にどう役立てられるか。短所を挙げ，それにどう対処するか。事前に与えられたテーマに基づき討論。
④ 受験者は例年どおり，30名程度。筆記試験対策としては，内科の一般的な知識，外科の再建方法などを勉強しておくとよい。小論文対策として，時事問題をチェックしておいた方がよい。討論のテーマは昼休み前にグループごとに与えられるので，休み中に集まって，話す内容を決めた。時々，質問の順番が逆になることもあって焦った。

京都第二赤十字病院（京都）

2020 年

① 五肢択一：70 問，90 分。国試過去問直近3年分より出題。
記述：字数制限なし，40分。英文の論文。コロナの感染経路の特徴と，それを踏まえて今後の病院の対策について述べる。
② 面接官4名，15分。志望理由。研修期間で学びたいこと。志望科。医師を目指した理由。体力に自信はあるか。
④ 救急に力を入れていることもあり，研修目標として救急の患者さんを診られるようになりたい人には合った病院だと思う。スポーツをやっていた人，体力のある人を求めている感じ。今年は見学の有無は合否に関係しないとのことだが，見学はやはり必要。3回は見学した方がいいと思う。筆記対策として国試過去問3年分は解いておくこと。
⑤ 7/上旬見学。今年はコロナの影響もあり，見学の有無や回数は採用に影響しないと言われた。いつもは見学，説明会含めて3回がMAXで点数加算されるとのこと。

2019 年

① 五肢択一：50 問，90 分。国試過去問直近5年分より改変無しで出題。公衆衛生はない。
小論文：字数制限なし，40分。英文のアブストラクトを読んで，問題に答える。辞書持ち込み可。
② 面接官4名（医師・看護師），10分。志望動機。体力はあるか。壁にぶつかったらどうするか。治療ミスをしてしまったらどうするか。志望科とその理由。併願病院。自己PR。試験の出来。
④ 緊張し面接室に入ったが，意外と怖くなかった。部活等はメモされている。特に変な質問もないので，普通に会話できれば大丈夫だと思う。説明会に行かないと受験資格無しと研修医の先生に聞いた。
⑤ 5年生5月・12月・6年生6月見学。願書に見学に行った科をチェックする項目があるので，毎回違う科に行くのがよいと思

① 筆記試験・その他　② 面接試験　③ 受験した場所，方法　④ 受験後の感想・来年の受験生へのアドバイス　⑤ 見学・実習

近畿

う。救急科が強いので行くべき。見学，実習で行った科が1年目の初め2か月のローテーション科になるという話も聞いた。見学時に点数をつけられているかんじはしなかった。回数は重視されている。

2018年
① 五肢択一：40〜50周，90〜120分。国試過去問直近5年分より臨床問題出題。
小論文：400字，30分。英文を読んで，問題に答える。人が倒れた時に，医師としてどうするか。
② 面接官5名，15分。志望動機。部活について。京都を選んだ理由。三次救急もやっていて，かなりしんどいが大丈夫か。NSTについて何か述べよ。
④ 見学回数が加点されるので，複数回見学に行った方がよいと思う。ただ，3回以上行ってもかわらないそうだ。
⑤ 2/下旬・6/下旬見学

2017年
① 五肢択一：70〜80周，90〜120分。国試直近5年分より出題。一択の問題のみ。マイナーは除く。画像問題も大幅増加。
小論文：40〜50分。英文を読んで，質問に答える。事故現場において医療安全を守るためのチームワークとリーダーシップについて。
② 面接官4〜5名（医師・看護師・薬剤師），15分。志望理由。医師を目指した理由。将来の志望科。併願病院。見学の感想。他院との違い。クリクラで印象に残った症例。勉強方法。地域医療に大切なこと。体力に自信があるか。臨床と研究どちらに進みたいか。大学で学業以外に打ち込んだこと。部活について。チーム医療における医師の役割。研修でやりたいこと。自己PR。
④ 筆記試験は95%以上でないと毎年受からないと言われた。正答率の低い問題の出題が多かった。説明会に来ない人は受ける資格なしとのこと。履歴書に見学した科を記入したり，見学回数が点数に反映されるので，色々な科をまわった方がよい。見学や説明会に行けば行くほどポイントがつくので，第1志望なら早めに見学する方がよいと思う。この病院で働きたいアピールが大事。外科＋救急＋志望科の見学がよい。面接ではハキハキと話す方が好印象。他の病院と比べて選んだ理由が言えるとよい。
⑤ 3月・5月・7月見学

2015年
① 五肢択一：60周，100分。国試の過去3〜5年分から出題。国試の問題そのまま。メジャー中心。
小論文：40分。A4 1枚程度の英文を読み，それに対する考察を述べる。手術室で生じたインシデントについての予防策。
② 面接官4名，15〜20分。雰囲気は穏やか。志望理由。志望科とその理由。部活について。課外活動について。医師を目指した理由。体力に自信があるか。出身地の良いところ。併願病院。趣味。実習で得たもの，自分にできたこと。自己アピール。
④ 筆記の範囲拡大，英語の論文が難しくなっているなど，今年度から試験の傾向は変わっている。面接官に看護師，薬剤師もおり，色々な方面から見て採点，評価されていると感じた。
⑤ 4/上旬・5/下旬見学。6月実習（2週間）。外科では知識の有無ではなく，術前の準備，朝の回診ややる気を見ている印象。元気よく積極的に取り組むのがよい。見学の評価は試験の点数に反映されるそう。また，実習は見学と比べ，かなりの加点になるという話があった。

京都中部総合医療センター（京都）

2021年
① 小論文：800〜1,200字，60分。大学生活でストレスまたはプレッシャーに感じた出来事について。
② 面接官4名（医師・看護師長・事務），15分。雰囲気は穏やか。当院を選んだ理由。志望科。履歴書の内容について。看護師に求めること。当院のような地域医療支援病院で研修することで，あなたにとって良い点は何か。病院に来るまでの南丹市の

風景を見て思うこと（京都府の中では田舎だが，どのように感じるか）。最後に質問はあるか。
口頭試問：ショックの分類。ショックバイタルの患者さんに対する初期対応。
④ 研修先に選んだ理由が重視されていると感じた。医学的知識に関する口頭試問の対策としては，国試対策をしっかりすること。毎年同じ問題ではないので対策は難しい。試験中は感染防止用のゴーグルとマスク着用だった。小論文の試験後に面接だが，小論文試験の途中で面接に呼ばれている受験者もいた。その場合は，面接で抜けた時間分だけ，延長して試験を受ける。1日目の受験者数は12名程だった。様々な規模の病院に見学に行くとよいと思う。5年生と6年生では志望科や初期研修に対する見方も変わるので，できるだけ多くの病院を調べて自分に合った研修先を探すように。
⑤ 4年生2月見学。それ以降はコロナの状況によりオンライン説明会に参加。

2020年
① 小論文：800〜1,200字，60分。理想の医師像と研修期間をどう過ごしたいか。
② 面接官4名（研修担当医・看護師長・事務）。志望理由。自己紹介。日本の医療制度の問題点。医師として最も重要なことは。色々な性格の看護師と接する覚悟はあるか。医学知識について（ステロイドの副作用，熱中症の症状，ALSの陰性症状，ピロリ菌除去する疾患，など）。
⑤ 5年生夏見学。消化器内科と循環器内科。どの先生も優しく歓迎されている雰囲気であった。循環器内科を回っている研修医はなかなか大変そうであった。夕方に京都市立病院から招いた講師の先生から感染症についてのレクチャーを研修医と一緒に受けた。
6年生9月実習（4週間）。小児科。コロナがあり，入院患者は少なかったため外来見学がメインであった。熱意をもって教えてくれる先生方ばかりであった。京都市外では珍しく24時間小児科医がいる。月2回，美山の診療所に行き予防接種や検診を行っており，同行させてもらった。

2014年
① 小論文：800字，60分。私の医師像について。
② 面接官5名（病院長・研修センター長他），15分。雰囲気は和やか。医師を志した理由。当院の研修で何をしたいか。1分で自己アピール。最近読んだ本。最後に何か質問はないか。
④ 第1志望であると言えば問題ない。
⑤ 1/上旬見学，5/下旬実習。小児科，放射線科，麻酔科の教育内容が良かった。

京都民医連中央病院（京都）

2020年
① 五肢択一：50周，60分。国試レベル。内科のみ。
小論文：400字，30分。5人の急性腎不全患者に対して透析機器が2台しかない状況で，誰に透析を行うか。
② 面接官5名（医師・看護師・医学生担当・事務），10分。志望動機。医師を目指した理由。京都を選んだ理由。自分の長所と短所。志望科とその理由。併願病院と志望順位。
④ 筆記試験は時間に余裕がなかった。五肢択一は国試勉強で対応できると思う。小論文はある程度対策が必要であると感じた。面接は圧迫や怖い雰囲気ではなく，聞かれたことに丁寧に答えれば問題ない。
⑤ 5年生8月・6年生6月見学。1日研修医の先生についていき，研修の様子を見せてもらった。研修医の先生とたくさん話ができていい見学ができた。

2015年
① 五肢択一：50周，50分。国試レベル〜やや難。
小論文：400字，60分。目指す医師像。
② 面接官4名（医師，看護師，医学生担当者，事務），10分。医師を目指した理由。小論文の内容について。研修の際に最も不安なこと，その対策。趣味。奨学生活動で最も印象に残ってい

① 筆記試験・その他　② 面接試験　③ 受験した場所，方法　④ 受験後の感想・来年の受験生へのアドバイス　⑤ 見学・実習

ること。
④ 筆記試験は時間に余裕がなく難しかった。しっかり対策しておいた方がよい。第1希望として提出する人数が，募集人数を上回る年が多い。奨学生が優先される面もあるため，本当に研修を考えている人は奨学生になった方がよいかも。
⑤ 5年生5月見学・実習。学生の希望を事前に聞いてプログラムを組んでくれる。最低2日は行った方が意義があると思う。

市立福知山市民病院（京都）

2017年

① 小論文：1,200字，45分。目指す医師像について。
② 面接官6名（院長他），10分。志望理由。自己PR。大学時代に打ち込んだこと。見学に行った他院や，併願病院。当院と他院の違い。
④ ピリッとした雰囲気。特に院長先生が一番面接に熱心な印象。人気病院だが，知識の豊富さよりも研修医として熱心に働いて，パワフルさやガッツがあり病院の原動力となってくれるかを大切にしている印象を受けた。

2016年

① 小論文：1,200字，50分。将来の医師像について。
② 面接官4名，10分。志望理由。当院の研修環境について思うこと。将来の進路。
④ 面接では若干の緊張感があった。熱意があることを伝えられればよいと思う。説明会には必ず参加して，時間があれば見学や実習に行き，先生に覚えてもらうとよい。

新京都南病院（京都）

2017年

① 小論文：400字，60分。理想の医師像。
② 面接官10名（院長・副院長・部長・看護師長他），30分。雰囲気は和やか。志望理由。医師を志した理由。部活について。研修医が2名についてどう考えるか。
④ オーソドックスな質問内容なので，答えを準備しておけば緊張しなくてすむ。人柄を見られていると思う。自分がどういった人間なのかを明確に伝えるようにすること。
⑤ 7/下旬見学および実習。特にチェックされているという感じではなかった。病院長と話す機会があるので，覚えてもらえば面接に気楽に臨める。

2015年

① 小論文：400字，40分。目指す医師像。
② 面接官10名，20分。得意分野。自分の長所と短所。志望科とその理由。
④ テストされているというよりも，人柄を見ている印象。面接中に「当院を選んでもらえたら嬉しい」といったことを何度か言われた。
⑤ 8月・3月実習。雰囲気が明るく，実習も安心して行うことができた。活気に満ちている。

武田総合病院（京都）

2015年

② 面接官5名（院長・副院長・専門科の先生・看護師長・事務部長），20分。面接官が1人ずつ順に質問。志望動機。医師を目指した理由。理想の医師像。当院の良い点，改善点。研修医の印象。専門科を見学した際の印象。将来のビジョン。ボランティアやアルバイトの経験について。部活の内容。趣味。自分の長所と短所。自己PR。最後にCBTの順位。
④ 試験日は5日間設定されており，そのうち1日を選択。受験者と医師2名で昼食をとり，1人ずつ面接。別室にて医師2名と待機のため，全員の面接が終わるまで気が抜けなかった。複数回見学にきている学生が多いが，見学回数が合否に関係することはなさそう。面接の印象を第一に決めるとのこと。総合診療科と救急が有名。

舞鶴医療センター（京都）

2014年

② 面接官3名，10～15分。雰囲気はアットホームで和やか。わざわざ舞鶴の病院を選んだ理由。勉強などの機会が都会に比べて少ないがよいか。何か希望はあるか。
④ 定員2名だが，めったなことでは落ちないと思う。
⑤ 見学・実習。大学からの実習なので，1つのスライドが見られなかったが，友人と情報を共有することで，病院の全体像をつかんだ。

舞鶴共済病院（京都）

2017年

② 面接官3名，10分。雰囲気は和やか。当院での実習で良かったと思うところ，改善点。研修医になった際に希望すること。
④ 威圧されたり答えにくい質問をされたりは一切ない。実習の最終日に面接を受けることができた。
⑤ 5/中旬～6月実習（5週間）。とにかく皆さん優しい。指導も丁寧で，一度は足を運ぶのをおすすめする。

洛和会音羽病院（京都）

2022年

① 選択肢：【形式】五肢択一問題【問題数】50周【時間】90分【内容】病院にある各診療科がそれぞれ1，2問ずつ出している感じです。簡単めのものから専門医試験レベルまで様々。ただ，選択肢5つのうち正しいものや誤っているものの組み合わせを選ばせる形式が多く，5つのうち1つや2つ確実に合っている，間違っているという判断ができると，戦略的には解きやすい。
小論文：90分。【内容】SDGsに関連して3Rについて，それぞれ自分自身が取り組んでいること，それによる健康や環境面での影響について述べよ（罫線ノート2ページ分くらいで述べる形で，文字数の厳密な指定はない）。
② 面接官6名，受験者3名【時間】25分【内容】当院の他にいくつ病院を受けたか。大学病院は含まれている。それらの選択基準は何か・仕事のやりがい・医師以外の職業なら何をするか（医師でも構わないが，研究医とか目指していない診療科の医師など違う視点を盛り込んで話すべき）・臨床研修後の展望・京都に残りたいのか・勉強についてどういうことを心がけてきたか・当院は10日間連続の休暇があるけど何がしたいか・ユーチューバーになるなら何配信するか・自分を動物に例えると何か・健康のために心がけていることは何か
③ 病院からの指定により現地
④ 受験者数は，当日数えた限りでは21名でした。なぜか受験番号が試験日は1日にもかかわらず40番ほどまでありましたが，人気病院ではあるものの，倍率は一般的な市中病院と変わらなさそうです。面接：選択式=2：1：1との噂を聞いており，面接でしっかり受け答えするのが大前提となりそうです。
⑤ 5年の10月，6年の7月に見学。カンファレンスが豊富にあり，知識や思考力の面も十分鍛えられる病院。研修医の先生も志が高く，過去問ももらえる。身だしなみには気を遣った。また，臨床推論カンファレンスでは，聞かれたらダンマリするのではなく，現時点で考えていることを述べる努力をした。

2020年

① 五肢択一：50問，60分。国試レベル～専門医レベルまで。英語の問題も5問あり。
小論文：90分。初期研修医の給料が他の職種に比べて高いこと，また日本は先進国の中で珍しく医師免許の更新制度がないこと，これらの事実を踏まえた上で医師に求められる責務について述べよ。
② 面接官6名，受験者3名，30分。筆記試験・小論文の出来。併願病院。受験する病院に大学病院の有無。当院での研修後，どのようになっていきたいか。自分の長所，それに関するエピソード。自分が医師である立場を想定した時，担当の患者さんが民間の高額な医療を受けていると知ったら，自分ならどうするか。自分が面接官になったらどんな質問をするか，それを自分

近畿

| ① 筆記試験・その他 | ② 面接試験 | ③ 受験した場所，方法 | ④ 受験後の感想・来年の受験生へのアドバイス | ⑤ 見学・実習 |

なら何と答えるか。

④ とても真面目な雰囲気で，笑いがあるような感じではないが，圧迫といった感じもない。どんどん掘り下げて質問してくるので，嘘やごまかしは通用しない。同じテーマについてランダムに指名されて答える形式。他の人が言った意見も踏まえて発言する難しさを感じた。面接が重視されていると思う。有名病院にも関わらず最近は受験者数が減少していたが，今年は前年の2倍近くの受験者がいて，これから増えていく可能性もある。

⑤ 見学。朝のカンファレンス，昼のレクチャーは有意義だが，消化不良かも。

2018 年

① 五肢択一：60問，120〜150分程度。メジャーの問題は国試一般問題レベル。マイナーは難しい。過去問との重複は10問位。

小論文：A4 3枚，90分。PCやスマホの普及によって，現代人の生活がどのように変わり，身体機能にどのような影響が出ているか考察，それらの技術に医療者としてどのように向き合っていくか考察せよ。

② 面接官6名（副院長・各診療科部長・看護部長・3年目医師），受験者3名，20分。医学部に入って良かったこと。ストレス発散法。筆記試験の出来。併願病院。受験する病院に共通する特徴。最近感動したこと。最近怒りを覚えたこと。

④ 筆記の過去問は見学時に研修医からもらえる。小論文は事前に1回60〜90分で書く練習をしてみるとよいかも。有名病院だが，2018年の定員は9名，受験者数は10〜13名程で拍子抜けした感じもあった。以前ほど高倍率ではないが，全国から受験者がくるので，見学には何回か行くのがベターだと思う。この病院に限らず，志望理由などは5年生のうちに一度書いておくと余裕がもてると思う。

⑤ 3月・7月・8月見学

2017 年

① 五肢択一：90分。全科目から出題。国試レベル〜やや難。臨床重視。英語の設問も4〜5問あり。

小論文：90分。あなたの人生においてゆずれない大切なものとは。

② 面接官3〜6名，受験者3名，30分。部活について。おすすめの旅行先。苦手な人とコミュニケーションを取る方法。海外旅行，留学経験の有無。履歴書の内容についての質問。

④ 面接官が受験者各々に対して別々の質問をする形式。答えにくいものもあった。見学時に採点されているらしい。総合内科にとても力を入れていて，研修制度も指導体制も充実している印象。ドクターG（酒見先生）のモーニングレクチャーが毎日受けられる。

⑤ 5年生11月・3月・6年生6月見学および実習。朝の集合は7時20分と早い。宿泊施設は自分で確保する必要がある。最寄りの山科駅からは徒歩20分程。朝の勉強会（研修医向けに上級医の講師からレクチャー）に参加した後，希望診療科の見学・実習となる。建物の構造に迷う。

2013 年

① 五肢択一：60問，80分。日本語50問は，音羽病院にあるほぼ全科から幅広く出題。一般問題のような知識から専門医レベルの深い内容まで，各科の主要疾患の診断や詳細な知識を問われる（肛門科の術式の名称など）。英語10問は，臨床問題。国試より難。

小論文：(1) 1,200〜2,000字，事前提出。臨床医に必要な能力として，コミュニケーション能力を挙げる者は多いが，患者・家族，職場で働く仲間と良好な信頼関係を成立させるために必要なコミュニケーション能力の前提となる，臨床医の持つべき素質，態度，姿勢について考えることを述べよ。

(2) A4 2〜3枚，80分。現代人が陥っているであろう，広い意味での「依存症」を挙げ，その深刻さ，原因，対策について述べよ。

② 面接官8名，受験者3名，30分。雰囲気はまちまち。志望理由。併願病院数。併願病院の共通点。併願病院の面接で聞かれたこと。大学病院を受験したか，受験した場合はその理由。自分で

思う長所と他者から見た長所。10年後の自分はどのようなキャリアを積んでいきたいか。医師としてではなく人としてどう生きたいか。座右の銘。尊敬する人。挫折した経験はあるか。最近のニュースで怒りを覚えたもの。最近怒ったこと。普段の勉強法。休日の過ごし方。ポリクリで印象に残った患者。当院で働くとしたら，今の自分には何が足りないと思うか。上司と意見が食い違ったらどうするか。自分が主治医で検査オーダーが通らなかったときにどう対処するか。

書類選考で半分が落とされ，10名の募集に対し，実際の受験者は40名程度。京大系列の病院だが，例年どおり京大出身者は少なかった。小論文（2）では「スマホ依存症」との解答が多かったようだ。面接では，医師や医学に関するもの以外の質問が多く，人間性を見られていると感じた。志望理由に対する明確な答えを用意しておく。ただし，答えを用意しておいても，容赦なく，かなり踏み込んだ質問をされるので，だらだらと話し続けるのではなく，きちんと頭の中で組み立ててから話す。

⑤ 6/4 実習。研修医1名について回る。その研修医が評価した点も参考にされる。ただし，点数になるかどうかに関わらず，礼儀正しくすることは大切。救急では，自由に様々な疾患を勉強できた。私立病院らしく，研修医より看護師が手技を多くこなしていた。

洛和会丸太町病院（京都）

2022 年

② 面接官2名，受験者1名【時間】20分【内容】当院を志望した理由，医師を志望した理由，将来の志望科，その他の受験病院，出身地，大学時代の部活動，趣味【雰囲気・感想】事前に準備していた回答で対応可能だった。雑談も交えながらの面接だった。

③ 病院からの指定により現地

④ 見学，応募書類作り，筆記試験対策，面接対策を早い時期から進めていくことが重要だと思います。また，早めに見学に行き，自分がどのような研修病院で働きたいかのイメージを持つことも重要だと思います。

⑤ 5/上旬に見学。研修医の先生に1日ついて回ることができた。研修のことや病院のことなどを詳しく聞くことができた。指導医の先生方とも密にコミュニケーションを取っていたのが印象的だった。事前に研修病院のホームページや紹介動画を参照し，聞くべき質問をリスト化して臨んだ。研修医の先生方の裁量権や指導医の先生方との接し方に注目した。

2017 年

② 面接官3名，15分。志望理由。併願病院。大学時代のことについて。

⑤ 5年生8月見学，6年生7月実習。総合内科で有名な先生がおり，カンファレンスが充実している。じっくり内科の研修がつめると感じた。

浅香山病院（大阪）

2022 年

② 面接官4名【時間】10分程度【内容】志望動機，病院見学はいつ来たか（感想も），興味のある科とその理由，部活動についての雑談，将来の進路について，救急医の研修についてどう思っているか，地域医療において大切だと思うこと，他に受けた病院とその志望順位，逆に聞きたいことはあるか【雰囲気・感想】きちんと先生方から挨拶があり，和やかな雰囲気だった。答えに詰まってもフォローしてくれた。逆質問は想定外でかなり焦ったので準備しておくべき。

③ 病院からの指定により現地

④ 面接後に一応お礼のメールを送ったが，きちんと丁寧な返信が返ってきたので，送った方が好印象なのかもしれない。上の先生は優しい方ばかりなので，落ち着いてしっかり受け答えできれば大丈夫だと思う。

⑤ 5年の10月頃に見学に行き，6年でもう一度行こうとしたがコロナ禍で見学が制限されていたため，Zoomでの座談会に参加した。急性期病棟は新しく，研修医室も綺麗だった。コメディカルの方々がとても優しく，学生が1人にならないよう常に気遣って

① 筆記試験・その他 ② 面接試験 ③ 受験した場所，方法 ④ 受験後の感想・来年の受験生へのアドバイス ⑤ 見学・実習

くれた。指導医が施設案内してくれたが，穏やかで，質問すれば優しく答えてくれた。研修内容も穏やかな人が多く，研修内容に満足しているようだった。精神科が有名な病院であり，午後は精神科病棟を指導医のもと，見学させてもらった。

育和会記念病院（大阪）

2018年

② 面接官5～6名，20分。雰囲気は和やか。志望理由。半分位は雑談。
④ 見学した日に面接も行ってもらえた。
⑤ 7/下旬見学

石切生喜病院（大阪）

2021年

① 小論文：事前提出。臨床実習を体験して改めて感じたこと。
② 面接官5名，10～15分。前室で，入室後自己紹介をした後に30秒程度で自己PRをするように事前に通達される。志望科の理由。同規模の他病院との違い。部活で苦労した点。チーム医療で気を付ける点。医師になる上で不安なこと。ストレスを感じた時どう対応していたか。
④ 受験生が話しやすいような雰囲気作りをしてくれる。答えに詰まっても話し終わるまでじっくりと聞いてくれる。面接で難しいことは基本的に聞かれないので一般的なマッチング対策で十分。見学や実習では積極的に参加することが大事。
⑤ 3/下旬・5/中旬・7/上旬見学

2020年

① 小論文：400字，事前提出。新型コロナウイルスをうけて，改めて感じた臨床実習の意義について。
② 面接官5名，10分。雰囲気は和やか。志望理由。実習で印象に残った症例。チーム医療における医師の役割。履歴書に書いた内容について。他院と比べて当院の良い点。
④ 笑顔で普通に話すことができれば面接は大丈夫そうだ。
⑤ 1日見学。オペ見学もさせてもらった。2週間実習。やりたいことをさせてもらえる。面倒見がよく沢山教えてくれる。研修医の先生とも話す時間をもらえた。

2019年

① 小論文：800字，事前提出。Student Dr.として経験した臨床実習で最も印象に残ったこと。
② 面接官6名，15分。志望理由。志望科とその理由。どんな医師になりたいか。チーム医療において医師はどうあるべきか。医師でなければどんな職業につきたいか。
⑤ 8/上旬見学，3月実習。整形外科にて積極的に手術を見学させてもらい知識が深まった。

2018年

② 面接官5名，15分。最初に1分程度で自己PR，志望動機。志望科。医師を志した理由。どんな研修医になりたいか。研修後の進路。ストレス解消法。
④ 圧迫の場合とそうでない場合がある。医学的知識を問われることはなかった。男の怖そうな先生が多かったので，割と緊張感があった。
⑤ 12月見学，6～7月実習。外科が強い。手術に入らせてもらえる。処置回診や手術のビデオや様子を見せてもらえる。ご飯をおごってもらえた。食堂が安い。

和泉市立総合医療センター（大阪）

2021年

① 小論文：400字，事前提出。3つのテーマから1つ選択。1) 当院志望理由，2) 初期研修に対する抱負，3) 初期研修後の目標。
② 面接官6名，25分。雰囲気は和やか。志望理由。志望科。自分の長所と短所。部活でモチベーションの違う部員をまとめる方法。アルバイトについて。帰省頻度。両親は志望病院について何と言っているのか。
④ 褒められ過ぎて逆に不安なくらい持ち上げられる。どんな反応が正解かわからなかった。コロナの影響で面接官との距離がすごく遠かったので，大きな声で答えることを心がけた。事務の

人がすごく親切でフランクだった。受験者数は25名程。直前に病院見学に行くと，何人も行っていて印象付けされなさそうなので，直前だけでなく定期的に行くのがよさそう。
⑤ 3/下旬・7/下旬見学

2020年

① 小論文：400字，事前提出。3つのテーマから1つ選択。1) 当院志望理由，2) 初期研修への抱負，3) 初期研修後の目標。
② 面接官5名。志望理由。最近の医療ニュースで気になったもの。コロナの影響。挫折経験。
⑤ 2回見学に行ったが，どちらも丁寧に見学日程を組んでいただき充実した見学ができた。

2019年

① 小論文：400字，事前提出。3つのテーマから1つ選択。当院を選んだ理由。研修医としての抱負。
② 面接官5名，20分。医師を目指したきっかけ。将来希望する科。初期研修後の進路。
④ 実習に行っていると病院の雰囲気がつかめるので，受験時に少し気持ちが楽かもしれない。
⑤ 3月見学，4月～5月実習（1か月半）。実習環境が良く楽しい実習期間を過ごせた。交通費，昼食を病院が負担してくれるので助かった。

医誠会病院（大阪）

2021年

② 面接官4名（医師・薬剤師・看護師・事務），40分。選択可能だったため現地で受験。雰囲気は和やか。最初に長所・短所，趣味などについて3分ほどで自己PR。志望科。将来は大学に入局するのか市中病院で働くのか。研修医になってまずしたいことは何か。
④ 普段は面接に病院長が参加するようだが自分の時は不在だった。面接時間が長く談笑するような雰囲気だったので私も笑ったりするような余裕があった。自己PRをしっかりとすればそこから質問が広がるので対策をしておいたらよいと思う。
⑤ 7月オンライン・8月病院見学。コロナ禍のためどちらでも対応可能だった。

2016年

② 面接官4名，30分×2。圧迫感が強い。医療時事問題。
④ しっかり受け答えができれば問題ない。圧迫面接は何でもよいので答えられるかどうかを見られている様子。かなり揚げ足をとるような質問が多かった。

大阪医療センター（大阪）

2021年

① 五肢択一：60問，60分。国家試験レベルの問題。簡単な問題もある中，国試レベルをはるかに超えた問題も出題された。全範囲対策必須。
記述：英語論文読解。辞書持ち込み可（電子辞書不可）。小論文：800字，50分。多様性について。
② 面接官4名，15分。雰囲気は穏やか。病院志望理由。医師志望理由。志望科とその理由。見学の話を詳しく。理想の医師像。
④ 出身大学，名前順次第で面接の順番が決まるので，出願が早い方がよいということはない。診療科採用ではなさそう。バランスよく対策が必須。逆にそれをしっかりとこなす人が求められているとのこと。
⑤ 3/下旬見学。事務の方，診療科の先生，初期研修医の先生は非常に優しかった。研修のイメージが具体的についたことで，ここで働きたいと強く感じるようになった。5/下旬実習（5日間）。見学とは違い担当患者も持った。診察に行くときはついてきてもらう。初期研修医の先生も上級医の先生も熱心に指導してくれて，非常に勉強になった。

2020年

① 五肢択一：50問，80～90分。国試レベル～それ以上の問題も含む。全範囲から出題。途中退出可。
記述：60分程度。英語論文和訳。辞書の持ち込み可。

近畿

① 筆記試験・その他　② 面接試験　③ 受験した場所，方法　④ 受験後の感想・来年の受験生へのアドバイス　⑤ 見学・実習

小論文：60 分程度。COVID-19 について考えること。
② 面接官 5 名，15〜20 分。志望動機。チーム医療の中での自分の役割。なりたくない医師像。趣味。面接官への質問もしくは自己アピール。
⑤ 5 年生夏見学（半日）。志望している科ということもあり，検査について詳しく教えてもらえて，見学というよりは実習のような感覚だった。

2018 年

① 多肢選択方式：60 周，80 分。国試よりやや易。全範囲から出題。
記述：45 分。英語論文和訳。辞書持ち込み可（電子辞書不可）。自然科学についての文章。
小論文：800 字，45 分。
② 面接官 4 名，15 分。志望理由。志望科とその理由。あなたの強み，弱み。針刺し事故を起こしたらどうするか。医師の適正は。
④ 1 つの質問に答えると，それについて掘り下げられる。
⑤ 5 年生 1 月実習（1 週間）。外科で手術を見ている時間が多かった。

2017 年

① 多肢選択：50 周，80 分。国試の一般問題レベル。公衆衛生は除き，まんべんなく出題。
記述：45 分。英語論文読解。辞書持ち込み可（電子辞書不可）。サッカー W 杯での脳振盪について。
小論文：800 字，45 分。高額な抗がん薬と国民皆保険について，自分の意見を述べよ。
② 面接官 5 名，10 分。雰囲気は和やか。志望科とその理由。部活での役割，役職。大学生活について。看護師の役割。
④ 志望科の理由については突っこんで聞かれたので，しっかりと考えた方がよい。受験者は阪大生が多い印象だったが，特別有利なことはなさそう。
⑤ 6/下旬見学

2016 年

① 五肢択一：60 周，80 分。国試レベル〜やや難。全科から幅広く出題。マイナー は 1 科あたり 1，2 問。
記述：2 問，90 分。英語の医学論文のアブストラクトの和訳，医学に関する英語長文を日本語で要約。紙の辞書のみ持ち込み可。
② 面接官 5 名（医師・看護師・事務），10 分。志望理由。大学時代に打ち込んだこと。部活でうまくいかなかったときどうしたか。興味のない科でのモチベーションの保ち方。チーム医療における医師の役割。看護師の役割。夜間に毎日不定愁訴で来る患者さんへどう対応するか。自己 PR。
④ 面接室によって雰囲気が異なる。自分の受けた部屋は少し緊張感があったが，和やかな部屋もあったようだ。

大阪急性期・総合医療センター（大阪）

2022 年

① 選択肢（英語）：基本的な文法問題，穴埋め，文章理解を問う問題
小論文：現在の世界情勢について思うところ
② 面接官は 3 名で希望の先生，知らない先生，事務の人であった。まずこの病院への熱い思いを 5 分間述べた後，各先生が質問する形式であった。質問内容は理想の医師像，上司から理不尽な要求をされたらどうするか，大学で頑張ったことは何か，他にどの病院受けたか，第一志望について。面接時間は 20 分で終始和やか感じであった。
③ 病院からの指定により現地
④ 部長が採用の権限を握っているので部長とコンタクトをよくとった方がいいと思います。
⑤ 5 年 7 月と 3 月，6 年 4 月と 6 月に見学に行った。過去問をもらうことができ，見学の回数が大切だと教えてもらったので，多めに行った。研修医の先生方は仲が良く，見学の途中で話を聞ける時間があったのでそこでいろいろ不安を質問した。5 年の 3 月に実習に行った。2 週間だったが小児科の基礎的なこと

を教えていただけてとても良かった。また研修医の小児科コースの先生方も優しく，実際に患者に触れて学ぶことができた。部長と最後にしっかりした面談があり，将来何科になりたいか，親は何しているか，また研修医で行えるコースをどれにするかなど聞かれるので答えを作っておいた方がいいと思いました。

2021 年

① 記述：英語（記号問題＋筆記）。新型コロナウイルスの臨床検査上の特徴について書かれた長文。胃がんの術式に関する臨床研究についての長文で和訳や内容理解を問う記述問題。肝硬変について書かれた長文。小論文：800〜1,200 字。新型コロナウイルスパンデミックにおいて，学んだことと実行したいこと。
② 面接官 2 名，10〜20 分。希望診療科を選んだ理由。大学時代に頑張ったこと，失敗したこと。コロナ禍に苦労したこと。医師の働き方改革について。理想の医師像。他の受験病院。アルバイトについて。
④ 本年度は受験者数が多く面接が 2 日間に分かれたため，例年と異なる可能性がある。筆記は医学部に受かるくらいの英語能力があれば簡単に読める程度の英文だが，専門用語・医学英語の注釈はないので，大学入学後に論文や医学英語にある程度は触れていないと苦戦するかも。面接官は優しく，緊張をほぐしてくれるような話し方だった。自分のやってきたことや将来像をまとめておけば対応可能。面接や小論文の対策を始めるにあたり，まずは自分が現在どのようなルートを描いているのか，またこれまでの自分がどのような人物で，どういった部分が今の自分につながっているのかを考えると一貫性のある面接や小論文ができると思う。7 月上旬から中旬に病院主催の説明会があるが，参加必須だと思われる。その時に病院全体の紹介が行われる。診療科別面談が行われ，希望診療科の部長と対談する時間があった。
⑤ 3/中旬見学。コロナウイルス患者を多数受け入れている。年中見学受付を行っている。基本的に研修医の先生に付きっきりで，業務内容や病院の雰囲気を把握できた。研修医のいない科は後日連絡先を頂き，過去問や面接の内容を聞くことができる。自分の希望診療科であったため，部長の先生が気さくに話しかけてくれ，雰囲気の良さを感じた。他の先生方も 3 年目以降の話も含め様々な話をしてくれた。
9・10 月実習（4 週間：外科 2 週間＋内科系 2 週間）。専攻医の先生方や診療部長と話ができて，病院の雰囲気もよくわかった。積極性を見せれば，学生にも診察・手技の機会をたくさん与えていただける。研修医になっても色々経験させてもらえそうな雰囲気。

2020 年

① 記述：英語。辞書の持ち込み可。文法はセンターレベルだが，単語はやや難しいものや医学用語もある。
小論文：1,200〜1,400 字。医師として診療する時に大切だと思うこと 3 つ。
② 面接官 3 名，15 分。希望診療科で分かれている。志望理由。なぜこの診療科を希望するのか。小論文の内容について。
④ 筆記の出来はスクリーニング程度でそれほど重視していないという噂。小論文は今年から始まった。
⑤ 5 年生 1/上旬・6 年生 7/上旬見学。総合内科。朝の集合が早い。カンファレンスの後，部長先生の後，病棟や外来の見学，カルテを一緒に見せてもらった。研修医の先生とも話せたし，研修医ルームにも連れて行ってもらえた。この科に見学に行った他の学生によると，病棟の患者ひとりについてレポートをまとめるというパターンもあるらしい。マッチング前にもう一度見学。コロナウイルスの影響でとても忙しそうだった。この日は研修医の先生とほぼ一緒に行動。研修医採用は各科で枠をつくって選んでおり，面接も希望科によって分かれているとのこと。阪大出身の研修医がとても多い。

2019 年

① 90 分。国語，英語。センター試験の現代文のようなものと主に医学系雑誌から引用した英語の読解問題。辞書持ち込み可。
② 面接官 3 名（志望科部長・医師・看護師），15 分。志望理由。

① 筆記試験・その他　② 面接試験　③ 受験した場所，方法　④ 受験後の感想・来年の受験生へのアドバイス　⑤ 見学・実習

理想の医師像。急な呼び出しにどう対応するか。看護師の役割についてどう考えるか。働き方改革についてどう思うか。大学時代に一番頑張ったこと。つらかった経験とその対処法。
④ 説明会はとても重要なので必ず行った方がいいと思う。見学時に部長先生とは何度も話をしていたのでリラックスして臨むことができた。聞かれる質問は例年ほとんど同じでオーソドックスなもの。筆記試験より面接が重要とのことなので，面接に力を入れた方がいいと思う。各診療科ごとに採用する人数が大体決まっているそうなので，見学時に将来の専攻科と熱意を上級医の先生にアピールするのが重要だと思う。阪大の関連病院なので阪大生が多く受験する。
⑤ 4/下旬・7/上旬見学。見学は志望科のみでいいと思う。ERは初期研修医の先生にお願いして夕方少しだけ見学させてもらった。

2018 年
① 90 分。国語，英語。辞書持ち込み可。和訳の記述あり。
② 面接官 3 名，15 分。雰囲気は和やか。理想の医師像などを含め，将来のビジョンについて 5 分間自由に話す。部活で印象に残っていること。看護師がミスをした時の対処法について。
④ 面接官は自分の希望する科の先生が担当することが多いようだ。『ハローマッチング』に書いてあったようなことが聞かれた。説明会への参加が選考の参考になると聞いたので，必ず参加した方がよいと思う。
⑤ 5 年生春・夏見学

2016 年
① 60 問，60 分。国語（現代文，小説），英語（長文問題）。辞書持ち込み可。
② 面接官 3 名，10 分。雰囲気は和やか。自己アピール 5 分間。専門医制度についてどう思うか。夜間の呼び出しに対応可能か。志望科の魅力。
④ 志望科によって面接室が割り振られていた。看護師長にチーム医療について聞かれることもあるそう。6 月に行われる病院説明会は合否に関係するそうなので，行った方がよい。

大阪警察病院（大阪）

2022 年
① 筆記試験：【医学臨床問題】問題数は 80 問程度。時間は 2 時間半程度。メジャー，マイナー，公衆衛生と幅広く出題された。選択肢問題が主だが，穴抜き問題もあった。難易度は難しくなく，しっかり勉強している人であれば 8 割程度は取れそうな印象【英語】大学入試のような長文を読んで，日本語もしくは英語で答える問題。時間は 1 時間程度で，問題数は大問が 1 つ。難易度は簡単で，時間も余裕があった。
② 試験官 3 名と個人面談【時間】10 分程度。タイマーで管理されており，早めに終わる場合もある【内容】志望理由・進路について・他病院との違い・自大学が大阪ではないけど，そこと大阪の医療の違い【雰囲気・感想】先生の表情は落ち着いていたが，頷くなどのリアクションで，不安になる面談だった。履歴書と同じ内容の返答は求めていない様子だった。
③ 病院からの指定により現地
④ マッチング日程が早いので，第一志望で考えている人は，他の病院を先に受験して面接の練習をしておくことをおすすめします。また，第一志望の病院が決まっていたとしても他の病院を見て回ることで，面接時にその病院の優位性を説得力を持って説明できるため，見学は様々な病院に行くことをおすすめします。
⑤ 6 回生の 5 月，7 月に見学。過去問をもらうことができた。研修医は明るく元気で，仲が良かった。身だしなみや持ち物に注意した。自分の志望科と理由を言えるようにしておいた。

2020 年
① 記述：59 問，50 分。基礎的な問題。国試レベル。COVID-19 に関する質問も 5 問程度あった。
英語論文 1 つについて，4 問。単語の意味，説明。本文を読んで表を完成させる。本文中ではこれまでの事例からどうするの

がよいと書かれているかと言った内容説明。論文内容は COVID-19 に関するもの。辞書の持ち込み可。
② 面接官 3 名，10 分。履歴書に沿った質問。志望科（総合診療科）を選んだきっかけ。ドクター G の影響はあるか。当院は阪大系だが，将来は阪大の総合診療科へ入るのか。
④ 試験当日は試験 2 週間前からの体温管理表の提出が必須だった。コロナ流行のため筆記と面接の間の時間を院内待機不可で，受験生はだいたい桃谷の駅前まで戻って時間をつぶしていた様子。筆記は昨年の問題に比べて，英語の内容・設問ともに簡単になったと思われる。面接は 3 部屋並列で行われた。履歴書や成績証明書などにしっかり目を通している印象。それに沿って質問されたため個人によって質問内容は大きく変わると予想される。逆に言えば履歴書の書き方次第で質問内容を誘導できるとも考えられる。見学の回数は関係ないが，説明会に来ないと絶対にとらないと事務から言われたので，研修を希望するなら説明会には必ず行くようにしよう。本年度は COVID-19 の流行に伴い，説明会が 6 月の各土曜日に 3 回程開かれた。
⑤ 5 年生 10/中旬。午前は消化器内科，午後は ER を見学。全体的に病院の通路は狭いと感じた。午後の ER に関しては救急専門医の上級医が常にいるため，3 次救急ではあるが研修医はある程度安心して診察にあたることができそうだと感じた。また近隣に病院も多いため，救急搬送が一手に集中することがなさそうな事も慣れない間はプラス面かと考えた。研修医ルームは別にあり，研修医はそこそこ忙しそうだが，かといって忙殺されるほどという感じでもない。食堂のメニューの幅は狭く，研修医曰くそれほどおいしくないとのこと。コンビニで買って食べることも多いそう。

2019 年
① 記述：60 問，60 分。国試レベル。メジャー，マイナー，小児，産婦の全範囲から出題。
60 分。英語論文 1 つについて，3 題の和訳問題。
② 面接官 3 名，15 分。志望理由。筆記試験の出来。自分の長所。
④ 筆記のレベルはさほど難易度が高くない印象だったので，国試の勉強をしておけば大丈夫。英語の和訳問題は分量が多くなりきひつかったので，しっかり対策しておかないといけないと思った。

2018 年
① 記述：60 問，90 分。医学基礎知識の穴埋め問題。
1 問，60 分。英語論文の読解問題。電子辞書持ち込み可。
② 面接官 3 名，10 分。履歴書の内容について。志望理由。志望科。自己アピール。
④ 終始よい雰囲気だった。どの部屋も和やかだったらしい。履歴書をしっかり書いておくことが大切。筆記試験はあまりにも点数が低い人を落とすためで，履歴書と面接が重視されている。
⑤ 12 月・3 月見学

2017 年
① 記述：40 問，60 分。メジャーを中心にマイナー，産婦，小児まで幅広く出題。qSOFA などの最新トピックスも出題。
小論文：英文論述問題。
② 面接官 3 名，10 分。志望理由。医師を目指した理由。1 分間自己 PR。履歴書の内容について。
④ 小論文はかなりの分量で時間が全く足りなかった。
⑤ 脳外科で実習。オペの見学がメイン。後期研修の先生が主に対応してくれた。病院は少し窮屈な印象。

2016 年
① 記述：60 問，60 分。医学基本問題。
小論文：英文論述問題。電子辞書持ち込み可。
② 面接官 3 名（院長・内分泌内科部長・呼吸器内科部長），10 分。雰囲気は穏やか。大学の成績表を見ながら質問。筆記試験の感想。将来研究をやりたい理由。志望科の教授と会ったことはあるか。3 年目以降の進路について。
④ 面接室は 3 つ。面接会場前で待機中も，部屋から前の受験者の笑い声などが聞こえていたので，リラックスした雰囲気なのだ

① 筆記試験・その他　② 面接試験　③ 受験した場所，方法　④ 受験後の感想・来年の受験生へのアドバイス　⑤ 見学・実習

と感じた。午前中に受けた筆記試験の結果が面接官の手元にある。他の部屋で受験した人の話によると，救急科の先生が面接官にいる場合は，面接の雰囲気が厳しかったとか。

大阪市立総合医療センター（大阪）

2022年

① 選択肢：【時間】90分（小論文とあわせて）選択問題30問。国家試験より少し難しく感じた。
　小論文：医師になる上での初期研修2年間の位置づけとは（800字程度）。

② 面接官2名【時間】10分程度【内容】志望理由・地域実習はどうだったか・臨床したいか研究したいか・長所，短所・学生時代，印象に残ったこと・病院選びは何を重視したか・志望科の理由

③ 病院からの指定により現地

④ 筆記試験は時間配分が大事だと思いました。小論文は時間を測って練習をしたら良いと思います。

⑤ マッチング試験の約1か月前にある合同の見学会に参加した。過去問を貰うことができた。研修医の先生が質問に答えてくださった。事前にメールで質問を送り，そこで聞きたいことは全て書いた。

2021年

① 計90分。
　五肢択一：30問。国試形式。国試レベル。
　小論文：800字。新型コロナウイルスの今後の展望について。

② 面接官3名，10分。大学での得意な科目。新型コロナウイルスに対する政府の対応についてどう思うか。将来的なキャリアプラン。

④ 優しい人と冷たい人がいた。ブースが何個か存在して，質問も雰囲気も少しずつ違うと思う。見学の有無は関係ないらしい。

⑤ 3/中旬見学会。病院内を案内してもらった。

2020年

① 計90分。
　五肢択一：30問。国試形式。国試レベル。メジャーからマイナーまで幅広く出題。小児や循環器が多め。一部過去問あり。
　小論文：800字。脳死における人工呼吸の中止について考えを述べよ。

② 面接官3名，5～10分。一般的な質問。ボランティア経験の有無。夢を語ってください。乳幼児は喋ることができないが，どうやってコミュニケーションをとっていきますか。

④ HPにも記載があるのだが，病院見学の回数とマッチングの合否は関係ないそうだ。自分は小論文が苦手だったので，1か月前くらいから毎日練習した。先輩によると，読みやすい字で，とにかく字数を埋めろとのこと。実際自分がそうして受かっているので，その通りだと思う。試験時間がタイトなので小論文の練習をしていない人はなかなか厳しいと思う。

2019年

① 計90分。
　五肢択一：30問。国試形式。国試レベル。メジャーからマイナーまで幅広く出題。小児や循環器が多め。一部過去問あり。
　小論文：800字。医療の地域格差について。

② 面接官3名，10分。医師を志した理由。志望科の理由。どんな研修がしたいか。将来のビジョン，夢。10年後の理想の医師像。他の人よりできること，資格などはあるか。ボランティア経験の有無。医師としてのキャリアと私生活の両立をどうていくか。

④ 例年は集団討論だが，台風の影響により前日に集団面接に変更。当日受験できない学生も出たため個人面接に切り替わった。臨機応変に対応すべきと感じた。志望科ごとに振り分けられた。聞かれることは難しいことではないのでリラックスして笑顔で話すことが大事だと思う。台風の影響もあり人数が減ったが，午前枠と午後枠があり受験者数は90名程。見学の有無や回数は選考に関係ないと思う。五肢択一は足切りに使い，小論文と面接で決めるそうだ。他院を受験し面接の練習をしてお

いてもいいかと思う。

⑤ 3/中旬見学

2018年

① 計90分。
　五肢択一：30問。国試レベル。メジャー，小児，産婦。一部過去問あり。
　小論文：800字。児童虐待について。

② 集団討論：面接官3名，受験者6～8名，50分。最初の5分で課題を読み，40分討論，最後の5分でまとまった内容を試験官に報告。米国における人種間での差別をなくすための救済措置の是非について。就学前児童の教育無償化と待機児童問題への対策。どちらにお金を使った方がよいか。

⑤ 5/中旬～6月実習。小児科内科系8診療科を実習。手技もいくらかさせてもらえ，多くのことを教えてもらえた。研修医と指導医の距離が近い。大学病院並の規模だが，研修医の数は少ないので面倒見はよい。

2017年

① 計90分。
　五肢択一：30問。国試レベル～やや難。内科＋外科。
　小論文：800字。国民医療費の増大について，自身の考える対策。

② 集団討論：面接官3～4名，受験者4～6名，40～50分。まとめ役，書記等自由に決めて進行。各々意見を出しあい，最終的にまとめて発表。終末期医療やICの得られない患者への対応。良い医療について。

④ 筆記試験の過去問は研修医からもらっておくとよい。全国から受験者が来ていて，8割は新卒生。国公立が7割，私立が3割ほど。ほぼ学力勝負。択一問題で7～8割は必要。集団討論まで時間があるので，予めグループで集まり作戦を立てておくとよい。協調性をアピールするなんてことは受験者全員考えていることなので，何を判断基準としているのか謎であった。テーマがぼやっとしすぎていて，話しにくいと受験者同士で話していた。

⑤ 3/中旬，6/下旬見学，4/下旬実習。小児科の専門性がとても高い病院で，研修医の先生方も小児科希望の人が多いせいか，優しい人が多い雰囲気だった。立地も良いし，きれいな病院。どの先生も熱心に教えてくれる。

大阪赤十字病院（大阪）

2022年

① 筆記試験（英語）：大問3つで60分。1つ目は安楽死に関する文章で，問題文はA4で3～4枚分あり，設問は5つで設問の問題文は英語であった。2つ目は英文和訳で，3つの文章から好きなものを1つ選び全文和訳であった。全て4～5行の文章。3つ目は単語を答える問題が20問あり，それぞれ最初の頭文字のみ記載されていた。紙の英和辞典は持ち込み可能。
　小論文：大問3つで60分。白衣に関する問題が出題された。写真と論文の要旨，図の書かれた紙が配られた（800字）。カルテの意義（200～300字）。チーム医療を担う役職とその中で医師が果たす役割について（300～400字）。

② 5～10分【内容】地域医療をしたいかどうか・社会人1年目として気をつけること・履歴書の内容諸々

③ 病院からの指定により現地

④ 働きたいとまっすぐな気持ちを持つことが一番重要だと思います。頑張ってください。

⑤ 5年12月，6年3月に見学。過去問はもらえた。研修医の仲が良さそうだった。言葉遣いに気をつけた。

2020年

① 記述：英語論文2題，60分。せん妄でみられる症状，有効な治療法。ある症状を訴え入院した患者，その症状と鑑別疾患を挙げる。辞書の持ち込み可。
　小論文：2題，60分。それぞれ表や参考文献，グラフがついていて，それを参考に答える。がんの死亡率のグラフを参考に，

| ① 筆記試験・その他 | ② 面接試験 | ③ 受験した場所，方法 | ④ 受験後の感想・来年の受験生へのアドバイス | ⑤ 見学・実習 |

高額な抗がん剤治療を行うことについて書け。コロナの状況下でオンライン診療が期待されている。利点と欠点について書け。
② 面接官 3 名，10 分。志望理由。志望科とその理由。ストレス解消法。筆記試験の出来。
④ 淡々と行われたという印象。人気の病院。試験日が早いこともあり，力試しにたくさん受験者が集まると聞いた。過去問がもらえるが，毎年題材や難易度が変わるため，あまり参考にならないかもしれない。
⑤ 8/上旬見学。人気がある病院で，見学申し込みをしてもなかなか希望日がとれなかった。過去問がもらえる。

2019 年

① 記述：3 問，自由英作文。コンサルテーションをとる時に大切にすること。長文 1 題。和訳五肢択一。
小論文：60 分。医師の偏在と働き方改革，医師の選択科の偏在について（800 字）。大阪赤十字病院に研修医生活で求めるもの（600 字）。
② 面接官 4 名，10 分。志望理由。志望科とその理由。学生生活で打ち込んだこととその中で困ったこと。実習の中で学んだこと。ストレスへの対処法。筆記試験の出来。国家試験の勉強進捗状況。
④ 圧迫という感じはなかったが，静かに面接が進んだ。例年よりも受験者が多くなっていた。筆記は時間が足りなくなりそうになる。
⑤ 3/上旬見学

2018 年

① 記述：3 問，90 分。英語論文の和訳。データのみで結論のない論文データから考えられることの説明。ロボット手術についての Up to date の内容。神経変性疾患の英文和訳。脳梗塞治療について。
小論文：400〜500 字，90 分。女性医師の増加のデータや，医師の残業，科の偏在などのデータより，医師の働き方改革について。医療費増大に対する解決策。
② 面接官 4 名，10〜15 分。雰囲気は比較的和やか。志望理由。志望科とその理由。看護師との関わり方をどう考えるか。挫折経験とその乗り越え方。見学時の感想。趣味。手術中に判断をくだすことができるか。ハードな研修と言われているが，耐える自信はあるか。
④ 筆記試験対策としては，英語論文に慣れることが大切だと思う。面接で答えを用意しておらずジェスチャーを交えながら話してしまうこともあったが，先生方はにこにこ話を聞いていた。
⑤ 7/上旬見学および実習（1 日）。整形外科にて実習。手術見学の他，研修医の先生方と話す時間も作ってもらえた。研修医の先生からは初期研修 2 年のことを，整形の先生からは後期以降の特徴を教えてもらえた。

2017 年

① 記述：90 分。英語の論文を読んで穴埋め，和訳。医療者が SNS を利用するときに気を付けること。辞書持ち込み可。
小論文：子宮頸がんが若年女性で増えている理由，ワクチンを普及させるためには。もしくは，無痛分娩について除痛方法の利点と欠点，無痛分娩の禁忌と相対禁忌。
② 面接官 3〜5 名，15 分。雰囲気は和やか。志望理由。志望科とその理由。医師を志した理由。病院見学の感想。チーム医療について。研修病院に求めるもの。特技。履歴書の内容についての質問。大阪の土地柄について。
④ 素直に答えた方が印象がよい。定員は 2017 年度から 9 名になった。京大関連病院なので，京大の受験者が多い。全ての診療科がそろっていて，最新の機材もそろっている。大阪環状線の上にあり，立地と規模（900 床），診療科は理想的。
⑤ 3 月・6 月見学および実習。実習生に対しての対応が丁寧でとても親切にしてくれた。自分で自由に動いてもよい雰囲気だった。飲み会あり。見学実習時に ES と実習許可証の事前郵送が必要。

2016 年

① 記述：2 問，90 分。英語の論文を読んで和訳や内容についての問いに答える。ピロリ菌感染者と非感染者の病気の発症率について。白血病の遺伝子異常の予後について。
小論文：2 テーマ，90 分。IQ テストを子どもに分かりやすく解説する。ホスピスでの患者の苦しみを列挙し，その対策を講じる。
② 面接官 4 名，15 分。雰囲気は穏やか。志望動機を中心に話を広げてくる。
④ リーダーの先生が少し怖かった。3 年後以降も残ることを強めにアピールした方がよいと思う。
⑤ 3/下旬見学・実習。見るだけでなく色々経験させてもらえた。良い雰囲気だった。

大阪府済生会茨木病院（大阪）

2019 年

① 小論文：2 問，90 分。分子標的薬について。医療費抑制政策について。
② 面接官 4 名，15 分。雰囲気は和やか。クラブ活動について。医師を志した理由。他に受けた病院。
④ 面接官の方々がとても優しい。

2014 年

① 記述：2 問，60 分。エボラ出血熱について。ショック（急性循環不全）の病態について。
② 面接官 5 名，30 分。雰囲気は和やか。履歴書の内容。雑談。

2013 年

① 記述：1 問，60 分。消化管出血をきたす原因となる疾患。
② 面接官 4 名，30 分。雰囲気は和やか。どのような初期研修を希望しているか。

大阪府済生会吹田病院（大阪）

2022 年

① 選択肢：【形式】五選択肢択一問題【時間】45 分【内容】時間内に解ききれる問題量だった。過去問と国試から。救急に関する問題が多かった。
その他：グループディスカッション（3 名 1 組で，ある症例への医師の対応が示され，その医師の行動に倫理的な問題があるかどうかを議論し，模造紙で発表した）
② 面接官 3 名，受験者 1 名【時間】15 分【内容】貴方を採用することで当院が得られるメリット，自己 PR も兼ねて・成功体験があればそれについて，その成功に自分のどのような点が影響したか・チーム医療についての考え・最後に何か質問があれば【雰囲気・感想】やや堅めの雰囲気。事前に準備していた回答で対応できず，自己分析やチーム医療についての考えをしっかり持つ必要があると感じた。
③ 病院からの指定により現地
④ 筆記試験のある病院は見学に行って過去問を貰うべきです。

2021 年

① 五肢択一：50 分。国試よりやや難。メジャーからもマイナーからも出題。
② 面接官 3 名（医師・看護部長），10 分。志望理由。志望科。どのような研修をしたいか。ストレス発散方法。グループワークもある。
④ 終始和やかで，普通の質問がほとんど。国試の勉強をマッチングまでにある程度終わらせておくと，少し余裕がでると思う。
⑤ 12 月見学。研修医の方から過去問をもらった。

2020 年

① 五肢択一：国試レベル。科目は幅広くまんべんなく出題。画像問題で併設の画像の添付がない問題がいくつかあった。
② 面接官 3 名（医師・事務），10〜15 分。雰囲気は和やか。
④ 筆記試験の内容については，見学に行くと研修医の先生から対策として出題された項目のデータをもらえるので，ざっと見ておくとよいのかもしれない。ただ，試験中は時間に追われていたので，正直対策が有効だったのか記憶にない。国試の勉強を

① 筆記試験・その他　② 面接試験　③ 受験した場所，方法　④ 受験後の感想・来年の受験生へのアドバイス　⑤ 見学・実習

前もって進めておけばよいと思う。
⑤5年生夏，病院企画の多人数の見学会に参加した。しっかりプログラムが組まれていて安心感があった。食堂でのご飯にも連れて行ってもらえた。希望科の見学の後は研修医の先生に話を聞く時間も十分に確保されていて有意義だった。

2019年
① 五肢択一：40問，45分。国試形式。国試レベル〜やや難。科目はまんべんなく出題も，メジャーが6割程度，消化器多め，整形外科の問題も目立つ。どの試験日も問題は共通の様子。
② 面接官5名（院長・救急科科長・内科科長・事務他），10〜15分。雰囲気は穏やか。志望理由。済生会の設立理念。臨床か研究か，将来のビジョン。志望科。医師を目指した理由。医師になって壁にぶつかった時の対処法は何かあるか。
グループワーク：受験者5〜6名。1つのテーマについて話し合い，意見をまとめ最後に模造紙に書いて発表する。司会，タイムキーパー，書記，発表者の役割分担を決める。テーマは尊厳死について。
④ 今年からグループワークが試験に取り入れられたので先生方も手探りのような状態だった。グループワークの前には全員の前で自己紹介をする時間があった。先生の話では，今までは筆記重視だったが今年からはグループワークか面接の内容をかなり重視するとのこと。面接は人となりを知ろうとしていると感じた。済生会グループを受ける人は設立の歴史などについても目を通しておくといいと思う。
④4月実習（1か月）。学校のカリキュラムにあったので1か月小児科に行った。部長クラスの先生は研修医の採用担当をしていたりするので，行っておいて損はないと思う。

2017年
① 五肢択一：100問，90分。国試の一般問題形式。最後の5問は臨床問題。2つ選べや3つ選べ形式だった。国試レベル。ほぼメジャーからの出題。
② 面接官4名（院長・研修担当医・看護師長他），受験者3名，30分。1分で自己アピールと志望理由。最近気になる医療ニュース。研修医の自殺について原因と対策。自分の性格分析。周りの人から自分の性格はどう思われているか。新専門医制度についてどう考えるか。筆記試験の出来。
④ 筆記試験は予備校のMACに委託して作られている。面接よりも筆記重視。面接ではよく聞かれる定番の質問への回答を作っておけばよい。集団面接ではあったが，ほとんど1人1人に質問する感じ。昨年までは個人面接だったが，今年は受験者増加のためか形態が変わっていた。
⑤5/中旬見学

2016年
① 五肢択一：100問，90分。国試の一般問題のような問題。臨床問題が数問あり。
② 面接官3名（院長他），15分。志望動機。自己アピール3分間。志望科。目指す医師像。80歳の末期胃癌患者が来院したらどういった治療をすすめるか。
④ 筆記は大分解けたと手ごたえがあったが，自分ができたというより，皆その位はとれそうな問題だった。面接では手ごたえを感じられなかった。

大阪府済生会千里病院（大阪）
2022年
① 選択肢：【形式】五選択肢択一問題【問題数】20問【時間】30分【内容】国試から出題されていたように思う。さほど難しい問題はなかった。
その他：グループディスカッション（グループディスカッションは配点が高いらしい。5人1組で「理想の臨床研修」についてKJ法を用いて意見集め，模造紙で発表した。最初に進行役，タイムキーパー，書記などの役割決めをしますがそこから既に評価されている）
② 面接官6名，受験者1名【時間】10〜15分【内容】部活で主将に選ばれた理由・研修で何をしたいか・グループディスカッ

ションの感想・将来の志望科について・最後に何か言っておきたいことがあれば【雰囲気・感想】厳しそうな面接官の方もいたが，全体的に和やかな雰囲気だった。
③ 病院からの指定により現地
④ 面接前に自分が履歴書やその他応募書類に何を書いたか確認しておいた方がいいです。応募書類に志望理由や自己PRを書く際がある病院では面接ではそこは聞かれず，派生した質問をされることが多いです。
⑤5年生8/上旬に見学。研修医の先生にお話を聞き，過去問と面接対策の資料を貰うことができた。研修医同士や上級医との雰囲気は悪くないように感じた。身だしなみ，持ち物については就活のマナーブックで調べて行った。研修医への質問を考えていった。

2020年
① 五肢択一：20問，30分。国試レベル。病院オリジナルの問題。直近3年分の国試過去問から2〜3問程度出題。コロナなどのトピックス問題も少し。
② 面接官5名（院長・副院長・初期研修責任者・看護部長・事務長），15〜20分。志望動機。志望科。人生を変えた本や映画。自己PR。
集団討論：面接官5名，受験者5名，40分。地域医療をどうしていくか。KJ法を用いて30分程議論し，10分程度で面接官に向け発表。
④ 救命センターが有名な病院であり，筆記は救急絡みの問題がやや多い印象。研修医曰く，国試に落ちそうなやばい人を判断するための足切り程度の試験。面接はかなり優しい雰囲気なので，気持ちよく喋れると思う。集団討論は協調性を評価されているらしい。集団討論は落ち着くことが重要。研修医が当直中に書いた全てのカルテを指導医の先生にチェックしてもらえるという凄い環境。全国的に有名な救命センターで長期間研修できることもあり，特に救急を志している人にとっては最高の環境だと思う。
⑤6年生6月夜間の救命センターの見学。7月に平日昼間の総合診療部の見学。1年目研修医が付きっきりで面倒を見てくれて，様々な話を聞くことができた。研修医，事務員が主に対応してくれる。

2019年
① 五肢択一：30問，50分。国試レベル。病院オリジナルの問題。
② 面接官5名，15分。
グループワーク：面接官5名，受験者6名，60分。地域医療の需要と供給について。
④ 雰囲気は和気あいあいとしていて，特に緊張もしなかった。難しい質問や答えにくい質問はなかった。グループワークの点数が一番考慮されていると感じた。
⑤5年生7月見学

2018年
① 五肢択一：30問，30分。ほぼ国試過去問から，科目はまんべんなく出題。111回の問題もあった。
② 面接官5名，10〜15分。雰囲気は和やか。志望理由。志望科。当院を知ったきっかけ。見学時の感想。集団討論で気を付けたこと。印象に残った実習について。部活について。履歴書の自己アピールについて。
集団討論：受験者5〜6名，50分。司会，書記，発表者を決める。KJ法を用いて1つのテーマについて話し合っていく。テーマは医療過誤を未然に防ぐためにはどうすればよいか。
④ 人となりをしっかり見ようとしている印象を受けた。集団討論は配点が高いらしい。
⑤4年生3月・6年生4月見学

大阪府済生会中津病院（大阪）
2022年
① 記述試験：英語論文の和訳（辞書持ち込み可），40分，梅毒についての論文の和訳，時間が足りなくて半分くらいしかできなかった。

① 筆記試験・その他　② 面接試験　③ 受験した場所，方法　④ 受験後の感想・来年の受験生へのアドバイス　⑤ 見学・実習

② 面接官4名【時間】8分程度【内容】自己PR・消化器内科の志望理由・当院を受けた理由・将来は勤務医，開業医，研究医のどれになりたいか・消化器内科以外に考えている診療科・地域枠について・3年目以降どうするつもりか・長所/短所・ストレス解消法【雰囲気・感想】ざっくばらんに話して欲しそうな雰囲気だった。最初に緊張していたら，緊張しないでと励まされた。
③ 病院からの指定により現地
④ 英語論文は訳した量よりも，訳した文の日本語がきちんとしているかの方が重要視されているとの噂があった。時間は厳しいですが丁寧に解答するよう心がけましょう。
⑤ 6月30日に見学。過去問（英語論文）をもらえた。去年の面接で聞かれたことも教えてもらえた。院内での挨拶なども大切にしておられ，雰囲気の良い病院だと感じた。見学中，上級医の方は親切に対応してくださった。研修医ルームで研修医の方々と話をしたが，事務の方も含め皆仲が良さそうで，質問にも親身に答えてくださった。身だしなみ，言葉遣い，当直の様子，研修医がどこまで仕事をやらせてもらえるか，研修医の働く様子，3年目以降についてなど

2021年

① 記述：COVID-19のワクチンについての論文について和訳。電子辞書の持ち込みは可。
② 面接官4名。最初に3分で自己PR。志望科。大学での成績。
④ 筆記は電子辞書を使う時間がないくらい余裕がない。とにかく手を動かして書ききることに集中した。成績について正直に答えたがそこまで良さそうな成績表じゃないと指摘された。少し圧迫感があるように感じた。昨年と今年，コロナウイルスについての英文が出されているのでニュースやネット記事などで勉強しておくのがよいと思う。
⑤ 試験受験日の前の週に見学

2017年

① 記述：1問，30分。英語論文の和訳。帯状疱疹に関する内容。その他：SPI検査。約300問，マークシート。
② 面接官4名，10〜15分。3分間の自己アピール。志望動機。志望科とその理由。併願病院。コミュニケーションで大切にしていること。後期研修について。施設の感想。
④ 英文和訳は時間が足りなかった。内容は易。
⑤ 下旬実習（6週間）。700床位の総合病院で内科がほぼ全科そろっている。先生方はとても優しく，充実した実習だった。

2014年

① SPI適性検査：40分。
② 面接官5名，10分。雰囲気は和やか。自己PR（3分間）。志望理由。志望科とその理由。当院のイメージ。大学時代に頑張ったこと。自分の短所。履歴書の内容について。
④ 試験日は8/22と8/23の2日間設けられており，8/23だけで28名受験していた。今年から筆記試験がなくなった。面接で厳しく見られていると感じた。3分間の自己PRは非常に重要なので，よく考えて行くとよい。

2013年

① 小論文：400字，60分。英文を読んで，自分の考えを述べる。テーマは受験日により異なる。インフルエンザの流行について。風疹の流行にどう対処するか。
その他：性格テスト。
② 面接官5名，10分。雰囲気は和やか。自己PR（3分間）。志望科とその理由。2年間の研修に何を望むか。履歴書に記入した趣味・特技について。
④ 3分間の自己PRが非常に重要なので，よく考えて行くとよい。

大阪府済生会野江病院（大阪）

2020年

① 五肢択一：50問，60分。国試レベル〜やや難。メジャー，産婦人科，小児科から出題。
② 面接官2名，10分。雰囲気は和やか。志望理由。志望科。学生時代に学んだこと。

---

③ 3回の見学はマストだと思う。
⑤ 見学（3回），学外実習（1か月）

2015年

① 五肢択一：50問，60分。各科から選択して組み合わせ。内科・外科は必須。神経内科・呼吸器内科・消化器内科・循環器内科の4科目から2科目選択（各10問×2科目），小児科・産婦人科どちらか1科目選択（小児科10問，産婦人科は5問で「全て選べ」方式）。
小論文：800字，30分。研修医になった時の目標。
② 面接官3名，15分。雰囲気は和やか。志望理由。志望科。見学の感想。小論文の内容について。体力に自信があるか。同じ科を2回見学した理由。病院への質問。
④ 面接までに小論文に目を通されているようなので，小論文の中でも熱意を示すことができる。

2014年

① 五肢択一：50問，60分。各科10問から選択して組み合わせる。内科・外科は必須（各10問×2科目），神経内科・呼吸器内科・消化器内科・循環器内科の4科目から2科目選択（各10問×2科目），産婦人科・小児科の2科目から1科目選択（10問×1科目）。
小論文：800字，30分。10年後の理想の医師像。
② 面接官3名，10分。雰囲気は和やか。志望理由。志望科。医師を目指した理由。見学の印象。実習で印象に残った出来事。国試は大丈夫か。小論文の内容について。
④ 熱意を示すことが重要。

大阪南医療センター（大阪）

2022年

① 小論文：60分，800字。大人とは何か。これまで出されていたお題とはまったく異なる内容だったので，他の人もあまり書けていないようであった。60分800字は一般的な制限時間であるが，練習していないとギリギリになるのである程度は対策しておくべきだと感じた。
② 面接官4名【時間】15分程度【内容】志望理由・初期研修でどんな医者になりたいか・どうして大阪を考えているか・最終的には地元に戻るのか・暑さは大丈夫か・当院が人気病院になってきたのはなぜであると考えるか・部活等チームでなにか頑張ったこと・高校の伝統行事はあったか
③ 病院からの指定により現地
④ 自分の縁もゆかりもない地域を受験したいと考えている場合は早めに動き出したほうがよい。特に1回目の病院見学は早めになってきている傾向があるので，取り残されないようにすること。
⑤ 5年の12月に見学（6年次はコロナのため見学不可）。研修医同士の仲がとてもよかった印象。リウマチ科が強い。脳血管内科の見学。給料の面や当直のことについて質問した。研修医棟が別にあるのがとてもよいと感じた。面接や小論文についてのことをお話ししてもらった。基本的なことはハローマッチングを参考にした。聞くことや見ることのリストは別に作っていった。

2020年

① 小論文：800字，60分。かくありたいという自分の理想像。
② 面接官4名，15分。雰囲気は穏やか。自己PR。志望動機。学生時代に打ち込んだこと。当院を知ったきっかけ。中学で得たもの。スポーツにおいて皆で何か達成した経験。最近の医療関係ニュースで気になること。
④ 履歴書に自己PRなど書く欄はないが，面接では他院の履歴書に書くようなことを聞かれる。
⑤ 7月見学

2019年

① 小論文：800字，60分。初期臨床研修に期待することは何か。
② 面接官4名，10分。志望動機。志望科とその理由。国試に受かりそうか。最後に病院への質問はあるか。
④ 穏やかで，こちらの言うことを誠意をもって聞いてくれていた。

① 筆記試験・その他　② 面接試験　③ 受験した場所，方法　④ 受験後の感想・来年の受験生へのアドバイス　⑤ 見学・実習

⑤ 3月・6月見学

2014年

① 小論文：800字，60分。10年後の自分の医師像。
② 面接官4名（内科医・外科医・事務他），10分。雰囲気は和やか。志望動機。志望科とその動機。医局に入るか。近畿に残るか。併願病院。当院の志望順位。国試に受かるコツ。趣味について。質問はあるか。
④ 面接は，論理的思考を試すというよりも，人柄を確認するという雰囲気。

2013年

① 小論文：800字，60分。理想の医師像。
② 面接官4名，10分。雰囲気は和やか。理想の医師像。尊敬する医師。座右の銘。
⑤ 見学，5/下旬実習（2週間）。マイナー科がそろっていないが，診療科は多い。先生方は温和で，しっかり指導していただいた。

大阪労災病院（大阪）

2022年

① 小論文：2題。制限時間は2時間。1題につき800字以内でまとめる。3題の中から2つ選ぶ形式。2022年のお題は「再生医療について」「新型コロナウイルスに対する対応と今後の対策について」「医師の働き方改革について」。
② 2つの面接室を回るという形式だった。それぞれの部屋に面接官が3名ずつおられ，1名につき1分質問される【内容】志望理由・医師を志した理由・志望科とその理由・部活動について・趣味について・医療事故についての考え→派生して医療ミスではない医療事故についてどう対処するかなど
③ 病院からの指定により現地
④ 志望科は割と大事かもしれない。病院の雰囲気としては明るく楽しい雰囲気なので，面白い人，盛り上げ上手な人が好きそうな印象はある。でも無理にそんな雰囲気を作る必要はないので，自分のペースで面接を受けるのが大事だと思う。
⑤ 病院見学2回と6月の病院説明会に参加。見学では初期研修医の先生について回る。面接と小論文の過去問はその際にもらうことができた。見学では特に変わったことはないが，診療科ごとに採用人数に定員があるそう。整形外科，循環器内科，消化器内科の枠は広そうなので，その点も考えたうえで病院見学に行った方が良いかもしれない。

2021年

① 小論文：各800字，120分。3つのテーマから2つ選ぶ。1）新型コロナウイルスが社会に与えた影響についてのあなたの考え，2）医療におけるAI（人工知能）の活用について，現状および将来の展望について，3）他の医療者がミスをおかした時，あなたはどのように対処しますか。
② 面接官5名，15分。雰囲気は穏やか。医師志望理由。自身の経験を踏まえて当院の志望理由。志望科とその理由。経歴。部活での経験。チーム医療の要とは。医師としてコロナとどう向き合っていくか。自分の長所。
④ 予定より前倒しになったので，病院には早めに着いておいた方がよいかもしれない（なお，21日の小論文の試験のときにその旨のアナウンスがあった）。説明会には参加した方がよさそう。この病院では見学に多く行き，研修担当の先生に顔を覚えてもらうことが大事なように思えた。少し駅から遠いので夏は暑さ対策必須。
⑤ 2/中旬見学。循環器内科と消化器内科に午前午後と行った。間に，研修担当の先生が話をしてくれて，専門医取得を目指した今後の進路について，これからの日本の医療の問題点も踏まえながら熱く話してくれた。新病院に移動するので非常に綺麗な病院になることも売りであるとのこと。現状はやや古めだが，新しくなるのでその点は楽しみだと感じた。

2020年

① 小論文：各800字，120分。3つのテーマから2つ選ぶ。1）日本のコロナ対策について気になったこと，2）研修医が心がけるべきことについて，3）これからの高齢者医療について。

② 面接官6名（院長・研修担当・医師・看護師長・事務），10分。雰囲気は穏やか。志望理由。医師を志した理由。理想の医師像。体力はあるか。自己管理はできるか。チーム医療について。どんな研修生活を送りたいか。他の受験病院とその理由。学生時代に頑張ったこと。コロナ対策で自分が行っていること。過労死について。自己PR。
④ 採用担当の方が見学の際に2025年問題を強調していたので，小論文で高齢者医療について出るのは事前に予想できた。3つとも比較的書きやすいテーマだったが，2時間と時間が短く，時間が足りなくなっている人がちらほらみられた。今年から小論文が追加されたが，事前に医学的知識の必要な問題は出さないと聞いていたので気楽に臨めた。基本的に面接で深く掘り下げられることはないので，事前に準備してきたことで対応できると思う。
⑤ 5年生8月に麻酔科，産婦人科・6年生7月に消化器内科見学。病院の雰囲気も知れ，研修医の人と話す時間も結構あった。研修プログラム責任者の先生と話す時間を取ってくれるので，そのつもりで行くとよい。

2019年

② 面接官5〜6名（副院長の先生方数名・看護師・事務），10分。志望理由。学生時代に頑張ったこと。臨床実習で印象に残った症例。チーム医療の意味，意義。自己PR。
④ よくある典型的な質問がほとんど。たまに事前に考えて答えるような質問がくるが，思ったことを素直に答えればしっかりと聞いてもらえる。質問内容だけでは自分の何をどう見られているのかあまり分からなかった。
⑤ 7/上旬見学。研修担当の先生が話をしてくれる。見学回数が重要だと研修医の先生から聞いたので計画的に行くとよいと思う。

2018年

② 面接官6名，10分。雰囲気は和やか。志望動機。医師を目指した理由。志望科とその理由。当直はできるかどうか。後期研修後の進路。部活について。自己PR。高齢者に対する医療についての自分の考え。医療ミスを防ぐにはどうすればよいか。上司と意見が異なった時，どうするか。他人のために自分を犠牲にしたエピソード。気分転換，ストレス発散方法。
④ 笑顔もみられる楽しい雰囲気の面接だった。志望科は専門も含めきちんと考えるべき。履歴書はきちんと読んでくれるので，かなり細かく書くように。
⑤ 5年生8月・6年生4月・5月見学。見学時に，部活を頑張っている体育会系の人が欲しいと言われた。研修医の先生に面接で聞かれたことを聞くことができた。

2017年

② 面接官4名，10分。志望理由。医師を志した理由。志望科。併願病院。学生時代に頑張ったこと。チーム医療について。自分の長所，アピールポイント。
⑤ 見学は1，2回行けばOK。マンションは若干狭い。
⑤ 5月・7月見学。オペ見学がメイン。

大手前病院（大阪）

2020年

① 小論文：急性期病院の役割について。
② 個人面接。志望理由。後期研修以降の進路について。
④ リラックスして受けられる雰囲気。
⑤ 6年生7月見学。5年生実習（2週間）

2018年

① 小論文：800字，60分。チーム医療について。
② 面接官4名，15分。志望科。内科の場合，大阪大学に後期は進むつもりでいるのか。見学時の感想。
④ 大阪大学系列の病院である。
⑤ 5/下旬見学

2017年

① 小論文：800字，60分。病院と診療所のよい関係とは。医療の

| ① 筆記試験・その他 | ② 面接試験 | ③ 受験した場所，方法 | ④ 受験後の感想・来年の受験生へのアドバイス | ⑤ 見学・実習 |

地域格差について。
② 面接官 4 名，10 分。志望理由。医師を志した理由。他院との違い。後期研修について。将来の展望。部活で印象に残っていること。自己アピール。小論文試験前に記入する諮問書と事前提出の履歴書に基づいた質問。
④ 他の受験先が大学病院だったのだが，大学病院よりは厳しく突っこまれた方だと思う。想定範囲内だったのはよかった。私立病院は知人・友人がいる（特に事務）と有利と聞いたことがあったが，諮問書に友人・知人についての記入欄があったので，その話は当たっていると思った。
⑤ 7 月・8 月見学。内容にもよるが，手術に入るとつらい。見学回数が多いと好印象。

2016 年

① 小論文：800 字，60 分。今後の急性期病院の役割について。
② 面接官 5 名，15 分。雰囲気は和やか。志望動機。志望科。将来の進路。大学生活で頑張ったこと。オプジーボについてどう考えるか。
④ とても話しやすい雰囲気。体力とやる気を確認している様子。特別な対策をせずとも，小論文対策を少ししておけば問題ないと思う。

2014 年

① 記述：3 問，90 分。日本語の文章（末期癌患者を診療する医師の心構えについて）を読み，それを踏まえて自分の意見を書く。英語の文章（アメリカの大学の変化について）を読み，和訳および設問に答える。
小論文：400 字，事前提出（メール）。志望動機。どのような医師になりたいか。
② 面接官 4 名（副院長他），10 分。雰囲気は和やか。志望理由。志望科と，当院のその科についてどう思うか。研修先として当院の規模をどう思うか。医師を志望する理由。履歴書の内容。併願病院。初期研修後の進路。自分の長所と短所。
④ 説明会（7/上旬）には行った方がよい。特に対策は必要ない（英文に慣れておく程度。記述試験の英語は，大学入試レベル）。
⑤ 4 月実習（1 か月）。色々な科を見学するより，志望科に複数回行く方が重要だと思う。実習に長期間行っていたので，面接が比較的楽だった。

関西電力病院（大阪）

2022 年

① 選択肢：五選択肢択一問題【問題数】50 問【時間】2 時間（小論文含め）【内容】国試 5 年分。マイナー科公衆衛生含め全範囲からの出題。
小論文：【テーマ】「ポリファーマシーについて」または「癌の集学的治療について」1 つのテーマ選択し 1,000 字以内で記述。
② 面接官 7 名，受験者 1 名【時間】15 分程度【内容】自己 PR・アルバイトの内容・成績についてなど【雰囲気・感想】穏やかな雰囲気であり，特に人と差をつけるための質問はなかった。また，履歴書にない内容についても聞かれた（私の場合アルバイトで何を学んだかについて掘り下げられた）。履歴書の暗記だけではなく，自分が今までしてきたことや考えてきたことについてまとめておくとよいと思う。
③ 病院からの指定により現地
④ 見学の際に受験する人の噂を聞くことがあります。不安になりますが気にせず自分のペースで頑張ってください。
⑤ 6 月末，7/中旬，7 月末に見学。1 回目の時に研修医が病院についてまとめたプリントを印刷してくれる。過去問は直近の国試5 年分と小論文。研修医の先生方に詳しく病院試験のことについて聞いた。病院としては内科が強いが，志望科が決まっている人にとっては専門的な研修をすることもできるらしい。病院説明会では質問した内容がチェックされており，給料や休日についての質問などやる気がないような質問をするとその時点で落とされると聞いた。

2018 年

① 合計 90 分。
五肢択一：25 問。医学一般。昨年の国試過去問からの出題が多め。
小論文：400 字× 2。6 題から 2 題を選択。インフォームドコンセントに基づく医療。ALS の末期患者に対する〜。
② 面接官 4 名，10 分。やや圧迫気味。自己 PR。将来の展望。当院と他院の比較。
⑤ 3/末。7/中旬見学。

2016 年

① 五肢択一：23 問，60 分。国試レベル〜やや難。幅広く出題。
記述：2 問，30 分。近年の外国からの輸入感染症 3 つのうち 1 つを書け。研究における不正行為について。ANCA 関連腎炎，NASH，NAFLD の診断，鑑別，治療，予後。
② 面接官 5 名，10 分。自己 PR。志望理由。エントリーシートに基づく質問。最近の社会情勢で気になること。
④ 面接で医学的知識を問われることはなかった。面接前にコピーしておいたエントリーシートをもう一度読み直して記入した内容を確認しておくとよい。倍率は 3 倍程だと思う。

2014 年

① 計 90 分。電子辞書など持ち込み可。
五肢択一：50 問。内科，外科，救急（特に感染症）がほとんど。昨年の国家試験の類問も多い。症例問題 10 問程度。国試レベル。
記述：50 問。空所補充。食中毒，脳梗塞の予後因子，輸血など。国試レベル。
② 面接官 4 名（院長他），10 分。雰囲気は和やか。将来像を踏まえて自己 PR。志望理由。志望科を選んだ理由。他の科に悩んでいるものはあるか。将来の進路。理想の医師像。研究に興味はあるか。大学生活で 2 番目に頑張ったこと。自分の性質は当院でどう活かされると思うか。自分の性質を成長させるにはどうしたらよいか。
④ 説明会（7 月に 2 回）には行っておくとよい。今年から小論文がなくなった。筆記試験では差がつきそうにないので，実習や面接が重要と思われる。将来何科に進みたいなどのビジョンをしっかり持って臨んだ方がよいようだ。
⑤ 4/中旬〜5/下旬実習。病院はきれいで，先生方は指導熱心だった。

岸和田徳洲会病院（大阪）

2022 年

① 小論文：【時間】90 分（多少伸びても OK）【内容】意思表示ができない患者の終末期緩和医療についてあなたの考えを書いてください
② 面接官 5 名，受験者 1 名【時間】10〜15 分【内容】はじめに 1 分間で自己 PR をした。その後は履歴書に沿った質問・将来の志望科について・自分の短所とそれをどう改善するか・一浪した原因とそれを受けて変えたこと・ストレスの解消法など【雰囲気・感想】和やかな雰囲気だった。事前に準備していた回答で対応可能だった。マスクは外して面接を行った。
③ 病院からの指定により現地
④ 見学や入職時でギャップを感じてほしくないため，ありのままを見てもらいたいとのことでした。そのため拘束時間も長くなりますが，頑張ってください。
⑤ 5/下旬，7/上旬。1 泊 2 日での見学で，1 日目夕方からは ER 当直の見学があり 22〜23 時ごろまでいた。研修医の先生同士は仲が良く，生き生きされていた。また，看護師や臨床検査技師の方々も温厚で，雰囲気が良かった。私服で良さそうだが，スーツで見学した。研修医同士の雰囲気などを重視した。

2021 年

① 小論文：800 字前後，90 分。コロナ禍の救急医療について。
② 面接官 5 名，15〜20 分。
④ 早めに病院見学に行くこと。
⑤ 7/中旬見学

近畿

① 筆記試験・その他　② 面接試験　③ 受験した場所，方法　④ 受験後の感想・来年の受験生へのアドバイス　⑤ 見学・実習

2019 年

① 小論文：1,200 字，90 分。ノートパソコンに入力して回答。医師の働き方改革と自己研鑽について。
② 面接官 4 名，20 分。研修がつらくなって辞めようと思った時，誰に相談するか。
④ 履歴書にも上記の質問に答える欄があったのだが，余程問題になっているのだろうか。試験日程の選択肢が非常に多く，西医体や他の病院の試験日とかぶらないようになっていた。事務の方が親しみやすく指示に従っておけば何とかなると思う。
⑤ 3/下旬見学

2017 年

① 小論文：1,000 字，60 分。臨床研修病院に望むこと。事前に内容に関してのメールあり。
② 面接官 4 名，10〜15 分。雰囲気は穏やか。志望動機。3 年目以降の進路。岸和田という町をどう思うか。今までの挫折経験。大学時代のアルバイト。接客時に失敗した件，どう対処したか。
④ 個人面接の後に，院長とのちょっとした顔合わせがあった。見学時の様子を担当した医師が評価しているようだ。研修がきついと理解した上で，やる気を見せれば大丈夫だと思う。
⑤ 8 月・12 月見学

2016 年

① 小論文：1,000 字，60 分。ノートパソコンに打ち込む。岸和田徳洲会病院に入職して成し遂げたいこと。
② 面接官 2 名（院長，事務），10〜15 分。録音されていた。出身高校について。将来希望する科。
④ 世間話をするような感じ。見学に 1 回しか行っていなかったが，もっと行くべきだったと思う。

2015 年

① 小論文：1,000 字。自分が思い描く医師像。
② 面接官 1 名，10 分。将来希望する科。
④ 緊張することもなく，世間話をするような感じ。「よければ後期も残ってほしい」と言われた。研修内容が非常に整っており，教育にもここ数年力を入れているため，今後人気が出てくると思う。
⑤ 3 月・5 月・7 月見学および実習。気にいってもらえたら，より色々なことに取り組ませてもらえるし，教えてもらえる。外来診察室を任されたりもした。

北野病院（大阪）

2020 年

① 五肢択一
② 面接官 3 名，受験者 3 名，10 分。
④ 面接官からの質問に対して，個々に答える。面接者同士でやりとりすることはない。こちらの答えに対して面接官からさらに掘り下げるようなことはないため，答えたら答えっぱなし。過去問を得ることが大事。研修医の先生に聞けば過去問ももらえる。あとは国試レベルのことを理解していればよい。
⑤ 5 年生時に 2 回。専攻医や上級医の先生のラウンドに付き添いながら見学。会話し疑問に思うことを色々聞くことができた。

2016 年

① 五肢択一：120 分。日本語 50 周。択一だけでなく，3 つを選ぶ少し古い国試の形式のようなものや，すべて選べというものもあった。英語 20 周。英語の文章を読み，選択肢問題に答える。医学に関することは問題の横に何科の問題かが書いてある。
② 面接官 3 名，受験者 3 名，40 分。外科の中での志望科。外科医に向いている性格。周囲の外科に対する反応，意見。「24 時間 365 日外科医たれ」という言葉についてどう思うか。アルコールを摂取したときに呼び出されたらどうするか。執刀医として手術中，患者が急変したらどうするか。チーム医療の中での外科医としての役割。
④ 外科系総合プログラムを受験。申し込み時点でのプログラムごとの面接となり，マッチングの時に他のプログラムを出しても受かることはないと思われる。外科系は必ず 2 名以上の複数で

行うようだ。

2015 年

① 五肢択一：30 周，60 分。国試レベル〜やや難。英語は易。
② 面接官 3 名，受験者 3 名，20 分。志望理由。部活について。一般的な質問。
④ 京大の受験生が多かった。

2014 年

① 計 120 分。
五肢択一：日本語 50 周。メジャーからマイナーまで，ほぼ全科目より出題。産婦人科，小児科多数。国家試験より難。英語 20 周。『New England Journal of Medicine』（NEJM）の論文（栄養ドリンクの有害性について）を 1 本読み，選択肢問題に答える。
② 面接官 3 名，10 分。志望理由。志望コースとその理由。志望科とその理由。実習にどれくらい来たか。体力はあるか。研究に興味はあるか。どのような分野で研究したいか。
④ 国試対策を一通り済ませ，過去問を解いて傾向をつかんでおくとよい。
⑤ 選択するコースの担当責任者の先生の科に見学・実習に行くとよい。実習に行く回数が少なかったり，期間が短かったりすると，印象が悪くなるような気がする。

2013 年

① 計 120 分。
五肢択一：日本語 50 周（内科，外科，産婦，小児，救急，麻酔，精神科より出題。国試レベル〜やや難）。英語 20 周（『New England Journal of Medicine』の case report からの出題。易）。
② 面接官 3 名，受験者 3 名，20 分。圧迫ではないが穏やかとも言えない雰囲気。志望理由。医師を目指したきっかけ。実習で印象に残った出来事。履歴書に記入した内容について（部活のことなど）。上司と意見が対立したらどうするか。
④ 例年 8 月下旬という遅めの時期に試験が行われるため，対策をしっかり立てることが可能。
⑤ 8/1〜2 見学，2/下旬実習（2 週間）。小児科。面倒見の良い先生方。部長はかなりスポーツマンなので，体育会系の人は合うかもしれない。

堺市立総合医療センター（大阪）

2022 年

① 小論文（事前提出）：『10 年後の自分への手紙（800〜1,200 字）』
② 面接官 5 名，受験者 1 名【時間】30 分【内容】自己紹介，志望理由，将来のキャリア像，自分は周囲にどう見られていると思うか，初期研修に求めること，病院実習で多職種連携した経験，病院実習で思い出に残っている症例などに加え，志望理由書などに書いた内容に関する質問を結構深くまで突っ込んだ質問【雰囲気・感想】面接時間は長いため，いかに一貫性を持って答えられるかが重要だと思う（≒いかに自己分析できているかが問われる）。
③ 病院からの指定によりリモート
④ 堺については，レクチャーの多さが自分に合うか否かが重要と思います。また，マッチング全体については，自己分析が全てです。
⑤【日程】5 年次 8 月，6 年次 9 月（面接終了後）に見学【内容】いくつかの科を 1 日で回る形式【感想】総合内科における教育的フィードバックがしっかり行われている。目玉であるレクチャーの多さ（研修医の方々も「全てを消化することは不可能」と言っていた）は自分に合うか否かが重要かと思う。レクチャーの質はレクチャラーのレベルにより大きく影響を受け，正直自分で勉強した方が良いかと思ってしまうものもあれば，なるほどと思うようなものもある。研修医の雰囲気は，よく言えば少年競争心が高めの，悪く言えばややプライドが高めの雰囲気。上級医は少し余裕があり，フィードバックも上手い印象。

2020 年

① 小論文：800〜1,200 字，事前提出。10 年後の自分への手紙。

| ① 筆記試験・その他 | ② 面接試験 | ③ 受験した場所，方法 | ④ 受験後の感想・来年の受験生へのアドバイス | ⑤ 見学・実習 |

② 面接官 5 名，30 分。雰囲気は和やか。自己 PR。履歴書の内容について。

④ 面接では，何をしてきたのか，どんなことに興味関心を持ってきたのか，それはなぜなのか，現時点での将来像や，将来像への課題として考えられるものをどうとらえているかといった形で深まっていった。最後に先生方への質問の時間があった。コロナの影響もあってか，待機は事務局内の一角で職員の方々も頻繁に出入りするところだった。面接室も換気のためドアは少し空いていた。面接の時間だけの滞在になるので他にどんな受験者がいるのかは分からなかった。成績証明書の提出を求めるが，選考には基本的には影響しないと説明会では繰り返されていた。

⑤ 5 年生 8 月見学（1 日）。同じ日に見学だった人とも顔合わせをし，研修プログラムの説明を聞いた。売りの部分を強調してもらい，その後の見学のポイントを確認できた。見学は様々な研修医の先生に交代でつかせてもらったことで，特定の科での業務だけではなく研修生活全体を感じることができた。

2019 年

① 小論文：800〜1,200 字，事前提出。10 年後の自分への手紙。

② 面接官 5 名（院長他），30 分。雰囲気は和やか。1 分間自己PR。履歴書の内容について。小論文の内容について。ポリクリで思い出に残った症例。高齢者に対する医療のあり方について。困った時の対処法。先生に対しての質問。

④ とても話しやすい雰囲気だった。人柄を重視しているように感じた。難しい質問や考えさせられる質問もあったが，その際にも自分で考え話すことが大切だと思う。面接官は皆頷きながら熱心に話を聞いてくれた。

⑥ 6 月見学

2018 年

① 小論文：800〜1,200 字，事前提出。10 年後の自分への手紙。

② 面接官：5 名，30 分。雰囲気は和やか。学生時代に頑張ったこと。チーム医療について。自分のあだ名。堺市という地域でやっていけるか。今後高齢化が進み，将来目指す医師像。

④ 待機室は 1 人で個室だった。病院指定の履歴書には，実習や見学の回数を書く欄があった。

⑤ 7/上旬見学，2/中旬実習。昼休みにいつも研修医の先生が集まって自分の経験した症例を検討したり，上級医の先生による講義をしていたのが印象的だった。

2017 年

① 小論文：800〜1,200 字，事前提出。10 年後の自分への手紙。

② 面接官：5 名（院長・研修責任者・外科部長・事務長・看護師長），30 分。雰囲気は穏やか。志望理由。将来目指す医師像。将来進みたい科とその理由。挫折経験の有無。小論文の内容について。自分は周囲にどう見られていると思うか。普段あだ名は何と呼ばれているか。当院に求めるもの。当院と他院の実習の違い。大学生活で頑張ったこと。ストレス発散法。自分の経験をどう後輩に伝えたいか。チーム医療における医師の役割，看護師の役割。趣味。

④ 友人関係や上下関係などがうまくいく人間かどうかを見られていた気がする。ハキハキ笑顔で話し続けることが大切だと思う。事前の準備に時間がかかるため，早めに動くこと。研修医の先生と仲良くなって情報を教えてもらえるよう考えた方がよい。見学回数や実習などはあまり関係ない印象。チーム医療における各役職についてはしっかり勉強した方がよい。履歴書や小論文に書いたことは見直しておくとよい。阪大生や堺市出身の人が多い。

⑤ 3 月・5 月・7 月見学

2016 年

① 小論文：800〜1,200 字，事前提出。10 年後の自分への手紙。

② 面接官：5 名（院長・副院長・研修担当医・事務長・看護師長）。30 分。雰囲気は穏やか。将来目指す医師像。将来進みたい科とその理由。過去の挫折経験の有無。小論文の内容について。趣味。特技。どうやって当院を知ったか。自分は周囲にどう見られていると思うか。当院と他院の実習の違い。最後に質問した

いことはあるか。

④ 集合時間は人によって違い，面接の待ち時間中，研修医の先生と話をして待機。自己 PR は今年なくなったが，来年はどうなるか不明。面接は雰囲気を和ませようと趣味などの話を多くしてくれる。少々返答に詰まっても待ってくれる。若干堺市出身と阪大出身に偏った採用。

⑤ 7 月見学，5 年生 11 月実習。見学は夏に日程が組まれていて，6 月頃締切らしいので早めにチェックしておくように。しかし，それ以外の日程でも普通に見学可能だった。1 日に 2 科見学できる。新病院になってまだ 1 年なのできれい。研修医室はなくなった。先生方は非常に教育熱心で，充実した実習であった。

市立池田病院（大阪）

2021 年

① 計 60 分。
選択肢問題：単純な〇×問題。過去問から 2〜3 割程度出ていた印象。緩和ケアやコメディカルとの関わりを問うような問題が多かった気がする。
記述：国試で出てくるような症例。1. プロブレムリストの作成，2. そこから鑑別される疾患，3. ここからどのように検査，治療を進めるか自分なりの考えを書け。

② 面接官 5 名，受験者 5 名，30〜40 分。自己紹介。具体的な症例を示しての質問。正しい答えがない問題。明らかに間違ったことを答えなければよさそう。
40 代女性の末期癌患者。夫と息子との 3 人暮らし。これまで様々な病院を受診しているが，どの病院でも根治的な治療は不可能と言われかなり苛立っている。今回，改めての精査と診断を求めて夫と受診した。一通り検査を施行したところ，やはり末期癌であることがかなり疑わしく，余命も半年程度と考えられる。
質問① あなたは外来で当患者さんといます。今回のことをどのように説明しますか。実際に説明する様に私（面接官）にしてください。② 患者さんは入院することになりました。患者さんは癌に効くと言う酵素サプリメントを服用しています。そのサプリメントはかなり高額のようです。患者さんは病院でそのサプリメントを処方できないか聞いてきました。あなたはどのように説明しますか。③ 患者さんのこれからのことについて病院としてどう対応するか話し合うことになりました。どんな職種の方々に参加してもらうべきだと思いますか。
面接官 5 名，10〜20 分の個人面接。記述問題を用いた面接。解答について自分の考えを述べる。問題に画像も付属していたのでその所見についても聞かれた。志望動機。志望科とその理由。将来の展望。理想の医師像。看護師の役割。

④ 筆試は過去問を解いておけば十分だと思った。記述問題については提出した解答を後の個人面接で使用した。集団面接ではどの質問もこちらが解答した後に，それに対して面接官の方が患者さんの立場からの返答をしてきた。「やはり根治的な治療は困難であると考えられます」「どうしてもダメですか？どんな治療でも受けます。何とかしてください。」というふうに。それに対しても回答を求められた。個人面接ではあまり正確ではない回答をしてしまったが，優しく指導してくれた。回答そのものより，指導を受けている時の対応や姿勢を見ているのではないかと思う。見学に多く行っておいた方が先生と顔見知りになるのでよさそう。HP をこまめにチェックしてオンライン説明会を見逃さないように。

⑤ 3/中旬見学。事務の方が非常に丁寧。病院全体も綺麗であり，初期研修医の先生も生き生きとしていた。周りの環境もよく，素晴らしい病院だと感じた。

2016 年

① 合計 40 分。
五肢択一：20 問。〇×問題。インフルエンザ，結核，中心静脈カテーテルについてなど。
記述：2 問。(1) 嚥下困難な患者，胃瘻を検討するも困難。この患者にどのような対応をするか。（グループ面接に使用）(2) 症例問題。プロブレムリストを作成し，治療法を書け。また，

① 筆記試験・その他　② 面接試験　③ 受験した場所，方法　④ 受験後の感想・来年の受験生へのアドバイス　⑤ 見学・実習

近畿

追加で問診することは何か。(個人面接に使用)
② 面接官5名，受験者3名，30分のグループ面接。記述試験(1)に関しての質問。胃瘻の適応，メリット・デメリット。実際に家族にどう説明するか実演するよう指示された。チーム医療について，携わる具体的な職種，他の職種の人と意見が対立したらどうするか。
面接官5名，15分の個人面接。記述試験(2)の症例についてプレゼンし，答え合わせ(下剤の服用が原因の低カルシウム血症だった)。志望科。将来の進路。第1希望かどうか。体力はあるか。長所と短所。併願病院。
④ 面接官と受験者の距離が近く，若干の圧迫感はあるが，面接自体は全体的に雰囲気が和やか。返答に詰まっても，ある程度面接官からの助けがある。グループ面接では1つの質問に対し，3人順番に答えていく。5分の1質問ではあまり差がつかない気がして，面接重視ではないと思う。面接官には院長・副院長・研修部長などが参加しており，実習や見学で顔を覚えてもらえるとかなり有利に感じた。

2015年
① 五肢択一：20周，30分。一般的な○×問題。MERSについて10周。感染症が多め。
記述：2問。(1) 癌の告知について(グループ面接に使用)。(2) 症例問題，プロブレムリストを作成(個人面接に使用)。
② 面接官4名，受験者3名，30分のグループ面接。記述試験(1)について。チーム医療に含まれる職種。
面接官4名，15分の個人面接。記述試験(2)について。履歴書の内容について。将来のビジョン。入局希望先について。
④ 面接官はどちらも同じ先生で和気あいあいとしていた。見学の時に先生方と顔見知りになっておくとよい。もっと見学に行っておくべきだったと思った。3年目以降の進路については，この病院に残ると答えるべきだと研修医の先生に聞いた。

2014年
① 計80分(前半：○×＋記述(1) 40分，後半：記述(2) 40分)。○×形式：20問。医療倫理に関する問題。
記述：3問。(1) 胃ろうについての注意。② 終末期患者の主治医だったらどうするか。(2) 症例問題(プロブレムリスト作成と治療方針)。
② 面接官4名，受験者3名，30分のグループ面接。記述試験(1)の内容について。チーム医療について。
面接官4名，15分の個人面接。記述試験(2)の症例プレゼン(1分間)。志望理由。
④ 筆記試験前半→グループ面接→筆記試験後半→個人面接の順に行われる。面接重視。受験票は直前まで届かない。受験番号によっては，待ち時間が長くなる。

2013年
① 選択・記述：(1) 30分。○×形式20問。症例問題1問(末期癌患者の対応)。(2) 30分。症例問題1問(肺塞栓症患者への臨床的な対応と処置)。
② 面接官5名，5分×2回。1回目：記述試験の答案を持って入室し，その内容をより深く聞かれた。それ以外のことも。2回目：症例のプレゼンと一通りの質問。志望動機。
④ 筆記試験(1)→面接1回目→筆記試験(2)→面接2回目の順に行われる。待ち時間があるので，参考書などを持参するとよい。
⑤ 7/26 実習，5/上旬実習(9日間)。外科。知識だけでなく，態度，熱意を重視しているようだった。

市立岸和田市民病院(大阪)
2014年
① 記述：3問，90分。各400字(原稿用紙1枚)にまとめる。(1) ショックの分類と治療について。(2) 54歳の男性。心窩部痛と悪心を訴えて，独歩で来院。高血圧，糖尿病を指摘されている。血圧170/100mmHg，脈拍80。上腹部に圧痛があるが，筋性防御はなし。鑑別疾患を3つ以上と，必要な検査について。(3) 高齢化社会が急速に進む中，国は自宅での介護を推し進めているが，家族が退職しなければならないような事例も起きて

いる。それについて思うこと，我が国のあるべき高齢者介護の姿について考えること。
② 面接官4〜5名(研修責任者(救急科部長)・看護師長・事務)，10〜15分。雰囲気は和やか。志望理由。志望科。医師を志したきっかけ。理想の「医師と看護師の関係」。看護師にこれだけはやめてほしいと思うこと。言うことを聞いてくれない患者がいたらどうするか。集団においてどのような役割を果たすことが多いか。周囲からどのような人だと思われているか。法律・ルールを破るようなことをしたことがあるか。
① 筆記試験は選択式と聞いていたが，記述式だったので戸惑ったが，それほど苦労はしなかった。「ルールを破ったエピソード」は，ないならないでいいと言われたが，苦し紛れに「自転車で車道の右側を通行したことくらい」と答えた。
⑤ 5年生8月頃見学，6年生4/下旬実習(2週間)。呼吸器内科での実習だったが，協力して診療に当たっている呼吸器外科，腫瘍内科の先生方にもお世話になり，充実していた。先生方や研修医，コメディカルスタッフにもよく声をかけていただいた。

市立堺病院(大阪)
2014年
② 面接官5名，20分。雰囲気は和やか。志望理由。志望科。自己アピール(2分間)。現在の医療に限界が来た理由。「質」・「アクセス」・「平等性」のどれを切り捨てるか。部活で大変だったことと，それをどう乗り越えたか。
④ 面接のみで決まるが，基準が分かりづらく，手ごたえもよく分からなかった。答えに困る質問もいくつかあり，苦戦した。自己アピールが重要らしい。

市立吹田市民病院(大阪)
2021年
① 五肢択一：メジャー科の内容だったが国家試験の過去問ではなかった。比較的常識的な問題ばかり。
② 面接官5名，15分。雰囲気は和やか。志望科。研究に興味があるか。大学時代に経験した研究。
④ 面接はとても和やかなので緊張する必要はない。
⑤ 5年生夏頃見学

2020年
① 五肢択一：30周，40分。血液，消化器，内分泌・代謝，循環器，呼吸器，神経，リウマチ科から各5周出題。国試レベル〜やや難。国試と同じ問題も含む。
② 面官6名(副院長・各科部長・看護局長)，10分。雰囲気は和やか。履歴書に沿った質問。志望科。得意な科目または研究課題。部活について。趣味。自分の長所と短所。興味のある科とその理由。臨床医か研究医か。阪大系列の病院を選んだ理由。後期研修はどうするつもりなのか。併願病院。バイトの経験について。
④ 筆記にリウマチ科の問題は今年から追加されたようだ。昨年は一次の筆記試験であまり落ちなかったようだが，今年は半分以上落ちていたのでしっかり勉強していくことをおすすめする。見学時も面接時も先生方，スタッフの方々はとても優しかった。緊張し過ぎず，リラックスして臨むように。
⑤ 見学。コロナの影響もあり，1診療科を2時間までと決められていた。副院長が所属する内分泌科や血液内科に行く人が多かったようだ。

2019年
① 五肢択一：30周，60分。循環器，呼吸器，消化器，内分泌・代謝，血液，神経から各5問出題。国試レベル〜やや難の問題とばらつきがある。
② 面接官5名，10分。雰囲気は和やか。履歴書の内容について詳しく質問。志望理由。自分の長所。
④ 筆記の足切りは昨年と違って数人位でとても助かった。見学時に挨拶した先生が面接官にいて，特に緊張をほぐすように接してくれた。ESに書ける字数制限があるので，それを広げて話せるようにしておくといいと思う。面接や見学時の接し方などが大事だったのかなと感じた。

① 筆記試験・その他　② 面接試験　③ 受験した場所，方法　④ 受験後の感想・来年の受験生へのアドバイス　⑤ 見学・実習

⑤ 6/上旬・下旬見学

2018 年

① 五肢択一：50 問，50〜60 分。循環器，呼吸器，血液，内分泌，消化器，神経，内科，外科，小児，産婦から 5 問程度ずつ出題。外科が難しかった。先生の予告では小児ではなく，整形が入っていた。

② 面接官 5 名，10 分。雰囲気は和やか。筆記試験の出来具合，感想。履歴書に沿って質問。海外旅行の経験について。グローバル化が進んでいるが，英語の勉強はしているか。自己アピール。

④ 今年度から一次試験として筆記試験が導入された。受験者 28 名→ 14 名程にしぼられた。面接官はすごく笑ってくれる。履歴書の字がきれいだと褒められた。ハキハキした態度が好まれそう。

⑤ 5 年生 5 月・1 月・6 年生 5 月見学

2016 年

② 面接官 3 名，10〜15 分。雰囲気は和やか。志望理由。志望科。長所と短所。履歴書に基づく質問。

④ 主に履歴書に基づいた質問をされるので，対策はしやすい。時間内にうまくまとめられるかが重要だったと思う。阪大の関連病院なので，阪大生が多かった。

⑤ 6/下旬見学。血液内科を見学。研修プログラムや科の紹介を一通り受けた後，血液内科出身である院長の回診に同行し，午前中のみで終了。

市立豊中病院（大阪）

2019 年

② 面接官 2 名（医師・看護師），10〜15 分。雰囲気は穏やか。志望動機。医学部を選んだきっかけ。志望科とその理由。チーム医療で大切なこと，その中でどんな役割であるのがよいと思うか。学生時代につらかったこと，一番印象に残ったこと。自己 PR。
医療面接：面接官 2 名，模擬患者 1 名，5 分。ビデオ撮影あり。外来のシチュエーションが書かれた紙を読み，入室後すぐ開始。肺がん術後の患者。疼痛が続いて心配だという患者に外来を担当する医師として説明。

④ 面接では医学的知識を問われることはなかった。医療面接で説明すべきことが書かれていたが，時間が足りず説明しきれなかった。医療面接後に別室で続けて個人面接を受けた。

⑤ 3/上旬・7/初旬見学

2018 年

② 面接官 2 名（医師・看護師），15〜20 分。志望理由。将来の進路。今までの経過。研究活動についての希望。医師に重要なことと，それを実行するために自分はどうするか。チーム医療について。他職種と意見が食い違った時はどうするか。
医療面接：面接官 2 名，模擬患者 1 名，5 分。ビデオ撮影あり。医師として患者に対応する。ヨード造影剤でショックを起こし，救命された患者など。

④ リラックスして話をしたいという感じだった。

⑤ 3/中旬見学

2017 年

① 医療面接：面接官 2 名，模擬患者 1 名。ビデオ撮影あり。患者に関する文を読む（2 分），模擬患者に医療面接（3 分）。雰囲気を見る試験だと言われている。

② 面接官 2 名（麻酔科医長・看護師），20 分。雰囲気は穏やか。志望動機。チーム医療での自分の役割。アピールポイント。これまでで一番の思い出。自分の長所と短所。英語とパソコンは得意か。

⑤ 見学時に『真実を伝える』という本を医療面接対策本として読んでおくといいと言われた。面接で志望動機とチーム医療については毎年聞かれる。

⑤ 7/下旬見学

2015 年

① OSCE：場面設定や症例レポート（これ以上の治療を施さない

胃癌患者）を読み，医療面接の後，患者説明。面接官 2 名。ビデオ撮影あり。

② 面接官 2 名（医師・看護師），15 分。雰囲気は穏やか。志望理由。医師を目指すことになったきっかけ，時期。学生時代に印象に残っていること。自分の長所。自大のある県のアピールポイント。なぜ自大のある県で働かないのか。コメディカルと意見が違った時，どうするか。どんな医師になりたいか。

④ OSCE は，ドアを開けた瞬間から主治医としてふるまうよう言われた。模擬患者の方は演技が本当に上手。面接は緊張しないようにと，日常会話を合間に入れつつ進めてくれている感じがした。

2014 年

① OSCE：詳細な症例レポートを 5 分間読んで状況を確認し，3 分間の医療面接の後，患者の息子に対するムンテラを行う。

② 面接官 2 名（外科部長・副院長（看護師）），15 分。雰囲気は和やか。OSCE の出来。志望理由。志望科とその理由。医師を目指すことになったきっかけ，時期。理想の医師像。学生時代に印象に残っていること。チーム医療についての考え（医師としてどのように関わったらよいか）。自分の長所と短所。最後に自己 PR。

④ OSCE は，細かく状況が設定されている。患者役の先生がとても上手で，圧迫気味に迫ってきたりするので，対応が難しい。あらかじめ自分の方針を決めて臨むのがよさそう。対策もしづらいし，うまくできた人はあまりいないのでは。また，そう割り切って面接に臨めばよいと思う。自己 PR は準備しておくとよい。

市立東大阪医療センター（大阪）

2022 年

② 面接官は 5 名（先生 3 名，看護師 1 名，事務 1 名）。個人面接。5 名それぞれからの質問だった。面接官は常に笑顔で和やかな雰囲気だった。当院志望理由，志望科，他に受験した病院など，ありきたりな質問だった。1 名ずつ面接室に呼ばれるが，面接室の前まで誘導して頂き，先生から声がかかるまで待ってくださいと言われてから 5 分以上待ったように思う。自分から声をかけなくていいか不安に思っていた頃に，先生から声をかけて頂いた。

③ 病院からの指定により現地

④ 卒業試験やオスキーなど，学校の試験もあるので，たくさんの病院を受験するのはしんどいと感じました。数はある程度絞った方がいいように思います。

⑤ 4 年冬，5 年夏に見学。小論文の過去問を頂いた。研修医の先生の雰囲気はよかった。循環器内科，腎臓内科の部長が優しく，初期研修後の話や他科のことについても教えてくださった。また，私と同じ出身大学の先生と話す機会も作ってくださった。研修医室は上級医の先生方と同じフロアの一角にある。6 年の 1 月に学校の教育連携施設として，外科で 3 日間実習させて頂いた。朝の 8 時からカンファレンスに参加し，その後は 17 時頃まで専攻医の先生に付いて手術見学をした。先生方は指導熱心で，勉強になった。また，上級医の先生も研修医の先生も気さくな方だった。雰囲気が自分と合っているか，コメディカルとの関係などに注目した。

2020 年

① 小論文：1,200 字，60 分。京都で ALS に罹患している女性に医師 A が睡眠薬を大量に投与し死亡させた事件があった（詳細提示あり）。この事例の問題点を簡潔にまとめ，もし自分がこの患者の主治医であったらどう行動したいか 1,200 字以内で述べよ。試験開始から 30 分で退出可。再入場不可。

② 面接官 4 名（院長・副院長・看護師長他），10 分。上級医と意見が食い違った場合どうするか。チーム医療についてどう考えるか。2 年の研修をどのようにしたいか。学年代表は面倒でなかったか，やらされたのか。最後に 1 分間自己 PR。

④ 面接は受験者の前にアクリル板が置いてあり，マスクは外して行った。8 月 7 日受験者数は 18 名。

近畿

① 筆記試験・その他　② 面接試験　③ 受験した場所，方法　④ 受験後の感想・来年の受験生へのアドバイス　⑤ 見学・実習

近畿

2018 年

① 小論文：A4 1 枚，60 分。末期腎不全患者の今後の方針について。

② 面接官 2 名，10 分。志望動機。ボランティア経験の有無。

⑤ 3/末・6 月見学。

2017 年

② 面接官 2 名（院長・副院長），15 分。志望動機。志望科とその理由。部活に入部した理由。6 年間のエピソード。自分の性格。高齢患者への苦手意識の有無。自己 PR。

④ 小論文が無くなり，面接のみになった。圧迫感はなく，非常に話しやすい雰囲気。どの先生も人当たりがよく，副院長先生も来るものは拒まず，と言っていた。服装はワーキングカジュアル指定（ネクタイやリクルートスーツは不可）。襟付きシャツで節度ある服装なら問題なし。

⑤ 3/下旬・7 月見学。見学希望の科と院内，研修環境をとことん見学させてもらった。阪大・奈良医大系列の病院なので，他大生は実習を行えないが，見学でも十分雰囲気はつかめる。科によるが，見学中も少しは入院患者をみることが可能。

市立枚方市民病院（大阪）

2014 年

② 面接官 5 名，15 分。雰囲気は穏やか。初めて見学に来たときの理由。志望科。理想の医師像。チーム医療を行うに当たっての，自分の良い点と悪い点。3 つのテーマから 1 つを選択して述べる。

④ 人によって質問内容が大きく異なることがある。口頭で出されるテーマは，小論文で出題されそうなものなので，準備しておくとよい。

⑤ 5/中旬・6/下旬見学。見学には必ず行く。1 回のみの人もいるが，多くの人が複数回来ているとのこと。面接官とも顔なじみになれる。

市立ひらかた病院（大阪）

2022 年

② 面接官 4 名【時間】10 分程度【内容】自分の名前，生年月日などの簡単な自己紹介・志望動機・今までに観た映画の中で心に残っているもの 2，3 個・コロナ禍での実習の受け方について・コロナ感染が蔓延していることについてどう考えているか・当院がコロナ感染拡大を受けて感染病床を増設したことについてどう思うか・将来考えている科について，なぜその科を志望しているのか・国試に受かる自信はあるか・大学で人権に関する映画を観たことはあるか・他にどの病院を受けるか【雰囲気・感想】コロナ関連以外は履歴書に書いた内容に沿った質問だった。映画の話にリアクションしてくれたりと，雰囲気は比較的和やかだった。研修医の話だと内定を匂わせるようなメールが来たとのことだったが，面接の最後にそのようなことはないと断言された。

③ 病院からの指定により現地

④ 事前にメールで連絡が来るが，面接の要項はメールではなく紙媒体で郵送されることに注意。見学回数などは関係なく，面接 1 本勝負のようでした。地方国大出身の研修医が多かったです。

⑤ 5 年の 2 月にオンライン説明会を開催してもらい，6 年の 5 月に実際に施設見学に行った。どちらも熱心な指導医が仕切ってくれ，丁寧に説明，案内してもらった。病院はとてもきれいで全体の雰囲気も良く，指導医は特に職員みんなと仲が良いようだった。看護師さんがとても優しそうだった。研修医室は広くリラックスできる雰囲気だった。研修医同士も雰囲気は悪くなさそうだったが，ヒマそうにしている先生や，研修内容に少し不満がありそうな先生がいたのが気がかりだった。研修医の手技に関しては慎重な姿勢なのも気になった。

2019 年

② 面接官 3 名，10 分。臨床実習で印象に残った症例。併願病院。志望科。

④ 優しい雰囲気の面接で気楽に発言できた。履歴書に書いた志望

理由などについては面接で触れられなかったので，平易な面接に感じた。

⑤ 6/下旬見学

2018 年

② 面接官 7 名，15〜20 分。部活で学んだこと。中学・高校で一番思い出に残ったこと。志望科。面接官それぞれの担当科についてどう思うか質問。志望病院とその理由。後期研修について。成績について。治療を拒否して帰宅した患者，意識不明の状態で再度病院に運ばれてきた時，どうするか。

④ どの面接官も優しくて和やかな雰囲気だった。正直に答えるのがよい。志望動機は聞かれなかったが，履歴書に丁寧に書くことをおすすめする。症例提示は答えよりも，その後の表情などを確認されている気がした。面接は人によって時間が違い，自分の開始 30 分前に集合し，終わり次第帰宅できる。病院の雰囲気に合った人を採用しているように思えた。研修医の先生方は穏やかで優しそうな人が多く，ほのぼのとしている。

⑤ 5/中旬・7/下旬見学，実習。病院の説明と回診。午後から始まり半日で終了。違う日は，希望する科の研修医の先生と共に 1 日病院見学。アットホームな感じで，大学の実習と同じように先生が教えてくれる。

2015 年

② 面接官 6〜7 名，15 分。医師を志した理由。志望理由。医療において感じた理想と現実のギャップ。尊敬する医師。こうはなりたくないという医師像。部活について。特技。見学時の感想。併願病院。3 つのテーマから 1 つ選択し，論じる（例：超高齢者の救急医療，患者と医師の利益相反について）。

④ 選考方法が書類と面接のみのため，実習に参加し，先生方に顔を覚えてもらうことが大事だと思う。面接官の先生が覚えていてくださり，面接がやりやすいと感じた。部活を頑張っていたことを強くアピールするとよいと，研修医の先生から聞いた。

城山病院（大阪）

2017 年

② 面接官 3 名，10 分。自己紹介と志望動機。医師を目指す理由。志望科。部活について。

④ 面接のみの試験なので，見学の印象などが大切だと思う。見学前に，患者数やオペの件数，先生の名前と顔などを覚えて行った。面接終了後に副院長，事務の方，研修医の先生，受験者で食事に行った。

⑤ 6 年生春見学

住友病院（大阪）

2021 年

① 小論文：30 分。COVID-19 があなたの医療に向き合う姿勢や将来に与えた影響を述べよ（160 字），大学での授業で最も印象的だったものを説明し，その理由を述べよ（160 字），CRISPR-Cas9 は画期的なゲノム編集技術として期待されている。その応用分野と，応用における問題について述べよ（180 字）。

② 面接官 7 名（院長・副院長・看護師長・事務長），受験者 3 名，20〜30 分。志望動機。志望科とその理由。医学知識についての質問（糖尿病の型・抗体について，甲状腺機能亢進をきたす疾患，亜急性甲状腺炎の症状など），挙げられるだけ 1 人ずつ答える。履歴書の内容について。体力に自信はあるか。10 年後，20 年後の将来について。

④ 筆記試験は回答しにくい問いだが出来るだけ字数を埋めることを意識した。時には面接官たちが笑ったりして圧迫感はあまりなかったが，内科系副院長の一人だけ厳しかった。しっかり想定問答を作成し暗唱練習を繰り返して，棒読みではなく自然に受け答えできるようになるまで仕上げていくと自信を持って面接に臨めると思う。

⑤ 5 年生 1/上旬実習（2 週間）。院内はとても綺麗で，病院食堂が安くて美味しかった。血液内科で実習したが，研修医 1 人に 1 つデスクと PC があり，環境が非常に整っていて先生方含め職員の方々が余裕を持って働いている印象だった。

① 筆記試験・その他　② 面接試験　③ 受験した場所，方法　④ 受験後の感想・来年の受験生へのアドバイス　⑤ 見学・実習

2020 年

① 小論文：各 100 字，30 分。医師にとって必要な心構え 3 つ。これまで 50 年間のノーベル賞医学生理学賞受賞者で（自然科学的な影響？）現在の医学に影響を与えている 3 人。

② 面接官 8 名，受験者 4 名。住友病院の志望を決めた時期。併願病院。学生時代に頑張ったこと，そこからの学び。外科の手術で印象に残った症例。腎嚢胞について。多発嚢胞腎に母親がかかっていることを子供に伝えるには。全身管理について一言で。

④ 面接の雰囲気は圧迫ではなく，和やかでもなく，ある程度の緊張感があった。面接官の質問に対して順番に答える感じ。ただし，時折名指しされて質問されることもある。質問をしない面接官もいたので他の人の話を聞いているかなどの態度も見ていると思われる。集団面接の練習をしておくとよいかも。6 月下旬にある説明会は重要みたいなので受験する人は必ず行った方がいいと思う。

⑤ 5 年生 8/下旬・6 年生 6/下旬見学

2019 年

① 小論文：30 分。最近 100 年間での医療における大発見を 3 つ挙げ，その発見がどう貢献したかを述べよ（各 100 字）。今後 30 年で医療がどう進歩すると考えるか，具体例を挙げて述べよ（200 字）。

② 面接官 10 名，受験者 4 名，30 分。志望理由。大学時代に頑張ったこと，今後それをどう活かすか。G20 はいつあったか。G7 の国名を答えよ。ネフローゼをきたす疾患。腹痛の患者が救急で来たらまず何をするか。

④ 一次試験は書類審査。グループによっては圧迫感があったと言っていた人もいた。医学的知識や一般常識についての質問もあった。

⑤ 6/下旬見学，6/下旬〜7/上旬実習（6 週間）。麻酔科にて。先生方が親切で充実した実習だった。

2018 年

① 記述：7 問，30 分。国語の試験。漢字の読み書き。カタカナ語の意味を選ぶ。指定された語句を使って短文を作る。本文内の指示代名詞を簡潔に述べる。

② 面接官 12 名，受験者 3〜4 名，30 分。記述試験について。志望科。後期研修はどうするか。今までの経験で失敗したこと。症例問題。当直で患者が急変したらまず何をするか。

④ 一次試験は書類審査。筆記試験での文章は，病院長が書いた本の一部分だった。面接官の数は多いが，割と和やかな雰囲気だった。医学的知識も聞かれるので，メジャー内科の範囲は勉強しておいた方がよいと思う。

⑤ 3/下旬・5/下旬・6/下旬見学

2017 年

① 小論文：800 字，45 分。AI 導入についての問題点と利点。

② 面接官 10 名（院長・副院長他），受験者 4 名，30 分。ガイドラインの長所と短所。医師の過労死について。外科医として長時間の手術に耐えられるか。労働時間を減らすにはどうすればよいか。経験した症例を 1 つ。パーキンソン病の徴候。wilson 病の遺伝について。

④ 圧迫ということはないが，緊張感はある。

⑤ 6/下旬見学および実習。呼吸器外科。手術見学と回診に同行。親切な先生方が多い印象。

清恵会病院（大阪）

2017 年

② 面接官 5 名，30 分。雰囲気は和やか。医師を志した理由。ポリクリで印象に残っているドクター。ワークライフバランスについて。
口頭試問：国試の過去問から 2 問。

④ 特に難しい医学的知識は聞かれない。

⑤ 8/上旬見学，4/上旬〜5/下旬実習。外ポリで行った。整形外科が強いので，整形外科をまわったらよいと思う。

高槻赤十字病院（大阪）

2014 年

② 面接官 5 名，20 分。雰囲気は和やか。履歴書の内容。医師にとってのコメディカルとの関係。

高槻病院（大阪）

2022 年

① 小論文（事前提出）：私はこんな医師になりたい（1,000〜2,000 字）
小論文：患者が治療拒否した場合の対応について

② 【人数】5 名【時間】15 分【質問】部活でしんどかったこと，趣味の話，チーム医療について，志望理由【雰囲気・感想】和やかで終始良い雰囲気で行われた。おおよそ準備していた質問が飛んできたので対応できた。

③ 病院からの指定により現地

④ 志望科はある程度決まっている方がやはり面接などでも話しやすいです。

⑤ 対面の見学はなかったので，オンライン見学だけ行った。希望科の先生と研修医の先生と話す時間があったが，一人 20 分くらいだったので時間が短かった。

2021 年

① 記述：それぞれの設問に対して自分の考えを述べる。腰痛の強い膵癌末期の患者が病院はコロナで面会禁止のため，痛くてもいいから家に帰りたいと言っている，どうするか。大谷翔平選手で有名な目標シート（81 マス）の中心に理想の医師像を書いて埋める。
小論文：1,000〜2,000 字，事前提出。私はこんな医師になりたい。

② 面接官 4 名（院長他），15 分。雰囲気は穏やか。高槻病院を知ったきっかけ。志望理由。志望科の理由。医師以外の職業であれば心配無いていたか。アルバイトで最も意識したこと。

④ 理想の医師像をはっきり持って試験に臨むのがよいと思う。課題作文だけでなく，今年は当日の試験でも理想の医師像を問う問題だった。

⑤ コロナで受け入れ中止のため，個別オンライン見学の参加のみ。5 年生で 1 回，6 年生で 2 回。

2020 年

① 記述：3 問，30 分。それぞれの設問に対して自分の考えを述べる。沖縄で同期の結婚式，自分は事前に休みを取っている。患者さんと家族が病院にいて欲しいと懇願している。研修同期と指導医はカバーするから行っておいでと言っているが，どう振る舞うか。膵癌の患者さんで食事をとれない。上級医は無理に食べさせるのもかわいそうだと言っている。カンファレンスで他科の先生が経腸栄養または経管栄養した方がよいと耳打ちした場合，どうするか。新幹線の中，胸痛の患者さんがおり，医師の人はいませんかという放送が流れる。数分ほど様子をみるが誰もこない。患者さんの胸が痛いという叫び声が聞こえてきた場合どうするか。
小論文：1,000〜2,000 字，事前提出。私はこんな医師になりたい。

② 面接官 3 名（院長他）。雰囲気は和やか。志望理由。希望科を目指すきっかけ。部活をしていた部活は何人いるのか。どうやって部員を引っ張って行くかんじか。部活の試合に出る人を決めるのは難しいがどうやって決めたか。医師以外だったら何の職業についたか。事前提出の小論文の内容について。

④ 記述は時間が 30 分と短め，毎年同じような設問なのでどんなことを書くのか方針を立てておくとよいと思う。こちらの話をとてもよく聞いてくれて話しやすい面接だった。履歴書や事前提出の小論文についてもよく読んでくれていると感じたので，事前提出する小論文はしっかりと書くとよい。高槻病院で研修をしたいと熱意のある人を採りたいと聞いていたので志望理由をしっかりと考えておくとよいと思う。どこの病院の面接でもそうだが，自己分析をしっかりして自分はどんな人かということを面接で伝えることが大切だと思う。

近畿

① 筆記試験・その他 ② 面接試験 ③ 受験した場所，方法 ④ 受験後の感想・来年の受験生へのアドバイス ⑤ 見学・実習

⑤ 5年生10/下旬見学・6年生7/上旬オンライン見学

2019年

① 記述：3問，30分。昨年，一昨年と同じテーマ。
小論文：1,000～2,000字，事前提出。私はこんな医師になりたい。

② 面接官3名，10分。履歴書の内容について。小論文の内容について。志望理由。学生時代に頑張ったこと。部活での役割。医師以外なら何の職業についていたか。部活以外で最近一番困ったことは何か。言い残したことはないか。

④ 当日健康診断あり（血液検査，尿検査，胸部レントゲン）。記述の時間が短く，書く内容を前もって考えておかないと大変。面接の前にリラックスして話してくださいと言ってもらえて，そのように面接に臨めた。

⑤ 3月・5月見学。自分が見学に行った時には実習している学生が何名かいた。

2018年

① 記述：3問，30分。昨年と同じテーマ。
小論文：1,000～2,000字，事前提出。私はこんな医師になりたい。

② 面接官5名（院長・看護部長他），10分。雰囲気は和やか。当院を知ったきっかけ。働き方改革について。医師でなかったら何になっていたか。小児コース志望とのことだが，苦しんでいる親子を見ても耐えられるか。

③ 履歴書や小論文を読んでもらった上で質問される。

⑤ 5年生1/上旬・6年生4/下旬見学

2017年

① 記述：3問，30分。不明熱の患者が主治医に不満をもち，担当を変えて欲しいと言ってきたことへの対応。友人の結婚式が沖縄であり，休みをとっていた日に担当患者が急変した場合，自分の都合と患者のどちらを優先するか。食事がとれない患者に経管栄養した方がよいと先輩には言われたが，どうするか。
小論文：1,000～2,000字，事前提出。私はこんな医師になりたい。

② 面接官5～6名（院長・副院長・救急部長他），10分。志望科とその理由。医師を目指す理由。チーム医療について思うこと。筆記試験の感想。事前提出の小論文の内容について。どんな研修医になりたいか。医師は労働者であるか。人として生きるために必要なこと。勉強を好きな理由。今まで人に助けられたこと。今までで一番つらかったこと，その乗り越え方。自己アピール。

④ 当日健康診断（血液検査，尿検査，胸部レントゲン）あり。記述は時間が短い。思ったこと，考えをできるだけたくさん書くといいと思う。面接は短い時間にたくさんの質問がくるため，簡潔に思ったことを述べるよう心がけた。うまく答えられなくてもすぐに切り替えて次の質問に集中することが大切。最後にどうしても言っておきたいことはあるか，と聞かれたので，あらかじめ準備しておくと最後のアピールができるかもしれない。

⑤ 3月・5月見学

多根総合病院（大阪）

2018年

① 小論文：400字，45分。どちらか1つ選択して記述。1）医師の働き方改革について，2）新専門医制度について。
その他：適性検査。二択，自分ならどう思うかについて答えていく。

② 面接官3名，10分×2回。1分間の自己アピール，その内容について質問される。部活について。留学について。研修中にどう行動するか。小論文の内容について。

④ 圧迫感を感じた人もいるが，基本和やかな面接。質問も答えやすいものが多く，慌てずに答えることができた。

⑤ 5/下旬見学，6/上旬実習（6週間）。4週間外科，2週間脳外を回り，オペ準備や回診を積極的に行った。オペ準備の流れなどをよく見ることができた。疾患についても細かく教えてもらえ

て，手技も頼むと練習させてもらえた。

2017年

① 小論文：800字，40分。モンスターペイシェントへの対応。AIの医療における役割。
その他：適性検査。

② 面接官4名，15分×2回。雰囲気は穏やか。1分間の自己PR。大学時代に頑張ったこと。小論文の内容について。後期研修を含めた短期的と長期的なビジョン。

④ 割と答えにくい質問をされる部分もあった。面接では何を質問されても動じず，はっきりと自分の意見を言えるような心構えと準備が大事であると思う。

⑤ 3月・6月見学

千船病院（大阪）

2022年

① 選択肢：【時間】60分【内容】複数選ぶ問題で難易度は国試よりも高いと感じた。過去問を見て解いた方がいい。範囲は内科，外科，救急，小児，産婦だった。

② 面接官6名，受験者1名【時間】10分程度【内容】履歴書に沿って，3年，5年，10年後どのようにしているか，どのような上司が良いか，志望科について，部活動について，モチベーションの保ち方など，周りから自分がどう思われているか，血液型，名前の由来【雰囲気・感想】終始和やかな雰囲気であったと思う。

③ 病院からの指定により現地

④ 実習で行けるなら行って手技など自ら率先してやれば良いと思う。

⑤ 2021年11月末に見学。コロナのため見学は8時半から14時までだった。先生に疾患の説明などをしていただいた。半日だったので手技などはあまりさせてもらえる機会がなかった。また病院の説明もしていただいた。2022年3月14～25日消化器内科を2週間見学した。やりたい意志を見せるとできることは色々とさせてもらえ，丁寧に内視鏡の操作の仕方などを教えていただいた。この際に過去問を貰った。5月9日～6月3日の1か月小児科を見学。研修医の方々とも話す機会があり，1，2年とも仲が良さそうであった。小児科も手技を多くやらせてくれ，疾患に対しても深く教えていただき教育熱心な先生方だと感じた。

2021年

① 五肢択一：50問。内科，外科，産婦人科，小児科，麻酔科。ほとんどオリジナル問題だったと思う。産婦人科，小児科は難しく，差はつかないと思う。
記述：2問。

② 面接官7名（医師・看護師長・事務長），15分。履歴書の内容について掘り下げていく。

④ 特に突拍子もないことを聞かれたり，時事問題について自分の意見を問われたりするようなことはなかった。普通の面接対策で十分だと思う。程よい緊張感。でも和やかでとても良い雰囲気だった。面接官の方々の表情も柔らかく，会話のキャッチボールはしやすかった。試験は2日間の日程から希望を出すのだが，さらに各日でも午前と午後に分かれている。受験者は年々増加しているようで，第1希望の日程が通らないこともある。マッチングの日程発表もかなりギリギリになって出たので，マッチング試験の予定をたくさん詰めている人は気を付けた方がいいかもしれない。病院見学は気になる所は行ける時に行っておいた方がいい。

⑤ 5年生8/上旬・6年生8/上旬見学。科を1つ選択して，担当の先生に説明されながらついて回り，オペに入ることもあった。昼食後1時間ほど研修医室に案内され，そこで研修医の方々から話を聞いたり質問をしたりした。運が良ければ過去問がもらえるかもしれない。

2019年

① 計60分。
五肢択一：20問。小児，産婦，麻酔，内科などから計算問題も

① 筆記試験・その他　② 面接試験　③ 受験した場所，方法　④ 受験後の感想・来年の受験生へのアドバイス　⑤ 見学・実習

含め出題。
記述：2問。AYA世代のがんについて。腹症の鑑別。
② 面接官5名，10分。志望動機。自分の長所と短所。社会貢献について。
④ 話しやすく，優しい雰囲気だった。国試対策の勉強をやっておけばいいと思う。
⑤ 5/上旬見学

2018年
① 計60分。
五肢択一：12問。小児，産婦，内科，救急，外科分野から数問ずつ出題。国試位の内容。
記述：2問。統合失調症の水中毒について。新型出生前診断について。MRワクチンについて，歴史的背景も踏まえて知っていることを述べよ。高齢女性が失神で来院，バイタルなどは正常，鑑別すべき疾患と必要な検査について述べよ。
② 面接官6〜7名，10〜15分。志望動機。基礎で好きな科目。学生生活の勉強で一番大変だったこと。研修後の進路。部活について。アルバイトをして一番身についたもの。履歴書の内容について。
④ 今年から筆記試験重視に変わってきつつある。人気病院であり受験者数も多いので，受かりたい人は勉強もしっかりした方がよい。面接時，先生は穏やかだったが，スタッフの方がやや厳しい印象だった。見学の回数は関係ないという噂があるが，複数回行っておいた方がよさそう。7月にある説明会は面接官の人が来ていて話せるよい機会なので，絶対に行くべきである。
⑤ 2/下旬・5/下旬見学

2017年
① 計60分。
五肢択一：約20問。内科・小児・産婦・麻酔（救急）から数問ずつ出題。産婦はオリジナルの○×問題。他は国試の過去問がほとんど。
記述：2問。小児科：ロタウイルスについて知っていることを述べよ。産婦人科：妊娠初期の性器出血の鑑別を3つ挙げよ。
② 面接官7名（院長・副院長・事務局長・看護部長・内科部長・産婦人科部長），10分。各面接官が1問ずつ質問する。事前提出の履歴書，当日持参の自己紹介シートに沿っての質問。医学部に入った理由。志望理由。10年後の自分。ストレスがたまった時の相談相手。困った部下，後輩とどう接するか。得意科目とその理由。つらい時，どう切り替えるか。
④ 筆記は今年ほとんど択一。新病院になり，志望者も増えたので成績で順位を決める意図があるかもしれない。7月の説明会は情報収集を兼ねて，よほどの用事が他にない限り行った方がよい。
⑤ 6/中旬見学

2016年
① 五肢択一：約20問。内科，小児科，産婦人科から出題。
記述：3問。外科：ステージ4の乳がんの治療法。小児科：B型肝炎のワクチン接種が定期接種になった理由（キャリア，母子感染，水平感染を使って）。産婦人科：妊娠36週に出血と下腹部痛を認め来院した妊婦に考えられる疾患3つとその対処法。
② 面接官7名，15分。大阪で初期研修をしたい理由。10年後の将来像。医師を志した理由。産婦人科を希望する理由。アルバイトを通して学んだこと。どんな人が苦手か，またその人とどう関わるか。当院を選んだ理由，志望動機。自己アピール。
④ 受験票とともに面接シートが送られてきて試験日に提出，それをもとに質問される。

なにわ生野病院（大阪）

2019年
② 面接官4名，30分。履歴書の内容について。医療安全について。志望理由。将来希望する科。大学で学んだこと。研修医になって学びたいことは何か。
④ 終始穏やかな雰囲気だった。医学的知識を問われることはなかった。

⑤ 5/上旬見学

日本生命病院（大阪）

2021年
① 二択（複数選択含む）：100問。50問は115回国試の一般問題。50問はオリジナル問題。
小論文
② 面接官3名，10分。病院を選んだ理由。将来の進路。勉強以外で何か頑張ったこと。オリンピックの開催についてどう思ったか。
③ 見学の際にお世話になった先生がいたこともあり，リラックスできる雰囲気だった。見学にはできるだけ行くのであれば行く方がよい。
⑤ 5年生12月・6年生7月。基本的に半日の見学。緊急事態宣言が出たこともあり，日程に変更があった。

2019年
① 五肢択一：100問。○×問題。前半50問は国試過去問。
小論文：800字。医師の労働改革について。
② 面接官3〜4名，5〜10分。雰囲気は和やか。志望理由。医師を志した理由。自分を動物に例えると何か。高校のこと。クラブ活動について。趣味の読書でどんな本が好きなのか。
④ リラックスさせてくれる。言いたいことをはっきりとした声で言えるか，質問内容に適切に答えられるかを見ている。受験者が40名以上いて，合格者は4名。受かるのは難しいと思った。
⑤ 7/上旬見学

2017年
① 二肢択一：100問，45分。前年の国試の選択肢が60%程度。
小論文：1,200字，50分。高度情報社会における医療のあり方。
その他：適性試験。
② 面接官4名，5分。志望理由。医師を目指した理由。モンスターペイシェントが来たらどう対応するか。年下の看護師とうまくやっていけるか。
④ 非常に手ごたえがなく，あっさりしている。昨年まではそれほど人気は無かったが，2018年から新病棟ができるので，人気が出たと思われる。
⑤ 7/中旬見学および実習。非常にフレンドリー。1年目の先生について回り，14時30分位には終わった。

2016年
① ○×問題：100問。50問は病院の先生作成の問題，50問は直近の国試一般問題を○×形式にしたもの。先生作成の問題は統計の細かい数値を扱ったものなどあり，やや難しめ。
小論文：1,200字。医療事故が起こる要因と再発予防策について。
② 面接官5名，5〜10分。雰囲気は和やか。事前に記入したアンケート（志望理由，長所，研修に臨むことなど。）に基づき質問。医師を目指した理由。将来の医師像。部活について。最近読んだ本について。
④ 事前にリラックスして受けるよう言われた。

2014年
① ○×形式：100問。うち50問は，108回国試の一般問題を○×形式にしたもの。
小論文：800字，医師に求められる資質について。
その他：性格テスト。
② 面接官3名，10分。雰囲気は和やか。当院の志望順位。チーム医療で必要なこと。患者が診察室に入ってきたとき，まず何を見るか。
④ 今年の受験者数は16名。

野崎徳洲会病院（大阪）

2014年
① 小論文：A4 1枚程度，事前提出。医師になりたい理由。
② 面接官3名，20分。医師を目指した理由。将来について。趣味について。履歴書の内容。
④ 応募者が少ないようで，熱く勧誘された。院長が大阪府内の病院

近畿

とつながりを多く持っており,後期研修を外で行いたいと言えば力を貸してくれるというのが,他の徳洲会系列と異なると感じた。
⑤9/1見学。1年目の研修医について回る。当直も見学可能なので,一度は見ておくとよい。

馬場記念病院（大阪）

2020年

②面接官3名（理事長・副院長・事務長）。志望理由。働き方改革についてどう思うか。どのような医師になりたいか。研修に求めること。
④とても優しい雰囲気だった。
⑤5年夏見学。上級医の方も研修医の方もとても丁寧に対応してくれた。病院内を一通り見学させてもらった後,昼食を職員食堂でとり,その後内科部長の方や研修医の方と話をさせてもらった。

2019年

②面接官3〜4名,15分。雰囲気は穏やか。出身校について。興味のある科とその理由。
⑤5/中旬見学,実習。手技などもやらせてもらって充実していた。

2017年

②面接官3名,20分。志望理由。部活について。学校の成績。学校生活について。
④終始和やかな雰囲気でリラックスして受けられた。
⑤5/中旬見学および実習。研修医の先生について回る。手技をよく見せてくれ,話す機会も多く,実際に自分が研修医となった時のイメージがしやすくなった。研修医,事務,上級医の先生方は優しく雰囲気がとても良かった。

東大阪市立総合病院（大阪）

2015年

①小論文：2,000字,90分。生殖補助医療により生まれ,医師となった人の新聞記事を読み,賛否を述べる。今年7月の朝日新聞の記事。
②面接官2名,15分。雰囲気は和やか。志望理由,大学で頑張ったこと。将来のビジョン。
④小論文が時間ぎりぎりだった。病院見学時に先生から「小論文は時事ニュースが出る」と聞いていた。

2014年

①小論文：1,500字,90分,ノバルティスファーマの臨床研究データ不正問題を顧みて,現在の日本の医療の問題点は何だと思うか,それを踏まえて,どのような気持ちで研修に臨みたいかを述べる。
②面接官2名,10〜15分。雰囲気は和やか。志望理由。興味のある科と,その中で特にどの分野に興味があるか。自己アピール。将来の希望。研究に興味はあるか。
④今年は受験者が少なかった模様。
⑤5月実習（1か月）。指導医をはじめ,スタッフも皆とても優しく,雰囲気が良かった。手術室に入れてもらったり,色々な手技も経験させてもらったりして,勉強になった。

東住吉森本病院（大阪）

2022年

①小論文（事前提出）：800字,コロナ禍の医療について
②面接5名,受験生1名【時間】10〜15分【内容】なぜTOEICを受けたか,辛い時どうするか,指導医に求めること,十分な指導を受けられない時どうするか,将来の専門は何を考えているか,コロナ禍の医療逼迫の問題と対策。大学時代の思い出や頑張ったこと,医療チームのコミュニケーションで大事だと思うこと,自分が医師に向いていると思うところ
③病院からの指定により現地
④事務の方とも笑顔で挨拶をして,覚えてもらうことが高ポイントだと思います。研修医の先生にもアピールすることが大事だと思います。
⑤5年夏と冬に見学。研修医の先生が親切に対応してくれた。研修医の先生と話す時間があった。6月の4週間実習。研修医の

先生や上級医の先生と話す機会が多くあった。積極的に手技をさせてもらえた。研修医向けのエコー実習等も希望すれば参加できる。身だしなみや時間,言葉遣いに気をつけた。

2017年

①小論文：800字,事前提出。理想の医師像。
②面接官5名,15〜20分。雰囲気は和やか。志望理由。志望科。小論文の内容について。ストレス解消法。看護師の役割。趣味。自分の長所と短所。
④面接のみなので,見学や実習で気に入られることが大事だと思う。救急が強い病院。
⑤7/下旬見学

枚方公済病院（大阪）

2021年

②面接官5名（院長・研修担当他）,30分。志望動機。キャリアプラン。自分の長所。自身がモットーとしていること。趣味。志望科。体力はあるか。内分泌の診察についての質問
④最初に自分の言葉で答えてくださいと言われる。あれこれ用意してガチガチになるより,しっかり自分の言葉で自分の意見を言えることが大切だと思った。個人のルーツに迫る様な質問を多くされた。
⑤3/中旬・6/中旬。見学した雰囲気はとても良かった。16時頃には終わる。

2020年

②面接官6名,30分。志望動機。志望科。医師を志した理由。新型コロナについて思うこと。当直に耐えられるか。どのように指導してもらいたいか。地域の小さな病院が果たす役割。部活について。ストレス発散方法。
④圧迫感はなく,しっかりとこちらの答えを聞いてくれる印象。面接が少し長く感じた。試験が面接のみなので対策をしっかりとしていく方がいいと思う。
⑤7/中旬。地域医療を担う小さな病院という感じだった。雰囲気は明るく,気さくに話しかけてくれる先生が多かった。研修医の先生はあまり忙しそうにしている様子もなかった。

府中病院（大阪）

2022年

①選択肢：【形式】五選択肢択一問題【時間】30分【内容】国試過去3年分。公衆衛生など計算もある。過去3年分を解いていれば簡単。
②面接官5名,受験者1名【時間】30分【内容】自己PR・なぜ医師になりたいか・アルバイトについて・読書が好き→おすすめの本は何か・漫画も好き→何を読むか（履歴書を深掘りするものも聞かれる）【雰囲気・感想】終始和やか。しっかり頷いてくださり緊張がとけた。
③病院からの指定により現地
④市中病院を考えている方はコロナで予定がうまく立てられなくなることも予想しつつ早めに行動しておくのがいいと思います。頑張ってください。
⑤5年の8月初め,6年の7/中旬に見学。過去に聞かれた面接の内容やテストは国試3回分と言った情報を教えていただいた。先生方が優しい。研修医全員,病院がもつ同じマンションに住むこともあってか,研修医同士の仲は良さそうだった。1度目はまず個人の見学ではなく病院説明会のようなものに参加することを病院側は推奨している。その見学会は科ごとの見学ではなく病院の説明と病院全体の見学なので,その後科ごとの見学も行くべき。遠方の方はそのことも含め見学の予定を組むといいと思う。

2020年

①五肢択一：20問,30分。過去2〜3年分の国試問題。
②面接官5名,30分。雰囲気は穏やか。自己紹介。医師を目指す理由。当院志望理由。部活について。興味のある診療科。将来の自分の医師像。あなたが病院に貢献できること。
④面接は質問に答えるとさらに質問されるので,ぼろが出ないよ

① 筆記試験・その他　② 面接試験　③ 受験した場所，方法　④ 受験後の感想・来年の受験生へのアドバイス　⑤ 見学・実習

うに見栄を張らずに素直に答えていったらよいと思う。筆記試験は面接終了後，部屋に移動して一人で受けた。受験者ごとに受ける時間が違うため，他の受験者の人とはほとんど会わなかった。

⑤ 1/上旬見学。研修プログラムの説明を受けてから研修医の方と一緒に病院見学。数人の研修医の人と話す機会があり，実際働いてみてどうかなど色々聞くことができて充実した1日となった。研修センターの人も優しく対応してくれた。

1/上旬循環器内科，血液内科・6/下旬総合診療科。当初循環器内科だけ回る予定だったが，回ってみたいと相談したところ，血液内科も見学させてもらえることになった。どちらの科も親身に説明してくれて勉強になった。先生方が基本穏やかで質問しやすく，病院全体の雰囲気も良かった。見学の回数は採用に特に関係無いそうだ。

2019年

① 五肢択一：20周，40分。国試の過去問。112回，111回から一般，臨床問題半分ずつ出題。

② 面接官5名（院長・教育担当・看護師長・事務），20〜30分。自己紹介。家から病院までの時間。志望理由。併願病院。指導医と価値観が合わなかったらどうするか。医師を目指したきっかけ。人生で一番の挫折と乗り越え方。将来希望する科。部活について。自分の長所と短所。

④ 穏やかな雰囲気で面接中にお茶を出してもらえたし話しやすかった。医学的知識を問うような面接ではなかった。実習に行けば採ってもらいやすいと聞いてはいたがマッチング発表日は緊張した。マッチしてよかった。

④ 4/中旬〜6月実習（6週間）。循環器内科にて。カテーテルが多く行われている。先生方同士の雰囲気も良かったため3年目から残る先生も多いようだ。

2018年

① 五肢択一：30周，30分。国試の過去問。111回，112回がメイン。

② 面接官5名，20〜30分。雰囲気は和やか。医師を目指した理由。苦手な教科。自分の性格で嫌なところ。自分の中で譲れないことはあるか。最近イラッとしたこと。今一番行きたいところ。ストレス解消法。

④ 実習に一度は行った方がよい。面接の質問内容は人それぞれ違う。人格を見ようとしている面接だと実感したので，思ったことをそのまま伝えたらよいと思う。筆記が全然できなかったが，筆記試験は参考程度だと思う。

⑤ 12月見学

2017年

① 五肢択一：25周，30分。前年の国試の基本的な所から出題。ほとんど一般問題と必修問題で，臨床問題は1，2問。

② 面接官5名（院長・研修センター長・看護師長他），30分。雰囲気は穏やか。履歴書の内容について。自分の長所と短所。見学に行った他院について。自分の性格。大学生活を一言で。当院に貢献できること。

④ 面接に恐れる必要は全くない。絶えず笑いが生まれていた。

⑤ 3/下旬見学，5/中旬から実習（6週間）。終始楽しく，丁寧に実習指導してもらった。研修医の人数も多く，雰囲気も大変良かった。

2015年

① 五肢択一：30周，60分。一般と臨床問題。メジャー科，産婦，救急から出題。マイナー科目はなし。

② 面接官5名，30分。雰囲気は穏やか。大学での実習で尊敬した先生。反面教師。今後の実習に求めること。結婚相手に専業主婦になることを希望されたらどうするか。

④ 面接重視とのこと。見学中にお世話になった先生方が面接官にいれば，話しやすくなるので，一度は行っておくとよい。昨年に比べると倍率が低かった。筆記は他大学のマッチング試験のための勉強や，模試の復習で十分カバーできると思う。

ペルランド総合病院（大阪）

2022年

② 面接官7名【時間】25分【内容】冒頭に当院の志望理由も含めて1分程度の自己アピール。志望科，大学で頑張ったこと，将来の希望，他の受験病院，最近気になった医療ニュースなど。基本的には応募書類に書かれた内容について，細かく聞かれた

【雰囲気・感想】冒頭に少し圧迫気味の質問をされたため，雰囲気は良くなかった。友人も圧迫気味だったとのことなので，個人差はあまりないのかもしれない。

③ 病院からの指定により現地

④ 病院によって求められる人材も様々ですし，必要な対策も異なるので，たくさん受験される場合は早めに対策を行うと良いと思います。

⑤ 3/上旬に見学。医師同士，研修医同士の仲が良さそうだった。小児科で見学をしたため小児科の部長の先生が概ねの案内をしてくださった。採用面接の際に志望理由を細かく聞かれるため，病院の良い点に注目して見学を行うといいと思う。

2021年

② 面接官5名，30分。学校での成績。勉強はどれくらい頑張ったか。実習で一番印象に残っている患者さん。自分の長所と短所。志望科とその理由。将来の医師像。趣味。今日の面接の点数とその理由。

④ 面接だけなので病院見学に何度も行って顔を覚えてもらえるといいと思う。

⑤ 3/下旬・6/上旬見学

2020年

② 面接官5名，15分。雰囲気は穏やか。志望動機。自己PR。自分のどういうところが嫌か。コロナ以外で最近の医学的ニュースの中で興味をもったこと。飲食店で働く友人がいて，医学生の君に「今までコロナのせいで儲からなかった分稼ぎたいのだが，店で医学的に気を付けること，お客さんを呼ぶ方法はあるか」と聞かれたらどうするか。

④ 予想外の質問をされて焦った。今年が特別ということもあるだろうが，普段からニュースで医療情報を得るとよいと思う。

⑤ 7月見学。研修医1人と共に行動する。

2019年

② 面接官6名（院長・消化器内科部長・臨床研修室長・看護師・事務他），20分。志望理由。医師としての具体的な将来像。これまでの挫折経験。大学生活で楽しかったこと。これまで読んだ本で印象に残っているもの。

④ 1対6なので緊張感があった。穏やかな雰囲気でもあったが，割と細かいところまで突っ込まれた。予想していたよりも深く聞いてくるので手応えが全然無かった。研修医の先生方から礼儀と笑顔と元気よさが大切だと聞いていたので，その部分は意識してできたと思う。

⑤ 5年生8月・6年生5月見学

2018年

② 面接官6〜7名，15〜20分。志望理由。志望科。医師を目指した理由。部活について。最近の気になるニュース。自己PR。履歴書の内容についての質問。

④ 病院長以外はにこにこして質問してくる。面接室の雰囲気と先生の多さに若干圧倒された。

⑤ 3/中旬見学，4〜5/中旬実習。きれいな病院で，医局と研修医室が1フロアにあるなど，とても働きやすい環境だった。

2017年

② 面接官6〜7名（院長・外科部長・看護師長・事務他），15分。履歴書の内容についての質問。タバコについてどう思うか。自分のメールアドレス作成の由来。

④ 面接のみで採用が決まるので緊張するが，雰囲気は悪くなかった。終始笑いに包まれていた。

⑤ 5月見学

近畿

① 筆記試験・その他　② 面接試験　③ 受験した場所，方法　④ 受験後の感想・来年の受験生へのアドバイス　⑤ 見学・実習

北摂総合病院（大阪）

2022年

① その他：事前提出レポート（「当院を志望する理由」と「私の目指す医師像」文字数制限なし）

② 面接官4名，10分程度【内容】志望理由，どこで当院を知ったか，レジナビなどのサイトの情報を参考にしたか，父親に研修病院の相談はしたか，長所・短所，短所を克服するために何があったか，将来進む科として父親の専門科は考えていないのか，国試には合格できそうか，逆に何か聞きたいことはあるか，病院見学での当院の印象について【雰囲気・感想】和やかな雰囲気で，答えた内容に対して笑ってくれたりもした。理事長は圧がすごいとの噂だったが，実際はニコニコと優しく，逆質問にも丁寧に答えてくれた。最後は面接官全員が立って挨拶してくれた。個別に面接日程を組んでおり時間に余裕があるのか，他に質問はないかと聞かれたので，逆質問をたくさんすれば好印象かもしれない。

③ 病院からの指定により現地

④ 落ち着いてしっかり受け答えができれば大丈夫だと思う。

⑤ 5年の7月頃，6年の5月頃に見学。1回目は2年目研修医の話と質疑応答，施設見学した。2回目は1年目研修医の方々とお話しして，たくさん質問させてもらった。いずれも事務の方が同席していたが，特にチェックしている様子もなく，たまにおしゃべりに参加するといった感じ。病院は新しいわけはないが綺麗で，寮も綺麗なのは魅力的だった。研修医室はなかったが，研修医曰く別に気にならないらしい。上の先生は熱心な人が多そうだった。全体的な雰囲気は良く，こじんまりとした感じだった。

2017年

② 面接官4名，10分。自分の長所。志望科。後期研修について。部活について。体力に自信があるか。併願病院。

④ ほぼ雑談。チーム医療の際にリーダーシップがとれるかどうかを見ているようだった。

⑤ 5/上旬・6/下旬見学

2014年

② 面接官2名，7分。2年間，頑張っていける自信はあるか。

松下記念病院（大阪）

2020年

① 小論文：1,000字以内，60分。2つのテーマから1つ選択。1）医師という職業と働き方改革について自由に論じよ，2）臨床研修の時間をどのように過ごし，どのような医師になりたいと考えているか。そのためには何が必要か。

② 面接官4名（院長・副院長・看護部長・事務），10分。志望動機。小論文の内容について。研修後の展望。他の受験病院，選んだ理由と志望順位。

④ 小論文はそんなに時間がないので，これと決めたらとにかく書き進める勢いが大切だと思う。マスクはしたまま面接した。ものすごく和やかというわけでも，怖いというわけでもない印象。自分の時は最後に少し和んで外に笑い声が聞こえていたようで，スタッフの方に良かったですねと声をかけられたので，割と静かな面接が多いのかもしれない。小論文の内容についての質問もされたので，まったくのでっち上げで書くと面接で苦労する。面接官の1人が見学時の印象，評価を若い先生たちから聞いて採るかどうか参考にしていると話していたので，選考日だけの評価ではなく見学時も評価に影響を与えているようだ。

⑤ 5年生冬・6年生7月見学。みっちり案内してもらえる。代謝内科の見学をした際，小論文の過去問集をもらった。

2019年

① 小論文：1,000字，60分。2つのテーマから1つ選択。1）働き方改革がいわれているが，医師の働き方改革についての自分の考え，2）医師の地域の偏在，診療科の偏在についての自分の考え。

② 面接官4名，20分。雰囲気は和やか。志望理由。自分の長所と

短所。小論文の内容について。習い事から学んだこと。コメディカルの重要性を感じたエピソード。大阪を選んだ理由。医師を目指した理由。併願病院。苦手な人との付き合い方。

④ どの面接官もにこやかに話を聞いてくれた。質問にすぐ答えられなくても面接官が補足の質問をしてくれたので，焦らず自分の考えを話すことができた。1回目の受験日に受験者が少なかったため，昼休憩の間に小論文を先生方が読んでいた。受験者が多い時は読まずに面接になるらしい。

⑤ 5年生3/下旬・6年生7/上旬見学

2017年

① 小論文：1,000字，60分。2つのうち1つ選択。1）新専門医制度について思うこと，自分はどうしたいか，2）患者が研修医の出した薬を飲んでから調子が悪くなったと怒っている，どう対処するか。

② 面接官4名，15〜20分。志望動機。医師を目指した理由。女性医師の過重労働について。当院の志望順位。併願病院。言い残したことがあれば何か。

④ 小論文の時間が想像より短いので1度練習しておくとよいかもしれない。面接は比較的一般的な内容で，用意できる回答は用意しておくとよい。

⑤ 3月見学

2014年

① 小論文：1,000字，40分。2つのテーマから1つを選択。1）これまでに失敗したこと，そこから学んだこと，2）男女共同参画における女性医師のあり方。

② 面接官3名，20分。雰囲気は和やか。自己アピール。志望理由。（小論文を見ながら）これからどのような医師になりたいか。志望科。どのような研修をしたいか。アルバイトで学んだこと。最近読んだ本。患者満足度を上げるために工夫できることはあるか。

④ こちらの要望に応じた指導方法を提供してくれそうな雰囲気。受験者は3名のみだった。小論文は，時間が厳しかった。テーマが選択性があり，途中で変えることもできず，慎重に選んでいる時間もなかった。面接官は，小論文と面接の間の昼休みに，小論文に目を通しているようだった。面接では，何を言っても笑顔でうなずいてくださり，リラックスできた。

松原徳洲会病院（大阪）

2021年

② 面接官5名，30分。雰囲気は穏やか。志望理由。志望科。病院見学時の当院の印象。研修医は色々とやる事が多く大変だと思うがやっていけるか。見学中の研修医の様子，見学時看護師の人とのチームワークはどうだったか。面接前に研修医などを書くアンケート用紙を書き，それについての質問もある。

④ 病院見学時に先生や看護師さんとのチームワークなどしっかり見ておいたら質問もスムーズに答えられる感じがした。コロナ禍で病院見学には行きづらいが何度か行っているし先生方も結構覚えてくれるので，できれば何度か見学に行った方がよい。

⑤ 4年生春・5年生12月・3/末見学。基本的に研修医の先生について見学するが，希望の科を回っている研修医がいなければ指導医の先生につく。どの科の先生もすごく熱心に教えてくれる。同期の研修医は2名だが，すごく仲良くお互い高めあえる環境だった。

箕面市立病院（大阪）

2021年

① 適性試験。

② 面接官7名，10〜15分。医師を志した理由。当院を選んだ理由。志望科。理想の医師像。今年は小論文が無くなった代わりか，1題臨床的な質問（外来で1人で診察中，70代の男性が胸部をぶつけたとやってきた。血圧が下がっている。まず何をするか）。1分間の自己アピール。ハローマッチングに載っていた質問事項もいくつか聞かれた。

④ 質問する先生は優しい口調で丁寧に話してくれるが，他の方々

① 筆記試験・その他　② 面接試験　③ 受験した場所，方法　④ 受験後の感想・来年の受験生へのアドバイス　⑤ 見学・実習

は割と無表情だったので少し緊張した。他の人に比べて面接の時間が短く，聞いている先生方もあまり表情の変化がなかったので，失敗したのではないかと思ったが，意外と評価は悪くなかったようであった。臨床的な質問以外はほぼ事前に準備した通りだった。コロナや受験人数の関係かもしれないが，HPなどの告知通りではなく，受験票が送られてきた段階や当日集合してから試験科目が変更になったり面接時間が短縮したりしたので，焦らず臨機応変に行動するとよい。資料の準備は早くから取り組むのが吉。履歴書や志望理由の書類は必ずコピーして当日持参するように。見学に行くことは大切だが，むやみやたらにいっても選択肢が増えすぎて逆に悩むことになるかもしれない。将来自分がどうしたいかを考えてから，ある程度絞って見学に行くことも一つの手ではないかと思う。自分はあまり情報を持っていなかったので，将来について考えることはできていなかった。何となく行きたい病院はあったのでとりあえずそこに見学に行き，先生方と話をして情報を得た。その上で自分がどうしたいかを考えて，次の見学に繋げた。

⑤ 4年生12月・5年生8/中旬・6年生7/中旬見学。繰り返し見学に行くことで事務の人や病院長の先生と仲良くなれた。直接的に有利になってはいないと思うが，面接の際に落ち着けたという点で良かった。

2020年

① 小論文：AIが医療をどう変えるか。

② 面接官3名（院長他）。雰囲気は和やか。履歴書に沿った質問。臨床研修を行うに当たっての抱負。

④ 一般的な履歴書と面接の対策はするに越したことはないと思う。待合の廊下では誘導の方が向こうから話しかけてくれて緊張がだいぶほぐれた。面接官は皆学生の話を傾聴的態度で聞いてくれてありがたかった。

⑤（説明会にて）見学の回数は問わないとの言葉通り，先生方の対応は極めてフラットで，見学に行ったから有利とか行かないから有利とかは感じなかった。ただ，履歴書の材料づくりにはなるかもしれない。自分は先輩方の顔を見るために行った。

2019年

① 小論文：600字，60分。近年働き方改革が推進されているが，自分の担当患者が時間外に急変した場合どうするべきか，医師の時間外業務について。

② 面接官6名，5〜15分。雰囲気は和やか。志望理由。志望科。医師を志した理由。3年目以降のビジョン。自分が医師に向いていると思う点。ストレス発散方法。これまでの実習で一番印象に残った患者。難しい患者とのコミュニケーションの取り方。

④ 人によって面接の司会と質問担当の先生が違った様子。医学的知識を周うというよりは，コミュニケーション能力が周われている印象。面接官が質問の答えにもうなずき膨らませるようなことはないように想像よりも受験者数が多く緊張した。小論文で差がつく内容とは思えないので，面接でどこまで自己アピールできるかだと思う。

⑤ 7/下旬見学

2016年

① 小論文：600字，60分。現在日本では国民皆保険制度だが，一方で高額医療を私費によってカバーする混合診療の必要性についても議論されている。それについて考えを述べよ。

② 面接官7名（院長他），15分。医師を目指した理由。志望動機。志望科。自分が医師に向いていると思う点。チーム医療で必要なこと。後期研修はどうするか。将来のビジョン。これまでの実習で一番印象に残った患者について。

④ 小論文を書く練習は少しでもしておいた方がよい。外科枠があるようなので，外科志望であればそのことをアピールするべき。

⑤ 5/下旬・7/中旬見学，7/中旬実習（2週間）。消化器外科にて実習。手術に参加し，縫合などもさせてもらえた。どの先生も指導熱心で一から丁寧に教えてくれる。とても勉強になった。

耳原総合病院（大阪）

2021年

① 計30分。

五肢択一：国試必修問題過去5年分を改変。

記述：肺炎患者の症例を読み，入院適応はあるか，適切な治療は何か，起炎菌は何かを答えさせる問題。心電図波形から電気ショックの適応があるものを選び，その理由を答える問題。

小論文：提示されたキーワードの中から1つ選び，そのワードについて自分の考えを述べる。例：新型コロナウイルス，SDH，貧困など

② 面接官4名，15分。当院を選んだ理由を具体的に。民医連を志望した理由。研修で学びたいこと。自分の短所にどのように対応してきたのか。周りの医療者や患者からどのように思われたか。筆記試験で選んだキーワードについて，なぜ選んだか。将来どのようなフィールドで働きたいか，それはどうしてか。日本の医療制度についてどう思っているか。

④ 筆記試験の後面接試験。待機室で待つことになるが，面接の順番は初期研修応募書類が到着した順になるので，ある程度早めに送るのがよいだろう。当日の順番だけでなく，会場選びについても先に到着した順に選んでいくことになるので，早めの準備が望ましい。面接は淡々と質問され答えていく。履歴書に書いた内容について掘り下げられた。2段階，3段階くらい深く突っ込まれたりもした。病院見学はやはり足を運ばないと実際にはわからない。応募書類の提出など意外と面倒で時間がかかるので，とりあえずでもよいので履歴書など早く作るようにするとよい。

⑤ 4年生冬・5年生冬・6年生夏見学。元々学外実習で行く予定であったが，近畿大学はコロナのため院内実習に振替となった。

2020年

② 面接官4名（医師・看護師・事務），15〜20分。志望動機。将来の進路。理想の医師像。医師の仕事に対する自分の考え。民医連の理念や活動に対する自分の考え。学生時代に取り組んだこと。臨床実習で特に記憶に残る出来事。事前の5分に見せられた時事問題のような課題リスト（高齢化，健康格差，医療費，若者の自殺，環境問題，チーム医療など）から1つ選んで1〜2分で話す。

④ 例年は国試レベルの五肢択一と記述，小論文があったが今年はコロナの影響でなくなった。面接官は頷きながら話を聞いてくれて和やかな雰囲気だった。

⑤ 5年生8/中旬・6年生6/下旬見学。一度目は台風のため午前中のみの見学となったが，それを見越して研修医の先生と話す機会を多く設けてくれて，研修の雰囲気をつかむことができた。二度目の見学は，総合診療科や救急科，志望科である循環器内科など様々な科を1時間程ずつ回ることができ，研修医や上級医の先生方と話す機会も多く設けてもらい，具体的にこの病院を志望する決め手となった。

2019年

① 計60分。

五肢択一：20問。国試必修問題の類題。

記述：5問。検査項目の中で異常な項目。qSOFA計算。敗血症ショックの診断項目。アナフィラキシー治療。胸痛の致死的疾患。

小論文：字数指定なし。テーマから1つ選択し自分の意見を記述。

② 面接官4名，10〜15分。志望理由。志望科。将来の進路。理想の医師像。健康格差について。

④ 雰囲気は和やかで非常に落ち着く。

⑤ 7/中旬見学，4月実習（1か月）。泌尿器科にて。毎日オペと外来の繰り返し。他の回りたい科も積極的に回らせてくれた。

守口生野記念病院（大阪）

2019年

② 面接官1名（院長）。院長室で病院見学をしてみた感想を聞かれた。

① 筆記試験・その他　② 面接試験　③ 受験した場所，方法　④ 受験後の感想・来年の受験生へのアドバイス　⑤ 見学・実習

面接官1名（院長），受験者2名。他にマッチングを受けた方と院長先生と3人で食事をしつつの面接。
④ 院長先生は感じがよかった。面接中は主に先生の話に相槌をうつだけだった。1年目の研修医の先生も，昨年そんな感じだったと言っていた。認知度が低い病院らしく，学生の見学やマッチング受験など歓迎していた。事務の方の仕事も早く，見学をお願いするメールが日程が決まるまで数時間だった。
⑤ 8/上旬見学，実習。院長先生直々に病院の特徴や研修のシステム，初期研修後の話などをしてもらった。枠を余らせたくないみたいで，ぜひ来てほしいという感じだった。見学時の隙間時間に，どういう研修をしたいか，将来の展望について記述した。文字数制限なし。

八尾市立病院（大阪）

2022年

② 先生4名，看護師1名，事務1名。個人面接。全員からそれぞれ質問があった。終始和やかだった。パーテーションで仕切られており，先生との距離が遠く，声が聞き取りにくかった。当院志望理由，志望科，自己PRなど。将来の医局や研究，親が何科かなど。また，外科志望ということだが，体力に自信はあるのか。私の大学の外科の〇〇先生は部下に厳しいけど，そういう雰囲気はどうですかなど。
③ 病院からの指定により現地
④ 学校の講義や試験もあるので，マッチングは病院の数をしぼった方がいいと思う。
⑤ 6年春，夏に見学。消化器外科，消化器内科，循環器内科。この3科は特に力を入れられているようで，活発だった。他の病院に比べ，バリバリ働かれている印象だった。ここで研修したら力がつきそうだと感じた。また，研修医室まで先生が講義をしにきてくださる場面もあり，教育熱心だと感じた。事務の方も，看護師さんもとても優しい方だった。

2020年

① 小論文：800字，面接終了後1週間以内に郵送。あなたの考える理想の医師像と，その医師像に近づくために臨床研修期間で実践したいこと。
② 面接官3名（病院総長・副院長・事務），10分。一般的な質問をする部屋。1分間自己PR。履歴書の内容について。志望動機。志望科。3年目以降の進路。
　面接官3名（副院長・看護師長他），10分。医療関係の質問をする部屋。1分間自己PR。自分は集団の中でどういった立場であることが多いか（リーダータイプかなど）。暑い日に屋内で倒れた高齢男性に対して行う救命処置は，といったシチュエーション問題。最後にアドバンスドケアプランニングについて（延命治療を行うかどうか）。
④ 1分間の自己PRは各部屋で面接官は別の人なので同じ内容の自己PRでよいと思われる。シチュエーション問題に関しては一問一答で問題に対して答えていくことでどんどん情報が出される，専門的なことは聞かれず，OSCEでやったような基礎的な内容。アドバンスドケアプランニングについては末期癌の患者において，患者本人の意思がどうか，家族の意思がどうかなどの状況を伝えられた上で自分がどのような行動をとるか聞かれる。医療関係に関する質問でも分からないと言えば教えてくれるか，次の質問に移るので下手に答えるよりは開き直って分からないと言うべき。小論文に関しては家に持ち帰っての作成，提出なので落ち着いてできる。説明会で駅からのアクセスが最高であること，中規模病院としては設備が充実していること，研修医も含めて先生方のQOLが高いものであることが話してくれて印象的だった。見学に行けば多くの先生方と知り合えて，面接官が知っている先生の可能性もあり，行っておくとよい気がする。
⑤ 午前と午後に分かれて2つの診療科を見学。始めに上の人（自分は副院長だった）から病院についての概要などのオリエンテーションをしてもらえる。そこで志望科を言うと，それに関する八尾市立病院でのプログラムについても教えてもらえる。予定が詰まっていなければ研修医室にも連れて行ってもらえ

て研修医の先生方から色々話を聞くことができる。きれいな病院で先生方も優しく，居心地は良かった。

2015年

① 小論文：2,000字，後日郵送。面接時に用紙を受け取り，1週間以内に郵送。10年後の自分について。
② 面接官5名（医師・看護師・事務），15分。やや圧迫感あり。エントリーシートの内容について。自己PR。志望理由。当院が人気の理由は何か。部活について。医師を志した理由。志望順位。医療ミスについて。他職種との連携について。
④ 今年は医療ミスのニュースが多かったので，事前に確認をしておいた。面接でも質問された。人気病院なので，しっかりとした志望理由をもって臨むべきだと感じた。

2014年

① 小論文：400字，面接日にテーマ提示・A3用紙1枚配布され，1週間以内に提出。テーマは試験日により異なる。将来のキャリアプランについて。初期臨床研修に期待すること。
② 面接官4名，15〜20分。雰囲気は試験日により異なる。自己紹介も兼ねて自己PR。志望理由。第1志望か。当院の何がよかったか（なぜ人気なのか）。八尾市について。志望科。どのような医師になりたいか。チーム医療について思うこと。人間関係で大事にしていること。クラスメイトとの関係。部活について。何か言い残したことはないか。
④ 地元出身者や実習経験者が優遇されていると感じた。マッチングの倍率が高い点に対して，なぜかをよく聞かれたので，病院の良いところが挙げられるとよいと思う。

八尾徳洲会総合病院（大阪）

2021年

① 小論文：2,000字程度。期限までに提出。10年後何をしていたいか。そのためには，今何をする必要があるか。研修医の時に何をしてみたいか。
② 面接官3名，30分。部活について。志望科。ポリ班の中でどういう立場なのか。どういう基準で病院見学しているか。他にどこの病院に見学に行くのか。一番苦労したこと。
④ 病院見学の流れで面接があった。かなり雰囲気は和やかだった。面接や小論文の内容は4月頃から考えておき，ポリクリ中や日常生活でふとした時に思いついたことを書き留めておくことが大事。マッチングで忙しい時期は勉強も忙しくなってくる時期なので，心が折れないようにすることも必要。
⑤ 6年生4/初旬・7/中旬見学。4月の時点で面接もしてもらえた。当直の見学もすることができ，先生方も色々教えてくれた。

2019年

① 小論文：字数制限なし，後日郵送。10年後の自分の医師像。
② 面接官2名，10分。志望理由。将来希望する科。部活について。
④ フランクな雰囲気で雑談も多く，楽しい面接だった。面接官の方々も優しく普段の会話のように話せた。自分の思いを伝えられるだけの時間はあった。
⑤ 7/下旬見学

2016年

① 小論文：10年後何をしているか。研修で何を学びたいか。
② 面接官2名，15分。雰囲気は穏やか。雑談をしながらも基本的な質問を織りまぜてくる。志望動機。アピールポイント。自分の弱み。学生生活で一番頑張ったこと，後悔していること。部活について。
④ 緊張することもなく，世間話をするような感じ。「よければ後期も残ってほしい」と言われた。研修内容が非常に整っており，教育にもここ数年力を入れているため，今後人気が出てくると思う。
⑤ 6/中旬・8/中旬見学。見学や実習に行った際にマッチングの試験を行う。見学の途中，そろそろ面接しようと言われ，応接室のソファで行った。

2014年

① 小論文：A4 1枚程度。面接後にマッチングの意志があれば提

① 筆記試験・その他　② 面接試験　③ 受験した場所，方法　④ 受験後の感想・来年の受験生へのアドバイス　⑤ 見学・実習

出。10年後，何をしていたいか。
② 面接官1名，20分。雰囲気は穏やか。経歴を含めて自己紹介。志望動機。医師を目指すことになったきっかけ。将来の進路。当院の印象。勉強の進み具合。
④ 面接というより，意志確認のような感じだった。

淀川キリスト教病院（大阪）

2022年

① 小論文（事前提出）：800字以内「医師を目指した理由」もしくは「理想の医師像」
　選択肢【形式】五選択肢択一問題【時間】1時間【内容】内科，外科は大学の試験のような専門的な内容もあり，難しかった。小児，産婦は国試レベル。過去問と被っている問題はほとんどなかった。
② 面接官7名（医師5名プラス看護師らしき人。質問してくるのは医師のみ）受験者3名【時間】15分【内容】志望理由を1つに絞って簡潔に。コロナ禍で頑張ったことを簡潔に。3年目以降どうするかと他に受験する病院。模擬IC（課題は直前に渡された）。長所と短所。【雰囲気・感想】とても和やかというわけではないが，こちらの話を頷きながら聴いてくれた。コロナの影響で距離が遠く，マスクもつけているので声を張ることを意識した。
③ 病院からの指定により現地
④ 面接の組が同じ人たちと，始まるまでに話しておいたので，緊張がほぐれてやりやすかった。
⑤ 5年の12月と6年の6月に見学。両方とも午前のみの半日見学で，小児科を見学した。6月に行った際に過去問をもらうことができた。研修医は忙しそうで，カルテなどを入力しながら，聞きたいこと何でも聞いて良いよというスタイルなので，質問リストを作って行った方がいいと思う。

2021年

① 五肢択一（複数選択含む）：50問，60分。内科，外科，産婦，小児が範囲。概ね国試より難しいが産婦人科，小児科は国試レベル。特に外科はかなり専門的な内容に感じた。試験が2日に分かれているが，それぞれの日程で問題が異なっていたらしい。
　小論文：800字以内，事前提出。2つのテーマから1つを選択。1）医師を目指した理由，2）理想の医師像。
② 面接官7名，受験者3名，15分。志望理由。志望校。大学生活で頑張ったこと。自分の長所と短所。この病院に貢献できること。他の受験病院。初期研修後の展望。自分の好きな疾患を1つ選び患者役の先生に説明（この質問のみ事前に告知されていた）。
④ 筆記の内科外科はマニアックな問題も出るので産婦小児で落とさないように，と研修医の先生たちが言っていた。面接では距離をとっており，大きな声で回答する必要があった。淡々と進んでいく感じで，手応えがよくわからない。先生方が1ずつ質問され，その都度○○さんから右に順にお答えください，というように回答の順番も指定される。面接のICは自分で疾患が選べたので，同じ面接グループの子たちと事前に話して被らないようにした。面接までの空き時間で同じグループの子たちとコミュニケーションをとっていた方がやりやすいと思う。病院説明会において採用担当の先生が，筆記試験は国試に受かる学力があるかを見るためであって，その成績の良し悪しは合否に大きく左右しないと言っていた。その分，見学や面接が大事になるのではないかなと思う。
⑤ 3/下旬見学。コロナの影響で見学は1人1回まで，半日のみ。病院の案内もしてもらった。6/上旬〜7/上旬実習（4週間）。指導して頂いた上級医の先生方だけではなく，研修医の先生方と話す機会がたくさんあり，とても有意義だった。この病院の初期研修の世間のイメージと現実とのギャップなどといった，実際に話を聞かないとわからないことも教えてもらえた。

2020年

① 五肢択一：50問，60分。内科，外科，小児科，産婦人科。
　小論文：800字以内，事前提出。2つのテーマから1つを選択。

1）医師を目指した理由，2）理想の医師像。
② 面接官3〜5名，受験者3名，10〜15分。志望理由。学生生活で頑張ったこと。この病院に入った後の将来の展望。面接前に症例の紙を渡され，模擬ICを行う。
④ 過去問があまり出回らない病院だったので対策も苦しんだ。同じグループにいる人と話してお互いの知識をつかんでおいた方がいいと思う。待ち時間に研修医の人が来てそんなことを言っていた。面接ではマスクとフェイスシールドをした上で話すので声がこもりやすく，隣の女性はよく聞き返されていた。指名される順番はばらばらなので油断しない方がいい。履歴書をきれいな字で書くことは意外と大事。履歴書に書いてあることを踏まえて色々と聞かれたりもするので，それと一貫性を持てるよう面接準備をすることをおすすめする。
⑤ 5年生夏休み見学。1回目は救急科で同じ見学生と話してばかりだった。2回目は腎臓内科でしっかり見学させてもらった。研修医の先生の話が聞けて良かった。

2019年

① 五肢択一：50問，60分。内科25問，外科10問，小児10問，産婦5問。内科，外科は専門的な問題が多いが，小児と産婦は国試レベルの問題。
　小論文：800字以内，事前提出。2つのテーマから1つを選択。1）医師を目指した理由，2）理想の医師像。
② 面接官5〜6名，受験者3名，15分。志望理由。大学時代に頑張ったこと。ストレス発散方法。将来の医師像。この病院に貢献できること。ある疾患（自由選択）について患者に説明。
④ 筆記は見学時に過去問をもらっていたが，今年から新しい問題に変わっていて周りは焦ると言っていた。圧迫面接ではないが部屋が狭いので単純に先生方との距離が近かった。笑顔で頷きながら聞いてくれる先生と表情を変えない先生がいた。研修医の先生から面接が大事だと聞いていたので，できるだけリラックスしていつも通りの自分を出せるようにした。
⑤ 5年生3月・6年生6月見学。4月実習（2週間）。小児科，小児外科，救急科にて。実習態度は密かに細かくチェックされている。

2018年

① 五肢択一：50問，60分。内科25問，外科10問，小児10問，産婦5問。国試そのままの問題，難易度高めな臨床的な問題，過去の再現問題と被っているものなど。
　小論文：800字，事前提出。2つのテーマから1つを選択。1）医師を目指した理由，2）理想の医師像。
② 面接官7名（院長・副院長・看護師・事務他），受験者3名，15分。志望理由。大学時代に好きだった科。ストレスがかかった時，どうするか。患者に疾患の説明を（結核，大球性貧血，橋本病など）。最後に言い忘れたこと，これだけは言っておきたいこと。
④ 面接官が多いので部屋の物理的な圧迫感はある。しかし，先生方が質問する際には優しい口調で雰囲気が良かった。こちらの答えに対して先生方から全く反応がなく，メモだけされて次の質問に進む形式に，自分は初め驚いてしまったので，予めそういう心づもりで行くとよいと思う。研修医の先生方は皆，筆記試験は関係なく，面接や見学で決まると言っているが，受験者1人当たりの面接時間は短く，この面接で何を見ているのか，同じように受けた友達と話した限りではよく分からなかった。ただ，研修医は皆いきいきしており，人の雰囲気や態度なのかなと思うので，緊張しすぎず，礼儀正しく元気にいることが大切なのかもしれない。
⑤ 5年生秋・6年生夏見学。見学時に研修医の先生から筆記試験の過去の再現問題集がもらえた。

2017年

① 五肢択一：50問，60分。内科・外科・小児・産婦。
　小論文：800字，事前提出。理想の医師像。
② 面接官6名，受験者3名，15分。志望理由。大学時代に力を入れたこと。将来の展望。PEについて患者に説明。カンファレンスでリーダーとなった時に気を付けること。

① 筆記試験・その他 ② 面接試験 ③ 受験した場所，方法 ④ 受験後の感想・来年の受験生へのアドバイス ⑤ 見学・実習

⑤5/下旬見学，7/上旬実習。救急・内科に力を入れており，さらに周産期が強いと感じた。

りんくう総合医療センター（大阪）

2022年

① 小論文：60分で1,500字，内容は目指したい医師像
② 面接官3名に対し1名。時間15分。内容は地元について，研修医の2年間で頑張りたいこと，体力はあるか，忍耐力はあるか，女性のライフプランについて，リーダーとなることが多いか，習い事について
③ 病院からの指定により現地
④ 60分1,500字の小論文は，案外時間が足りないので，事前に問題をいくつか練習しておく方がいいと思う。やる気がある人，コミュニケーション能力がある人を求めていると感じた。コロナの影響で，マスクの上にフェイスシールドを付ける必要があった。
⑤ 5年夏，6年夏に見学。過去問をもらうことができた。3次救急が有名。研修医同士の仲が良さそうで，大変親切だった。1，2次救急は救急外来で経験を積める。勉強会も豊富。研修医の意識が高く，シミュレーターで練習を積極的に行い，学んだ内容を共有していると聞いた。身だしなみや言葉遣いに気をつけた。

2021年

① 小論文：120分。時事に関する話題。
② 面接官3名，10分。雰囲気は穏やか。当院を選んだ理由。志望科。志望理由書を踏まえた質問。
④ 志望理由とその内容をさらに深めるような面接だった。受験番号は出願順に割り振られ，面接もその順番。早めに出した方が早く帰宅することができると思う。色々な話題や情報を収集し，自分の意見を語ることができるといい。特に小論文では自分の意見だけでなく具体例を入れるとよりわかりやすくなるので，ざっくりとでもいいので様々な情報に触れておくのがおすすめ。
⑤ 見学は長期にわたり中止となっていた。直前に再開されたがすぐに定員に充足してしまい，機会には恵まれなかったが実習にて訪れていたため大きな問題とは考えなかった。2/下旬実習（1週間）。研修医の先生がいないタイミングではあったが，指導医にご配慮いただき研修医の先生と話すことができた。外来なども見学させてもらい，地域柄を知ることにも役立った。

2018年

① 小論文：1,500字，60分。医療は「臨床」と「研究」の二輪から成り立つが，自身の考える医師の資質とは何か，将来の自身の医師像も交えて論じる。
② 面接官5名（院長・初期研修センター長・救命センター副センター長・外科部長・事務長），15～20分。雰囲気は比較的穏やか。志望理由。将来希望する科とその理由。後期研修の予定。初期研修2年次の経験について。
④ 小論文は文字数が多いのでスピードも重要。面接は個人のアピールというよりは，将来に関する質問が多く，後期研修や将来の進路をサブスペシャリティ含め具体的に考えておくと焦らずにすむと思う。
⑤ 12/下旬・6/上旬見学

JCHO 大阪病院（大阪）

2022年

① 選択肢：五選択肢択一問題【問題数】30問ほど【時間】90分【内容】採用試験の過去問および国家試験から出題。今年の問題の難易度は例年に比べ易しく感じた。また試験時間もかなり余裕があった。
記述問題：15分。論文の conclusion を渡され，それについての論述3題。時間的にかなり厳しい試験であった。
② 面接官3名。3部屋ほどに分かれて【時間】15分【内容】志望理由・出身県ではないが，なぜ受験したか・将来の志望科について（研修願い書に2科以上の記述が求められており，それぞれについて理由）・自分の長所・部活動で工夫したことな

ど【雰囲気・感想】終始和やかな雰囲気で，面接官の方は常に笑顔だった。事前に準備していた回答で対応可能だった。お喋りしたという認識。
③ 病院からの指定により現地
④ 元々医学知識を問う択一問題の成績重視の病院だが，近年は面接や論述を重視するらしい。見学では事前に聞くことを用意していくとスムーズに過ごせるかと思います。
⑤ 5年生の8/中旬と6年生の6/下旬に見学。研修医の先生からの過去問入手は必須。研修担当の先生が研修医の働きやすい環境にしようと取り組んでいた。出身大学に偏りがないか，救急の対応，3年目以降どういった進路をとる人が多いかに注目した。

2021年

① 五肢択一：45問，75分。国試よりも難。過去問からの出題も多い。
記述：2問，15分。英語論文の abstract（コロナによるステイホームで小児の外傷の内訳が変化した，という内容）を読み，以下の2つについて記述。コロナ禍で小児の外傷を診察する上で何に気を付けるべきか（100字程）。白人において外傷が増加した，という結果をどう解釈するか，考えを述べよ（100字）。
② 面接官3名，10分。病院までどれくらい時間がかかったか（通える範囲かどうか）。志望理由。医師を志した理由。志望科を選んだ理由。チーム医療でコメディカルが医師の指示に従わない場合はどうするか。部活で得たもの，経験について。将来設計について。
④ 一度見学に行き，研修医の担当の先生から最新の過去問をもらって勉強すべき。筆記試験の後に渡された記述問題の答案のコピーをもって面接を行った。自分は問われなかったが記述の回答について聞かれた人もいた。提出した書類の掘り下げと，倫理的な質問を1つされた。和やかとまではいかないが圧迫感はない真面目な雰囲気だった。用意して行った想定問題通りの質問だったためスムーズに受け答えができた。筆記試験は過去問をしっかり見て過去問からの出題が多ければやりこんでいかなければいけない。見学は過去問の入手機会でもあるので，忙しくなってからも一度は行っておくべきかもしれない。
⑤ 3/上旬，形成外科を見学。業務連絡用に PHS でなく業務用のスマホを活用しており合理化をはかる姿勢が感じられた。見学した科の資料などを終了時にもらったので，興味のある科を詳しく知ることができてよいと思う。5年生12月小児科で実習（2日間）。先生方が非常に教育熱心で，研修医の先生方も意欲的な印象だった。真面目に落ち着いて勉強されている印象。

2019年

① 五肢択一：35問，75分。国試よりも難しい。メジャー，産婦がほとんど。過去問も数問あったがほとんど新出問題。
記述：2問，15分。英語論文のアプストラクトを読んで，論文の問題点，論文を読んで感じたことを記述。テーマは結婚式を控える女性の体重変化について。
② 面接官3名，10～15分。志望理由。志望科。医師を志した理由。地域病院との連携をしていく上で大切なこと。医療従事者間で意見が異なる時どうするか。他に受けた病院。記述試験の感想。出身大学から離れる理由。部活で得たもの。患者が自分に危害を加えようとしてきたらどうするか。
④ 筆記の内容が今年から変更になった。記述については面接での材料にすると先生方が言っていた。面接の部屋が5つあり，部屋によって雰囲気は様々。たくさん質問してくるので，自分をアピールするという内容よりそれらの質問をどう返すのかを見られている気がした。受験者数は40名程だった。
⑤ 5年生夏・6年生春・夏見学。見学回数よりも試験の結果重視で決めているらしい。

2018年

① 五肢択一：50問，90分。国試～専門医試験レベル。メジャー，産婦，小児，整形外科。
② 面接官3名（部長，看護師長），10分。志望理由。将来希望す

① 筆記試験・その他　② 面接試験　③ 受験した場所，方法　④ 受験後の感想・来年の受験生へのアドバイス　⑤ 見学・実習

る科。医師を目指した理由。印象に残っている担当患者。体力に自信はあるか。趣味。学生時代に頑張ったこと。今この場で地震が起きたらどうするか。自己アピール。
④ 基本的に筆記試験が重視されるようだが，近年は科の偏りが大きいのでこれからは少しずつ面接も重視していくよう変えていくかもしれないとのこと。筆記試験は難しいが，過去問と重複している問題をしっかりと解けるようにしておくことが大切。見学の時に研修医から過去問をもらうようにするとよい。面接室は5室，同時進行。部屋によって雰囲気は様々だったよう。人柄というより対応力を見られている感じ。
⑤ 1/下旬実習。病院内には食堂がなかったので，デリバリーのお弁当を食べていた。

2016年
① 五肢択一：50問，90分。国試レベル〜やや難。
② 面接官3名，10分。志望理由。将来進みたい科。大学での部活経験の有無。部活での役職。他職種連携が大切だと思うが，その観点から医師と看護師の関係はどうあるべきか。
④ 基本的には話しやすい雰囲気で面接を進めているかんじだった。面接室は6つ程あり，同時進行。

2013年
① 五肢択一：50問，80分。研修期間の必修科目から出題。国試範囲〜やや専門的な内容。公衆衛生，医療面接も。難。
② 面接官3名（部長クラスの医師2名，コメディカル1名），8〜10分。雰囲気は和やか。志望理由。志望科とその理由。将来の展望。試験の時間は足りたか。
④ ほぼ筆記試験のみで決まり，面接はあまり関係ないらしい。筆記試験は，例年よりも易しくなった印象だが，難しいので，過去問を研修医から入手するとよい。今年から問題数が増えた。6年生から勉強を始めたのでは間に合わない。
⑤ 5/上旬実習（2週間）。チームにつかせていただき，病棟，手術などに参加した。丁寧に指導していただき，レポートなどもよく見ていただいた。ここで研修したいと思った。

JCHO 星ヶ丘医療センター（大阪）
2014年
① 小論文：字数制限なし（A4 1枚），60分。医療に関する記事を読み，感想や意見を述べる。
② 面接7名，10分。雰囲気は穏やか。志望科とその理由。当院に求めるもの。後期研修やその後の進路について。6年間で先輩から得たもの，後輩に伝えていきたいもの。地域の医療事情について。自分のセールスポイント。看護師に求めるもの。
④ 今年は受験者が少なく，気楽な雰囲気だった。小論文も面接も，医学的知識を問われるものではない。
⑤ 4年生3月頃見学，6年生4月実習（1か月）。1か月いると研修医室を使わせてもらえるので，研修医からも色々と話が聞ける。

JR 大阪鉄道病院（大阪）
2014年
① 小論文：800字，60分。人々のニーズに合う病院とは。来春からの研修に対する心構え。
② 面接官2名（院長・副院長），10分。リラックスした雰囲気。志望動機。医学部再受験の動機。以前の仕事の話。興味のある科。結婚・出産について。
④ 医学知識ではなくコミュニケーション能力を見るとの説明があった。
⑤ 4/下旬見学。見学後，副院長との面談あり。先生方は優しく，事務の方も丁寧で，よいイメージを持った。

NTT 西日本大阪病院（大阪）
2013年
① 小論文：字数指定なし（B5 1枚），60分。（日本の現状についての10行くらいの文章を読み，それを踏まえた上で）今後日本に必要な医療と，あなたの理想の医師像。
② 面接官4名，10〜15分。雰囲気は和やか。志望理由。将来のビジョン（基礎研究，臨床研究，臨床など）。医師を目指した理由。自分のアピールポイント。緊急の患者にきちんと対応できると思うか。
④ 病院単独の説明会はないが，阪大の関連病院として，各内科などより合同説明会がある。試験は昼前には終わる。小論文の10行ほどの前置きは昨年と異なったが，「理想の医師像」というテーマは同じだった。面接官同士で話が盛り上がることがあると聞いたので，言いたいことがきちんと言えるように先にまとめておいた。

PL 病院（大阪）
2019年
① 小論文：800字，45分。臨床問題の形式。医療瘍の患者。研修医Aはストレス性を考えたがBは薬剤歴も考えられると言った。Aの面接では既往歴，服薬に特記事項がなかったが，本当は片頭痛に対し市販薬を服用。なぜか。
② 面接官3名，20分。小論文の内容から掘り下げて質問していく形式。
④ 面接官の1人が実習でお世話になった先生だったので非常に話しやすかった。小論文の内容を気に入られ，言うことなしと言われた。その後は働いていを想定し，プログラムの確認などをされた。小論文がうまく書けたので面接官の質問もスムーズだった。第2志望に書いたためマッチしなかったが，手応えはかなりあった。
⑤ 6/末〜8月実習（6週間）。研修医は少ないが，少ないながらも仲良く切磋琢磨している印象。小児科に力を入れており，市大から数人実習の一環として来ていた。

2018年
① 小論文：800字，30分。AIついて。
② 面接官3名，30分。雰囲気は和やか。最初に10分間，逆質問の時間。残りの時間は通常面接。志望動機。併願病院。同級生とトラブルになったことはあるか。健康状態。
④ 昨年の小論文は400字だったので，焦った。面接官がよく喋ってくれるので，逆質問の際には助かった。
⑤ 5月見学，6月実習。市大出身者が多く，仲が良かった。

2017年
① 小論文：400字，30分。代替医療ついて。
② 面接官3名，20分。自分の長所，弱み。患者が代替医療にはまっていたらどうするか。病院に聞きたいことはあるか，と逆質問。
⑤ 9月・4月・6月見学

明石医療センター（兵庫）
2022年
① その他：口頭試問（模擬患者役の研修医に対して，問診をとり，身体診察を進めていく）
② 面接官4名，受験者1名【時間】約15分【内容】自己PRや長所。何のアルバイトをしていたか。周りからあなたはどう思われているか。併願先。当院の志望順位。明石にゆかりはあるか。得意なことや不得意なこと。メンタルは強いか【雰囲気・感想】終始和やか
③ 病院の指定により現地
④ 取り繕いすぎずに面接に臨めば，変に緊張せずに乗り切れると思います。
⑤ 2022年1/初旬，5/中旬に見学。マッチングでは毎年口頭試問に関する形式などを教えていただいた。院長先生と面談する機会があるため，その際の言動や振る舞いには注意を払った。

2019年
② 面接官7名，15分。3分で自分の人生について自由に話す。医師を志した理由。志望理由。口頭試問：壊死性筋膜炎。
④ 8/17, 31 は口頭試問が同一の問題だが，前半組には口外無用とのお達しがあった。ホスピタリスト・カフェという総合内科主催のイベントで学んだ内容がそのまま出た。このイベントに出

① 筆記試験・その他　② 面接試験　③ 受験した場所，方法　④ 受験後の感想・来年の受験生へのアドバイス　⑤ 見学・実習

ていないとほぼ無理だと思う。Post-CC OSCE に近く，独特
な出題なので注意。
⑤ 8月・4月・6月見学，5月実習

2013 年

② 面接官 5名，15分。雰囲気は穏やか。自己 PR。志望科。（循環
　器内科と答えたところ）手先は器用か。医師を志した理由。他
　人に自慢できること。（エントリーが最後だったため）エント
　リーが遅くなった理由。試験の出来。
　口頭試問：1週間前から発熱の続いている 40 歳の女性が救急外
　来を受診。7分で問診・身体診察，1分で考え，7分で現在の問
　題点・鑑別診断・今後の方針を述べる。身体診察は，診察部位
　を言えば所見を教えてくれる。
④ 今年から口頭試問が始まった。聞いていたので対策はしていた
　が，どこを診察しても正常所見ばかりであわてた。正解の診断
　にたどり着くのではなく，思考方法を見ているそうなので，落
　ち着いて行えばよいと思う。

明石市立市民病院（兵庫）

2014 年

② 面接官 3名（院長他），30分。雰囲気は和やか。医師を志した
　理由。明石の病院を受験した理由。志望科。部活について。学
　業について。
④ 小人数制で，丁寧な研修を受けられそう。面接では，質問をす
　るというより，院長が明石の良いところについて話すのを聞く
　時間の方が長かった。積極的に勧誘しようとしているようだっ
　た。

赤穂市民病院（兵庫）

2017 年

① 小論文：800字，60分。チーム医療における医師の役割。
② 面接官 3名（院長他），10分。雰囲気は和やか。志望理由。医
　師を志した理由。当院の印象。研修後の進路。自己アピール。
④ 見学や実習に行った感想を面接で聞かれる。印象に残った患者
　について聞かれることもある。
⑤ 1/上旬見学

2014 年

② 面接官 3名，10分。雰囲気は和やか。履歴書の内容の補足。将
　来の希望。ストレスの解消法。
④ 試験日は 8月に 3回あり，受験しやすい。規模が大きすぎず小
　さすぎず，フットワーク軽く研修できそう。面接というよりも，
　挨拶，顔合わせといった雰囲気だった。
⑤ 8/上旬見学。院長が「うちにもまだまだ足りない部分があるか
　ら，よく指摘してください」と言っていて，向上心のある
　病院だと感じた。

尼崎医療生協病院（兵庫）

2022 年

① その他：グループワーク（被災地で医学生ボランティアとして
　参加していると仮定。そこで被災した子どもたち向けになに
　か自分達ができることを 20 分ほど話し合って 3 分ほどで報
　告してください）
　小論文
② 医療事務の方，医師，看護師の 3名のはずだったが急遽看護師
　の方は席を外すこととなり実際は前者 2名からの面接だった。
　7分ほど。質問内容は履歴書の内容や小論文の内容で基本的な
　こと（あなたの長所，短所を教えてください，医師を志した理
　由を教えてください等）。突拍子もないことは聞かれない。雰
　囲気は和やか。
③ 病院からの指定により現地
④ 3人枠でそのうち奨学生枠があるので実質はそこを引いた枠を
　争うことになる。地域医療や総合診療科，特に診療所ベースで
　働きたい家庭志望の人に向いている。
⑤〈見学〉病院の特徴としては健康に影響する社会的な要因 So-
　cial Determinants of Health（SDH）に重きを置いているこ
　とが他の病院と大きく違うところだと思う。医療従事者の労働

環境に配慮がある印象。朝も早すぎなく夕方も割と早めに帰れ
るらしい。印象は先生方含め医療従事者の皆さんとても雰囲気
が良い。〈実習〉大学の学外実習で 6年の 5月の 1か月間実習
に参加した。どんな実習がしたいか前もって希望を聞いてくれ
る。新入院の患者さんのファーストタッチに入りたいと希望す
れば ER から入院した患者さんをそのまま受けもってもらい指導医の先生
と一緒に研修医同様の対応で接してくださってとても責任感
をもった実習を行えた。研修医の先生は名ばかりの主治医では
なく本当に治療方針に携わる主治医として貢献していた。その
研修医の先生は自分で論文を調べて指導医の先生に新しい治
療薬について提案し，実際その新しい薬を使うよう病院長に許
可してもらう事例を目の当たりにした。自分のやる気があれば
どんどんやらせてもらえる，とても自由度の高い病院だと思
う。

尼崎総合医療センター（兵庫）

2015 年

① 五肢択一：50問。国試レベル。マイナーや小児科，産婦人科な
　ども含め，まんべんなく出題。
　英文問題，15問。選択肢あり，空欄補充形式。リービッヒと
　チューリングについての文章。自然科学的な題材で医学的知識
　は不要。辞書持ち込み可。
　小論文：1,200〜1,600字，事前提出。目指す医師像。
② 面接官 4名（副院長含む医師 3名・看護師），15分。志望理由。
　志望科とその理由。併願病院。混合診療とは。専門医制度につ
　いて。部活で得たもの，つらかったこと。困難をどうやって乗
　り越えるか。初対面の人とどのように打ち解けるか。自己ア
　ピール。
④ 筆記試験は全範囲のため，不得意な単元はより対策しておくべ
　き。夏までに国試の一般問題レベルに自信がもてるようにして
　おきたいところ。普段から英語論文に慣れておくとよい。

加古川医療センター（兵庫）

2022 年

② 面接官 3名，受験日の受験者 7名ほど（他日程あり）【内容】志
　望科とその理由，当院に残るのか，医局，働き方改革について
　など【雰囲気・感想】和やかな雰囲気で，緊張を解こうとして
　くれているような印象があった。落ち着いて自分の考えを話せ
　ばいいと思う。
③ 病院からの指定により現地
④ 兵庫県立病院群は，複数出願しても第 2希望の病院で当たりが
　強くなるということはなかった。試験官の方も，病院群は
　互いに連携してるから気にしなくていいとのことでした。
⑤ 3月，5月，7月に見学。将来の志望科を中心に見学した。丁寧
　に対応していただいた。服装は毎回スーツで行った。

加古川中央市民病院（兵庫）

2022 年

① 選択肢：【形式】リモートにて実施。五選択肢択一問題【問題
　数】40 周【制限時間】一般問題は 50 秒，臨床問題は 75 秒【内
　容】直近（同年）の国試から出題。正答率の高い問題から出題
　されている気がした。
② 面接官 4名，受験者 1名【時間】15分【内容】自己 PR（1分）・
　志望動機（1分）・当院を知ったきっかけ・実習での当院の印象・
　希望診療科の志望動機・ストレス発散法・キャリアについての
　考え・短所・大学での部活について・部活以外の活動について・
　学生生活で頑張ったことや苦労したこと・実習で印象に残った
　患者さん・逆質問【雰囲気・感想】面接は和やかなので落ち着
　いてハキハキ話すようにする。
③ 病院からの指定により現地
④ 見学・実習・説明会に参加して情報収集に努めましょう。必要
　書類は早めに時間をかけて準備しましょう。
⑤ 5年 11/下旬に見学。お昼は研修医宛てに先生方が対応してく
　ださり，採用試験に関することなど教えてくださった。研修医
　同士は仲が良さそうで切磋琢磨しながら働かれている雰囲気
　であった。先生方はとても教育熱心で活気に溢れていた。5年

① 筆記試験・その他　② 面接試験　③ 受験した場所，方法　④ 受験後の感想・来年の受験生へのアドバイス　⑤ 見学・実習

3月1週間，6年5月1か月実習。循環器内科では心エコー手技を経験させて頂きとても勉強になった。研修医の先生も丁寧に指導してくださり指導体制が充実していると感じた。建物の中が若干複雑なので時間に余裕を持って行動した。救急科を見学した際は研修医の行える手技の範囲に注目した。

2021 年
① 五肢択一：50 問，50 分程度。国試過去問。
② 面接 4 名（院長・プログラム長他），15～20 分。雰囲気は穏やか。1 分自己 PR。志望動機。病院の印象。実習の感想。志望科とその理由。ストレス発散方法。将来のビジョン。地元に帰るかどうか。自分の短所。医師を志したきっかけ。印象に残った症例。併願病院。
④ 早めに対策して情報収集に努めることが望ましい。
⑤ 7/下旬見学。病院内の施設がとても良かった。1 月（4 週間）・7 月（2 週間）実習。循環器内科と消化器内科。検査見学，救急外来見学，担当症例は毎日診察して最終日に病歴要約の発表。

2020 年
② 面接官 4 名，15 分。雰囲気は和やか。志望動機。志望科。ストレス発散方法。
④ 雰囲気を感じるためにも見学は行くべきだと思う。
⑤ 見学（2 日間）。希望する診療科を半日ずつ回らせてもらった。

2018 年
② 面接官 5 名，20 分。自己 PR。志望動機。志望科とその理由。10 年後の自分の姿について。自分の長所。チーム医療における医師の役割について。併願病院と志望順位，その理由。
⑤ 8/下旬見学

加古川西市民病院（兵庫）

2015 年
② 面接官 5 名，20 分。志望動機。実習で一番印象に残っている症例。失敗した時の乗り越え方。将来希望する科。学生時代に勉強以外に頑張ったこと。併願病院と志望順位。
④ 堅苦しい雰囲気にならないよう気を付けてくださっていた。志望順位について聞かれた際には「悩むよね」とフォローしてくださり，併願病院について更に深くは質問されなかった。夏に加古川駅の近くへ移転するため，今後は場所もわかりやすく，交通の便もよくなると思う。

川崎病院（兵庫）

2017 年
① 小論文：字数制限なし，150 分。医師のプロフェッショナリズムについて。高齢化社会に対する医療のあり方。
② 面接 5 名，20 分。志望理由。志望科とその理由。自分の長所と短所。研修で頑張りたいこと。体力に自信があるか。国試浪人した理由。
④ 小論文を書いている間に面接に呼ばれる。
⑤ 5/下旬見学

2014 年
① 小論文：字数制限なし（用紙 2 枚），120 分。高齢社会における医師の役割について。自分の医師としての適性について。
② 面接官 5 名，15 分。雰囲気は和やか。志望科。後期研修はどうするか。趣味。好きな本はあるか。自分の性格。
④ 特別な対策は必要なさそう。
⑤ 5/下旬実習（2 週間）。最近，大きくリフォームしたばかりで，明るくきれいだった。先生方が親切で，過ごしやすかった。

関西ろうさい病院（兵庫）

2021 年
② 面接官 5 名，10 分。雰囲気は和やか。志望理由。志望科。自分の長所。体力はあるか。見学時の病院の印象。他の受験病院。第 1 志望かどうか。
　口頭試問：面接官 5 名，10 分。骨粗鬆症の病態と治療薬。ウイルス性肝炎の種類と特徴について。血小板減少の疾患は何があるか。TTP と HUS の病態は。2020 年のノーベル賞で知って

いること。
④ 事前に準備していた回答で対応可だが，自然な会話をした方が良い印象となりそうな気がした。医療面接はわからなければ正直に答え次の質問を仰いでいく。誤魔化すことはしてはいけない。過去問は重要だが，頼りすぎると痛い目にあう。やれることだけやって，あとは気楽にいこう。
⑤ 7/初旬・8/上旬見学。コロナの影響で見学日が直前に変更になった。7/中旬実習（1 週間）。実習に加え，手術見学及び施設見学。

2020 年
② 面接 4 名，10 分。雰囲気は穏やか。志望理由。志望科。部活について。大学で頑張ったこと。
　口頭試問：面接 4 名，10 分。
④ 口頭試問では，一般的な難易度の医学質問をされるが，分からなければ分からないときちんと答えることが大事らしい。
⑤ 3 月見学

2019 年
② 面接官 3 名，10 分。志望理由。部活について。併願病院との比較。
　面接 3 名（各診療科の部長），10 分の医療面接。がんの部位別死亡率，肺がんの種類，胃がんの治療法，胃がんの原因，ピロリ菌により生じる疾患など。各先生の分野から質問。
④ 個人面接は各面接官が 1 つのみ質問する。1 つの質問に対して深く自分の考えを聞かれる。医療面接は少し圧迫感があるが，答えられなくても遠回しにヒントになるような質問をしてくれたりするので，余程でなければ答えることができると思う。レベルとしては国試より少し簡単。
⑤ 2/中旬見学。研修医の先生方はとても熱心な方が多く，成長できる場だと思う。

2018 年
② 面接官 3 名，10 分。部活について。併願病院との比較。
　面接官 3 名，10 分の医療面接。婦人科腫瘍，浮腫，腹痛について知っていることを話し，質問に回答していく。
④ 過去問をもらえたが，内容が全く変わっていたので注意。面接官の専門領域からの質問ばかりだった。他院との比較について聞かれた時は圧迫ぎみだったが，他は終始和やかだった。
⑤ 7/上旬見学

2016 年
② 面接 3 名，10 分×2 回。1 回目：志望理由。医師を志した理由。履歴書に基づく質問。10 年後の目標。志望科と選んだ理由。2 回目（口頭試問）：高カルシウム血症の治療法。ショックの鑑別。目の前で人が倒れたらどうするか。
④ 口頭試問は，医学的知識を問われるので対策をしていかないと全く答えられない。分からないときは正直に分からないと言えば，他の質問に変更してくれる。まだ勉強が進んでいない時期に医学的知識を問われるのは厳しいが，見学時に研修医の先生に相談などするとよいと思う。今年から定員が増えた。
⑤ 12 月見学。5 年生 6 月実習。初期研修医の先生について行動。ついた先生からの評価が採用に関わるかどうかは分からないが真面目にきちんと取り組んでおくに越したことはない。

北播磨総合医療センター（兵庫）

2022 年
① 五肢択一：100 問，120 分。国試レベル～専門医試験レベル。
② 面接 6 名【時間】15 分【内容】当院を選んだ理由・将来の志望科について・自分の長所・チーム医療についての考え・医療ニュース・高齢化と病院の在り方について・人生で一番ストレスがかかった時とその乗り越え方・理想の医師像など【雰囲気・感想】雰囲気は淡々としていてあまり反応はなかった。
③ 病院からの指定により現地
④ 見学は早めに行った方がいいと思いますが，試験内容についての助言や過去問をもらうため直前にも一度足を運ぶことをお勧めします。
⑤ 6/下旬に見学。過去の面接内容をいただいた。研修医同士の仲

① 筆記試験・その他　② 面接試験　③ 受験した場所，方法　④ 受験後の感想・来年の受験生へのアドバイス　⑤ 見学・実習

が良く，病院の雰囲気が良い。事務の方の意見も採用に関係するらしいので，礼儀正しく。身だしなみや言葉遣いなど礼儀には気をつけた。研修医がどれだけ主体的に動ける環境かに注目した。

2021 年
② 面接官 9 名，15 分。名前と自己 PR。志望動機。志望科。チーム医療について思うこと。併願病院。気になるニュース。どんな研修を望むか。グループではどんな立ち位置になることが多いか。趣味について。
④ 終始和やかな雰囲気だった。
⑤ 5 年生 12 月見学，6 年生 6 月実習

2018 年
② 面接 10 名，15 分。志望動機。志望科。医師の働き方について。苦手な人との付き合い方。
⑤ 5/上旬見学。事務の方がいい人だった。

2014 年
② 面接 8 名，15 分。雰囲気は和やか。自己 PR。志望動機。志望科とその理由。当院のあり方について。最近，興味を持った医療ニュース。6 年間で最も頑張ったこと。

近畿中央病院（兵庫）

2017 年
② 面接 4 名，10 分。志望理由。将来希望する科とその理由。医師としてあるべき姿。今までの経験をどう活かすか。
⑤ 8/下旬見学。対応してくれた先生方の説明がとても丁寧でよかった。

2013 年
② 面接 5 名，10 分。雰囲気は和やか。医師を志した理由。どのような医師になりたいか。志望理由。大学が遠方だが，他地域は考えなかったのか。興味のある科とその理由。
④ 自分なりにどう考えたかという質問が多かった。質問の回答に対する面接官のレスポンスは少ないため，こちらから何も言わなければあっという間に終わる。

甲南医療センター（兵庫）

2022 年
① 小論文：夕方に受け持ち患者が急変してショックバイタルとなった。次の日に友達の結婚式があり，スピーチを任されている。結婚式に出席するか欠席するか（400 字）。この先 5 年間のワークライフバランスについて（400 文字）。
② 面接 3 名【時間】15 分【内容】自己紹介・自己 PR・当院を選んだ理由・将来の志望科について・地域医療に対する考え・チーム医療についての考え・部活に関して・併願病院【雰囲気・感想】終始和やかな雰囲気だった。
③ 病院からの指定により現地
③ 行きたい病院を見つけましょう。
⑤ 8/上旬に見学。過去の面接内容をもらうことができた。研修医同士の仲が良さそうだった。研修医の先生が親切に対応してくれた。身だしなみや持ち物，言葉遣いに気をつけた。研修医がどれだけ自主的に動いているかに注目した。研修医が活躍できる環境が整っているか，どこまで任されているかに注目した。

2021 年
① 小論文：各 200 字程度，事前提出。心技一体で心の深くに届く医療の実践にはどのような努力が必要か述べなさい。不断の救急医療を完遂する上で，専門診療と総合診療のスキルアップについて考えを述べなさい。コロナ禍では臨床実習の機会が激減したが，それを補う上で初期研修での負担を述べなさい。
② 面接 9 名。コの字に囲まれる形。司会の方と 3 名の先生から質問を受ける。履歴書に沿った質問。自己 PR。志望動機。志望科についての質問が中心。
④ 準備は早く始めるが吉。
⑤ 8/上旬見学。コロナの影響で午前のみ。診療科の見学後に事務の方から病院の説明を受けた。研修医の先生に話を伺える機会が

多く，面接に関する話も聞くことができた。1 月実習（4 週間）。午前のみであったが回診，外来，カンファレンスなど中身の濃い実習だった。こちらの要望にも柔軟に対応してもらい（時間の変更，救急部門を見せてもらうなど），様々な経験をすることができた。

2020 年
① 小論文：各 800 字以内，事前提出。心技一体の医療とは何か。新型コロナウイルス感染症と救急医療について。
② 面接官 7～8 名。履歴書に沿った質問。大学で学んだこと。実習内容について。チーム医療について。
④ 質問に厳しいものはないが，履歴書から派生することについては深く考えておいた方がいい。雰囲気は普通。圧迫でもないが笑顔はない。面接官が多く，囲まれる形になるので緊張する。今回はマスクをつけたままマイクを使い話した。
⑤ 5 年生夏・試験直前見学。研修事務の方がメインについて説明を受けた後，希望科の診療科を回る形での見学で，特に事務員の方は丁寧に接していた方がよい。病院を紹介される形なので勉強等の事前準備は不要，私服でリラックスしていけばいいと思う。

2018 年
① 小論文：事前提出。3 つのテーマから 1 つ選択。1）将来目標とする医師像，2）医療事故対策について，3）医師配置不均衡を生じている原因とその改善について。
② 面官 8 名，10 分。志望理由。志望科。部活について。将来は勤務医か開業医か。気になる医療ニュース。当院と他院の違い。気分転換の方法。事前提出の小論文について，自分が選んだテーマ以外にも質問。
④ 研修医担当の方が話す機会も多く，面接当日もいてくれるので，話せるようになればとても心強い。2019 年 10 月に六甲アイランド甲南病院と統合。
⑤ 4/中旬見学

2014 年
② 面官 3 名，8 分。雰囲気は和やか。医師を志望する理由。志望科。スペシャリストになりたいか，ジェネラリストになりたいか。自分の性格のマイナス面。併願病院。
④ 面接時間が短いので，見学のときや当日記入する用紙に，アピールを書くとよいと思う。

神戸医療センター（兵庫）

2022 年
① 小論文：2 題あり，1 つは主訴，性別，年齢が与えられ鑑別と必要な検査を挙げる。もう 1 つは医師の働き方改革について。
② 試験官 5 名【時間】15 分程度【雰囲気・感想】面接は優しく内容も雑談メインであった。
③ 病院からの指定により現地
④ 見学の際は力を持っていそうな診療科のトップに印象を残せるよう頑張って下さい。
⑤ 3 月 14 日，7 月 5 日に見学。過去問をもらえた。上級医，研修医の先生方が親切に対応してくださった。研修医室の雰囲気がよく和気藹々としていた。病院の雰囲気に着目した。

2019 年
① 小論文：労働改革について。
② 面接官 4 名，15 分。志望理由。どこまでガツガツやれるか。
④ 4 月実習（2 週間）。ゆるい雰囲気だった。

2013 年
① 小論文：2 問，各 800 字，90 分。食物アレルギーについて知るところを述べよ。新型出生前診断について，倫理的観点も踏まえて，考えを述べよ。
② 面接官 4 名，15 分。雰囲気は和やか。自己 PR。志望科。現在持っている将来計画。人に自慢できること。アルバイト，留学，海外旅行経験の有無。
④ 見学に 2 回行ったことがよかったようで（「2 回も見学に来てくれたので」というフレーズが何度か出た），面接ではほとん

① 筆記試験・その他　② 面接試験　③ 受験した場所，方法　④ 受験後の感想・来年の受験生へのアドバイス　⑤ 見学・実習

ど形式的な確認をされているようなものだった。最後に口頭で内定をいただいた。

神戸掖済会病院（兵庫）

2016年

② 面接官2名（院長・副院長）。志望理由。将来の目標。志望科。初期研修で学びたいこと。大学での部活動，課外活動について。
④ 特に難しい質問はないので，そこまでの準備は必要ないと思う。緊張することなく臨むことが大事。

神戸市立医療センター中央市民病院（兵庫）

2022年

① 選択肢：五選択肢択一。時間120分で100問。マイナー科も含め，万遍なく出題される。公衆衛生も出題された。国試レベルが半分程度，専門医レベルが半分程度の印象。臨床問題が多く問題文があいまいなため時間が足りないうえに，問題がかなり難しい。
② 面接官6名，受験者1名【時間】15分【内容】コロナ禍での学生実習をどうしていけば良いかなど。ESの内容についてあまり聞かれなかった【雰囲気・感想】和やかな雰囲気ではなく，少し面接しづらかった。
③ 病院からの指定により現地
④ 筆記試験は国試レベルの勉強に加え，イヤーノートや専門医試験の問題に目を通すのが良いかと思います。
⑤ 8/中旬の病院主催の見学会。研修医の仲は良さそうだった。過去問を見せてもらえるが，試験がかなり難しい。相当な勉強が必要。

2021年

① 五肢択一：100問，120分。国試レベル〜専門医試験レベル。
② 面接官3名×3回。1分自己PR。各面接官から質問1つずつでおよそ10個程度。志望動機。志望科とその理由，エピソードなど。
④ 比較的緩やかな雰囲気で，質問内容も普通の内容が多かった。筆記試験があるならば，事前の準備をしっかりすることや過去問を見ておくことは重要。
⑤ 3/初旬見学。過去問の閲覧ができた（30分）。

2019年

① 五肢択一：100問，120分。臨床問題が大半。国試レベルの問題と専門医レベルの問題。
記述：英語長文を読み，問いに答える。50分。文章の並べ替え，語句選択，空欄補充など。医学論文や医学にやや関係のあるものでニューヨークタイムズ誌などから出題。
② 面接官3名，5〜10分×3回。院長と精神科部長の部屋，コメディカル関係者の部屋，臨床研修センター関係の部屋。医師を目指した理由。将来希望する科。これまでの経歴の確認。チーム医療に大切なこと。趣味。座右の銘。将来のビジョン。好きな映画。研修に求めるもの。
④ 例年は一次試験通過者のみが面接に進んだそう。筆記試験はとても難しく，国試レベルの問題をいかに得点できるかが重要だと思った。マイナーまで勉強しておく必要あり。英語はボキャブラリーを増やすことと速読力も必要であると感じた。最近面接を重視しているとの噂で，人柄についての質問が多い。説明会の出欠と見学回数は合否に関係しないと公言されている。
⑤ 5月見学

2018年

① 五肢択一：100問，120分。専門医レベルの問題。
記述：英語長文4題から各5問（計20問），50分。医学関連，Japan Time等から出題。
② 面接官3名，10分×3回。志望理由。部活について。趣味。将来の展望。チーム医療について。
④ 良い雰囲気で話しやすい。
⑤ 5年生夏見学

2017年

① 五肢択一：100問。国試レベル＋専門医レベルの問題。最新の論文などからも出題。難しい。

記述：長文4題から各5問（計20問）。Japan Times等から出題。
② 面接官4名（院長・コメディカル），10分×3回。志望理由。志望科。将来の展望。
④ 昨年までは筆記の合格者のみ面接だったが，今年からは全員面接が行われた。ゆるやかな質問が多いが，こちらの返答に対してはするどい突っこみがくることも。筆記試験で，専門医レベルの問題は難しすぎて大体の人は分からないと思うので，国試レベルの問題をきちんとおさえることが大切だと思う。
⑤ 5月見学

2015年

① 五肢択一：100問，120分。全科目からの出題，国試レベルをはるかに超えており，難しい。マーク形式ではなく，記号を記述する形式。
記述：20問，50分。大問4題についてそれぞれ小問，空所補充，並べ替え，正誤問題。ニュースサイトのコラム的なものから出題。体調の悪い医師が働くことについて。メディカルツーリズムについて。
② 面接官3名，5〜10分×3回。医師の部屋：やや圧迫感あり。コメディカルの部屋：雰囲気は和やか。研修センタースタッフの部屋：淡々とした印象。それぞれに関する内容を質問される。志望理由。将来の進路。チーム医療で大切なこと。コメディカルスタッフと医師の関わりを病院見学でどう見たか。看護師の仕事ぶりに対する印象。事務員に求めること。人と会話することは好きか。当院の研修プログラムの改善点。研修で不安なこと。体力に自信があるか。大学の成績について。将来希望する科。
④ 試験成績重視としているが，面接内容もしっかりしている。情報収集も兼ねて，病院見学や実習は行った方がよい。倍率によっては足切りがある。筆記試験対策としては，できるだけ早く，夏までに全範囲一般的な知識整理を終え，問題演習の時間も十分に確保する必要がある。過去問1年分は見学時に見せてもらえた。受験者が多く，待ち時間が長くなる人もいる。
⑤ 5年生8月見学，6年生7月実習。救命救急科が有名で，症例も多かった。施設がとても良い。

神戸市立医療センター西市民病院（兵庫）

2018年

① 小論文：終末期医療についてあなたの考える問題点や課題を踏まえ知っていることを述べよ。
② 面接官6名（院長・院長代理・副院長・看護師長他），10〜15分。志望理由と自己PR，医師を志した理由を1分程度で述べよ。周囲と意見が食い違った時，自分の意見を押し通すかどうか。市中病院の中でも中規模病院を選んだ理由。ポリクリ中のエピソード。後期研修も残るかどうか。女性のワークライフバランスについてどう考えているか。趣味の魅力を語れ。
④ 役職ある人ばかりがずらっと並んでいるので圧迫感はある。厳しい目で見られている気分になった。浪人，留年に対する質問をグイグイされた。医学的知識は聞かれなかった。昨年までは第1希望にしていれば受かると言われていたが，今年は第1希望者で定員を超えていた。
⑤ 4/27見学。院長代理レベルの先生が交代で見学，実習者の案内にあたっているようだ。和やかである。研修医控室が別棟にあるので，空き時間も研修医の先生と楽しくやっていける。

2015年

① 小論文：60分。地域包括医療において市中病院がもつ役割を3つ挙げて説明せよ。
② 面接官5名，10分。雰囲気は穏やか。志望理由。救急の中でも2次救急の当院をなぜ選ぶのか。目指す医師像。実習を通じてコメディカルスタッフから学んだこと。
④ 学生のことをよく知りたいという姿勢を感じた。普通に受け答えすれば問題ない。

2014年

① 小論文：字数指定なし，60分。現代の医療でチーム医療が必要

① 筆記試験・その他　② 面接試験　③ 受験した場所，方法　④ 受験後の感想・来年の受験生へのアドバイス　⑤ 見学・実習

な理由と，医師がその中で意識すべきこと。
② 面接官10名。受験者3～4名，30～40分。圧迫気味な雰囲気。自己PR（1分間）。ポリクリ中に出会った患者で最も印象に残っている人。ストレス発散法。チーム医療でリーダーに必要な資質。もし意見が合わなかったらどうするか。
④ 内定者には連絡が来る。面接中，自分が無関心・退屈そうな態度だったが，全グループで同様だったそうなので，気にしなくてよい。
⑤ 5年生8月実習。雰囲気がよく，教育もしっかりしており，QOLもよさそう。給料もよい。ただし，周辺地域の雰囲気は，あまりよいとは言えないと思う。

2013年

① 小論文：字数指定なし（罫線の入ったB4用紙1枚），60分。テーマは受験日により異なる。初期研修の2年間で病院に期待することと，逆に自分自身が病院に期待してほしいことを具体的に書け。高齢社会が進む中で，市中病院の役割について述べよ。
② 面接官約10名，受験者3～4名，30～40分。穏やかだが，圧迫感のある雰囲気。自己PR（1分間）。志望理由。医師を目指す理由。集団の中で自己を通すために必要なことと重要なこと。社会人になって当院に貢献できること。大学生活について。治らない患者さんに対して自分が最も大切にしたいことを一言で。幼いころに親に最も言われたこと。部活で，学業以外で最も印象に残っていること。趣味。
④ 受験者数は，昨年は36名だったが，今年は27名。2日目の受験者は10名（女性は1名）で，全員大学は異なっていた。小論文は丁寧な読みやすい字で書くようにと，院長から念を押される。面接での質問内容は，特に決まっているわけではなさそう。医学知識や小論文についての質問はなかった。それぞれの面接官が1～5点をつけているように見えた。地を見るためか，しきりにリラックスを促される。ハキハキと自己主張をすることが大切だと思った。
⑤ 10月・11月実習（3週間）。糖尿病内科で1週間，呼吸器内科で2週間，丁寧に指導していただいた。

神戸市立西神戸医療センター（兵庫）

2018年

① 五肢択一：50問，50分。国試レベル～やや難。メジャーからマイナーまで幅広く出題。
記述：英文和訳。2問。てんかんの薬について。初期研修について。辞書持ち込み可。
小論文：字数制限なし，50分。癌拠点病院としてあなたが研修医になった時，何ができるか。
② 面接官4～5名（院長・外科部長他），15分。成績について。部活について。志望科とその理由。将来の進路。アピールポイント。ストレス解消法。
面接官4～5名（コメディカルの人中心），15分。チーム医療について。学生生活の失敗談。自分の短所。上司との付き合い方。社会人として気を付けたいこと。
④ 筆記試験会場内に時計が無かったので，時計は必須。出願が遅いと面接までかなり待つことになるので，受験するなら早めに出願した方がよい。部活をしていると先生方の受けがよいと聞いた。先生がしっかりと目を見て自分の話を聞いてくれた。基本的に和やかで雰囲気がとても良かった。
⑤ 6/中旬・7/中旬見学

2017年

① 五肢択一：50問，50～60分。国試形式でメジャーからマイナーまで出題。国試レベル～やや難。
記述：英文和訳。2問，50～60分。糖尿病についての文章。紙の辞書は持ち込み可。
小論文：60分。医療保障や残業の軽減についての文章を読んで，これらの問題点についてどうすればよいかを記述。
② 面接官4～5名（院長・副院長・教育担当・看護師長他），15分×2回。雰囲気は和やか。志望理由。尊敬している医師。志望科。名前の由来。履歴書に沿った質問。
⑤ 5/下旬・7/下旬見学

2015年

① 五肢択一：50問，50分。国試レベル～やや難。メジャー中心，マイナーは少なめ。整形外科は毎年出題される。
記述：2問，60分。英文和訳。紙の辞書持ち込み可。センター試験レベルよりやや難。
小論文：50分。高齢化社会について。
② 面接官：4～5名，10～15分×2回。雰囲気は和やか。志望動機。将来の展望。医師を志した理由。趣味。チーム医療の概念とその中での医師の役割。人間関係で困った経験。自分の短所。当院の印象。長年医師として働くうえで気を付けたいこと。アルバイトで得たこと。研修医がおこした（誤った造影剤を投与した）刑事事件について。志望順位。
④ 試験会場に時計がなかったので，腕時計は必携。事前に部長推薦があると心強い。午前中筆記試験，午後に面接で，人によっては18時ころから面接の場合もあり，待ち時間が長くなることも。駅前のお店で時間をつぶすなどしていた。コミュニケーションがスムーズにとれるかどうかを見られている印象。筆記試験の過去問は入手可能。定員10名，受験者数は42名。
⑤ 3月・6月見学，3/中旬実習。研修医の雰囲気も良く，場を乱す人は絶対に採用しないとのこと。チーム医療を大切にしていた。研修医の評価や事務の方からの印象を参考にするらしい。挨拶も重視している。

神戸赤十字病院（兵庫）

2022年

① 小論文
② 面接官4名。受験者約10名。面接15分。志望理由，将来の希望科，医師になった理由，大学で頑張ったこと，勉強の進捗度など。穏やかな雰囲気。時間を気にしていた。
③ 病院からの指定により現地
④ 面接小論文ともに標準的なので，普段の国試の勉強を頑張り留年などしないようにして，学生生活でがんばったことを言えるようにしていればよいと思う。
⑤ 8/下旬に見学。研修医の先生に案内していただいた。チーム医療重視の病院でした。小論文の問題を教えていただけた。スーツの身だしなみ，髪型など注意した。またスニーカーで行なないようにした。

2021年

① 小論文：60分。気になるニュース（200字）。チーム医療についての考え（400字）。
② 面接官5名，15分。雰囲気は和やか。名前，受験番号，生年月日。志望理由。当院のどのような点が良かったか。他の受験病院。志望順位。地元には帰らないのか。家族に医療従事者がいるか。アルバイトで飲食を選んだ理由。アルバイトでのつらかったこと。手術で失敗したらどうするか。
⑤ 3月・7月見学。2月に4週間実習に行く予定だったが，緊急事態宣言が出てなくなった。

2019年

① 小論文：60分。最近気になるニュースについて（200字）。良き臨床医に必要な態度と資質，医師のQOLについて（400字）。
② 面接官4名，15分。雰囲気は和やか。事前提出の自己紹介書に則った質問。志望理由。志望科。併願病院。自分の短所とその克服法。今後どのような人になっていきたいか。
④ 自己紹介書をしっかり書いて，その内容について言えれば大丈夫だと思われる。今年から女性の面接官が増えたが，質問されることはなかった。態度を見ていたのかもしれない。志望科が決まっていなくても，まだ決まっていないと言える雰囲気。
⑤ 5年生8/上旬・6年7/下旬見学，5/下旬実習（5日間）。他にも様々な大学から実習に来ていた。見学，実習に来たことは面接でも確認され，重視しているそうなのでやっておいた方がいい。

2018年

① 小論文：60分。最近になったニュースについて（200字）。良き臨床医に必要な態度と資質と医師のQOLについて（400

① 筆記試験・その他 ② 面接試験 ③ 受験した場所，方法 ④ 受験後の感想・来年の受験生へのアドバイス ⑤ 見学・実習

字。
② 面接官3名（院長・副院長・研修プログラム責任者），10分。雰囲気は穏やか。自己紹介書の内容について。志望理由。部活について。希望する進路。併願病院。
④ 小論文は2題で60分なのであまり時間に余裕がなかった。文章を書く練習をしたり，書きたい内容を考えておくとよいと思う。面接は病院指定の自己紹介書に沿って質問されるので，書いた内容を言えるように準備しておくとよい。
⑤ 1/上旬・5/上旬見学

2017年
① 小論文：200＋400字，60分。最近気になったニュースについて。チーム医療について。
② 面接官3〜5名，10〜15分。雰囲気は和やか。志望理由。志望科とその理由。自分の短所とその克服法。国試への自信のほど。大学時代に部活・アルバイト以外で頑張ったこと。研修への意気込み。
④ 面接の最後に一言，と言われ詰まってしまったので，予め考えておくとよいと思う。実習に行ける場合は行くべき。
⑤ 5年生12月見学，6年生6月実習（4週間）。コメディカルとの関係もとても良かった。研修医も快く教えてくれる人ばかり。実習生用の机はない。暇な時間もわりとあるので，タブレットなど勉強道具を持っていくとよい。

2015年
① 小論文：400字，50分。EBMの実践について。
② 面接官3名，10〜15分。雰囲気は和やか。事前提出の履歴書・自己紹介書の内容について。身内に医師がいるか。親の診療科，専門。部活について。海外留学について。最近気になったニュース。
④ 小論文のテーマは試験日によって異なるが，毎年同じらしい。自己紹介書に記入しているため，面接で志望動機を聞かれなかった。第1志望であることをアピールするチャンスがなかった。書類でもっとアピールすればよかったと思う。部活でキャプテン経験があると有利らしい。見学は何度か行った方がよい。今年の受験者数は9名。

神戸労災病院（兵庫）

2019年
① 小論文：200字，60分。神戸の少子化について（グラフあり）。
② 面接官3名，5〜10分。雰囲気は穏やか。病院の志望理由。大学について。
④ 他愛ない話で明るく楽しい雰囲気だった。堅苦しくもなく，とても話しやすい。見学に行って顔を覚えてもらっているとよいと思う。話しやすく明るい人を採るという感じだった。病院見学に行って，食事会にも参加すれば雰囲気を見ることができてよいと思う。
⑤ 6月見学

2015年
① 小論文：800字，60分。病院の院長になった場合，病院の基本理念である「良質で心のこもった医療を働く人と地域のために」を実現するためには，どのような医療を実践するか。
② 面接官3名（院長・副院長2名），10〜15分。雰囲気は和やか。志望理由。将来希望する科。部活の内容。部活を通して得たこと。留学経験について。併願病院。30〜40年後の自分はどうなっているか。
④ 小論文のテーマは毎年副院長先生が独自に考案しているとのことで，対策は難しい。履歴書の内容に沿って質問されるとのこと。アピールポイントをできるだけ多く記入しておくとよい。とにかく第1志望であることをアピールすることが大事。最後の人の面接が終わるまで別室で待機だった。今年度から，試験後に研修医と受験生の懇親会が行われることになった（17〜19時頃）。遠方からの受験者は注意が必要。

2014年
① 小論文：800字，60分。「すべての疾病は無知と貧困による」という言葉について，思うことを自由に述べよ。

② 面接官3名（院長・副院長2名），10分。雰囲気は穏やか。志望理由。当院の印象。見学してみてよくなった点はあるか。医師を目指した理由。10年後，どうなっていたいか，何をしているか。学生時代に頑張ったこと。
④ 小論文は，時間は十分にあるが取り組みにくいテーマだった。整形外科が有名な病院であり，院長も整形外科医なので，面接でも整形外科志望と答える人が多いようだ。

公立宍粟総合病院（兵庫）

2014年
② 面接官3名，20分。雰囲気は和やか。志望理由。医師を志望する理由。理想の医師像。地域医療で大切なこと。都会と地方の病院の違い。病院で何を学んだか。最近気になるニュース。人間関係について自信はあるか（嫌な上司ともうまく付き合えるか）。
⑤ 見学・実習で顔見知りになった先生方が面接をしてくれた。
⑤ 3/中旬見学，7/下旬実習。地域の病院で，規模も大きくはないが，医療機器がそろっていて，かなりレベルの高い医療を学べると思った。地域医療に興味があるので，しっかり勉強できると感じた。

三田市民病院（兵庫）

2016年
② 面接官3名，15分。志望理由。自己PR。将来希望する科とその理由。どんな医師になりたいか。学生時代に力を入れていたこと。
④ 少々緊張感のある面接だった。医学的知識を問われることはなかった。質問に答えると更に突っ込まれることが多かった。落ち着いて返答すれば問題ない。

市立芦屋病院（兵庫）

2014年
① 小論文：A4 2枚（希望すれば追加の用紙ももらえる），50分。高齢者医療において，胃ろうなどの延命措置を行うかについて，尊厳死の観点から，あなたの考えを述べよ。2012年のテーマ：病院の廊下で倒れている患者を見つけた場合，研修医としてどのように対応するか。2013年度のテーマ：現在の医師臨床研修制度についてどのように考えるか。
② 面接官5名，20分。雰囲気は和やか。最初に30秒程度で自己アピール。当院の考え。不安な点はあるか。趣味について。

市立伊丹病院（兵庫）

2019年
② 面接官5名，受験者3名，30分。志望理由。見学や実習で当院の良かったところ。将来の進路について。将来希望する科。医局についてどう思うか。自身のこれまでの経験を通してアピールしたいこと。働き方改革についてどう思うか。当院でどんなことを学びたいか。実習を経験して感動したこと，エピソード。
④ マッチング試験はこの病院だけだったので，最初の質問にとても緊張した。途中質問内容がとんでしまうこともあったが，正直に伝えると，面接官は優しく笑顔とともに丁寧に答えてくれた。困っても落ち着いてゆっくり丁寧に誠実な気持ちで話して，どうしてもこの病院で学びたいという思いをもって話すことが大切だと思った。見学や実習を通しても，積極的なアピールをして思いを示すのが大事。
⑤ 2/末見学，6月実習（1か月）。とても熱心に指導してくれるので，積極的に実習する人にとっては学びにあふれる豊富な経験をすることができる病院だと思う。研修医の方も優しくて雰囲気の良い病院。

2017年
② 面接官8名，受験者3名，30分。雰囲気は和やか。志望理由。志望科とその理由。得意科目と役立ったエピソード。挫折経験とそれをどうやって乗り越えたか。医療の進歩を感じた出来事。研修医仲間で孤立している人がいたらどうするか。趣味。
④ 1つの質問に対して3名が順に答えていくのが基本だが，分か

① 筆記試験・その他　② 面接試験　③ 受験した場所，方法　④ 受験後の感想・来年の受験生へのアドバイス　⑤ 見学・実習

近畿

らなくて困っていたら後にまわしてもらえる。見学時に研修医の先生方に前年度の質問を聞いていたのとそんなに変わりなかった。事務の方とも関わった方がよいと聞いた。
⑤4/上旬・8/上旬見学

2016 年
② 面接官 5 名，受験者 3 名，30 分。履歴書に基づく質問。理想の医師像。最近の医療ニュースで興味をもったこと。自分の長所・短所を活かせたエピソード。克服したエピソード。チーム医療で自分に最適な役割。

2013 年
② 面接官 5 名，受験者 3 名，30 分。厳しい雰囲気。どのような医師を目指すか。志望理由。他院と比べて優れていると思った当院の研修プログラム。大学生活で印象に残っていること。医学的なことを学んで最も感動したこと。自分の短所，それをいかに克服したか。今までに頑張って乗り越えたこと。履歴書の内容について（趣味，資格など）。
④ 受験者数は，昨年は 15 名だったが，今年は 30 名。
⑤7/上旬見学。少人数でしっかり指導が受けられるようだった。アクセスは悪い。

市立加西病院（兵庫）

2013 年
② 面接官 2 名（院長，副院長），30 分。雰囲気は穏やか。どのようにして当院を知ったか。志望理由。志望科。将来について。医師になろうと思った理由。長所。
④ 学校での成績はほとんど関係ないらしく，本当にここで働きたいという気持ちが伝わればよいと思われる。そのためには，少なくとも 2〜3 回は見学に行っておいた方が無難。30 分の面接のうち，10 分は上記のような質問，20 分は研修内容についての説明だった。
⑤8/中旬・1/4・6/27見学。見学で院長と何度もお会いしていたので，面接でも緊張しなかった。

神鋼記念病院（兵庫）

2022 年
① 小論文：大谷選手の二刀流が有名だが，あなたは医者と何を二刀流するか。
②【内容】履歴書の志望動機に病院を見学した印象について書いてあるが，実際にみてどう思ったか詳しく教えてください。いつからなぜ医師を志したか。医師となってからの 10 年間のプラン。働き方改革について。その日の当直でみた患者が翌日緊急手術になったとする。その場のち帰るか，それとも残りますと言うか。基礎研究には興味はあるか。今世界には問題が山積みだと思うが，自分自身何が 1 番問題であると思うか（例えば地球温暖化など）。
③ 病院からの指定により現地
④ 人間性を重視しているので，変なことはしない方がいい。事務の方と仲良くなった方がいいと思う。
⑤5 月末，6/中旬に見学。志望科は見学した方がいい。部長に名前と顔を覚えてもらうのが大切。研修医の先生方はやさしい。面接，小論の資料をもらえるので見学はいくべき。2 回見学に行けば十分。身だしなみは気をつける。研修医室で待機することがあるので勉強道具があったほうがいい。

2019 年
① 小論文：A4 1 枚，制限なし，60 分。救急現場における DNAR について。
② 面接官 4〜5 名，10〜15 分。医師を目指した理由。将来はジェネラルか専門家か。慢性期医療について。過疎地での医療について。大学時代に一番頑張ったこと，嬉しかったこと。医学部に入ってよかったか。
④ 小論文で DNAR が分からず，孤独で書いてあった略語から推測し，内容が薄い上に 5〜6 割程度しか埋められず絶望したが，諦めずに面接に挑んでよかった。1 つの質問に対して深く掘り下げて質問をされた。

---

⑤3 月・6 月見学

2017 年
① 小論文：A4 1 枚，制限なし，60 分。10 年後の医療について。
② 面接官 5 名（院長・副院長・研修部長他），15 分。志望理由。自己紹介。志望科とその理由。自分の短所。最近になったニュース。ストレス解消法。
④ 自己 PR や履歴書に書いたことは確認しておくべき。毎年小論文のテーマは 2 つあると聞いていたが，今年は 1 つだった。同日の受験者数は 20 名。元気な人が好まれるよう。
⑤3/下旬・7/下旬見学，6/下旬実習（2 週間）。研修医の先生方も教えることをいとわず，よく指導してくれていい実習だった。

2013 年
① 小論文：字数指定なし，50 分。2 つのテーマのうち，いずれかを選択。12 か月の中で好きな月はどれか。あらゆる病気の治療法が確立されたときに人類が直面する問題と，その解決策。
② 面接官 3 名，15 分。雰囲気は和やか。両親があなたをしつける上で最も大切にしてきたこと。好きな言葉。医師を目指した理由。医師でなければ何になっていたか。志望科とその理由。趣味，休日の過ごし方。
④ 倍率が高い病院だが，試験日が 2 回に分かれているため，受験者数の多さに圧倒されるようなことはない。男女比は，ほぼ 1：1。女性は顔で選んでいるとの噂も。小論文の前に，研修部長から「今年もユニークな問題を考えましたので，自由に思うことを書いてください」との説明があった。面接では，何を答えても雰囲気よく対応してくれるが，さらに詳しく聞かれる。

高砂市民病院（兵庫）

2016 年
① 記述：4 問，30 分。志望理由。医師を目指した理由。当院を選んだ理由。将来進みたい科とその理由。
② 面接官 5 名，15 分。雰囲気は穏やか。志望理由。将来希望する科。自己 PR。部活について。当院についての質問はないか。
④ 医学的知識を問われることはなかった。今年は定員 2 名のところ 5 名の応募があったため，筆記を行ったが，普段は無いそうなので特に対策は必要ないと思う。
⑤7/下旬見学・実習。内科系はない科もあるので，まんべんなく全ての科を経験したいなら違う病院を検討した方がよい。基礎的なことは問題なくできると思う。

宝塚市立病院（兵庫）

2019 年
② 面接官 4 名，15 分。雰囲気は穏やか。志望動機。志望科。併願病院。将来の進路。医師を目指した理由。
⑤5 月・7 月見学

2017 年
② 面接官 4 名，10〜15 分。履歴書の内容についての質問。併願病院。志望科。得意な分野。
④ 履歴書のコピーをとって，あらかじめどう答えるか準備していった方がよい。
⑤3/下旬・5/下旬見学および実習。受け入れ担当の事務の人が新任で，まだ慣れていない様子だった。副院長に挨拶させてもらったら，面接時に顔を覚えていてくれた。実習に対する熱意というよりは，見学・実習をしたという事実が大事そうな気がした。

2014 年
② 面接官 4 名，15 分。雰囲気は和やか。履歴書の内容（住んでいるところ，出身高校，父の職業など）。併願病院とその理由。大学病院を受験しないか。志望科とその理由。実習で何をしたか，印象に残ったこと。アルバイトは何をしたか。自分の性格と，それを医療にどう活かせるか。
④ 順番が後の方だったので，面接時間が短くなった。
⑤6 年生 5 月実習（2 週間）。消化器内科を回った。先生方は優しく，色々なお話をうかがうことができた。

① 筆記試験・その他　② 面接試験　③ 受験した場所，方法　④ 受験後の感想・来年の受験生へのアドバイス　⑤ 見学・実習

2013 年

② 面接官 5 名，15～20 分。雰囲気は穏やか。医師を目指した動機。志望科とその理由。大学生活で何を学んだか。6 年間部活を続けていて良かったこと悪かったこと。なぜこのようなメールアドレスにしたのか。自分はまわりからどのような人間だと思われているのか。自分の性格について，どのように培われてきたのか。趣味について。

④ 面接では，部活についての質問が 1/3 を占めていた。

⑤ 実習。学生の休憩場所が，研修医やレジデントと共同の図書室なので，どのような雰囲気やプログラムかを聞きやすかった。

豊岡病院（兵庫）

2019 年

② 面接官 4 名，20 分。志望理由。6 年間頑張ったこと。6 年間やってきた部活の楽しさを 30 秒で伝える。座右の銘。

④ 終始話しやすい雰囲気。オーソドックスな質問が中心。

⑤ 5/下旬見学

2017 年

② 面接官 6 名，20 分。雰囲気は穏やか。志望理由。将来の志望科。研究室配属では何をしたのか。救急外科では患者に対してどのように臨むのか。

④ 人間性を深く見ているような気がした。例年定員におさまるが，今年は定員割れしていた。病院見学で第 1 志望アピールをすることが大切。

⑤ 5 年生 8 月・3 月・6 年生 5 月見学

2014 年

② 面接官 8 名（院長・研修帳・看護・救命・病理・内科・事務），8 分。和やか～厳しいの中間くらいの雰囲気。志望理由。志望科。他院での実習で学んだこと，印象に残った症例。但馬地域やそれ以外で見学に行った病院。当院に残るか。大学での基礎配属。地域医療で学ぶべきこと。自分の長所と短所。田舎で過ごすことに不安はないか。部活について。

④ 一律 1 万円の交通費が支給された。事前情報がなかったので，一般的な面接対策のみをして行った。5 名の受験生で 1～1.5 時間待った。コメディカルとうまくやっていけるかということや，内面的なこと，コミュニケーション能力を重視していると感じた。

⑤ 5/末見学。救命センター，総合診療，ICU，ヘリポートなど。

西神戸医療センター（兵庫）

2022 年

① 選択肢：【形式】五肢択一問題【問題数】50 問【時間】60 分【内容】国試より難しい問題が多い気がした。

② 面接官 4 名と 5 名。【時間】10 分×2 回【内容】当院を選んだ理由・将来の志望科について・自分の長所・チーム医療についての考え・部活動について・試験のできについて・併願病院・良い病院とは【雰囲気・感想】和やかな雰囲気だった。

③ 病院の指定により現地

④ 行きたいと思える病院を見つけましょう。

⑤ 7/上旬に見学。過去問をいただいた。研修医の先生も上級医の先生も優しく雰囲気が良い。事務の人の意見も採用に関係しているらしいので，礼儀正しくした。研修医が自主的に学ぼうとしており，良い環境だと思う。

西宮市立中央病院（兵庫）

2022 年

① 小論文：総理大臣になったらやりたいこと

② 終始厳しい雰囲気だった。

③ 病院からの指定により現地

④ 市中病院の場合は採用権を誰がもっているのか研修医に聞いて把握した方が良い。

⑤ 3/中旬に見学。研修医の先生に過去問をもらうことができた。午前中で見学が終わった。複数の科を見学することができる。身だしなみに気をつけた。車で行く場合駐車場の入り口が分かりにくかった。

2019 年

① 小論文：800 字，60 分。自分の理想とする医師像（当院に求める研修内容も含む）。

② 面接官 4 名（内科部長・麻酔科医・外科医・事務），20 分。雰囲気は穏やか。当院を選んだ理由。併願病院。小論文の内容について。国試に落ちた理由。今年の国試にどのような対策をしているか。大学時代の思い出。当院でどう働きたいか。初期研修の間に学びたいこと。最後に一言アピール。

⑤ 5 年後，県立西宮病院と合併が発表されたためか，応募者数が倍増。例年の採用倍率は 1 倍前後だが，今年は 3 倍に。浪人生にはやや冷遇な印象。小論文はよくあるテーマ。事前に面接官に内容を確認しておくべきかもしれない。面接は医学的知識よりもどのくらいこの病院で働きたいのかという熱意が問われていた。病院の雰囲気はゆっくりとした感じで，救急患者も週に 10 名程度。患者さんとのコミュニケーションなどを多くとる印象だった。

⑤ 5/下旬見学。午前中で終了。希望した診療科の処置，診察を見学。施設案内の研修医に何回見学に来たかなど話を聞くことができる。

西淀病院（兵庫）

2017 年

① 五肢択一：20 問，15 分。過去 5 年分の必修問題から出題。記述：5 問，15 分。『研修医当直御法度』の内容から出題。

② 面接官 6 名，15 分の医療面接。OSCE そのもの。35 歳，腹痛の患者。

　面接官 6 名，15 分。民医連についての考え方が中心。

④ 試験の出来というより，それ以前に何回も病院見学に行って，先生やスタッフの方に，この病院に合っていると思ってもらうことが大事だと思う。民医連についての質問以外はごく一般的な面接。

⑤ 6 月見学

西脇市立西脇病院（兵庫）

2014 年

① 健康診断。

② 面接官 8 名，10 分。医師を志した理由。志望理由。志望科。自分の性格。趣味。自己アピール。

姫路医療センター（兵庫）

2019 年

② 面接官 3 名，15 分。雰囲気は穏やか。志望動機。ストレス発散方法。実習で印象に残った症例。患者さんと話すのは好きか。志望科，その科でどういうことがしたいのか。多職種でどのように仕事していきたいかを具体的に。他に受ける病院。見学時に印象に残っていること。

④ 第 1 志望であることを伝えることが大切だと思う。今回は 14 名受験し，中間発表では第 1 志望が 6 名だった。見学回数は全く関係ないと思う。

2014 年

② 面接官 3 名，10 分。雰囲気は和やか。志望理由。目標（理想）の医師像。見学の感想。ストレス解消法。

④ 特に対策は必要なさそう。

⑤ 3/上旬・5/下旬見学。何度も見学に行って，熱意を伝えることが重要。

姫路聖マリア病院（兵庫）

2022 年

① 小論文：字数制限はないが，記入欄は 200～300 字程度の大きさ。30 分。理想の医師像について。研修病院に求めることについて。

　その他：パーソナリティ診断

② 面接官 4 名（院長，副院長，シスター，耳鼻科の先生）【時間】15 分程度【内容】大学生活で取り組んできたことについて。英語の成績が非常に良いがそれは何故か。趣味，特技について詳しく。姫路で他に受ける病院はあるか。アルバイトを通して学

① 筆記試験・その他　② 面接試験　③ 受験した場所，方法　④ 受験後の感想・来年の受験生へのアドバイス　⑤ 見学・実習

んだこととそれを初期研修にどう活かせるか【雰囲気・感想】
非常に和やか。
③ 病院からの指定により現地
④ 体温管理表や交通手段など提出書類が多いので，しっかり確認
しておくのが良いと思います。小論文，面接ともに緩い感じで
はありますが，国家試験にきちんと合格するレベルの学力があ
るかどうかを重視している印象を受けました。そのため，留年
歴のある方や成績があまり思わしくない方は突っ込まれても
うまく返せるように準備しておいてください。
⑤ 7/初旬の合同見学会。午前に病院内を見学し，その後各診療科
の紹介があり，お昼ご飯。見学者は全員の前で一言挨拶を求め
られた。午後は研修医の先生や宿舎を見たり研修について質
問する時間が与えられたりした。研修医の先生は皆さん面白く
て，話を盛り上げるのが上手だった。2/中旬に5日間，産婦
人科で実習。産婦人科が強い病院なので毎日大忙しだったが，
帝王切開術に第二助手で入ったりと貴重な経験をたくさん積
めた。事務の方がとてもフランクで話しやすく，特に気をつけ
ることはないと感じた。一般的に求められるレベルの言葉遣い
や礼儀，マナーのみで問題ない。

2020年
① 小論文：字数制限なし，30分。理想の医師像。研修病院に求め
るもの。
その他：パーソナリティ診断。
② 面接官5名，15〜20分。雰囲気は和やか。小論文に記入したこ
とに基づいたものが多い。自分の長所と短所。後期研修の展望
について。
④ 選考日2週間前からの検温を含む体調チェックなどを実施。病
院見学に2回は行っておいた方がいい。メールの応対において
は当たり前ではあるが丁寧に。Zoom個別面談では研修医だ
けの場面もあるが気を抜かないように。なんでも質問していい
とは言われるが，あくまでも常識の範囲内で。
⑤ 見学。研修医と指導医の関係性は良好。非常に雰囲気が良かっ
た。

2019年
① 小論文：字数制限なし，30分。将来目指す医師像。研修病院に
求めるもの。
その他：パーソナリティ診断。
② 面接官3名，15〜20分。雰囲気は和やか。当院を志望する一番
の理由。医師を目指した理由。将来希望する科。研修でしたい
こと。専門医の資格を取りたいか。兄弟姉妹の有無。併願病院。
事前アンケートの内容について。
④ 小論文の前にアンケートが配られる。体調面の記入の他，最近
気になるニュース，リラックス法は何かなど。小論文後に一度
集められ，受験番号順に面接。番号が後ろの方だと結構待つ可
能性がある。緊張はすると思うがある程度面接で言いたいこ
とはまとめておくとよい。自分の思うことを素直に話したらい
いと思う。事務の方がとても丁寧に出迎えてくれるのが印象
的。
⑤ 8/上旬見学・5/上旬実習（5日間）。

2018年
① 計60分強。
小論文：字数制限なし。自分の目指す医師像。
その他：パーソナリティ診断。
② 面接官3名，10〜15分。研修でしたいこと。将来希望する科。
専門医の資格をとりたいか。併願病院。
④ 圧迫面接といった感じではなく，良い雰囲気だった。筆記の前
にパーソナリティ診断を行った。
⑤ 8/上旬・5/上旬見学および実習。1泊2日で実習をした。病院
の先生の部屋に宿泊した。外科では実際に術野に入り，内科は
検査の見学をした。先生方は優しく，とても良い雰囲気だった。

2017年
① 小論文：字数指定なし，30分。理想の医師像。
その他：パーソナリティ診断。質問に対してそう思う，思わな
い，を答えていく。

② 面接官4名，15分。雰囲気は和やか。志望理由。大学で学んだ
こと。休日の過ごし方。リフレッシュ法。最近気になったニュー
ス。
④ 選考試験日はいくつか候補があるが，日程が合わない場合は受
験者の相談に応じてもらえる。
⑤ 8/上旬見学

2014年
① 小論文：2問，字数制限なし，30分。理想の医師像。研修病院
に求めるもの。
② 面接官4名，10〜15分。雰囲気は穏やか。志望動機。将来の展
望。得意科目。意気込み。長所と短所。自己アピール。

姫路赤十字病院（兵庫）

2022年
① 小論文：原稿用紙3枚分，60分。3つのテーマから1つ選択
（「自分を変えたきっかけとそれによってどう変わったか」「将
来の医師像と研修病院に求めること」「コロナ蔓延と医療につ
いて」）
② 面接官9名【時間】10〜15分【内容】実習した診療科について，
当院が優れている点・他に当院にしかないもの・クラブ活動す
る中での苦労話とプラスになった話・ストレスを感じる時はど
んな時か。また対処法・併願病院と志望順位・学生時代で得ら
れたもの。それを得るにあたり，モチベーションになったもの・
10年後のキャリアパスについて【雰囲気・感想】9対1という
構図から圧迫感はあるが，リラックスするよう言ってくださ
る。広い部屋なので大きな声でハキハキと答える。あまり長々
と話さず簡潔にまとめるのが良い。
③ 病院からの指定により現地
④ 合同説明会と1回は病院見学に行った方がいいです。面接では
第1希望であること，3年目からも残るつもりでいることをア
ピールしましょう。対応力を見るような質問が来ることもある
ので，病院見学時に研修医の先生に尋ねるなどして対策してお
く必要はあります。適正試験と小論文では，余程のことがない
限り大丈夫だそうです。また，履歴書とともに提出する志望理
由書は先生方もよく見ていらっしゃるので，ご友人に添削をお
願いしたりして完成度は高めておいてください。
⑤ 5年の8月と6年の6月に見学。若手の先生が多く，活気があ
る。看護師さんも優しい雰囲気の方が多くて働きやすそうな印
象。研修医の先生は面白い人ばかりで楽しく研修されていた。
5月後半の2週間消化器内科と腎臓膠原病内科を1週ずつ実
習。研修医の先生方が手厚く面倒を見てくださり，採用試験の
情報なども適宜教えていただいた。研修医の先生がどの程度ま
で診療業務を任されているか，また座学や症例の振り返りなど
学習の時間がどれだけ確保されているかどうかも確認した。

2020年
① 小論文：原稿用紙3枚，60分。3つのテーマから1つ選択。オン
ライン診療についての考え。大学時代に頑張ったことについ
てエピソードを交えながら。
その他：適性試験。
② 面接官9名，15〜20分。雰囲気は和やかだが，人数が多くやや
圧迫感はある。志望理由。志望動機書について。なぜ当院をよ
いと思ったのか，研修医の先生はどのように対応してどう話して
いたか。出身県のPR，県民の人間性。大学時代に頑張ったこと。壁
にぶつかった時どうするか。何かに取り組む際のモチベーショ
ンが上がる条件，下がる条件。30年後の働き方。他に受けた病
院と志望順位。志望科。
④ 適性試験はタブレットで問題に答えていくが，余程のことがな
いとこれが原因では落とされないらしい。面接は各日五十音
順。後半の人は他の人のご飯を食べてくるよう言われていた。
⑤ 見学，実習（1週間）。血液内科。指導医の先生について病棟，
外来を見学し，若い先生の話を聞いたりした。お昼は食堂で
無料で食べられる。すごく働きやすそうな印象だった。実習
では様々な先生の下につき，病棟，外来など。見学がメインだっ
た。患者数が非常に多く大変そうだった。

① 筆記試験・その他　② 面接試験　③ 受験した場所，方法　④ 受験後の感想・来年の受験生へのアドバイス　⑤ 見学・実習

2017 年

① 小論文：1,200 字，60 分。1 つを選択。アピールポイント。総合診療科についての意見と打開策。へき地の医療崩壊についての意見と打開策。後期研修で義務的に地域医療に従事させることについてどう考えるか。

② 面接官 8 名（院長・各科の医師・看護師長・事務），10～15 分。雰囲気は穏やか。志望動機。志望科とその理由。医師を目指した理由。自分の長所と短所。姫路についてどう思うか。3 年目以降の進路。

④ 面接官が多く緊張するが，圧迫感はない。説明会や見学には行った方がよい。

⑤ 5 月見学

2014 年

① 小論文：1,000 字，60 分。3 つのテーマから 1 つを選択。志望科と，どのような医師になりたいか。災害医療の問題点。胃癌の治療分類。胃癌患者の担当医となった時，医師としてどうするか。医療の過剰について。将来の医師像，医師としての目標。

② 面接官 8 名，15 分。雰囲気は比較的和やか。志望動機，志望科。併願病院。当院の志望順位。どのような研修生活を送りたいか。後期研修も残るか。10 年後，どのような医師になりたいか。大学生活で頑張ったこと（勉強以外）。最近，興味のあること（勉強以外）。ボランティア経験はあるか。

④ 面接官の席と少し距離があるので，大きな声でハキハキと話した方がよい。雰囲気は和やかであることとして医学系のニュースを答えると深く追及され，苦戦した人も（例：エボラ出血熱→治療適応など）。

⑤ 3/下旬見学。午前中は病院説明のビデオを見て，救急・小児科を回り（固定），午後は希望の科を回る。希望の科では，説明をする先生がある程度決まっていて，時間を持て余すこともある。

兵庫県立尼崎総合医療センター（兵庫）

2022 年

① 小論文（事前提出）：私の目指す医師像（1,200 字）
選択肢：五選択肢択一問題，50 問，90 分。国試レベル（内科専門医レベルではなかった）。

② 面接官 4 名【時間】8 分【内容】志望理由，今までやってきたボランティア，自大学の教育カリキュラムのいいところ，大学生活は充実していたか【雰囲気・感想】終始和やかな雰囲気

③ 病院からの指定により現地

④ 国試レベルの勉強と，しっかり見学に行って当事者の声を聞くようにしてください。

⑤ 5 年 8 月，6 年 4 月と 7 月に見学。初期研修医の方についていく時と，希望診療科の後期研修の先生についていく時があった。昼は初期研修の方とご飯食べて，その後過去問もいただいた。先生方の仲も良くコメディカル含めすごくいい雰囲気だった。初期研修だけでなく，後期研修の先生も県尼出身の先生が多かったのでできる限りたくさんの方のライフプランを聞くことを重視していた。

2021 年

① 五肢択一：50 問，90 分。オリジナル問題。
記述：25 問，30 分。英語長文 2 つの読解。
小論文：2,000 字以内，事前提出。私の目指す医師像。

② 面接官 4 名（医師・看護師・事務），15～20 分。志望理由。志望科。自分の長所。コロナ期間中に何をしていたか。オリンピックを開くべきか，開催したことについての意見。健康のために気を付けていること。コロナの影響を受けた経済はどうやったら回復すると思うか。

④ 堅苦しくならないよう和やかな雰囲気で行えるよう努めてくれた印象。部屋によっては難しい質問もあり。英語は時間が足りない。自分が求める研修病院の条件や，志望科を早めに考えた方がいい。見学 2 回は行くといいかもしれない。何事に対しても，事前の準備が大事。

⑤ 5 年生 9 月・6 年生 6 月見学，6/中旬実習

2020 年

① 多肢選択式：45 問，90 分。国試レベル～やや難。マイナーからも出題。
記述：英語長文 2 つ，30 分。医学系の小論文の抜粋とエッセイ。内容正誤問題や単語穴埋めなど 20 問程度。
小論文：1,200～1,600 字程度，事前提出。私の目指す医師像。

② 面接官 4 名（医師・看護師・県職員），10 分。雰囲気は和やか。志望理由。医師になりたかった理由。志望科。留学経験について。得意なことについて。家族構成。県立病院ということで公務員として働くことについて。

④ 各科の先生が採用権をもっているので，見学に行って名前を覚えてもらうべき。

⑤ 5 年生夏・6 年生夏見学。科の見学も研修医の方に話を聞くことも十分にできた。

2019 年

① 五肢択一：50 問，60 分。国試形式。国試よりやや難。メジャーからマイナーまで幅広く出題。
記述：英語長文 2 つの読解（五肢択一），30 分。辞書持ち込み可。
小論文：1,200～1,600 字，事前提出。私の目指す医師像。

② 面接官 4 名（医師・看護師・県職員），15 分。私立病院と公立病院，働く上での違い。志望理由。他の兵庫県病院群ではなく当院を選んだ理由。志望科。学生生活について。最近行った旅行について。自分の長所と短所。目指す医師像。自分のアピールポイント。趣味。特技。

④ 県職員の方が少し難しい質問をする（毎年のことのようだ）。公務員として働くことについてどう思うかという路線の質問をされるので，準備しておく必要あり。国試と同じで全員ができそうなものは絶対に落とさないようにしておかないとだめだと思う。難しい問題は対策しようがない難題しいので，気にしなくていいと思う。先輩いわく，筆記よりも日頃の見学や実習，面接の方が圧倒的に大事だそうだ。

⑤ 7/上旬・3/中旬見学，4/下旬実習。科採用なので色々な科の見学や実習に行くのではなく，1 つの科に絞って行った方がよい。部長先生といかに仲良くできるかが大事そうだ。実習は見学回数にカウントされないので，見学を積み重ねた方がよい。

2018 年

① 五肢択一：50 問，90 分。医学一般。国試に比べると単純な問題が多め。基本的に病院の診療科に無い科からの出題はされない。

② 面接官 4 名，10 分。志望動機。将来希望する科。大学生活で一番良かったこと。自分の長所と短所。困難にぶつかった時，どうするか。

④ 見学に行って，研修医の方に過去問等をもらうとよいと思う。

⑤ 3/末・7/上旬見学

2017 年

① 五肢択一：50 問，90 分。国試形式。国試レベル～やや難。各科からまんべんなく出題。
記述：英語，30 分。微生物について。乳児の計算力。辞書持ち込み可。
小論文：1,200～1,600 字，事前提出。理想の医師像。

② 面接官 4 名，15 分。雰囲気は和やか。志望動機。医師を目指した理由。志望科とその理由。大学生活で最も力を入れたこと。学外の活動について。困難を乗り越えた経験。大学生活で心残しにこと。兵庫県の職員として働くことについて。周囲にどういう性格だと言われるか。

④ 学外での交友があるかと何度も聞かれた。受験者の志望科が偏らないように採用しているようで，志望科によって倍率は異なる。倍率が低い科を狙って受験する人もいるようなので，見学時に科の人気度を聞くのもありだと思う。24 名募集に対して，受験者数 79 名。提出した書類や一般的なことについて聞かれるので，特に困る質問はない。気楽に話してください，と言われ，リラックスして面接できた。

⑤ 5/上旬・7/下旬見学

近畿

① 筆記試験・その他　② 面接試験　③ 受験した場所，方法　④ 受験後の感想・来年の受験生へのアドバイス　⑤ 見学・実習

近畿

兵庫県立尼崎病院（兵庫）

2014 年
① 五肢択一：53 問，90 分。国家試験形式。メジャーからマイナーまで幅広く出題。公衆衛生的な問題も。国試レベル。麻酔科（2問）が難しかった。
記述：16 問，45 分。安楽死と尊厳死についての文章を読んで，(1) 英語の短文に○×を付ける。(2) 英語でタイトルを付ける（選択性）。辞書持ち込み可。
小論文：1,200～1,600 字，事前提出。理想の医師像。
② 面接官 4 名（塚口病院からも），12～15 分。雰囲気はまちまち。雰囲気は，圧迫ではないが穏やかではない。履歴書に沿った内容。志望理由。第 1 志望か。見学の感想。志望科とその理由。3 年目以降，県立病院で働く気はあるか。どのような医師になりたいか。趣味について。部活で印象に残っていること。体力作りのために何をしているか。チーム医療に大切なもの。小児科は患児の親との関係が大切だが，どう考えるか。
④ 2015 年 7 月に塚口病院と合併予定。今年の受験者数は 50 名程度。筆記試験は，一般問題をよく解いて対策しておくとよいと思う。
⑤ 6/下旬見学・実習。やる気を見られている印象で，質問されることもあった。見学（複数回），実習には行くべき。

2013 年
① 小論文：1,200～1,600 字，事前提出。理想の医師像。
② 面接官 4 名（院長，県職員など），15 分。圧迫ではないが，和やかという雰囲気。県立病院を受験した理由。志望科。公務員として働くことをどう思うか。どのようにして当院を知ったか。新病院（2015 年に塚口病院と統合）について知っていること。見学の感想。健康面について。大学時代の研究内容について。ポリクリ班におけるポジションについて。委員会など，学生時代に行ってきたことについて具体的に。（留学について話したところ）留学で学んだこと。小論文の内容について。将来の展望。
④ 受験会場は病院とは異なる。面接の日程は 2 週間くらい前に受験票が届くまで分からないため，スケジュールを立てる際に注意が必要。質問内容は毎年あまり変わらないので，「ハローマッチング」などを参考に，回答を用意しておくとよい。
⑤ 7/中旬見学，11/中旬実習（1 週間）。熱意や上級医とのフィーリングが重視されるため，見学か実習には必ず（何度も）行く方がよい。

兵庫県立淡路医療センター（兵庫）

2021 年
① 小論文：2,000 字以内，事前提出。私の目指す医師像。
② 面接官は 3 名，20 分。雰囲気は和やか。当院を選んだ理由。志望科とその理由。県立病院群で働く意味とは何か。コロナを収束させるためにはどうすべきか。自宅療養者が増加していく中であなたは何をするか。
④ 準備しておけば対応可能な質問が多い。自己 PR や志望理由など当たり前のことを押さえておくことが重要。見学した方が病院の雰囲気がよくわかる。
⑤ 8/上旬（4 日間）。病院実習に行けなかったため実習兼見学で行った。研修プログラムの説明を受けたり，初期研修の先生方と話す機会があったので病院のことをより詳しく知ることができた。

2019 年
① 小論文：1,200～1,600 字，事前提出。私の目指す医師像。
② 面接官 3 名（院長・事務局長・看護部長），15～20 分。県立病院群の志望動機。淡路医療センターの志望機。県立群で働くことをどう思うか。淡路島の良いところ。淡路島で働くことを両親はどう思っているか。チームでは品を進んで何かをするタイプか，周りについていくタイプか。周囲からどのような性格だと言われるか。体力づくりのためにしていることはあるか。入院経験の有無。
④ リラックスして普段通り話してくださいという優しい雰囲気

だった。医学的知識を問われることはなかった。面接は病院ではなく兵庫共済会館で行われた。
⑤ 6 月見学。

2015 年
① 小論文：1,600 字，事前提出。目指す医師像。
② 面接官 4 名（研修責任者・看護師長・事務他），15～20 分。質問は 1 人 2 つずつ。志望理由。小論文の内容について。体力に自信があるか。自分の長所と短所。現在の研修制度についてどう思うか。僻地に医師が足りない理由。
⑤ 5 年生夏・6 年生春・8/上旬見学。見学時に研修長との面談があるため，その時に自分をよく知ってもらうとよいと思う。2 回以上行くと有利になると思う。

2014 年
① 小論文：1,200～1,600 字，事前提出。私の目指す医師像。
② 面接官 4 名（院長他），15 分。やや和やかな雰囲気。小論文やエントリーシート，当日記入の面接カード（アンケート）に基づく質問。志望理由。志望科とその展望。研修医制度について。公務員になることについて。メンタル面は強いか。体力はあるか。
④ 院長が最も厳しい雰囲気で，質問に対する返答への意見をおっしゃっていた。大学で部活，ワークショップなどの活動をしていたかどうかが重要らしい。他の研修医とうまくやっていける性格なのかを見られていると思った。
⑤ 11 月・GW 見学。それぞれ，救命と脳外，救急と循環器内科を見学。最後に研修センター長と 1 時間面談。そのときに自分をアピールし，なおかつ 2 回は見学に行っていれば，有利になると思う。

兵庫県立加古川医療センター（兵庫）

2018 年
① 小論文：1,200 字，事前提出。私の目指す医師像。
② 面接官 2 名，15 分。事前提出の小論文の内容について。コメディカルとの接し方。併願病院。当院と他院の違い。
⑤ 見学は回数を重ねた方がよい。救急や整形に強い印象なので，その辺りの科を志望するならアピールするとよいかも。
4 年生 3 月・6 年生 4 月・7 月見学

2014 年
① 小論文：事前提出。私の目指す医師像。
② 面接官 4 名（他の県立病院の院長・研修担当医も），15 分。雰囲気は和やか。志望理由。第 1 志望か。志望科。どのような医師になりたいか。どのような研修をしたいか。チーム医療するとしたら，どのようなことを頑張りたいか。友人は多いか。友人からはどのような人だと思われているか。自分の長所と短所。部活ではキャプテンなどをしていたか。チーム医療で重要なこと。
⑤ 見学の際，先生から「とにかく 1 位と書いてくれればいいから」と言われた。
⑤ 8/上旬見学。見学日程は，初回と 2 回目以降でコースが決められている。改築され，きれいな病棟。親切で朗らかな人が多いと思った。

2013 年
① 小論文：1,200～1,600 字，事前提出。理想の医師像について。
② 面接官 4 名，15～20 分。雰囲気は和やか。志望理由。研修で何を学びたいか。初期研修後の進路（当院に残るか否か）。将来進みたい科。健康か。部活で周囲とぶつかったときどうしたか。
④ 面接時間や，個人か集団か当日になるまで分からないため，多少，不安がある。面接日が決まるのも 8 月上旬と遅めなので，スケジュールを組みにくい。将来についての質問が多かった。

兵庫県立柏原病院（兵庫）

2018 年
① 小論文：A4 用紙に 1,200～1,600 字程度，事前提出。私の目指す医師像。
② 面接官 3 名，15 分。志望理由。メンタルは強いか。興味のある

① 筆記試験・その他　② 面接試験　③ 受験した場所，方法　④ 受験後の感想・来年の受験生へのアドバイス　⑤ 見学・実習

分野。併願病院。最近気になった医療ニュース。AIについてどう思うか。趣味。
⑤ 5年生冬休み，6年生5月見学。交通の便がよくないので，車で行った方がよいと思う。教育熱心な先生がたくさんいるので，質問や解説をしっかりしてくれた。実習で行った方がよいと思う。

兵庫県立丹波医療センター（兵庫）

2022年

① 小論文（事前提出）：「私の目指す医師像」1,200字程度
② 面接官4名，受験者1名【時間】約15分【内容】氏名，生年月日。国試の準備は大丈夫か。当院の志望動機。メンタルは強いか。部活動は何をしていたか。ストレス解消法。コロナに関してダメだと思う政策。体は丈夫か。実習で難しかったと感じた，あるいは印象に残った症例【雰囲気・感想】終始和やかだった【その他】面接官，受験者ともにマスクをしての面接のため，声を大きめにはっきりと発声する必要がある。
③ 病院からの指定により現地
④ 面接集合時間より余裕を持って現地に到着しておくことが大事だと思います。
⑤ 2022年1/初旬，5/中旬に見学。研修医が主体的に働いていることが見学からも伝わってきた。最後に院長先生と面談する時間が長尺であるため，1日見学をして疲れていたが，気を抜かずにお話することを心がけた。

2021年

① 小論文：2,000字以内，事前提出。私の目指す医師像。
② 面接官3名（院長・看護師長），15分。病院からの指定によりリモートで受験。Webでの応募フォーム入力内容を中心に質問。当院を知った経緯。将来設計。併願病院と志望順位，その理由。総合診療医に必要なものは何か。地域医療をどのようなものと考えているか。趣味について。対面向の人と仕事をする際，どうやって仲良くなったか。メンタルは強いか。
④ 基本的に和やかな雰囲気。志望順位とその理由に関してはしっかり聞かれたので準備をしておくべき。それ以外は事前に準備していた回答で対応可能。基本的には研修医ウェルカムの雰囲気なので気負う必要は全く無し。一度見学すれば大方雰囲気は掴めるし，見学回数を重視している様子もなかったため病院見学は一度で十分かと。
⑤ 2/中旬・4/中旬。泊りがけで当直見学させてもらえた。宿泊に関しては，院内の実習生用の部屋を使わせてもらった。事前の希望を出せば，相当フレキシブルに病院見学の日程を組んでもらえる。研修医室も見学し，その際にマッチング試験の内容に関してアドバイスをもらった。実習終わりには院長先生との面談あり。

2020年

① 小論文：1,200〜1,600字程度，事前提出。私の目指す医師像。
② 面接官3名（院長・内科部長・看護部長），15〜20分。雰囲気は和やか。これまでの経歴。趣味。普段の活動について。
④ 面接官が順番に気になることを質問する流れで，終始温かい雰囲気であり，リラックスして話すことができた。自分がいた会場は，兵庫県立病院機構の中で丹波医療センターのみを受験する人が集まる会場だったため，自分を含めて受験者は6名だった。面接は数をこなすほど慣れていくので，本命を受ける前に場慣れしておくとよいと思う。
⑤ 総合診療医の教育を積極的に行っているとのことで，総合診療科の見学を1日かけて行った（8：45〜16：00）。まず印象的だったことは内科研修が診療科ごとに分かれておらず，どの内科ローテでも全ての領域の疾患を診る可能性があること。総合診療科のグループ2つ，循環器疾患が多めのグループ1つ，消化器疾患が多めのグループ1つなどに分かれていると聞いた。病院の隣に診療所が併設されており，専門的な治療が必要ない患者さんはそっちに通院しているようだった。訪問診療を行っている家庭医の先生からの話も聞けて，大変ためになった。待遇については，最近働き方改革を進めているとアピールしている通り，時間外手当が付き当直明けも午前中に帰れるなど，とて

も働きやすい雰囲気を感じた。主治医制ではないため，休日の呼び出しはないようだ。昼食は研修医の先生に近くの和食店に連れて行ってもらった。

2019年

② 面接官3名，15〜20分。目指す医師像。どんな研修を受けたいか。大学時代に頑張ったこと。自己アピール。他人から見て自分がどのような存在であると自覚しているか，客観的に述べよ。
④ アットホームな雰囲気で終始和やか。大変リラックスした気持ちで面接に臨むことができた。
⑤ 1月見学

兵庫県立西宮病院（兵庫）

2020年

① 小論文：1,200〜1,600字程度，事前提出。私の目指す医師像。
② 面接官3名（院長・看護師長・事務長），10〜15分。雰囲気は和やか。志望動機。志望科。学生時代の活動に関わる知識。ある社会問題に関する意見。人間性の自己分析。
④ 面接会場は病院ではなく，三宮で駅からすこし遠い。朝集合で順番に解散時刻は異なるが，最後でも昼までには終わっていた。午前組・午後組と分かれているのかも。質問のなかには知らなければ答えられない，あるいは論じにくい問題もあるが，勉強不足で分かりませんと言っても特に問題なさそうだった。経歴や知識レベルよりも人柄や受け答えのテンポを見ているのだと感じた。採用は科ごとの枠があるらしく，志望科の部長にアピールできるかどうかがポイントらしい。志望科に強力なコネをもつライバルがいる場合は非常に厳しい戦いになるため，研修医などから情報を得ることが大事だと思う。とはいえ研修医と採用担当の先生方の距離も近く，あの子はいい子でした，優秀でしたなどの情報交換もなされていることに注意。人当たりがよく協調性のある研修医が集まっている。
⑤ 5年生8月・12月，6年生6月見学。主に志望科の見学をしたが，何度も行くとさすがに見飽きてくるので，午前のみ他の科の見学をしたことが1度あった。基本的には研修医の先生方について回り，午後は採用担当の先生からプログラム等の説明を受けた。昼食は食堂のチケットが貰え，なかなか美味しくて毎回嬉しかった。研修医は皆話しやすく面倒見のよい方が多いので，常にアットホームな雰囲気で過ごしやすい。ただ，病棟は増築を重ねているためすぐに迷子になる。単独行動にも注意。5年生5月実習（5日間）。この時の科が志望科だったため，上の先生方にも早めに覚えてもらうことができてマッチング的にも有利だったかもしれない。見るべきものがあればPHSで呼ばれ，お昼は上の先生といっしょに食堂で食べ，何も無い時間は研修医ルームで雑談や勉強，というのんびりしたスケジュールであった。回っている科によって暇そうにしている研修医の方も多く，仲良くなれて楽しかった。のんびりしている一方，研修医の裁量権が比較的大きいため，いざとなれば自分で考えてきびきび動ける先生が多い印象であった。

2019年

① 小論文：A4用紙に1,200〜1,600字程度，事前提出。私の目指す医師像。
② 面接官3名（院長他），15〜20分。雰囲気は穏やか。志望理由。志望科とその理由。部活について。大学での勉強について。大学の実習で印象に残った疾患，患者。チーム医療について。保険診療について。出生前診断の是非について。公立，私立病院の違い。友人や同僚と意見が対立した場合どうするか。
④ 面接も重要であるが，それよりも事前に何度見学に行ったかが重要。研修医に聞いたところ，平均が3〜4回で，一番多い人は8回だった。病院は教育熱心で雰囲気がいい。小論文の内容は毎年問われるため，事前準備をしておくことが大切。
⑤ 5/下旬・6/上旬・6/下旬見学。救急科が人気である。採用人数は10名と多いが，診療科ごとに定員が決まっているとのこと。複数回の見学は必須で，なかには当直実習する人もいる。熱意をいかにアピールして覚えてもらうかがポイント。

① 筆記試験・その他　② 面接試験　③ 受験した場所，方法　④ 受験後の感想・来年の受験生へのアドバイス　⑤ 見学・実習

2018年

① 小論文：A4用紙に1,200～1,600字程度，事前提出。私の目指す医師像。
② 面接官3名，15分。志望理由。最近気になるニュース。部活について。高校生活について。家では誰と会話することが多いか。
④ なぜこの病院に応募してきたのかを聞き出したい雰囲気の面接だった。何回も見学に行き，先生（救急科の採用担当）に顔を売るようにすること。また，志望科を1つに絞ってその科だけを何回も見学に行くとよいと思う。
⑤ 3/末・5/末見学

2016年

① 小論文：1,200～1,600字，事前提出。私の目指す医師像。
② 面接官4名，15分。志望動機。将来希望する科。学生時代に勉強以外に頑張ったこと。事前提出の面接カード，履歴書に基づく質問。
④ 自分の発言に対して面接官が更に突っ込んだ質問をしてくることが多かった気がする。

2014年

① 小論文：1,200～1,600字，事前提出。私の目指す医師像。
② 面接官4名（病院長・事務長・看護師長・救急センター長，他の県立病院からも），15分。雰囲気は和やか。志望理由。志望科とその理由。初期研修における救急科での研修をどう考えているか。どのような研修をしたいか。小論文の内容について。公務員になることについて（普通の市中病院との違い）。将来の希望（残るかどうか）。家の中での家族の役割。父と母ではどちらとよく話すか。最近気になるニュース。
④ 面接の日程が直前に決まる。予定をあけておくか，事前提出の用紙でその旨伝えることもできる。今年から定員が2名増えたので，応募も少し増えたとのこと。医学知識を聞かれることもあるが，熱意をアピールすれば，多少答えられなくても大丈夫だと感じた。他の兵庫県立病院群の病院と合同で行われ，なぜ当院を志望したのかについて厳しく踏み込まれた。
⑤ 1/23見学，4/21～5/2実習。科で枠があるようなので，志望する科があればそこで集中して実習し，覚えてもらうことが重要。実習に行くと有利になるので，積極的に参加するとよい。

兵庫県立はりま姫路総合医療センター（兵庫）

2022年

① 小論文（事前提出）：「理想の医師像」1,200字程度
② 面接官3名【時間】1人15～20分【内容】志望理由・志望科・その科を志望する理由・長所・今後の進路など【雰囲気・感想】雰囲気はとても緩い。特に変化球な質問はなく，基本的には履歴書に書いてあることをもとに話を進めていく感じだった。
③ 病院からの指定により現地
④ 面接では話すことを準備しすぎると，逆にうまく言えなかったり，詰まったりしてしまうから，準備はなんとなくペースだけ整える方が良い。
⑤ 2022年5月に開院したばかりの病院。とにかく大きくて，きれい。新しいということもあり，あまりマッチングに関する情報はなし。ただ，見学に行ったときはできたばかりすぎて，まだ少し働きにくい部分も見受けられた。

明和病院（兵庫）

2020年

① 計60分。
記述：英文和訳。コロナウイルスに関しての文章。論文ではなくネットニュースの文章に近いので，一般的な英和辞典で対応可。専門用語には和訳が付いている。辞書の持ち込み可（電子辞書も可）。
小論文400字。3つのテーマから1つ選ぶ。標準治療の功罪。チーム医療の良い点悪い点。
② 面接官5名（医師・看護部長・事務部長），10分。雰囲気は穏やか。志望理由と自己PRを3分以内で行い，それに関する質疑応答。筆記試験の内容について。
④ 見学や実習に行っておくこと。

---

⑤ 5年生1回・6年生2回見学。希望診療科＋ER。実習のアポは取っていたが，コロナの影響で中止となった。

2017年

① 計60分。
記述：1問。英和訳。ヒアリについて。辞書持ち込み可。
小論文：400字。3つから1つを選択。1）チーム医療の問題点とは，2）標準治療の功罪について，3）救急医療の問題点は。
② 面接官4～5名（院長・副院長・看護師長・事務長），10～15分。雰囲気は和やか。志望理由。他院と比べての当院の魅力。履歴書の内容についての質問。大学での活動内容。
④ 筆記試験の評価を面接中に伝えられる。見学に行くと副院長や人事課主任は顔を覚えてくれるので，話がしやすい。見学に複数回行って，第1志望だと宣言を早めにしておくのが大事。今年は倍率が3倍近くになり，高くなった。説明会の時，筆記試験では優劣をつけない，やる気のある人を採ると聞いた。
⑤ 5年生夏，6年生春見学

2014年

① 計60分。
記述：1問。英語論文（今年流行したエボラ出血熱に関するもの：ABC NEWSの"How Ebola emerged out of the jungle"（2014/7/28）という記事）を読んで概訳。
小論文：400字。チーム医療・標準治療・救急医療の功罪から1つを選択。
② 面接官4～5名（院長・副院長・看護師長・事務），10～15分。雰囲気は和やか。履歴書の内容。併願病院。他院と比べて当院の救急はどうか。志望順位はどうするか。
④ 前年までは定員割れしていたが，今年は2.5倍になった。このように，何が起こるか分からないので，人気に関わらず，興味を持った病院には5年生のうちから見学をしておくとよいと思う。説明会（7/12）に行っていれば，面接官の印象はよくなる。病院と受験者の双方が来てほしい・来たいと考えていることが重要だということを強調されていた。本当に行きたいのなら，自信を持って第1志望である旨を伝える。面接官全員の手元に，履歴書と，解き終えたばかりの記述問題，小論文のコピーがあった。訳のおかしかった部分を指摘された。
⑤ 11/下旬見学・実習。外科。病院全体で研修医を成長させようとする雰囲気があった。

JCHO 神戸中央病院（兵庫）

2017年

① 小論文：60分。延命治療について思うところを述べよ。
② 面接官4名，15分。志望理由。医師を目指した理由。志望科。実習で印象に残ったこと。部活について。勉強法について。小論文の内容について，実習でのような場面に出会うことはあったか，あればその時どう感じたか。
④ 雑談のような雰囲気で，特に厳しい質問もなかった。一般的に聞かれそうな質問を練習しておけば問題ない。マッチングで1位にしてくれる人を採っていきたいと言っていた。研修医の先生方の中にも国浪経験者がちらほらおり，差別も無くとても居心地のよい病院だと思う。
⑤ 7/下旬見学および実習。研修医の一日の流れを実際に体験させてもらえてよかった。優しく面倒見のよい先生が多数。事務の方も積極的に話しかけてくれて色々聞くことができた。

2013年

① 小論文：60分。超高齢化社会において，多様なニーズに応え，地域住民の生活を守る地域医療とは何か。具体的な方策を挙げて説明せよ。
② 面接官7名，15分。雰囲気は和やか。志望理由。ロールプレイング（肝障害に対する治療前日に，患者が覚せい剤を使用したことがあることを告白し，主治医に知らせないようにと言ってきた場合，どうするか。
④ 普通に受ければ問題ない。

① 筆記試験・その他　② 面接試験　③ 受験した場所，方法　④ 受験後の感想・来年の受験生へのアドバイス　⑤ 見学・実習

市立奈良病院（奈良）

2022 年

① 小論文（事前提出）：医療におけるスペシャリストとジェネラリスト（1,200 字）
② 面接官 4 名【時間】20 分程度【内容】事前に提出した履歴書について（親の職業，部活の思い出など），志望動機，自分の長所と短所を踏まえて自己 PR，将来の志望科，奈良に残る気はあるか，自分が医療チームに入ることでどのような良い影響，他の志望病院とそこを志望する理由，第一志望かどうか【雰囲気・感想】圧迫のような雰囲気はなく，淡々と進んだ印象。見学の時から第一志望かどうかをすごく気にしている印象はあった。
③ 病院からの指定により現地
④ 事前提出の履歴書や小論文について面接で聞かれることもあるので，写真を撮っておいて面接の前に確認すると良いと思った。
⑤ 7/中旬に見学。研修医 1 年目の先生方がそれぞれ聞かれた面接の内容をファイルにまとめたものをくれた。研修医の仕事を詳しく教えてくれた。身だしなみや礼儀など最低限のことは留意した。地域医療に力を入れている病院なので，地域医療についての自分の考えなども持っていた方が良いと思った。

2020 年

① 小論文：1,200 字以内，事前提出。ウィズコロナ時代の地域医療について。
② 面接官 3 名。志望理由。医師を志した理由。
④ コロナ対策で少し距離をとられていたかも。
⑤ 雰囲気を見るために見学に行った。

2019 年

① 小論文：1,200 字，事前提出。2 つのテーマから 1 つ選択。1）医師としてのキャリア形成と働き方改革について，2）将来の専門医のあり方について。
② 面接官 5 名，10〜20 分。志望理由。医師を志した理由。将来希望する科。実習の感想。初期研修後の進路。小論文のテーマ選択理由。自分の欠点。大学で一番心に残ったこと。部活で学んだこと。
④ 小論文は事前課題でじっくり取り組むことができるので，しっかりと受け答えができるよう面接の練習もしたらよいと思う。質問内容はよく聞かれる類のものだった。見学時にアンケートを書かされるが，その内容について入念に質問されている。しっかり書いた方がよさそう。今年は少し受かりやすかったかも。
⑤ 3/下旬・8/上旬見学，5〜6 月実習（1 か月）。研修医の先生について実習を受けた。研修医に何が求められるのか，どういう勉強をすればその理想に近づけるのかということがはっきりしたように思えた。

2018 年

② 面接官 3 名，15 分。雰囲気は穏やか。志望科とその理由。将来の進路。大学での成績について。
④ 将来この病院に残ってくれるかどうかを見ている感じがした。留年生には厳しい。
⑤ 3/下旬見学，5〜6 月実習（1 か月）。結構忙しく，充実した 1 か月だった。先生方もかなり丁寧に教えてくれて，実習で勉強したことが国試につながったりしている。

2014 年

① 小論文：800 字，事前提出。多職種連携におけるコミュニケーションについて。
② 面接官 5 名，20 分。雰囲気は穏やか。志望理由（奈良にゆかりがあるわけではないのに選んだ理由）。当直はハードだが，体力に自信はあるか。3 年目はどうするのか。
④ 受験者のことを知りたいという気持ちが伝わってくる面接だった。
⑤ 5/上旬・7/中旬見学。見学時に研修医や責任者の先生方に気に入られるとよいと思う。

天理よろづ相談所病院（奈良）

2022 年

① 小論文（事前提出）：『マスク着用と医療現場におけるコミュニケーションについて（800 字）』
　小論文：【時間】60 分【内容】A4（2 枚ほど）の文章を読んだ上で，与えられた質問に対し 800 字で回答
② 面接官 5 名，受験者 1 名【時間】15 分【内容】オーソドックスな内容（自己紹介，志望動機，将来のキャリア，応募書類に書いた内容など）【雰囲気・感想】少しピリッとした雰囲気
③ 病院からの指定により現地
④ マッチングはあらゆる面（これまでの人生，将来のキャリア，病院選び）において自己分析が全てかと思います。
⑤【日程】5 年次の 8 月（オンライン），12 月末，6 年次の試験前日に見学【内容】カンファ，研修医のフォロー，初期研修プログラム責任者との面談，当直見学【感想】主治医制をとっているため忙しくはあるものの，個別でしっかり教育的フィードバックを受けている印象。アカデミックな活動を肯定的に捉える風土が指導医〜研修医まで浸透している様子。田舎にあって都会の病院と異なり，医療側も患者側もピリピリ感がなく，比較的穏やか。研修医は代によるためなんとも言えないが，体育会系が多い印象。理由としては，筆記試験を課すところが多い関西圏の有名病院の中にあって天理は筆記試験を課さないため，「学生時代は勉強していなかったが，初期研修ではがっつり頑張りたい」という人が受けやすい病院となっており，したがって体育会系が多くなるのではないかと思っている。教育的フィードバックが受けられるか。研修医が謙虚か。多様性があるか。コメディカルや患者さんの雰囲気に注目した。

2018 年

① 小論文：600 字〜800 字，事前提出。医師が良き臨床医であり続けるために必要な態度・資質。
　小論文：800 字，60 分。課題文「胃管造設」を読み，自分の考えを述べる。
② 面接官 5〜6 名，10〜15 分。志望動機。チーム医療について。セカンドオピニオンについてどう思うか。医療ミスをなくすには。総合内科についてどう思うか。
④ 全受験生が同じ質問を受けた。少し圧迫ぎみ。事前提出の小論文や履歴書について，病院見学の回数について聞かれなかった。
⑤ 8 月見学

2017 年

① 小論文：事前提出。6 年間の学生生活で最も印象的なこと。
　小論文：400〜600 字，60 分。高齢化が進んでおり，全人的医療が現在注目されている。医師としての意見を医師の心構えを踏まえて述べよ。
② 面接官 5 名，10〜15 分。志望動機。小論文の内容について。チーム医療での医師の役割。医療ミスを減らすには。総合内科についてどう考えるか。好きな科。
⑤ 8/中旬見学。4 月実習（4 週間）。神経内科，腎・泌尿器科を 2 週間ずつ実習。どちらもすごく雰囲気が良かった。

2015 年

① 小論文：1,200 字，60 分。課題文を読んでから，研修医教育について。
② 面接官 5 名，15 分。総合内科について。医療ミスが起こった際の対応。電子カルテ導入にあたり，気を付けること。
④ 昼休みに面接内容を教えてもらえる。

土庫病院（奈良）

2019 年

① 小論文：1,000 字，60 分。研修に求めるもの，初期研修を終えてどうなっていたいか。
② 面接官 3 名，15 分。雰囲気は穏やか。志望理由。将来の医師像。医師を目指した理由。初期研修を行う上での不安。
④ 小論文は時間のわりに文字数が多いので，しっかりと対策しておくとよい。面接は難しい質問はなく，面接官も終始笑顔だっ

近畿

① 筆記試験・その他　② 面接試験　③ 受験した場所，方法　④ 受験後の感想・来年の受験生へのアドバイス　⑤ 見学・実習

た。理想の医師像を持っていれば大丈夫だと思う。
⑤ 5 年生 8/中旬見学

奈良県西和医療センター（奈良）

2022 年

① 小論文：過去問どおりだった。「医師のプロフェッショナルとは」「コミュニケーションの必要性とその力の付け方」「理想の研修環境について。理想と現実が乖離していた時どうするか」
② 面接官は 6 名。1 人 1 つ程度の質問をされる。基本的には志望理由など予想できる内容だった。はじめに長所と短所を交えて自己 PR をする。短所についてどう対応しているか。人生で一番苦しかったことと，どうそれを乗り越えたか。医師として大事なこと。（主将経験があることを踏まえて）主将と医師の共通点について。
③ 病院からの指定により現地
④ 小論文は内容を事前に考え，ある程度暗記していきました。試験時間が短く，その場で考えて書くのは厳しいと思われる。見学や実習も評価されている。なぜここで研修したいのかということ予め考えておく。
⑤ 5 年生の夏に 1 回見学。腎臓内科と循環器内科を見学させてもらった。教育熱心で力がつくと思った勉強会や英語講義などもある。4 月，循環器内科の 4 週ポリクリ実習。院長が循環器内科のトップなので実習で行くと顔を覚えてもらえて面接で有利。カテーテル件数がとても多くて，入らせてもらえる。心エコーや心臓リハビリなども見学させてもらえる。言葉遣いや態度は見られている感じがした。研修医の評価点も参考にされる。

2021 年

① 小論文：50 分。プロフェッショナルにおいて大事なこと。研修生活に求めること，もし理想と現実が乖離していればどのような行動をとるか。コミュニケーションの必要性とその身に付け方。
② 面接官 6 名，20 分。それぞれの面接官から 2 つほど質問。履歴書に沿った質問。自己 PR は必須。
④ 各面接官が平等に持ち点を持って採点を行なっているそうだ。見学に行って面接官になっている診療科の先生と知り合いになろう。
⑤ 5 月実習（1 か月）

2019 年

① 小論文：50 分。あなたが研修医を指導する責任者という立場であったなら，研修 2 年間で具体的にどのようなことをどのようなやり方で指導するか。
② 面接官 4 名（院長・研修担当部長・事務長・看護師長），10 分。雰囲気は和やか。それぞれから質問。見学に来たかどうか。志望理由。志望科。研修での要望。コメディカルとのコミュニケーションはとれるか。
④ 質問とは別に，ここで研修したらこんな良いところがあるなど病院のアピールがほとんど。面接官はユニークで笑いや冗談も分かってくれる。
⑤ 7 月見学

2018 年

① 小論文：50 分。自分の医師としての将来像。
② 面接官 4 名，15 分。雰囲気は和やか。履歴書の内容について簡単に質問。
④ 病院のアピールをされて，聞いている時間が多かった。
⑤ 6/中旬見学

2017 年

① 小論文：60 分。どんな医師になりたいか。リスボン宣言について。
② 面接官 4 名，10 分。志望理由。医師を目指した理由。志望科。自分の長所。
④ 雰囲気も良く，基本的な質問事項ばかりだった。
⑤ 3/下旬見学。ポリクリのようだった。

2014 年

① 小論文：事前提出。私の理想の医師像。
② 面接官 3 名，10〜15 分。雰囲気は穏やか。志望理由。医師とコメディカルがうまく仕事をしていく上で重要なこと。部活について。
④ 見学の際に院長が不在だったので，面接後に院長室で雑談をする時間が設けられた。

奈良県総合医療センター（奈良）

2022 年

① 小論文（事前提出）：「戦争と医療について思うところを述べよ」（800〜1,200 字）
　小論文：「患者への説明について思うところを述べよ」800 字以内
② 院長，総合診療の先生，技師さん，事務さん，看護師さんの 5 名で質問は 2，3 個ずつ。雰囲気は終始和やかな印象。事前小論文については全く聞かれなくて，その日に書いた小論文について結構細かいところまで読んで聞いてきた印象。ただ，事前小論文についてガッツリ聞かれた人もいるからなんとも言えない。あとは志望科が NICU なのもあり，NICU のことについてよく聞かれた印象。詳しく分けると，院長から県総の志望理由と，志望科について詳しく聞かれて，総診の先生から当日書いた小論文について聞かれて，検査部の人から小児科と成人の違いについて聞かれて，事務の人から，将来は県内で働きますかと当日の小論文について聞かれて，看護部の人からは当日の小論文と小児科のこと聞かれた。
③ 病院からの指定により現地
④ しっかりと見学に行って研修医の先生にアドバイスをいただくのが良いかと思います。
⑤ 7/中旬に見学。面接についての内容を聞くことができた。院長が変わったのでどうなるかを予想して教えてくれた。5 月，6 月に実習。採血をはじめとした実践的な手技を多くすることができた。集合時間と，集合場所について。公共交通機関の利用について調べておくと良い。

2020 年

① 小論文：800〜1,200 字，事前提出。今，医療に求められているもの。
　小論文：800 字，60 分。医療における差別について。
② 面接官 4 名（院長他），15〜20 分。志望理由。医師を志した理由。志望科。コロナで大変でも医師としての職務を全うできるか。
④ 面接官は優しくて真面目な雰囲気。しっかり自分の目指す医師像を確立していないと質問に答えづらいと思った。順番によっては面接まで結構待たされる。昼食が必要。病院見学は行っていた方が好印象。
⑤ 5 年生 3/下旬（2 日間）。消化器内科と救急は行くべき。丁寧に案内してくれた。病院はきれいで大きかった。

2019 年

① 小論文：800〜1,200 字，事前提出。理想の医師像について。
　小論文：800 字，45〜60 分。現代医療が抱える問題点とその解決策。
② 面接官 4〜5 名，15 分。履歴書，小論文など事前提出書類から多く質問。志望動機。大学生活で印象に残っていること。この病院でやってみたいこと。他に受けた病院，見学に行った病院。趣味。特技。働き方改革について。他院の良かったところ。
④ 小論文の文字数が多めなので準備が必要かもしれない。非常に和やかな雰囲気だったが，面接官が全員男性なので，女性の受験者は少し圧迫感を感じる人もいるかもしれない。ハキハキ答えるのが大事だと言っていた。新しい病院で，年によって受験者が多い時もあるようだ。
⑤ 3/下旬見学。5〜7 月実習（2 か月）。消化器内科にて。院長先生が消化器内科で面接官に救急科の先生もいるので，どちらかの科に実習で行くと有利になるかもしれない。積極的に取り組んでいるかどうかを見られていると思う。

① 筆記試験・その他　② 面接試験　③ 受験した場所，方法　④ 受験後の感想・来年の受験生へのアドバイス　⑤ 見学・実習

2017 年

① 小論文：事前提出。新専門医制度においてあなたの目指す医師像，プロフェッショナリズムとは。
小論文：400～800 字，60 分。医の技と心。あなたの思う最高の医療とは。

② 面接官 5 名，15～20 分。医師の長時間労働について。ジェネラリストとスペシャリストどちらを目指すか。子育てしながらどう働くか。将来の志望科。救命医療センターでの研修についてどう思うか。

④ たくさん質問される。事前に提出している作文の内容について聞かれる。予想していた質問と違う内容が多かったので，緊張した。小論文については情報収集をしておいた方がよいと思う。

⑤ 5 年生 8 月・12 月見学，4 月・6 月実習。病院が新しくなるということもあり，多くの学生が見学・実習にきていた。市中病院でしかみられない疾患が勉強できた。

南奈良総合医療センター（奈良）

2022 年

① 小論文：マス目ありの横書き原稿用紙 50 分間「医療事故を防ぐためには（600 字以内）」「当院で学びたいことと，将来奈良県や南和地域にどのように貢献するか（400 字以内）」※顕材ごと別紙なのでどちらから書くこともできる。

② 面接官 3 名，受験者 1 名【時間】15 分ほど【内容】志望理由，併願先，当院は第何志望か，自分の強み，人間関係で苦労したこととどう解決したか，趣味について，コロナ禍で大変だったこと，なぜ南奈良にたどりついたか，田舎だけども大丈夫か【雰囲気・感想】ある程度和やかな雰囲気

③ 病院からの指定により現地

④ 見学であたたかな雰囲気を感じてください。

⑤ 面倒見が良く手厚い印象を受けた。

大和高田市立病院（奈良）

2019 年

② 面接官 5 名（院長・副院長・看護師・検査技師・事務），10 分。雰囲気は和やか。病院の雰囲気や，高田市の町の雰囲気についてどう思うか。

④ 見学や説明会のご飯会で院長や副院長と仲良くなっておくと，面接の時も比較的リラックスして受けられると思う。

⑤ 5 年生 10 月・6 年生 6 月見学。ポリクリ。内視鏡実習が楽しかった。

橋本市民病院（和歌山）

2020 年

② 面接官 3 名，10 分。志望理由。医師を志した理由。部活について。

④ 非常によい雰囲気の面接で，基本的な質問ばかりだった。元々は 15 分程度と言われていたが，みんな 10 分以内に終わっているようだった。最近人気になってきていて，定員 4 に対して第 1 希望 5 名，総志望者 10 名と以前のように受けたら受かるというわけではないので，病院見学などしっかり行った方がいいと思う。

⑤ 5 年生夏休み・6 年生 6 月見学。希望した科の見学と，研修医の方達と昼ご飯を食べて話せる機会がある。

和歌山医療センター（和歌山）

2022 年

① 小論文：【形式】オンラインで小論文テーマ配布【内容】医師の働き方改革について【時間】提出も含めて 70 分

② 【人数】5 名【時間】15 分【内容】3 次救急をすることについて，田舎だけど住めるか，3 年目以降はどうするかなど【雰囲気・感想】オンライン面接であったため相手の方を向くときにカメラ目線でなければならないのが慣れなかった。全体的に和やかで圧迫面接などもなかった。

③ 病院からの指定によりリモート

④ レジナビなどを活用して直前の挨拶をしておくと良いです。

⑤ 5 年夏と 6 年春に見学。いずれの場合も研修医から面接で聞かれたことリストのファイルをいただけました。研修医が 3 次救急で実際に働いているかをみた。

2021 年

① 小論文：1,000 字程度，75 分以内にセンター指定のメールアドレスに PDF ファイルで提出。最近，様々な分野において人工知能（AI）が活用されていますが，医学における AI の将来的貢献について述べよ（ただし，【ディープラーニング】【ビックデータ】という単語を必ず含めること）。

② 面接官 5 名，15 分。病院からの指定によりリモートで受験。雰囲気は和やか。当院を選んだ決め手。将来の研修について。

④ 面接では自分が用意していた質問と回答でない質問も投げかけられることがあるので，正直な答えをその場でさっと言える能力が求められると思う。普段からコミュニケーションを取ることを心がけること。

⑤ 5 年生 10 月・5/ 上旬見学。5 月はコロナの影響で 6 年生だけ受け入れていた。面接で毎年どんなことを聞かれているかなどをまとめたデータをもらった。

2017 年

① 小論文：A3 1 枚，60 分。プロフェッショナルとは何か。

② 面接官 5 名，15～20 分。雰囲気は和やか。志望理由。理想の医師像。2 年後どんな医師になりたいか。苦手なタイプはどんな人か。志望している科は，他に強い病院がたくさんあるが，なぜ当院を選んだか。学内での成績。将来のプログラムを理解しているか。体力に自信があるか。和歌山に残るか。

④ 見学回数や見学した科の先生からの評価が話題に上ったので，見学時の態度はとても重要だと思った。見学は 2～3 回は行くこと。見学を重視していて，回数でも本気度を見ているそう。どの位行きたいのかのアピールが大事。第 1 志望かどうか，学生が裏切らないかをすごく気にしている。何度疑われても第 1 志望だと訴え続けることが大切。

⑤ 6 月・3 月・7 月見学

2016 年

① 小論文：A3 1 枚，60 分。コミュニケーション能力とは何か。またそれを阻害する因子について自分なりに考察して述べよ。

② 面接官 5 名，15～20 分。志望理由。医師を志した理由。後期研修も希望を希望するか。後期研修以降の将来プランについて。研修病院を探し始めた時期。小論文の内容について。

④ 指定の履歴書に記入しなければならない「自覚している性格」について，特に質問される。人柄重視だと見学時に研修医の先生から聞いていたが，実際試験を受けて改めてそう感じた。

2013 年

① 小論文：字数指定なし（A3 1 枚），60 分。チーム医療を阻害する因子。

② 面接官 4～5 名，10～30 分。志望理由。志望科。医師になろうと思ったきっかけ。併願病院。当院は第 1 志望か。後期研修も当院を志望するか。ストレス解消法。息抜きの方法。部活について。成績について。人生教訓。

④ 併願病院のある受験生には，第 1 志望がどこかしつこく聞かれ，ここが第 1 志望だと答えると，本当にそうなのか，実は違うのではないかとさらにしつこく聞かれるらしい。面接官の中に人事もしくは研修担当もいたので，見学やメールのやり取りの段階から失礼がないようにする。

⑤ 1 月・8 月見学，5 年生 7 月実習（3 日間）。救急と ICU は独特なので，見ておいた方がよい。

和歌山ろうさい病院（和歌山）

2022 年

② 【人数】3 名【時間】10 分【内容】好きな映画は何か，最近読んだ本は何か【雰囲気・感想】面接というよりも雑談に近いと思った。堅苦しい質問は一切なく，趣味について聞かれることが多かった。

③ 病院からの指定により現地

④ 堅い面接対策よりも大人と話すときに緊張しないような練習

| ① 筆記試験・その他 | ② 面接試験 | ③ 受験した場所，方法 | ④ 受験後の感想・来年の受験生へのアドバイス | ⑤ 見学・実習 |

が必要です。見学は2回は行くようにしましょう。

⑤5年夏に見学。6年生春に内科で実習させていただいたが大学病院よりも臨床的な考え方を教えていただいた。研修医の上級医からのフィードバックがあるのかしっかりとみた。

2020年

② 面接官3名，15分。志望理由。将来の医師像。趣味。

④ 圧迫感はなく，自己アピールが大切な印象だった。たくさん実習や見学に行くのがいいと思う。

⑤6月頃見学，2月頃実習。とても雰囲気のよい病院で，熱心な先生方が多い印象。消化器内科で実習した。実際に内視鏡をやらせてもらえたり，たくさんの検査や診察を見学させてもらえて，大変充実した実習期間となった。

2017年

② 面接官4名，10分。雰囲気は穏やか。志望動機。併願病院。当院の良いところ。

④ 勧誘に近い面接だった。実習で良かったと感じて，直前に第1志望に変えた。和歌山県の病院は地域医療ネットワークという制度で2年の研修期間，いくつかの病院を行き来できる。その病院にない科やそれぞれの病院の強い科を学ぶことができるのが最大の魅力だと思う。

⑤6/下旬実習（3週間）。内科の全ての科と救急を見学，実習させてもらい，大学病院と違う市中病院の良さと雰囲気を味わえた。

中国地方

● 大学病院

| ① 筆記試験・その他 | ② 面接試験 | ③ 受験した場所，方法 | ④ 受験後の感想・来年の受験生へのアドバイス | ⑤ 見学・実習 |

鳥取大学医学部附属病院

2019年

② 面接官2名，5〜15分。雰囲気は和やか。志望理由。医師を目指したきっかけ。目指す医師像。どんな研修をしたいか。大学生活で打ち込んだこと。自分の長所と短所。研修先を選ぶ基準。趣味。気分の晴らし方。

④ 医学知識を問われることはなかったが，勉強はしておいた方がよいと思う。何事も正直に答えることが評価につながるように感じた。

2018年

② 面接官2名（医師），10〜15分。雰囲気は穏やか。志望理由。将来希望する科とその理由。併願病院と当院の志望順位。学生時代に頑張ったこと。アルバイト，ボランティア活動の有無。自分の長所。将来どの地域で働きたいか。どのような研修にしたいか。自己アピール。

④ 例年受験者は多くなく，定員割れしている。鳥取大出身者の受験がほとんどなので，他大生は控室で蚊帳の外といった感じを受けそうだと思った。心の準備をしておいた方がいいと思う。多くは鳥取大生か鳥取にゆかりのある受験生だが，たすきがけなどの研修プログラムも充実しており，おすすめ。

⑤6年生5〜7月実習。他大生は一度見学に行った方がよいかもしれない。たすきがけプログラムに関しては，経験者の先輩方からの情報収集が大切だと思う。

2015年

② 面接官2名，10〜15分。雰囲気は面接官によりまちまち（厳かな雰囲気の時もあるが，たいていは穏やか）。志望理由。志望科とその理由。併願病院と志望順位。どのような医師になりたいか。部活で得たこと。ポリクリで印象に残っていること。

④ 定員割れしているせいか，談笑のようなかんじ。志望順位が1位でないことを伝えると，とても残念そうにされた。

⑤ 実習。ほとんどの先生方がウェルカムな態度で迎えてくれる。病院もきれいだった。

2014年

② 面接官2名（外科医・内科医），15分。雰囲気は穏やか。志望理由。志望科とその理由。併願病院。どのような医師になりたいか。10年後はどのようなことをしていきたいか，研究はしたいか。大学生活で最も頑張ったこと。研修システムについてどう思うか（救急の研修，研修医室の整備など）。

④ 毎年，大幅に定員割れしており，切実に研修医を求めているようだった。研修システムをよくしたいと考えているようで，試験というよりアンケートのような面接だった。来年にはレジデントハウスができる予定で，環境は整いつつあるようだ。

⑤5年生1年間・6年生6〜7月実習（自大学のクリクラで計48

週間）。科によって内容は様々だが，自大学の先生ゆえに，色々と相談に乗ってくださった。

島根大学医学部附属病院

2022年

② 面接官4名（医師2名，看護師1名，初期研修医1名），受験者1名【時間】20分【質問】事前課題より，本院を希望する理由・事前課題より，思い描く医師像について・医師を目指した理由・コミュニケーションを取るときに大切にしていること・研修医になってカンファレンスで発表するとき，またカルテを記載したりするとき，どういうことを心がけてやりたいか・長所・出席はどうだったか・健康に気をつける上で大事にしていること・（健康のために）そのほかに気をつけていること・休みの日の過ごし方や趣味・これまで友人関係は良好であったか・地域枠等義務について事務的な質問【雰囲気・感想】事前課題から掘り下げて聞かれる印象だった。事前課題で書いた内容をきちんと説明できるようにしていくと良いと思う。

③ どちらか選べたので現地を選択

④ 練習してから臨んでも，緊張や久しぶりの面接ということでうまく話せなかった部分もありました。ある程度練習は必要だと思います。

⑤ 出身大学なので5，6年生で実習。初期研修医が多くないので，初期研修医と話す機会はあまりなかった。

岡山大学病院

2019年

② 面接官2名，15分。雰囲気は和やか。志望動機。将来の進路。初期研修での目標。ARTプログラムに興味はあるか。大学時代に得たもの。他に受けた病院。志望順位。勉強につまづいた時の対処法。
口頭試問：ステロイドの副作用5つ。血痰を生じる疾患5つ。実習で印象に残った症例。

④ 先生は穏やかな表情や口調なので話しやすかった。見学時にお世話になった先生がいたり，終始リラックスして臨むことができた。自大学のみならず他大学からなるべく優秀な学生を受け入れたいとのことだった。口頭試問も緊張感があったが，発言を肯定しながら聞いてくれた。受験後に初期研修医の先生との座談会があった。参加も退室も自由で10分位で帰る人が多かった。同じ受験生とも話すことができるので，参加すべきだと思う。

⑤7/中旬見学，4/上旬実習（5日間）。消化器内科の外部実習をさせてもらった。指導医が学生教育に力を入れている先生かつ実習も楽しかったため，第1志望にするきっかけとなった。実習自体はそこまでハードではなかった。診療科により異なるものの，上級医も研修医も熱心に指導してくれるし，指導体制がと

① 筆記試験・その他　② 面接試験　③ 受験した場所，方法　④ 受験後の感想・来年の受験生へのアドバイス　⑤ 見学・実習

ても整っている。

2018年

② 面接官2名，10分。雰囲気は和やか。志望理由。医師を目指した理由。大学院に興味をもっているか。ポリクリで印象に残った症例について。
□頭試問：循環器内科。心筋梗塞の人が救急車で運ばれてきたら，どのような処置，検査，治療を行うか。
④ 最初に口頭試問をやる専門の先生が挨拶をする。その先生の専門としている分野から出題されることが多いので，何科の先生か分かったらその分野をチェックしておくべきだと思う。
⑤ 6/25見学

2017年

② 面接官3名，10分。雰囲気は和やか。志望動機。長所と短所。人生で自分が一番成長したと思うこと。将来進みたい分野。ARTプログラムに興味があるか。学生時代に得られたもの。
□頭試問：60歳男性，心窩部痛で救急外来に来た患者の鑑別疾患10個。AMIの初期対応5個。33歳男性，頭痛の鑑別疾患。パーキンソン病の症状を挙げよ。
④ 口頭試問は過去問の対策をしていった方がよい。先生方は大変優しく，落ち着いた雰囲気。こちらが緊張して話すと，リラックスしてと言われた。全ての試験終了後，他の受験生や研修医の先生と話す機会があった。
⑤ 4/中旬見学

2015年

② 面接官3名，10～15分。雰囲気は和やか。志望理由。志望科とその理由。自分の長所と短所。自己アピール。学生時代に頑張ったこと。今までで最も苦しかったこと，その解決方法。大学院についてどう考えているか。
□頭試問（面接後）：10分。インスリンの絶対適応4つ。脳卒中の種類。
④ 口頭試問は一般的な内科のことであり，面接官の雰囲気も良く緊張することはない。終了後，きちんとフィードバックしてくれる。
⑤ 5/下旬・8/中旬見学，3/下旬実習（2日間）。大学の実習中である同級生（岡山大生）と一緒に小児科の回診，小児外科のオペに入らせてもらった。充実した実習となった。

2014年

② 面接官3名，20分。雰囲気は穏やか。医師になろうと思ったきっかけ。長所と短所。過去，最も大変だったことと，それをどう乗り越えたか，どのように医師として活かしていくつもりか。
□頭試問（面接後）：10分。腹痛と浮腫の鑑別疾患をそれぞれ5つ。
④ 外部生が2/3と多く，誰でも温かく受け入れてくれる雰囲気。専門性が高く，関連病院が多い病院である割に，毎年フルマッチしないので，穴場だと感じた。口頭試問では，答えられなくても助け舟を出してくれる。

川崎医科大学総合医療センター

2017年

① 小論文：30分。専門医制度をみこした初期研修について。臨床研修後どうなっていきたいか，キャリアデザイン。
② 面接官3～4名（院長・教授・看護師長），10～15分。志望動機。志望科。併願病院。研修医としてやりたいこと。自分の長所と短所。学校の成績。部活について。卒試の手ごたえ。自己アピール。
④ 面接で医学的知識を問われることはなく，研修医としてどのように働きたいか問われた。病院が新しくなったからか，例年に比べて受験者が増えているように感じた。
⑤ 6/下旬見学，2月臨床実習（1か月）。内科3つと外科を1週間ずつ回った。先生方が教育にとても熱心で優しかった。病院全体の雰囲気がとても良かった。

川崎医科大学附属病院

2019年

① 小論文：400字。研修医から病院に求めること。

その他：Y-G性格検査。30分程度。
② 面接官3名，15分。雰囲気は穏やか。志望理由。将来目指す医師像。志望科。岡山に残る予定か。大学に入るまでの経歴。
④ 試験会場に試験官がおらず，性格検査や小論文は大体この位の時間で書いて下さいといった自由な感じだった。小論文を書いている途中に呼ばれたのが独特で少し驚いた。面接後にまた戻って続きを書いた。
⑤ 3/下旬実習。川崎医科大5年生のBSLグループと一緒に実習させてもらった。先生方はとても熱心で丁寧に指導してくれた。母校（帝京）と比較して中々ハードな実習だったが，とても勉強になった。見学はしなかったが，実習を見学としてもカウントしてもらえたようだ。

2017年

① 小論文：新専門医制度を踏まえての研修医のあり方。初期研修で高めたいスキル。
② 面接官2名，5～10分。雰囲気は穏やか。どのような研修生活を送りたいか。後期研修について。総合医療センターと川崎医大のメリット，デメリット。
② 20名弱のグループで大部屋に入り，小論文試験。その時間中に番号順に1名ずつ別室に呼ばれ面接を行う。終了後はまた小論文を書いてよい形式だった。

広島大学病院

2022年

② 面接官3名，15分【内容】大学病院とたすき掛け病院の志望理由・理想の医師像に近づくための具体的な計画や案・大学の実習や講義で印象に残ったこと・部活動以外で頑張ったこと【雰囲気・感想】終始和やか
③ 病院からの指定によりリモート
④ リラックスして臨めば大丈夫です
⑤ 6/中旬に見学。入局後の進路や教育体制について話を伺った。研修医室や宿舎も見せていただいた。身だしなみに気をつけた。

2020年

② 面接官3名，15分。オンラインで実施。志望理由。志望科。理想の医師像。将来像。安楽死に対する意見。
④ 終始和やかでオンラインでの面接について，不具合などないか心配してくれた。例年は筆記試験もあるようだが，今年はオンラインでの面接のみ。圧迫面接のようなこともなく，リラックスして挑んだ。

2019年

① 五肢択一：40問，60分。オリジナル問題。国試レベル～やや難。メジャー科が中心。
② 面接官2名，5～10分。雰囲気は和やか。どんな野望を持っているか。どんな研修生活を送りたいか。
④ 面接官は2人とも広大の先生という部屋もあれば，広大と別病院の先生の組み合わせもある。基本的な質問ではなく，開口一番野望を聞かれて驚いた。
⑤ 3/下旬見学。見学回数はそこまで重視していない様子だったので，救急などには行かず自分が興味のある科を一度見学すればいいと思う。

2018年

① 五肢択一：40問，60分。広大の卒試に準じた問題。前年度の問題と一部同じ，一部改変（消化器が多い印象，前年出題された乳癌の病理問題はなかった）。
② 面接官2名，5分。雰囲気は和やか。志望科。大学病院で学びたいこと。どんな研修医になりたいか。他の受験状況。地元に戻って研修をしたい理由。自分の長所と，それをどう活かしていくか。
④ 先生方がとても優しく，ラフな感じだった。学生に対しても好意的で温かい言葉をかけてくれた。市中病院とのたすきがけのコースを選ぶ人は，市中病院の見学マスト。
⑤ 3/上旬・4/下旬見学。科の雰囲気を見るために総合内科と救急に行った。ただ，見学回数は採用試験で重要視されない。研修

中国

① 筆記試験・その他	② 面接試験	③ 受験した場所，方法	④ 受験後の感想・来年の受験生へのアドバイス	⑤ 見学・実習

医の先生に聞いても、見学しなかった人がほとんどだが、一度位はしてもよいと思う。

2017年

① 五肢択一：40問、60分。国試形式でメジャーからマイナーまで幅広く出題。公衆衛生はなし。国試に近い問題。広大の卒試過去問との噂あり。外科は術式など専門的だが、基本的な問題も多い。

② 面接官2名、5分。雰囲気は和やか。志望理由。志望科とその理由。これまでの経歴。大学病院と市中病院の役割の違い。見学に行った病院。併願病院。BSLやCCで印象に残ったこと。地域医療に興味があるか。ストレス発散法。当院の志望順位。

④ 筆記試験の問題は終了後回収された。近年の国試のように、細かい医学的知識というより思考力を問われているようだった。面接の質問内容に奇抜なものはなく、気負わずに臨めると思う。やわらかい雰囲気の先生方だった。全ての過程が2〜3時間で終了。

⑤ 3/下旬・7/下旬見学

2015年

① 五肢択一：40問、60分。メジャーからマイナーまでまんべんなく出題。国試より難。広島大学の卒試と似た問題が何問かある。

② 面接官2名、6分。雰囲気は面接官によりまちまち（圧迫的な時もあるが、たいていは穏やか）。志望理由。志望科。志望順位。研修に求めること。理想の医師像。学生時代に頑張ったこと。チーム医療について。

① 筆記試験は細かい術式などもあり、対策が難しい。しっかりと国試の勉強をして、皆が取れる問題を落とさないことが大切だと思う。面接官によっては、医学的知識を問う質問をしてきた場合も。広島に将来残る人を採用したいようだ。

② 自大学のポリクリで回った。スタッフが多く、しっかりとした指導体制はあると思う。ただ、救急の受け入れやcommon diseaseが少ないという欠点がある。

山口大学医学部附属病院

2018年

② 面接官2名、10分。雰囲気は和やか。志望動機。医師を志した理由。目指す医師像。志望科とその理由。部活について。

④ 希望する科の教授が面接官だった。

2017年

① 五肢択一：50問、60分。国試の必修・一般問題レベル。公衆衛生はなし。

② 面接官2名、30分。雰囲気は穏やか。志望動機。医師を目指した理由。たすきがけはどうするか。興味のある診療科。目指す医師像。どのような研修にしたいか。大学院に興味はあるか。今後の人生設計。研修後の進路、どう次に活かしたいか。実習の感想。実習中に一番印象に残っている患者。

④ 選考日は自分で選べるので、その日の受験者は恐らく1〜3名程度だと思う。例年、定員を超えることはないので、気楽に面接を受けるとよいと思う。

⑤ 4/上旬・7/中旬見学

● 研修病院

① 筆記試験・その他	② 面接試験	③ 受験した場所，方法	④ 受験後の感想・来年の受験生へのアドバイス	⑤ 見学・実習

鳥取県立中央病院（鳥取）

2015年

② 面接官3名（院長・研修プログラム担当医師・看護師長）、10分。雰囲気は和やか。志望理由。どのような研修を希望するか。部活について。自分の長所と短所。

④ 見学や実習等で、研修担当の先生や研修医に顔を覚えてもらうのが大切だと思う。

⑤ 3/中旬・5/中旬見学、5/下旬実習（2週間）。大学での地域学習の一環として実習。研修医の先生とは仲良くなれる。採用に関して優位になるかは不明。

鳥取市立病院（鳥取）

2021年

② 面接官3名、10〜15分。病院からの指定によりリモートで受験。雰囲気は穏やか。医師になりたいきっかけ。自分の長所と短所。目指す医師像。コロナ対策について自分なりの考え。

④ 気になる病院には足を運んでみてほしい。

⑤ 3月・7月見学。研修医や教育担当の先生方と話す機会が数多く設けられていて、研修プログラムや面接の内容など色々と教えてもらった。実習はコロナの影響で中止となった。

鳥取赤十字病院（鳥取）

2019年

② 面接官3名。雰囲気は和やか。志望理由。内科に進むか外科に進むか。心配なことはあるか。

④ 緊張していても世間話のように話が進むので楽だった。

⑤ 6/下旬見学

島根県立中央病院（島根）

2022年

① 小論文（事前提出）：「島根県の中山間地域における医師の役割」

② 面接官3名【時間】20分ほど【内容】最近はお元気にお過ごしですか・緊張してますか・（緊張していると言ったので）緊張しやすい方か、1番緊張しているのが10とすると今どのくらいか・昨日はよく眠れたか・医師を目指した理由・この病院を選んだ理由・（自己PRより）「〇〇」とありますが、なにかエピソードがあれば教えてください・（クラブ活動などの欄より）〇〇というのは何か、どんなことをしたのか・地域枠とか義務があるか・併願病院の有無・ちなみに現時点で第一希望はどの病院か【雰囲気・感想】面接官は全員にこやかで面接の雰囲気も良かった。広い会議室で、面接官と自分の間に大きなアクリル板、全員マスクで少し声が聞こえにくかった。

③ どちらか選べたので現地を選択

④ 初期研修医とできるだけたくさん話して来年以降のことをイメージするのが大切だと思います。

⑤ 7/27に見学。作文についてのアドバイスなど、初期研修医からアドバイスをもらった。初期研修医はお互いに助け合い、指導医は熱心に指導している印象。9/24から10/7まで2週間救命救急科で実習。見学が主で、初期研修医についた。空き時間には初期研修医と研修先選びなどについてお話しできた。指導医もたくさんいらっしゃり、エコー練習もでき、勉強になった。メモできる小さいノートとペンを持っていくと便利。研修医がどこまでさせてもらえるのか、研修医と指導医の関係が良好か、ということに注目した。

2021年

① 小論文：コロナ感染を不安に思う患者さんに安心していただくために、病院として何ができるか。

② 面接官3名（医師・看護師・事務）、15分。面接を待っている間何を考えていたか。今日の昼食はどこでとってきたか。志望理由。医師を志した理由。部活。なぜ毎日トレーニングするのか、その継続力はどこからか。志望科とその理由。チーム医療について思うこと。併願病院。

④ 小論文は本当当日のはずだったが、突然後日郵送提出になった。マスクのない状態で面接を受験。チーム医療については他の病院でも聞かれたので最低限の知識はもっておくべき。

⑤ 6/中旬実習（2週間）。抗菌薬の使用に関するレクチャーを受け

① 筆記試験・その他　② 面接試験　③ 受験した場所，方法　④ 受験後の感想・来年の受験生へのアドバイス　⑤ 見学・実習

た。

2019年

① 小論文：400字，60分。選考日によってテーマは異なる。ワークライフバランスについて自分の経験を踏まえて自らの考えを具体的に述べよ。

② 面接官3名，15分。志望動機。履歴書の内容について。理想の医師像の実現のために2年間どんな研修がしたいか。最近関心をもった事柄。医師を志したきっかけ。実習中改めて医師になりたいと強く感じた出来事。将来地域のために働こうと思ったきっかけ。市中病院と大学病院で実習内容に違いはあったか。体力に自信があるか。つらい時の乗り越え方。地域枠の制度について詳しく説明。

④ 面接では答える内容がどうというより，答える時の姿勢や態度が大事であると感じた。履歴書の内容についてよく聞かれるので，コピーをとって見返せるようにしておいた方がいいと思う。ハキハキ答えると好印象。落ち着いて自分の考えをしっかり述べられるよう練習すれば大丈夫だと思う。今年は定員割れしていた。事前に開催される説明会にも参加するといいと思う。

⑤ 5年生のうちに2回見学

2018年

① 小論文：横書き原稿用紙400〜800字，60分。選考日によってテーマは異なる。テーマは当日発表。医師の責務（プロフェッショナリズム）について，病院実習の経験を踏まえて書け。

② 面接官4名（医師・看護師），10〜15分。雰囲気は和やか。提出書類の自己紹介書の内容について。志望理由。救急についてどう思うか。医師を志したきっかけ。部活について。自分の長所と短所。自分の性格。自分は周りからどう思われているか。

④ 医療に関することよりも，部活や趣味のあること，コミュニケーションについての質問が主だった。返答に対して深く追及されたりしなかった。面接官が例年と違ったようだ。第1志望であれば，そうしっかりと伝えることが大切と先輩から聞いた。研修センターの人は，面接では差がつかないから小論文でほとんど決まると言っていた。

⑤ 5年生夏・6年生5/中旬見学。昼食を部長クラスの先生と一緒に食べ，色々とお話する時間がもてたのでよかったと思う。

浜田医療センター（島根）

2022年

② 面接官5名【時間】15〜20分【内容】3年目以降のキャリアプラン，部活動の経験から学んだこと，研修の雰囲気，逆質問【雰囲気・感想】終始和やかな雰囲気だった。

③ 病院からの指定により現地

④ 見学や実習に行き，研修医や先生方に顔を覚えてもらうことも大切だと思います。自分で書いた履歴書の内容は，詳しく聞かれても答えられるようにしておくといいと思います。

⑤ 5/上旬に見学。基本的に研修医の先生と行動した。普段の研修の様子や，研修医室の雰囲気が感じ取れた。6/下旬に実習。希望する科での研修ができる。複数の科を組み合わせることも可能だった。研修医の先生方と話す機会が多かった。研修医がどのように普段の診療に携わっているかに注目した。

2021年

② 面接官4名，15分。志望理由。自分の長所。部活での役職。趣味。見学時の印象。

④ 緊張したが和やかな雰囲気だった。見学時に採用担当の先生に顔を覚えてもらうとよい。

⑤ 5年生8月見学（2日間）。歓迎してくれた。5年生（1週間）・6年生（2週間）。研修医の先生と近い距離で実習させてもらった。

2019年

② 面接官2名，15分。雰囲気は和やか。出身地について。初期研修後のビジョン。部活について。志望動機。現時点での志望順位。地域枠の制度について。

④ 緊張せずにリラックスして話せば問題ないと思う。履歴書の内

容を基に質問されるので項目はかなり練って書く方がいいと思う。答える内容だけでなく，話すときの態度もハキハキとした印象を与えられるよう心がけるとよい。毎年島根大学で人気の病院で定員オーバーとなることもよくあるようだが，色々な大学の学生を受け入れたいというスタンスのように感じた。他大学出身でもアウェーに感じる必要はないと思う。自分の地域枠についても理解しておくこと。

⑤ 3月見学

益田赤十字病院（島根）

2022年

② 面接官2名【時間】5〜10分程度【内容】志望理由，自分が思う総合診療とは，他に見学に行った病院，見学で感じたこと，逆質問【雰囲気・感想】終始和やかな雰囲気だった。

③ 病院からの指定により現地

④ 事前に必要書類（卒業見込み書，成績証明書など）を調べて揃えておくと，焦らなくていいと思う。

⑤ 5年8月に見学。研修医と基本的に行動し，研修医室内では他の研修医の方と話す機会があった。研修医と指導医の雰囲気がよく分かり，質問もしやすい環境だと思った。6/上旬に実習。基本的に総合診療科での実習になるが，希望を伝えれば他の科での実習も可能だった。総合診療科では，日ごとに病棟や外来，救急など自分で行きたいところを選択して自由に実習ができた。普段の研修医の役割を知ることができた。研修医がどのように普段の診療に携わっているかに注目した。

2019年

② 面接官2名，10分。志望動機。理想の医師像。特技。

④ 試験日について，自分から問い合わせなければ明らかにならないかもしれないので注意が必要。もしくは事前に病院見学に行った人に連絡がいっている可能性が無きにしも非ずなので，見学や実習に行っておいた方がいいかもしれない。研修医や指導医の皆さんの雰囲気はとても和やかだった。県外出身の人はなぜこの病院を選んだのか聞かれやすいようなので準備しておくこと。

⑤ 試験日当日見学

松江市立病院（島根）

2022年

① 記述試験：45分ほどで書く。その内容をもとに面接される【内容】医師を目指す理由（B5用紙半枚）・どのような医師になりたいか（B5用紙半枚）・当院で研修を希望する理由（B5用紙1枚）

② 面接官8名（1人司会，7名からそれぞれ質問される）。まず面接官8名の自己紹介をされる・当日書いた志望理由等の作文のコピーが自分を含め全員に配られており，それを見ながら説明をさせられ，その後7名からそれぞれ質問される【内容】今の段階で何科を専門にしたいか・コミュニケーションを取る時のコツは何か・コミュニケーションがうまく取れなかった経験はあるか・これは頑張れなかったというものは何かあるか・これまでに何か，これはできなかったということはあるか・皆さんがこの病院の雰囲気が良いと作文で書いてくれる。嘘ではないと思うが，本当に雰囲気が良いと思っているのか・最後に何か聞いておきたいことや不安な点はあるか【感想】部屋が狭く面接官が多いので，面接官との距離が近く，とても焦った・当日書いた文章を見ながらその場で質問を考えている雰囲気があったので，質問内容は面接官の興味次第だと感じた・当日書いた文章の内容をよく理解，読み込んでおいたら大丈夫

③ どちらか選べたので現地を選択

④ 研修医とたくさん話すことで，来年からのことをイメージして研修先を考えることが大切だと感じました。面接官の人数や部屋の様子が想定外だったので非常に焦る経験をしました。私のように焦りやすい人はそのようなことについて事前にリサーチするのもありかと思います。

⑤ 7/25に見学。初期研修医と一緒に1日を過ごす。面接内容や当日の作文内容について教えてもらえた。研修医同士が仲良く，見学や実習に来た学生に構ってくれる雰囲気があった。9/12〜

① 筆記試験・その他	② 面接試験	③ 受験した場所，方法	④ 受験後の感想・来年の受験生へのアドバイス	⑤ 見学・実習

9/22 まで 2 週間緩和ケア科で実習。主に研修医の先生と一緒に過ごし，色々な話ができた。カンファレンスや回診に積極的に参加させていただき，勉強になることがたくさんあった。スタッフの皆さんがとても優しかった。小さなメモノートとペンを持ち歩くと便利。研修医と指導医の関係性に特に注目した。

2021 年
① 小論文：理想の医師像。なぜ医師を目指したか。当院を志望した理由。
② 面接官 7 名，受験者 3 名，20 程。他の病院ではなくなぜここなのか。他に見学した病院。医師以外で考えていた職業。チーム医療での医師の役割とは何か。家での過ごし方。ストレス発散方法。
④ 面接官の人数が多く一人一人から質問され，緊張した。小論文を参考にしつつ面接が行われるので，当日書く小論文について事前によく調べて，何か突っ込まれてもすぐ答えられるようにしておくべき。自分はコロナの影響で思うように県外に見学はできなかったが，後悔のないように色々な選択肢を考えておき，早くから積極的に説明会や見学に参加するといいと思う。
⑤ 7/中旬見学（2 日間）。研修医と昼食もとり，研修医室などでも多くの研修医と話ができた。緩和ケア科が充実しており，採用担当の先生もいらっしゃるため，見学しておいてよかった。6/中旬見学（2 日間）。本来は 2 週間であったが，コロナの影響により実習中止となった。見学と同様である。救急では研修医に付き添ってファーストタッチを行うため，就職後の自分の姿を想像しやすく勉強になった。

2018 年
① 作文：A4 2 枚，45 分。医師を志した理由。なりたい医師像。研修病院に選んだ理由。
② 面接官 6 名，20 分。作文についての質問。今までで一番つらかったことと，どう乗り越えたか。複数回見学に来て印象は変わったか。
④ 面接官が多くてびっくりした。面接は毎週行われているので，先に受験した人に作文のテーマを聞けると準備ができる。担当の事務の方がとても親切なので，分からないことや不安なことは何でも教えてもらうといい。自分は実習中に提出書類に不備がないか等チェックしてもらった。
⑤ 5 年生 8 月・6 年生 3 月見学，6 年生 7〜8 月実習（4 週間）。実習中のアピールも大切と先輩から聞いたので，カンファレンス等アナウンスのあったものはほとんど参加した。

2015 年
① A4 1 枚に志望動機を記述。
② 面接官 3 名，15 分。雰囲気は和やか。今後のキャリアプラン。部活について。自己 PR。志望科。志望順位。当院について質問があるか。
④ 面接前に書いた志望動機について質問された。第 1 志望かどうかを重視している様子。先生が新専門医プログラムのことを話されていたので予習していくとよいだろう。
⑤ 5 年生 8 月・6 年生 5 月見学。2 回見学へ行き，事務の方が顔を覚えていてくださった。先生方も温かい雰囲気で迎えてくださったので，見学は有効だと思う。

2014 年
① 面接の 40 分前に集合して，作文用紙に志望動機を書く。
② 面接官 4 名（医師 3 名・事務 1 名），30 分。自己紹介。志望動機のプレゼン（当日提出したものをまとめる）。併願病院。地元には帰らないのか。研究は好きか。医学部に入った理由。
④ とにかく第 1 志望の人を求めている印象。面接の最後にこちらから質問することもでき，丁寧に教えていただいた。
⑤ 8/6 見学。一度は見学に行っておくとよい。研修医の印象も採用に関係してくるらしい。

松江赤十字病院（島根）

2019 年
① 小論文：400〜600 字，60 分。200 字程度の文章（医師の患者へ

の対応例を示したもの）を読んで，医師患者関係の観点から問題点を端的に単語で 3 つ挙げ，それぞれの理由を改善策も併せて述べよ。
② 面接官 4 名，10〜15 分。雰囲気は和やか。小論文の出来。志望理由。履歴書の内容について。地域枠かどうか。地元に戻るつもりがあるか。初期研修後の進路。趣味。高校での部活について。松江は好きか。気分転換の方法。
④ 願書は早めに出した方が早い時間に面接が終わり帰ることが可能。今年は定員いっぱいで人気だった。小論文は時間があまりなく，内容も少し難しく感じた。制限時間内に考えをまとめて書けるよう練習しておいてもいいかも。履歴書に書いたことを中心に聞かれるのでコピーして書いたことを見返せるようにしておくとよい。面接官の皆さんは笑いながら聞いてくれてとても話しやすかった。緊張せず落ち着いて臨めば大丈夫だと思う。
⑤ 3/下旬・5/下旬見学

2015 年
① 小論文：600〜800 字，80 分。医療に関する小説（A4 8 枚程度）を読んで，記述。
② 面接官 3 名（医師・研修医・看護師長），15 分。雰囲気は和やか。志望理由。将来希望する科とその理由。併願病院。当院の研修プログラムについて。自己 PR。部活について。
④ 前年から小論文の時間が長くなり，余裕ができた。毎年医療に関係する内容。

2014 年
① 小論文：800 字，75 分。医療をテーマにした小説の抜粋（A4 10 枚程度）を読み，意見・感想を述べる。
② 面接官 3 名（指導医・研修医・看護師），15 分。小論文の出来。志望理由。医師を志望する理由。どのような医師になりたいか。見学はどの科に何回来たか。研修で不安なことはないか。部活について。趣味について。自己 PR。
④ 昨年より小論文の時間が長くなり（45 分→75 分），余裕ができた。内容も難しくないので，特別な対策は必要ないと思う。面接では，研修医がフォローを入れてくれて心強かった。

岡山医療センター（岡山）

2022 年
① 小論文：800 字，60 分「初期臨床研修は労働か，それとも学習か。またそれ以外か。」※別日では違うテーマが出題され，「コロナ禍が医学生のコミュニケーション能力において与えた影響について」であったとのこと。
② 面接官 3 名【時間】15 分程度【内容】当院を選んだ理由。病院実習で来ていないがそれは何故か。大学での委員会活動について。アルバイトについて。心電図検定について詳しく。学会発表の内容について。併願病院はどこか。当院は 100 点満点で何点か。最後に一言どうぞ【雰囲気・感想】マスクを外した状態で喋るように言われた。先生方の前には感染防御のためにアクリル板があり，質問がなかなか聞き取り辛かった。全体の雰囲気としては和やか。
③ 病院からの指定により現地
④ 特別な対策や準備はせずに試験に臨みましたが，返答に困るような質問は来ることなく終始和やかな雰囲気でした。第一希望で出すつもりでいること，自分が大学生活を通して経験してきたこと・学んできたことをしっかり伝えましょう。面接官の先生方の反応を見るに，明るい人間性と高いコミュニケーション能力を持つ人材を求めているようでした。
⑤ 6/初旬に見学。コロナの影響で午前中だけの見学。研修医の先生と話す機会もなく，特に有益な情報も得られなかった。小児科が強く，岡山では人気の病院。ある程度の口頭試問が発生しても大丈夫なように勉強しておくのが良いと感じた。

2021 年
① 小論文：800 字，50 分。初期研修は労働の場か，学習の場か。
② 面接官 3 名，15〜20 分。雰囲気は和やか。当院を選んだ理由。趣味について。岡山の印象。アルバイトで学んだこと。

① 筆記試験・その他　② 面接試験　③ 受験した場所，方法	④ 受験後の感想・来年の受験生へのアドバイス　⑤ 見学・実習

④ 第1志望であることをしっかり伝えるべき。面接は飾らず素のままで受けた方が印象良し。
⑤ 7月見学，1/初旬実習（2週間）

2020年

① 小論文：800字，60分。試験日によってテーマは異なる。初期研修は学習か，それとも労働か。女性医師が働き続けるためにやるべきこと。
② 面接官3名，15分。雰囲気は和やか。志望理由。あなたの強み。趣味。部活について。自粛期間中何をしていたか。コミュニケーションを取ることが難しい人にどう接するか。志望科とその理由。あなたの実家の仕事について詳しくお願いします。初期研修後の進路。この病院に来たい気持ちを点数にしてください。他の市中病院は受けたか。他の病院を受けた理由，受けなかった理由。当院と他院の比較。大型の市中病院と小さめの市中病院では，あなたにとってどちらが行く価値があるか。最後に自己PR。
④ コロナの時期のため，病院見学と受験資格が2週間岡山に滞在して異常がないことだった。2週間前からの体温や滞在場所を記入した健康管理書を提出。受験生の人となりを見たいと念を押して言ってきたので，面接を重視している感じだった。履歴書に実家の事を書いたら人事の方が調べていたらしく，ビックリした。過去の面接の質問内容と違う質問をされた印象があるので，自己PRや志望理由など最低限の準備だけでリラックスして受験するのがおすすめ。
⑤ 7/上旬見学。マッチング登録しないと受からないからね，と念押しされた。

2018年

① 小論文：800字，60分。試験日によってテーマは異なる。自分はこれで医療センターに貢献する。女性医師が働きやすい環境にするために我々がすべきこと。
② 面接官3名（院長・副院長・研修部長），15分。雰囲気は和やか。志望動機。志望科。履歴書の内容について。部活で大変だったこと。研修でしたいこと。市中と大学どちらでの研修希望か。最後に自己PR。
④ 緊張しなくていいから，と面接官が声をかけてくれる。試験後に先生方との懇親会がある。受かりたいなら行くべき。面接。小論文というより見学回数やここで研修したいという意欲がある学生を採用したいそうだ。また，なるべく様々な大学の学生を採りたいとのこと。面接中のどこかで第1志望であることをアピールできればよいと思う。
⑤ 3/下旬・5/上旬見学

2017年

① 小論文：800字，60分。チーム医療における医師の役割。自分はこれで医療センターに貢献する。初期研修中にしたいこと5か条。
② 面接官3名，15分。雰囲気は穏やか。志望動機。志望科。履歴書の内容について。部活で大変だったこと。研修でしたいこと。
④ 試験後に懇親会があるので，受かりたいなら行くべき。
⑤ 3月・6月見学

岡山済生会総合病院（岡山）

2019年

① SPI性格適正検査：90分。
② 面接官3名，15分。志望理由。将来目指す医師像。志望科。志望順位。大学に入るまでの経歴。
④ 初期研修をすることになると，SPI検査の結果を教えてもらえるそうだ。面接対策のみでいいと思う。マッチング後に懇親会を開いてくれた。一次会では面接官でもある副院長が参加していて，隣に座った気兼ねなく会話することができた。参加は自由だがなるべく参加した方がいいと思う。
⑤ 4/下旬見学

2017年

① SPI検査。100問，100分。国語や数学のような問題。事前対策は不要。後半は性格診断のような内容。

② 面接官5名（院長・内科・外科・事務他），15分。雰囲気は穏やか。志望理由。将来志望する科。医師を目指した理由。自分の長所。履歴書，自己紹介書の内容についての質問。
④ マッチング試験は7月下旬，8月上旬，8月下旬の3回。
⑤ 4/上旬見学

岡山市立市民病院（岡山）

2017年

① 小論文：800字，50分。初期研修での2年に学びたいこと。
② 面接官7名，10～15分。雰囲気は和やか。1分間自己アピール。志望理由。志望科とその理由。部活で頑張ったこと。印象に残った実習。研修後の進路。新専門医制度について。大学で一番楽しかったこと。上司と意見が対立した場合にどうするか。
④ 面接前にどのような医師になりたいか，病院側に求めることなどのアンケートあり。心理テストのようなものもあった。1分間自己アピールは毎年あるようなので，考えておくとよい。
⑤ 3月見学，4/中旬実習。熱心に指導してもらって，充実した実習となった。院長先生と話をする機会があり，どのように面接を受ければよいかなとアドバイスをもらった。

岡山赤十字病院（岡山）

2021年

① 小論文：800字以内，90分。
② 面接官6名，15分。志望理由。自己PR。履歴書の内容について。自分の短所。病院にどう貢献するか。
④ 小論文については過去問の中で見たことのある課題であった。小論文も他の病院と比較して奇抜なものは出されないため，それほど対策が必要とは思わない。履歴書に書いてあることは細かく聞かれるため，答えを用意しておいた方がよい。
⑤ 6/中旬見学。全体説明会に参加し，先生から一通り説明があった後，質問がある人は挙手を行う。その後，各診療科に分かれ個別に会話する。7/下旬実習（1週間）。担当患者はおらず，主に外来見学を行う。先生の空き時間に講義を2つ受けた。

2020年

① 小論文：800字以内，90分。今般のCOVID-19の世界的な感染拡大を目の当たりにし，自身の目指す医師像にどのような変化が生じたか。またはどのような思いがより強固となったか。
② 面接官6名，10分。自己紹介書の内容に沿った質問。他に見学した病院。他院と比較しての当院の特徴。趣味。志望科とその魅力。研究への興味。救急診療の大変さとやりがい。自分のウィークポイント。部活動の試合での緊張の克服の仕方。
④ 小論文では時間に余裕がなく，面接ではハイテンポに様々な質問をされるため，予想されるテーマや質問とその回答をできる限り多く用意しておくことをおすすめする。原稿用紙2枚という文章量を書き慣れておくと，他学生などを相手に喋り慣れておくことで，用意した材料を引き出しやすくなると思う。
⑤ 5年生年8/上旬見学。アクティブな上級医の先生に付いて動く中で院内の各所を巡ることができ，他科との連携の様子も知ることができた。上級医の先生から研修医の先生方まで快く話してくれて，研修内容の強みや実際の生活についても他院との比較を交えながら説明してもらえたため，自身の進路選択に強い刺激と根拠を与えてもらえた1日になった。
3月・7月実習（各2週間）。主体性を持って臨めば臨むほど，参加型臨床実習として多くの経験と学びを得ることができた。また，上級医の先生にご指導いただく日や研修医の先生と動く日など，各日に変化をつけながら多面的に病院および研修業務への理解を深めることもできた。見学よりも長いスパンで先生方とのコミュニケーションを深められるとともに，実習姿勢として研修への意欲を伝えられるため，実のある推薦をもらえると思う。

2019年

① 小論文：800字。急性期医療を担う病院に勤める医師として心がけなくてはならないこと。
② 面接官6～8名，15分。雰囲気は穏やか。志望理由。医師を志した理由。履歴書の内容について。部活で大変だったこと，成

| ① 筆記試験・その他 | ② 面接試験 | ③ 受験した場所，方法 | ④ 受験後の感想・来年の受験生へのアドバイス | ⑤ 見学・実習 |

長できたこと。自分の短所。短所が部活においてどう影響したか。岡山を選んだ理由。
④ 体育会系の人が有利なイメージで，積極的なところを見せていけば好印象だと思う。見学時に部長の先生に顔と名前を覚えてもらうとよい。
⑤ 下旬見学・6/中旬見学

2017年

① 小論文：800字，90分。医師を目指した理由。臨床研修で何をしたいか。目指す医師像。医療従事者の過労死について意見を述べよ。
② 面接官5名，10分。雰囲気は和やか。志望動機。部活を通して得られたこと。履歴書の内容について。
④ 緊張していると，そんなにかたくならないでと優しく言葉をかけてくれて，その後はきちんと話せた。
⑤ 5年生8/上旬見学・3/下旬実習（2週間）。実際に見学・実習してみないと分からない病棟の雰囲気，スタッフの連携を見られてとても有意義だった。整形外科の実習では，先生方がとても明るい方ばかりで，実習に対する意欲が高まった。

2015年

① 小論文：800字，90分。医療の不確実性について。
② 面接官7名，10分。志望理由。履歴書の内容について。
④ 雰囲気が怖かった。

倉敷成人病センター（岡山）

2020年

① 小論文：800字程度，事前提出。あなたの考える医師として必要な資質とは。
② 面接官6名（病院長・看護師長他），30分。雰囲気は穏やか。自己紹介と自己PR。看護師などのコメディカルの仕事についてどう思うか。いつから医師になろうと思ったのか。研究についてどう思うか。外科に興味はあるか。岡山に何か縁はあるのか，（無いと回答すると）周りに友達はいると思うが大丈夫か。落ち込んだ時どのように対応するか。休みを1週間もらったら何をするか。（アンケートを見て）なぜこの診療科に興味があるのか。部活で何か苦労したことはあるか。
④ Zoom面接の可能性もあると言われていたが，結局対面での実施となった。面接官は最初に役職を含め自己紹介をしてくれる。アンケートをもとに質問がくることは聞いていたので，対策はしやすかった。面接官が順に1つか2つ質問を行い，全員終わったら追加でいくつか質問。回答しにくい内容はほとんどなく，回答に対し突っ込まれることもなかった。相槌やリアクションはしてくれる。見学でも先生方と話をする機会が多くある。面接でもその先生がいたため，見学での態度は重要だと感じた。
⑤ 2/中旬（2日）・7/中旬（1日）見学。秘書の方が1日中案内してくれて，効率がよく居心地も良い。病院はかなりきれい。上級医の先生と研修医の先生と話をする機会を別々に設けてくれるので，とても質問しやすい。

倉敷中央病院（岡山）

2022年

① 自己PR課題，小論文（いずれも事前提出）
② 役員面接と部長面接の2回ある。それぞれ15分ずつで事前提出の課題について聞かれた。
③ 病院からの指定によりリモート
④ 見学回数を稼いで顔を覚えてもらいましょう。
⑤ 研修担当の先生の初期研修を充実したものにさせようとする意気込みがすごい。どんどん研修内容は良くなっていくのだろうと思う。実習は基本的に見学して学ぶスタイル。手技をするスキマは学生にはないと思う。研修医の先生の仕事内容をよく聞くようにした。特に研修人数が多いのでやる気についてはピンキリだと思っているので，どのくらいのモチベーションの人がいるのかに注目した。

2021年

① どちらも事前課題。
自己アピール課題：A4用紙1枚。今自分が取り組んでいること，頑張っていることで，病院に伝えたいこと。文章だけでなく，図や写真を使いパッと見て伝わるように1枚にまとめることがポイント。
記述：各200字程度で回答，5問。
② 面接官3名，10分×2回。病院からの指定によりリモートで受験。雰囲気は和やか。当院を選んだ理由。志望科。学生時代に取り組んだこと。
④ 事前課題は書類内容公開とともに動画でアップロードされる。書類にかなり目を通してくれている印象だった。それに基づいて面接内容が決まる模様。あまり準備に固執しすぎず，自分が将来どうしたいのかなどを明確にしておくプロセスの方が大切だと思う。
⑤ 6年生8月に見学予定であったが在学していた大学の地域に緊急事態宣言が発令されており，見学が中止となった。前年度も見学に行っていた。

2020年

① どちらも事前課題。
自己アピール課題：A4用紙1枚。今自分が取り組んでいること，頑張っていることで，病院に伝えたいこと。文章だけでなく，図や写真を使いパッと見て伝わるように1枚にまとめることがポイント。
小論文：複数のテーマについて各200字程度で回答。患者さんの「家族への告知」についてどう対応するか。がん患者さんの子どもから「私も同じ病気になっちゃうの？」と尋ねられた時，どう答えるか。自身の達成感・充実感のあった思い出について。新しい環境に入った時，どのように周囲と関わるか。難題だと感じたことをどのように克服するか。
② 面接官4名，10分×2回。部長面接と役員面接。オンラインで実施。履歴書や提出課題を踏まえた質問。
④ 役員面接では履歴書について，部長面接では自己アピール課題について詳しく聞かれた気がする。ただ重複する質問もあり，そこまで固執していなくてよかったかもしれない。履歴書と課題にしっかり取り組んでおけば，面接はかなり自分を肯定してくれる内容で，厳しいつっこみも皆無だった。今年はコロナの影響で変則的な試験・面接であったため，来年以降の試験内容と異なると思う。ただ，評価基準は変わらないと思うので小論文課題などからどのような学生が欲しいか推察できる気がする。全体を通して，履歴書はしっかり準備することと，自分が本当に行きたい病院を受験する前に適当な病院で面接の練習をすることが大事かなと思った。
⑤ 5年生時に見学（1日）。救急科。1年に10,000台以上の救急車が来るとのことで，実際に患者さんが次々と搬送されて治療をうけていた。印象的だったのは，マンパワーがあるからそこまで忙しそうではなかったこと。研修医はファーストタッチを行う方針だった。救急科の先生が常勤しており，安心して研修ができると思う。研修医の先生とはお昼に話ができた。今年はコロナの影響で，マッチングまでに見学再開はなかった。

2019年

① 記述：英文和訳。70分。
小論文：A4 1枚程度，70分。がん患者を励ますにはどうするか，心情はどうかなどのA4用紙2枚分程度の手記を読み，記述。
病院HPに前年の筆記試験の問題が掲載される。
② 面接官5名，10分。雰囲気は和やか。志望動機。学生時代に頑張ったこと。
実技試験：15分。小さい折り紙で輪っかをつなぐ。
④ 面接はオーソドックスな質問。ふたを開けてみると定員割れしていたので拍子抜けした。
⑤ 6年生春・夏見学。毎年マッチング試験前に2泊3日の見学が勧められているので試験を受けるのであれば参加した方がい

| ① 筆記試験・その他 | ② 面接試験 | ③ 受験した場所，方法 | ④ 受験後の感想・来年の受験生へのアドバイス | ⑤ 見学・実習 |

い。

2018 年

① 記述：英文和訳。2 問，70 分。英語論文の下線部訳と設問。平易なレベル。電子辞書持ち込み可。クモ膜下出血について。
小論文：70 分。脳梗塞後の生活についての長文を読み，どのように声かけするか等の問いに答える。癌の告知に関して，あなたならどう伝えるか。
病院 HP に前年の筆記試験の問題が掲載される。

② 面接試験 6 名，15 分の役員面接。実技試験の出来，感想。主に履歴書の内容について。志望動機。併願病院。受験した他院では何に魅力を感じたか。病院実習について。
面接官 5～6 名，15 分の部長面接。主に履歴書の内容について。医師になるにあたって気を付けていること。部活について。趣味。
実技試験：前もって今年の課題が何かは 7 月頃発表される。15 分。3 cm×3 cm（2 枚），1.5 cm×1.5 cm（2 枚）用意され，鶴，動物・植物・あるいは空想上の生き物を折る。

④ 医師としてどうあるべきか，という類のことはほとんど質問されず，キャラクターを見たいのだと感じた。自分の素を出すことが大切だと思う。面接に関しての礼儀作法は見ていないとのこと。面接時間は受験番号順ではない。遠方から来ている人は一泊延泊していた。志望科に何度も行って顔を覚えてもらうとよいらしい。他の科も見学しておくと，面接の際に見たことのある先生がいてリラックスできたりすると思う。マッチング試験直前位に見学に行った方がよいかも。夏に 3 日間の病院実習があり，そこで行った科の先生が部長面接の時にいてくれるので，参加した方がよいと思う。病院は非常に大きく，指導体制も整っている。色々見た中でも立地以外の欠点を感じなかった。同期が多いことをどう感じるか。

⑤ 7 月見学，1 月実習。救急，整形を見学。見学はほぼポリクリ形式だった。春・夏の見学シーズンは初日にオリエンテーション，水曜日の食事会で部長や研修医の先生らの話を聞く機会がある。全国の中でも救急車搬入台数が多い方であるので，数多くの症例を勉強してみたい人にはよい経験になると思う。

2017 年

① 記述：英文和訳。2 問，60 分。論文の下線部訳とそれを踏まえて実際の現場でどうするべきか，などの質問。辞書持ち込み可。
小論文：60 分。本の抜粋（悩みを訴えても先生に冷たくあしらわれ，がん治療が苦しいという手記）に対して，医療でこちらが誠実に対応しても患者からは違うように受け取られることがあるが，その原因は何か。医師としてどうすべきか論述せよ。
実技試験：毎年マッチング直前に課題が発表される。15 分。細長い紙を，あらかじめ指定された折り方で折っていき，星を作る。

② 面接官 5 名，15 分の役員面接。雰囲気は穏やか。志望動機。学生生活で頑張ったこと。実技試験の出来，感想。履歴書の内容についての質問。
面接官 5～6 名，15 分の部長面接。学生生活で頑張ったこと。志望動機。バイトで困ったこと。実技試験の感想。履歴書の内容についての質問。

④ 試験の成績よりも，病院見学に何回か行って志望科の先生にアピールすることが大切。枠も多く，科によっては何枠かもっている様子。見学時の挨拶や礼儀が大事と思われる。第 1 志望で 1 倍を少し超える程度。倉敷にするならば，初期+後期を一貫して行こうとしないと，初期だけでは後期研修医に仕事をほとんど持っていかれてすることがないとのこと。

⑤ 10 月・7 月見学，7/下旬実習。後期研修医を育てる病院だと感じた。初期研修は仕事がなさそうだった。各科ごとに採用者を求めているので，自分の行きたい科に 2，3 度見学に行き，部長先生に顔を覚えてもらうべき。歓迎会が開かれるので，研修医の先生方から話を聞くことができる。

津山中央病院（岡山）

2021 年

① 小論文：新型コロナウイルス患者と AMI 患者の救急外来での

同時受け入れ時の考え方。

② 面接官 4 名，15 分。病院からの指定によりリモートで受験。提出した質問書類や履歴書についての質問。部活。趣味。特技。自分の長所。自己アピール。どんな医師を目標とするか。当院で研修を希望する理由。志望科。

④ 穏やかで話しやすい雰囲気を作ってくれていた。マッチングの準備はできるだけ早く始めた方がいいと思う。

⑤ 7 月見学，4 月・6 月学外実習（計 3 週間）。研修医について過ごすことが多く，病院について，今後の過ごし方についてもしっかりと話をしてもらうことができた。

2019 年

① 小論文：800 字×2 テーマ，120 分。高齢者ドライバーの免許返納率が都会より地方の方が低い，この問題点 1 つと解決策。10 年後，20 年後にどのような道を歩んでいるか。まだ志望を決めていない人は夢を語る。

② 面接官 3 名，10 分。履歴書の内容について。小論文の内容について。
面接官 4 名，受験者 4 名，30 分。自分がどんな人か。1 分で志望理由。診察時に何を大事にするか。医療安全について。臓器移植について。

④ そこまで重い雰囲気ではなかった。疲れた。

⑤ 4/上旬・5/下旬見学

2018 年

① 小論文：800 字×2 テーマ，120 分。医療ミスを防ぐには：理想の医師像。

② 面接官 5 名，15 分。志望動機。履歴書の内容について。コメディカルと上手にコミュニケーションをとる方法。医師とコミュニケーションをとる方法。大学時代のサークル活動について。ボランティア活動の有無，内容。

④ 4/下旬見学

2017 年

① 小論文：800 字×2，120 分。臓器移植について。応急医療について。

② 面接官 4 名（院長・総院長・看護師長・臨床研修担当），15 分の個人面接。雰囲気は和やか。将来の志望科。併願病院。津山に残る気はあるかどうか。
面接官 5 名（臨床研修担当・各科の医師），受験者 3 名，20 分の集団面接。自己 PR。チームワークに対して大切なこと。医療安全に大切なこと。病診連携についてどう考えるか。上級医が患者を待たせている間に，患者が怒って帰ってしまった場合，どうすればよかったか。
集団面接では，面接官 1 人 1 周ずつ質問。思いついた人から挙手して答える形式。

⑤ 12 月・6/下旬見学

2016 年

① 小論文：800 字×2，120 分。当院でどんな研修がしたいか。文章を読み，「なぜ彼女は延命を断ったのか，またそれをどう思うか」。

② 面接官 5 名，15 分の個人面接。
面接官 6 名，受験者 4 名，40 分のグループ面接。
雰囲気は和やか。第 1 志望かどうか。地元に帰らなくてもよいのか。当院の魅力は何か。座右の銘。医療人として心がけておくべきことは何か。医療ミスを防ぐにはどうすればよいか。処置中に救急要請がきたらどう対応するか。

④ グループ面接では，他の人と同じような内容になっても問題なさそうだった。

水島協同病院（岡山）

2020 年

① 小論文：800 字，50 分。医療とソーシャルディスタンスに関して。

② 面接官 4 名，30 分。オンラインで実施。当院に求めるもの。初期研修後の進路。勉強の進み具合。コロナで変化があったか。

④ 質問が聞き取りづらい時に聞き返す度胸がなく，曖昧な回答を

| ① 筆記試験・その他 | ② 面接試験 | ③ 受験した場所，方法 | ④ 受験後の感想・来年の受験生へのアドバイス | ⑤ 見学・実習 |

してしまった。
⑥ 6 月見学

呉医療センター・中国がんセンター（広島）

2022 年

② 【人数】3 人：研修室長，副院長，副看護部長【時間】15 分【内容】志望動機。広島を選んだ理由。どのような医師になりたいか。そのためにはどのような研修をしたいか。将来の志望科。3 年目以降の進路希望。円滑なチーム医療のためにどのような研修を心がけるか。地元と比べてなぜ広島にそこまで惹かれたのか。
③ 病院からの指定により現地
④ 結果はわかりませんが，ぜひ見学してみてください。
⑤ 1/初旬と 7/中旬に見学。どちらも初期研修医の先生について教えてもらった。研修医同士の関係は良さそうであった。先生との関係もかなり穏やかであった。礼儀や態度，姿勢には気をつけた。

2021 年

② 面接官 3 名，10 分。8/末の試験は病院からの指定によりリモートで受験。履歴書の内容中心の質問。志望理由。チーム医療について。部活で大変だったこと。コロナワクチンが若者に受け入れられていないかどうしたらよいか。地域医療志望であるのに色々と揃っている病院でなぜ研修したいのか。
④ 若干圧迫気味な質問もあったが，怖い雰囲気ではない。受験生の本質を見られている気がした。タイマーがセットしてあり（受験生には見えない）時間に厳密に進められていたようだった。履歴書をしっかりと読み込んでおくこと。面接のように聞かれてすぐに答えることが苦手な人は，必ず対策しておくべき。言葉遣いは特に注意。オンラインでは明るさで印象がだいぶ変わるので環境のセッティングも重要。
⑤ 8/初旬見学

2020 年

② 面接官 3 名（院長・研修部長・看護師長），15 分。志望理由。志望科とその理由。履歴書の内容について。部活での活動など。
④ コロナのため集団面接や小論文がなくなり，今年は対策しやすかったが今後はどうなるか不明。面接は雰囲気が非常によく，優しく受け答えしてもらえ，返答に対してのリアクションもしてもらえた。研修部長の先生などから，集団の中でうまくやれる人物を求めているようであった。部活などの集団でどのような人物を聞きたいようだったので，そのあたりをアピールすべきと思う。
⑤ 7 月頃。研修医の仲も良く，楽しく見学できた。お昼もご馳走してもらった。

2019 年

① 小論文：60 分。3 次救急の病院の研修医として豪雨災害に遭遇した時どのようなことができるか（A3 用紙 1 枚）。2 年後，研修を終えた時に何ができるようになっていたいか（A4 用紙 1 枚）。
② 面接官 3 名，15 分。医師を目指した理由。看護師をどのような存在だと思っているか。部活で頑張ったこと，成長したと思うこと。チーム医療で心がけることは何か。
　グループワーク：受験者 6 名。紙でタワーを作る。
④ かなり良い雰囲気で面接された。グループワークでは他の人達との協調性を見られている気がした。ピリピリした感じはなかった。
⑤ 4/下旬・5/中旬・6/下旬見学，7 月実習（1 週間）。外科にて。非常に雰囲気も良く，研修医と食事にも行った。外科志望と伝えるととても喜ばれた。

2018 年

① 小論文：字数制限内なし，60 分。平均余命のグラフ（日本，アメリカ，イギリス等）を見て，考えられることを書け。裏口入学についての新聞記事を読み，考えたことを書け。
② 面接官 3 名，10 分の個人面接。雰囲気は和やか。（試験日が台風だったので）何を使ってここまで来たのか。医師を目指した

理由。広島に残るつもりかどうか。第 1 志望かどうか。部活について。何か野望があるか。
　集団討論：受験者 4 名×2 グループ，30 分。発表はない。テーマ：豪雨災害に被災した。電気，ガスは保たれている。自家発電○日分，断水の復旧は□日後。医薬品は△日分。フェリーは可能。道の復旧の見込みなし。どのような事態が考えられ，どのように対処するか。
　グループワーク：受験者 8 名，30 分。図形を用いてパズルを完成させる。
④ 小論文は時間が不足するので早く書くこと。研修医の症例発表（呉クリニカルフォーラム）の見学に行った。
⑤ 12/下旬・3/下旬・5/中旬見学

2016 年

① 小論文：60 分。ゆとりについて。ドーピングについて。
② 面接官 3 名，15 分の個人面接。雰囲気は和やか。志望動機。部活について。将来の進路について。
　グループ面接。議題を 1 つ選び，集団討論。受験者全員で協力し，パズルゲームを解く。
④ グループワークは少し緊張した。元気に明るく熱意を伝えるとよいだろう。

呉共済病院（広島）

2022 年

① 記述：50 分で症候学についての鑑別診断や検査等
　小論文：前日に研修医の先生から出題範囲の紙を頂ける。
② 面接官 4 名【時間】約 15 分【内容】長所短所を踏まえた自己紹介・自大学のいいところ，悪いところ・希望診療科とその理由・逆質問【雰囲気・感想】雰囲気は和やか
③ どちらが選べたので現地を選択
④ 研修医の先生が採用に関わるので積極的に交流をとるのが良い。6 年生で 1 度は見学して 1 年目の先生の雰囲気を知っておいたほうが良い。
⑤ 5 年の 5/上旬，5 年の 8/中旬，6 年の 5 月に見学。午前中は希望診療科，午後は救急の見学が多い。必ず研修医の先生が 1 人はついてくれるので，研修について聞きやすい。研修医の先生が積極的に診療に参加していた。交通費，宿泊施設あり。5/中旬，2 週間実習。呼吸器内科の実習であったが，呼吸器外科，救急科の見学もさせていただいた。希望すれば色々な科を見学させてくれそうだった。午前は外来実習，午後は基本フリーで 1 時間ほど検査系の講義をしていただいた。できるだけたくさんの研修医の先生とお話しした。

2021 年

① 計 60 分。
　記述：日によってテーマは異なる。2 問のうち，1 問選択。心窩部痛やめまいなどの鑑別疾患をあげる。救急現場での主訴による対応の問題。考えられる疾患と各々の診断に必要な検査及び対処法。
　小論文：日によってテーマは異なる。時事問題がテーマ。医学書の電子書籍化について。自分の意見を述べる。
② 面接官 4 名，10～20 分。雰囲気は穏やか。長所短所を含めて自己紹介。志望科。志望動機。チーム医療としての医師の役割。医師になろうと思ったきっかけ。研修医になる上で心がけたいこと。挨拶習慣で挨拶した時に返ってこなかった場合どうするかとその理由。ストレス発散方法。医師になることの一番大きな利点。
④ 筆記はどちらも前日に問題のヒントが与えられるが，試験時間は短く感じるので事前の対策が必要だと思う。面接官の方々はよく頷いてくれたり緊張をほぐせるよう声かけをしてくれた。試験や面接の対策は必要だが，見学の際に研修医の先生とたくさん話しておくことがかなり重要だと思った。早めに行動しておくこと。履歴書が大変だった。コロナ禍で病院見学に行けなかったとしても，オンラインでの Web 見学等柔軟に対応してもらえる。実際に見学に行った際には病院のことを知ることができるだけでなく実臨床の勉強にもなる上，筆記試験の症候学の対策は OSCE の対策にも繋がったので，初期研修選びにお

① 筆記試験・その他　② 面接試験　③ 受験した場所，方法　④ 受験後の感想・来年の受験生へのアドバイス　⑤ 見学・実習

いて呉共済病院はとても有意義なものになると思う。オンラインでの面接では事前に自分の見え方などをチェックしておいた方がいい。

⑤ 5年夏・冬・6年春・夏見学。特に救急の見学では多くの症例を見ることができとても勉強になった。それ以外にもオンラインで研修医の方と話せる機会をもらったり，病院主催のオンライン勉強会に数回参加。病院見学は比較的いつでも受け付けており，見学の際も研修医の方と話す機会がたくさんあったので質問等十分にできた。

2020年

① 記述：A4用紙，制限なし。日によってテーマは異なる。めまい，あるいは呼吸困難どちらかについて鑑別・診察・検査など。意識障害の鑑別・診察・検査など。
小論文：日によってテーマは異なる。高齢者の看取りについて。腎代替療法を拒否する患者の対応について。

② 面接官4～5名，20分。雰囲気は和やか。志望動機など一般的な質問。筆記試験の内容について。

④ 筆記試験対策としては症候学についての勉強が必要。見学の際には積極的に研修医を使うほうがよい。

⑤ 5年生で見学1回講演会3回・6年生で見学2回（最後の1回は病院試験前日）。希望した診療科を優先的に見学でき，研修医の先生方と積極的に関わることができた。

2019年

① 計60分。
記述：2問のうち，1問選択。1）心筋梗塞について述べよ，2）次のような患者が搬送された。救急室ですべき処置，検査について知っていることを述べよ。症例：△歳男性，路上で倒れていたところを……。
小論文：現代の医療費の問題について。

② 面接官3名，10分。雰囲気は和やか。理想の医師像。将来希望する科。最近嬉しかったこと，悲しかったこと。部活について。広島で今後も働くか。

④ 筆記や面接では差がつかないと思う。見学に行って研修医と仲良くなることが大切。問題のヒントも教えてくれる。

⑤ 4月・6月見学。何度か見学に行った方がよい。見学後の飲み会には参加した方がよい。

2018年

① 計50分。
記述：2問のうち，1問選択。1）熱中症について知るところを述べよ，2）あなたは研修医で次のような患者が救急部に搬送された。考えられる疾患を複数挙げ，各々の診断に必要なことおよび対処法を述べよ。症例：△歳女性，主訴は呼吸困難。現病歴，既往歴が続く。
小論文：終末期医療について。医学知識を問うものではなく，自分の考え方を中心に述べよ。

② 面接官5名，10分。志望科とその理由。アルバイトと部活の両立について。広島に残るつもりかどうか。現在所属の大学を選んだ理由。アルバイトについての詳しい質問。

④ 筆記試験や研修医との関わりを重視している雰囲気で，面接はあっさりとした印象。研修医が合否を決めているという話を聞いた。筆記の問題も研修医が作成しているとか。試験前日に飲み会があり，問題を教えてくれるが，それらの中からどれが出題されるかまでは分からない。筆記試験の時間は短いのでどちらもバランスよく早く書くように。

⑤ 1/上旬・3/下旬・5/上旬・6/下旬見学

2017年

① 計50～75分。
記述：2問のうち，1問選択。1）意識障害の鑑別，2）心不全について。
小論文：医療の地域格差（医師の偏在）について。

② 面接官5名，10～15分。雰囲気は和やか。志望動機。志望科。部活について。ジェネリックについて思うこと。趣味。

④ 前日に研修医の先生に会って，問題内容をできるだけ聞いて夜に対策した。鑑別疾患を書く方の問題をたくさん聞いて，と

試験前に言われた。面接は履歴書に書いてある内容をきちんと話すことができれば問題ない。

⑤ 5年生2回・6年生6月見学。

県立広島病院（広島）

2022年

① 小論文（事前提出）：オンライン診療の在り方について（400字）

② 面接官3名【時間】10分【内容】志望科・上級医とコミュニケーションを取るにあたって何を大切にするべきと考えるか・当院が研修施設として最も優れていると感じた点は何か【雰囲気・感想】終始和やか

③ 病院からの指定によりリモート

④ リラックスして臨めば大丈夫です。

⑤ 6/中旬に見学。研修医の先生に親切に対応していただいた。身だしなみに気をつけた。

2019年

① 五肢択一：25問，50分。国試過去問から出題。必修レベル。
小論文：400字，50分。IOTや遠隔医療，AIなどが発達している実際どのように使われているか。それに伴う医師と患者のコミュニケーションについて述べよ。

② 面接官5名，15分。雰囲気は和やか。履歴書の内容について。広島を選んだ理由。大学病院ではなく当院を選ぶ理由。趣味。体力に自信があるか。当直中，患者から上級医に変えてくれと言われたらどう対応するか。将来希望する科。ストレス発散方法。後輩へ指導する時に注意すること。

④ 面接は和やかだそう。自信をもって大きな声で話せば大丈夫。筆記は国試の勉強をしていればよい。

⑤ 7月見学。6/下句実習（5日間）。研修医の先生が忙しそうだがいきいきと働いていた。指導する先生方が丁寧に指導していた。

2015年

① 五肢択一：30問，60分。国試レベル～易。内科の必修問題のようなもの。
小論文：事前提出。お年寄りが安心して暮らしていくために，どんな医療の仕組みがあればよいか。

② 面接官3名，10分。面接官1人につき1つ質問。雰囲気は和やか。（履歴書に書いたため）留学について。研修医は短い期間で科が変わり，そういった環境の変化に対応できるか。当直に対する意気込み。

④ 大学によって卒業試験が始まっていたり，まだ実習期間中であるなど，勉強の進み具合に差があるため，筆記試験は足切りラインを超えていればそこまで重視されないようだ。履歴書と面接の配点が高いので，まずは履歴書をしっかり埋めること。面接官の先生はしっかり目を見て話を聞いてくださる。それほど緊張しなかった。

⑤ 12/下旬見学。大学の臨床実習で複数の科に何度か行った。実習の態度や研修医からの評価を見られていると思う。熱意をアピールしておくことは大事だと思う。

2014年

① 五肢択一：50問，60分。内科，一部，公衆衛生より出題。国試過去問と同じ問題も。国試必修レベル。
小論文：事前提出。

② 面接官3名，20分。雰囲気は和やか。部活で最も大変だったこと。トラブルの対処法を具体的に。研修医は1～2か月の短期間で各科を回るが，その際に気を付けた方がいいと思うこと。ストレスの発散法。自分の長所と短所。志望科。

④ 説明会（7/11）や見学に行くと，試験情報が入手できる。小論文は誤脱字で減点，キーワードが含まれていると高得点になるらしい。筆記試験は落とすためのものではないので，基本的なことを中心に出題している。面接では大きな声でハキハキ答えれば大丈夫と言われた。人となりが見られると思った。面接官との距離が近いので少し緊張する。毎年，面接官が誰かを研修医がこっそり教えてくれる。先生方も事務の人も優しく，この病院で働きたいと思える面接だった。

① 筆記試験・その他 　② 面接試験 　③ 受験した場所，方法 　④ 受験後の感想・来年の受験生へのアドバイス 　⑤ 見学・実習

⑤ 5年生 8/下旬見学，6年生 5/7〜30 実習。研修医に 1日ついて実習。先生方は忙しそうだが，質問すれば何でも教えてくれる。コメディカルスタッフも皆優しい。やる気があるなら，どんどん積極的に動くべき。

公立みつぎ総合病院（広島）

2019 年

① 小論文：1,200 字，60 分。患者とのより良いコミュニケーションのために留意すべき点。

② 面接官 4名，15 分。志望動機。志望科。履歴書の内容について。初期研修後のビジョン。医師を志した理由。ここで何を身につけたいか。へき地に対して抵抗はないか。

④ 答えにくい質問は受けとても受けやすく，雰囲気もどちらかというと穏やか。早いうちの面接で良い経験を積める。交通費も出るので受けてみることをおすすめする。合格者 3名のうち 2名は地域枠の学生だった。

⑤ 12/下旬見学，11/中旬実習（5日間）。とても綿密なスケジュールが組んであり，学びたいことを意識して臨めば得られるものも大きいのではないかと感じた。

市立三次中央病院（広島）

2019 年

① 小論文：800 字，45 分。三次中央病院でどんな研修を望んでいるか。

② 面接官 4〜5名（院長・診療部長・看護師長・事務），30 分。自分の長所と短所。あなたにとって働くとは，仕事とは何か。部活内における自分の立ち位置。三次市のイメージ。現時点でどの専門医になろうと考えているか。現時点で話題になったニュース。

④ 初めのうちは緊張していてうまく話せなかったが，面接官も自分の言葉を傾聴してくれたため，中盤からは落ち着いて話すことができた。

⑤ 7月実習（1か月）。実習中の 1週間を初期研修医について回る期間にしてもらった。

中国中央病院（広島）

2018 年

② 面接官 3名，5分。医者を志した理由。ストレス解消法。（親族が同じ病院で研修していたので）その人はこの病院のことを何と言っていたか。医学部に入るためどうやって勉強してきたか。

④ 面接日は 4日ある中から選べるが，それ以外の日でも相談にのってくれる。今年は珍しくフルマッチだった。面接官の先生方がとても優しく，次の日に別の病院に面接に行くと話すと，頑張ってくださいと言われ，感動した。名前を言う時少し失敗してしまったが，全然大丈夫だったので，緊張しすぎずにいつも通りの自分で臨めば問題ない。

⑤ 6/下旬見学および実習。外来，病棟の実習では丁寧に説明してもらった。研修医の先生方は気さくで色々な話をしてくれる。

2017 年

② 面接官 5名，15 分。雰囲気は穏やか。志望動機。今までの経歴。趣味。特技。研修内容への要望。

④ 岡山大から後期研修医の先生方もたくさん来ていて，将来岡山大に入局するならおすすめの市中病院かと思う。

⑤ 6/下旬見学および実習。外来，病棟の実習では丁寧に説明してもらった。研修医の先生方は気さくで色々な話をしてくれる。

中国労災病院（広島）

2019 年

② 面接官 5名，10 分。理想の医師像。志望科。研究に対する意志。部活について。話題になった社会問題，スマホ，甲子園，オリンピックなど。趣味。

④ 初めに想定内の質問しかしません，リラックスしてと言われる。主にコミュニケーション能力を見ているだけらしいので気楽に，とにかく話すことが大事。詳細を用意していってもすぐに次の質問にいってしまうので，用意するなら短めの答えをバリエーション豊富に。実習も含めて勉強になることが多い病院

だと感じた。上の先生も若手の意見を尊重してくれるため，研修で困ったことがあっても安心して相談できそう。

⑤ 8月・12月見学，5月実習（2週間）。初期研修の内容や病院の雰囲気を体験できた。実習で志望の気持ちを表明しておけばかなり有利になる。勉強時間も確保できる。

2018 年

② 面接官 5名，15 分。雰囲気は和やか。志望動機。志望科。医師を志した理由。当院は救急病院だが，救急にどう関わっていきたいか。実習で印象に残ったこと。広島に残るつもりかどうか。病院に対する要望はあるか。同期の中でどのような立場や役割を担っていきたいか。

④ 緊張せず安心して，と最初に面接官に言われ，和やかな雰囲気だった。

⑤ 12/下旬・3/下旬・6/下旬見学

2015 年

② 面接官 5名，15 分。雰囲気は和やか。医師を目指した理由。当院の良いところ，悪いところ。志望科。今後の進路，方針。

④ 受験前に内定をいただくため，面接などとても気楽に受けることができる。勉強に集中したい人にはおすすめ。

東広島医療センター（広島）

2018 年

② 面接官 3名，15 分。座右の銘。出身大学の良いところ。当院で研修するようになったら，見学に来た学生に何てアピールする。働き方改革についてどう思うか。1日が 28 時間あったらどうするか。関心のある時事問題。

④ 面接では履歴書の内容についてはあまり聞かれなかった。判定材料が履歴書と面接だけなので，面接対策はしっかりしておく方がよいと思った。

⑤ 6/下旬見学および実習。事前に希望した科を 2つ程見学。基本は研修医について病棟や処置室などを見て回った。頼めば別の科の見学やエコー体験などもさせてもらえる。研修医と話す時間も多いので研修内容を想像しやすく，とても有意義な時間を過ごせた。

広島市立安佐市民病院（広島）

2022 年

② 面接官 6名【時間】10 分【内容】当院の志望動機（2分）・当院の正式名称・将来の志望科について・自分の長所・自分の趣味についてなど【雰囲気・感想】面接しかなかったため，しっかりと点数をつけるような真面目な感じだった。事前に当院の志望動機（2分）を面接のはじめに話すようにという指示がある。

③ 病院からの指定により現地

④ 去年は定員割れだったせいなのか，病院が建て替えられたからなのかはわからないが，今年の志望者数が明らかに増えていた。

2021 年

② 面接官 5名（総合診療科・研修部長・看護部長・医師），15 分。病院からの指定によりリモートで受験。2分間自己 PR。当院に来たことがあるか。志望理由。部活で学んだこと。留学で学んだこと。価値観を広げることはどのように仕事につながるか。看護師と働く上で気を付けたいこと。

④ 肩苦しすぎるわけでもないが，学生を採点している雰囲気は満載だった。学生に興味をもつというより，落としにかかる面接のような気がした。見学は行ければ行った方がいい。見学したことがある人を求めているようだった。コロナ禍で見学にほとんど行けなかったので，やはり実習で回れる地元の学生が有利のようだった。できるだけ見学にいくように心がけた方がいい。

2019 年

① 五肢択一：30 問。総診，救急などの比較的簡単な問題。記述：15 問。内科，外科の問題。胃がん切除の術式を絵で描かせるなど。

① 筆記試験・その他	② 面接試験	③ 受験した場所，方法	④ 受験後の感想・来年の受験生へのアドバイス	⑤ 見学・実習

② 面接官 10 名，20 分。最初に 5 分程度自己 PR。志望理由。留年の理由。どうしてもこの病院がいいという理由。

④ 最初に笑いをとれたあとは終始にこやかな雰囲気だった。質問もしっかり対策していたので問題なく答えられた。

⑤ 6 月見学

2018 年

① 記述：4 問，120 分。内科，外科，救急，総合診療から各 1 問。腹部 CT が示され，鑑別疾患の列挙，減黄（ドレナージ）について述べる。幽門部に潰瘍と腫瘍を内視鏡で発見。確定診断のために必要な検査，治療について述べる。熱中症の定義，重症度分類，治療について述べる。示された症例の医学的プロブレムリストの作成，救急外来で行うべき検査，社会的プロブレムリストを述べる。

② 面接官 7～8 名（院長・看護師他），15～20 分。志望理由。なぜ急性期病院で研修がしたいのか。今までで嬉しかったこと，挫折したこと（理由と対処法）。患者が望む医療とは何か。実習を通して感じたこと。広島に残るつもりかどうか。患者の希望を直接聞けない時や，救急の現場ではどう対応するか。

④ 午前中筆記試験，午後面接。なぜこの病院なのか，その理由ならば他にも病院はあるのでは？と聞かれた。面接官も多く，緊張感があったが，看護師の方など優しかった。面接の配点が非常に大きいと聞いた。記述は過去問から科の構成，傾向が分かる。

⑤ 5/1・6/1 見学。見学人数によっては日にちをまとめられるので，第 3，第 4 希望の日になることもある。総合診療科の見学に行くとよいと思う。採用担当の先生から話が聞ける。見学後，希望すれば研修医の先生がご飯に連れて行ってくれる。優しい。

2015 年

① 記述：4 問，120 分。糖尿病の診断基準と分類。バセドウ病について。急性腹症をきたす疾患とそのうち 1 つの手術適応について。心停止の患者への ALS，心停止の原因検索。熱中症の定義と治療法について。プロブレムリストの作成。必要な検査。救急に関するテーマを A4 1 枚分，記述試験の一部として時間に余裕があれば記入。

② 面接官 7 名，15～20 分。雰囲気は穏やか。志望動機。履歴書の内容について。小論文の内容について。併願病院と志望順位。ストレスをためこむかどうか。趣味。今の医師像。実習の感想。良い研修病院とは。どのような看護師を求めているか。

④ 筆記試験の結果は関係ないと言われたが，面接時には筆記試験の結果を見られているので，少しはできていた方が印象はよいと思う。基本は面接メインで採点される。応募者のような部屋で円のように座っての面接だった。質問内容は答えやすいものが多いので，素直に自分の考えを伝えるとよい。

⑤ 6/中旬見学・2 月実習（5 日間）。病院の雰囲気が分かり，研修医とも仲良くなれる。先生方に顔を覚えてもらうとよい。

広島市立広島市民病院（広島）

2022 年

① 記述試験：問題数 20 問，公衆衛生以外
小論文

② 集団面接 30 分，結論は出さなくて良い。個人面接は 10 分ほど，和やか。

③ 病院からの指定によりリモート

④ 見学に行くことが大事。

⑤ 4 月，6 月見学。過去問をもらえた。研修医同士の仲が良い。見学の際は毎回研修医担当の先生と話すので，元気よく話すこと。

2021 年

① 計 60 分。
五肢択一：20 問程度。国試必修レベル～専門医レベル。新型コロナ関連の問題が 1 問あったことが印象的だった。
小論文

② 5～10 分。病院からの指定によりリモートで受験。履歴書の中身についての質問。後期研修の予定。長所や性格などは 1 分間

自己アピールの時間が別にあるので，面接官からの質問ではあまり聞かれない。

④ 淡々としていた。和やかというわけでもなかったが，怖い雰囲気でもなかった。見学時に採用担当の人と面談をする時間を設けてくれるので，その時間を大切にした方がよいみたいだ。自分は満足のいく履歴書を書き上げるのに 2 週間以上かかった。時間に余裕を持って準備した方がいいと思う。

⑤ 7/下旬見学

2018 年

① 計 60 分。
五肢択一：20～30 問。国試レベルで基礎的な問題。おそらく国試一般問題から。マイナー，産婦，小児問わず出題。
小論文：800 字。医師として最も大切だと思うこと。そう思うに至った自分の臨床実習での経験を述べよ。

② 面接官 5～6 名（院長・副院長・各科の医師・事務長），5～10 分。志望理由。郡医について。研修病院を選ぶ上で重視したこと。併願病院。社会人になるにあたっての決意。研修後の進路。あなたはリーダー的医師か，そうでないか，どちらが向いていると思うか。部活について。
集団討論：評価を行う面接官 2 名＋時間を記録するなどの面接官（おそらく研修医）4 名，受験者 7～8 名，30 分。1 人は司会をする。研修医の立場で医療過誤を防ぐためにはどのようなことができるか。発言は 1 回あたり 1 分以内。時間を過ぎると減点される。オリジナリティのあるユニークな意見を求められる。

④ 受付時間を記録されるので，早めに向かうべき。面接の待ち時間が長い。受験番号が遅くなるほど待つ。待ち時間での姿勢，態度も採点されているので，気を抜きすぎず臨んだ方がよい。集団討論は，皆積極的に発言するので司会になるとむしろ何も話せていない印象だった。事前に見た動画が集団討論で役に立ったので，何も対策しないよりはよいと思う。筆記より面接重視だそう。明るくハキハキ話すことを心がけた。見学は複数回行った方がよい。

⑤ 3 月・4 月・7 月見学

2017 年

① 計 60 分。
五肢択一：20～25 問。国試形式。メジャー，小児，産婦。
小論文：800 字。チーム医療のリーダーとなる時に重要視すべき点は何か。

② 面接官 5 名，5 分の個人面接。大学を選んだ理由。今後広島に残るかどうか。部活について。試験の出来。自分は主役タイプか，脇役タイプか。
集団討論：評価を行う面接官 2 名＋時間を記録するなどの面接官 3 名，受験者 7～8 名，30 分。患者本人は尊厳死を望んでいるが，患者の家族は望んでいないとき，医師としてどうするか。

④ 履歴書の受理日，当日の受付時間，待ち時間の態度なども採点対象となっている。見学は 2 回行った方がよいとのこと。筆記よりも面接・見学重視。

⑤ 6/中旬見学，5/上旬実習（10 日間）。広島大学以外の学生は見学点として扱われるので，行って損は無いが，実習内容はごく普通。実習費用あり。

2015 年

① 計 60 分。
五肢択一：25 問。必修問題や禁忌問題レベル。国試より易。
小論文：800 字。医学部の定員増，医師不足について，自分の考えと解決法を述べよ。

② 面接官 5～6 名，5 分の個人面接。志望理由。後期研修はどうするか。当院での実習の感想。自分の性格。併願病院。
受験者 4 名，30 分の集団討論。災害が起きたときに研修医ができること。

④ 筆記試験の時間は短いので，選択問題を早く終わらせ，小論文に時間を費やした方がよいと思う。だいぶ急いで書く必要がある。面接時間が短いうえに，受験者は 40 名以上いるので，先生方にいかにアピールできるかどうかだと思う。集団討論は，始

① 筆記試験・その他	② 面接試験	③ 受験した場所，方法	④ 受験後の感想・来年の受験生へのアドバイス	⑤ 見学・実習

まる前に4人で話す機会があるので，仲良くなっておくと討論もやりやすいと思う。待機中，休憩中もスタッフが書類を持ち，チェックをしていたので，病院に入ってから出るまでが面接だと考えた方がよいだろう。

⑤ 12/21・5/8・7/2見学，6/8～19実習。実習よりも見学回数が重要。見学回数が多い方が評価は高いと言われている。知識がある，勉強ができるという点よりも，いかに周囲と協調ができるかを評価していると思う。

2014年

① 計60分。
五肢択一：30～40問。各科からまんべんなく出題。マイナーも含む。
小論文：勤務医が激務である今日，開業医，医師会，行政，患者を含め，どのように助け合えばよいか。

② 面接官5名，5～10分の個人面接。雰囲気は穏やか。部活について。志望科。研修後の進路。
面接官2名，受験者3名，30分の集団討論。都市部と地方の研修医の偏在化について。

広島赤十字・原爆病院（広島）

2021年

① 小論文：個人的予定のあった日曜日に病院から担当患者が急変したと連絡があった。どう対応するか。働き方改革を踏まえて答えよ。

② 面接官5名（医師・看護師・事務），15分。履歴書の内容に沿った質問。最後は最近のニュース（医療以外）について。

④ 雰囲気は良かった。自分をアピールできるエピソードを集めておくといいと思う。

⑤ 4月見学。午前，研修医の先生について病院案内や質問対応など。午後，各診療科へ。

2019年

① 小論文：800字，90分。終末期医療について，医師の立場から意見を述べよ。

② 面接官5名，10～15分。自己PR。将来のビジョン。目指す医師像。自分の趣味の魅力について説明せよ。特技にあるピアノをやっていてつらかったこと。関心のあるニュースとその理由。どんな研修医になりたいか。東京の病院は受験しないのか。他に受けた病院。

④ 各面接官が2～3個質問してくる。圧迫ではないが，思った以上に質問されるので疲れた。オーソドックスな質問から履歴書に沿ったちょっとひねった質問までとんでくるので柔軟な対応が必要。研修医いわく見学は一度行けばいいとのことだったが，面接では見学について触れられなかったし，病院についてもそこまで聞かれなかったので見学はそこまで重視していない様子。

⑤ 7/上旬見学。地元の広島大学から実習に来ている学生もいるので，他大生は地元の学生に比べるとアピールが弱いと思った。

2018年

① 小論文：A4 1枚。日本赤十字社のミッションステートメントに関して感じること。ミッションステートメントは教えてもらえる。

② 面接官5名，10分。志望動機。部活で大変だったこと。最近気になったニュース。出身，大学も広島ではないが，広島を選んだ理由。

④ 面接は先生が1人1問程度質問。少し緊張する雰囲気だが，リラックスして，と何度も言われた。

⑤ 1/上旬見学

2016年

① 小論文：A4 1枚配布，制限なし。60分。緩和医療について。

② 面接官5名，15分。志望動機。部活動を通して学んだこと。大学で頑張ったこと。今，気になるニュースについて。自分の欠点。自分の長所。

④ 基本的には履歴書の内容に沿った質問をされる。時事ネタは用意しておくべき。全体的に時間にもゆとりがあるので，焦らず

しっかり答えればよいと思う。

2015年

① 小論文：A4 1枚配布，制限なし。60分。救急車の有料化の是非について。

② 面接官5名，6～8分。志望理由。志望順位。併願病院。最近印象に残っているニュース。将来希望する科。寮に入るかどうか。夜中に患者さんが急変し，電話がかかってきたらどうするか。大腸癌の罹患率が胃癌の罹患率を抜いたのはなぜか。

④ 選考日が2日設定されているが，小論文のテーマは両日同じ。早く書き終えて退室している人もかなりいた。面接の最初に「リラックスして答えてもらって大丈夫ですよ」と声をかけられた。医学的なことも質問された。時間に対して質問数が多いので，簡潔に，テキパキと返答することが大事。

⑤ 6/下旬実習（5日間）。研修医の先生の中には見学や実習に一度も参加していない人がいたので，必ずしも重視されているわけではないと思う。ただ，見学して，研修医の仕事や病院の雰囲気を知っておくことはよいことだと思う。

福山医療センター（広島）

2021年

① 小論文：800字，事前提出。医師の倫理観について。

② 面接官3名，20分。選択可能だったため現地で受験。当院を選んだ理由。将来のキャリアパス。親友と呼べる友はいるか。

④ 優しい雰囲気ではあったが質問はしっかりされた。見学，実習では初期研修の先生方と話す機会が多いので仲良くなった方がいい。とにかく早めに見学に行き，受けますという意思表示をした方がいいと思う。

⑤ 7/下旬見学，7/中旬実習（1週間）

2019年

① 小論文：800字，60分。医師に適した性格と能力について述べよ。

② 面接官3名，15分。雰囲気は和やか。志望理由。院内で喫煙している人を見かけたらどう対応するか。腹部症状（満腹，空腹，便意）で医学的に何も問題ないもの3つ。志望順位。医師を目指した理由。

④ 面接では時間をかけて考えてから答えても待ってくれた。試験後に先生方，受験者と懇親会があり，面接に加えて様々な話をさせてもらった。

⑤ 9/中旬見学

2014年

① 小論文：800字，60分。理想の医師像。

② 面接官3名，10分。雰囲気は和やか。院内で喫煙している人がいたらどうするか。外科系ならどの科を回りたいか。大学生活について。消化器分野の，異常でない生理的な症状を3つ。

福山市民病院（広島）

2019年

① 小論文：800字，50分。チーム医療における臨床医の役割について。診療科内と多職種連携について。

② 面接官6名，10分。病院にどんな印象をもっているか。何を基準に当院を選んだか。研修中にやりたいこと。医師として最も大切なこと。これから働くにあたり不安なこと。併願病院。志望順位。大学で地域医療の枠に入っているか。部活で特に何を頑張ったか。趣味。志望科。

④ 終始和やかで圧迫感なし。事務課の人からの質問がピンポイントで直球なので答えづらい。見学，実習中にここで働きたいとアピールすれば大丈夫。

⑤ 3/中旬見学，6/末～7/上旬実習（3週間）。消内（消化管・肝臓），消内（胆膵），呼内にて。消内は憩室出血の患者さんがたくさん搬送されていて忙しそうだった。呼内は国試的に大事なことをたくさん質問形式で問われながら学ぶことができ，力になった。

① 筆記試験・その他　② 面接試験　③ 受験した場所，方法　④ 受験後の感想・来年の受験生へのアドバイス　⑤ 見学・実習

2018 年

① 小論文：800 字，50 分。試験日によってテーマは異なる。チーム医療における臨床医の役割。地域医療において臨床研修医が求められるもの。特に福山市民病院の特徴（がん医療，救急医療）を含め，述べよ。

② 面接官 6 名（院長・副院長・研修担当の先生），10〜15 分。雰囲気は穏やか。当院のイメージ。将来希望する科とその理由。医師として一番大切なこと。部活で学んだこと。将来福山で働きたいか。研修で学びたいこと。先輩と意見が食い違った時，どうするか。今後家庭を持った場合，仕事はどうするか。面倒なクレーマーである患者との接し方。

④ 定員 10 名に対して 40 名以上のエントリーがあり，かなりの激戦のようだった。例年より受験者数が多く，病院側も誰を採るか悩んでいると聞いた。国立の人は受かりやすい。見学，実習の際に先生方とたくさん話しておいた方がよい。履歴書をきちんと埋めているかどうかも最後のチェックポイントだと聞いた。面接では医学的知識を問われることはなく，落ち着いて話すことができた。履歴書の内容について聞かれることが多かった。

⑤ 4 月・6 月見学

マツダ病院（広島）

2016 年

② 面接官 3 名（各科の部長クラス 2 名・本社人事部），60 分。雰囲気は和やか。志望動機。理想の医師像。どういった形で当院に貢献することができるか。

JA 尾道総合病院（広島）

2021 年

① 小論文：1,500 字以内。あなたの大切にしている価値観。

② 面接官 5 名（院長・医師・看護部長・事務），15 分。志望理由。小論文の内容。看護師とどのように仕事していきたいか。初期研修で頑張りたいこと。この病院であなたは何ができるか（どのように貢献できるか）。

④ 小論文の内容は何年かに一回変わるくらいなので，前年度の内容で練習しておけばよいと思う。面接はリラックスした雰囲気でそこまで難しい質問はなかった。周りの友達と履歴書を見せあったり，面接の練習をしたりすることが大事。

⑤ 3/中旬見学

2016 年

① 小論文：1,500 字，60 分。今までで感謝していること，恩に感じていること。

② 面接官 5 名，15 分。雰囲気は和やか。志望動機。目指す医師像。10 年後の自分。部活ではどんな役割を担っていたか。

JA 広島総合病院（広島）

2021 年

② 面接官 5 名，受験者 3 名，20 分程。志望理由。1 分間自己 PR。病院の改善点。これまでで一番つらかったこととその乗り越え方。

④ 話しやすい和やかな雰囲気だった。病院見学に行ったり，履歴書を書くにあたって自己分析をするなど，早めにマッチングに向けた行動を始めると気持ちに余裕をもって進めていくことができると思う。

⑤ 12 月・4/下旬見学。研修医の先生方と話すことができ，面接の雰囲気や内容について聞くことができた。

2017 年

② 面接官 5 名，受験者 3 名，40 分。雰囲気は和やか。自分の長所と短所。見学時の病院の印象。ストレス解消法。将来目指す医師像。自己アピール。

④ 話しやすい雰囲気だった。面接前に質問内容を教えてもらい，考える時間があった。

⑤ 6/下旬見学

2015 年

② 面接官 2 名，受験者 3 名，30 分（1 人あたり 10 分）のグループ面接。雰囲気は穏やか。志望理由。自分の長所と短所。人生最大の挫折と，それをどう乗り越えたか。将来希望する科。理想の医師像。学生時代に頑張ったこと。併願病院。当院を良くするためには何が必要か。

④ 面接前に研修医や他の受験者と話す時間があり，ある程度リラックスして臨むことができる。医学的知識や時事ニュースについて聞かれることはなかった。人柄を見ている印象。3 名の受験者に同じ質問をされるため，準備していた答えが前の人と同じだと焦る。例年より受験者数が多く，定員の 3 倍。

⑤ 4/7・5/21 見学，2/下旬・3/下旬実習（各 5 日間）。科によって実習にきたことを研修担当の事務に伝えているところと伝えていないところがある。実習にきたことがマッチングに有利にはならないと言われた。

JR 広島病院（広島）

2019 年

② 面接官 2 名，30 分。医療安全とは。研修医になってからのように知識を身につけるか。初期研修後の進路。

④ 緊張感のある面接だった。病院長が変わったので，1 年目の先生が受けた面接とは雰囲気が違うようだった。

⑤ 4/上旬見学，7/下旬実習。自習と実習のバランスがよく，有意義な時間を過ごせた。

岩国医療センター（山口）

2022 年

① 選択肢：簡単な数学の問題と，英語の臨床問題が出題された。

② 面接官 3 名。終始和やかだった。将来の展望や，岩国医療センターの印象などを聞かれた。

③ 病院からの指定により現地

④ 見学に行けば試験のことも教えてもらえるので，まずは見学に行ってみるのが良いと思います。

⑤ 5 年の 8 月に見学。研修医同士も仲が良さそうで，上の先生も熱心に指導されている印象だった。3 週間の実習。実習で行く方が，将来どのように働くのかビジョンが見えて良かった。結構手を動かせてもらった。身だしなみだけ気をつけた。

2021 年

① 計 120 分。
思考力を問う 5 択の問題 3 問，常識的な考えで解ける英語の問題（文章も答えも英語）5 問。
小論文：4 問。理想の医師像（100 字）。10 年後何をしているか（100 字）。スマホが与える影響についての文章を読み，自分の意見を述べる（200 字）。コロナに関する文章を読み意見を述べる（200 字）。

② 面接官 3 名（院長・副院長・研修担当），15 分。雰囲気は穏やか。筆記試験の感想。志望理由。志望科。病院の印象。後期研修について。将来やりたいこと。国試勉強の進み具合。困難が立ちはだかった時はどう対処するか。自分はどういう人間か。他の受験病院。部活について。

④ 皆同じ様な質問をされていたようだ。勉強量を問うような口頭試問はなく，人間性を見るような質問が多い。なぜ岩国なのかという問いに対する答えはしっかり持っておいた方がよいと思う。オンライン説明会の際に過去問を少しだけ見せてくれるので機会があれば，参加してもよいかと。過去問は過去問をまとめた本にも載っている。病院の雰囲気として，研修医にやらせようというものがある。しかし，決してないがしろや面倒見が良い気がした。マッチングは小論文を書き慣れていた方がいいと思った。直前に慌てて小論文対策をする人が多くいたが，結局間に合わないことが多いので，暇なうちからコツコツ書く練習をしておくといいと思う。将来やりたいことや自分の軸を見直すきっかけにもなると思う。たった一つの病院に提出する書類を作成して送付するだけでも数日かかることも。まずは国試勉強をしっかりして，マッチングで 8 月丸々勉強できなくても大丈夫なように余裕を作っておくことが大切。憧れの病

① 筆記試験・その他　② 面接試験　③ 受験した場所，方法　④ 受験後の感想・来年の受験生へのアドバイス　⑤ 見学・実習

院で研修することも大切だとは思うが，自分はまずは国試に合格することを最優先とし，自分の成績を客観視して受験する病院を減らした。
⑤ 4月・6月見学。綺麗な病院。コロナの影響もあったが，実際に現場に入れてもらえた。日程調整などの事前連絡が迅速でスムーズ。初期研修医の先生が面接の雰囲気などを教えてくれた。見学が終わると，臨床研修担当の先生との面談がある。自分を一文字で表すと何かと面談というより，ただ話をするかんじ。とても優しい先生なので，この先生が面接にいるのは心強く感じた。4月実習。手技を実践できる環境があると感じた。

2018 年

① 小論文：200 字程度×6，100 分。テーマは大きく分けて 3 つ。1) 自分自身について（自己アピール系），2) 医療技術の進歩だけでなく，それを使う人間の成長も必要ではないか，という内容の文章に対する自分の考え，3) 地中海の食事が心血管イベントを予防するという内容の英文を読んで，その要約と自分の考えを述べよ。
その他：コミュニケーションにおける 4 つのタイプ分けの心理テストのようなもの。
② 面接官 3 名（院長・研修担当医），20 分。雰囲気は和やか。志望理由。大学生活で頑張ったこと。小論文の解答内容に関する質問。大学での成績について。部活で学んだこと。将来どんな医師になりたいか。1 分間自己アピール。
④ 小論文の前に心理テストがあるが，特に点数がつくようなものではなく，岩国医療センターで研修することになった場合に，先生方がこの子はどういうタイプの人なのかを事前に把握しておくためのものらしいので，気楽に正直に答えればいいと思う。小論文は時間がぎりぎりだった。内容はその時にならないと分からないが，英文が出るので，対策としては英語に慣れておくことくらいかなと思う。筆記でも面接でも医学的な知識を問われることはなかった。面接で小論文の内容について質問されたので，自分が書いたことはしっかり覚えておくとよい。最後に自己アピールの時間があるので，予め準備しておくとやりやすいかもしれない。
⑤ 4/上旬見学

2017 年

① 小論文：400〜600 字×4〜5 テーマ，90 分。社会問題，医学，英語の論文。
その他：性格分析。20 問，10 分。
② 面接官 3 名，10〜15 分。試験の感想。志望動機。学生生活について。今後の展望。
④ 小論文はテーマが多く，時間ギリギリになる。面接は普段通りの自分で問題ない。特別な対策は必要ない。
⑤ 5/中旬・7/中旬見学および実習。研修担当の先生がとても親切で，希望した科以外にも色々な科の先生に声をかけてくれ，色々な科で実習できたので楽しかった。

宇部興産中央病院（山口）

2017 年

① 小論文：字数制限なし，30 分。どのような医師になりたいか。初期研修で学びたいこと。
② 面接官 1 名（院長），15 分。雰囲気は和やか。クリクラでは何科をまわったのか。初期研修システムに希望すること。
⑤ 3/下旬見学

関門医療センター（山口）

2022 年

② 面接官 2 名，受験者 1 名【時間】30 分【内容】当院を知ったきっかけ・当院を選んだ理由・将来の志望科について・雑談（趣味の話）【雰囲気・感想】終始和やかな雰囲気で，ほとんど雑談といった感じ。第一志望アピールが大事そう。
③ 病院からの指定により現地
④ 研修医の先生から具体的な情報を聞いておくことが大事。
⑤ 5 年 9 月に見学。アットホームな感じ。救急の先生が指導に力を入れている。寮の様子や研修医の休みの量に注目した。

2020 年

② 面接官 2 名，20 分。オンラインで実施。志望動機。部活について。趣味。
④ 今年はコロナの影響で県外の学生はオンライン面接となった。雰囲気は良く，病院の紹介や雑談のような感じだった。研修医ファーストタッチで症例をみられる病院。

2018 年

② 面接官 1 名，10 分。履歴書を見ながらの質問。興味のある科。どんな研修を行いたいか。
④ 院長先生と世間話をするような感じなので，思っていることを伝えれば大丈夫。個人にあわせて病院見学を行ってくれる。時間のない人は，朝，院長先生に会うだけでもよいし，複数の科を見学することも可能。基本的に研修医の先生が何でも教えてくれるので，緊張せずに過ごすことができる。履歴書を持参し，院長先生に手渡す。
⑤ 7/中旬見学，5/中旬実習。基本的に研修医の先生について回診や手術見学を行った。院長先生と話す時間もあり，外科系に興味があると伝えると喜ばれる。

2017 年

② 面接官 2 名，受験者 3 名，30 分。アットホームな雰囲気。希望の進路。学生生活について。出身地について。
⑤ 7/下旬見学および実習。参加型で，症例のディスカッションやカンファレンスなども行い，研修生活を具体的にイメージすることができた。

2016 年

② 面接官 2 名（病院長・研修部長），15 分。病院見学時に面接。雰囲気はとても和やか。志望動機。県外出身者だったため，山口県の印象はどうか。研修の 2 年間に求めることは何か。
④ 病院の雰囲気に合っているか，他の研修医と協調性をもって働けるかどうかを見ていたと思う。医学知識に関する質問は無し。2 年間でどのような研修をしたいかよく考えていくことが大切。笑顔でハキハキと答えると印象もよい。

2015 年

② 面接官 1 名。病院見学時に面接。雰囲気は和やか。履歴書の内容について。3 年目以降の進路。
④ 院長先生自ら病院内を案内してくださる。面接というより雑談に近い感じだったが，服装などはきちんと見られている様子。

下関市立市民病院（山口）

2015 年

① 小論文：800 字，40 分。当院を志望した動機。
② 面接官 3 名，15 分。雰囲気は和やか。医師を目指した理由。部活・アルバイトで得たこと。どのような研修医生活をおくりたいか。病院への質問はあるか。
④ 質問内容は一般的なことばかりで困ることはない。部活やアルバイトについて多く聞かれた。受験者数 5 名。

山口県済生会下関総合病院（山口）

2021 年

② 面接官 1 名，15 分。志望理由。志望科。
④ 面接というよりは面談のようなものであった。終始和やかな雰囲気で，面接官の方が常に喋っているような感じであった。4 年生 5 年生のうちに多くの病院を見学に行った方がマッチングギリギリになって焦らなくて済むと思う。
⑤ 6/中旬見学

山口県立総合医療センター（山口）

2021 年

② 面接官 4 名，15 分。この病院が第 1 志望かどうか聞き出すための質問ばかりだったように感じる。
④ 実習に行っていた生には優しかったらしいが，行っていない学生には「第 1 志望でなければとらない」といった圧迫に近い態度を取られた。全受験者数は 30 名前後。たくさん病院を受

① 筆記試験・その他 ② 面接試験 ③ 受験した場所，方法 ④ 受験後の感想・来年の受験生へのアドバイス ⑤ 見学・実習

けすぎると，面接の際に第1志望ですと言っても信じてもらえない印象があったので，あまりたくさん受けすぎない方がよいように感じた。
⑤4/上旬・8/上旬見学。2回目はマッチング試験後に行ったが，あまりマッチングの結果には作用しない印象だった。昼食は院長と副院長（研修医担当）と研修医2名ととることができ，質問できる機会がある。午前と午後に分けて2診療科の見学が可能。

2018年
② 面接官4名，8分。志望科。今後の進路。医師を目指した理由。出身地。第1志望かどうか。併願病院。山口大学のたすきがけでこの病院に1年間来るのはどうか。
④ 今回は定員より希望者が多かったため，本人の性格などを見るというよりは，山口大学のたすきがけでこの病院に1年間来るという形でもよいと考えている人を見つけたい，という様子だった。将来山口で働くことを考えている人を採用している病院だと思う。
⑤5年生8/下旬見学，5/7～6/15実習。クリクラ（6年の実習）で行った方がよいと聞いたため，6週間実習した。初期研修1年目の先生方と同じ部屋で過ごすことができて，研修の様子が分かったのでとてもよかった。

2017年
② 面接官4名，10分。雰囲気は和やか。病院見学の感想。中学以降の部活について。ストレス発散法。留年の理由。履歴書に書いた以外の趣味。
④ 雑談の中でコミュニケーション能力を試されている感じだった。
⑤4/上旬・6/上旬見学

2015年
② 面接官4名（院長・副院長2名・事務長），10分。雰囲気は和やか。志望動機。実習の感想。部活について。特技。自分の長所と短所。
④ 見学や実習で顔を覚えてもらえると，面接がスムーズに終わる。面接のみなので，受験者が多い場合は実習にきたかどうかも判断材料にされるのかもしれない。
⑤5年生7月・6年生4月見学，7月実習（1か月）。研修医の先

生，指導医の先生に熱心に指導していただき，充実した実習となった。研修の様子が分かってよかった。

JCHO 下関医療センター（山口）
2020年
② 面接官2名，15分。研修後の進路。部活について。
④ 院長と研修医担当の先生が面接官で，とても優しかった。面接に特別な準備などは不要だと思った。良い病院なのでぜひ見学に行くべき。
⑤3日間の見学で脳神経外科のオペを3件と救急当直を見学。見学の自分にも色々させてくれる雰囲気でとても良かった。

JCHO 徳山中央病院（山口）
2020年
② 面接官3名，15～20分。志望理由。志望科。医師を目指した理由。見学で受けた印象。自分の長所と短所。部活について。
④ 研修担当の方が親身に対応してくれる。初期研修医専用の部屋があり，和気あいあいとしている印象。立地に関して，新幹線の徳山駅からは少し離れており病院までバスやタクシーが必要。
⑤ 初めに研修プログラムの説明があり，その後2～3の診療科を見学する。昼食は食堂で研修医と食べる。

2018年
② 面接官2名，10～15分。雰囲気は和やか。志望理由。志望科。学生生活で頑張ったこと（部活以外）。自分の長所と短所。長所の活かし方。受験状況。他院の良かったところ，悪かったところ。今後の人生設計。
④ 他の病院見学の感想を求められるが，参考にしたいだけとのことなので，正直に伝えていいと思う。
⑤5年生夏・冬・6年生春見学

2017年
② 面接官2名，30分。雰囲気は和やか。志望理由。学生時代に頑張ったこと。集団行動は得意か不得意か。自分の長所と短所。
④ 何度も見学に行っていたので，顔も覚えてもらっていた。
⑤4/下旬見学

四国地方

● 大学病院

① 筆記試験・その他 ② 面接試験 ③ 受験した場所，方法 ④ 受験後の感想・来年の受験生へのアドバイス ⑤ 見学・実習

徳島大学病院
2018年
② 面接官6名，10分。雰囲気は和やか。病院指定の願書の内容について。志望動機。志望科。理想の医師像。たすきがけで行きたい病院名。自己PR。
④ 圧迫する様子は一切なかった。落とす試験ではないので緊張せずに受けるといいと思う。
⑤5年生4/下旬・3/中旬見学

香川大学医学部附属病院
2022年
② 試験監督3名で質問の内容は志望動機のみ。実習等で話したことのある先生だったので和やかな雰囲気。
③ 病院からの指定により現地
④ なるべく早くから情報を集めたり見学に行ったりするべき
⑤ ポリクリとして実習。各科の特徴や雰囲気など見ることができた。

2018年
② 面接官2名，5分。志望理由。ポリクリで一番学んだこと。他

に受験する病院（答えなくても可）。
④ 香川大生は全員受かる位アットホームな雰囲気。
⑤5～6年生ポリクリ，スーポリ。希少疾患をメインに幅広い疾患が学べる。外科は研修医の間はあくまでも補助，見学といった印象。

2017年
② 面接官2名，5分。志望理由。医師を目指した理由。研修病院に望むこと。将来目指す医師像。志望科。
④ 終始和やかな雰囲気で面接はすぐ終わった。まず落ちないので，安心してよいと思う。筆記試験はないが，夏休みまでにメジャー，マイナーひと通り終わらせておくことをおすすめする。
⑤ ポリクリで実習。指導医が熱心。1年間まわって良い病院だと思った。

2014年
② 面接官2名，5分。雰囲気は和やか。志望理由。単願か併願か。志望科。最近の学習環境（場所，人数など）。
④ 志望理由，単願かどうか，志望する科はあるかは必ず聞かれるらしい。

① 筆記試験・その他　② 面接試験　③ 受験した場所，方法　④ 受験後の感想・来年の受験生へのアドバイス　⑤ 見学・実習

愛媛大学医学部附属病院

2020 年

① 記述：8 問，事前課題。右頸部腫瘤，薬剤性の嚥下困難，それぞれの OPQRST と原因，鑑別をどう行うか。

② 面接官 3 名，30 分。オンラインで実施。志望理由。将来の志望科とその理由。課題の出来。勉強の進行具合。

④ 例年は国試形式の五肢択一試験がある。自分は地域枠で出身大学でもあるので，特に穿った質問もなくリラックスして受けることができた。医学的知識については質問されなかった。

2017 年

① 五肢択一：50 問，60 分。国試形式。内科の問題がメイン。一部外科的な解剖知識問題あり。

② 面接官 3 名，5～15 分。志望理由。県内に残る意思があるか。志望科。

⑤ 熱意があり，研修内容も充実していそうだった。

2014 年

① 五肢択一：50 問，60 分。国試形式。内科・外科を中心に。マイナーはほとんどなし。国試より難。

② 面接官 3 名，5～10 分。国試の勉強は進んでいるか。どの科でどのようなことをしてみたいか。提出した希望コース・選択したい科の確認。

④ 今年は定員を増やしたらしい。試験日は 2 日間設けられているが，事情があれば別の日を設定してもらえる。筆記試験は 5 割できればよい方であるとのこと。面接は，試験というより，話を聞く（科の確認など）ために行っているようだ。分からない

ことがあれば，どの時点でも質問すれば答えてもらえる。

2013 年

① 五肢択一：50 問，60 分。内科の一般問題のみ。国試よりやや難。

② 面接官 3 名，5～10 分（外部生は長め）。雰囲気は穏やか。志望科とその理由。興味のある疾患（医学的知識を問われることはない）。

④ 筆記試験で合否をつけることはなく，現時点で半分くらい解ければよいとのこと。内科を中心に対策すればよいと思う。

高知大学医学部附属病院

2021 年

② 面接官 2 名，10 分。選択可能だったため現地で受験。興味のある分野。他の受験病院。

④ 圧迫等なく，自分の興味のあることの話や先生方の考えなどを話してくれた。無理のない範囲でできるだけたくさんの病院を受けておくのがいいと思う。

⑤ ポリクリ（1 年間）

2016 年

① 記述：2 問，50 分。それぞれ A4 2 枚，字数制限なし。先進各国に比べて受診率が低い我が国の子宮がん検診の受診率を上げるためにはどうすればよいか。来年度から施行される専門医制度の概要と期待していること。

② 面接官 2 名，10 分。希望する研修プログラム。将来選択したい科。

● 研修病院

① 筆記試験・その他　② 面接試験　③ 受験した場所，方法　④ 受験後の感想・来年の受験生へのアドバイス　⑤ 見学・実習

徳島県鳴門病院（徳島）

2017 年

② 面接官 3 名，10 分。医師を目指した理由。志望動機。

④ 一般的な面接とあまり変わりないと思う。きちんと自分の考えを持っていれば大丈夫。

⑤ 5/上旬見学

徳島県立中央病院（徳島）

2019 年

① 小論文：400～600 字，30 分。20 年後の医療と自分について。

② 面接官 4 名，15 分。自己 PR を 2～3 分で。チーム医療について。10 年後の自分について。履歴書の内容について。趣味。

④ 雰囲気は良くもなく悪くもなく。結構厳しめの返しをされることもあった。趣味については掘り下げて質問された。

⑤ 2/上旬・7/中旬見学

2017 年

① 小論文：600 字，30 分。10 年後の自分と地域医療について。

② 面接官 4 名（医師・看護師），15～20 分。雰囲気は穏やか。志望理由。小論文の内容について。結婚，出産，子育てとの両立について。研修に求めること。医師の過重労働について思うこと。チーム医療で大切なこと。趣味。

④ 小論文は少し時間が足りないと思う位だったので，あらかじめテーマになりそうなことについて考えをまとめておいた方がよい。雰囲気は話しやすい雰囲気だった。熱意を伝えれば大丈夫だと思う。小論文で書いた内容についてしっかり意見を伝えられるように考えておくべき。

⑤ 3/下旬見学，5/下旬実習（2 週間）。実習自体は研修医の業務等を知るという点で，とてもためになった。長期の実習をし，顔を覚えてもらうようにしたらよいと思う。

徳島市民病院（徳島）

2018 年

② 面接官 3 名，15～20 分。医学部に入学した理由。将来希望する

科。海外在住経験について。英語がどの位話せるか。部活について。

④ 病院見学時に手術場でも丁寧に教えてもらうことができ，将来外科を考えているのでその点が決め手となった。

⑤ 7/上旬見学

徳島赤十字病院（徳島）

2020 年

① 小論文：800～1,200 字以内，60 分。コロナウイルスの影響によりメールでの提出となった。厚生労働省の医師の研鑽についての資料を読んで思ったこと（医師の研鑽に係る労働時間に関する考え方）。

② 面接官 5 名，10～15 分。雰囲気は和やか。自己 PR。10 年後，20 年後について。理想の医師像。自分の短所とその解決策。第 1 志望かどうか。履歴書を見て留学について詳しく。日赤の研修医にいる部活の先輩から研修について何か聞いたか。

④ コロナウイルスの影響により，病院受験と自宅受験選択可能。病院で試験を受けるには県内に 2 週間滞在できることが条件だった。小論文は時間内にとりあえず 800 字書き終われば問題ない。面接で小論文の内容については聞かれない。病院見学に何日も行くことで先生方に名前を覚えてもらえる。なるべくたくさん行くべき。

⑤ 4 年生～5 年生 3 月春休み・5 年生夏休み・5 年生 1/末・6 年生 6/末見学。研修医の先生が回っている場合には研修医の先生について見学する。毎日 8：30 より全体カンファレンスがあり，それに参加することから始まる。カンファレンス終了後，前の席に座っている院長先生，副院長先生に挨拶する。研修医，指導医の先生方は優しく，質問にも答えてくれる。

2018 年

① 小論文：60 分。初期研修医が自主学習的に行う早朝採血などの行為に対して時間外手当は支払われるべきか。具体例を挙げて述べよ。働き方改革について。

② 面接官 5 名（院長・副院長・産婦人科部長・看護師長・事務長），

| ① 筆記試験・その他　② 面接試験　③ 受験した場所，方法　④ 受験後の感想・来年の受験生へのアドバイス　⑤ 見学・実習 |

10〜15分。雰囲気は和やか。自己PR終了後，面接官が1人ずつ質問。数十年後，どんな医師になっていたいか。当院で働く上で不安なことはあるか。部活で学んだこと。医師を志した理由。臨床実習で患者とのコミュニケーションで気を付けたこと。何か要望はあるか。徳島の病院でしか経験できないことは何か，逆に徳島ではできないことは何か。

④ 9：00〜10：00が小論文，10：15頃から名前順に面接が行われる。一番最後で2時間ほど待ったが，面接冒頭で院長が，「長いことお待たせしてごめんね」と気遣ってくれた。また，「今朝技師長があなたに挨拶してもらったと感激していましたよ」と話されたので，試験以外の普段の行動から引き締めるべきだと思った。面接は履歴書や，見学・実習での態度を記録した資料を見ながら質問された。見学に2回以上行くか，実習を通して顔を覚えてもらっておくと安心。7月初旬の説明会では小論文のテーマがリークされたり，1人5分程のプレ面接のようなものがあったりするので絶対に行っておいた方がよい。本番では緊張する必要がない位先生方が優しいので，安心していくといい。挨拶はぬかりなくするように。小論文の内容はほとんど関係なく，400字2枚半以上書けばよいとか。徳島大生が多いので，他大出身の場合は合格しやすいと思う。

⑤ 5年生7月見学，5年生4/下旬・6年生6/上旬実習（各2週間）。研修医と同じワインレッドのスクラブを着て活動する。PHSの貸出しあり。朝の医師全体ミーティングから各種セミナーまで参加できるので，実際に働くイメージがつかみやすい。朝のパンとコーヒーの支給が嬉しい。昼食は診療科の先生方や研修医と共にとることが多い。

2017年

① 小論文：800字，60分。総合診療医と臓器別専門医が救急医療で果たす各々の役割について論じよ。

② 面接官5名（医師・看護師），10分。雰囲気は穏やか。自己PR。目指す医師像。部活で頑張ったこと。実習時，患者とのコミュニケーションで困ったこととそれにどう対処したか。

④ 自己PRは予めよく考えておくこと。行きたい病院にはしっかり見学，実習に行ってアピールすることが大切。

⑤ 3月・5月・8月見学。大学の学外実習期間を利用して行った。短い間だったが毎日通うことで病院の雰囲気や実際に働くイメージがつかめた。

香川県立中央病院（香川）

2022年

① 小論文（事前提出）：「理想の医師像」

② 基本的な質問ばかりだった。志望理由や志望科についてなど。面接の雰囲気はとてもよかった。

③ 病院からの指定により現地

④ なるべく多く見学に行って先生に顔を覚えてもらいましょう。

⑤ 初期研修については3次救急まで経験できるのが魅力。初期研修医で外科志望でない人が外科志望に変わるくらい外科はよいらしい。しかし外科のカンファレンスは少し緊張感があった。

2021年

① 小論文：800字以内，事前提出。私の目指す医師像。

② 面接官5（院長・副院長・研修プログラム責任者・看護部長・事務長），15分。雰囲気は和やか。志望理由。興味のある診療科。将来香川県で働く予定はあるか。基礎医学で興味を持った科目。逆に苦手な基礎医学の科目。中高大の部活について。部長を務めた経験はあるか。部活でチームで戦うという場面はあるか。自分の長所と短所。コロナ禍で実習は十分できたか。実習で患者さんと接する機会は十分あったか。香川県内で他に実習した病院，またその病院と当院を比較しての感想。3年目の進路。

④ 面接では先生方のリアクションが大きく，話しやすい雰囲気を作ってくれる。大きな声でハキハキ笑顔で話すことだけ意識した。

⑤ 6年生5/上旬。救急を1日見学したが，患者が多く忙しそうな印象だった。5年生1月実習（3週間）。教育熱心な先生方が多

い。大学よりコロナの制限が緩く，様々なことを経験させてもらえた。

2020年

① 小論文：800字以内，事前提出。私の目指す医師像。

② 面接官5名。志望動機。医師を目指した理由。志望科。最近のニュースで気になること。どうして一度仕事をやめて医者を志望したのか。

④ 香川県で初期研修を考えるならここか高松日赤の二択になると思う。どちらが自分に合っているのかを考えて面接に臨むと話しやすいと思う。コの字型のテーブルに病院側の人が座っており，受験者を囲むような配置だった。圧迫ということもなく，淡々と質問され，それに一つ一つ答えていく。いわゆる地方の病院なので人数を確保したいと考えているようだった。提出書類が少ないのもそのせいかと思われる。事務の方も含めて全体的に対応は丁寧。

⑤ 午前は小児科，午後は産婦人科を見学した。

2018年

① 小論文：800字以内，事前提出。理想の医師像。

② 面接官5名，15分。志望動機。事前提出の小論文の内容について。趣味。特技。息抜きの方法。

④ すごく話しやすい雰囲気なので緊張せずに臨める。よくある質問ばかりなので，自分が伝えたいことを前もって準備しておくことが大切。毎年フルマッチしないので，そこまで気負わずとも大丈夫。

⑤ 5/上旬・6/上旬見学

2017年

① 小論文：800字，事前提出。理想の医師像。

② 面接官6〜7名，10〜15分。雰囲気は和やか。志望動機。志望科。事前提出の小論文の内容について。自分の性格。地域医療について。新専門医制度について。部活について。ストレスに強いかどうか。

④ 事前に小論文を書くので試験が楽。面接も自分の時間に行けばよいので，待たなくてよい。

⑤ 4年生春・6年生春見学

2015年

① 小論文：800字，事前提出。目指す医師像。

② 面接官9名（院長・副院長・看護部長・研修長・救急科長・事務課長他），20分。志望理由。研修プログラムの感想。医師を目指す理由。将来希望する科。研修での救急科についての考え。部活について。体力に自信があるか。落ち込んだときの解消法。最後に，自己PR。

④ あらゆる職種の責任者が勢ぞろいしていて，緊張した。「当院での研修は体力的にかなりハード」ということを強調され，研修をやり遂げるだけの体力と精神力を求められているように感じた。香川の市中病院としては最大規模で，救急に力を入れているため，体力に自信のある人には適した環境だと思う。

済生会今治病院（香川）

2019年

① 小論文：事前提出。初期臨床研修に対する期待，そして目指すもの。

② 面接官5名，10分。雰囲気は穏やか。働く上で合わない人は必ずいると思うが，その場合どうするか。人と関係を築いていく上で心がけていること。実習で最も心に残っている質問。

④ 面接で医学的知識を問われることはなかった。見学時に話した趣味について多く聞かれたので，準備はそこまで必要ないと感じた。

⑤ 7/中旬見学

四国こどもとおとなの医療センター（香川）

2021年

① 小論文：理想の医師像。

② 面接官2名，受験者7名，15分。選択可能だったためリモート

① 筆記試験・その他　② 面接試験　③ 受験した場所，方法　④ 受験後の感想・来年の受験生へのアドバイス　⑤ 見学・実習

で受験。優しくて和やかな雰囲気。志望科とその理由。
④ 病院見学からマッチングを受けて登録までと，長い期間の就活。自分の考え方も変わってくるので，少しでも興味があると思ったら見学に行ってできるだけ試験も受けて選択肢を増やすのがいいと思う。
⑤ 6/下旬見学，実習。研修医の方と話すことができた。

高松赤十字病院（香川）

2020 年

① 小論文：800 字，事前提出。あなたは A 病院の内科医師である。75 歳の男性が間質性肺炎の急性増悪で入院し，受け持ちとなった。入院後，血中酸素飽和度は次第に悪化し，人工呼吸器装着を必要とするほどになった。この時，全国特に首都圏で新型コロナウイルス感染が大流行しており，A 病院の院内規定では面会を原則中止としている。患者の一人娘が埼玉県に居住しており，患者が自らの判断で娘に来院を要請し，現在，娘が A 病院の総合受付に来てしまっている。さて，あなたはどう対応するか。
② 面接官 6 名，20 分。オンラインで実施。志望理由。病院見学での思い出。他の受験病院。第 1 志望であるか。大学生活で頑張ったこと。目指す医師像。集団の中での自分の役割。
④ 小論文も例年会場で行われるが，今年はオンライン試験であったため，Word での事前提出となった。一般的な面接の対策（自分らしさを出す，分かりやすく伝える）をしておけば特に問題なかった。小論文は豆知識というよりは医師としての素質や常識が問われるような傾向。
⑤ 6 生 6 月見学。救急外来ではコロナの影響かほとんど患者さんが来なかったが，研修医の先生のファーストタッチ，動脈採血を見学できた。空き時間には研修医の先生がこの病院を選んだ理由や研修で困っていることを聞くことができた。

2018 年

① 小論文：800 字，60 分。書面を残してはいないが，かねてから人工呼吸器や延命処置を断っていた患者が，延命が必要な状態になったらどうすべきか。
② 面接官 6 名，15 分。志望理由（最大の理由を 1 つにしぼって）。志望科。チーム医療に最も大切なこと。学生時代に頑張ったこと。留年した理由。
③ 院長はとても穏やかで話しやすい。他の先生は皆真面目な雰囲気。オーソドックスな質問が多いので，予め対策しておくとよいと思う。
⑤ 6/中旬・7 月・8 月見学，7/初旬実習（5 日間）。血液内科で実習した。どの先生方も真面目で親身になって教えてくれた。非常に多くのことを学ぶことができた。

愛媛県立中央病院（愛媛）

2022 年

① 選択肢：国試レベルの問題。
　小論文：「働き方改革と研修医について」（800 字）
　両方あわせて 60 分
② 面接官 4 人【時間】約 10 分【内容】初めに 2 分間の自己紹介をする。将来の志望する診療科や，趣味特技のことを質問される【雰囲気・感想】優しい雰囲気だった。
③ 病院からの指定により現地
④ 筆記試験は時間をしっかり確認することが大切。
⑤ 5 月に 1 か月間の実習。実習で回る科の研修医と話すことができて，病院の雰囲気や制度など詳しく知ることができた。

2021 年

① 計 60 分。
　五肢択一：15 問。必修の臨床問題から何問か出題。マイナー科も含む。公衆衛生の出題はない。国試レベル。
　小論文：800 字以内。命の選別についての自分の考え。
② 面接官 4 名，10 分。最初 2 分間で自己紹介。時間を測られたりはしなかった。各面接官で質問される。部活で部の意見がぶつかった時どうしたか。志望科に行きたいと思うようになったきっかけ。医師になろうと思った

きっかけ。もう 1 つ受ける病院と当院のどちらを優先するつもりか。
④ 全体的にぜひ県立中央病院に来てほしいという雰囲気があり，先生方も優しく質問してくれた。履歴書の内容について答えられる＋基本的な質問内容を考えておけば大丈夫。控室では友達と話したり，自由に過ごせた。先に終わった人の情報も聞けた。履歴書を送った順に面接される。比較的，県内志望から焦らなくて大丈夫と思う。自分の志望科があるか，病院全体の規模・雰囲気，研修医の数，救急医療などで自分の理想の病院を探してみるといいと思う。
⑤ 5 年生 8/下旬・12/下旬見学。興味のある科が変わったため，2 回行った。病院全体や先生方の雰囲気，研修医がどのように働いているのかを知ることができた。研修医の先生と話す機会を設けてもらった。6 年生 5/中旬実習（平日 10 日間）。ポリクリの実習で行った。放射線科では急性腹症の CT 画像を多く見せてもらい大変勉強になった。

2017 年

① 計 60 分。
　五肢択一：25 問。国試形式。
　小論文：800 字。
② 面接官 6 名，10 分。目指す医師像。部活について。患者と接する上で大切にしていること。出身校について。併願病院。
④ 全体的に優しい。
⑤ 7/下旬見学，6/上旬実習（2 週間）。施設が整っており，症例数も多く良い病院だった。

2015 年

① 計 60 分。
　五肢択一：15 問。国試形式（一般問題と臨床問題）。消化器分野が多い。
　小論文：800 字。医療事故を防ぐための努力にはどんなことがあるか。
② 面接官 4 名（室内には他に事務の方が 2 名），10 分。最初に 2 分間の自己紹介。医師を志した理由。3 年目以降に残っていること，心掛けていたこと。親の職業。3 年目以降の予定。部活動・委員会（中学～大学）。大学で特徴的なカリキュラムとその詳しい内容。併願病院。
④ 先生方の手元に提出済みの履歴書はよく読み込まれた感じで，この病院での研修への意欲についてかなり詳しく聞かれる。そのため，履歴書の提出時には，自分の考えをしっかりと記入したほうがいいと感じた。面接室はそう広くはなく，面接官との距離が近い。病院見学時の様子を，科の先生から面接官に伝えられているので，見学の際の態度も重要かもしれない。

西条中央病院（愛媛）

2017 年

② 面接官 4 名，10 分。雰囲気は和やか。志望動機。
⑤ 5 年生 7 月見学，6 年生 7 月実習。指導にとても熱い先生が多い。

済生会松山病院（愛媛）

2017 年

① 小論文：A4 1 枚，30 分。ストレス発散法について。
② 面接官 6 名，10 分。志望理由。小論文の内容について。研修終了後の進路。見学やセミナーで印象に残っていること。
④ 見学やセミナーに積極的に参加することで，面接の内容もアットホームな雰囲気になる。
⑤ 3/下旬・8/中旬見学

市立宇和島病院（愛媛）

2017 年

① 小論文：400～800 字。プライマリヘルスケアについて。地域医療について。
② 面接官 6～7 名，10～15 分。志望動機。自分の長所と短所。3 年目以降の進路。最近になったニュース。小論文の内容について。医師にとってのリーダーシップとは。上司と意見が食い

① 筆記試験・その他　② 面接試験　③ 受験した場所，方法　④ 受験後の感想・来年の受験生へのアドバイス　⑤ 見学・実習

違ったらどうするか。
④ 面接では毎年同じようなことを聞かれる。
⑤ 上旬・7/下旬見学

住友別子病院（愛媛）

2021年

② 面接官3名，20分。病院からの指定によりリモートで受験。再受験のため，今までの経歴。研修後のプラン。病院でどのような仕事をしたいか。
④ 見学時に挨拶をしている先生と職員さんばかりで，終始和やかに終わった。自分の医師としてのキャリアを尊重することを強調してもらって，この病院に入りたいと強く思った。見学はいろんな病院に行って選ぶ基準を自分の中で確立し，それぞれの研修内容が自分のキャリアと合っているかを真剣に考えるべきだと思う。地元の大病院だから，好きな先輩に誘われたから，などの理由で選ぶのは個人的にはおすすめしない。面接も回数を重ねるほど上達するので，複数受けた方がいいと思う。
⑤ 5年生春・夏見学。小さい病院ではあるものの，マイナー科が充実していると感じた。

2017年

① 小論文：A4 1枚，60分。地域医療の役割。
② 面接官3名，受験者3名，15～30分。志望動機。自己アピール。目指す医師像。自分が長けていると思う点。今までで一番苦労したこととその克服法。
④ 増設して設備が整ったことにより，倍率が約3倍になったとのこと。
⑤ 6月・3月見学

松山赤十字病院（愛媛）

2022年

① 小論文：働き方改革の中でどんな研修を望むか
② 面接官7名，1人10分ほど。志望理由，印象に残っている症例，研修後の進路，長所。面接官の方は笑ってくれて，優しい雰囲気。
③ 病院からの指定により現地
④ 病院ごとの傾向を調べて対策することが大切です。
⑤ 10月に見学。先生方がやさしかった。

2021年

① 小論文：800字。
② 面接官7名，5～10分。雰囲気は和やか。志望理由。志望科。
④ 気楽に行くように。
⑤ 5/下旬（2週間）。内科で実習。研修医，指導医みなさん親切だった。研修医と話す時間もあり，給料など色々聞いた。

2017年

① 小論文：800字，60分。医師のプロフェッショナリズムについて思うこと。
② 面接官6～7名，7～10分。雰囲気は穏やか。志望理由。志望科とその理由。当院の良い点。第1志望か。併願病院。部活について。履歴書の内容について。
④ 質問内容は一般的によく聞かれることで，医学的なことは聞かれなかった。面接時間が短めなので，履歴書を丁寧に書くことが大切だと思う。

2012年

① 小論文：2,000字，60分。チーム医療についての自分の考えと，それを踏まえてどのような研修生活を送ったらよいか。
② 面接官6名，10分。雰囲気は和やか。志望理由。併願病院。第1志望。志望科。どのような研修生活を送りたいか。自分の高校・大学の印象。部活について。
④ 西日本出身者で，研修から地元に帰りたいと希望している人にはよいと思う。特に，募集人数10名と少ないわりにオペの数が多いため，たくさんの症例を経験できそうなので，外科志望の人によさそう。

HITO病院（愛媛）

2018年

① 適性検査。
② 面接官2名（院長他），20分。当院の研修医はどうか。自分の長所と短所。研修プログラムに求めるもの。
④ 院長先生とほぼマンツーマンな感じだったが，とてもフレンドリーなので緊張せずリラックスして臨めばいいと思う。病院全体がフレンドリーな雰囲気。研修内容も充実していると思う。見学をおすすめする。
⑤ 5年生夏休み・6年生5月・夏休み見学，5年生4月実習。循環器内科での実習でお世話になった。医師は2名，外来，カテ，病棟で色々と教えてもらった。非常に熱心な先生でとても勉強になった。他の科の先生方にもよくしてもらった。

2017年

① 適性検査。15分。
② 面接官2名（院長他），10分。実習の感想。将来の希望。
④ 院長先生が気さくに話しかけてくれた。選考日は実習中に設定してもらえた。
⑤ 実習。自由度が高く毎日色々な体験ができた。研修医の話をたくさん聞けた。

あき総合病院（高知）

2020年

② 面接官3名，15～20分。志望理由。志望科とその理由。自分の長所と短所。部活動で学んだこと。
④ 特に厳しく突っ込まれることもなく，優しかった。
⑤ 7/上旬見学，5年生外部実習。研修医，指導医の先生ともに丁寧に指導してくれた。研修医の先生方と色々と話をしてくれた。

高知医療センター（高知）

2021年

① 小論文：800字，事前提出。10年後の私の医師像。
② 面接官4名，15分。病院からの指定によりリモートで受験。病院を選んだ理由。なぜ高知に戻りたいか。実習の感想。部活の経験を仕事にどう活かすか。
④ 早めに病院見学などした方がよい。面接の日程などの計画も早めに立てるといいと思う。
⑤ 6/下旬実習（5日間）。研修医の先生方とも上級医の先生方ともたくさん話す機会があり，チームの一員として接してもらえて大変勉強になった。コロナの影響で見学は受け付けていなかった。

2020年

① 小論文：1,000字以内，事前提出。10年後の私の医師像。
② 面接官4名，15分。志望理由。高知県の地域枠の医師として大切にしたいこと。小論文の内容について。他の受験病院。自己PR。医療センターに質問したいこと。
④ 例年は面接前に60分で書いていた小論文は，今年はコロナの影響で事前提出に変更。面接は浪人生にもとても優しいと思った。

2019年

① 小論文：1,000字まで，60分。10年後の私の医師像。
② 面接官4～5名，15分。雰囲気は穏やか。志望動機。志望科。高知を選んだ理由。留学希望の有無。実習で感じたこと。小論文の内容について。看護師とうまくやっていく方法。他に受ける病院。当院の悪いところ。
④ 小論文は毎年同じテーマなのでしっかり準備しておくこと。面接は話しやすかった。医学的知識を問われることはなかった。
⑤ 6/上旬見学，4月実習（2週間）。様々な手技を体験できた。面接で実習のことを聞かれる。その科を選んだ理由や感想。

高知県高知市病院企業団立高知医療センター（高知）

2022年

① 小論文（事前提出）：『10年後の医師像（1,000字）』

① 筆記試験・その他　② 面接試験　③ 受験した場所，方法　④ 受験後の感想・来年の受験生へのアドバイス　⑤ 見学・実習

② 面接官3名で15分程度。先生は優しく，こちらの言ったことをまとめて肯定してくれる。一般的なことが多かったが，医療関係のニュースについて聞かれた。
③ 病院からの指定により現地
④ 身だしなみ，言葉遣いに気をつけましょう。
⑤ 研修医同士の仲が良さそうだった。

高知赤十字病院（高知）

2022年

① 小論文：「高知におけるコロナの現状と課題」800字程度で，1時間
② 先生4名，事務の方1名に対して受験者1名ずつ。時間は15分から20分【内容】3年目以降志望する科で働くか・他病院の実習や見学を踏まえた本院の評価・大学在学中について（部活動で大変だったこと，良かったこと，研究活動について）・小論文について（自分の書いたことをより深めてくる質問等，コロナを収束するには）・3年目以降もずっと残るのか・県内の研修病院でどこを出したのか，なぜそこには出さなかったのか・医師を志したきっかけ・本院について知っていること【雰囲気・感想】面接官はみんな優しくて，笑いが結構あった。質問の内容は一般的なことで，履歴書を丁寧に書いておけば対応できる。変化球の質問をして対応できるかを見ているというよりか，それぞれが興味のあることを聞いてくるというイメージ。
③ 病院からの指定により現地
④ 採用試験全体はごくごく一般的なことだと思うので，対策自体は標準的なものでいいかなと思います。履歴書は在学中のことや，性格，アピールポイント，趣味など書く欄があり，これを元に質問されるあろう印象です。ネタは多い方がいいのかなという印象です。小論文のテーマは当日発表で，後半の試験日程になると同じテーマが出てくることもあるので，小論文対策ができるという点では後半の日程の方が有利な気がします。
⑤ 5年次8月，6年次6月に見学。研修医の先生には面接で聞かれることなどを教えてくれた。上級医の先生やコメディカルの方々は優しく教えてくださった。6年次7月，3週間の実習。研修医の先生方には研修に関する様々な情報を教えてくださった。（病院選んだ理由，採用試験について）救急，麻酔科の先生方は非常に丁寧にご指導いただいたことが印象的だった。見学メール，お礼メールは書き方から調べた。基本的なマナーは守れるようにした。特に見学や実習前にはその科の国試の内容は何を聞かれても答えられるようにした。研修医の先生方がどんな仕事をしているか，何時くらいにきて何時くらいに帰宅するのかはそれとなく聞いた。

2019年

① 小論文：1,000字，60分。臨床医になって実践したいこと。
② 面接官2名，10分。自分の性格。自己アピール。志望理由。将来希望する科。小論文の内容について。
④ 小論文は前年までとテーマが異なっており焦った。面接官が優しかったのでのびのびと話すことができた。
⑤ 7/上旬見学，4/中旬実習。病院の雰囲気が分かった。

近森病院（高知）

2022年

① 小論文（事前提出）：人間としての死とは
② 面接官5名，時間は20分程度（20分前集合）。雰囲気はとてもよい，質問は事前に提出した書類や小論文について，出身地についてなど。書かれていることや本人が話したことについて深掘りして聞いてくるイメージ。
③ どちらか選べたので現地を選択
④ 早めに仕上げることを心がけたら気持ちが楽です。
⑤ 5年冬，6年夏に見学。コメディカルや各科の先生方の雰囲気がよく働きやすい職場だと感じた。4月，5月で3週間実習。先生方が教育熱心，麻酔科は色んなことを実際に経験できる。あまりiPadなどを持ち歩きすぎないように気をつけた。コメディカルの方々がどのように接してくださるかに着目した。

2021年

① 小論文：800字以内，事前提出。人間としての死とは。
② 面接官5名，15分。選択可能だったため現地で受験。志望理由。研修医になってしたいこと。出身地。自分の長所と短所。部活について。アルバイトについて。他の受験病院。他病院での実習とどう違ったか。実習でここをもっとこうした方がいいという改善点。学校の成績。チーム医療における医師の役割。自粛期間で得たこと。小論文について。
④ 距離が近かった。頷いて話を聞いてくれる。面接は優しいので落ち着いていけば大丈夫。ただ，練習はした方がいい。
⑤ 7/上旬実習（2週間）。研修医について回るスタイルで非常に学ぶことが多い。当直もできる。

2020年

① 小論文：800字以内，事前提出。人間としての死について。
② 面接官5名（院長・初期研修担当医・統括看護部長他），10分。雰囲気は和やか。履歴書や小論文に書いている内容について。
④ 高齢者医療についての質問が多かった。例えば高齢者医療で一番大事なのは何か。など。院長が力を入れており，語る場面が多かった。
⑤ 4年生夏見学。三次救急まで行っており様々な患者が来ていた。ドクターヘリが来た際には先生と一緒に行くなど学生にも関わらせてくれた。

2019年

① 小論文：800字以内，事前提出。人間としての死とは。
② 面接官5名，15分。雰囲気は穏やか。志望動機。志望科。学校の成績。自分の長所と短所。リラックス方法。部活で得たもの。近森病院でしたいこと。
④ 小論文のテーマは毎年同じ。病院独自の書式の履歴書で，書く欄がかなり多い。しっかり考えて書くように。面接は質問内容も易しく特に困ったことはない。
⑤ 6月見学，5/下旬実習（5日間）。救急科で実習。

幡多けんみん病院（高知）

2022年

② 面接官3名（副院長，院長，研修医担当の先生）【時間】約10〜15分【内容】出身について・資格をたくさんとっているが，資格のそれぞれの楽しさや得たもの・幡多けんみんでどのような研修をしたいか（研修医担当の先生）大学生活で失敗したこと，またそれに対してどう対処したか・部活は何か，また部活でさまざまな方向性の人たちをどうまとめていったか（副院長先生）ここ最近気になるニュースは何か・幡多が第一志望かどうか・長所と短所【雰囲気・感想】終始和やかな雰囲気
③ 病院からの指定により現地
④ 学力による選考というよりはむしろ2年間をみんなと協力して過ごせる人材を探している印象。とにかく実習に行って顔を売って，ここに就職したいというアピールをし続けることが重要。
⑤ 5月23日〜6月3日で実習。基本的に研修医の先生について動く。研修医の先生が実際に面接で聞かれたことや，対策したことを教えてくれた。運が良ければ研修医担当の先生や院長先生にも取り次いでくれるため，積極的に研修医と関わっていくことがマッチングを有利に進める上でも最重要項目だと思われる。外科は「外科志望」と伝えるとカメラ持ちや簡単な腹腔鏡操作，縫合など様々なことに挑戦させていただける。また，その話が院長先生にも伝わるようなので，当たり前ではあるが実習を真面目に取り組むこともマッチングを有利に進める上では重要。良くも悪くも中規模病院で医局も全科の先生がいるため，常に誰かに見られているという意識で実習を行う必要がある。また，学生の控え室や研修ルームはないため，その点を重視する人は不向き。

2019年

② 面接官3名，10〜15分。志望理由。医師を目指した理由。将来上級医になった時，研修医の指導で意識したこと。部活につ

① 筆記試験・その他	② 面接試験	③ 受験した場所，方法	④ 受験後の感想・来年の受験生へのアドバイス	⑤ 見学・実習

いて。大学生活について。
④特に緊張するような要素もなく，終始穏やかに雑談を交えながら行われた。面接会場の病院は高知市内から2時間半以上かかるので，遅刻にだけは注意した。実習に行っていれば特に心配することはないと思う。
⑤5月実習（1週間）。研修医の指導のもと，胃管の挿入など多くの手技を体験させてもらい勉強になった。

細木病院（高知）
2019 年
①小論文：800 字，45 分。高知県の今後の医療について。

②面接官3名（院長他），15分。学生時代の部活について。今後の医師としてのキャリア形成。
④主に院長が質問する。なぜ経験をたくさん積める大病院ではないのか，など鋭い質問もあった。
⑤6/上旬見学，5/下旬実習（5日間）。内科にて。病院の雰囲気やコメディカルスタッフとの距離感など好感がもてた。

九州地方

● 大学病院

① 筆記試験・その他	② 面接試験	③ 受験した場所，方法	④ 受験後の感想・来年の受験生へのアドバイス	⑤ 見学・実習

九州大学病院
2021 年
①五肢択一：50 問，60 分。国試と同じマークシート形式。国試レベル。国試過去問の改var編。公衆衛生以外全範囲から出題。年数は古いものが多い気がした。
②面接官2名，受験生5名，25～30分。志望理由。さらに具体的に志望理由を述べる。学生時代に力を入れていたこと。研修では将来の診療科に関わらず科を回らないといけないが，それについてどう思うか。現在行きたい科とその理由。コロナの状況下で実習など制限されることも多かったと思うが，できなかったこととそれについて思ったこと。
④受験者が簡単に自己紹介し，1つ目の質問に対して左の座席の人（受験番号が若い方）から順番に回答，2つ目の質問に対して右の座席の人から順番に回答を求められた。面接官の先生方は中堅の先生でとても優しく和やかな雰囲気だった。うまく話せなくても頷いてくれている印象だった。マッチング試験の日程を考えて十分に対策すること。特に第1志望はいくつか面接を経験してからが望ましい。毎年面接で聞かれていることはまとめておくことが大事だと思う。九州大学のマッチングはテストの点数でたすき掛けの協力病院先が決まる。
⑤8/中旬見学

2020 年
①五肢択一：50 問，60 分。福岡県外の受験者はリモート受験。国試レベル。公衆衛生以外全範囲から出題。
②面接官2名，受験生4～5名，25～30分。現地受験かオンライン受験を選択可能。雰囲気は和やか。志望理由。医師を目指したきっかけ。九大病院で研修をしたい理由。自分の強み。将来進みたい科。理想の医師像。学生時代に頑張ったこと。研修で何を身に付けたいか。
④受験者に県外出身者が多い印象。大学側も県外出身者の受け入れは寛容な印象。国家試験の勉強をしっかりしていれば筆記には対応できる。面接では他の人が話している間に話す内容を整理する時間もあったので，しっかり対策できたと思う。質問の内容はオーソドックスなので，時事対策など特別な準備は必要ないだろう。たすき掛けプログラムでは筆記試験の順位により外病院が決まるので，行きたい病院がある人は筆記試験の対策を頑張るように。受験者数は100名程。
⑤5年生8月（1日）外来見学と先生方とのお話がメインで，勤務体制など様々なことを聞くことができた。

2018 年
①五肢択一：50 問，60 分。国試の必修問題レベル。ほとんどは一般問題。
②面接官2名，5～10分。雰囲気は和やか。履歴書の内容について。医師を志した理由。志望科。学生時代に頑張ったこと。どのような研修にしたいか。研修後の進路。部活で学んだこと。

課外活動について。今後の高齢化について。趣味。
④多くの学生を面接しなければいけないので，基本時間は5分である。面接は採用にあまり関係なさそう。履歴書の内容は突っ込まれるので面接前にもう一度確認しておくこと。ボランティアや部活について深く聞かれた。筆記試験の過去問を九大生から入手できるとよい。外・中プログラムが毎年人気。
⑤5年生夏見学。忙しそうなので，メール連絡等あまり円滑にいかなかった。返事がかえってこない時は電話するとよい。

2017 年
①五肢択一：50 問，60 分。国試の必修よりやや難。マイナーも出題。
②面接官2名，10分。志望理由。将来の進路。自己アピール。
⑤6/上旬見学

2016 年
①五肢択一：50 問，60 分。国試の必修・一般問題レベル。公衆衛生はなし。
②面接官2～3名，5分。雰囲気は和やか。志望理由。志望科。研修で学びたいこと。目指す医師像。部活について。
④筆記試験については，事前に出身大学の人に頼めば過去問題が手に入ると思う，活用するとよい。面接での点数等はつけておらず，筆記試験の成績を基準に順位をつけていくとのこと。そのため，あまり面接は重視していない。履歴書を提出した順番に受験番号が決まるので，早めに提出した方が待ち時間が少なくなる。面接の待ち時間に時間をつぶせるものがあった方がよかった。

久留米大学病院
2022 年
②面接官2名【時間】10 分【質問】なぜ久留米大学が良いと思ったのか。病院としてどのような点が魅力的であったか・将来なりたい診療科について・履歴書の内容から・学生と研修医の違いは何か・学生時代に頑張ったこと・働き方改革についてどう思うか・長所と短所
③どちらか選べたので現地を選択
④勉学との並行が大変なのでなるべく早めに対策するようにしてください。
⑤ポリクリとして実習。各科の特徴や雰囲気など見ることができた。

2021 年
②面接官2名，10分。選択可能だったためリモートで受験。雰囲気は和やか。当院を選んだ理由。ポリクリで回ってどうだったか。久留米大への印象。学生時代に打ち込んでいること。6年間の学生生活どうだったか。現在の医療の問題は何か。あなたが当院でどの様に役立つか。
④Zoom 面接に慣れていなかったのか，病院側がずっとミュー

① 筆記試験・その他　② 面接試験　③ 受験した場所，方法　④ 受験後の感想・来年の受験生へのアドバイス　⑤ 見学・実習

トになっており，そのせいか自己紹介をすっ飛ばされそうになったので自ら名乗った。友達はたくさん受験していたので練習に付き合い，自分は自大学だけなのでその付き合いだけで乗り切った。ポリクリ回って雰囲気が良かったら自大学という選択肢もありだと思う。
⑤ 自大学のため 1 年間お世話になった。

2019 年
① 小論文：40 分。3 つのテーマから 1 つ選択。1) 10 年後にどのような医師になっているか，2) チーム医療について，3) 安楽死について。
② 面接官 2 名，10 分。雰囲気は和やか。久留米を希望した理由。興味のある科。ストレス発散方法。
④ 先生方は終始笑顔で質問し，話を聞いてくれた。直前に『ハローマッチング』を読んでいたところ，「10 年後の私について思うことを述べよ」の問題がまさに本番で出たので，すごく落ち着いて小論文を書くことができた。面接対策編も直前に目を通したのだが，読んでいて気持ちが落ち着き，本番は平常心に近い気持ちで受け答えができた。

2018 年
① 小論文：400 字，60 分。医師に必要なもの。
② 面接官 2 名，15 分。志望動機。将来希望する科。休日の過ごし方。
④ とてもゆるい雰囲気なので緊張しないように。対策は特に必要ないと思う。

2017 年
① 五肢択一：20 問，30 分。国試過去 5 年分の問題から簡単な問題。
小論文：800 字，40 分。あなたが思うチーム医療，「病気を診ずして病人を診よ」についてなど，3 つの中から選んで解答。
② 面接官 2～3 名，10 分。雰囲気は和やか。志望動機。志望科。併願病院。部活で頑張ったこと。出産などで休業することがあった場合，どんなことを心がければ復職へのやる気が出ると思うか。
④ 小論文は今年から導入。専門的な知識というよりは，人間性を見るための内容が中心なのかなと感じた。定員割れしているので切実に来てほしい感じだった。今年は面接の部屋が 6 つあった。
⑤ 3/下旬見学および実習。救急は大学病院ながら様々な手技をさせてもらえるようで，魅力的に感じた。小児科は早朝の CR に参加するかどうかも選べる。雰囲気が分かるので特に小児科希望の人は行ってみるとよい。

2013 年
① 五肢択一：30 問，60 分。近年の国試過去問。公衆衛生を除き，ほぼ全範囲より出題。臨床問題のみ。国試と同レベル。
② 面接官 2 名，5 分。雰囲気は和やか。志望理由。どのような医師になりたいか。自分の性格について。趣味・特技。部活について。医師の偏在について。へき地医療について。
④ 筆記試験も面接も予想から大きく外れることはなく，説明どおり。面接官の手元に質問事項の書いてある資料があるらしく，その中からランダムに質問しているようだった。先生方は優しく，好印象。

産業医科大学病院

2019 年
① 小論文：制限なし，60 分。医師の臨床能力とは。
② 面接官 3 名，10 分。雰囲気は和やか。産業医とは。入局先は。

2016 年
① 小論文：1,000 字，60 分。医師としてのプロフェッショナルとは何か。
② 面接官 3 名，10～15 分。雰囲気は和やか。志望理由。志望科。志望する科と産業医学をどのように結びつけるか。産業医としての活動について。他の受験病院について。部活動について。心不全に関する症例問題。

④ 医学的知識を問う質問は，どのような検査を行うかなどの基本的な内容。研修中に産業医学にどのように取り組みたいと考えるかよく詳しく聞いてくるので，事前によく考えておくとよい。中には答えにくい質問もあるかもしれないが，1 つ 1 つ丁寧に答えることが大切だと思う。

福岡大学病院

2022 年
① 小論文（事前提出）：「臨床研修においてあなたが重要と考えている点について，知識と経験の関係性を踏まえて述べよ」（400 字）
②【人数】面接官 3 名，受験者 10 名【面接時間】30 分【質問】自己 PR と当院を選んだ理由・将来の志望科・医師に必要な資質【雰囲気・感想】終始和やかな雰囲気で面接官の方は一人一人の答えにフォローして反応してくださっている印象だった。
③ 病院からの指定によりリモート
④ ある程度事前に自分の言葉で答えを用意していた方がよい。
⑤ 実習。研修医の先生方や指導医の先生方に病院のことを教えてもらったり手厚い指導を受けられたりした。研修医が行える業務や処置の範囲に注目した。

2018 年
① 小論文：400 字以内，事前提出。臨床研修に臨むにあたっての決意・抱負。
その他：YG 性格検査。
② 面接官 3 名（教授・看護師長他），受験者 2～3 名，15 分。志望動機。他の受験病院と比較して当院の良いところ。志望科。初期研修後，新専門医制度についてどう思うか。当院の研修システムで改善した方がよい点。当院の残業システムについてどう思うか。患者へのコミュニケーションの取り方。
④ 性格検査は質問量が多く時間が少ないので，悩まず答えることが大切だと思った。面接は落ち着いた雰囲気で，フランクに接してくれた。受験したグループは全員出身大学者で同級生だったため，ほぼ平等に話した。他のグループでは基本，他大生に質問が集中したと聞いた。

2016 年
① 小論文：400 字以内，事前提出。臨床研修に臨むにあたっての決意・抱負。
その他：適性検査。○×△で答える。
② 面接官 3 名，受験者 2～3 名，15 分。自己紹介。志望理由。他に受験する病院について。趣味。将来目指す医師像。当院の研修プログラムで変えた方がよいと思う点。
④ 質問は特に変わったものはなく，グループ面接のため，あまり話さないうちに終わった。見学時，研修医の先生曰く，第 1 希望だと答えるのが大事だと思うとのこと。

佐賀大学医学部附属病院

2022 年
① 小論文（事前提出）：医療のタスクシフトについて（1,200 字以内）
② 面接官 3 名【時間】10 分【内容】志望動機・たすき掛けの希望順位の理由・医療のタスクシフトの作文について簡単にまとめて答える・希望診療科について・コロナ禍で学んだこと【雰囲気】リラックスした雰囲気で，他にどの病院を受けるかなどを気にかけられていた。
③ 病院からの指定により現地
④ たすき掛けを行う理由について明確なものを持っていないと突っ込まれるかもしれないので，しっかり理由を考えておくことが大事だと思った。
⑤ 全体として教育熱心な先生が多く，やる気があれば色々とさせてもらえる。最近建て替え工事中で綺麗になった。5 年の 4 月から 6 年の 3 月まで実習。診療科によっては雰囲気は違うが，珍しい症例から重症な症例まで幅広く学べる。言葉遣いはもちろん，教育熱心な先生の場合は質問を行うようにした。

九州

| ① 筆記試験・その他 | ② 面接試験 | ③ 受験した場所，方法 | ④ 受験後の感想・来年の受験生へのアドバイス | ⑤ 見学・実習 |

2021年

① 小論文：A4 1枚，800～1,200字程度，様式は任意，事前提出。今から20年後，医師は不足しているのか，過剰になっているのか。その予測した状態に対しあなたはどう対応していくか。佐賀はどう対応していけばよいのか。

② 面接官3名，10分。当院を選んだ理由。作文のテーマについて（提出した作文と同じ内容を答えた）。将来の志望科。部活で学んだことを研修でどう活かすか。

④ 面接官は事前作文をその場で読んでいて，気になったところを詳しく聞かれたりした。自分が何を書いたか覚えておくといい。提出書類はコピーしておくべき。

⑤ 実習（自大学）

2020年

① 小論文：A4 1枚，800字程度，様式は任意，事前提出。新型コロナパンデミックの時代に，あなたは医師として何をなすべきか。

② 雰囲気はかなり優しい。緊張をほぐすような働きかけをしてくれた。

④ 好生館とのたすきを考える人は自分の成績を伸ばすことをおすすめする。

⑤ 5年生～6年生実習

2015年

① 小論文：1,200字以内，事前提出。理想の医師像。

② 面接官3名，10分。雰囲気は和やか。志望理由。志望科とその理由。履歴書や小論文の内容について。現在の勉強の状況。

④ 主に履歴書や小論文について質問されるため，自分が書いた内容を把握していれば問題ない。

長崎大学病院

2022年

① 小論文（事前提出）『ポンペの言葉をどう思うか(200～600字)』自己PR（事前提出）：200～500字

② 面接官4名（医師2名，医療事務?，薬剤師），受験者1名【時間】15分【内容】自己紹介と志望理由，後期研修の進路，自己PR，目指す医師像，プロフェッショナルとは，コメディカルで意見が食い違ったらどうするか，チーム医療における医師の立場は，逆に質問はあるか【雰囲気・感想】緊張しないような和やかな空気だった。

③ どちらか選べたので現地を選択

④ 面接練習は友達とやったほうが良いです。話し方の癖や気になるところを指摘してもらえて，本番落ち着いて臨めると思います。CBTの成績は提出するとは知らずに，悲惨な点を取ってしまったので，できるだけ良い点を取る努力をした方がいいと感じました。早めに履歴書を書き始めたり，面接の練習をした方がいいと思います。

⑤ 7/上旬に見学。1日1診療科。先生方がとても優しかった。研修担当の先生から研修についてスライドで説明していただいた。軽装でお越しくださいと言われたし，一応スーツで行った。見学は旅費補助がある。研修医室があり，学習環境が整っていると感じた。事前に質問したいことをメモして研修医の先生に聞いた。

2020年

① 小論文：200～600字，事前提出。ポンペの言葉についてどう思うか。

② 面接2～4名，15分。オンラインで実施。雰囲気は穏やか。志望理由。医師を志した理由。当院でどのように働いていきたいと思っているか。初期研修後の進路。あなたの長所か短所について。病院側に求めること。

④ 特別難しいことは聞かれなかったので，普通に受け答えができれば大丈夫だと思う。事前に提出した書類から質問されることもあるので提出書類もコピーしておくといい。

⑤ 見学。とても優しかった。交通費が振り込まれる。見学の後は長崎県産品が送られてくる。今はPCRなどの検査費が免除になっているそうだ。

2019年

① 小論文：200～600字，事前提出。ポンペの言葉について。

② 面接4名（医師・コメディカルスタッフ・事務），15分。自己紹介。当院志望理由。当院の印象。医師を志した理由。医師のプロフェッショナルとは。へき地，離島の医療について。チーム医療における医師の役割。コメディカルと医師とで意見が食い違ったときの解決法。初期研修終了後の進路。最後に病院への質問。

③ 集合時刻は各人ごと面接開始予定の15分前に設定されているよう。待合室には3名前後の受験者が在室。氏名とマッチングIDに間違いがないか確認させられる。クールビズ推奨により，ノーネクタイ，ノージャケットでOK。遠方からの見学や受験には旅費補助あり。

⑤ 6/中旬見学

2018年

① 小論文：200～600字，事前提出。ポンペの言葉についてどう思うか。

② 面接4名（臨床研修指導医・コメディカルスタッフ・事務），15分。雰囲気は穏やか。志望理由。目指す医師像。初期研修終了後の進路。患者の急変とプライベートの予定が重なった時の対応。コメディカルの人と意見が分かれた時どうするか。病院への質問はあるか。

④ 患者の急変とプライベートの予定が重なった時は，夜勤の先生にきちんと引き継ぎをし，プライベートの予定を優先させてくださいと言われた。働き方改革を推進しているところだそう。コメディカルスタッフからは，他職種の方とのコミュニケーションを大事にしてほしいと言われた。

⑤ 5年生1月～6年生7月実習（母校のため）。忙しい中でも嫌な顔ひとつせず，講義や発表の準備，レポートの作成等熱心に指導してくれる。学生，研修医に対しての教育への熱意は他の病院と比べても高いものを感じる。

2017年

① 小論文：事前提出。ポンペの言葉について。

② 面接官5名，15分。雰囲気は和やか。自己紹介。志望動機。医師を志した理由。部活で心に残ったエピソード。後期研修先の希望。研修を頑張るにあたって大事なこと。集団の中で人と仲良くなる秘訣。ストレス発散法。コメディカルの人たちとの接し方。

④ アットホームな雰囲気でリラックスして話すことができた。

⑤ 3/下旬見学および実習。どの科に行っても先生方が熱心に色々なことを教えてくれた。研修医の先生方からは，仕事内容や後期研修についてなど有力な情報を多く聞くことができ，充実した実習だった。

2015年

② 面接官4名（男女各2名），15分。面接官1人ずつ順番に質問。自己紹介。志望理由。どのような医師になりたいか。気分転換・ストレス解消法は何か。プロフェッショナルとはどういうことか。離島勤務について。チーム医療において各職種間で意見が分かれた場合，どうするか。

④ 最後に面接官から「来年お待ちしております」と言っていただいた。面接翌日にはマッチングを受けたことに対して，ありがとうという砕けた内容の手紙が届いた。事務の方曰く「受けてくれたら落とすことはない」とのこと。

⑤ 4/中旬見学。クリクラ生と一緒に処置見学などをさせていただいた。昼食時に初期研修医の先生方と話す機会が設けられており，聞きたいことを気兼ねなく色々と聞くことができてとてもありがたかった。

熊本大学病院

2022年

② 面接官2名，受験者1名（対面の場合は不明）【時間】約15分【内容】志望動機・救急医に興味を持ったきっかけ・自己アピールに「報告連絡相談」とあるが，実習でその重要性を感じたエピソード・医師を目指したきっかけ・研究に興味があるか，ま

① 筆記試験・その他　② 面接試験　③ 受験した場所，方法　④ 受験後の感想・来年の受験生へのアドバイス　⑤ 見学・実習

た研究に対する考え・理想の医師像のなかで，一番何が重要だと考えるか。大事にしたいか・大学では高度医療を学べるとあるが，具体的にどのようなことを学びたいか・働き方改革について，2024年には医療分野にも働き方改革がなされるが，医療の質を落とさないためにどうすればよいか。自分の考えること・患者さんとの関わりで，良いエピソード（逆に失敗したエピソード）【雰囲気・感想】終始和やか。大学病院ならではの研修内容や研究について，もう少し自分の考えを用意しておくべきだった。また，医療における社会問題を事前に調べるだけでなく，それに対して何かしらの考えを用意しておくと，質問されたときに焦らずに済むと思う。 ③ 病院からの指定によりリモート ④ 願書を書くのに結構時間がかかるので早めに準備しておくと良いです。また，病院見学に行った際，研修医の先生に面接内容について具体的に聞くのも良いと思います。	活は何をしていたか，大変だったこと。 ④ 志望動機や自己アピールをまとめておくとよいと思う。ただ，面接というより雑談に近い感じ。 2019年 ② 面接官2名，10分。将来希望する科。たすき先はどこがよいか。他に受ける病院。 ④ 地元ということもあってか，和やかだった。聞かれたことに素直に答えればいいと思う。良い印象をもってもらえるようにハキハキと明るく話すといい。 ⑤ 5月実習（1ヵ月）。循環器，救急をまわったが，先生方が優しかった。 2018年 ② 面接官2名，15分。本大学に決めた理由。志望科。 ④ 対策としては何も準備しなくてもよい。地元密着なので優しい。
2018年	2017年
① 小論文：800～1,500字，90分。地域医療のあり方について。 ② 面接官3名（乳腺・呼外・総診の医師），5～15分。雰囲気は和やか。志望動機。医師で印象に残ったこと。医師の働き方についてどう思うか。ポリクリを終えて興味がある科はできたか。クリクラで医師や患者との関わりで印象に残ったこと。将来の医師像。併願病院。家庭医について思うこと。出身高校の特色について。大学のでき。自大学でなく熊本を選んだ理由。部活をやった6年間で良かったこと，もっと頑張ればよかったこと。 ④ 毎年試験日が早いので，第1志望でないなら面接のいい練習になると思う。小論文は時間が短く，間に合わなかった人が多かったよう。願書に書かれている内容や，自分の解答に対して掘り下げていくような質問をされた。今年話題になった働き方改革について聞かれたので，その年のトレンドやニュースについて対策するとよいかもしれない。前の人が終わるまで廊下で待つのだが，人（部屋）によって面接時間は様々だった。 ⑤ 実習。科によっては研修医が雑用ばかりやらされている所もあったが，受け身でいるとそうなってしまうと聞いた。	② 面接官2名，15分。志望理由。どのプログラム希望か。たすき先はどこがよいか。目指す医師像。 ③ 指定の履歴書の裏に志望理由を書く欄あり。それを見ながら質問される。成績は採用の可否だけでなく，たすき先選考の際にも利用される（専門課程の成績Sの割合）。 ⑤ 5/上旬実習。卒後臨床研修センターの方が対応してくれる。実習先（診療科）は希望を出せる。
	2014年
	② 面接官1名，3分。雰囲気は和やか。志望科。併願病院。たすきがけはどのように考えているか（例：1年目大学病院，2年目市中病院）。 ④ 内部生が多い。落ちることはまずない。
	宮崎大学医学部附属病院
	2022年
	② 面接官2名×2部屋【時間】10分【内容】志望動機，学外実習で印象に残っている病院。県外，海外留学など考えているか。部活で楽しかったこと。ストレス解消法。特にどの診療科が気になっているかとその理由【雰囲気・感想】面接官は「緊張しないで良いよ」と話しやすい雰囲気を作ってくれた。事前に準備していた内容で回答できた。 ③ 病院からの指定により現地 ④ 友達に面接官役になってもらい何度も練習をしたことが良かったと思う。 ⑤ 学生担当の先生につき，外来や手術見学，レクチャー等をしていただいた。研修医への教育環境が整っているかに注目して見学した。
2017年	
① 小論文：800～1,200字，45分。目指す医師像。少子高齢化が著しい日本において，医療や患者がどう変化していくか。ポリクリで学んで将来活かしたいこと。 ② 面接官3名，15分。雰囲気は和やか。志望動機。興味のある分野。将来志望する科。医師を目指したきっかけ。自分の長所と短所。部活について。趣味。小論文の内容について。なぜ大学院に入りたいのか。自己アピール。 ④ 小論文は文字数のわりに時間が短いので書く内容をすぐに決めて，どんどん書いた方がよい。意外と大変なので一度練習してみるといいと思う。エントリーシートに書いたことについて質問されるので，その内容についてはしっかり語れるようにしておいた方がよい。マッチングがどこよりも早いのでいい練習になる。 ⑤ 雰囲気が良く，先生方も積極的に指導してくれた。消化器は他科と比べてアットホームだった。	2019年 ② 面接官2名，10分×2回。志望理由。自己PR。どのような研修にしたいか。将来の専門について。 ④ 出身大学ということもあるが，アットホームな雰囲気だった。一通りのことを聞かれた後も，雑談のような感じで色々聞かれた。1回目と2回目で質問がかぶるが，同じことを答えてよいと思う。
大分大学医学部附属病院	
2022年	2017年
② 面接官2名，受験生1名【内容】志望動機・志望順位・学生時代一番印象に残っていること・リーダーとして大切なことは何か【雰囲気・感想】実習などの際に面識のある先生もいて，特に緊張はなかった。 ③ 病院からの指定によりリモート ④ 自大学を受けるのであれば，実習などで先生たちと仲良くなっておく。試験官になることもある。自分の考えをしっかり，ハキハキと伝えることが大切だと思う。	② 面接官2名，10分×2回。雰囲気は和やか。志望理由。医師を目指した理由。将来志望する科。併願病院。出身地。部活について。（再受験で医学部入学のため）なぜ医学部に。前の大学では何を学んだのか，それを活かせるか。 ④ 一般的な面接対策で問題ない。10分なので体感としては短い。試験日は8月中旬と下旬どちらかになる。
2020年	2015年
② 面接官2名，10分。雰囲気は和やか。履歴書に沿った質問。志望動機。志望科。目指す医師像。大学時代に頑張ったこと。部	② 2名，10分×2回。10分ごとに1回目と2回目と違う面接室に入る。志望理由。将来どんな医師になりたいか。研修プログラムに興味をもった理由。 ④ 提出した書類に書いたことから主に質問された。

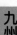
九州

① 筆記試験・その他　② 面接試験　③ 受験した場所，方法　④ 受験後の感想・来年の受験生へのアドバイス　⑤ 見学・実習

鹿児島大学病院

2022 年

② 面接官 2 名【時間】10 分くらい【内容】どこ受けるのか・地元に帰らないのか・成績について・うち（教授）の診療科には研修で来てくれるのか・最近気になる医療ニュースは【雰囲気・感想】教授にタブーと言われるネタを言ったが，問題なく終わった。自大学かつ地元でも圧迫気味だったと聞いていたが，2 日目はそういうことはなかった。

③ 病院からの指定により現地

⑤ 実習。脳外科は研修医とクリクラにできるだけやらせるようにしていると言っていた。どこの診療科もほとんど居心地は悪くなかった。

2020 年

② 面接官 2 名，10～15 分。雰囲気は和やか。志望動機。志望科。勉強の進捗状況。

⑤ ポリクリ（5 年生の 1 年間）・クリクラ（6 年生の 7 月まで）。大学病院であるため，高度先進医療の見学もできる。先生方も鹿児島大学出身が多いイメージで親しみやすく話ができた。

2018 年

② 面接官 2 名（教授または准教授クラスの教員で，異なる科），5～10 分。当院で研修を行うにあたっての意気込み。目指す診療科。将来希望する科。地域枠について。健康状態。後期研修する予定の場所（鹿児島かどうか，大学以外かどうか）。

④ 面接後に，臨床研修センターの事務員 1 名と教員 1 名との面談があり，志望科と回ったほうがいい診療科のアドバイスを受けたり，たすきがけで行きたい病院，他に受ける病院はないか，地域枠かどうかの確認をされた。今年は地域枠の人が大島病院を受けずに鹿大病院ばかりであることに驚いていた。先輩から聞いていたより受験者数が多くてびっくりした。よく知っている教官にあたったので緊張せずに受けられたが，目の前で評価表に記入されるので少し身構えて受けることになった。質問内容は一般的だったので答えやすかった。待ち時間は割と自由にしていてよく，その点は気が楽だった。

2017 年

② 面接官 2 名，5～10 分。雰囲気は和やか。志望理由。将来志望

する科。将来のキャリアプラン。併願病院。当院の希望順位。

④ 先生方はとても優しく，ぜひ来てほしいという感じだった。

⑤ 6/上旬見学

2016 年

② 面接官 2 名，10 分。将来の専攻について。大学関連プログラムについてどのような内容で研修を考えているか。

④ 将来的に大学に残ってくれる人材を求めているように感じた。他大学出身者に対してもウェルカムな雰囲気だった。

2015 年

② 面接官 2 名，15 分。志望理由。将来どんな医師になりたいか。見学にきたかどうか。

④ 圧迫感もなく，優しい面接官だった。

琉球大学病院

2021 年

① 自己アピール文：200～400 字，事前提出。

② 面接官 3 名，20 分。選択可能だったため現地で受験。志望動機。志望科。部活や習い事などの学生時代の活動について。自分の長所と短所。個人プレーとチームプレーどちらが得意か。臨床実習で最も印象に残った患者。つらい時もなぜその習い事を続けたのか。コロナ禍で公共の福祉と個人の人権はどちらが尊重されるべきか（必ずどちらかに決める）。

④ 自大学で面接官がみんな顔見知りの先生だったので，先生方の口調もラフな感じだった。基本的な質問に答えた後，各先生から 2，3 ずつ追加質問あり。追加質問では，先生が聞きたいことを素直に聞いてくるので，自分が好きで頑張ったことなどを基本的な質問の部分で話せれば，追加質問も答えやすくなるのかなと感じた。鞄や荷物をもって面接室に入ることになったので，不要な荷物は持っていかない方がいいと思う。人がかぶらないよう集合時間が細かく分けられていた。面接を受ける前に自分のこと，自分が受ける病院のことについてよく考えて臨めば，取り繕うことなく面接を終えることができると思う。良い部分は人それぞれなので，人と比べず自分のことをよく知って臨むことが大事だと感じた。

⑤ 実習（自大学）

● 研修病院

① 筆記試験・その他　② 面接試験　③ 受験した場所，方法　④ 受験後の感想・来年の受験生へのアドバイス　⑤ 見学・実習

飯塚病院（福岡）

2022 年

① 小論文（事前提出）：あなたの強みは何か。根拠も記載すること（800 字）

② 面接官 6 名くらい，受験者 1 名【時間】15 分ほど【内容】希望診療科とその理由・志望理由・医師を目指した理由・将来設計・親のクリニックは継がないのか・CBT の成績はいいけど，その後の成績はどうか・1 日の勉強時間・国家試験対策についてこれまでしてきたこととこれからすること・英語の勉強・小論文について，ものごとを長く続けるコツは・自己 PR を 30 秒で【雰囲気・感想】終始和やかな雰囲気で，面接官の方々はこちらの話をしっかり聞いてくださるようであった。聞かれる内容は，事前に準備していった範囲内であった。

③ 病院からの指定によりリモート

④ 病院見学に行けば行くほど，初期研修 2 年間はどこの病院に行ってもそんなに変わらないという印象を受けました。どこに行くよかよりもそこで何をするかのほうが大事だと思います。

⑤ 5 月 18 日，5 月 19 日，病院やマッチングについて研修医の先生方がまとめた資料をもらうことができた。救急科は研修医がどう対応しているかを見ることができた。身だしなみや言葉遣い，お礼のメールをすることは意識して行った。指導医と研修

医の関係に注目した。

2021 年

① 小論文：800 字以内，事前提出。あなたの強みは何か。

② 面接官：8 名（院長・医師・事務），15～20 分。病院からの指定によりリモートで受験。雰囲気は和やか。志望理由。志望科。学生時代に頑張ったこと。医師を志した理由。勉強の進捗状況。成績について。小論文の内容について。見学した科について。海外経験について（留学，旅行）。最後に 30 秒間自己 PR。

④ 日程は候補日がたくさんあり，その中から選べた。小論文や履歴書は全員の先生がしっかり読んでいて，深く聞かれる。最後に院長先生から国試落ちないでね，と言われた。6 年は卒業試験や OSCE と忙しいので，余裕をもって準備することが大切だと感じた。小論文や履歴書なども早めにすること。

⑤ 4 年生 3 月・5 年生 8 月・3 月見学。昨年度の面接内容の資料をもらうことができた。

2020 年

① 小論文：800 字以内，事前提出。あなたの強みは何か，それを支持するエビデンスがある場合は含めて記載。

② 面接官：4～8 名（各診療科部長他も），15 分。オンラインで実施。雰囲気は和やか。志望理由。志望科とその理由。研修後の進路。医師を目指した理由。併願病院。国試対策の進捗状況。大学で

① 筆記試験・その他　② 面接試験　③ 受験した場所，方法　④ 受験後の感想・来年の受験生へのアドバイス　⑤ 見学・実習

の成績。英語力（TOEIC，TOEFLの受験歴，英会話の経験と能力，英語論文を読む機会と読解力など）。部活，アルバイトの経験について，それらを通して得たもの。小論文の内容について。見学の感想。自分の長所と短所。最後に30秒間自己アピール。
④ 今年は初めてのZoom面接だったが，面接の内容はほとんど例年通りだったと思う。先輩達に質問内容を聞いて答えを作っておけばOK。ただし，もし来年もZoom面接なのであれば，面接の準備以外にも通信環境もしっかり整え，スムーズに面接が進むように準備することが重要だと思う。学力，部活経験，留学（英語力）についてはしっかり評価してくれるので，どれか1つでも在学中に頑張っておけば有利かもしれない。模試の結果の提出は任意だが，CBTより学内順位が良ければそれも評価してもらえるので，できれば提出すべきだと思う。受験者の話をしっかり聞いてくれるという印象。余談だが，履歴書・小論文は「面倒だからパソコンで書きたいけど，手書きの方が印象はいいの？」と病院の偉い人に聞いてみたら「毎年汚い字で書いてくる人が多くて読む気が失せる。パソコンで書いてくれた方がいい」ということだったのでパソコンで作成した。屋根瓦形式の指導体制。教育に力を入れている。カルテが使いにくい。
⑤ 5年生夏・6年生夏見学。1日あたり1診療科。研修医がとても親切に対応してくれた。教育体制がしっかりしているという印象。

2018年
① 小論文：800字以内，事前提出。あなたの強みは何か，それを支持するエビデンスがある場合は記載。
② 面接官：6〜8名（院長・各診療科部長・人事担当事務他），15〜20分。雰囲気は和やか。志望理由。志望科。医師を目指した理由。併願病院。研修終了後の進路。勉強の進捗状況。英語の試験（TOEIC，TOEFL）成績。小論文の内容について。
④ 履歴書の内容，受験者の話に興味をもって聞いてくれる印象。院長や部長クラスの人がいるということで緊張したが，予想外に良い雰囲気だった。面接官が1人ずつ質問してくる。同日受験の他の受験者に聞いたところ，質問内容は人それぞれのよう。アンマッチだったのは，少し過剰に自分を売り込みすぎたからかなと思った。履歴書などで褒められた時なども冷静になるのが大事かと。
⑤ 12/27〜29・6/19・8/15見学。総合診療科3回と救急1回。総合診療科は朝からレクチャーがあり勉強になった。

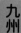
九州

2017年
① 小論文：800字。事前提出。私の強み。エビデンスがあれば含め記載。
② 面接官：7〜8名（院長他），15分。志望理由。医師を志した理由。志望科とその理由。3年目以降の予定。併願病院。挫折経験。小論文の内容について。1日の勉強時間。面接の終わりに，30秒自己PR。
④ 面接は8月中ずっと行っており，その中の日程から選択。面接官の人数が多いし，重役ばかりで緊張するかもしれないが，圧迫感はなく，話しているうちにほぐれる。はっきり元気に，自信を持って話すとよい。自分の強みや個性を伝える。履歴書，小論文は事前提出なので，時間をかけてよく練ること。マッチングまで時間があるなら勉強，部活，社会活動など何か1つでも熱心に取り組むこと。
⑤ 3月・6/上旬・8/下旬見学

2015年
① 小論文：800字，事前提出。私の強み。
適性検査（面接後）。
② 面接官：8名，15分。重役ばかりで厳かな雰囲気。やや圧迫感あり。履歴書や小論文で記述した内容についての質問。医師を志した理由。志望科とその理由。3年目以降の予定。併願病院。大学での実習について。国試対策の進行具合。学生時代に頑張ったこと。部活について。得意科目。面接の終わりに，1分間自己PR。
④ 小論文や履歴書は目を引くような言葉や内容，個性を出せると

よいらしい。面接では圧倒されないように自信をもって自分のことを伝えるとよい。途中でリタイヤすることのないよう精神的・体力的に強く，また，個性あふれる人材を求めている様子。毎年90名近くの学生が受験するので魅力ある病院だということ。
⑤ 3/下旬・8/下旬見学（3日間），5/上旬実習（2週間）。1日1日がとても内容の濃い充実した実習。とても勉強になる。見学・実習に行かずに採用された人もいるが，提出書類に実習した日を3回分記入する欄がある。見学者の数が多いので，顔を覚えてもらうのは難しく，知り合いの先輩などがいた方が有利だと思う。

北九州市立医療センター（福岡）

2022年
② 面接官3名，受験者数不明【時間】15分【内容】自分は医者に向いてると思うか・上級医と意見が違った時どうするか・挫折の経験はあるか・人間関係で失敗したことはあるか・患者の権利について自分の言葉で語ってみて・チーム医療について自分の言葉で語ってみて・クレーム対応に自信はあるか【雰囲気・感想】終始穏やかな雰囲気。個人的にかなり落ち着いて話せた。面接終了後，事務の方とお話し，面接の感想や当院が第何志望などかを聞かれる。積極的にアピールが大切。
③ 病院からの指定により現地
④ 周囲と比較してマイナスな気持ちにならない，が一番大事だと思っています。自分のペースで気楽に挑みましょう。
⑤ 5年生の8月に1回，6年生の5月に1回見学。午前と午後に診療科を一つずつ見学。昼休憩に研修医の先生方とお話ができた。研修の様子や大変な科を教えていただける。皆さんとても親切だった。何が大変そうなのか，不便そうなのかはきちんと見て，聞いておこうと思った。見学では研修医室がないのが不便と言っていた。事務の方に嫌われないようにすることを一番気をつけていた。

2017年
② 面接官3名（院長・副院長・事務），15分。履歴書に基づく質問。チーム医療について。先輩医師と意見が違ったらどうするか。当院の印象。HPを見たか（2年前のものと現在のもの）。
④ コミュニケーションを重視しているように感じた。定員3名に対し，受験者数9名。
⑤ 5/上旬見学。研修担当の先生に案内してもらい，その後，見たい科を見学。外科，周産期は見学しがいがあった。

北九州市立八幡病院（福岡）

2017年
② 面接官3名（院長・研修責任者他），15分。医師を選んだ理由。志望理由。大学病院ではなく市中病院を選んだ理由。興味のある診療科。初期研修終了後の進路。
④ 皆さん優しく，事務の方もとてもいい方であまり緊張せずに受験できた。履歴書や面接で志望理由やアピールポイントを聞かれたら，素直に熱い想いを伝えればよいと思う。
⑤ 8月・1月見学および実習。小児科の見学はとてもよい刺激になった。朝カンファから参加だと時間が早いので注意。

北九州総合病院（福岡）

2022年
② 面接者3名。趣味や学校生活など雑談だった。シーリングなどで地方に行くことなどどう思うか。体力はあるか。知り合いの先輩はいるか。とても穏やかで優しかった。
③ 病院からの指定により現地
④ 見学行ける場所も回数も限られているので自分の中でここだけは譲れない染みたいなものを持って病院は選んだがいいです（地域，給料，忙しさなど）。そして，いくら4・5年生で早めに動いても6年になって気が変わることや，ガラッと自分の求める病院の条件が変わることもあるので，少々出遅れてしまっても飛び込むことはないと思います。
⑤ 6/23に見学。病院が綺麗。研修医もパワフル。事務の方がとてもいい方で気に入られる方がいいみたい。

① 筆記試験・その他　② 面接試験　③ 受験した場所，方法　④ 受験後の感想・来年の受験生へのアドバイス　⑤ 見学・実習

2018 年
② 面接官 3 名，15 分。病院見学での当院の印象。国試対策の勉強法。部活について。理想とする人物。医療ドラマを見るか，どのような内容が印象的だったか。 ④ 最初は雑談などを面接官がしてくれて，良い雰囲気で終わった。交通費を病院が出してくれた。見学は 2 回行った方がよく，顔と名前を覚えてもらうとよい。

2017 年
② 面接官 3 名（院長・副院長）と同室内に事務の方 1 名，15 分。雰囲気は和やか。志望理由。医師を志した理由。ストレス発散法。部活について。志望科。目指す医師像。尊敬する人。趣味。大学生活で頑張ったこと。困ったことがあった時の対処法。体力に自信があるか。 ④ 一般的に面接の準備をしておけば大丈夫。大学生活をどう過ごしていたかなど日常のことを主に聞かれた。体力のこととストレス発散法は必ず聞かれる。面接日は 3 日のうちから 1 日を指定。事務の方が研修医決定権を持っているのか，面接 1 か月前に大分に会いに行き，面接 1 か月前に大分に会いに行き，話をすることで人間性を見ているのかなと思った。 ⑤ 1/下旬・5/下旬見学および実習。自分の興味がある科を回った。たくさん行って熱意を伝えた方がよいと思う。熱心さと他の人たちとの協調性を見ている気がした。

2015 年
② 面接官 4 名，15 分。雰囲気は穏やか。志望理由。医師を志した理由。大学生活について。困難に打ち勝つ方法。チーム医療について。2 年間の研修で取り組みたいこと。目指す医師像。 ④ 詰問されるようなことはなく，リラックスして受けることができる。「なぜ，この病院なのか」については深く聞かれるので，しっかりと考えておいたほうがよい。学力よりやる気，積極性，明るい人材を求めているようだ。福大や産業医大の学生が多く受験するらしい。

九州医療センター（福岡）

2022 年
① 小論文：【時間】2 時間【内容】「コロナ禍を経験して自分自身が変わったこと変わらなかったこと」「研修医の間，大切にしたいこと 3 つ」 ② 面接官 3 名【時間】10 分【内容】なぜ出身大学の地域の病院ではなく福岡のこの病院が良いと思ったのか・小児科コースを選択しているが実習で回っていて小児科医に改めてなりたいと思ったエピソードはあるか・チーム医療ではコミュニケーションが大事だがみんなをまとめるために具体的にどのようなことをしていくべきだと思うか・自己 PR【雰囲気・感想】面接の時間が思ったより短いので，最後の自己 PR で話し足りなかったところをしっかりと伝えられるように用意するべきだと思った。 ③ 病院からの指定により現地 ④ 早めに準備しておくと焦らずに済むと思います。 ⑤ 7/初旬に見学。金曜日のみ見学を受け付けている。まず担当の先生から病院の説明が 30 分ほどあり一人一人質問をするように言われる。その後，2 つの診療科を回る。研修医同士の仲が良さそうで，明るい印象を受けた。質問ができるように聞きたいことを事前に準備していった。研修医が 1 日どのような動きをしているかをしっかり見るようにしていた。

2021 年
① 小論文：各 A4 1 枚，120 分。東京オリンピック開催についてどう思うか。5 年後，10 年後，30 年後の将来像。 ② 面接官 3 名，10 分。病院へどのように来たか。志望理由。志望科。サークル活動について。他職種との連携をどう考えるか。 ④ 最初に緊張を解く様な会話から始まり，雰囲気は和やかだった。面接中もこちらを見て話を聞いてくれていて話しやすかった。志望順位の高い病院の前に予行練習として他病院の面接も受けておくことで，回答の練習や緊張しないようにすることが大事だと思う。

2020 年
① 小論文：字数制限なし，2 題，120 分。もしスーパーヒーローの力があるなら何がほしいか，またその理由。人生において最も大切な年齢，年代。 ② 面接官 3 名，10 分。目指す医師像。医師を目指したきっかけ。高校・大学の部活。部活で学んだこと。研修で活かしていきたいこと。自分にとっての医療センターのメリット・デメリット（デメリットは改善点も）。 ⑤ コロナの関係で見学が 2 時間だけだったので，もっと見たかった。

2019 年
① 小論文：字数制限なし，2 題，120 分。最近のニュースについて。大学の PR。 ② 面接官 3 名，10 分。自己 PR。医師を目指した理由。リーダーシップについて。勉強を一緒にするグループでの自分の役割。 ④ 和やかでとてもやりやすかった。

2018 年
① 小論文：字数制限なし，A4，2 題，120 分。世の中には小さなことに対する疑問が大きな発見を生んだ例がいくつもある（セレンディピティ）。あなたの人生の中でのそのような経験について述べよ。医学的，臨床的見地から出会いと別れという割り切れない運命をどのように捉えるか。 ② 面接官 3 名，10～15 分。志望動機。患者に接する時に気を付けていること。部活で学んだこと。自分の長所。女性としての働き方について。趣味。病院指定のエントリーシート兼履歴書の内容について詳しく聞く質問。自己アピール。 ④ 小論文は毎年変わったテーマが出題される。今年は特に書きづらいテーマだったと病院の方が言っていた。見学時にお世話になった科の先生が基本的に面接官に含まれるようで，自分もそうだった。 ⑤ 5 年生冬・6 年生夏見学

2017 年
① 小論文：A4 1 枚ずつ×2。医学と芸術について。10 年後医師として働く自分への手紙。 ② 面接官 3 名，10 分。小論文の出来。医師を目指したきっかけ。志望理由。大学の授業で印象に残っていること。ポリクリで苦労したこと。どんな研修にしたいか。チーム医療の中で医師の役割。興味のある診療科。あなたが研修することによる当院のメリット。部活について。趣味。自己アピール。 ④ 今年から問題を解く形式の筆記試験が出題される。勉強以外の部活やサークル活動についても評価する，と募集要項にあったので，面接では自分が学生時代に頑張ったことをアピールできるように準備しておくとよいと思う。小論文はわざと奇抜なテーマを出して，その場で考える力を見るとのこと。面接室が 8 部屋ほどあり，受験者数が多く 100 名位いてもさくさく進む。 ⑤ 4 月・7 月見学および実習。研修医の先生方と話すのがメイン。見学の受け入れは毎週金曜日に 15 名までと決まっているので，早めに申し込むとよいと思う。

九州中央病院（福岡）

2022 年
① 小論文（事前提出）：「コロナ禍で医師の負担が増えたことについてどう思うか（800 字）」 ② 面接官 5 名，受験生 1 名【時間】10 分【内容】当院を志望した理由，医師を志した理由，希望する診療科，国家試験に受かる自信はあるか，模試の成績【雰囲気・感想】面接官の方々は終始反応が薄かった ③ 病院からの指定により現地 ④ 笑顔で面接に臨むことが大事。

2020 年
① 小論文：800 字，事前提出。新型コロナウイルスの感染拡大に伴い，医療関係者は肉体的にも精神的にも著しい負担を強いら

①筆記試験・その他　②面接試験　③受験した場所，方法　④受験後の感想・来年の受験生へのアドバイス　⑤見学・実習

れている。医師を目指すあなたはこれについてどう考えるか。
②面接官7〜8名，15分。志望理由。医師を目指した理由。併願病院。部活について。初期研修後の進路。国試に受かる自信。
④面接内容はオーソドックスなので，短い時間でアピールできるように事前に考えておく必要がある。当直回数が月7回と多く，割と体育会系な病院だと思う。初期研修で救急対応を体で覚えたい人に向いていると思う。
⑤6年生の見学は行なっていないので興味のある人は5年生の内に行く必要がある。救急に力を入れている病院で忙しそうだが，研修医は仲が良さそうだった。当直部屋や食堂など施設は整っている。

2015年
①小論文：800字，事前提出。九州中央病院で学びたいこと。
②面接官6〜7名，10分。圧迫感はない。志望理由。志望科。医師を志した理由。部活動。自己PR。国試合格の自信の有無。当直をこなせそうか。併願病院。
④面接で医学的な質問をされることはなかった。見学の際に顔を覚えてもらっていたことや大学での先輩が初期研修を行った病院であったとアピールしたことなどが合格につながったのかもしれない。集合時間は人によって異なり，他の受験生と話す機会などもなかった。
⑤3/下旬・7/下旬見学。5年生の間しか見学が認められないため，要注意。

九州労災病院（福岡）
2016年
①小論文：400字，30分。4つのテーマの中から1つを選択し，記述。自己PR。理想とする医師像など。
②面接官4名，15分。医師を目指したきっかけ。この病院を選んだ理由。第1志望かどうか。志望科。
④面接の際に履歴書，小論文の内容について聞かれる。終始穏やかでリラックスして臨むことができた。今年は受験者数も少なく，面接で落とそうとする様子ではなかった。受け答えに問題がないかどうかを見ていると思う。小論文については毎年同じテーマなので，事前に考え準備しておくとよい。

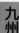

2015年
①小論文：30分。4つのテーマの中から1つを選択し，記述。1)大学で取り組んだこと，2)医師を目指した理由，3)目指す医師像，4)自分が自慢できること。
②面接官5名（院長・内科医・整形外科医・研修担当医），20分。比較的やさしく，和気あいあいとした雰囲気。医師を志した理由。最近気になるニュース。部活について。ストレス発散法。志望科。自己PR。
④来年から院長が変わるようなので，雰囲気が変わるかもしれない。今年は例年よりも受験者が多い。面接の際に小論文について聞かれるので，自分の得意分野に触れて書いたほうがよい。面接官5名がそれぞれ思いついた質問をしている印象。

健和会大手町病院（福岡）
2021年
②面接官3名，15分。病院からの指定によりリモートで受験。雰囲気は和やか。
④病院見学を真面目に行けば大丈夫だと思う。
⑤5年生12/中旬見学。前年度の面接の内容を研修医の先生に教えてもらえた。

2018年
②面接官3名（医師・事務員・リハビリスタッフ），15分。雰囲気は和やか。医師を目指した理由。志望理由。自己アピール。大学時代に力を入れたこと。
④履歴書どおりの質問がほとんど。最後に質問はないかと聞かれるので，用意しておくとよいですね。CBT成績表が必要ではあるが，国試合格が危なくないかを確認する程度だと思うので，低くなければ気にしなくてよいと思う。筆記試験もないので，学力は国試合格できればよくて，成績よりもやる気重視

だと思う。
⑤5/上旬見学。

2017年
②面接官3名，15分。雰囲気は和やか。志望理由。医師を目指した理由。学生時代に頑張ったこと。志望科。将来の展望，キャリアプラン。得意な科。自分の長所と短所。学生時代の一番の思い出。民医連についてどう思うか。民医連の活動に参加したことがあるか。
④第1志望であれば特に何度も見学や実習に行くことが大事だと思った。民医連の考え方や取り組みについて事前に調べておく必要がある。
⑤3/下旬見学，4/下旬実習。研修医の先生方と色々な話をしながらの実習だったので，自分の今後の働き方やキャリアプランを考えるよい機会になった。先生方はとても優しく，指導熱心だった。自分の行いたい研修ができそうな気がした。

小倉医療センター（福岡）
2022年
①小論文：400〜800字程度，事前提出。医療人としての基本姿勢。
②面接官5名，受験者20名程度。和やかな雰囲気。基本的には履歴書に書いた内容から質問されるので記載した内容をしっかりと把握し質問に答えられるように対策しておくべき。国試勉強の進捗状況を尋ねられる。
③病院からの指定により現地
④できるだけ多くの病院を見学し，自分にあった病院を複数見つけることが大切です。
⑤5/下旬に見学。とても雰囲気の良い病院であり，気持ちよく2年間を過ごせる病院だと感じた。給料は低めではあるが研修医の皆さんが和気藹々と仕事をしている姿が印象的であった。そこまで忙しい病院ではないが，基本的な手技の習得を目標として講義やレクチャーする機会が設けられているので，基本的な手技の獲得は可能である。基礎的な臨床能力の獲得を目標にしているので初期研修で自分の進みたい診療科に特化した研修をしたい人には不向きかもしれない。

小倉記念病院（福岡）
2022年
②面接官4名【内容】志望理由，親御さんは地元で働くことを喜んでいるか，高校についての雑談（地元の病院だったため），志望科について，体力に自信あるか，研修医の定員が少ないことについてデメリットを感じなかったか，人数が多いところも見たか，他はどこを受けたか【雰囲気・感想】終始和やかな雰囲気
③病院からの指定により現地
⑤5年8月に見学。研修医の先生が親切に対応してくれた（昼食や軽食を奢っていただいた）。救急外来での初期対応，指導医にしっかりとフィードバックしてもらう姿を見ることができた。身だしなみや言葉遣いに気をつけた。研修医がどの程度休めているかを見ていた。

2015年
①小論文：1,600字（3つのテーマの合計），事前提出。3つのテーマすべてについて記述。(1)目指す医師像，(2)小倉記念病院を選択した理由，(3)初期研修に対する抱負。
②面接官3名，15分。雰囲気は穏やか。国試合格の自信の有無。出身大学について。自分の強みを一言で。研修プログラムに対する不満，改善点。部活動での苦労。
④小論文に対する質問はされなかった。面接後，懇親会が準備されていた。研修するにあたって，選択科にない科を回りたいなどの希望もなるべく受け入れてもらえる。

米の山病院（福岡）
2021年
①小論文：A4 2枚程度。将来どのような医師になりたいか。
②面接官3名，15分。病院からの指定によりリモートで受験。医師になる理由。当院を選んだ理由。志望科。臨床研修後の進路。

① 筆記試験・その他　② 面接試験　③ 受験した場所，方法　④ 受験後の感想・来年の受験生へのアドバイス　⑤ 見学・実習

④ 終始和やかな雰囲気で，面接官の方は常に笑顔だった。事前にあまり準備しなくても，書類の内容と同じことを聞かれるので大丈夫だと思う。極端を言うと1年生からでも，色々回っておくとよいと思う。自分は低学年の時からある程度動いていたので，5年生で想定外のコロナ流行が起きても，恐らくは慌てずに済んだ。病院側も低学年だからといって断るようなことはあまりないと思われる。むしろ喜ばれることの方が多かった。

⑤ 2年生・4年生見学。見学というより実習だった。低学年のうちから周診など色々体験させてもらえて，満足度が高かった。6/下旬実習（2日間）。実習内容の希望をかなり汲んでくれた。大学のクリクラがコロナのために薄い内容だったので，それを補充するような充実した実習プログラムを組んでくれた。

済生会福岡総合病院（福岡）

2022 年

② 受験者1名に対して面接官が8名程度。右の人が志望理由，将来の志望科，地域枠についての定番の質問があり，そのほかの先生が気になったことを口々に質問していく流れだった。初めに1分間で自己PRを含めた自己紹介を求められた。なぜ外科志望なのか，同意科目は何か，ゴルフはよくするのか・ベストはいくつか，将来どこの医局に入るか，初期研修医に知り合いはいるか，などを聞かれた。終始和やかな雰囲気で，緊張はしなかった。

③ 病院からの指定により現地

④ 済生会は見学回数や実習を行ったかなど，熱意も込みで採用の基準になるようです。また試験当日に合格者には内定の電話が順次来ます。

⑤ 1/初旬に見学。病院を一通り案内してもらい，研修医の先生とマッチングに関してお話しする時間をもらえた。面接に関して聞いた。研修医も多く，働きやすい環境に感じた。また，大学も偏ってなくて幅広く採用している気がした。外科ではオペも見学し，院長と挨拶する時間があった。1日2つの診療科の見学を行うが，その2つに救急科を入れてない場合，自分の選択した2科の後の17時ごろから救急科の見学が始まる。救急は必須。

2020 年

① 小論文：800〜1,000 字，事前提出。医師としての将来設計について。

② 面接官7名，10分。質問してくる面接官は2〜3名だった。併願病院について。

④ 九大外科の系列が異なっていると，そこに突っ込んでくる様子。

⑤ 外科を見に行ったが，担当の上級医の人がネガティブなことしか言わなかったのが印象的だった。一緒に回った研修医の先生は優しく，見学しやすかった。大学のポリクリの一環で見学に行った際は，画像所見を皆で議論するなど勉強になった。

2017 年

② 面接官5〜6名，10分。志望理由。将来希望する科。アルバイト，部活について。受験した他院と当院の違い。

⑤ 5年生9月・12月・6年生6月見学

2016 年

① 小論文：800〜1,000 字程度，事前提出。医師としての将来設計。

② 面接官7名，5〜10分。自己紹介。自己PR。志望動機。履歴書記載の趣味，特技について。研修後はどうするつもりか。

④ 部屋に入ってすぐは，白衣を着た先生の人数の多さに驚いたが，面接が始まると和やかな雰囲気で進められた。

⑤ 3月・8月見学。初回見学の際は必ず夜の救急当直見学あり。初日の午後と2日目の午前に希望の科を見学する。研修医の先生が優しく，雰囲気も良かった。

新古賀病院（福岡）

2022 年

② 理事長先生，関連病院の院長先生，研修担当の先生など，計8

名ほどいらっしゃった。

③ どちらか選べたので現地を選択

④ 見学は行った方がいい。

⑤ 7/初旬に見学。コロナ対応の関連もあり，6年生としてはかなり遅めの見学であった。案内してくれた先生含め先生方の雰囲気もよく，研修医の先生方も充実している様子だった。看護師をはじめとするコメディカルのスタッフの方々が非常に暖かい雰囲気があり，研修医としても立ち回りやすそうな感じがした。

2021 年

① 小論文：400〜800 字程度，事前提出。医療人としての基本姿勢。

② 面接官5名，10〜15分。志望理由。志望科。大学生活で力を入れたこと。自分の長所，人には負けないもの。尊敬している自大学の教授。自己アピール。小論文の内容について。研修終了後の進路。

④ とても良い雰囲気で面接が行われ，受験生側としても楽しい印象を受けた。事前に準備していた回答で対応可能な内容だったが，回答内容からさらに掘り下げて聞かれることもある。特にその病院の志望理由をしっかり作り込んでおいて，自己PRが出来れば問題はないのかなと思う。明るくハキハキと話すことが一番大事だと思う。成績の提出や筆記試験などがなく差が付かないため，オンライン説明会や病院見学などの機会には積極的に参加して印象を持ってもらうとよいと思う。

⑤ 7/中旬見学。スタッフの方々が皆優しい。研修医と話す機会もある。

新小文字病院（福岡）

2017 年

② 面接官1名，10分。志望科。当院でどんなことをしたいか。部活について。

⑤ 8/上旬見学

製鉄記念八幡病院（福岡）

2022 年

② 面接官6名，受験者25名，時間15分，質問は，医師目指した理由，ストレスはたまるか，尊敬する医師は，体力は，性格は，地域医療したいか，志望科は，など，雰囲気は穏やかだが笑顔であるわけではない。

③ 病院からの指定により現地

④ 6年になって考えが変わることがあるので思いついたらどんどん見学行こう。

⑤ 6/中旬に見学。研修医同士の仲が良かった，落ち着いた雰囲気の病院。研修医室がないのを確認した，人事の方への態度に気をつけた。

2021 年

① 小論文：事前提出。当院志望の動機。医学生時代を顧みて。2年間の研修で学びたいこと。将来どのような医師を目指すか。

② 面接官7名，15〜20分。提出した作文をベースに質問。

④ 受験者数は20名程だった。病院選びは研修医や病院の雰囲気が自分に合うかが大切だと思う。

⑤ 7月見学

2019 年

① 小論文：事前提出。当院志望の動機。医学生時代を顧みて。2年間の研修で学びたいこと。将来どのような医師を目指すか。その他：YG 性格検査。

② 面接官6名，10〜15分。雰囲気は穏やか。志望科とその理由。体力はあるか。ボランティア経験の有無。趣味。学生時代の研究テーマ。患者に寄り添うために必要なこと。

④ 面接前に性格検査があったが採用には特に関わらないとのこと。知識ではなく人となりを見ているようだったので，リラックスして臨むといいと思う。

2015 年

① 小論文：事前提出。3つのテーマすべてについて記述。(1) 医

九州

① 筆記試験・その他　② 面接試験　③ 受験した場所, 方法　④ 受験後の感想・来年の受験生へのアドバイス　⑤ 見学・実習

学生時代を省みて, (2) 2年間の研修で学びたいこと, (3) どのような医師を目指すのか。
② 面接官8名, 30分。面接のほか, 看護師・事務方も同席。和気あいあいとした雰囲気。医師を目指した理由。自分の長所・短所。目指す医師像。志望科。研修医という立場で, どのように働きたいと考えるか。好きな本。自慢できること。
④ たくさん質問をされるが, じっくり考える時間もある。共に働く上で間違いの起こらない人材かどうかを見ている感じがした。面接だけでも病院の雰囲気の良さが伝わってくる。

聖マリア病院（福岡）

2022年

① その他：クレペリンテスト, バウムテスト
小論文：【形式】マス目あり【文字数】600〜800字【時間】60分【内容】新型コロナウイルスを2類から5類に下げるという議論があるが, 2類から5類に下げることで社会に与える影響について
② 面接官4〜5名, 受験者3〜4名【時間】20分予定【内容】24時間以内にあったいいことや発見したこと・志望理由, 志望科・10年後の医師像・3年以降残るかなど【雰囲気・感想】終始穏やかな雰囲気であり, 基本的に同じ質問に対して順番に答えていく形式。途中で履歴書の内容に応じて個別の質問が飛んでくることもあったが, 難しい質問などはなかった。
③ 病院からの指定により現地
④ 昨年度から病院のトップが変わり, 採用基準が少しずつ変わってきているという噂を伺った病院もありました。そのように病院によっては年度で傾向が変わってくることもあるので, 本命の病院はできるだけ6年次にも見学に行ったほうがよいと思います。
⑤ 5/中旬, 試験前日に見学。コロナの影響で午前中, 救急科のみの見学。1回目の見学では最初に事務の方から研修についてお話していただき, その後研修医の先生について救急の様子を見学した。実際の研修生活や試験についても多くのことを聞くことができ, 大変有意義な時間を過ごすことができた。研修や研修担当の先生だけでなく, 研修医担当の事務の方も親切に対応していただいた。研修医の先生方がいきいきしているかどうか。

2021年

① 計50分。テーマは事前にメールにて知らされた（試験1週間前）。
記述：各テーマを1, 2行の簡潔な文章で記載。あなたの長所と短所。チーム医療を推進するために重要なコミュニケーション能力とは。
小論文：400〜600字。あなたが初期研修に求めるもの。
その他：適性検査（クレペリンテスト, バウムテスト）。
② 面接官6〜7名, 受験者4〜5名, 20分。雰囲気は和やか。理想の医師像。当院に勤めたらどのような研修をしていると思うか。履歴書から質問。志望科。部活について。アルバイトについて。趣味。
④ 小論文は事前に考えて行けるのであまり難しくないと思われる。集団面接なので, 長くなりすぎず簡潔に伝えた方がよさそう。面接は20分しかないのであまり伝えられない。小論・記述に関して面接で触れられている人はいなかった。あまり気張りすぎず, 明るくハキハキと簡潔に答えるのがよさそうだった。面接の前に控室などで同じ面接の人と仲良くなっておくとより和やかな雰囲気になりそう。病院見学はできれば色々な病院に行き, 比べる材料にするとよいと思う。多くの病院を見る中で, 私はこういう病院で研修がしたいのだな, と自分が重要視していることに気が付けた。実際にみてみるとイメージと違ったとなることが結構あるので, 早いうちから計画を立てて見学することをおすすめする。
⑤ 5年生冬・6年生4月・マッチング前日。コロナの影響で午前中のみの見学だった。マッチング前日は午前と午後に希望科を見せてもらえた。

九州

2020年

① 計60分。テーマは事前にメールにて知らされた（試験1週間前）。
記述：各テーマを1, 2行の簡潔な文章で記載。あなたの長所と短所。チーム医療を推進するために重要なコミュニケーション能力とは。
小論文：400〜600字。あなたが初期研修に求めるもの。
その他：適性検査（クレペリンテスト, バウムテスト）。
② 面接官5〜7名, 受験者3〜4名, 15分。医師を志した理由。志望動機。志望科。部活について。学生生活で力を入れてきたこと。
④ 序盤は同じ質問に対して順番に答えていく形式。途中から履歴書の内容に応じて個別の質問が飛んでくる。難しい質問などはなく, どの面接官の方も優しい印象を受けた。面接はコミュニケーション能力を見ている。
⑤ 5年生3/中旬。希望の診療科の見学に加えて, 研修医の方々の勉強会の見学もさせてもらった。実際の研修生活についても多くの話を聞くことができ, 非常に有意義な時間を過ごすことができた。

2015年

① 小論文：400〜800字, 60分。あなたが臨床研修に求めること。
その他：クレペリン検査。
② 面接官4名, 10分。和やかな雰囲気。志望理由。理想の医師像。指導医に求めること。3年目以降の予定。当院で研修を終えたときの自分はどうなっているか。
④ 前日に面接官含む先生方と飲み会がある。受験者も全員参加していたため, 当日は緊張感が少なかった。教育担当の先生曰く, 「キャラのよい人が欲しい」。体育会系や熱量のある人に有利な印象。病院見学, 面接前日の飲み会は参加しておいた方がよい。

高木病院（福岡）

2021年

② 面接官4名, 10分。雰囲気は和やか。志望動機。興味のある診療科。大学時代に学んだこと。自分の長所。体力, 精神面に自信はあるか。自分が弱点だと思っているところ。当院は学生も実習しているがどのように接していきたいと考えているか。オリンピックを見ていて心に残っていること。当院にどれくらい来たい気持ちがあるか。
④ 履歴書や面接申込書の中で面接官の興味のある箇所に対して質問されたように感じた。時々突っ込んだ質問がくることもある。最後に質問はないかと聞かれるので, 質問を用意しておくと慌てずに済む。少しでも行きたいと考えている病院には, 見学に行くことをおすすめする。当直実習は一度行くべきだと思う。まず見学に来ていることが, 受験の為の最低条件であるという病院もあった。
⑤ 4/中旬・7/上旬見学。1回目は外来見学, 2回目は救急当直を見学。いずれも研修医の先生と話す機会があった。市中病院ではあるが, 医学部から学生さんがポリクリで回ってくる病院なので, 学生さんと関わる機会が多いのが特徴だと思う。実際に見学に行くことで研修を受けるイメージを掴むことができた。

田川市立病院（福岡）

2021年

② 面接官5名, 20〜30分。雰囲気は和やか。病院を知ったきっかけ。志望理由。自分の長所と短所。希望する研修内容。現在の日本の医療問題を一つ挙げてそれについて話す。医師として働く上で大切にしたい心構えを一言で言うなら何か。
④ 受験者数4名。交通の便が悪い。コロナの影響で5年生の間はほとんど病院見学に行けなかった。4年生くらいから行けるタイミングがあれば, 先延ばしにせず行った方がよいと思う。
⑤ 8/下旬見学。昼食つき。見学を希望した診療科の先生と話した。研修医と1時間程度話す時間を設けてもらえた。

① 筆記試験・その他　② 面接試験　③ 受験した場所，方法　④ 受験後の感想・来年の受験生へのアドバイス　⑤ 見学・実習

千鳥橋病院（福岡）

2021 年

① 小論文：800 字程度，事前提出。あなたの目指す医師像。
② 面接官 2 名，20～30 分。選択可能だったため現地で受験。雰囲気は和やか。医師を目指した理由。当院を選んだ理由。民医連について知っているか。周りの家族の反応。奨学生活動について。将来の志望科。
④ リラックスして面接することができた。事前のアンケートの内容を深めていくような内容。民医連の特徴は無差別平等の医療で，無料低額診療や差額ベッド料をとらない，などの活動をしている。見学には早めに行くように。受けずに後悔するよりは，気になる病院は受けた方がいいと思う。
⑤ 1 年生の頃から 2 年に 1 回くらい見学

2017 年

① 小論文：800 字程度，事前提出。目指す医師像。
② 面接官 2 名（医師・看護師），20 分。志望動機。理想の医師像。当院の印象。医師を目指した理由。民医連の印象。
④ 病院見学時に，見学が終わってから面接を受けませんかとすすめられ，受けることに。その後も電話で指名してもらえますかと聞かれるなど，病院側は研修医の確保に必死なのかもしれない。雰囲気は良い病院なので，自分が気に入ればハードルは低い病院だと思う。
⑤ 3 月見学

白十字病院（福岡）

2022 年

① 小論文：「部活，スポーツ，その他の活動（アルバイト等）について一行程度でかく」「COVID-19，理想の病院，医師以外でなりたい職業，尊厳死か安楽死か」など 6 つの項目から一つ選んで，A4 一枚程度で書く（10 分程度でと書かれているが，自分の面接が始まる時間までは書けてもらえるから，ゆっくり書ける，早く来るほど書けるかも）」
【人数】4 名【時間】20 分【内容】軽い雑談から・自己 PR 1～2 分（この時のみマスク外す）・尊敬する人は誰か・どのような医師になりたいか・将来進みたい診療科・なぜその科なのか・履歴書を見ながら浪人時代について・小論文に関して・国際ジャーナリストについて書いていたが，将来的には国境なき医師団的なのも視野に入れているのか，それなら救急科とかも目指しているのか。その上でなぜ消化器を選んだのか・国際ジャーナリストという夢から，いつの段階で医師になると具体的に決めたのか・最後に質問が，付け足したいことあれば【雰囲気・感想】終始和やか。なぜという質問が多かった。
③ 病院からの指定により現地
④ とにかく，熱い思いを伝えること。必ず第一志望だと伝えること。
⑤ 5 年の冬に見学。病院は新しくなっており，とてもアットホームで働きやすい環境。先生たちも優しい。

2021 年

② 面接官 4 名，20 分。志望理由。志望科。自分の長所。
④ 面接前の待ち時間に，大学在学中最も印象的だったことについて 10 分程度で紙にまとめて提出するように指示された。院長のみモニター越しで面接に参加していた。マイクで声が拾えるように大きな声で話してくださいと指示があった。福岡市内の病院だが，思っていたより交通の便が悪かった。
⑤ コロナの影響で受け付けてもらえなかった。

2020 年

② 面接官 5 名（医師・研修センター関係者），20 分。志望動機。作文の内容について質問され，部活の話。なぜ福岡で働きたいか。どのような研修をしたいか。出身地について。自分の長所と短所。コロナが流行しているがこれからどのように対応していくべきだと思うか。最後に時間が余れば，質問や自己 PR。
④ 面接前に A4 用紙 1 枚に 10 分，大学で一番頑張ったことを記入した。Web 説明会はしてもらったものの，コロナの影響で結局病院見学には行けず，実際に病院に行くのは採用面接の時

が初めてとなり，自分としてはかなり緊張して行った。面接官は皆優しい感じで，なるべくこちら側の緊張をほぐそうとしてくれたり，和やかな感じで進んだ。自分は病院見学を 5 年の春休みと 6 年の間で回るつもりだったが，コロナの影響でほとんど見学は中止になった。5 年生の時からある程度研修先を考え，1 回見学に行っておけばよかったと後悔している。見学は早めに行って損はない。何かあるか分からないものです。自分のように後悔しないで済むように頑張ってほしい。
⑤ 3 月に見学の希望を出していたのだが，コロナの影響で中止になった。Web 説明会のメールを病院側からもらったので，6 月に Zoom で個別に説明会をしてもらった。初めに研修センターの方からプログラムの説明などをしてもらい，その後 1 年目の先生と話すという感じの内容。1 時間の予定だったが，色々質問していたら 1 時間半くらい経っていた。

浜の町病院（福岡）

2022 年

① 記述：3 問自由記述，時間は 60 分。過去問を見ていると内科と救急からの出題が多く，疾患について知っていることを述べよという体の問題が多かったが，過去問が出回っていることが上の先生にバレているらしく，ここ最近でかなり傾向は変わっていると思う。正直昔の過去問が通じるかは怪しい。【内容】「動悸を主訴とする若い女性の鑑別疾患を挙げよ」「（英語での出題）ストレスで増強する腹痛を訴える女性の症例※個人的な感覚では国試で出題される英語症例と同程度～若干難のレベル。医学英語も求められる。「コロナ禍がまだ続きそうであるが，医療者としてどう向き合っていくか」
② 病院からの指定で KKR ホテル博多にて面接を行った【人数】面接官 5 名，受験者 20 名弱【時間】10～15 分【内容】何故医者になろうと思ったのか・志望科の理由・部活は入ろうと思わなかったのか（私は帰宅部だったため）【雰囲気・感想】面接官 5 人。研修担当の先生，病院長，看護師長らしき方がいた。圧迫面接まではいかないが，緩やかな雰囲気，というわけでもない。履歴書の内容を拾って聞かれるので，しっかり作り込んでおくことをお勧めする。私は趣味に野球のことを書いていたが，面接官の外科の先生と野球の話で盛り上がった。当院の志望理由は聞かれなかった。看護師長さんからも質問は飛んでこなかった。
③ 病院からの指定により現地
④ 周りの内定が決まって焦るかもしれませんが，正直こればっかりは他人と比較しても全く意味がないことなので，アンマッチでもいいやくらいの気持ちでいると楽でいいと思います。後輩の皆さんが志望先に就職できることを心から願っています。
⑤ 6 月 27 日に見学。採用試験にかなり近い日に見学に行った。海の近くにあり，施設も新しくきれいな感じ。アクセスも天神から 10 分ほど歩けば着くのでかなり良い。研修医の先生方は皆優しく，筆記試験の過去問をくださり，面接の対策と傾向を教えてくれた。診療科の見学は，アカデミックな面に力を入れた教育熱心な病院なので，科によっては案内してくださる先生がたくさん質問を飛ばしてくることがある。見学した膠原病内科では実際に患者さんに会い，個人的にかなり勉強になった。見学前は体調管理シート（体温，症状の有無，外出先を記入）を 2 週間分書かないといけないので，毎日体温を測っていた。アカデミックな面に力を入れている，外科が若干ブラックという前情報があったのでその辺に探りをいれた。外科はやはり大変，ということを研修医の先生方はおっしゃっていた。診療科で質問に答えられないと印象は悪そうな気がしたので，ある程度勉強してから行った。

2021 年

① 記述：3 問，60 分。問題は試験日により異なる。黄疸の鑑別疾患について記載せよ。英語の症例問題についてどう考えるか。感染症の治療で重要なことについて述べよ。
② 面接官 5～6 名，10～20 分。履歴書の内容に沿った質問。志望理由。医師を志した理由。自分の短所。新型コロナ診療に携わりたいと思うか。

① 筆記試験・その他　② 面接試験　③ 受験した場所，方法　④ 受験後の感想・来年の受験生へのアドバイス　⑤ 見学・実習

④ 記述は総合的な考察力を問われていると思った。面接ではアクリルパネルがあり，マスクを外すよう指示された。じっくり話を聞いてくれるので落ち着いて話すことが大切だと思う。履歴書の記載は丁寧にしっかりするべき。履歴書に記述欄が多い病院は特に早めに準備を始め，できれば就活経験者などに内容の査読を依頼するといいと思う。基本的な自己アピールはスムーズに自分の言葉で話せるようにすること。第1希望の試験の前に他の病院の試験も受けて慣れておくこと。マッチング試験の前後は勉強が手につきにくくなるので，それまでにある程度勉強を進めておくことをおすすめする。 ⑤ コロナの影響により見学は1年間通して実施されなかった。	福岡記念病院（福岡） 2019年 ① 小論文：800字，50分。2年間の臨床初期研修の抱負。 ② 面接官2名，10分。雰囲気は和やか。前年の国試はどうだったか。 ④ 見学時の会話を覚えていてくれて，世間話のような特に何か質問を色々されたこともなく，顔合わせ程度の印象。見学時の印象が大事そうだった。とにかく見学時にどれだけアピールできるかにかかっていそうな感じで，先生方も気さくに話してくれるのでどんどん話をした方がよいと思う。 ⑤ 6/中旬見学
2020年 ① 記述：3問，50〜60分。A4用紙1枚にそれぞれ書くだけ。問題は試験日により異なる。抗菌薬の適正量について。間質性肺炎について。急性心不全について。頭痛の鑑別について。レンサ球菌感染症について。腎機能が低下した時何を考えるか。 ② 面接官5〜6名（医師・看護師他），10分。履歴書の内容に沿った質問。志望科とその理由。将来の展望。働き方改革についてどう思うか。専門医制度についてどう考えるか。新型コロナウイルスの流行について医学以外で学んだこと。 ④ 雰囲気はそんなに悪くなかったが，院長先生の質問がやや難しい気がする。自分の受験日は受験者数13名程だった。 ⑤ 5年生見学。研修医の先生がずっと面倒を見てくれたので，研修先としてイメージは湧きやすかった。研修医の先生が積極的に参加していて雰囲気が良かった。	2018年 ① 小論文：約1,000字，50〜60分。研修医期間2年間の抱負。 ② 面接官2名，10分。 ④ 選考日は8月の毎週水曜日，第3希望まで伝えるシステム。面接では特に重要なことは聞かれず，顔合わせのような感じだった。 ⑤ 7/上旬見学
	福岡市民病院（福岡）
	2021年 ① 小論文：800字以内，事前提出。臨床研修の基本理念について。 ② 面接官3名。雰囲気は和やか。 ④ 見学には複数回行った方がいいらしい。 ⑤ 6/下旬見学
2019年 ① 記述：3問，50〜60分。問題は試験日により異なる。炎症性腸疾患について知っていることを述べよ。女性の下腹部痛について鑑別。ショックの種類を挙げ，各々の鑑別や疾患を挙げよ。 ② 面接官7〜8名（院長・副院長・看護師長他），10分。履歴書の内容に沿った質問。志望科。志望理由。医師の働き方についてのニュースに対する考え。出身地の岐阜に医師が足りているのか。 ④ 筆記に関しては見学時に研修医と話して過去問をもらう。ただ，筆記ではあまり差がつかず，むしろ面接が重要らしい。面接官の数が多めなのでやや圧迫感があるかもしれないが，気負わずに素直に臨めばいいと思う。履歴書の内容中心なので，書いた内容を確認しておくこと。3日間の試験日が設定されており，その内1日の受験者数は22名だった。午前の筆記の後昼休みがあり暇になるので，時間をつぶせる何かを持参するとよい。 ⑤ 5月見学。小児科と感染症内科。内科と外科の医局は分かれておらずコンサルしやすい雰囲気。アカデミックな指導に力を入れており，2年の研修中に最低一度は学会で発表させてくれるらしい。今年から総診に飯塚病院出身の先生が勤務しており，レクチャーが充実していた。救急には救急専門医がいる。外科は2〜3か月必須。九大系列（九大のたすき先にもなっている）。	2020年 ① 小論文：800字，事前提出。新型コロナウイルス感染症流行について思うこと。 ② 面接官3名，20分。雰囲気は和やか。履歴書に関する質問（出身や部活など）。志望動機。医学部の志望動機。志望科。3年目はどう考えているのか。小論文の内容について。研究について興味はあるか，将来的に研究したいか。医師の働き方改革についてどう思うか。 ④ 面接官の先生方は皆優しそうな先生で，緊張するような感じではなかった。昨年は8月に面接で，今年も8月に面接だろうと思っていたので，7月に連絡が来た時には正直驚いた。コロナの影響で7月の実習期間中は大学から県外移動が禁止されていたので，日程や面接方法を変えてもらう必要があった。自分の方からもメールで病院に連絡したが，大学側からも連絡してもらってZoomでの面接となった。 ⑤ 5年生8/下旬見学（1日）。朝，到着後すぐにプログラムについての説明が総務の方から少しあった。その後，午前中は整形外科でTKAの手術を見学させてもらった。昼食は病院から弁当をもらい，同日見学に来ていた学生5人と研修医1年目の先生2人と一緒に食べた。研修についての他に，給料，寮についてなどの情報も聞けた。午後は救急科を見学。上級医の先生に急患が来たら一緒にみようと言われたが，急患は来なかったので，上級医の立場からの初期研修に対する考え，福岡市内の救急の体制などの話をしてもらった。設備は新しくないが雰囲気の良い病院だと感じた。
2018年 ① 記述：3問，45〜60分。内科の知識が主に問われる。大動脈弁狭窄症について述べよ。ヘルペス属ウイルス感染症について述べよ。肝硬変の評価について述べよ。 ② 面接官5名，10分。筆記試験の出来。志望理由。医師を目指した理由。志望科とその理由。ストレス解消法。女性としてのキャリアについて。併願病院。エントリーシートの内容について。 ④ アットホームで優しい雰囲気であり，話をよく聞いてくれる。質問内容も特に変わったものはない。しっかり勉強しておくことと見学に行くことが重要。 ⑤ 1月・6月見学。研修医と話す機会が多いので，情報を集めた方がよい。	福岡新水巻病院（福岡）
	2020年 ② 面接官5名，10分。目指す医師像。大学で周りからういていなかったか。 ④ 難しいことを聞かれることはない。人柄を重視するような質問がいくつかあった。その場で合格を言い渡された。病院見学で好印象であればすぐに内定がもらえる。病院は救急が忙しいことをとても強調していたが，皆さん楽しそうに勤務していた。1年目の先生もバリバリ診察に参加しており，実りある研修ができそうだ。 ⑤ 5年生3月実習。研修医のファーストタッチが多い印象を受けた。見学は面接と同日可。救急を見るのがおすすめ。
2017年 ① 記述：3問，45分。内科の範囲で▲▲について記述せよ。 ② 面接官5名，20分。雰囲気は和やか。志望科。自分の長所と短所。ストレス発散法。 ⑤ 3/上旬見学	

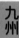

① 筆記試験・その他　② 面接試験　③ 受験した場所，方法　④ 受験後の感想・来年の受験生へのアドバイス　⑤ 見学・実習

2017 年

② 面接官 4 名（理事長・院長他），10 分。雰囲気は穏やか。志望科。部活について。学力の程度。
④ 指定日から選んで面接。病院見学が大事なので，興味のある人は早めに行った方がよいと思う。
⑤ 3 月見学

2015 年

② 面接官 5 名（院長・副院長・人事課長・事務長・事務），5 分。雰囲気は和やか。志望理由。勉強の進み具合。

福岡青洲会病院（福岡）

2022 年

① 小論文：60 分で次の 3 題について書く（字数制限なし）「大学で頑張ったこと」「（左記について）それをどうやって乗り越えたか」「コロナ禍で自分の中で変わったこと」
【人数】5 名。院長が緊急対応により不在だったが，本来なら院長も含めて 6 名【内容】医師を志望した理由・10 年後はどういう医師になっていたいか（何をしたいか）・3 年目以降の展望・学生と研修医では指導医との接し方がどう違うか・研修医はどのように過ごしたか・婚姻を結ぶ人はいるか・料理はするか・得意料理は何か・サブスペは何を考えているか・部活を兼ねようと思った理由・趣味（読書について）・どんな本を読むのか・おすすめの本はあるか・逆質問を最後に聞かれる【雰囲気・感想】和やかな雰囲気だったが，つっこんでくることもいくつかあった。事前に準備していなかったことも聞かれたが，思っていることを素直に答えた。事務長の方が面接を回してくれる。最後に逆質問があり少し緊張する。
③ 病院からの指定により現地
④ 元気でやる気のある学生だというのを推していった方がいいと思う。
⑤ 5 年 8 月，6 年 7 月に見学。教育担当の先生が熱心に指導をしてくれている様子（厳しいという意味ではなく）が分かった。研修医の先生は自分のペースで研修できるけど教育担当の先生のおかげで研修が締まるし強度が丁寧いいと言っていた。事務長の方も気さくに熱心にお話ししてくださった。医療スタッフ間の仲が良さそうな印象だった。快活で雰囲気の良い学生を求めているようだったので，元気な雰囲気を意識した。最初に朝カンファで全医局員の前で自己紹介をしなくてはならないので注意。研修医の先生に，ここでの研修について率直にどう感じているかを尋ねた。やる気次第で調整できるかどうかに注目した。

2021 年

① 記述：字数制限なし。自分の長所と欠点。なりたい医師像。自分の長所と欠点を踏まえて，初期研修医で身につけることと方法を具体的に記述。
② 面接官 6 名，30 分。当院を選んだ理由。志望科。自分の長所。得意科目と苦手科目。大学生活で頑張ったこと。他の受験病院，それらの病院と当院が違う所。
④ 圧迫感はないが面接試験として緊張感のある雰囲気。質問内容は一般的なもの。筆記試験の内容も掘り下げられる。回答内容をしっかり準備しないと自信がない態度になるので気を付けること。
⑤ 5/中旬見学

福岡赤十字病院（福岡）

2021 年

① 小論文：800 字以内，事前提出。コロナウイルス感染症から得たもの。
② 面接官 9 名。過去に聞かれたリストがほとんど。部活に関してはその人に合わせて質問される。
④ 雰囲気は淡々としていて，寄り添う感じではない。今年はコロナの影響もあったが，2,3 回は見学に行くべきではあると思う。

2018 年

② 面接官 7～9 名，10 分。雰囲気は和やか。履歴書の内容につい

て。当院の特徴。当院のスタッフになったらどんなメリットをもたらすことができるか。併願病院。医師に向いている性格。部活で頑張ったこと。日赤で学んだこと。働き方改革について。最近気になるニュース。医師としてやっていく自信はあるか。
④ 受験者増加傾向だった。面接官は外科の先生が多め。10 分のタイムキープはしっかりしていて，時間になるとそこで打ち切り。重役や人事などに囲まれた面接で，とても緊張し，練習よりも話せなかった。自分の芯や軸になる考えを持って臨むとよいと思う。
⑤ 5 年生夏・6 年生 3 月見学および実習。稀に研修医の推薦のようなものもあるらしいので，見学や実習に行って熱意を示すべき。行く回数はあまり関係ないと思う。

2013 年

② 面接官 7～8 名，15 分。雰囲気は穏やか。志望理由。医師を志望する理由。志望科。当院の印象。日赤の活動について。最近気になるニュース。自己アピール。趣味・特技。
④ 受験生は九大などの国立大生が多い。見学に行くことがとにかく重要。一昨年まで試影があったが，今年もなかった。面接で，自己アピールと気になるニュースは必ず聞かれる。

福岡徳洲会病院（福岡）

2022 年

① 小論文（事前提出）：『これまでの人生の中で，あなたの考え方や生き方に最も影響を与えたできごとや，印象深かったことについて教えてください。そして，今後どのような医師像を目指しているのかについて語ってください』（800～1,200 字）
【人数】2 名×3 回（院長と薬剤部長，副院長と研修長，研修医 1 年目と 2 年目の 3 つに分かれていた）【時間】各 10 分【内容】履歴書に書かれていることや小論文に書かれていることなどに関する質問が多かった【雰囲気・感想】どのブースも和やかな雰囲気であった。副院長から研修を行う上で不安な点を聞かれたので，そこに関しては事前に回答を用意して行ったほうが良いと感じた。
③ 病院からの指定により現地
④ できるだけ早い段階から病院探しをすべき
⑤ 12/初旬，7/中旬に見学。1 回目の見学は ER の研修医控え室で 1 年目の研修医と長い時間話すことができたが，2 回目の見学では 1 日を通して研修医と話す機会がほぼなかった。ER で研修医がどのように働いているか，またどのような指導体制かに注目した。

2021 年

① 小論文：800～1,200 字，事前提出。3 つのテーマから 1 つ選択。1）卒後臨床研修で医学的知識，基本的手技の修得と共に，重要と思われること，2）終末期医療のあり方についての自分の考え，3）COVID-19 に関連して，欧米に比べ，わが国の新薬研究・開発の停滞や予防医学の軽視は何故生じているか，またその対策など考えること。
② 面接官 2 名（院長・副院長），10 分。面接官 2 名（研修担当他），10 分。面接官 2 名（研修医），10 分。志望理由。志望科。病院指定の履歴書に書いた内容。
④ 終始和やかな雰囲気で面接官の方々は皆優しく，面接試験は受けやすかった。特別難しい質問はなかった。受験者数は同日 13 名，合計 50 名はいた。情報収集と病院見学に早すぎることはない。コロナ関係で見学のキャンセルもあったため苦労はしたが，少しだけ早く病院探しを始めていたこともあり，行きたいと思える病院を見つけることができた。
⑤ 5 年生 10/上旬見学（2 日間）。希望した診療科を見学させてもらえた。夜間の救急当直と土曜日の研修医レクチャーも参加させてもらった。研修医の先生と話す機会がたくさんある。研修担当の先生がとても優しい。見学期間中は院内の施設で宿泊した。6 年生 8/中旬見学。採用試験の直前に見学した。内科と救急科の見学の合間に研修医の先生と話をした。

2020 年

① 小論文：面接時に持参して提出。どちらか 1 つ選択。1）AI と

九州

① 筆記試験・その他　② 面接試験　③ 受験した場所，方法　④ 受験後の感想・来年の受験生へのアドバイス　⑤ 見学・実習

医療をテーマとして，あなたの考える未来の医療について述べよ。2）私たちは，COVID-19によるパンデミックの渦中にいます。今後どのように対峙していくのか，携わる医療者すべてに共通した課題であると思われます。医師として，または一個人として考えるところをあなたの経験を踏まえて述べよ。
② 面接官2名（副院長・検査技師長），10分。志望理由。雰囲気は和やか。大学時代の活動や勉強について。3年目以降の進路。大学の所在地についての世間話など。
面接官2名（外科部長・事務長），10分。志望理由。浪人について。自己PRなど。
面接官2名（研修医），10分。雰囲気は和やか。志望理由。模試の成績。趣味。ストレス解消法。
④ 小論文は例年病院で書くが，新型コロナウイルスの影響で持参する形に変更になった。面接は5項目程度を5段階評価しているようだった。「ハローマッチング」などを参考にしていれば分かる，他の病院でも問われているような内容を聞いている印象。3年目の進路をどうするかとの問いから，研修終了後の後期研修のプログラムについても考えて希望診療科等を記載しておくべきであると考える。見学には行っていない方がいい。
⑤ 4年生3月・6年生6月見学。採用担当の方，研修医の先生方は大変親切で，忙しいながらも見学生にしっかりと対応してくれた。

2017年
① 小論文：1,500〜2,000字，60分。3つのテーマから1つ選択。1）働き方改革，2）チーム医療，3）在宅医療。
② 面接官2名，10分×3回。雰囲気は穏やか。志望動機。自分の長所と短所。尊敬する人。ストレス発散法。部活について。アルバイトについて。併願病院。当院の志望順位。趣味。自己PR。
④ 面接前に小論文のテーマが発表され，面接の空き時間に内容を考えることができる。しかし60分で2,000字はきつい。
⑤ 6/上旬・7月見学

2014年
① 小論文：2,000字，90分。2つのテーマから1つを選択。1）臨床研究の意義，2）研修医が都市に集中することによって生じる問題と，その解決策。
② 面接官3名，10分×2回。いずれも雰囲気は和やか。志望理由。志望科。九州に来た理由。併願病院。見学時の印象。最後に何か聞きたいことはあるか。
④ 小論文は軽食と飲み物をとりながらなので緊張しなかった。面接では，最初に「緊張しなくていいからね」と声をかけてくれた。

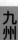
九州

福岡東医療センター（福岡）

2022年
① 小論文：「私の目指す理想の医師」字数制限なし（最初に400字詰め原稿用紙3枚を渡され，足りなければ挙手して追加してもらう）【時間】100分
② 面接官3名【内容】志望理由，医師になった理由，医師ではなかったら何をしていたと思うか，長所，意見が対立した時どうするか，健康維持法，合わない人がいたらどうするか，指導医が苦手だったらどうするか【雰囲気・感想】そこそこ厳格だが圧迫面接という感じでもない
③ 病院からの指定により現地
④ 面接の質問事項は病院見学で研修医に聞くと安心。
⑤ 5年の12月，6年の6月に見学。研修医の先生が親切。小論文の過去問や面接で聞かれたこと，履歴書の書き方などを教えてくれた。指導医が丁寧に指導してくれる姿を見ることができた。見学希望の科に合わせてスケジュールを調整してもらった。身だしなみ，言葉遣いに気をつけた。研修医がどれくらい休み時間を取れているかやコメディカルや指導医とどういう距離感で会話しているかに注目した。

2021年
① 小論文：字数制限なし，90分。コロナ禍における医療提供体制はどうあるべきか。

② 面接官2名，10〜15分。志望理由。志望科。自分の長所。コミュニケーションにおいて大切にしていること。指導医から提示された治療法と，自分が文献などで調べて良いと思った治療が異なった場合，どのように対応するか。質問したいことはあるか。
④ マッチングは早め早めの行動を心がけること。
⑤ 6年生4/下旬見学。救急の先生が熱心に色々教えてくれた。

2018年
① 小論文：800字，120分。医師のプロフェッショナリズムとは。
② 面接官3名，15分。病院見学をした際の当院の雰囲気。小論文の出来。コメディカルとどう連携をとるか。部活について。最後に病院への質問はあるか。
④ 昨年までずっと小論文のテーマは医療安全についてだったが，今年は変わった。
⑤ 6/下旬見学

福岡和白病院（福岡）

2021年
② 面接官3名。志望理由。志望科。医師を目指した理由。初期研修で何を得たいか。
④ 雰囲気は和やかで緊張することなく話すことができた。国試の勉強もあるが，マッチングは早めに準備して余裕を持っておいた方がよい。病院見学がいつ中止するかわからないので行ける時に行っておくように。
⑤ 5/上旬病院見学にほぼ一日中つきっきりで行動することができ，仕事内容から給料のことまで色々知ることができた。

2017年
② 面接官3名，10分。履歴書の内容について。体力，気力についての質問。
④ 数名は見学に行った時に内定がもらえる。人間性をよく見る病院。成績は関係なく，会って自分で確かめるという感じ。
⑤ 7/上旬見学および実習。研修医が経験をつめる環境だった。コメディカルとの連携がしっかりとれている。

宗像水光会総合病院（福岡）

2019年
② 面接官2名，15分。当院を選んだ理由。国試浪人生活はどうか。研修後の進路。
④ ほぼ雑談に近い感じだった。とても話しやすく，浪人したからといってマイナスイメージになることはほぼなかった。早めに内定をもらえる。
⑤ 6/上旬見学

2018年
② 面接官4名（院長・医師・事務他），10分。当院を選んだ理由。興味のある科。出身高校や地元について。
④ 選考日は病院との話し合いで随時行われている。面接はとても話しやすい雰囲気で，雑談のような感じ。早くに内定をもらえるので，マッチングに多くの時間を費やさなくてよい。
⑤ 5月見学

2016年
② 面接官4名（理事長・院長他），5分。昨年も受けていたため，現状報告のみ。健康に気を付け，息抜きをするよう心配された。
④ 理事長，院長ともに熱意のある人を求めている。面接はほぼ内定を出すために行われている。本気でこの病院にという気持ちがあり，その旨で伝えるとマッチング合致はほぼ確実です。
⑤ 6月見学・実習。興味のある科を3つ挙げ，研修1年目の先生が1日案内をしてくれる。科の先生と会話し，本気で来る気持ちがあるかどうかを確認される。

JCHO九州病院（福岡）

2022年
① 適性検査（SPI）。
② 面接官3人【時間】15分程度【内容】自己紹介とともに自己アピール・3年目はどう考えているか・医局はどんなイメージか・

① 筆記試験・その他　② 面接試験　③ 受験した場所，方法　④ 受験後の感想・来年の受験生へのアドバイス　⑤ 見学・実習

地元とは具体的にどこか・他に受ける病院はどこか・志望動機・納得できないこと対立することもあるがどうするか，経験したことでもよい・どんな研修にしたいか，何科を回ろうと思っているか・最後に質問はあるか【雰囲気・感想】終始和やか。志望動機とよく聞かれることをちゃんと答えられることが大事だと思う。あとは面接の先生の流れに乗ること。
③ 病院からの指定により現地
④ 早めに取りかかりましょう。
⑤ 5月頃に見学。研修医の先生は基本何かしている（忙しそう）。他を知らないから忙しいかどうか比べようがないとのこと。上の先生方も大学病院に比べたら忙しそうだが，結構話しかけてくれるし教えてくれた。コメディカルの人と仲がいいのは先生による感じだった。研修医の先生が嫌そうに働いてないかどうか。

2021 年

① 適性検査（SPI）。
② 面接官 3 名（研修プログラム責任者・産婦人科部長・小児科部長），15 分。自己アピールを含めて当院を選んだ理由。志望科。将来的にレジデントとして残るか。体力に自信があるか。部活について。
④ 面接室は 2 部屋に分かれており，履歴書の志望科（内科，外科，産婦人科，小児科，麻酔科，その他）に合わせて振り分けられているのだろう。病院見学はそこに合わせて行うのがよいかもしれない。福岡県は早くからマッチング試験が始まるのでそのつもりで準備をすること。
⑤ 5 年生 3/中旬見学（2 日）。研修医の先生が忙しく働くのについて回る。宿泊する際には，寮の部屋を与えられる。

2020 年

① 適性試験。
② 個人面接。10 分程度。
④ 面接は明るい雰囲気で特別難しい質問はなかった。普通の受け答えができるかどうかだと思う。
⑤ 5 年生 3 月・マッチングの前日見学。研修医について行く感じの見学で，研修生活について色々質問できた。

2017 年

② 面接官 3 名，10 分。雰囲気は和やか。自己 PR。志望理由。志望科とその理由。将来の展望。体力に自信があるかどうか。
④ 履歴書に書いた内容についてはしっかり答えられるよう準備しておくとよい。
⑤ 5 年生 8 月・6 年生 4 月見学

2015 年

① SPI 試験。性格検査。
② 面接官 3 名，15 分。雰囲気は和やか。最初に自己 PR。志望動機。志望科とその理由。3 年目以降の予定。体力に自信があるかどうか。最後に，初期研修に関して質問があるか。
④ 性格検査だけだと思っていたので，計算問題や現代文など SPI 対策をしておらず驚いた。受験者数は 25 名程。
⑤ 4/上旬・7/下旬見学。興味のある科の部長先生と話す機会があり，面接では，そのときの話で盛り上がった。

嬉野医療センター（佐賀）

2021 年

② 面接官 5 名，30 分。雰囲気は和やか。志望動機。将来の進路。部活について。初期研修で期待していること。ストレス発散方法。上級医の先生が資料に載っていない珍しい治療をしていた場合，どのような質問をするか聞き方の実演，言葉遣い。後輩の研修医がわけの分からない判断や治療を行おうとしていた際の対応（例：まず必ず上級医に報告すること）。他職種間での判断や治療の食い違いが起きた際の対応方法。
④ 見学時に話した先生がいたので安心感があった。見学に行き，教育担当の先生の雰囲気を知ることは大事。
⑤ 5 年生 12 月見学

2018 年

② 面接官 5 名（院長・副院長・外科部長・内科部長・事務長），20 分。雰囲気は穏やか。得意分野について。チーム医療における医師の役割をどう考えるか。今まででつらかったこと，その乗り越え方。指導医に求める素質。初期研修を通してどのような医師になりたいか。
④ 研修担当の先生が事前に質問内容を伝えてくれた。研修を考えている学生に対して，非常に歓迎の気持ちを示してくれるので何も不安に思う必要はない。
⑤ 3/上旬見学

2017 年

② 面接官 4 名（院長・副院長・教育担当・事務），15～20 分。雰囲気は和やか。志望動機。志望科とその理由。研修医と学生の違う部分。もし指導医がガイドラインとは異なる治療を行っていた場合どうするか。チーム医療に大切だと思うこと。地域の病院での医療において大切だと思うこと。ストレス発散法。自分の長所についての具体的なエピソード。
④ 夏に見学会が行われているので，そこに参加して教育担当の先生に顔を覚えてもらうといいと思う。先生方は見学に来た学生のことをよく覚えている。
⑤ 8/中旬見学および実習（2 日間）。見学会の時に希望する科を 2 日間で 3～4 程見学，実習させてもらえる。やりたいことや見せてほしいものはどんどん希望を言った方がよい。色々な話が聞けてよかった。

唐津赤十字病院（佐賀）

2021 年

② 面接官 5 名，30 分。志望動機。病院のイメージ。大学生活で頑張ったこと。キャプテンをして学んだこと。挫折経験とそれを今後どう活かしていくか。自己アピール。自分の欠点。大学病院，市中病院の利点。初期研修で何を学びたいか，一番重要視していること。将来のキャリア。医師として必要なスキルは何か。チーム医療における医師の役割。コロナ禍でのオリンピックについて。
④ 面接官との距離が非常に近く，机を隔てて 5 名に囲まれるような状態だったため，最初は緊張したが面接官はにこやかでリラックスした状態で受けられる雰囲気だった。
⑤ 12/中旬見学

2015 年

② 面接官 5 名，20 分。自己アピールしやすい雰囲気。志望動機。院内感染の対処法について。ストレス解消法。勉強以外に頑張ったこと。将来希望する科。

佐賀県医療センター好生館（佐賀）

2022 年

① 小論文：理想の医師像，好生館の研修に期待すること，良質な医療，の中から 1 つ選ぶ。800 字詰めの用紙が 2 枚配られる。
② 面接官 5 名【時間】20 分弱【内容】志望動機，大学で大変だったこと・そこから学んだこと，「接遇」は知っているか，コロナ禍であなたの生活はどう変わったか，趣味について，他数問。
③ 病院からの指定により現地
④ 小論文はできるだけたくさん書いた方がいいと思います。
⑤ 8/中旬，面接の直前に見学。研修医の先生が面接から待遇までなんでも教えてくれた。先生方曰く悪いところはないとのこと。総合当直の見学まで希望すると研修医の先生たちと話す時間はかなり取れると思う。11 月前半，3 月後半～4 月前半に実習。手術は縫合や腹腔鏡の操作までさせていただけた。熱心な先生が多い。

2018 年

① 小論文：字数制限なし，120 分。いずれか 1 つを選択。1）あなたが目指す医師像，2）好生館での研修に期待すること，3）あなたが考える良質な医療とは。
② 面接官 5 名，10 分。雰囲気は和やか。小論文の出来とその内容について。研修医時代，専門性を重視して診療科の数を絞るこ

九州

① 筆記試験・その他　② 面接試験　③ 受験した場所，方法　④ 受験後の感想・来年の受験生へのアドバイス　⑤ 見学・実習

とと，偏りなく多くの診療科を回ることではどちらがよいと思うか。趣味。落ち込んだ時の気分転換方法。併願病院。自己PR。 ④ とにかく大きな声でハキハキと話すことができれば印象がよいと思う。自己PRでは，好生館で働く上で役立ちそうな要素などを含めることができれば完璧だと思う。 ⑤ 5月実習。丁寧に教えてくれる。スタッフ間の挨拶が気持ちよい。	**長崎医療センター（長崎）** **2022年** ① 小論文（事前提出）：800字程度 ② 面接官3名受験者1名【時間】20分【内容】志望理由，部活について，今後の展望，志望診療科など。質問は全て応募書類に書いたことから質問される【雰囲気・感想】雑談しているような雰囲気，いつもの感じを知りたいのではないかと思う。 ③ 病院からの指定によりリモート
2015年 ① 小論文：60分。理想の医師像。好生館に求めること。良質な医療について。 ② 面接官5名，10分。志望理由。小論文の内容。患者に寄り添うことについての考え。趣味。 ④ アットホームな雰囲気で話しやすい面接だった。	④ 応募書類の枠が大きく，志望理由，課外活動，志望診療科，自己アピールで，4,000字くらい書かなければいけないので，前々からの準備が必要だと思う。 ⑤ 5月13日に見学。研修医の先生方と実際に話すことができた。研修医の先生の上に後期研修の先生，その上に上級医と屋根瓦式の教育体制が確立していることがわかった。人事の方と話す
佐賀病院（佐賀）	時からも，礼儀正しく，言葉遣いには気をつけた。研修医の業務内容を注意して観察した。
2017年 ② 面接官3名，10〜15分。志望動機。出身地。部活について。特技。アルバイトについて。得意料理。当院での研修で不安なこと。 ④ 和気あいあいとしていて楽しかった。何でもほめてくれる。圧迫感はゼロ。ありのままに答えれば大丈夫だと思う。 ⑤ 8/中旬見学，7/中旬実習（1週間）。教育担当の先生が熱心で教育的な方だった。他の先生方もたくさん声をかけてくれて，温かみのある病院だった。	**2021年** ① 小論文：800字程度，選考日前日までに返送。 その他：適性検査。 ② 面接官3名，20分。病院からの指定によりリモートで受験。志望科。挫折経験について。大学で行っていた部活・役職について。上司から理不尽に意見を無視された場合どうするか。看護師から同僚の愚痴を言われたらどうするか。患者さんから理不尽なクレームがあったらどう対応するか。
2015年 ② 面接官3名，20分。希望する研修内容。自己紹介。 ④ とてもフレンドリーで，2年間の研修を実りあるものにしようと色々と考えてくれている様子。自分次第で良くも悪くもなる2年間だと思えた。充実した研修になると期待がもてた。 ⑤ 4/上旬（1週間）・6/中旬（2週間）の実習。興味のある分野を事前に伝えておくと，それを考慮した実習に取り組ませてもらえる。	④ 基本的には和やかな雰囲気であったが，時折難しい質問もきたりした。受ける前は緊張していたが，20分なんてあっという間なのでそんなに固くならずに普段通り会話する感じで喋ればいいと思う。 ⑤ 8/中旬に見学を申し込んだが直前にコロナの影響で中止。何が影響して中止になるかわからないので，早めに申し込んで行くべきだった。
上戸町病院（長崎）	**2020年**
2013年 ① 小論文：400字，事前提出。志望動機。 ② 面接官3名，30分。雰囲気は和やか。志望動機。学生生活について。 ④ マッチング後も，様々な相談，卒試・国試対策，食事会などをしていただいている。 ⑤ 8/16見学，8/20実習。本院やサテライトクリニック，特養，グループホームなど，様々な施設を見学させていただき，非常に面白かった。	① 小論文：800字程度，選考日に持参。 その他：適性検査。 ② 面接官3名，15分。雰囲気は穏やか。履歴書の内容についての質問。ある活動をしていたら，何が大変で，それに対してどうしたかなど。 ⑤ 見学。研修医と話ができる。
	2018年
佐世保市総合医療センター（長崎）	① 小論文：800字，60分。手術不要となった患者が手術を希望した時に，研修医としてどう対応するか。 その他：性格検査。10分程度。 ② 面接官3名（研修責任者・プログラム責任者・看護師長），20分。雰囲気は和やか。願書の内容についての質問。志望理由。後期研修はどこで行うと考えているか。志望科。自分はどんな人物だと思うか。飲み会ではどんな役割をしているか。医学における発見であなたがすごいと思うものは何か。 ④ 成績は国試に合格できるか確認のために見ているようだった。キャラクターを見ている感じがした。やる気があるかも確認された。アピールしたいことは自己PRとしてしっかり書いておけば読んでもらえる。 ⑤ 2/下旬見学
2020年 ② 面接官2名，10分。オンラインで実施。自己紹介。志望動機。実習の雰囲気・感想。将来興味のある科とその理由。多職種連携と医師の役割についてどう考えるか。尊厳死と安楽死についてどう考えるか（ALS嘱託殺人の件で）。コロナ禍で最近どういう生活をしているか。 ④ 終始フレンドリーな明るい感じでやりやすかった。緊張してもいいので笑顔で面接を受けよう。友達と面接の練習をすると少しは安心できると思う。 ⑤ 実習（1か月）。研修医，指導医の先生は優しく，また指導熱心な方々だった。手技などもたくさんやらせてもらえる。	
2014年	**2017年**
① 小論文：800字，事前提出。理想の医師像について。 ② 面接官4名，20分。雰囲気は和やか。志望動機。学生生活について。小論文の内容について。 ④ 受験日に見学も入れると，新鳴滝塾から見学助成金が受けられる。面接前に，どのような質問が出されるか，スタッフが教えてくれる。 ⑤ 6月見学・実習。選考には全く影響しない。先生方もスタッフもとても優しい。	① 小論文：60分。あなたは研修医である。患者が担当医の治療方針を内心では否定していることが分かった時，どのように動くか。 ② 面接官3名，20分。雰囲気は穏やか。履歴書，自己PRの内容についての質問。研修後の進路。他の医療スタッフと意見が違ったらどうするか。 ④ 緊張もあまり感じずに面接は終わった。 ⑤ 3/下旬見学

① 筆記試験・その他　② 面接試験　③ 受験した場所，方法　④ 受験後の感想・来年の受験生へのアドバイス　⑤ 見学・実習

2015 年

① 小論文：800 字，60 分。上級医の担当する患者さんがインフォームドコンセントを撤回して，オペをやめたいと希望してきた場合，どうするか。

② 面接官 3 名，20 分。雰囲気は和やか。見学時の感想。志望科とその理由。課外活動。災害医療に興味をもった理由。集団の中で演じることの多い役回り。事前提出の自己アピールについて。

④ 小論文では独創性よりも協調性が重視されるのではないかと感じた。

長崎原爆病院（長崎）

2018 年

② 面接官 3 名，15 分。自己 PR。志望理由。興味のある科。当院のイメージ。第 1 志望かどうか。自分の良いところ。アルバイトはしていたか。プレッシャーに強い方かどうか。アピールしたいことや自分の強み。

④ 臨床実習でお世話になった先生が面接官だった。とても優しかった。質問と少し違った答えでも，もう一度言い直して質問しなおしてくれた。病院をどんな風に見ているのか，研修をやっていけるのかをよく聞きたいような気がした。見学や実習に行って顔を合わせていたら，本番緊張していても少しは安心できると思う。自分がどんな研修をしたいのか，病院の特徴とあわせて伝えることができたらいいと思う。

⑤ 8 月見学，2 月実習（1 か月）。内科全般において実習でき，多くの先生方と面識をもてた。

JCHO 諫早総合病院（長崎）

2018 年

② 面接官 2 名，10 分。どんな医師になりたいか。将来希望する科。どんな研修を行いたいか。自分の性格。

④ とても和やかな雰囲気で話しやすかった。

⑤ 7 月実習（1 か月）。自分の希望に沿った診療科を，自分のペースで実習させてもらった。熱心に指導してもらえるし，他科の先生にもすぐに質問できる雰囲気だった。

天草地域医療センター（熊本）

2018 年

② 面接官 2 名（院長・診療部長），5 分。研修のシステムの説明と世間話。

③ 3 人でコーヒーを飲みながらの和やかな面接だった。今年は定員 4 名，受験者数 4 名だったので，雰囲気はゆるゆるだった。見学や実習で早めに志望している意向を伝えておくと内定っぽいのがもらえる。

⑤ 5/下旬見学

熊本医療センター（熊本）

2022 年

① 小論文：【題】10 年後，あなたはどのような医師になっているか。また，そのとき何を大切にしたいか。【文字数】800 字以内【試験時間】60 分【その他】原稿用紙その他，メモ用紙も配布されるが，試験終了後に全て回収される。

② 面接官 3 名，受験生 1 名【時間】10 分前後【内容】医師を目指したきっかけと今後の進路・チーム医療における医師の役割・受ける病院の順位・部活動などで幹部（何かしらの役職）を務めた経験はあるか【雰囲気・感想】終始和やか。面接の雰囲気が和やかだったため，さほど，緊張せずに臨むことができた。質問は，こちらが困るような質問はなく，スムーズに答えることができるものだった。

③ 病院からの指定により現地

④ マッチングの順位を聞かれたときの返答を考えておくと良い。小論文のテーマが前年と少し変わったが，前年のテーマをもとに事前に内容を準備していたため，焦らずに書くことができた。

⑤【時期】5 年生の 8/中旬に見学【内容・感想】見学したい診療科を自由に選択できた。研修医の人数が多く，皆仲が良さそうで

あった。時間の空いている研修医の先生方と話す機会を設けてくださり，そこで様々なことを聞くことができた。研修医室はないため，診療科を越えて上級医の先生方とも関わることができると感じた。病院の職員食堂から熊本城が見え，景色が良かった。身だしなみや持ち物，言葉遣いに気をつけた。あらゆる設備が整っているが，見学に行った時点で研修 1 年目の先生方がどの程度まで任されているのかに注目した。

2020 年

① 小論文：800 字以内，90 分。20 年後の医療とその時自分はどのような医師になっているか。

② 面接官 3 名（副院長・救急部長・看護師），10〜15 分。雰囲気は和やか。志望理由。志望科。ストレス解消法。3 年目以降の進路。将来は研究と開業どちらを考えているか。最近心に残ったニュース。小論文の内容について詳しく。部活について。自己アピール。今はまっていること。

④ 各試験日 20 名ずつの受験だった。緊張したが，リラックスして話してくださいね，と面接官に優しく声をかけられて安心できた。忙しい病院で頑張りたいという意思を伝えた。体力があることや，救急のやる気についてアピールするといいと思う。3 年目以降熊本に残ると言うことが大事であるという噂。小論文の試験の前に熊大に入局後再び熊本医療センターに戻って来る医師が多いという話を院長がしていた。

⑤ 4 年生 3 月・5 年生夏見学。研修医の方や OB の先生方が 1 日病院案内や日常の診療風景を見せてくれた。施設もきれいで，スタッフの方々の雰囲気もすごく良かった。研修医の先生と話す機会を多く設けてもらえた。

2018 年

① 小論文：800 字，120 分。10 年後の自分。

② 面接官 3 名（院長 or 副院長・部長・看護師），15 分。医師を目指した理由。志望科とその理由。当院の希望順位。部活で学んだこと。部活での役職。苦手なこと。併願病院。自己アピール。後期研修はどうするか。ストレス解消法。小論文について。

④ 和やかだったり，決められたことを淡々と質問していく感じだったり，部屋が違うと雰囲気も違う。第 1 希望かどうかをかなり気にしている感じ。説明会の後に研修医の先生や偉い先生方との交流会かつ立食の機会がある。覚えてもらえる人は分からないけど，その時に挨拶しておくとよいと思う。どの病院を受けるにしても言えることだが，この病院にいそうな人，を見極めて面接を受けるのが大事だと思う。

⑤ 3 月・8 月見学，実習。研修医の先生はどちらかというと体育会系が多い印象だった。どの科でも研修医の先生とかなり話ができる。実習の有無はそんなに大事ではないと思う。病院見学に在学証明書が必要なので，忘れずに。

2017 年

① 小論文：800 字，60 分。1 日目：救急医療を担う当院で研修するにあたっての心構え。2 日目：がん診療病院である当院で研修するにあたっての心構え。

② 面接官 3 名（理事長・院長・看護師），10 分。雰囲気は和やか。志望理由。自分の性格分析。チーム医療に対する考え。部活で学んだこと。体力に自信があるか。ポリクリで患者の死を体験したか。第 1 志望の病院について。ストレス解消法。患者に対して気を付けていること。

④ 見学は回数ではないとのこと。国立枠と私立枠があるとのこと。面接前に面接官が小論文をよく読んでいて，内容について突っ込まれる。面接では自分からアピールしていくことが大切。

⑤ 3 月見学および実習。午前見学，午後実習。研修医の先生によると，1 回しか来ていなくても受かっている人がたくさんいるよ，とのことだったので，見学・実習と説明会に参加した。

2015 年

① 小論文：800 字，60 分。臨床研修病院に求めること。

② 面接官 3 名（院長・看護師他），15 分。自己アピール。部活について。志望科。併願病院と志望順位。患者と医師の関係について。医療事故について。チーム医療について。将来のビジョ

九州

① 筆記試験・その他　② 面接試験　③ 受験した場所，方法　④ 受験後の感想・来年の受験生へのアドバイス　⑤ 見学・実習

ン。実習で印象に残っている患者。自分の学力的な位置。これまでの人生での成功と失敗。

④ 知識ではなく，考えを聞かれる感じ。例年同じようなことを聞かれるので，事前に準備しておくこと。特に難しい質問はないので，しっかり自己アピールできればよいと思う。

熊本赤十字病院（熊本）

2021年

② 面接官4名，10分×4ブース。病院からの指定によりリモートで受験。志望理由。志望科。目指す医師像。アルバイトについて。趣味。当院の第一印象。チーム医療での医師の役割。入職してすぐ災害が起こったらどんなことをして貢献するか。自分の長所と短所。病院見学の改善点。受験生が多い場合，君ならどのような基準で採用するか。

④ 緊張した空気が漂う部屋と和やかな雰囲気の部屋があった。どの部屋にも基本的には診療部長クラスの先生がいた気がする。病院長，副院長，事務局長など幹部クラスの部屋が一つあった。おそらく同時に4面接を行っていると思われる（人によって回る部屋の順番が異なる）。履歴書に書いたことを隅から隅まで読まれていた気がするので，きちんと準備するべきだと思う。答えは短めに用意した方がいい。見学回数が大事とは言わないが，やはりたくさん行っているとそれだけ思いは通じるのであると感じた。事務の人にも覚えてもらえるのでいいと思う。

⑤ 5年生3月救急科と内科の1泊2日コース。どちらの診療科でも1日中研修医の先生につかせてもらい，病院や研修について詳しく知ることができた。6年生6月・8月の見学では，コロナ禍ということもあり，ワクチン接種や，2週間の行動記録の提出などが求められ，その上で見学が可能となった。

2020年

② 面接官4名，12分×4ブース。オンラインで実施。履歴書，自己PR書の内容について。志望理由。志望科とその理由。地方医師不足の解決策。在学時のバイトについて。他に受験した病院について。医師志望理由。外出では何分で帰宅したか。好きな食べ物。当院を知ったきっかけ。当院の悪い点。追い詰められた時はどんな時でどう対処したか。苦手なタイプ。体調が悪い時どうするか。定時であがるためにどのような努力をするといいか。部活について。東洋医学の長所。自分の長所について。ストレス解消法。

④ 人事課の担当の方が繋がったipadを持ってブースを移動し面接を受ける。接続チェックは面接の数日前より。最初のブースは特に緊張感を与えないように受験生に配慮した和やかな雰囲気だった。最後のブースは病院長，副院長などが担当していた。自己PR書の内容は深く突っ込まれる可能性があるため，よく確認しておく必要があると思う。他職種の人が面接を行っているので，協調性などを問われている感じがある。志望理由や将来の医師像をはっきりと言えるようにアピールするのが大切。

⑤ 5年生1月見学。ケーシー可。スーツの必要なし。朝総合医局でも昨晩の救急搬送状況などの発表，見学者はここで簡単に自己紹介。その後希望の科を見学。総合内科は回診と外来見学。昼は見学者に職員食堂の食券が交付される。時間が合えば先生と一緒に食べる。午後希望2つ目の見学。救急外来では処置見学（学生が来ると患者さんが来ないジンクスがあるらしい），PICUに患者が搬送されたらそちらの見学もできるとか。希望者はさらに準夜帯，当直帯も見学可能（要事前申請）。

2018年

② 面接官3名，7分。志望動機。1分間自己アピール。奉仕活動をしたことがあるか。部活について。体力に自信はあるか。
集団討論：面接官4名，受験者6名，30分。よりよい研修生活を送るために必要な3要素。話し合いの後，代表者が発表する。

④ 今年から集団討論が導入されたが，6名で和気あいあいとした感じだった。体力があるか，辛い研修を乗り越えられるかが大事だと思った。

⑤ 8/17・1/4・7/31見学

2017年

① 小論文：事前提出。初期研修で当院に望むこと，足りないと思うこと。

② 面接官3~4名（医師・コメディカル），10分×4回の個人面接。体力はあるか。リフレッシュ法。人生で一番つかったこと。コメディカルとどんな関係を築きたいか。今まで会った中で印象的な患者さん。最近優しくされて嬉しかったこと。わがままな同期にどう対応するか。カラオケの十八番。自分の長所と短所。将来の進路。
面接官5名（院長・副院長・部長他），受験者5名，20分の集団面接。目指す医師像とそう思ったきっかけ。当院の志望順位。他院と当院の違い。部活をしていてやめたいと思ったことはないか。小論文の内容について。

④ 事前提出の自己紹介書や小論文で面接官に興味をもってもらえるかどうかが大事。自己PRはどこでも聞かれるので1分程度話せるようにしておくと無難。面接はとにかく笑顔で明るくハキハキと話すこと。見学時に研修医の先生に聞いた情報が役に立った。働き方改革が叫ばれる昨今だが，こちらの病院はどちらかというと，たくさん働いてもらうがその分成長させるというタイプの病院。ただ，時代の流れは意識しており体力に自信があるか，リフレッシュ法は何か，と質問し，2年間つぶれる人材かを見ているようだった。第1志望なのにマッチしなかった友人は体力に自信がないタイプの子で，体力アピールは必要かと思う。

⑤ 8/中旬見学，6月実習。見学や実習の有無は合否に関係ないようだが（病院指定の履歴書に見学回数を2回分まで書く欄あり），教育熱心な病院なので，色々教えてくれたり，やらせてくれる。救急は強みの1つであり，研修の先生が考えながら動いている様子が印象的だった。様々なコースが用意されているため，行くととても面白いと思う。

2015年

① 小論文：A3 1枚，事前提出。新専門医制度を踏まえた初期研修への取り組み方。

② 面接官4名，10分×4回の個人面接。医師・コメディカルスタッフがそれぞれ評価表を付けている。全員から質問される。志望理由。医師を志す理由。併願病院。部活動。当院の不足点。優秀な看護師に必要な要素。
面接官（重役）6名，受験者4名，15分のグループ面接。第1志望にしてくれるか，という内容が中心。

④ 面接重視。個人面接4回の配点が高い。

熊本中央病院（熊本）

2020年

② 面接官4名，10分。オンラインで実施。雰囲気は和やか。志望理由。志望科。部活について。

④ 見学に行って研修医にコネをつくるといいらしい。

2018年

② 面接官3~5名，10分。雰囲気は和やか。志望動機。目指すのは内科系か外科系か。実習で印象に残ったこと。医師を目指した理由。志望するプログラム。自分の性格。部活で学んだこと，頑張ったこと。

④ 面接官が1人1~2問質問していくような流れだった。医学的知識を問われることはなかった。凝った質問はされなかったので，特に対策は必要ではないかもしれない。7月の病院説明会にて，研修医の先生方とお話する機会を設けてくれる。

⑤ 5年生9月見学，5年生1月実習。実習では研修医の方とあまり交流がなかった。

熊本労災病院（熊本）

2018年

② 面接官5~7名（院長・部長他全員医師），10分。部活について。趣味。併願病院。八代という土地についてなどフリートーク。

④ 筆記試験もなく，終始朗らかだった。

⑤ 1月・7月見学

① 筆記試験・その他　② 面接試験　③ 受験した場所，方法　④ 受験後の感想・来年の受験生へのアドバイス　⑤ 見学・実習

2017 年

② 面接官 5 名（院長・各科の部長），15 分。雰囲気は和やか。自己アピール。興味がある科。第 1 志望の病院について。
④ 女性が多かった。
⑤ 2/上旬見学

2016 年

② 面接官 4 名，10 分。まず初めに自己 PR。医師を志した理由。志望科とその理由。この病院を選んだ理由。研修後の進路はどうするのか。部活について。
④ 1 人 1 人の面接官が気楽に質問してくる感じでやりやすかった。厳しい雰囲気はない。特別な面接対策は必要ないと思う。なぜこの病院なのか，医師を志した理由，自己 PR さえきちんと言うことができれば問題ないと思った。

済生会熊本病院（熊本）

2022 年

② 面接官 4 名，1 人 5 分程度。雰囲気は和やかで自分の思うところをはっきり言えたらいいと思う。
③ 病院からの指定によりリモート
④ 早めの見学をオススメします。

2021 年

② 面接官 3 名，20 分。病院からの指定によりリモートで受験。雰囲気は和やか。自己紹介書の内容について詳しく。
④ もう少し早く動いておけばよかったと思った。
⑤ 4/上旬・7/上旬見学

2020 年

② 面接官 4 名（院長他），15 分。雰囲気は穏やか。自己紹介。医師を志した理由。初期研修後にどのようになっているか。自分の強みで医療において役に立つこと。部活について。再受験で医学部に入ったため，その事について。自己紹介書に書いた目指す医師像について。
④ 雰囲気がよく話しやすい面接であった。質問に答えると何かメモする動作がたまにあったのが気になった。自己紹介書の中から質問されそうな事は考えておいた方がいいと思う。
⑤ 整形外科で実習（1 週間）。手術に手洗いをして入ることが多かった。空き時間に研修医の方々と話す機会があり良かった。

2014 年

① 小論文：800 字，事前提出。あなたの考える理想の救急医療と，救急医療における理想のチーム医療。
② 面接官 3 名，15 分。先生方は優しい威圧感があり，堅苦しい雰囲気。志望理由。事前提出のアピールシートの内容。人生でピンチだったこと，そのときどうしたか。実習で心に残った患者。
④ 人生でピンチだったことは全員聞かれて，深く踏み込まれていた。完璧に答えられた人は少なかった印象。

JCHO 人吉医療センター（熊本）

2017 年

② 面接官 3 名，15 分。志望科。自己アピール。
④ 面接は希望日にやってくれる。東医体で日程が厳しいことも考慮してくれる。定員割れしているからと言われた。切実さが伝わった。昼食も出た。アットホームな雰囲気。見学に行かなくても受かると思う。
⑤ 3/上旬見学

大分岡病院（大分）

2020 年

② 面接官 6 名，15 分。志望動機。志望科。医師の働き方改革についてどう思うか。自分はストレスに強いか。履歴書の内容についての質問。
④ 面接中，他の受験者は廊下で待機していた。他の人の内容を聞く짧い質問内容は同じようだった。
⑤ 8/初旬見学。研修医の先生について回り見学した。多くの先生と話す機会があった。

大分県厚生連鶴見病院（大分）

2022 年

① 小論文（事前提出）：初期研修医の抱負
②【人数】5 名【時間】10 分【内容】自己紹介・医師を志望した理由・志望する病院とその希望順位・部活動，アルバイトについて・リーダーシップをとった経験はあるか・現在希望している診療科以外にも志望する科はあるか・今まで挫折した経験はあるか，それをどう乗り越えたか・病院に対する質問【雰囲気・感想】しっかり話を聞いてくれる。予定時間より早めに自分の順番が来たので集合時間よりも 15 分前にはいた方が安心して臨めると思う。
③ 病院からの指定により現地
④ 事前提出の小論文があるので，早めに作った方がいいと思います。明るくハキハキ話すことが大切だと思いました。
⑤ 5 年 12 月，6 年 7 月に見学。

2021 年

① 小論文：800 字以内，事前提出。初期臨床研修に向けての抱負。
② 面接官 4 名，10〜15 分。自己紹介。医師を志した理由。前の大学で勉強していた内容（再受験のため）。社会人として働いていた時の仕事内容。本院と他に受験した病院での研修を比べた時の本院のデメリット，またどのようにすればそれを補うことができるか。
④ とてもあっさりした面接だった。淡々と質問に答えていった。答えに対して面接官はリアクションしてくれる。一昨年の面接では時事的な事についての質問もあったと聞いていたので一応準備していたが，難しい質問はなかった。面接官の先生方は履歴書や小論文をよく見ている。自分が書いた内容をコピーしておいて，事前に見てから面接に臨んだ方がよい。見学などに中々行けなかったりするので，早めにアクションを起こすことをおすすめする。どんなに準備していても面接は緊張すると思うが，しっかり準備して落ち着いて臨むように。
⑤ 7/中旬（半年以上前から見学希望者，コロナの影響で 7 月になった）。事前に希望の診療科を伝えており，その診療科を中心に見学する。病院の中も見せてもらった。その後研修医の先生について，研修室で話を聞かせてもらった。最後にプログラム責任者の先生と 10 分程話す時間があった。随所で，何か聞きたいことある？と聞かれると思うので，事前に質問等をまとめておくといいと思う。病院も先生方も明るい雰囲気でとても話しやすかった。

大分県立病院（大分）

2022 年

② 面接官 3 名，受験生 1 名【時間】15 分【内容】長所と短所・大学時代一番印象に残っていること・困難や挫折はあったか，なぜ頑張れたか・他職種との連携で大切なこと・医師を目指した理由・志望する科と理由【雰囲気・感想】和やかな雰囲気。
③ 病院からの指定により現地
④ 素の自分をしっかりアピールすること。
⑤ 2021 年 12 月と 2022 年 7 月に見学。面接のポイントや聞かれたことなどを教えてもらえた。2022 年 1 月の 3 週間実習。指導医の先生方の雰囲気を掴むことができた。研修医室を見学させてもらえると多くの研修医の先生方とお話しできる。

2021 年

② 面接官 3 名（院長・研修担当医・看護師長），15 分。自己紹介。自分の長所と短所。短所の解決策の具体的なエピソード。大学時代に印象的だったこと。志望理由。他の受験病院と志望順位。医師を目指した理由。他の医療者と関わる中で大切なこと，それに対して今あなたが頑張っていること。座右の銘。
④ 基本的に和やかな雰囲気，各面接官がそれぞれ質問してくる，今年から院長が変わった。コロナ禍ではあるが面接は顔を見たいということで広い部屋でお互いに距離をとって行われた。基本的に事前提出物に沿って聞かれる。コロナのため中々県外の病院の見学に行けなくてアピールの場がなかった。メールなどで病院に見学に行きたい，ここで働きたいアピールをしていた

① 筆記試験・その他　② 面接試験　③ 受験した場所，方法　④ 受験後の感想・来年の受験生へのアドバイス　⑤ 見学・実習

方がいいと思う。
⑤ 5年生夏頃・6年生7月見学。実習でも行ったことがあり，研修採用の先生と仲良くなっていると一歩リードできそう。5年生3月実習。研修医の方とはそこまで話すことはないと思う。

2020 年

② 面接官3名（院長・研修担当医・看護師長），15～20分。自己紹介。学生時代に頑張ったこと。苦手な科目。自分の長所と短所。チーム医療として心がけていること。他のスタッフとの関わりで大切なことは何か。コロナ禍での学校の授業について。併願病院。市中病院と大学病院の違い。研修でどんなことを習得したいか。アルバイトから学んだこと。趣味。出身県の県民性。気質はどんなかんじか。自分を1つだけ褒めるなら何か。
④ 人柄を見ている面接。雰囲気が穏やかなので答えやすい。ありのままで向かって大丈夫。研修医室があり，一人一人にカルテ記載用のパソコンが与えられる。大分駅からは距離があるため，車があると便利。

2015 年

① 小論文：事前提出。臨床初期研修医の抱負。
② 面接官3名，15分。学生時代の勉強具合。併願病院。
④ 優しく質問される。緊張しないことが重要。

大分赤十字病院（大分）

2022 年

② 面接官4名【時間】10分【内容】当院の印象・医師を目指したきっかけ・今までの挫折経験・希望診療科・どういう医師になりたいか・他に受ける病院・志望順位・逆に質問はあるか【雰囲気・感想】真面目な雰囲気だった。変な質問はされなかった。荷物も一緒に持って入室するのできちんとしたバッグで行った方がいい。
③ 病院からの指定により現地
④ その病院だけに当てはまる特徴を言えるようにしておいた方がいいです。
⑤ 5年8/中旬に見学。研修医の先生同士の仲が良さそうだった。6月の1ヶ月間で実習。研修医の生活など自分達が見たいものを優先してくれた。

2021 年

② 面接官5名（院長・副院長・事務長），10分。選択可能だったため現地で受験。雰囲気は和やか。志望理由。自分の長所と短所。部活や文化活動で大変だったこと。出身大学でなく地元の病院を選んだ理由。DMATに興味はあるか。併願病院。
④ ほとんどの面接は事前に提出した履歴書の内容から質問しているかんじだった。出願時の履歴書は病院に保管してもらえるので，見学に行っていない場合は事前に担当の方に連絡すべきだと思う。面接では自分を売り込むことが大事だと思う。確固たるものを持っていなくても何を聞かれても柔軟に対応できる。
⑤ 5年生8/下旬見学，実習。コロナ禍だったが快く受け入れてもらえた。循環器内科と救急科を回らせてもらった。カテーテル検査でのAライン穿刺や救急でのファーストタッチを研修医が行っていて，手技もしっかり学べると感じた。340床と中規模の病院であり，三次病院と比べて医師と他の職種の方との距離が近く雰囲気がいいと思った。多くの科があり，院内だけでも十分勉強できる環境だと感じた。

大分中村病院（大分）

2022 年

② 面接官4名【時間】15分【内容】当院の印象・研修医で頑張りたいこと・将来の希望診療科・大学時代の部活・高校時代良かったことと悪かったこと・実家の場所・県外に行きたいと思わなかったか・他に当院を受けそうな人はいるか・逆に質問はあるか・どの病院を受けるか・当院は第何志望か【雰囲気・感想】和やかな雰囲気で雑談をしている感じだった。
③ 病院からの指定により現地
④ 面接練習は必ず人で練習したほうがいいです。ひとり言で言うみたいな練習では本番緊張で話せなくなると思います。

⑤ 8月末に見学。事務の方を含め全員仲が良さそうだった。身だしなみに気をつけた。研修医の1日のスケジュールに注目した。

中津市立中津市民病院（大分）

2020 年

② 面接官3名，10分。雰囲気は和やか。
④ とてもアットホームな病院だった。
⑤ 3回見学。とても雰囲気が良かった。

別府医療センター（大分）

2022 年

① 小論文：「急性期医療における新型コロナ感染対策」800字程度。Wordファイル。期限は20日以上あった。
② コロナのため，面接は中止となった（代替として小論文が課された）。
④ 事前に受けたオンライン説明会で話したことを覚えていてくれた。コロナの状況がいつどうなるかわからないので，見学は行ける時に行っておいた方がいい。履歴書はメールでpdf提出。手書きでなくていい上，メールで送るだけなので楽。
⑤ とても和やかな雰囲気で，結構適当な感じの見学だった。3時くらいにもうすることないし解散しましょうか，と解散になった。昼食はお弁当が出るので，研修医と研修医部長と食べた。見学後は研修医2人と研修医部長の先生とご飯に行った。そこで学生の雰囲気を見てるらしい。メールで，スーツでなくていいと3回ほど言われたので，スラックスと半袖のシャツで行った。希望する科を見学できるわけではない（外科を希望したが，その日は手術がないとのことで，呼吸器内科になった）。

2021 年

② 面接官3名，15～20分。雰囲気は穏やか。志望理由。志望科。自分の長所，その長所が働き出してからどのように活かすことができるか。
④ 事前に受けたオンライン説明会で話したことを覚えていてくれた。コロナの状況がいつどうなるかわからないので，見学は行ける時に行っておいた方がいい。

2020 年

② 面接官3名（院長・副院長他），10～15分。志望理由。志望科。部活で苦労したこと。見学の際の印象。当院の良かったと思う点。併願病院。国対委員の仕事について。30秒で自己PR。
④ 回る診療科を数か月前に決めていくスタイルで，自由度が高い。ゆるい感じでのんびりいきたい人にはいい病院だと思う。マッチングで小論や筆記もなく，面接もゆるい雰囲気。見学に行って先生達と話して雰囲気が合っていれば特に対策しなくても採ってもらえるのでは，と思う。面接前に「面接の練習は不要です，答えは求めていません」と面接官からメールをいただいたので内容は一切考えずに行ったが，それで問題ないようにも思う。1位志望すれば受かりそう。病院見学の際に履歴書の自由記載欄にいっぱい書いてあるといいよと言われていたので詳しく書いたら，面接官に「自由記載欄に聞きたいことが全部書いてあるから聞くことないね」と言われた。皆九大三内科っぽいので三内科に入局すると言えば喜ばれる感じだった。
⑤ 6年生6/末見学。循環器内科。研修医の先生についていく形の至ってシンプルな見学だった。当日はカテが立て込んでいて，なかなか忙しそうだった。夜は通常なら好きなところに飲みに連れて行ってもらえるそうだが，コロナの影響で行けなかった。かわりに病院内の会議室のような場所でお寿司やオードブルを食べた。これならいいのかという疑問はあったが。病院内なのでお酒は無く，少し残念だった。

2018 年

② 面接官3名（院長・教育研修部長・外科部長），10分。雰囲気は和やか。初期研修で身につけたいこと。今，医学部の1年生に勉強のアドバイスをするとしたら何と言うか。部活について。キャプテンをしていて，そこで何を学んだか。

九州

① 筆記試験・その他　② 面接試験　③ 受験した場所，方法　④ 受験後の感想・来年の受験生へのアドバイス　⑤ 見学・実習

④ リラックスして面接できた。

⑤ 6/1 見学および実習。1回しか見学に行っていないと言う初期研修医の方もいたので，回数は関係ないかもしれない。先生方は優しかった。

宮崎県立日南病院（宮崎）

2018年

① 小論文：800字以内，事前提出（FAX，メールも可）。あなたが目指す医師像とは。

② 面接官3名（院長・副院長・事務長），10～15分。履歴書の内容について。学生生活について。尊敬する医師は誰か，その理由は。部活について。

④ 終始明るくアットホームな雰囲気だった。副院長が初期研修に関してとても熱心だった。始まる前に面接官から緊張しないでいいと言われた。定員オーバーになることは珍しいことなので，どこの大学出身でも歓迎してくれる。県外の人が面接を受けるには宿泊先の確保や移動が少し大変だと思うが，研修医を育てていこうというのが伝わってくるアットホームな雰囲気の病院である。

⑤ 5/下旬見学，実習。朝のカンファレンス，内科外来，小児科外来等を見学。先生方や事務の方々，皆気さくで緊張することなく見学できた。あまりマッチングには関係ないと思われる。

2014年

① 小論文：800字，事前提出。理想の医師像。

② 面接官3名，15分。温かい雰囲気。なぜ自大学で研修しないのか。どのような医師になりたいか。見学時の感想。自己アピール（2分間）。

④ ほぼ面接で決まると思われるが，見学・実習に行っていることが非常に重要。面接前に「2分間の自己アピールをお願いするから考えておいて」と言われ，5～10分間ほど考える時間があった。

⑤ 12/24見学，6/中旬実習。当直をして，次の日の1日，研修医について実習。

宮崎県立宮崎病院（宮崎）

2022年

② 個別面接。面接官5名【内容】地域医療に必要なこと・なぜ当院の救急が魅力的か・短所・部活での思い出【雰囲気・感想】圧迫感はなかったがリラックスできる感じでもなかった。

③ 病院からの指定により現地

④ あまり対策しても聞かれることは人によって違うため普通に話す感じで臨んだ方が良い。

⑤ 10/上旬に見学。

2020年

① 小論文：800字以内，事前提出もしくは選考日に持参。3つからいずれかを選択。1）目指す医師像について，2）インフォームドコンセントについて，3）地域医療について考えるところ。原稿用紙でない場合，字数を記入。

② 面接官8名，15分。志望動機。自分の長所と短所。リフレッシュ方法。3年目以降のプラン。志望科。履歴書の内容について。

⑤ 4年生3月・5年生3月・6年生8月見学。研修医に付いて見学した。研修医がファーストタッチを行っていた。

2018年

① 小論文：800字以内，事前提出。3つからいずれかを選択。1）目指す医師像，2）インフォームドコンセントについて，3）地域医療について考えるところ。原稿用紙でない場合，字数を記入。

② 面接官5名（院長・副院長・内科部長他），15分。志望理由。小論文の内容について。部活，サークル活動について。留学について。女性医師としてどのように働きたいか。最近気になったニュース。

④ 1人ずつ個別に面接時間をメールで知らされる。面接開始10分前までに集合する。面接官の中に女性医師が1名いた。履歴書や小論文に記載したことを中心に様々なことを質問された。

⑤ 5年生8月・12月・6年生8月見学

2017年

① 小論文：800字以内，事前提出。3つからいずれかを選択。1）目指す医師像，2）インフォームドコンセントについて，3）地域医療について考えること。

② 面接官4名，15分。雰囲気は穏やか。志望理由。当院のイメージ。地元ではない土地を選んだ理由。地域医療に興味があるか。志望科とその理由。最近気になった医療ニュース。女性として患者にしたいこと。自分に足りないものは何か。患者に接する時大切なこと。

④ 面接官は優しいので安心してよい。一通り一般的な質問はされる。

⑤ 8/上旬見学。

2015年

① 小論文：800字，事前提出。3つの中からいずれかを選択。1）目指す医師像，2）インフォームドコンセントについて，3）地域医療について考える。

② 面接官4名（院長・副院長・女性医師・事務長），20分。雰囲気は和やか。志望理由。志望科とその理由。希望する研修内容。併願病院。3年目以降の予定。

いまきいれ総合病院（鹿児島）

2021年

② 面接官4名，10分。病院からの指定によりリモートで受験。雰囲気は和やか。志望理由。志望科。見学時の当院の印象。当院の研修に求めること。アルバイトで大変だったこと。女性として働きやすくなるために当院にあったほうがいいと思うこと。

④ 履歴書に書いてあることは絶対に聞かれる。5年生でコロナが流行ってしまって見学にほとんど行けなかった。しばらくは先が読めない状況が続くと思うので行ける時になるべく詰め込んだ方がよいと思う。

⑤ 6年生4/末見学。コロナ対策で午後のみだったが，研修医の先生方と話す時間をたくさん設けてもらった。福岡から行ったが，交通費は往復の全額を支給してくれた。

2017年

② 面接官3名（院長・研修担当責任者），15分。雰囲気は穏やか。得意科目について，その理由。国試に向けて調子はどうか。年齢について，同期や先輩に色々な年代がいるが，やっていく自信はあるか。併願病院。

④ 履歴書の内容については答えられるよう準備しておくべき。

⑤ 5年生5月見学および実習（2日間）

今村総合病院（鹿児島）

2022年

② 面接官4名と音声のみで事務員1名【時間】10分【内容】自己PR，志望理由・あなたは～科に見学に来ましたが，他にどのようにしてこの病院について知りましたか・職業人として，どのように自己研鑽していきますか・あなたは両親や友人や周りの人から，どのような人だと言われますか【雰囲気・感想】穏やかな雰囲気，人間性を聞かれる質問が多かった。

③ 病院からの指定によりリモート

④ 自己PRや志望動機はスラスラ言えるまで準備しておくこと。オンラインのときは質問が聞こえにくいときもあるが，聞こえなかったらちゃんと聞き直すこと。

⑤ 5年8月，6年5月27日に見学。研修医の先生と仲良くなった。どの先生も優しかった。

2018年

① 小論文：800字，60分。地域医の不足に対する文章を読み，この問題に対してどう感じ，どのような取り組みを地方はやるべきか，そしてあなた自身は医師としてどうするか。

② 面接官3名，10分。雰囲気は和やか。当院を選んだ理由。なぜわざわざ県外の市内病院を受けるのか。併願病院。

④ 受験者の自己アピールというよりも，面接官の先生が病院のアピールをしていた。突っ込んだ質問もない。複数回見学に行っ

九州

①筆記試験・その他　②面接試験　③受験した場所，方法　④受験後の感想・来年の受験生へのアドバイス　⑤見学・実習

ているとやはり印象がよい様子だった。車で行けるが，駐車場の位置が分かりにくいので事前に調べておくとよい。 ⑤7/中旬見学および実習。総合内科，ERに力を入れている病院で，有名な先生もいるし，研修医の姿など見学の価値はある。学生を評価している様子は特にない。見学に行った際の朝には病院系列グループの会長と短時間の面接がある。	④昨年は医療トピックについて意見を求められたが，今年は特になし。見学や説明会への参加も加点となるので，両方参加する方がよいとのこと。 ⑤7/上旬見学
2017年	**2016年**
①小論文：字数指定なし，60分。医師の偏在化について。 ②面接官5名，10分。履歴書の内容から気になったことを1人1～2周質問。興味のある分野について，その理由。 ④面接官は皆笑顔でとても優しく，リラックスした雰囲気だった。面接時間内に書類に目を通しているので，実質の質疑応答は5分程度だったと思う。 ⑤6/下旬見学	②面接官3名，5分。雰囲気は穏やか。今年から少し変更されたプログラムについて，それを踏まえた志望動機。医師になったら一番大事にしたいこと。 ④質問が長く，何を聞かれているのかよく分からなくなった。熱意を伝えれば大丈夫との話を聞いていたので，そのように努力した。受験者数は例年より多いとのこと。 ⑤6/21見学。午前・午後ともにカテーテルをメインに見学した。少し質問をされたので，ある程度予習していくとよいと思う。最後に個別の病院説明があり，質問することが可能。あらかじめ質問したい内容について考えていくとよい。
2015年	
①小論文：60分。地域医療を発展させるために必要なこと。 ②面接官4名，10分。雰囲気は和やか。履歴書の内容。鹿児島に長く暮らす予定かどうか。 ④再受験だったが，履歴についてはあまり聞かれなかった。見学も面接もウェルカムな雰囲気。 ⑤7/上旬見学。総合内科・救急での半日の見学。先生が非常に教育熱心だった。	**鹿児島県立大島病院（鹿児島）**
	2022年
鹿児島医療センター（鹿児島）	②面接官3名?，受験者1名【時間】15分【内容】当院を知ったきっかけ，他の離島の病院は考えなかったか，見学の時どう感じたか，再試験にかかったことはあるか，国試は大丈夫か，3年目以降はどうするか，ストレス発散方法【雰囲気・感想】和やかな雰囲気で，鹿児島で何を食べたかなどの雑談もあった。なぜ奄美大島で働きたいか，その後も残ってくれるかなど熱意を試された感じがした。 ③病院からの指定により現地 ④地元以外の人は，なぜ奄美大島で働きたいかをきちんと説明できるようにしておくといいと思う。やはり島に残ってくれる人を取りたいと聞いた。 ⑤6月に見学。交通費が最大5万円まで出る。事務の方も，先生方も優しかった。1日救急センターを見学した。
2022年	
②【人数】3名【時間】10分【内容】志望動機，長所と短所，チーム医療についてどう思うか，意見がチーム内で異なった時どうするか，将来の進路，当直に不安はないか【雰囲気・感想】看護部長さんがとても和やかな雰囲気でそのほかの先生も優しかった。今年度から採用担当の先生が入れ替わったが，例年と面接内容は変わっていなかった。 ③病院からの指定により現地 ④6年夏での病院見学について好意的（この時期に来る人はやる気がある）に考えている先生もいたので，直前でも病院見学は行くべきなのかなと感じた。 ⑤8月に見学。研修医に面接で何を聞かれたか教えてもらった。	
	2021年
	②面接官4名，15分。実家はどこか。高校は実家から通っていたのか。同じ高校から医学部に行った人はいるか。病院見学の感想。志望科。親族に医療関係者の有無。当院で働くことについての親の意見。リーダーシップはあるか。休日の過ごし方。最近気になる事柄，それについて感じたこと。希望プログラムを選んだ理由。将来のキャリアプラン。 ④面接官は優しく穏やかな雰囲気だった。自分の思いを正直に伝えれば大丈夫だと思う。 ⑤7/下旬見学
2020年	
②面接官3名，15分。志望理由。将来の進路。チーム医療について。意見が食い違った時の対処法，実際に体験した時どうしたか。コロナについて。 ④自分をアピールする質問よりは，何かの話題に対しての意見を求められた。 ⑥6年生夏見学。研修1年目の先生について回り，上級医の先生とも話をさせてもらう機会があったので大変良かった。5年生ポリクリ実習。耳鼻科，糖尿病内科に行ったが，科によって雰囲気も様々。	**2020年**
	②面接官3名（院長・県職員），15～20分。雰囲気は和やか。履歴書に書いた内容から自分にまつわることについて質問。志望理由。志望科。医師を志した理由。学生時代印象に残ったこと。コース志望の順位。自分の長所。 ④緊張すると思うが，ありのままの自分を知ってほしいという気持ちで，にこやかに臨むといいのではないかと思う。県立大島病院は地方中核病院であり，様々な症例を経験することができると思う。救急科ではファーストタッチを研修医が対応するので，初期研修が終わる頃には医師としての力がだいぶつくのではないだろうか。ドクターヘリも発着陸する。診療科同士の垣根も低く，研修医を育てようという雰囲気があり質問もしやすいようだった。研修も整っていて勉強になると思う。休日は海辺でのんびりしたり，自然に癒されることができると思う。自分は地域枠だったため，研修先はほぼ決まっているようなものだった。しかし周りの友達の様子を見ていると，マッチングは出身大学からそのまま出身大学県に残る場合は最低第1志望の病院＋出身大学病院で大丈夫かと思うが，県外や都会の地域に出願する人は2病院だけだとアンマッチの危険があるように思う。これまで出身大学での初期研修を考えていたが，6年の夏から急に県外病院（とは言え出身県）を探し始め，病院見学も6年の夏に初めて行った友人は4つ受けて第1志望が通ったので，最後まで希望を捨てず諦めないで頑張ること。
2018年	
②面接官3名，10分。興味のある科を踏まえた上での志望動機。医師を目指した理由。多職種業務において重要なこと。10年後のキャリアをどう考えているか。併願病院。大学生活で成し遂げたこと。部活で学んだこと。部活の幹部で大変だったこと。医学部入試の女子や浪人生への差別について。 ④定員15名に対して受験者70名前後。面接のみなので，そこでどれだけ自分をPRできるかが大事。部活で部長や副部長をしていると評価を受けがよさそう。1つの部活からさらに派生して質問されることが多かった（部活で学んだこと→そのことを医療にどう活かしていくか）。 ⑤5月見学。循環器でカテーテルの手技や研修医の回診などを見学した。	
2017年	
②面接官3名（院長・臨床研修指導医・看護師長），5～10分。雰囲気は和やか。志望動機。志望科。将来の展望。履歴書の内容をより深く質問。	

九州

① 筆記試験・その他　② 面接試験　③ 受験した場所，方法　④ 受験後の感想・来年の受験生へのアドバイス　⑤ 見学・実習

⑤ 3月見学。総合内科と救急。研修医からレクチャーを受けたり，気軽に気になることを聞ける雰囲気だった。事務の方も親切だった。メールよりも電話の方が話を早くできるかもしれないと感じた。

2018 年

② 面接官 3 名（副院長・県の担当者他）。20 分。当院を選んだ理由。どのようなローテーションをしたいか。島で働くことに対して家族は何と言っているか。
④ 面接はおおらかな雰囲気で，緊張しないで臨むことができた。一般的な面接対策で十分だと思う。
⑤ 3月見学。4 月（1か月）・7月（1週間）実習。救急科でクリクラ。周囲の離島からも出動要請があって，ドクターヘリで搬送されてくる患者さんをたくさん診ることができた。積極的に手技系の練習もさせてもらえる環境で，とても勉強になった。希望すれば当直帯も見学することができる。

2017 年

② 面接官 3 名，15 分。志望動機。部活について。見学の有無。一人暮らしかどうか，生活の状況について。
⑤ 4/中旬見学。とても丁寧に案内してくれて，救命救急センターやドクターヘリについても詳しく話してもらった。

鹿児島市医師会病院（鹿児島）

2018 年

② 面接官 3 名，10～15 分。雰囲気は穏やか。現在の体調について。成績について。選択科目で希望する診療科に記載した科を選んだ理由。初期研修の 2 年間でやりたいこと。3 年目以降をどう考えているか。
④ 最初は緊張したが先生方は優しくて，途中から落ち着いて考えや意見を話すことができた。
⑤ 5 年生 5 月・12 月・6 年生 7 月。その時々自分が行きたい診療科，興味のある診療科を見学させてもらった。事前に病院のHP で希望する日時と診療科の候補をあげて，病院側の都合とマッチした日に行かせてもらった（時間帯などは要相談）。見学の合間に，病院内の説明や案内なども簡単にしてくれた。

2017 年

② 面接官 2 名（院長・副院長），10～15 分。雰囲気は穏やか。履歴書記入の選択科について。国試の勉強の進み具合，調子はどうか。
④ 病院見学で回った科の先生がいたこともあり，雰囲気をやりやすくしてくれたように感じた。履歴書の内容を聞かれるので答えられるよう準備していった方がよい。
⑤ 5 月・12 月見学および実習

2016 年

② 面接官 2 名，10～15 分。雰囲気は和やか。この病院を選んだ理由。病院見学の感想。履歴書記載の選択した科を選んだ理由。働き始めたら仕事の中でどんなことがしたいか。
④ 病院見学の際に話した先生方と話せたためか，終始良い雰囲気だった。マッチすればぜひここで働きたいと改めて感じた。
⑤ 5 年生数回見学。6 年生 7 月実習（2 日間）。見学したかった診療科を全て見ることができたし，どういうことをしているか，教育方法等も知ることができたし，模擬体験させてくれる科もあった。オペの日程や有無などによっては希望の科を回れないこともあるため，それを考慮して日程を伝えるとよいと，協力的。

鹿児島市立病院（鹿児島）

2022 年

② 面接官 3 名【時間】15 分【内容】志望理由。将来の志望診療科および進路希望。部活で大変だったこと。学生時代頑張ったこと。趣味や特技について。何か質問はあるか【雰囲気・感想】穏やかであった。
③ どちらか選べたので現地を選択
④ 早めに見学に行って，選択肢を増やしてください。

⑤ 12/下旬，7/初旬に見学。指導医の先生について色々と院内のことを教えてもらった。

2020 年

① SPI 試験。
② 面接官 2 名，15 分。志望動機。どのような研修がしたいか。将来の進路。部活について。自分のアピールポイント。コロナをどのように感じるか（どの立場でもよい）。コロナ問題に対してどのようにアプローチするか。多職種連携とあるが，他の職種の方の役割を理解しているか。
③ 今年度から自宅で面接前にパソコンで受験する SPI 試験が実施された。
⑤ 5 年生時ポリクリ実習。教育熱心な先生が多かった印象。

2018 年

② 面接官 3 名，15 分。雰囲気は穏やか。履歴書に沿った質問。志望動機。志望科。理想の医師像。研修後の進路。部活で思い出に残っていること。趣味。特技。病院への質問はあるか。
④ 多剤耐性アシネトバクターについてどう思うか，と聞かれた人もいた。趣味を旅行と答えたら，どこに行ったのが楽しかったかなども聞かれた。健康診断書を提出しなければならないが，市立病院ですると高い。他の病院で行ったものを提出すればよいと思った。
⑤ 5 年生ポリクリで実習。実習に行ったからといって特に評価が変わるわけではなさそう。

2017 年

② 面接官 3 名，10 分。雰囲気は和やか。志望理由。大学で学んだこと。理想の研修でしたいこと。部活について。併願病院。自己アピール。履歴書の内容についての質問。
④ 2 部屋に分けられて面接。典型的な質問が多い。
⑤ 5 年生実習。新しくて病床数も多い。救急医療も充実している。

霧島市立医師会医療センター（鹿児島）

2022 年

② 面接官 4 名，受験者 1 名【時間】15～20 分くらい【内容】志望理由・医師を職業に選んだ理由・長所，学生時代に頑張ったこと・霧島についてどう思うかなど【雰囲気・感想】面接を待つ場所が研修室で，研修医の先生や秘書の方，受験生と話すことができ，リラックスして試験に臨めた。前の受験生が面接の様子を教えてくれた。
③ 病院からの指定により現地
④ 多くの病院を見学しましたが，最終的に私が 1 番重要視した条件は病院の雰囲気や研修医の先生と仲良くできそうかどうかでした。
⑤ 5 月 16 日に見学。研修医の先生について 1 日見学した。内視鏡に挑戦させていただいたり，エコーについて教えていただいた。病院の雰囲気がよく，コメディカルだけでなく，患者さんともよい関係を築けている印象。研修医の先生方も研修生活や試験などについてたくさん教えてくださり，とても有意義な時間だった。

2021 年

② 面接官 4 名。雰囲気は和やか。将来展望。医師を志した理由。理想の医師像。
④ 履歴書に書いた内容から聞かれることが多かった。マッチングはとても緊張するが，面接に関しては精一杯準備しても緑次第なところもあるので，あまり気負いすぎずに。
⑤ 7/初旬見学

2017 年

② 面接官 4～5 名，15～20 分。医師を目指した理由。志望理由。地域医療についての考え。パターナリズムとは何か。趣味。
⑤ 7 月見学

浦添総合病院（沖縄）

2022 年

② 面接は 2 回ある。1 回目は若めの医師と事務の人。2 回目は人

九州

① 筆記試験・その他　② 面接試験　③ 受験した場所，方法　④ 受験後の感想・来年の受験生へのアドバイス　⑤ 見学・実習

数は3人。研修センター長と，事務の人と他職種の人。どちらも終始和やかで事前に準備していた回答で対応できた。 ③ どちらか選べたので現地を選択 ④ 面接は落ち着いて答えれたら大丈夫だと思います。	**大浜第一病院（沖縄）** 2022年 ② 面接官は3名。院長と副院長，事務の人。時間は10分程度【内容】貴院を知ったきっかけ・選んだ理由，沖縄に住むのは大丈夫か，部活と趣味について，何か質問はあるか【雰囲気・感想】終始穏やかな雰囲気，笑顔で対応していただいた。事前に準備していた回答で対応可能だった。 ③ 病院からの指定により現地 ④ 一般的なことしか聞かれないので，他の病院のマッチング対策と並行して対策すれば大丈夫です。沖縄の病院は病院見学と同タイミングで面接が行われることが多いので他の病院との兼ね合いで受けることをお勧めします。5年生くらいは病院見学など事前準備を丁寧にしておくことをお勧めします。病院見学でしか得られない情報も多いのでたくさんの病院に行ってみてください。 ⑤ 7/中旬に見学。研修医の先生とお話しする機会があった。病院の雰囲気はとてもよく，また，病院内はとても綺麗であった。昼食を院内レストランで御馳走していただいたが，とても美味しかった。
2021年	
② 面接官4名（臨床検査技師（コメディカルから1名呼ばれるらしい）・看護師長・初期研修から病院にいる後期研修1年目の医師・初期研修担当の事務）。30分。空きカンファ室にて。雰囲気は和やか。実習先として選んだ理由。実習の感想。部活について。学生時代頑張ったこととやり残したこと。趣味。アルバイトについて。将来の予定。他の受験病院。学生から病院への質問。 面接官1名（研修副委員長（院長のこともある））。応接室にて。実習の感想。趣味の話などの雑談が大半。挫折経験。病院の志望度。 ④ 後期研修の先生は実習で同じグループでお世話になった方だった。事務の方も実習やマッチングの応募についてずっとやりとりしていた方。履歴書の内容に沿った質問が多いので深掘りされても語れることを考えておく。実習で病棟総合内科を選択したが，そこのボスが研修副委員長だったのでその方が面接担当となった。和やかに雑談ばかりした。挫折経験は必ず聞いてくるらしい。挫折経験が無い人は実習で折れやすいそう。最後に面接して頂いた。沖縄県外出身の研修医がほとんどで県外出身でも全く問題ない。面接と見学感想文で採点される。顔見知りの先生を面接で出してくれるようにしてくれる。 ⑤ 7/中旬〜下旬病院実習（2週間）。病棟総合内科を選択した。外科志望なので1日のみ外科を見学した。	
2019年	**沖縄協同病院（沖縄）**
② 面接官3名，40分。部活について。困難にあたったらどうするか。学校や友達間における自分の立ち位置や役割。生活について。 ④ 雰囲気は和やかで面接は楽しかった。 ⑤ 7/下旬見学，5月実習（1か月）。大変勉強になった。実際に行ってみると先生方ともたくさん関わることができ，研修病院を決める参考になった。	2021年 ② 面接官3名，民医連関係者1名，事務1名（記録係），30分。選択可能だったため現地で受験。医師を志した理由。志望動機。理想の医師像。志望科。民医連について知っていること。チーム医療について話した際，「医師はチームのリーダーとして責任があるが，その責任感があるか。」などいくつか質問。最後に病院に質問したい。 ④ 始まる前に面接官が「あまり緊張せず，お話を聞かせてくださいね。」と声をかけてくれたので少し緊張は和らいだ。面接官の先生方も終始肯定的な姿勢で話を聞いていた。履歴書に書いたことから質問されるので，書く時に考えたことを素直に話せば問題ないと思った。コロナの院内発生などで突然病院見学が停止になることなどあったので，早めに動き始めることが大事だと実感した。 ⑤ 5年生8月・6年生4月見学。1日（午前・午後）で2つの科を回ることができた。上級医の先生方は他の病院と比べても優しい雰囲気の方が多いように感じた。あまり緊張することなく見学しやすかった。基本的に初期研修医の先生について回り，休憩時間も研修医室で過ごすことになるので，違う科を回っている研修医の先生方ともたくさん話をする機会があった。実際どのような雰囲気の先生が多いのかなども把握しやすいと思う。事務の方から民医連についての説明や研修内容の丁寧な説明を受けられたのも良かった。
2016年	
② 面接官1名（1回目：研修委員長）・4名（2回目：1回目+コメディカル・事務他），各15分。雰囲気は和やか。志望理由。医師を志した理由。事前提出のエントリーシートの内容。沖縄に来ることを家族に反対されていないか。部活やアルバイトなど，学生生活について。臨床研修後の進路について。コメディカルスタッフとの関わり方についてどうするか。自分の長所，短所。自分と気が合わない人がいる時どうするか。 ④ 圧迫感のない，穏やかな面接だった。研修医の先生方は沖縄県外の出身者が多く，地元以外の人も受け入れられやすい環境だと感じた。	
2015年	2019年 ① 病院指定の履歴書に記述して提出。医師を目指した動機。どのような医師になりたいか。どのような初期研修を希望するか，獲得したいこと。初期研修終了後について。将来専攻したい専門分野など。 ② 面接官8名（院長・研修担当医師・看護師長・事務），20〜30分。履歴書に記述した内容を口頭で説明。部活と勉強の両立をするためにどう努力したか。課外活動について。 ④ 心の準備ができていない状態で部屋に入ると圧倒されてしまう。全体的な雰囲気は和やかで先生方も笑顔だったので安心した。履歴書に沿って話が進むので，自分が書いたことをしっかり覚えて臨むことが必要。 ⑤ 7/下旬見学・実習。初期研修についたので，研修の良い点，悪い点を率直に話してもらえた。
② 見学時に面接。3回（研修委員長，医師の先生方，コメディカル・事務）。雰囲気は和やか。志望理由。履歴書の内容について。一般的な質問。 ④ 見学時の感想文（400字程度）も評価の対象となる。一緒に働きたいと思える人材かどうかを見ている感じ。当直は月8回と多いが，翌日の午後は休みとなるなど疲れきらないシステムとなっている点などよいと思った。 ⑤ 3/中旬見学および実習。病院の雰囲気がとても良い。救急・内科ともに先生が非常に熱心で，1年目の先生が指導医のもと気管支鏡をしていたのには驚いた。	
2014年	**沖縄県立中部病院（沖縄）**
② 面接官1名（1回目：研修管理委員長）・3名（2回目：1回目+事務），10分×2回。雰囲気は和やか。志望理由。志望科。併願病院。自分の長所と短所。学生時代に何をしていたか。	2022年 ② 上級医の先生，専攻科の先生，事務の3名の方とZoom。科によるが，内科は1時間と長丁場。しかし雰囲気は和やかで，1つの質問を掘り下げていくスタイルであった。誠実に答えるべき。

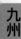

九州

① 筆記試験・その他　② 面接試験　③ 受験した場所，方法　④ 受験後の感想・来年の受験生へのアドバイス　⑤ 見学・実習

③病院からの指定によりリモート

②誠実に，礼儀正しく臨んでください。

⑤1/上旬，2日間の日程で見学。no stain, no life の精神が根付いていた。研修医同士は自立していて変に馴れ合うこともなかった。2年目の時点で専攻医かと思うほどの実力を有し，厳格な屋根瓦式の教育体制によって，着実なステップを踏んで成長できると感じた。他に受けた病院や日常生活について特に聞いた。

2021 年

①適性検査。

②面接官2名，30分（外科コース）。コースにより違いあり（60分）。病院からの指定によりリモートで受験。雰囲気は和やか。学生時代に成し遂げたこと，成し遂げられなかったこと。部活について。部活と勉強の両立，計画は立てたか，勉強が計画通り行かなかった場合どうするか，自分の長所と短所，他人から指摘される性格。後期研修の予定。5年目に離島に行くことになっても大丈夫か。10年後の予定。運動経験。趣味。
　口頭試問：緊張性気胸について知っていること。

④面接2日前まで現地面接のつもりだったのに，急遽リモートに変更になって慌てた。面接の服装は沖縄県内の病院ならかりゆしでも問題ない。外科コースを受験したので外科の上級医の先生と後期研修の先生，実習で顔見知りの先生だった。真剣に話を聞いてくれた。細かく具体的にエピソードを聞かれ，医師像や病院へのアピールなど他の病院で聞かれがちなことは全然聞かれなかった。面接で笑顔を絶やさないように。実習で熱意をアピールしておくとよい。

⑤5年生5/下旬・6年生5〜6月実習

2020 年

②面接官2名，20分。志望科によって受験形式が異なるので注意。志望理由。自分の長所と短所。沖縄でどんなことをやりたいか。病院へ質問はあるか。
　口頭試問：気胸について。
　救急科は面接官2名，60分。面接官の入れ替わりはなし。雰囲気はとても穏やか。履歴書の内容について。面接直前に記入した質問の回答について。大学でどのようなことを頑張ってきたかなど。

④試験は沖縄・東京・オンラインで実施。志望科によって試験形式が異なるので，志望科の研修医にどのような試験対策をしたらよいか詳細を聞くべき。圧迫の感じは全くなく，自分の考えを素直に言えばよいと思う。医師としての志，人間性を見ているように感じた。研修病院としてとても環境が整った良い病院であるのに，やり取りをした事務の方の対応がひどかった。オンラインでの面接であったが，間違った時間を伝えられ，こちらの準備が整わない状態で始まり，不完全燃焼になってしまった。採用試験まで長い道のりだったが，病院見学では様々な体験ができ，ぜひ色々な病院に行ってほしい。一緒に見学する同級生の学生気も見て，将来同期になるのはどんな人が多そうなのか見るのも大切だと思う。

⑤7/中旬見学（2日間）。救急科，総合内科。忙しいながらも研修医の先生たちに研修について教えてもらえ，満足できた見学だった。

2019 年

①適性検査。

②面接2名，20分×2回。雰囲気は穏やか。志望理由。キャリアプランについて。自己PR。併願病院。学生時代に頑張ったこと。挫折経験やその立ち直り方。困難への対処方法。体力に自信があるか。
　口頭試問：緊張性気胸について。

④会話の中でどういう人なのかを見られている感じがした。緊張せずに話せる環境なのでしっかり自己PRした方がいい。控室では他の学生たちとたくさん話ができるので気分転換できた。

⑤3月見学

2018 年

①記述（面接シート）：10問30分。学生時代に上手くいったこと，いかなかったこと。5年後，10年後のビジョン。研修に求めること。自己PR。自分の長所と短所など。
　その他：適性試験。

②面接官1名（志望科の先生），30分。志望科を選んだ理由。学生時代に頑張ったこと，挫折経験について。外科医にとって大切なこと。5年後はどうしていきたいか。自分の性格について。
　面接官2名（外科の先生），30分。1回目と同様の内容。
　口頭試問：緊張性気胸について。

④自分の強みについてエピソードを交えて話せるように準備しておくとよい。どちらの面接も雰囲気は和やかで，しっかりと話を聞いてくれる感じ。外科の先生との面接は，やや突っ込んだ質問をしてくるかもしれない。

⑤8月見学

2017 年

①記述（自己紹介シート）：30分。学生時代に頑張ったこと。5年後の自分。自分の長所と短所。自身の特性をどう活かせるか，達成できなかったことにどうするか。研修に求めるもの。
　その他：SPI適正検査。30問，10分。

②面接2名，60分。面接2名，30分の2回。面接前に記入したシートを基に細かく質問。部活で得たもの。学生時代に最も頑張ったこと。困難をどのように乗り越えてきたか，その経験が今の自分にどういきているか。将来の展望。後期研修も沖縄でやるかどうか。
　口頭試問：気胸，腸閉塞について。

④一部の学生の間ではエリート病院で難しそうというイメージが残っているが，データで見て分かる通り，倍率は下がってきている。例年に比べ試験日が増え，英語試験がなくなった分，様々な人が受験した雰囲気。この病院で働きたいという熱い思いが何より大事。面接ではかなり細かく質問していき人柄を見られる。自分のアピールポイントやエピソードは整理しておくべき。面接前に記入したシートの内容がそのまま面接で聞かれることになるので，喋りたいことをひたすら書いた。服装にクールビズ・かりゆし可とあり，自分はかりゆしを着ており，その経験個人的にはリラックスして受験できた。研修医の先生と話せる場であるゆんたく会が毎週火曜日にあるので情報収集に行ったりしてみるとよい。

⑤7月見学および実習。救急外来の見学は必須。実習で出会った他大学の人と連絡先を交換しておくと後々情報交換しやすい。学生ながらアドミッションノートを何度も書かせてもらい，大変勉強になった。

沖縄県立南部医療センター・こども医療センター（沖縄）

2022 年

④早めに動き出して色々な病院を見学して自分の研修したい像を見つけることが大切だと思う。また6年次にもしっかり見学に行き1つ上の研修医の様子を知るべきだと思う。

⑤5年の8/中旬，6年の5月末に見学。研修医の先生がとても親切にしてくれた。研修医の働き方などには注目した。また見学と面接が一緒なので自分の考えをまとめてから見学した。

2020 年

②面接官1名（研修担当の先生）。研修の希望。将来の展望。

④じっくり会話をしながら質問された。早めに見学に行った方がいい。直前だと焦る。

⑤本来は3月に見学・4月に実習の予定だったが，コロナの影響で中止になり，試験直前の8月に行った。初期研修の先生に話を聞けるように研修医が回っている診療科を見学させてもらった。

2019 年

②面接官1名，20分。志望理由。将来やりたいこと。見学の感想。

④センター長直々の面接だが，とても優しく進路相談のような内容の面接だった。将来やりたいことは，沖縄に残る残らない問わずはっきりとした未来像を聞きたいという感じだった。事務

① 筆記試験・その他　② 面接試験　③ 受験した場所，方法　④ 受験後の感想・来年の受験生へのアドバイス　⑤ 見学・実習

の方も迅速かつ丁寧な対応だった。
⑤ 7/下旬見学

2018 年
② 面接官 1 名（研修センター長），15 分。志望理由。志望科。他院の見学状況。当院と他院の違い。将来のライフプラン。学生時代に頑張ったこと。
④ 選考日は随時，緊張しないように配慮してもらい，雑談のような感じで雰囲気はとても良かった。実習や見学などで接点を増やして顔を覚えてもらえるようにしておくとよい。寮があるので，必要なら伝えておくとよい。
⑤ 8 月見学

2017 年
② 面接官 1 名，30 分。当院を知ったきっかけ。将来の展望。質問したいことはあるか。
④ 研修管理委員長の先生と事務室の片隅での面接。とてもフレンドリーな方で，雑談などたくさん話した。見学もし，その日に面接をしてもらったので，忙しくても対応してもらうことは可能。沖縄県の中ではハードすぎず，ちょうどよい病院だと感じた。
⑤ 7/下旬見学

2016 年
② 面接官 1 名，10 分。志望理由。将来志望する科。3 年目以降はどうしていきたいか。他の受験病院について。見学した印象。
④ 研修センターの一角で行われ，堅苦しい感じもなく，病院説明を聞きながら面談といった感じで行われた。見学の途中に面接が組み込まれているので，白衣を着たままの面接となった。先生方が優しく研修医の生活などを説明してくれた。過ごしやすそうな印象。

沖縄赤十字病院（沖縄）

2021 年
② 面接官 3 名，20 分。志望動機。どういう研修内容にしたいか。研修に望むこと。部活について。なぜ他の病院（具体的な病院名）ではなくここを選んだのか。志望科。
④ 見学後，応談室のような場所で面接をした。初めに書いてきた履歴書に先生方が目を通し，そこから質問をされる形式。書いている内容をもう一度話すというより，さらに深く掘り下げて聞かれたことを答える，という印象。なぜこの病院がいいのかを考えるのはもちろんだが，同じ地域の他の病院の特性についても理解しておくとよいと思う。どんなに準備しても予想していなかった質問は飛んでくる。予想していない質問の中でも，これまで一度も考えたことがなかったことについて聞かれると頭が真っ白になる。普段から色々なことに興味を持ったり，全然違うタイプの病院を志望している同期の話を聞くことが案外命拾いに繋がることもあるかもしれない。
⑤ 3/中旬・4/中旬見学

中部徳洲会病院（沖縄）

2022 年
① 小論文
② 面接官 3 名，ほぼ雑談のような感じで 10 分程度。
③ 病院からの指定により現地
④ 友人と面接練習やお互いに履歴書，小論文を見せあって添削し合ったのが役に立った。
⑤ 7/初旬に 2 週間外科を見学。コロナ禍で人手が足りていなかったそうで，いろいろな種類のオペにたくさん助手として入ることができて楽しかった。

2021 年
① 小論文：A4 で 1 枚程度，事前提出。中部徳洲会病院で実習を終えて。
② 面接官 5 名，15 分。見学で学んだこと。志望理由。研修に関する不安点。
④ 終始和やかな雰囲気で，面接官の方は常に笑顔だった。先手先手でやりたいことをどんどん言った方が色々見せてもらえた

りする。多少無理なことでもひとまず言ってみることも大事だと思う。早めに準備を進めることは大事。
⑤ 5 年生 12 月・6 年生 3 月・7 月見学。長期休暇を利用して見学した。

豊見城中央病院（沖縄）

2016 年
② 面接官 1 名，15 分。見学時に実施。和やかな雰囲気。志望理由。志望科。エントリーシートの内容についての質問。
④ 面談室のような部屋で先生の診療の合間に行われた。将来の進路に関するアドバイスをもらった。面接というよりは，進路相談といった感じだった。

2015 年
② 面接官 1 名，15 分。出身地。サークル活動。特技。趣味。友人関係。
④ 沖縄ということで，見学・実習とマッチングの面接を同時に行ってもらえる。7 月の実習生は 10 名程度いて，その時点で面接受験者数は 20 名程度とのことであった。面接では「リラックスして，気楽に答えてね」と声をかけていただいた。学力というよりは，実習中の言葉使いや礼儀，振る舞いを見ている感じ。息苦しさを感じるようなことはない。
⑤ 3/上旬・7/中旬見学および実習。実習では研修医と行動を共にし，希望の科で行えるように配慮してもらえる。研修医による評価もある。

中頭病院（沖縄）

2020 年
② 面接官 1 名（研修委員長の先生），10 分。実習でどの先生と話したか。出身地について。兄弟の有無。部活について。
面接官 1 名（院長），10 分。出身地について。部活について。当院に知り合いはいるか。実習でどんな症例を見たか。大学の救急と当院の救急の違いは。他の受験病院について。
④ 2 週間の実習の終わり頃に面接を受けた。終始リラックスした雰囲気で行われたのであまり気負う必要はないと思う。面接の大半は地元トークが占めた。他の学生もほとんどが世間話だったそうだ。
⑤ 5 年生 12/上旬（2 週間）感染症内科・6 年生 6/下旬（2 週間）救急科実習。感染症内科は研修医 2 年目の先生がローテートすることになっているようだ。研修医 1 年目の先生に話を聞いてみたい人は昼食時などに紹介してもらうとよいかと思う。救急科では手技などを多く体験させてもらえる。先生方は全体的に元気で明るい方が多い印象。

2019 年
② 面接官 1 名，5 分×2 回。研修担当医との面接，病院長との面接。雰囲気は和やか。興味のある科。興味のない科。当院の印象。良いと思ったところ。質問したいことはあるか。
④ 人となりを見たいという感じの面接だった。病院見学の度に研修委員長の先生との面談があるので，面接もいつもの面談という感じだった。
⑤ 4 年生 3/下旬・5 年生春・夏見学。

2018 年
② 面接官 1 名，10 分。将来の目標などについて，他愛もない話をざっくばらんに。
④ 面接というより，おしゃべりに近い印象。研修委員長が第一印象で決めているという噂がある。自然体で臨めばよいと思う。
⑤ 7/下旬・7/下旬見学

2017 年
② 面接官 1 名，15 分×2 回（院長・副院長それぞれ）。雰囲気は和やか。感想。研修の改善点。病院への質問。
④ 面接らしい質問はあまりなく，雑談が多かった。
⑤ 3/下旬・8/上旬見学および実習。医学生も積極的に診療に参加させてもらえる。雰囲気も良い。勉強になった。

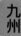

| ① 筆記試験・その他 | ② 面接試験 | ③ 受験した場所，方法 | ④ 受験後の感想・来年の受験生へのアドバイス | ⑤ 見学・実習 |

2015 年

② 面接官 1 名，20 分。雰囲気は穏やか。出身地。高校時代の過ごし方。志望理由。将来の志望科。部活動について。友人関係。将来のビジョン。

⑤ 下旬実習（12 日間）。総合内科を回った。研修 1〜2 年目の先生について，主に外来見学，病棟診療見学を行った。先生方が親切に教えてくださる。研修医同士の仲もよく雰囲気が良かった。

那覇市立病院（沖縄）

2019 年

② 面接官 2 名（副院長），15 分。履歴書の内容について確認していく。面接前に書いたシートの内容について。部活について。自分の長所と短所。愛読書。

④ やや緊張感があったものの，先生方は優しかった。履歴書やシートの内容について自分の考えを述べられるようにしておくこと。受読書を書く欄があり，無いと困りそうだなと感じたので，面接対策だけでなく読書など自分磨きも大切なのだなと感じた。

⑤ 4 年生春休み・5 年生春・夏見学

2015 年

② 面接官 1 名，10 分。圧迫するような雰囲気ではない。志望理由。将来の志望科。見学時の感想。趣味。

④ 受験生それぞれ別の部屋に通されて，4 部屋同時進行で面接。筆記試験がないので，見学回数を多くするようにした。見学に行った際の感想文をみながらの面接だったため，見学時の態度を重視しているように感じた。

2014 年

② 面接官 2 名（志望科の医師・上級医），30 分。雰囲気は穏やか。面接前に 30 分間で記入する面接シートに基づく質問。自己PR。理想の医師像。愛読書。医師を志した理由。最近気になるニュース。

④ 履歴書はよく読まれているようなので，しっかり書く。時事ネタについて聞かれるので，用意しておくとよい。

⑤ 12 月・7 上旬見学・実習（計 4 日間）。面倒見がよいので決して退屈せず，勉強になった。どの科も良い雰囲気。実習で評価されているようなので，興味のある科に行くとよい。2 回行って真面目にしていれば覚えてもらえるはず。

ハートライフ病院（沖縄）

2021 年

② 面接官 1 名，15〜40 分。志望理由。志望科。目指す医師像。出身地。部活について。アルバイトについて。大学生活のタイムマネジメントをどのように行なっていたか。

④ 履歴書の内容を細かく聞かれる印象。先生は優しい雰囲気なので徐々に慣れた。一通り面接らしい質問をされた後は，医師としての人生設計について，情報を提示してもらいながら一緒に考えるような，ためになる時間だった。面接担当の先生は 2 名おり，どちらにあたるかはわからないそう。できる限り早いうちからできるだけ多くの病院を見て，自分なりの参考基準を考えて行動した方が後悔なく，かつ不安なくマッチングに挑めると思う。5 年生の夏期休暇は大切に計画するべし。

⑤ 2 月・5 月クリクラ（計 1 か月）。科の指導医の先生方にも見学や診察，レクチャーなど手厚く指導してもらった。休み時間等で研修医の先生とたくさん話せる機会があり色々な情報を知ることができた。とても勉強になった。

2020 年

② 面接官 1 名（研修副委員長の先生），30 分。オンラインで実施。志望理由。部活で大変だったこと。勉強と部活の両立について。将来の希望診療科。当院への質問。

④ 病院指定の履歴書から多く質問された。後半 15 分は学生から先生への質問タイムだった。研修副委員長の先生は真面目な学生を大切にしている印象。他の学生もそう言っていた。当初は見学後に面接を受ける予定だったが，コロナ禍のため予定日の直前に見学の中止が決まり，見学しないまま Web 面接を受けることになった。その後，マッチング順位登録締切日の前に見学をした。見学していない病院の志望理由を面接で話すのは大変かもしれないが，どんなことが起こるか分からない世の中。このようなパターンもあるということを知ってもらいたいと思う。

⑤ 6 年生 10/初旬実習。午前救急科，午後総合内科。救急科は初期研修医の先生が上級医の先生のバックアップを受けながらさばいていた。学生は見学メインだが，放置されることはなく，手の空いている先生が教えてくれた。総合内科は教えてもらいながら手技を経験できたり，レクチャーをしてもらったりと充実していた。レクチャーの内容も，疾患の話，勉強法，総合内科医とは何か，など多岐に渡っていた。

2019 年

② 面接官 1 名。雰囲気は和やか。履歴書を見てさらっと質問された。一つ一つ質問してくるというより，会話をするというスタンス。

④ 見学，実習中の態度等を重視している感じが強く，面接では確認といった感じだった。人格をとても重視している病院だと聞いた。

⑤ 5 年生夏・6 年生夏見学

友愛医療センター（沖縄）

2020 年

② 面接官 1 名（研修管理委員長の先生），15 分。履歴書に沿った質問。志望動機。趣味。将来の希望診療科。部活について。当院に知り合いはいるか。
面接官 1 名（チーフレジデントの先生），15 分。健康状態について。研修先を指定されるような奨学金をもらっていないか。後期研修は県内か県外か。コロナの自粛期間は何をしていたか。研修での目標。

④ 見学日（面接日）当日の朝，質問用紙のようなものを配られた。面接までに間に合えば記入して面接会場に持参，間に合わなければ見学終了後に事務の方に提出するよう言われた。質問項目は志望理由，後期研修について，将来の希望診療科について，などがあったと思う。面接の雰囲気は和やかで，気負う必要はないと思う。素直に答えるように。見学はなるべく早い時期から始めることをおすすめする。自分は当初，早い時期に見学に行っても自分が研修医として働く際には病院の雰囲気は変わっているかもしれないと考え，病院見学が遅くなってしまったが，5 年の夏までに見学に行けば，より早く病院を絞ったり，対策ができたように思い反省している。

⑤ 5 年生 3/中旬見学。穏やかで質問しやすい先生方が多く，自分に合った雰囲気だと感じた。絶対にこちらを第 1 志望にしようと決めた。6 年生 8/下旬見学。自分も兼ねていたので緊張したが，初期研修医の先生方や面接官の先生方が世間話も交えながらリラックスした雰囲気を作って下さり，楽しみながら見学，面接を行うことができた。
6 年生 12/下旬実習（4 週間）。前半 2 週間は救急科。初期研修医の先生がファーストタッチを任されており，学生は見学しながら先生に臨床と国試の違いなどを教えてもらった。後半 2 週間は腎臓内科。友愛医療センターの強みの 1 つである腎臓内科では，血液透析，腹膜透析，腎移植の見学をさせてもらった。腎移植，本来は外科で実習中の学生が見学できるとのことだったが，腎臓内科の先生が外科の先生にお願いしてくださり，外科の先生が融通を利かせてくれたためこのようなチャンスを得た。

2003～2022年度研修医採用試験で出題された小論文・面接のテーマ一覧

＊アンケート結果（p.253～ ）不掲載の年には，［　］にて出題病院名を付した。
ただし，「将来の展望」，「理想の医師像」，「病院・医師を志望する理由」，「自己アピール」およびそれらに類するテーマなど大半の病院で問われているものは，病院名を省略してある。

● 2003年 ●

＜将来＞
・あなたが目指す医師像（p.74，119参照）
・理想の医師像（p.37，39，120～126参照）
・社会に求められる理想の医師像
・10年後の自分の医師像（p.30～36参照）
・10年後の自分（p.30～36参照）
・将来のビジョン

＜臨床研修＞
・志望動機
・研修医に求められるもの（p.88参照）
・研修医としての心構え［東海大学医学部附属病院］
・臨床研修への抱負［麻生飯塚病院］
・どういう研修を求めるか（p.92参照）
・指導医との意見の対立について（p.101，102参照）
・このマッチング制度をどう思うか（p.90参照）
・新しい初期臨床研修制度について［広島市立広島市民病院］

＜医療・医師＞
・名医ではなく良医とは何だと考えるか［東海大学医学部附属病院］
・チーム医療における医師の役割［熊本大学医学部附属病院］
・医師患者関係のあり方について［東海大学医学部附属病院］（p.17，20，76参照）
・医療におけるインフォームドコンセントについて［神鋼病院］
・アルツハイマー病患者の家族への対応
・癌の告知について（p.96参照）
・終末期ケアについて（p.59参照）
・医師として勤務する病棟に重症心不全の患者，男性65歳がいる。すべての薬物療法，IABP，PCPSなどの機械的治療にも反応せず，ゆっくりと血圧は下降している。余命は1週間以内と思われる。未だ挿管はされていない。意識は清明で家族との会話もできる。医師として

どのようなことをすべきか［海老名総合病院］
・患者の死について［昭和大学病院］（p.81参照）
・尊厳死（p.61参照）
・恋人とのデートの約束の日に受持ち患者が急変したらどうしますか？（p.107，108参照）
・老人医療について
・保険診療について［熊本大学医学部附属病院］
・リスクマネージメントについて［神戸労災病院］
・医療事故について（p.41，43参照）
・医療事故が起こった場合，あなたは医師としてどのように対応しますか［慶應義塾大学病院］（p.45，79参照）
・大腸内視鏡操作中にミスではなく適正な操作をしているときにたまたま穿孔を起こしたとき，その後どのような対応をとるか［熊本市立熊本市民病院］
・医療におけるジレンマについて［神戸労災病院］（p.83参照）
・医療における勇気（p.94参照）
・あなたの考える地域医療とは（p.85～87参照）
・大病院の弊害（p.99，100参照）

＜臨床知識＞
・かかりつけ医にかかっている10歳が救急車で運ばれてくるまでに関わる職種と役割［熊本市立熊本市民病院］
・SARSについて
・腹部大動脈瘤について［昭和大学病院］
・CMLの治療法について［東京大学医学部附属病院］
・臓器移植について［東海大学医学部附属病院］（p.72参照）
・クローン人間（p.113，114参照）

＜自己アピール＞
・医者を志した理由
・自分の長所と短所［倉敷中央病院］［麻生飯塚病院］
・自分の短所をどのように克服していくか［麻生飯塚病院］
・医者になったら直したい自分の欠点［東京慈恵会医科大学附属病院］
・子どもの頃の思い出（p.111参照）

VII 施設別傾向と対策 **543**

・子どもの頃の悪い思い出（p. 112 参照）
・人間としての自分と社会との関わり（p. 109, 110 参照）
・自分と意見の違う人にどう対応するか［倉敷中央病院］
・もしも私が寝たきりになったら（p. 103, 104 参照）
・もしも医者にならなかったら（p. 105, 106 参照）
・今までしてきた臨床実習の中で一番心に残っているもの［倉敷中央病院］
・ボランティアについてどう思うか，ボランティアをしたことはあるか［神鋼病院］
・学生生活について［神戸労災病院］
・他にはどこを受け，どこを第 1 志望にするか，当院は第何志望か［昭和大学病院］［東海大学医学部附属病院］

● **2004 年** ●

＜将来＞
・将来どんな医者になりたいか（p. 74, 119 参照）
・理想の医師像（p. 37, 39, 120〜126 参照）
・今後の進路について

＜臨床研修＞
・志望動機
・研修医について（p. 88 参照）
・医療事故を起こした研修医としてどう対応するか。キーワードを 3 つ入れて述べよ。① ヒューマンエラー，② ヒヤリ・ハット報告，③ 情報開示（p. 45 参照）
・研修医としての医療事故防止対策と起こったときの対処について

＜医療・医師＞
・医療事故について（p. 41, 43 参照）
・医療ミスを防ぐには（p. 41, 43 参照）
・最近起きた医療ミスを 1 つ取り上げ，それを防ぐためにはどうすればよいか，あなたの考えを述べよ［国際医療福祉大学病院］
・医師にふさわしい人格について
・入院加療中の乙さんは，不平不満の多い患者さんで有名です。あなたは乙さんが，面倒な患者ということを事前に知っていました。忍耐強く聞いていましたが，堪忍袋の緒を切らし，つい心ない言動をしてしまった結果，「部長を呼べ，院長を呼べ」と怒らせてしまいました。あなたならどうしますか（p. 191 参照）
・院内感染について（p. 156 参照）
・脳梗塞のチーム医療について（p. 158 参照）
・癌の告知について（p. 96 参照）

・医学とは何か
・専門医とプライマリケアの違いについて
・「患者に優しい医療とは何か」を，患者からの立場と医師からの立場を対比して書け［熊本大学医学部附属病院］
・インフォームドコンセント，EBM，セカンドオピニオンの 3 つを入れて小論文を書く
・インフォームドコンセントについて
・緩和医療について
・緩和ケアについての英文を読んであなたの意見を述べなさい
・セカンドオピニオンについて（p. 157 参照）
・遺伝子治療・最先端医療についてどう思うか
・（当院は慢性期病院であることを踏まえて）救急医療についてどう思うか［関西電力病院］
・企業病院というものの存在について［関西電力病院］

＜社会一般＞
・アテネオリンピックの日本人の活躍について

＜自己アピール＞
・部活や，そこでの人間関係について［沖縄県立中部病院］

● **2005 年** ●

＜将来＞
・自分の目指す医師像について（p. 74, 119 参照）
・どのような専門性を持ちたいと考えているか［東京女子医科大学東医療センター］
・理想の医師像について（p. 37, 39, 120〜126 参照）
・自分の医師としての将来についてどのように考えているか［公立昭和病院］

＜臨床研修＞
・初期臨床研修の医師としての将来における位置づけについて［伊勢崎市民病院］
・どのような初期研修を行いたいか［東京女子医科大学東医療センター］
・指導医と意見が対立したら（しかも指導医が絶対に譲らなかったら）どうするか［石川県立中央病院］
・研修が行われるようになった背景をどう考えるか［石川県立中央病院］
・研修医が安全な医療を行うためには，どのようにすべきだと思いますか［東京女子医科大学東医療センター］（p. 88 参照）
・研修 3 年目以降の進路について

<医療・医師>

・あなたの考えるプライマリケア

・医療ミスについて（p. 41, 43 参照）

・最近起きた医療ミスを1つあげ，それを防ぐためにはどうすればよいか，あなたの考えを述べよ［国際医療福祉病院］

・医療ミスを起こさないためにはどうすれば良いと思うか［公立昭和病院］

・チーム医療とは，あなたにとってどういうものか［伊勢崎市民病院］

・医療チームの中で自分の果たす役割［石川県立中央病院］

・医療現場におけるコミュニケーション［麻生飯塚病院］

・告知について［公立昭和病院］（p. 96 参照）

・患者さんの信頼を得るにはどうしたらよいか［伊勢崎市民病院］

・膵臓癌の末期患者への対応について［東京都済生会中央病院］

・Ⅱ&Ⅲ度熱傷 70％（72 歳）の患者について，予後を家族にどう説明するか（p. 197 参照）

・安楽死について［石川県立中央病院］（p. 61 参照）

<臨床知識>

・癌の p53 遺伝子治療について（p. 195 参照）

・再生医療について（p. 53, 196 参照）

<自己アピール>

・6年間の学生生活で最も印象に残っていて，医師になった後に役に立つと思われる経験

・医学教育を通して良い思い出，または疑問に思ったこと

・テーマを自分で決めて話す

・臨床実習を行って印象に残った症例についてのプレゼンテーション［東京女子医科大学東医療センター］

・自宅の近くに大学病院があるが，その病院に行くつもりはないのか［東京女子医科大学東医療センター］

・当院の掲げる理念について述べよ［伊勢崎市民病院］

・医学を目指した理由

・海外に行った経験，英語力があるかどうか［麻生飯塚病院］

● 2006 年 ●

<将来>

・将来の展望（予定，計画，ビジョン）

・私の尊敬できる医師

・将来どんな医師になりたいか（p. 74, 119 参照）

・自分の目指す医師像（p. 74, 119 参照）

・specialist と generalist を考慮した上での，将来の自分の医師像（p. 213 参照）

・理想の医師像（p. 37, 39, 120～126 参照）

・10 年後どのような医師になりたいか（p. 30～36 参照）

・my future dream（英語，free words）［洛和会音羽病院］

<臨床研修>

・臨床研修病院に求めること［姫路聖マリア病院］（p. 92 参照）

・この病院で研修を希望する理由（志望理由・動機）

・この病院での臨床研修に期待・希望すること［三重大学医学部附属病院］［京都府立大学附属病院］［神戸大学医学部附属病院］［山田赤十字病院］［香川労災病院］［佐賀県立病院好生館］

・研修2年間で勉強したいこと［埼玉医科大学病院］［長崎大学医学部・歯学部附属病院］（p. 117 参照）

・この病院での研修を将来どのように活かしたいかを具体的に［奈良県立医科大学附属病院］

・研修後のビジョンと研修での目標［洛和会音羽病院］

・医学生，研修医，医師の違いについて［春日井市民病院］

<医師患者関係>

・インフォームドコンセントについて［昭和大学病院］［長野赤十字病院］［市立吹田市民病院］

・「患者と対等な関係になる」ために研修医として，あなたが必要だと思うこと［東京医科歯科大学医学部附属病院］

・アドヒアランスの悪い生活習慣病の患者を生活指導，治療に参加させる方法［神戸市立西市民病院］

・「患者」に「様」を付けることについて，あなたの考えを述べよ［自治医科大学附属病院］（p. 214 参照）

・認知症を告知された夫とその家族の心境について［東京医療センター］

・癌の告知について［康生会武田病院］（p. 96 参照）

・医師となって患者の死に立ち合った際に，どのように考えるか。また，死を前にする患者に何と言葉をかけるか［市立宇和島病院］（p. 81 参照）

・提示の評論文の内容を踏まえながら医療者患者関係について述べる［海南病院］

<医療>

・医療倫理について［康生会武田病院］

VII　施設別傾向と対策　**545**

・国際医療保健について考えることを述べよ［自治医科大学附属病院］
・私の理想の医学教育［麻生飯塚病院］
・現在の医療・福祉［北九州市医療センター］
・自分の考える「良質な医療」とは［佐賀県立病院好生館］
・私の医療観［六甲アイランド病院］
・「いたわり」のある医療とは？（「いたわり」を漢字で書け）［愛知県立中央病院］（p. 211 参照）
・プライマリケアについて［新潟市民病院］［聖マリア病院］
・我が国の救急医療の問題点について［川崎市立川崎病院］（p. 210 参照）
・往診医療について［香川労災病院］
・在宅死と病院死［洛和会音羽病院］
・出生前診断について，どのように思うか［横浜市立市民病院］
・現在，日本の小児科医療が抱える問題点［川崎市立川崎病院］（p. 210 参照）
・新生児・小児の延命処置について（新聞記事の提示あり）［横浜栄共済病院］

＜医師＞
・医師の職業をどう思うか
・プロの医師とは何か（他職種と同じ点と違う点を述べながら）［横浜市立市民病院］
・医師の倫理規約より「医師の責務，対診，セカンドオピニオン」について，あなたの考えを述べよ［西神戸医療センター］
・今後必要とされる医師像［昭和大学病院］
・これからの医師に求められること［公立みつぎ総合病院］
・当直で寝ていたら，病棟看護師から患者が疼痛を訴えていると電話。主治医からは一応の指示あり。あなたはどうするか？［奈良県立医科大学附属病院］（p. 202 参照）

＜医師不足＞
・臨床研修必修化に伴う大学離れと地域医療における医師不足について（新聞記事の抜粋の提示あり）［東京都済生会中央病院］
・診療科間での医師の偏在について［東京労災病院］
・小児科医，産婦人科医の減少について［康生会武田病院］［大阪赤十字病院］
・小児科，産婦人科といった特定の医師不足に対しての自分なりの解決策を述べよ［筑波メディカルセンター］

（p. 210 参照）

＜地域医療＞
・地域医療の問題点（医師の偏在）について［福岡徳洲会病院］［飯田市立病院］［三重県立志摩病院］
・離島・へき地医療について［福岡徳洲会病院］

＜チーム医療＞
・チーム医療について［東京医療センター］［青梅市立総合病院］［東京都立府中病院］［長野赤十字病院］［公立陶生病院］［市立吹田市民病院］［聖マリア病院］（p. 158 参照）
・チーム医療において，あなたのなすべき役割と責任を述べよ［近畿大学医学部奈良病院］
・グループ医療・チーム診療においての自分の責任・役割について考えを述べよ［近畿大学医学部附属病院］

＜医療事故＞
・研修医 A が癌患者 B を担当し，上級医 C に「○○療法をするからオーダーを出しておいて」と言われ，文献で調べてオーダーしたところ，4 日に分けて投与しなければならないものを間違って 1 日で投与してしまった。この医療事故の起こった背景と，それを防ぐための対策を整理せよ［東京都立墨東病院］（p. 201 参照）
・リスクマネージメントについて［トヨタ記念病院］［聖マリア病院］
・医療事故を防ぐには［飯田市立病院］［神戸市立中央市民病院］［甲南病院］［北九州市医療センター］（p. 41，43 参照）
・医療事故予防の心構え［第二岡本病院］
・ヒポクラテスの言葉に「汝，傷つけることなかれ（You no harm）」があるが，医師はどのようなときに患者を傷つけるか。また，その予防策を書け［市立豊中病院］
・医療訴訟について［京都大学医学部附属病院］［大阪赤十字病院］

＜安楽死・尊厳死＞
・安楽死と尊厳死について［昭和大学病院］［立正佼成会附属佼成病院］（p. 61 参照）
・安楽死，QOL などに関係のある，実際に起こったある事件について，意見，考えなどを述べよ（判決がなぜ下ったか，どう思うか，自分ならどうするかなど）［名古屋掖済会病院］
・尊厳死について思うこと（研修医になったら必ず直面する問題であるが，研修医としてどう対処するか）［関東労災病院］

<社会一般>

- ・個人情報保護法について［福岡大学病院］
- ・少子高齢化社会について［広島市立安佐市民病院］
- ・民主党のガセネタメール事件と医療界の情報管理について［順天堂大学医学部附属順天堂病院］
- ・平均寿命が昨年やや短くなった。その理由について，あなたの意見は？［横浜栄共済病院］
- ・勝ち組, 負け組の社会構造について［健和会大手町病院］（p. 212 参照）
- ・人の命は地球よりも重いという意見について賛成か，反対か［岡山大学医学部・歯学部附属病院］（p. 212 参照）
- ・私と社会との関わり［河北総合病院］（p. 109, 110 参照）

<臨床知識>

- ・喫煙とその健康被害について［社会保険中京病院］
- ・脳死について［京都大学医学部附属病院］［東京労災病院］（p. 207 参照）
- ・アスベストーシス［立正佼成会附属佼成病院］
- ・牛海綿状脳症（BSE）［立正佼成会附属佼成病院］
- ・エマージングウイルス［立正佼成会附属佼成病院］

<自己アピール>

- ・自己アピール（p. 185～187 参照）
- ・私は○○です（自分はこういう者であるという自己アピール）
- ・自己紹介文［岡山医療センター］
- ・大学時代に打ち込んだこと［横浜市立大学附属病院］［横浜市立大学附属市民総合医療センター］
- ・あなたが人に自慢できることと，人より少し劣っていると思うこと［慶應義塾大学病院］
- ・医学部に入らなければ何をしていたか［岩手県立中央病院］
- ・生まれてから現在までのモチベーションについて述べよ（曲線を描き，それぞれ転機となった事柄について列挙する。出来事の内容はポイントを，そのときの心情については詳細に。また, その出来事を通して学んだこと）
- ・自分が今までで一番感動したことについて
- ・医師を目指した動機
- ・拝啓　○○様（母親や先生など誰かに手紙を書く）［岡山医療センター］

● 2007 年 ●

<将来>

- ・理想の医師像（p. 37, 39, 120～126 参照）
- ・将来目指す医師像について（p. 74, 119 参照）
- ・10 年後の医師像（p. 30～36 参照）
- ・あなたは 5 年後にどのような医師になっていると思うか

<臨床研修>

- ・志望理由（当院を選んだ理由）
- ・病院の感想（見学で思ったこと）［自治医科大学さいたま医療センター］［滋賀医科大学医学部附属病院］［松原徳洲会病院］
- ・「新医師臨床研修制度に移行し 5 年」に対する問題点と病院の研修に望むこと［九州医療センター］（p. 90, 92 参照）

<医師患者関係>

- ・医療人と患者との関係について［湘南鎌倉総合病院］（p. 17, 20, 76 参照）
- ・患者にとって良い医師の条件について［宝塚市立病院］
- ・「患者様」と呼ぶことについて［獨協医科大学病院］（p. 214 参照）

<医療>

- ・医療制度についての自分の考え［東京女子医科大学東医療センター］
- ・良質の医療とは何か［大阪市立成人病センター］
- ・医療はサービス業だと言われることがあるが，医療とサービス業の相違点とは［東京医療センター］
- ・医療崩壊について［京都第二赤十字病院］［市立池田病院］
- ・医療格差［若葉第一病院］
- ・病院での待ち時間を短くするには［静岡県立総合病院］
- ・宇和島病院の病腎移植と（タレントの）向井亜紀さんの代理出産に関する患者サイドの要望を踏まえつつ，あなたの考えを書け［住友病院］
- ・人工呼吸器などの延命措置の中断について［市立池田病院］
- ・延命治療について［ペルランド総合病院］
- ・救命救急医療について［さいたま赤十字病院］（p. 210 参照）
- ・医療現場における看護師の役割とは［ペルランド総合病院］

VI 施設別傾向と対策　**547**

<医師>
・医師としての心構えについて［神戸労災病院］
・医師に必要なスキルとは［ベルランド総合病院］
・「医師が燃え尽きてやめている」ことに対する意見［九州医療センター］
<医師不足>
・勤務医不足について［市立池田病院］
・医師不足の現状，医師の倫理観などに関する新聞記事を読み，それに関連した自分の意見と研修中，それらについてどう取り組んでいけば良いかを書く［横浜南共済病院］（p. 210 参照）
<地域医療>
・地域医療のあるべき姿について［北海道大学病院］［香川大学医学部附属病院］（p. 85〜87 参照）
・地域医療の崩壊はなぜ生じたかを考察し，その上で自分の研修後の進路について書く［関東労災病院］
<医療事故>
・医療事故を防ぐためにどうすべきか［市立池田病院］（p. 41，43 参照）
<尊厳死>
・尊厳死について［さいたま赤十字病院］（p. 61 参照）
<社会一般>
・地球温暖化，男女雇用機会均等法など，最近のトピックを自分であげ，意見を書く［九州医療センター］
・人間の性善と性悪について［若葉第一病院］
・リーダーシップについて［江東病院］
・矛盾［若草第一病院］
・赤ちゃんポストについて［さいたま赤十字病院］
・団塊の世代について思うこと［若葉第一病院］
<臨床実習>
・最も印象に残る臨床実習症例について［東京警察病院］
・臨床実習を通じて感じたこと（未来に向けて）［東大阪市立総合病院］
<自己アピール>
・自己推薦文［大阪市立大学医学部附属病院］
・自分の長所と短所（性格について）［東京女子医科大学病院］［横浜市立大学附属病院］［神戸大学医学部附属病院］［九州医療センター］
・人に助けてもらったことがあるか［横浜市立大学附属病院］
・責任ある仕事をやったことがあるか［横浜市立大学附属病院］
・自分の過去の受診経験について［江東病院］

・医師になったきっかけ［横浜市立大学附属病院］

● **2008 年** ●
<将来>
・理想の医師像（p. 37，39，120〜126 参照）
・あなたの目指す医師像（p. 74，119 参照）
・将来の医師像について
・私の医者としての夢
・職業として医師を選んだ理由と理想の医師像
<臨床研修>
・なぜ当院を選んだか
・現在の臨床研修制度について［京都第二赤十字病院］（p. 90 参照）
<医療>
・私の医療観［六甲アイランド病院］
・患者に優しいということについて［石切生喜病院］
・医療崩壊について［若葉第一病院］［神戸市立医療センター西市民病院］
・後期高齢者医療制度［若葉第一病院］
・終末期医療について［日生病院］（p. 59 参照）
・病院側の問題（診療たらい回し，受け入れ拒否）と患者側の問題（モンスターペイシェント，ドクターショッピング）を踏まえて，救急医療について思うこと［住友病院］
・医療過誤について［甲南病院］
<医師不足>
・医師不足について［康生会武田病院］（p. 210 参照）
・医療圏，医師の偏在化における最近の問題について［甲南病院］
・現代社会で問題になっている医師不足・医師偏在について［日本赤十字長崎原爆病院］
<尊厳死>
・尊厳死について［東京歯科大学市川総合病院］（p. 61 参照）
<臨床知識>
・新型インフルエンザ［若葉第一病院］
・メタボリックシンドローム［若葉第一病院］（p. 203 参照）
・生活習慣病における問題点［関西電力病院］
・癌治療の問題点［関西電力病院］
・生体肝移植における問題点［関西電力病院］

● 2009 年 ●

＜将来＞

・理想とする医師像（p. 37, 39, 120～126 参照）

・10 年後の私（p. 30～36 参照）

・10 年後の理想の医師像（p. 30～36 参照）

・将来進みたくない科を 1 つあげ，その理由とともに詳しく述べなさい［川口市立医療センター］

＜臨床研修＞

・新しい研修医制度について［東葛病院］（p. 90 参照）

・当院を志望した動機（当院の何が良かったのか，なぜ自大学ではないのか）

・医師として何を心がけて当院で働きますか［順天堂大学医学部附属浦安病院］

・あなたは当院の研修医になりました。意気込みを書いてください［順天堂大学医学部附属練馬病院］

・どんな研修医になりたいか

・臨床研修の抱負［新潟大学医歯学部総合病院］

・EBM についての英論文を読み，その内容を踏まえた上で，自分が研修医になったときを想定し，具体例をあげて，どういう点に注意して EBM に基づいて医療を実践していくかを述べよ［船橋市立医療センター］

＜医師患者関係＞

・医師患者関係［横浜市立市民病院］（p. 17, 20, 76 参照）

・東京都の患者権利について［東京都立府中病院］

・患者さんを好きになった時，あなたならどうしますか？［手稲渓仁会病院］（p. 215 参照）

・自分が当直しているときに，37℃ の発熱・咽頭痛の患者が来て（画像や検査で異常なし），咽頭炎と診断し，翌日耳鼻科を受診するように指示して帰ってもらおうとしたが，「しんどいからどうしても入院させて欲しい」と言われた。まだあと 3 人くらい患者が待っている。このようなときどうするか［高槻病院］

＜医療＞

・医学教育とこれからの医療について［湘南鎌倉総合病院］

・医師の勤務体制について［北里大学病院］

・理想の病院について，必要と思う条件をあげてまとめなさい［東京医療センター］

・医療崩壊（地方の過疎化）［昭和大学病院］［公立学校共済組合関東中央病院］

・救急医療について［静岡県立総合病院］（p. 210 参照）

・近年，（「妊婦たらい回し」などの）産科救急が問題になっ

ているが，その背景にある問題点と解決法について［東京都立墨東病院］

・高齢者医療について［東京都健康長寿医療センター］（p. 221 参照）

・従来，主治医制であるが，現在では担当は複数人で当たるという交代制へと移ってきている。このことについてどう考えるか［NTT 西日本大阪病院］

・専門医制度について，あなたの考えることを述べよ［JR 東京総合病院］

＜医師＞

・医師の教養とは何か？［東海大学医学部付属病院］（p. 216 参照）

＜医師不足＞

・医師不足に対する原因と対策［済生会横浜市東部病院］（p. 210 参照）

・医師が今の 2 倍になったらどうなるか。メリット，デメリットの具体例をあげて述べよ［川崎市立川崎病院］

・医師の偏在について（科，地方）［横浜労災病院］［川崎市立川崎病院］［相模原協同病院］

＜地域医療＞

・地域医療について思うところを書け［近畿大学医学部奈良病院］（p. 85～87 参照）

・医師の人数の地域格差をどうすれば改善できるか［東京慈恵会医科大学附属柏病院］

・地域の医療偏在について，理由と改善策［東京慈恵会医科大学附属柏病院］

・医師以外の看護師など，他の業種の人とともに医療に当たることについて思うところを述べよ（p. 15～17, 158 参照）

＜臨床知識＞

・インフルエンザが流行しているが，我が国の対応を踏まえ，考えを述べよ［横浜栄共済病院］

＜自己アピール＞

・私［日本赤十字医療センター］（p. 185～187 参照）

・自分史［帝京大学医学部附属病院］（p. 115, 134 参照）

・命について［小田原市立病院］

・もし，あなたが野球チームに所属していたら，性格的にどのポジションが適していると考えますか（野球についての知識は問わない）［慶應義塾大学病院］

・今までで一番印象に残った人物は誰か［佐久総合病院］

・あなたが最近（学生時代）印象に残ったことを自由に書いてください［東京女子医科大学附属八千代医療センター］

VII　施設別傾向と対策　**549**

・BSL で印象に残った症例について［北海道大学病院］
［東京警察病院］
・今までの人生の中で最も人間関係に悩んだことをあげ，
それについてどのように対処したかをまとめなさい［東
京都済生会中央病院］
・医師を志す理由

● 2010 年 ●

＜将来＞
・医師を目指した理由と理想の医師像
・理想の医師像（p. 37，39，120～126 参照）
・10 年後の私（p. 30～36 参照）
・10 年後の医師像

＜臨床研修＞
・なぜこの病院を希望したのか
・2 年間で基礎診療能力を得るためにはどのように過ご
すべきか［自治医科大学附属病院］
・2 年間の初期研修をどう過ごすか［徳島赤十字病院］
・どのような医師になりたいか。また，そのために研修に
望むことは［深谷赤十字病院］（p. 92 参照）
・専門科を志望した理由と将来のビジョンについて［亀
田総合病院］

＜医師患者関係＞
・必要のない検査・治療を患者が求めた場合，現実的な問
題も踏まえて，医師としてどのように対応するか［東京
医療センター］
・症例（ステージⅣ胃癌や新幹線車内での AMI など）を
提示され，患者，家族に対する説明や告知を考える［聖
隷横浜病院］
・患者に信頼される医師の条件を挙げ，それについて述
べよ［宝塚市立病院］

＜医療＞
・女性医師が働く上で，どのような環境改革が必要だと
思うか［自治医科大学附属病院］
・これからの医療に必要なものと足りないもの［獨協医
科大学病院］
・現在の医療制度で改良した方がよいと思う点［市立泉
佐野病院］
・医療崩壊について思うところを書け［近畿大学医学部
堺病院］
・プライマリヘルスケアについて［佐久総合病院］
・臓器移植法について［日本生命病院］（p. 72 参照）

・医療従事者の適正配置［市立吹田市民病院］
・モンスターペイシェントについて［尼崎医療生協病院］
（p. 219 参照）
・理想の医療体制とは［市立伊丹病院］

＜医師不足＞
・医師不足について思うところを書け［久留米大学病院］
（p. 210 参照）
・医師の偏在化について［神戸赤十字病院］

＜チーム医療＞
・チーム医療について［聖マリア病院］（p. 158 参照）

＜尊厳死＞
・尊厳死［市立吹田市民病院］（p. 61 参照）

＜地域医療＞
・あなたの思い描く地域医療［JCHO 神戸中央病院］（p.
85～87 参照）

＜自己アピール＞
・「私」について［日本赤十字社医療センター］（p. 185～
187 参照）
・私の自叙伝［聖マリアンナ医科大学病院］（p. 115，134
参照）
・学生時代，一番印象的だったこと［東京女子医科大学附
属八千代医療センター］

● 2011 年 ●

＜将来＞
・理想の医師像（医学的，社会的，倫理的観点から）（p.
37，39，120～126 参照）
・自分の目指す医師像（p. 74，119 参照）
・東日本大震災の医師の記事を読んで，自分の思う理想
の医師像を述べよ［高知大学医学部附属病院］（p. 217
参照）
・将来の医師像（後期研修以降）
・10 年後の自分について（p. 30～36 参照）
・20 年後，どのような医師になっていたいかとその理由
［東京都済生会中央病院］

＜臨床研修＞
・当院での臨床研修の抱負［新潟大学医歯学総合病院］
・2 年間の研修でやりたいこと［上都賀総合病院］（p. 117
参照）
・初期研修の目的。初期研修の間に習得したいこと［埼玉
病院］
・初期研修 2 年を終えたときに目指す医師像と，研修病

・院に対して期待すること［刈谷豊田総合病院］（p. 92 参照）
・理想の医師像と，それを踏まえての初期臨床研修に希望すること［名古屋第二赤十字病院］
・新臨床研修制度下における大学病院と市中研修病院の在り方について［石切生喜病院］
・研修医として必要なこと［板橋中央総合病院］（p. 88 参照）
・研修医としての人間関係の構築について［大阪市立総合医療センター］
・スーパーローテーションを成功させるには何が必要か［自治医科大学病院］
・初期臨床研修の項目にプライマリケアの研修がある。あなたはその目的を達成するために初期臨床研修をどのように行うか［昭和大学病院本院・藤が丘・北部］
・自分の考える質の高い医療とは何か，それを実現させるために，研修医になったらどうするか［済生会滋賀県病院］

＜医療＞
・女性医師の働きやすい環境について［自治医科大学病院］
・自分が首相かつ医師であるとして，わが国の医療制度をどのようにすればよいか，良い点と問題点を挙げ，どう乗り越えていけばよいかを自由に述べよ［慶應義塾大学病院］
・基本的な臨床能力について一般の人々のイメージと臨床研修を迎える私たちのイメージ［旭川赤十字病院］
・理想の救急医療体制について，患者側と医療者側でしばしばギャップがみられるのはなぜか［川崎市立川崎病院］
・高齢化社会における医療の問題点について［水戸済生会総合病院］
・超高齢化社会を迎えるに当たっての医療のあり方について［名古屋記念病院］
・医療の理想と現実［ベルランド総合病院］
・医療がサービス業と言われることについてどう思うか［けいゆう病院］（p. 219 参照）
・在宅医療について［横浜市立市民病院］
・精神疾患を五大疾病ととらえることについて［横浜市立市民病院］
・我が国における理想の医療について，以下のキーワードのうち3つ以上を用いて述べよ。初期臨床研修制度，高齢化社会，地域医療，高度先進医療［羽島市民病院］

・医療倫理を扱った文章を読み，感想を述べる［海南病院］
・グリーフケアについて［市立岸和田市民病院］
・尊厳死とターミナルケアについて［呉共済病院］（p. 59, 61 参照）

＜医師＞
・信頼される医師像について［東京慈恵会医科大学附属病院］
・医師に求められる資質［北海道大学病院］
・良き臨床医であるために必要な態度と資質について［天理よろづ相談所病院］
・臨床医のセンスとは何か。構成要素も含めて書きなさい［天理よろづ相談所病院］
・来たる高齢社会と求められる医師像［横浜旭中央病院］
・最低限必要とされる医師の教養について［東海大学医学部付属病院］（p. 216 参照）
・専門医と総合医のメリット，デメリット［市立札幌病院］
・家庭医，ER の医師，総合病院のホスピタリスト，中小病院のジェネラリストに共通する要素について。余裕があれば，総合病院のホスピタリストに求められる専門職能についても考察［砂川市立病院］
・終末期の患者（の心情の吐露）への対応［津山中央病院］（p. 59 参照）

＜医師不足＞
・医療従事者の人材不足について［横浜市立市民病院］
・医師不足，医師の偏在について［市立札幌病院］（p. 210 参照）
・医師の偏在化の現状とそれに対する自分の考えおよび自分の進路［同愛記念病院］

＜チーム医療＞
・チーム医療について考えるところを書け（p. 158 参照）
・チーム医療に必要だと思うこと［国際医療福祉大学三田病院］
・チーム医療で最も大切なこと［ベルランド総合病院］［済生会宇都宮病院］
・チーム医療において，医師としてどのように関わるか，例を挙げて述べよ［姫路赤十字病院］

＜社会一般＞
・あなたが考える「精神的成長」とは何か［帝京大学医学部附属溝口病院］
・（「勇気」に関する文章を読んだ上で）勇気について書け［神鋼記念病院］（p. 94 参照）
・興味を持った医学ニュース（歴史上のものでも最近のものでもよい）［静岡赤十字病院］

VII　施設別傾向と対策　**551**

・今年一番印象に残ったこと［みさと健和病院］
・自分への戒め［府中病院］
・福島原発事故について考えること［府中病院］
・福島原子力発電所の事故で食肉から放射性物質が検出
　されたが，放射線による健康への影響と，食品安全につ
　いて論じよ［横浜労災病院］
・原子力発電の推進について，賛成か反対か［岡山医療セン
　ター］（p. 216 参照）
・脱原発について［津山中央病院］（p. 216 参照）

＜災害医療＞
・災害医療について思うことを述べよ（p. 216 参照）
・東日本大震災を機に，災害医療とどう関わっていきた
　いと考えているか［岐阜県総合医療センター］
・災害時の医師の役割［ベルランド総合病院］［日本医科
　大学付属病院］（p. 216 参照）
・災害被災者となった時，医師としてどうあるべきか［琉
　球大学附属病院］（p. 217 参照）
・災害時の中核病院について［市立岸和田市民病院］
・3 月 11 日に発生した大震災から 4 か月が経過し，復興
　期であるが，震災復興期における医療に必要な考え方
　を具体的に書け［岡山赤十字病院］（p. 216 参照）

＜地域医療＞
・地域医療について［北海道大学病院］（p. 85～87 参照）
・地域医療について，今後自分がどう関わっていくか［兵
　庫医科大学病院］
・地域中核病院の役割と現在の問題点について［りんく
　う総合医療センター］
・当院のある県におけるへき地救急医療の現状と今後に
　ついて［高知大学医学部附属病院］

＜臨床知識＞
・生まれてくる子供への B 型肝炎ワクチンの可否の相談
　に対して，自分の考えを会話調に述べよ［高知大学医学
　部附属病院］
・薬物アレルギーの既往を確認せず抗癌剤を投与して 30
　分後に全身の皮膚が赤くなった。あなたならこの後，ど
　のように判断・行動するか（具体的な治療については記
　載不要）［済生会宇都宮病院］
・Parkinson 病の治療・診断・治療上の注意点［市立岸和
　田市民病院］
・開腹術に比べての腹腔鏡の長所と短所・30 年後の展望
　［市立岸和田市民病院］
・トリアージについて［市立岸和田市民病院］
・2010 年に改正された臓器移植法について。（図表を見

て）今後，移植の数はどう推移していくと考えるか。臓
器売買など移植に関する問題が最近ニュースで取り上
げられているが，どう考えるか［静岡県立総合病院］

＜自己アピール＞
・自分史［帝京大学医学部附属病院］（p. 115，134 参照）
・大学時代に頑張ったこと
・医師を志した理由
・私の尊敬する人

● **2012 年** ●

＜将来＞
・理想の医師像（p. 37，39，120～126 参照）
・座右の銘，理想の医師像，座右の銘を医師になるに当
　たってどう活かせるか，を一連の内容として［みやぎ県
　南中核病院］
・理想の医師像になるために，努力していることはある
　か
・特に 10 年後の将来の医師像（p. 30～36 参照）
・30 年後，どのような医師になりたいか［神戸百年記念
　病院］
・5 年後の自分はどこで何をしているか
・どのようにキャリアを積みたいか
・研修後の進路（勤務医，大学病院での研究，開業）［近畿
　中央病院］
・自分は臨床と研究のどちらが向いていると思うか
・留学に興味はあるか
・臨床実習をしてみて医師になりたいという思いに変化
　があったか［市立四日市病院］
・医師になってからの人生計画
・女性としての将来設計［小田原市立病院］
・仕事とプライベートの理想像
・将来の進路として地方に行くことを考えるか［厚生中
　央病院］
・これから周りの人のためにしてあげたいことはあるか

＜臨床研修＞
・初期研修マッチング制度の功罪について（p. 90 参照）
・マッチングプログラムの良い／悪いと思うところ
・研修を受ける上で自分の強みを 1 つ［神戸百年記念病
　院］
・当院の研修医となったとき，どのように貢献できるか
・自分を採用した場合，当院にどのようなメリットがあ
　るか［横浜市立みなと赤十字病院］

- 当院に就職したらどのような努力をするか
- 研修する上でのビジョン［群馬大学医学部附属病院］
- 研修生活では何を一番重視したいか［岐阜県立多治見病院］
- 研修医の QOL についてどう思うか
- 臨床研修においての人格の涵養について［昭和大学横浜市北部病院］
- 研修医は患者も同僚も年上ばかりだが，どのようなことに気を付けるか
- 10 年目の看護師と自分（研修医）の意見が異なったらどうするか
- 上司とウマが合わなかったらどうするか（p.101，102参照）［豊島病院］
- 1 人で問題を解決しなければならないこともあるが，それができるか
- 将来，後輩になった研修医にはどのようなことを教えたいか［市立市民病院］
- 初期研修を始めるに当たって，あなたにとって最高の病院とはどのような病院か。3 つのキーワードをあげて説明せよ。また，最高の病院にするために，あなたには何ができるか。さらに，その過程で生じうる障害をあげ，その障害にどのように対応するか
- 自分の将来の目指す医師像と，それに向けて初期研修の 2 年間をどう頑張るか，どのような指導を望むか（p.92 参照）
- 当院でアンマッチだった場合，自大学の病院での初期研修になると思うが，後期研修は当院に来るか
- 寝坊して午前中の仕事をすっぽかした場合，どうするか
- 研修中にトラブルが起きたとき，どのように対処するか［川崎市立井田病院］
- 研修医の立場として，アレルギー既往を特に聞かず抗生剤を投与し，全身発疹が出てしまったときの判断と行動

＜医療・医学＞
- 医局制度についてどう思うか［旭ろうさい病院］
- 病診連携について，どのように役割分担をすればよいと思うか
- 医療提携について
- 自治体病院の役割について
- 家族を入院させたい病院［多根総合病院］
- がん対策について
- 在宅療養型診療所について

- 医療ツーリズムの導入について賛否とその理由
- 国内で治療薬の承認が遅いことについて自分の考えを述べよ
- 医療コンシェルジュについてどう思うか
- 外国人看護師の受け入れについて［岡山医療センター］
- 終末期医療と尊厳死についての考え（p.59，61 参照）
- 医療の定義と終末期の定義を照らし合わせると，終末期医療という言葉は矛盾のある言葉である。「医療」＋「終末期」＝「○○○」について，自分なりの考えを書け
- 総合診療についてどう思うか［遠州病院］
- 院内事故に関する統計データを参考に意見を述べよ
- 医療事故が起きたらどうするか（p.45，79 参照）［豊島病院］
- 医療過誤を防ぐには（p.41，43 参照）［日本大学医学部附属病院板橋病院］
- 医療崩壊について知っていることを詳しく［日本大学病院］
- 人工栄養摂取（IVC，胃瘻など）を行う・行わないことについての倫理的な問題について
- 救急搬送患者の受け入れ拒否がマスコミを賑わしていたことについて
- 京都で起きたてんかん患者による自動車事故を受けて，てんかんについて述べよ。また，てんかん患者が自動車を運転することについての意見を述べよ
- （当日，特定保健用食品に関する資料が渡されて）「特定保健用食品」を推進する立場で，その問題点と解決策を述べよ
- 輸血拒否について［高松赤十字病院］
- 今後の日本の臓器移植について（p.72 参照）
- 臓器移植法が改定されたが，思うことを書け
- 高齢者が増加しているが，適切な医療分配という点からどう思うか
- 高齢化社会と医療費について［同愛記念病院］
- 日本の医療の問題点
- アメリカの医療についてどう思うか［東京北社会保険病院］
- 大学の医学教育で改善してほしいこと
- 卒前教育について
- 大学実習の良い部分と悪い部分

＜医師・医師患者関係＞
- 医師の生涯にわたって必要なもの［豊田厚生病院］
- 医師に必要な資質とは［川崎病院］
- 臨床医の持つべき資質について 3 つあげて説明せよ

・医師として働く上で必要だと思うこと

・医師として働くに当たり，何を大切にしていきたいか

・医師に必要な能力

・技術と知識以外に，医者に必要なスキルは何か。また，そのために学生時代に何をしていたか

・医者にとって technology と humanity はどちらが大事だと思うか

・スペシャリストとジェネラリストのどちらをとるか（p. 213 参照）

・専門医とプライマリーの医師はどちらが大切だと思うか

・総合医について，役割，教育，今後の展開

・スーパードクターについて思うこと［豊橋市民病院］

・これからの医療体制（五大疾患，地域医療などの説明文あり）に医師としてどう関わっていきたいか

・医師として医療を通じて行う社会貢献について［市立四日市病院］

・信頼される医師とは［東京慈恵会医科大学附属柏病院］

・医師以外の人（患者，医療従事者）との関わりをどうしたいか［群馬大学医学部附属病院］

・SNS が医者としてのコミュニケーション能力を向上させるか

・良好な医師患者関係について，医学的，臨床的，社会的な面から考えよ（p. 17, 20, 76 参照）［藤田医科大学病院］

・患者に不信感を抱かれないために必要と考えるもの

・怒っている患者への対応（短いロールプレイ）（p. 191, 219 参照）［倉敷成人病センター］

・治療法にいくつか選択肢がある中，「先生の判断にお任せします」と言われたときの対応［中京病院］

・告知にショックを受けている患者への対応［中京病院］

・出産前に染色体異常が見つかった場合，どうするか

・生活保護，治療に抵抗するといった難しい患者を扱うことについてどう思うか英語のエッセイ（医師が患者から謝礼を受け取ることの是非について）を読み，自分の意見をまとめる［横浜市立みなと赤十字病院］

・インフォームドコンセントについての考え［小牧市民病院］

・患者のがん告知に家族が反対している場合，自分ならどうするか（p. 96 参照）

・無駄とわかっている心肺蘇生を患者家族に求められたら，医療側としてどう対応するか

・セカンドオピニオンについて（p. 157 参照）

・看護師の言葉遣いについて

・年配者が医学部に入ることをどう思うか［旭ろうさい病院］

＜医師不足＞

・産婦人科医が少ないことについてどう思うか（p. 210 参照）

・医師不足に対して医学生の人数を増やすという考え（英文）についての感想（p. 210 参照）［岡山ろうさい病院］

＜チーム医療＞

・チーム医療を行うに当たって，医師に求められること（p. 158 参照）

・チーム医療における医師の役割を，自分の経験を交えながら

・チーム医療についての自分の考えと，それを踏まえてどのような研修生活を送ったらよいか［松山赤十字病院］

・チーム医療は大事と言われているが，研修医としてどのようなことを心がけたいか［藤田医科大学病院］

・他職種の人との連携で大切なこと［川崎市立井田病院］

・コメディカルと協力できるか，それを示す具体的エピソード［仙台市立病院］

・コメディカルと働くに当たっての自分のセールスポイント［みやぎ県南中核病院］

＜社会一般＞

・最近気になったニュース［東京医科大学病院］［岐阜県総合医療センター］

・最近の海外の問題で気になっていること

・原発について

・原発に賛成か反対か（p. 216 参照）［焼津市立総合病院］

・ロンドンオリンピックで印象深かったこと［市立四日市病院］

・ロンドンオリンピックで日本の金メダル獲得が少なかった理由

・日本人がオリンピックで多くのメダルを獲得するには

・現在の首相の名前をフルネームで

・虐待について

・いじめについて［岐阜県総合医療センター］

・「いじめている君へ」もしくは「いじめられている君へ」というメッセージを書け（朝日新聞での同名の連載を題材にした出題）

・高齢化社会について［神戸百年記念病院］

・個人情報に関して

・公務員のあるべき姿［市立四日市病院］

- 国民皆保険について
- 保険加入拒否などの遺伝差別について
- 生活保護の現状をどう思うか
- 軽症でも救急車を呼ぶ人が増えたが，それをなくすにはどうしたらよいか
- 日本人はプレゼンが下手だと言われるが，どう思うか
- 休日（祝日）を新しく作るとしたら何月何日にするかとその理由

<災害医療>
- 災害時に非被災地の医師としてできること（p.216参照）
- 東日本大震災から1年経ったが，医学生として今後の災害支援または医療支援のあり方について思うところを自由に書け
- 復興支援について医師ができること

<病院分析>
- どうしてこの病院を知ったか［名古屋記念病院］
- 地元出身のようだが，この病院のことは知っていたか
- 当院は地域の人からどう思われていると思うか
- 当院のイメージ［奈良県立奈良病院］
- 当院について知っていること［松波総合病院］
- 当院のホームページの感想
- 病院を選んだ基準［群馬大学医学部附属病院］
- なぜ他の市中病院ではなく当院を志望したか
- 当院の理念について共感できる点を含め，自己紹介を
- 併願病院と当院の違い［洛和会音羽病院］
- 併願病院の良かった点［豊田厚生病院］
- 他院と比較して当院の良かったところ［岩手県立胆沢病院］
- 当院で研修する利点
- 当院が他の病院と比べて劣っているところ，足りないところ［半田市立半田病院］
- 見学・実習で印象に残った先生とその理由
- 見学時にどのような先生が魅力的だったか［豊田厚生病院］

<自己アピール・自己分析>
- 自分は周りにどのように思われている，見られていると思うか［岐阜大学医学部附属病院］
- 周りの人は自分のことをどんな人間だと言うか
- 家族や友人にどのような性格だと言われるか
- 自分の長所と短所［松波総合病院］
- 自分の短所とその対策法［東京医科大学病院］
- 自分のセールスポイント［福岡赤十字病院］

- 自分の考える優秀とは何か。自分はそれに当てはまるか
- 他の受験生に比べてやる気はあるか
- 性格は，引っ張る方か，支える方か
- 部活では先輩と後輩のどちらに慕われるか，またはその両方か
- 「完璧主義」にはプラス面とマイナス面があるが，マイナス面に関して，自身のエピソードを踏まえて書け
- 立ち直りは早いか
- 自大学への入学理由
- 学生生活で一番心に残ったことは何か
- 6年間で頑張ったことの中で，医師として活かせることはあったか
- 今まで自分の中で大切にしてきたもの
- 今までに経験した困難や挫折とそれらへの対応
- 今までの人生で誇りに思うこと［多根総合病院］
- 人生で最も印象的だった出来事
- 人生で一番勉強になったこと
- 勉強以外で自分の人生に大きな影響を与えたこと
- アルバイトで一番印象に残ったこと
- アルバイト経験で得たこと
- 今まで出会った中で一番良かったあるいは思い出に残る先生（教師など）［日本大学病院］
- 自分にとってのロールモデルは誰かとその理由［藤田医科大学病院］
- 自分にとってのヒーローとは
- 課外活動経験の有無［北信総合病院］
- ボランティア経験の有無［JR東京総合病院］
- 自己啓発のためにやっていること
- 友人との間でトラブルがあったときの対処法［神戸百年記念病院］
- 寝ていないのに飲み会に誘われたらどうするか［豊田厚生病院］
- ストレス発散法［豊島病院］［岐阜赤十字病院］［那覇市立病院］
- 落ち込んだときの気持ちの切り替え方
- リフレッシュ法
- 仕事以外に生きがいはあるか
- 医師という職業がなければ何になっていたか
- 医師以外では何になっていたと思うか（p.105, 106参照）［洛和会音羽病院］
- 目の前の人がどのくらい重症かがわかるようになる「ヤバヤバの実」と，目の前の人の痛みの性状が正確に理解

VII 施設別傾向と対策 **555**

できる「イタイタの実」のどちらか1つ得られるならどちらを選ぶかとその理由（マンガ『ONE PIECE』に登場する「悪魔の実」を題材にした出題）
・禁忌問題の例を知っているか
・無人島に1冊だけ持っていくとしたらどの本にするか
・100万円あったら何を買うか
・どのような家を建てたいか
・医学部以外の友人の結婚式を想定してスピーチをしてみよ〔神鋼記念病院〕

● 2013年 ●

〈将来〉
・現在持っている将来計画
・自身のキャリアデザインについて
・10年後の自分はどのようなキャリアを積んでいると思うか
・研究，大学院進学，留学に興味はあるか
・臨床志望か研究志望か
・将来（10年後），どうなっていたいか
・10年後，どのような医師になっているか（p.30〜36参照）
・5〜10年後のあなたの想像する医師像
・どのような社会人，医師になりたいか
・将来，どのような医師になりたいか（p.74，119参照）
・将来，どのような医療を行いたいか
・あなたが当院で初期研修を開始したとして，その後10年間，医師としてどのようなキャリアパスを歩んでいきたいか，現時点での夢や希望をもとに書いてください
・あなたが尊敬する医師もしくは偉人（時代はいつでも可）の偉業を挙げ，あなたの目指す医師像と合わせて書け
・自分にとって最高の医師とは（1行で）。3つのキーワードを挙げ，最高の医師となるためにはどうすればよいか説明せよ
・（日本の現状についての10行くらいの文章を読み，それを踏まえた上で）今後日本に必要な医療と，あなたの理想の医師像
・当院に来ることになったら，その後もこの土地で医師をするつもりか
・この土地の出身だが，他県に行ってから帰ってくるという選択肢はなかったのか

・実家は医者か（将来，継ぐのか）

〈臨床研修〉
・研修では何を大切にしたいか
・大学病院での研修で何をしたいか
・効率的な研修に必要な態度
・今，社会から求められている医師像と，そのような医師を育てるのに必要な初期臨床研修とはどのようなものか
・初期および後期臨床研修を終えてなっていたい理想の医師像と，それを実現するために初期および後期臨床研修病院に求めること（p.92参照）
・理想の医師像とそれにおける臨床研修の意義
・初期研修の2年間で病院に期待することと，逆に自分自身に期待してほしいことを具体的に書け
・あなたが採用になった場合，当院にどのようなメリットがあるか
・社会人になって当院に貢献できること
・研修中はどのような働きをしたいか
・当院で働くとしたらどのような立ち位置で働くか
・上司（上級医）と意見が食い違ったらどうするか（p.101，102参照）
・自分が主治医で検査オーダーが通らなかったときにどう対処するか
・臨床研修医募集人数が多いと何がよいのか
・研修医に病院が求めるもの（p.88参照）
・労働基準法では1日8時間までと定められているが，多くの研修医は1日10時間以上病院にいることについて

〈医療・医学〉
・医療の現状について
・今の医療に不足していると思うこと
・安心・安全な医療を提供するには（p.41，43参照）
・医療安全について（p.41，43参照）
・どうすれば医療ミスを防げるか（p.41，43参照）
・実習中に体験したヒヤリハット
・医療の輸出について
・地域医療についての問題点と改善策（p.85〜87参照）
・地域医療に必要なこと
・当院のある県の医療の現状について
・自治体の中での市民病院のあり方と改善点
・高齢社会が進む中で，市中病院の役割について述べよ
・超高齢化社会において，多様なニーズに応え，地域住民の生活を守る地域医療とは何か。具体的な方策を挙げ

て説明せよ
・高齢化社会における医療
・高齢社会に求められる医療
・高齢者医療について（p. 221 参照）
・高齢者に対する濃厚医療について
・overtreat について
・高齢者に対する医療を行う上で，自分の経験を交えてどのようなことに留意すればよりよい医療を行えるか
・日本の救急医療の問題点と，改善するための対策（p. 210 参照）
・日本人の五大死因
・日本の三大癌
・救急医療の問題点について
・救急に患者が多く来たとき，どう対応するか
・病棟で患者が意識を消失したとき，何を考え，何をするか
・認知症の末期や延命措置中止の基準を設けることについて，反対意見・賛成意見を述べよ
・医師としてあなたの考える看取りについて（p. 81 参照）
・末期医療（p. 59 参照）
・尊厳死についてどう思うか（p. 61 参照）
・安楽死について（p. 61 参照）
・緩和医療について
・がん対策について
・エビデンスとは（p. 51 参照）
・減胎手術について
・生殖医療について
・再生医療についてどう思うか（p. 53, 196 参照）
・iPS 細胞が今後医療にどのようにどれくらい貢献するか
・Twitter で解剖実習の写真をアップロードするという事件があったが，背景には何があるか。医療系の学生がそのような行為をすることの何が問題か
・医療分野における IT（情報技術）の活用について
・遺伝子診断についてどう思うか
・女優のアンジェリーナ・ジョリーが，乳癌の予防目的で乳房切除を行ったことに関する新聞記事を読み，遺伝子解析と予防手術についての意見を書く
・最近の風疹の大流行について，原因と問題点など
・新型出生前診断について，倫理的観点も踏まえて，考えを述べよ
・出生前診断はなぜあまり行われないと思うか
・胃ろうについてどう考えるか

・食物アレルギーについて知るところを述べよ
・総合診療科について
・ロボットの進化が目まぐるしく，最近ではロボットによる手術や介護用ロボットなどもある。今後どのようにロボットを扱うべきか，ロボットとどのような関係をとるべきか
・30 年後の医療について，胃癌の治療はどうなっているか
・あらゆる病気の治療法が確立されたときに人類が直面する問題と，その解決策
・医学教育に興味はあるか
・これからの医学教育について

〈臨床知識〉
・与えられた症例についての，鑑別診断，治療，入院か通院かの判断など
・浮腫をきたす疾患
・血液透析と腹膜透析の違い
・急性腹症で術前に除外すべき疾患
・急性腹症で ope が必要な疾患
・透析の必要な疾患上位 3 つ
・肺に影があるとき，何を考え，どのような検査をするか
・交通外傷の患者に何をするか
・結核の感染を防止するには
・熱中症について

〈医師・医師患者関係〉
・医師の権利と責任
・医師の社会的な貢献について
・地域医療における医師の役割（p. 85～87 参照）
・開業医と勤務医それぞれのメリットとデメリットについてどのように考えるか
・ジェネラリストとスペシャリストのどちらになりたいか（p. 213 参照）
・良医とは
・よき外科医として，ope 手技以外で必要な能力
・医師に必要なもの
・あなたが考える，医師として最も大切にするもの
・女性医師の働き方
・女性医師の働きやすい環境について
・医療現場における女性就業環境について
・女性医師の利点と欠点
・医療従事者の喫煙根絶について
・うつ病の研修医がいた場合，どのように対処すべきか
・印象に残った患者

VII　施設別傾向と対策　**557**

・患者の権利と義務について
・患者本位の医療とは
・インフォームドコンセントと患者の意志
・患者に「さん」を付けるか，「様」を付けるか（p. 214 参照）
・患者さんに嘘をつくことについて
・小児科では患者の親への対応が難しいが，それでも目指すのか
・臨床医に必要な能力として，コミュニケーション能力を挙げる者は多いが，患者・家族，職場で働く仲間と良好な信頼関係を成立させるために必要なコミュニケーション能力の前提となる，臨床医の持つべき素質，態度，姿勢について考えることを述べよ
・神経内科で治療法が確立していない疾患の患者にどう接するか
・治らない患者さんに対して自分が最も大切にしたいことを一言で
・蘇生処置をするかどうかを患者さんに聞くことが現在の流れであるが，その先に何があるか
・肝障害に対する治療前日に，患者が覚せい剤を使用したことがあることを告白し，主治医に知らせないようにと言ってきた場合，どうするか
・エホバの証人の信者に外科手術を行いたい場合，どのように同意を得るか
・有名人の入院患者のカルテを見てしまうスタッフがいる場合，どのように対応するか（p. 215 参照）
・仕事を辞めるかどうか悩んでいる 50 歳代の介護職の女性へのアドバイス

〈医師不足〉
・地域の医者不足が生じた理由
・医師の偏在について（p. 210 参照）
・へき地医療について
・へき地医療と医師の偏在の対策について
・なぜ外科医が増えないと思うか

〈チーム医療〉
・チームワークについて
・チーム医療とは（p. 158 参照）
・チーム医療で最も大切なこととは
・チーム医療の中で医師の役割をどう考えるか
・あなたの理想とするチーム医療について
・チーム医療を阻害する因子
・看護師とどう接するか（p. 15〜17 参照）
・コメディカルと上手に付き合うにはどうすればよいか

・コメディカルと上手に付き合うために必要なこと
・コメディカルと円滑に作業をしていくために大切にしていること
・コメディカルと意見が食い違った場合，どのように対処するか
・医師以外の医療従事者についてどう思うか
・いやな看護師像

〈社会一般〉
・広い意味での「依存症」を挙げ，その深刻さ，原因，対策について述べよ
・最近の気になったニュース
・最近のニュースで怒りを覚えたもの
・最近気になった医療系ニュース
・最近の医療ニュースで考えたこと
・介護保険料の引き上げについて
・遺伝子研究の進歩により保険加入拒否などの遺伝差別が危惧されていることについて
・少子化について
・憲法 9 条について
・国民総番号制について
・SNS の功罪
・東日本大震災や福島原発についてどう思うか
・原発について賛成か反対か（p. 216 参照）

〈災害医療〉
・災害時に非被災地の医師としてできること（p. 216 参照）

〈病院分析〉
・当院のある土地に対するイメージ
・当院を知ったきっかけ
・自大学でなく当院を受験した理由（出身大学に残る気はなかったのか）
・市中病院ではなく大学病院を選んだ理由
・総合診療を希望しているのに大学病院を選んだ理由
・自大学と当院の研修医との違いはあるか
・マッチング先を選ぶにあたって重視したこと
・他に見学に行った病院はあるか，当院と比較してどのような印象か
・他院と比較して当院の良いところと悪いところ（他院と比較して当院で研修するメリットとデメリット，他院と比べて優れていると思った当院の研修プログラム）
・当院でなければだめだという理由はあるか
・当院の診療レベルをどう思うか
・あなたの当院に対する知識，イメージをもとに，当院が

今後10年の間に進むべき方向性について，あなたの考えを述べよ
- 公務員として（県立病院で）働くことをどう思うか
- 日本赤十字社の活動について

〈自己アピール・自己分析〉
- 医師になろうと思ったきっかけ
- 医師を志望する理由
- 医師を目指してよかったと思うこと
- 入学当時と今の医師になるための志の変化
- 自分の生きる目的とは
- 座右の銘
- 生活信条について
- 人生教訓
- 好きな言葉
- 学生と社会人の違いを明確にした上で，社会人としてあるべき姿について
- 医師としてではなく人としてどう生きたいか
- 医師を目指した理由。医師でなければ何になっていたか（p. 105，106参照）
- 私（p. 185～187参照）
- 自分を動物に例えたら何か
- 人に自慢できること
- 自分の強みについて。支持するエビデンスがあればそれも含めて書く
- 自分の強みと弱み
- 自分で思う長所と他者から見た長所
- 自分の短所とその改善策
- 短所を補うためにしていることはあるか
- 医師になるに当たり，変えたいと思う自分の性格，変えたくないと思う自分の性格
- 自分は他人からどう見られているか
- 自分はまわりからのどのような人間だと思われているか
- 友人からのどのような性格だと言われるか
- 自分はどのような人間だと思うか
- 自分の性格について，どのように培われてきたのか
- 笑顔がとても良いが，何か秘訣はあるのか
- 宿題は早く終わらせる方か
- 締め切りがあるものについての取り組み方（コツコツ派か，直前駆け込み派か）
- 遅刻するときはどうするか
- 飲み会では飲む方か介抱する方か
- 休日の過ごし方
- 仕事が忙しい中，どのように余暇を過ごしたいか

- 学生時代に打ち込んだこと
- 部活での思い出，その経験を医師になってからどのように活かしていくか
- 大学生活で最も力を入れて取り組んだことと，そこから学んだこと，臨床研修に活かせること
- 大学時代の研究内容について
- ポリクリ班におけるポジションについて
- 医学的なことを学んで最も感動したこと
- 高校は楽しかったか
- 最近1年間で最も印象に残っている思い出
- 最近怒ったこと
- 面白いエピソード
- 最近読んだ本と，そこから得たこと
- 国試の勉強で気を付けていること
- 国試に落ちた理由
- 勉強で失敗したこと。それ以外で失敗したこと
- 体力に自信はあるか
- 仕事はハードだが，体力や精神力に問題はないか
- 気分を上げるとき，落ち着けるときにどうするか
- ストレスやプレッシャーのかかっているときどうするか
- 大きなストレスを感じたことがあるか，その解消法は
- つらいことをどのように乗り越えてきたか
- 困難はどのように乗り越えてきたか
- 挫折経験
- 自分の今までの人生の中で誇りに思っていること
- あなたが生きてきた中で，最も印象深い出来事と，そこから学んだこと
- 自分が最も輝いていた（楽しかった）ときのこと
- 自分のコミュニケーション能力について
- コミュニケーションをとるときに気を付けていること
- 集団の中で自己を通すために必要なことや重要なこと
- 他人ときちんと話ができるか
- 尊敬する人とその理由
- 自分にとってのヒーローとは
- 理想・ロールモデルとなった医師はいるか
- 親・親戚に医療関係者はいるか
- 両親があなたをしつける上で最も大切にしてきたこと
- 幼いころに親に最も言われたこと
- 日本は20年前にバブルが崩壊し，以降は経済が低迷しているのにGDPは世界第3位である。ブータンでは，GDPやGNPといった指標に加えて，「国民幸福度」が提唱されている。あなたがもし日本人の精神的な幸福

度を測るとしたら，どのような指標で測るか
- 癌で若くして亡くなった医師が，自分の葬儀のために残したメッセージを読んで感じたこと
- 「いつやるの？　今でしょ！」（予備校のコマーシャルから誕生した今年の流行語）と思うこと，思うとき，その理由
- 「ドラえもん」の道具を1つ考え，それが現代医療にどのように役立つか述べよ
- 「過ぎたるは猶及ばざるが如し」という言葉を，あなたが日常生活・医療現場で感じた場面を述べよ
- ネガティブな印象を受けるのはどのような人か

● 2014 年 ●

〈将来〉

- 理想の医師像（p. 37, 39, 120〜126 参照）
- 10 年後は何をしているか（p. 30〜36 参照）
- 医師になる上での不安について（理想と現実の間にあるギャップ）（p. 74 参照）
- 研究，教育，臨床のどれに力を入れたいか
- 留学を考えているか
- 入局するか
- 大学病院に残るのか
- 研究に興味はあるか
- 学位をとる気はあるか
- 私のキャリアプラン 40 年分
- キャリアプランを達成するために必要と思うもの
- 将来，どのような病院で働きたいか（高度な医療，地域医療など）
- 当院のある地域（例：北海道，九州）に来た理由，将来もここに残るか
- 当院のある地域に残る気はあるか。例えば，東京で最先端医療を行っている病院があり，そこで働きたくなったらどうするか
- 地元に戻るつもりはあるか
- 将来は実家に帰るのか
- 地域で働くことをどう思うか
- 女性には様々なライフイベントがあるが，それについてどう思うか
- 結婚・出産したら，育児はどうするか，育休はとるか
- 一生働いていたいか

〈臨床研修〉

- どのような研修を希望するか（p. 92 参照）
- 研修で最も大切だと思うこと
- 研修医として学びたいこと
- 自分がこの病院に来たらどのようなメリットがもたらされるか
- 研修医として病院にどう貢献できるか，何か改善できる点はあるか
- 自分の理想とする医師像と，その実現のために初期臨床研修病院に求めること
- 研修医に必要なもの（p. 88 参照）
- 研修で不安なこと
- 研修中に困ったことがあったらどうするか
- 研修中はどのような働きをしたいか
- 研修医は 1〜2 か月の短期間で各科を回るが，その際に気を付けた方がいいと思うこと
- 最終的な研修先の決め手のポイント
- 病院見学の際のチェックポイント
- 当院の研修医のイメージ
- 当院の情報はどのようにして得たのか
- たすきがけを希望しているか
- 自大学と当院とどちらに行きたいか
- なぜ自大学ではなく当院にしたのか
- 大学病院しか受けていないようだが，市中病院は考えなかったのか
- なぜ市中病院ではなく大学病院なのか
- 大学病院と市中病院での研修の違いをどう思うか
- 県立病院に入ることによって公務員になることについて（普通の市中病院との違い）
- 関連病院（本院，分院など）の中で，なぜ当院にしたのか
- 「赤十字」と聞いて連想すること，日本赤十字社のイメージ
- 協力型臨床研修病院に希望する病院はあるか
- 当院に来ている先輩たちから，当院についてどのような評判を聞いているか
- 出身地について（病院のある地域に関係はあるのかなど）
- なぜこの地域の病院を受験しようと思ったのか
- わざわざこの地域の病院を選んだ理由。勉強会などの機会が都会に比べて少ないがよいか
- 田舎で過ごすことに不安はないか
- 研修医が都市に集中することによって生じる問題と，その解決策（p. 210 参照）
- 指導医・研修医間におけるパワハラとはどういうもの

か，また，パワハラを受けたらどのように対処するか
- 上級医と意見が分かれたときどうするか（p. 101，102 参照）
- 指導医と意見が合わないときどうするか（p. 101，102 参照）
- 上司に好意を持たれた場合，どう対応するか
- 上司が忙しくて教わる時間がなかったらどうするか
- 志望科とその理由，その科の中でどの分野に興味があるか
- 後期研修はどこを希望しているか
- 研修プログラムをどう利用したいか
- 当院のプログラムの良いところ，改善するとよいと思うところ
- 5年間やっていけるか

〈医療・医学〉
- 現在の医療の問題点と，その解決法
- 現在の日本の医療の問題点
- 現在の医療に限界が来た場合，「質」・「アクセス」・「平等性」のどれを切り捨てるか
- 内科と外科を何対何で重視するか
- 「すべての疾病は無知と貧困による」という言葉について，思うことを自由に述べよ
- 医療はサービス業か（p. 219 参照）
- スポーツ医学を広めるために自分に何ができるか
- 混合診療について
- 遺伝子診断の功罪について
- 再生医療の将来の展望をどう見ているか
- 再生細胞（iPS 細胞，ES 細胞）について，医の倫理（善行仁恵原則，無危害原則，自律尊重原則，平等正義原則）の観点から問題点を述べよ（p. 53，196 参照）
- STAP 細胞について
- 研究倫理とは
- 論文ねつ造についてどう考えるか（p. 206 参照）
- ノバルティスファーマによるディオバンの臨床研究のデータ改ざんについて，元データが提示されており，どうしてこのデータから改ざんが見抜かれたのか，不正を防ぐためにはどうすればよいかを述べよ
- ノバルティスファーマの臨床研究データ不正問題を顧みて，現在の日本の医療の問題点は何だと思うか，それを踏まえて，どのような気持ちで研修に臨みたいかを述べよ
- ヘルシンキ宣言の抜粋を読み，臨床研究について自由に述べよ

- 新聞記事を読み，それを参考にして，出生前診断について知っていることを答えた上で，意見を述べよ
- 妊婦・小児たらい回しについて
- 医療過誤について（p. 41，43 参照）
- 同期の医師が医療ミスを犯し，自分がそれに一番に気づいた場合，どうするか
- 上級医がミスをしていることが分かったときにどう対応するか
- 小児にプロポフォールを用いた件について，なぜ悪かったのか
- 高齢医療についてどう思っているか
- 高齢者医療において，胃ろうなどの延命措置を行うかについて，尊厳死の観点から，あなたの考えを述べよ
- 高齢社会における医師の役割について
- 災害医療の問題点
- 当院のある地域の医療について
- 地域における医師の役割
- 地域医療はどのように改善していけばよいと思うか
- 基幹病院と家庭医などの地域医療連携について
- 勤務医が激務である今日，開業医，医師会，行政，患者を含め，どのように助け合えばよいか
- 都会と地方の病院の違い
- チーム医療・標準治療・救急医療の功罪から1つを選択して，それについて述べよ
- 医療従事者がインフルエンザのワクチンを優先的に受けられる理由
- 自費診療について，公立病院はどのような姿勢で臨むべきか
- 混合診療全面解禁についての是非
- 学問としての医学についてどう考えているか
- 医療現場における通訳について
- 人間ドックの基準値が緩和されたことについてどう思うか
- なぜモンスターペイシェントが増えていると思うか（p. 219 参照）
- 介護・看護の業界に外国人労働者を受け入れることについて，賛成の立場と反対の立場で述べよ
- 医療の過剰について
- 当院で無痛分娩を増やすには

〈臨床知識〉
- ショックの分類と治療について
- 胸痛の鑑別疾患
- 小児のけいれんの鑑別疾患

Ⅵ　施設別傾向と対策　*561*

- 閉塞性黄疸をきたす疾患
- 不明熱の原因を2つ
- 皮疹を伴う腎症
- エボラ出血熱の拡大を防ぐには（p. 209 参照）
- 膵癌の術後合併症
- 心筋梗塞の合併症
- 胃癌の治療分類
- Basedow 病の治療法
- 心臓マッサージのスピードは1分間に何回か
- 心房細動について知っていること
- 栄養学について知っていること
- 抗癌薬の副作用
- 関節リウマチの生物学的製剤を使用するときに注意すること
- 救急対応をしていると，胸痛の患者が来院周診，緊急検査も含めて，診断に至るまでの対応を述べよ
- 54 歳の男性。心窩部痛と悪心を訴えて，独歩で来院。高血圧，糖尿病を指摘されている。血圧 170/100 mmHg，脈拍 60/分。上腹部に圧痛があるが，筋性防御はなし。鑑別疾患を3つ以上と，必要な検査を挙げよ
- CDC・WHO・Red Cross それぞれの感染対策について知っていることを述べよ
- 院内で手洗いを忘れさせないようにするにはどうすればよいか
- 院内感染対策で気を付けたいこと（p. 156 参照）
- 12 月に疲れがたまってインフルエンザに罹った研修医の行動について，問題点や改善点を挙げよ
- 急性期病院での転倒防止法
- イラスト（病室のベッドから降りようとする患者）を見て，予想される危険や注意すべきことについて述べよ
- 飲酒の功罪について

〈医師・医師患者関係〉

- 医師として必要なこと
- 医師として何が最も大切だと思うか
- 医師になったらどのようなことに気を付けたいか
- 医師のカリスマ性の善し悪しについてどう思うか
- 日本での医師の役目
- 医師という職業は，公のものか
- 医師は「辞めてよい」仕事か
- 現在の医療における理想の医師像
- 自分や家族が病気になったときにかかりたい医師像
- ジェネラリストとスペシャリストのどちらになりたいか（p. 213 参照）

- 総合診療医の必要性に関する英文を読んで要約し，それについて考えを述べよ
- 医師の技量に応じて診療報酬を変えるべきか
- どうして医療従事者は喫煙を止めることができないのか
- 医療者の喫煙について
- 専門医制度の変更についてどう思うか
- 医師に求められるコンピテンシーを3つ挙げ，厚生労働省の研修基準をもとに，2年間でそれらを伸ばすにはどうすればよいかを述べよ
- 自分の祖父が嚥下機能低下により，重症の誤嚥性肺炎を起こした。担当医は胃ろう造設をするべきと判断したが，祖父は自分の口で食べたいと言って，拒否している。そのような中，家族から，医学生であるあなたに意見を求められた。胃ろうか経口か，自分の家族のことを思い出しながら，あなたなりの判断とその理由を述べよ
- 抗癌薬治療を受けた未婚女性患者が，副作用で無月経になり，医師に相談したが，「月経が来ないくらい，いいじゃない」と言われ，ショックを受けたという体験記の一部を読み，このような状況を招いたのは何が原因か，自分ならどうするかを述べよ
- 男女共同参画における女性医師のあり方
- 女性医師の働く環境をよりよくするには
- 女性医師の働く環境についての考え
- 女性医師として働きやすい環境
- 女性医師としてどのようなスタンスで働きたいか
- 「女性管理職が少ない」という新聞記事を読み，病院で女性が働く問題について何かプロジェクトを作成せよ
- 医師として患者にどう接するか（p. 17，20，76 参照）
- 医師患者関係の構築に必要なこと
- 小児科は患児の親との関係が大切だが，どう考えるか
- 患者の希望と医師にできることとのギャップをどう埋めるか（医師が患者の言うとおりにしていたせいで，医師患者関係が崩れてしまったというシナリオ）
- 患者から担当医を代えてくれと言われたらどうするか（p. 219 参照）
- 家にいて，午前3時に看護師から患者急変の電話がかかってきたらどうするか
- 言うことを聞いてくれない患者がいたらどうするか（p. 219 参照）
- インフォームドコンセントについて思うこと
- インフォームドコンセントを具体的にどのようにする

か
- 患者とのコミュニケーションに不安はないか
- 脳性マヒの子に医療費を費やすことについてどう思うか
- 末期患者への対応について（費用もかかるがどうするか）
- 現在の医学では完治の見込みのない患者を担当したときどう対応するか
- 退院希望の担当患者がいて，あなたは退院可能と考えているが，上級医はベッドの稼働率を上げるために入院を継続しようとしている場合，どうするか
- 末期の患者がいて，家族は延命治療を拒否している場合，どうするか
- 乳癌末期の女性とその長女に行う説明を，患者の権利章典と絡めて作成
- 末期癌患者に挿管・抜管するかについて
- 標準治療を行っていた患者が副作用について怒ってきたとき，どのように対応するか（p. 219 参照）
- 臨床実習において，患者への対応で困ったことはなかったか。そのときどう対応したか
- 救急外来に酒に酔った患者が来て騒ぎ出したとき，自分ならどうするか（p. 219 参照）
- 患者を待たせてしまったときにどのように声をかけるか（p. 219 参照）
- 院内で喫煙している人がいたらどうするか（p. 219 参照）
- 60 歳代の男性がショッピングモールで倒れていたらどうするか
- エボラ出血熱が発生した地域に医師として赴くか

〈医師不足〉
- 医師の偏在を解決する方法
- 医学部新設についてどう思うか（p. 210 参照）
- 産婦人科，小児科医を増やすには（p. 210 参照）

〈チーム医療〉
- チーム医療とは（p. 158 参照）
- チーム医療で大切なことは何か
- 現代の医療でチーム医療が必要な理由と，医師がその中で意識すべきこと
- 研修医として，チーム医療の中でコメディカルスタッフとどう付き合っていくか
- チームの中で自分の能力が最も発揮できるポジション
- 救急医療における理想のチーム医療
- コメディカルとチーム医療を行うことへの考え

- コメディカルと意見が対立したらどうするか
- コメディカルスタッフとの連携をよくするためには
- コメディカルとの関係がうまくいくようにするにはどうすべきか，不安はあるか
- 医師はリーダーシップをとる立場だが，他職種とどう接するか
- 医師と看護師との関係性について（p. 15～17 参照）
- 理想の「医師と看護師の関係」
- 看護師にこれだけはやめてほしいと思うこと
- 気の強い看護師もいるが，どう対応するか
- 看護師に怒られたらどうするか

〈社会一般〉
- 社会全般で気になっていること（医学との関連は不問）
- 最近気になるニュース（医療系かどうかは不問）
- 集団的自衛権について
- 一般企業で，ブラック企業や派遣切りが話題になっているが，病院がそうならないようにするには，どうすればよいか
- 製薬会社の不正（ディオバン事件）が社会問題になった理由
- 原発の再稼働について，賛成の立場と反対の立場で（p. 216 参照）
- 女性であることで利益・不利益を感じたことはあるか
- 女性が仕事を続けるためには，どのような制度があるとよいか
- 少子化について
- 2015 年問題とは何か
- 2025 年問題について。後期高齢者が増えることの問題点と，今後，医師としてそれにどう対応していくか
- 数十年後，高齢化社会が進み，高齢者の人口比率はさらに上がるが，どのような変化が起こるか，自由に答えよ
- 高齢化社会が急速に進む中，国は自宅での介護を推し進めているが，家族が退職しなければならないような事例も起きている。それについて思うことと，我が国のあるべき高齢者介護の姿について考えること

〈自己アピール・自己分析〉
- 「私」について
- 自分の長所と短所
- 短所をどのように克服していくか
- 自分は気性が激しいか穏やかか，なぜそう思うか
- 自分は他人にどう思われているか
- まわりにどのような性格だと言われるか
- 知人から自分について言われることを一言でまとめる

と，どう表せるか
- 友人にはどのような人が多いか
- 友人からどのように評価されていると思うか
- 友人の1人をPRせよ．その人から自分はどのように評価されているか
- 友人があなたを紹介するとしたらどのようにすると思うか
- 友人との付き合いで大切にしていること
- 親友はいるか
- 相談をされる方か，する方か
- 自分の魅力やセールスポイント
- 自分の強みについて．支持するエビデンスがあればそれも含めて
- 人に仕事を頼むのは難しいことだが，どういう工夫をしているか
- 集団においてどのような役割を果たすことが多いか
- 法律・ルールを破るようなことをしたことがあるか
- 自分のアピールポイントと，それをどう研修に活かしていきたいか
- 過去，最も大変だったことと，それをどう乗り越えたか，どのように医師として活かしていくつもりか
- アルバイトで学んだことと，それを将来医師になったときにどう活かしたいか
- 学生時代に力を入れたことと，それを仕事にどのように活かすか
- これまでの経験でつらかったことと，それを今後どう活かしていきたいか
- 特技を挙げ，それを医療にどう役立てられるか
- 英語でコミュニケーションできるか
- CBTの成績を今も維持できているか
- パソコン操作は得意か
- 人生でピンチだったこと，そのときどうしたか
- 人生で最も挫折したことと，それをどのように乗り越えたか
- 学生時代に最も苦戦したことと，それを克服するために努力したこと
- 困難に立ち向かったとき，どう解決してきたか
- 今まで最も人（家族・身内以外）に迷惑をかけてしまったことと，それにどのように対処したか
- 今までで最も感謝したこと
- 今までで最も嬉しかったことと，理不尽だったこと
- 大学生活で頑張ったこと（勉強以外）
- 大学生活で2番目に頑張ったこと

- 最近，興味のあること（勉強以外）
- 最近，一番感動したこと
- なぜ自分は医師に向いていると思うか
- 自分が医師に向いていると思う点
- 体力に自信はあるか
- ストレスやプレッシャーのかかっているときどうするか
- 新聞はとっているか
- これまでにやり遂げたこととその成果
- 学生時代にやり遂げたこと
- 1人暮らしの苦労，それに対して工夫したこと
- 6年間で先輩から得たもの，後輩に伝えてきたこと
- 6年間で一番誇れること
- 今まで生きてきて幸せだったか
- これまでの人生で失敗したこと
- これまでの人生で最も頑張り，報われたこと
- これまでの人生で最も感謝していること，人
- あなたが最も尊敬する医師・医学者（時代は不問）1人についてとその理由
- ロールモデルとなる人物はいるか
- 人生で最も大きな影響を受けた人物
- 医師を志した理由と，そのことについて最も影響された人物
- 今までで最も世話になった人
- 自分の人生を色で例えると何色か，当院で研修を終えたら何色になっていたいか
- 出身大学のある地域の良いところ，暮らしてみての感想
- 当院のある県の良いところ（県内出身者には，当院のある市の良いところ）
- 当院のある市出身の著名人
- 基礎配属での研究内容
- 実習で失敗したことと，そこから学んだこと
- 実習で印象に残った症例について
- 実習を通して最も印象に残った患者とその理由
- 実習を通して自分が医師になったときに活かせると思ったところと，改善の余地があると思ったところ
- 学生と社会人の違い
- 仕事に対する考え方
- 仕事をする上でのモチベーション
- 留学した病院と日本との違い
- 自分にとってのヒーローとは
- 燃え尽き症候群を防ぐコツ

- 研修医時代に common disease をよく診ることが重要であると言われるが, common sense を学ぶことも重要である。あなたにとって common sense とは何か
- 人のために良かれと思ってしたことが, 時として裏目に出てしまい, 相手を傷つけてしまったり, 相手にとって不利益となってしまったりすることがある。自身の経験談と, そのことから学んだことを書け
- やりたくてもできないことはあるか
- 遅刻しそうなときはどう対応するか
- 自分の意見を否定する人にどう対応するか
- 家の中での家族の役割
- 父と母ではどちらとよく話すか
- 医学部再受験の動機
- 国試不合格の理由
- 座右の銘
- 最近見た映画・演劇・本で印象に残っているもの
- 最も楽しかった旅行について
- 1人旅ならではの良さ, 最も苦労したこと
- 4コママンガを見せられて, それに対する感想（面白い点）
- 「アリとキリギリス」のキリギリスに何と声をかけたらよいか
- 課題文（当院の創設者・新渡戸稲造に関する文章）を読んで, 自由に論じる
- 「出会い」について

● 2015 年 ●

＜将来＞
- 目指す医師像（p. 74, 119 参照）
- 5年後の自分像
- 10年後, 何をしているか（p. 30〜36 参照）
- 医療の進歩を踏まえて, 10年後の自分について
- 20年後, どのようなことをしていきたいか
- 30〜40年後の自分はどうなっているか
- 研究, 教育, 臨床の何がしたいか
- 研究, 臨床などの中から自分にあっていると思う働き方はどれか
- 留学を希望するか
- 留学をする場合, 臨床と研究どちらを希望するか
- 留学から帰国したらどうしたいか
- 研修3年目以降はどうするか
- 研修後の進路

- 将来希望する科
- 入局を決めたかどうか
- 入局希望先について
- 大学に戻るつもりかどうか
- 研究に興味はあるか
- 専門医取得後はどうするか
- 大学院についてどう考えているか
- 将来海外で働くつもりはあるか
- 当院のある地域（例：北海道, 九州）に来た理由, 将来もここに残るか
- 当院のある地域に残る気はあるか
- 出身地に戻る可能性はあるか
- 女性としてのキャリアプラン
- 妊娠・出産について
- 出産や育児を経た後も医師として働き続けるか
- 結婚について
- 結婚相手に専業主婦になることを希望されたらどうするか

＜臨床研修＞
- 初期研修とは何か
- 初期研修の位置づけについての理解
- どのような研修を希望するか（p. 92 参照）
- 研修にどのように取り組みたいか
- 研修に何が大切か
- 研修で学びたいこと（p. 117 参照）
- 研修への覚悟はあるか
- 研修で不安なこと
- 研修で得たいもの
- 現在の研修制度についてどう思うか
- 新専門医制度を踏まえた初期研修への取り組み方
- 自分を採用したらどのようなメリットがあるか
- 研修医として病院にどう貢献できるか
- どのような研修医を目指すか, 目標
- 自分の理想とする医師像と, その実現のために研修医中にできることは何か
- 研修医に必要なもの（p. 88 参照）
- 研修医に求められる能力・資質とは（p. 88 参照）
- 研修医は1〜2か月の短期間で各科を回るが, その環境の変化に対応できるか
- 研修医で精神疾患にかかる人が中にはいるが, 自分は大丈夫か
- 当直はどのくらいできるか
- 病院見学時の当院の印象

Ⅶ　施設別傾向と対策　**565**

・当院での研修のメリット・デメリット
・救急の中でも2次救急の当院をなぜ選ぶのか
・当院の研修医の印象
・当院の研修医と他院の研修医を比較して思うこと
・当院のどこが決め手になったか
・当院での初期研修が将来どのように役立つか
・当院をどのように知ったか
・当院の良いところ，悪いところ
・当院の理念とあなたの医師像で共通する部分
・当院のある地域の印象
・家から近い理由で当院を選んだのか
・たすきがけを希望しているか
・自大学と比べた際のメリット・デメリット
・なぜ自大学ではなく当院にしたのか
・なぜ自大学のある県で働かないのか
・自大学に残る人の割合はどのくらいか
・大学病院の良い点
・なぜ大学病院ではなく市中病院なのか
・当院が大学病院や他の市中病院と違う点
・県立病院に対する印象
・関連病院（本院，分院など）の中で，なぜ当院にしたのか
・本院・分院の利点と欠点
・民医連について知っていることは何か
・良い病院の条件を3つ
・当院での研修を終えたときの自分はどうなっているか
・出身地について
・出身地に帰らなくてよいのか
・他県からなぜこの地域の病院を受験しようと思ったのか
・田舎に住むことに不安はないか
・理想とする指導医とは
・指導医に求めること
・後輩指導についてどう思うか
・志望科とその理由，その科の中でどの分野に興味があるか
・志望科と地域医療の関わり方について
・後期研修制度について知っているか
・後期研修はどこを希望しているか
・研修プログラムに興味をもった理由
・当院の研修プログラムのよいところ，改善するとよいと思うところ
・研修プログラムに対する不満，改善点

・もっと全国から学生が来るようにするには，当院をどうすればよいか
・当院を良くするためには何が必要か
・研修での救急科についての考え

＜医療・医学＞
・現在の医療の問題点と，その解決法
・現在の日本の医療または福祉について最大の課題を挙げ，その対策を述べよ
・日本の医療で変えるべきこと
・医療において感じた理想と現実のギャップ
・医療の発展において基礎研究を臨床へ応用し，臨床での問題点を基礎へ持ち帰ることが重要といわれているが，そのことに関して自由に議論せよ
・高度医療機関に勤務する医師の立場で，地域医療連携が推進される中での高度医療機関の役割について
・医療の国際化について
・医療の不確実性について
・良質な医療について
・ドラえもんのポケットの中に現代医療に必要なものが入っているとしたら，それは何だと思うか
・地域包括医療において市中病院がもつ役割を3つ挙げて説明せよ
・医療はサービス産業と思うか（p. 219 参照）
・「救急医療」「地域医療」「総合診療」の3つのキーワードを用いて，10年後のあるべき医療について書け
・救急医療について（p. 210 参照）
・救急医療について現在の問題は何だと思うか
・医療者・市民の立場から，現在の救急医療の問題点とその解決策について
・コンビニ受診について
・救急車の有料化について，賛成か反対か
・救急車の不適切利用の増加について，原因と対策
・ホームレス病棟について
・体外受精について
・どんな精神疾患に興味があるか
・混合診療について
・ジェネリック薬品をもっと普及させるためにはどのようにしたらよいか
・治療貢献度の低い薬剤も新薬承認されるのはなぜか
・臓器移植について（p. 72 参照）
・iPS 細胞について
・ES 細胞について
・出生前診断についての新聞記事を読んで，考えたこと

- 生殖補助医療により生まれ，医師となった人の新聞記事を読み，賛否を述べる
- 産科のたらい回しについて
- 医療崩壊についてどう思うか
- 医療安全について（p. 41，43 参照）
- 医療ミスを防ぐにはどうしたらよいか（p. 41，43 参照）
- 医療ミスが起こった際の対応（p. 45，79 参照）
- 医療事故をなくすためにできること
- 昨今の医療事故について，その理由と対策
- 手術室で起きたインシデントについての予防策
- 研修医がおこした（誤った造影剤を投与した）刑事事件について
- 群馬大学の事件についてどう思うか
- 最近多発している腹腔鏡事故を例にして，先端医療とその問題点について述べよ
- 腹腔鏡手術を例に用いて，先進医療を試みる際に心がけることは
- 上級医がミスをしていることが分かったときにどう対応するか
- 終末期医療・ターミナルケアについて（p. 59 参照）
- 終末期医療で大切なこと
- 在宅医療の重要性
- 少子高齢化の医療について
- 子どもと高齢者の共通点と相違点
- 高齢者医療の問題点
- 高齢者と医療費について意見を述べよ
- 高齢者の胃ろう，血液透析について意見を述べよ
- 超高齢化社会に向けて貢献できる医師像とは
- 「元気な高齢者」と「認知症や要介護の高齢者」に対し，医療者としてどのような医療を行えばよいと思うか。それぞれ 2 つの案とその理由を述べよ
- 超高齢者の救急医療について
- お年寄りが安心して暮らしていくために，どんな医療の仕組みがあればよいか
- 老年医学に興味はあるか
- 国民皆保険制度について
- トリアージの色と赤の意味
- 災害救急について
- 災害現場に派遣されることについてどう思うか
- 災害が起きた時に研修医ができること
- 災害医療に興味をもった理由
- 地域医療について考えること（p. 85～87 参照）
- 地域医療に貢献したいと考えているか

- 地域医療を発展させるために必要なこと
- 地域基幹病院と大学病院の違いを説明し，地域基幹病院の役割を述べよ
- 総合診療についてどう思うか
- 総合内科について
- EBM の実践について
- OSCE についてどう思うか
- 患者がインターネットなどで情報収集することについて，医療側としてどのように考えるか
- インターネット上の医療情報について利点と欠点
- 電子カルテ導入にあたり，気を付けること
- 医療におけるロボットの導入について
- 死因において，肺炎が脳血管障害を抜いた理由
- 大腸癌の罹患者数が胃癌の罹患者数を抜いたのはなぜか
- 病院長になった場合，病院の基本理念「良質で心のこもった医療を働く人と地域のために」を実現するためにはどのような医療を実践するか
- 福島にどんな医療を提供したいか

＜臨床知識＞

- ステロイドの副作用
- 腹痛の原因
- 胸痛の原因
- 採血時の注意点
- Grey-Turner 徴候の機序
- 血小板減少の患者がきたらどのように対応するか
- 幹細胞の特徴を 3 つ
- 癌の治療法
- 梅毒の英語名と治療薬
- 副腎不全について知っていることを答えよ
- 一次・二次メッセンジャーで知っているものを挙げよ
- 転写・翻訳について
- SSI について
- 放射線治療の適応について
- 急性腹症をできるだけ挙げよ
- 急性腹症の定義
- 食道癌術後肺ドレーンから血性ではなく膿性が引けた時，考えることは何か
- 前立腺癌の症候
- 統合失調症について知っていること
- 虚血性心疾患について
- 小球性低色素性貧血といえば何か
- 病院での転倒・転落事故防止策を 10 個挙げよ

VII　施設別傾向と対策　**567**

- 研修医の ER での対応で間違っていること，どう直せ
  ばよかったか
- 腹腔鏡下肝切除について知っていること
- 関東で発生したデング熱について
- 中皮腫の診断
- 胸痛の鑑別診断
- AMI の診断はどのように行い，その治療法は
- 黄疸の鑑別
- 知っている膠原病を全て挙げる
- 乳癌と前立腺癌の骨転移の違いについて
- 中毒について知るところを述べよ
- 心窩部痛の患者の鑑別と対応
- 院内感染の対処法について（p.156 参照）

＜医師・医師患者関係＞

- 医師として必要なこと
- 医師になるにあたって，自分が大切だと思うこと
- 医師として働き始めることへの「期待」「目標」「意気込
  み」「不安」について
- 求められる医師のあり方
- 良医の条件を 3 つ
- 現在の医療問題を踏まえた上で，理想とする医師像
- 医師になった時，リーダーシップはどのように活用で
  きるか
- 総合診療医に必要なこと
- ER 型救急で身に付けられる医師に必要な能力とは
- 患者にきちんと説明しない医師についての考え
- 努力しない，頑張らない医師についての考え
- 専門医制度について
- 医学部を目指す高校生に「医師としての心構え」につい
  てアドバイスするとしたらどんなことを話すか
- 女医としての働き方について
- 女性外科医について
- 医師として患者にどう接するか（p.17，20，76 参照）
- 患者と接する時に気を付けること
- 患者に寄り添うことについての考え
- 患者から担当医を代えてほしいと言われた場合，どう
  するか（p.219 参照）
- 夜中に患者さんが急変し，電話がかかってきたらどう
  するか
- インフォームドコンセントについて
- ダウン症の胎児をもつ妊婦は産みたいと言っているが，
  パートナーは受け入れられないとした場合，どのよう
  なインフォームドコンセントを行うか

- 患者さんとのコミュニケーションで最も大切だと思う
  こと
- 患者と医師の利益相反について
- 子どもの死にどう対応するか
- 突然白血病を宣告された患者に対してどのような声か
  けをするか。患者を気遣った対応として，どんなことが
  できるか
- 癌の告知について（p.96 参照）
- 90 歳の末期膵癌の患者さんにどう対応するか
- 末期の患者。薬物療法も放射線療法も効かないが，患者
  は再検査で診断が変わるのではないかと希望を抱いて
  いる。医療費の問題も含めて，この患者に再検査を行う
  べきかどうか討論せよ
- 膠原病の患者さんが「もう 10 年も治療しているのに良
  くならず，やる意味がないのでは。もう自分はだめなの
  ではないか」と悩んでいる。上級医は不在，自分ならど
  う考え，どのような対応をするか
- 上級医がいつの間にか治療方法を変更していた場合，
  どう対応するか
- 上級医と意見が食い違った場合，どうするか（p.101，
  102 参照）
- 上級医の担当する患者さんがインフォームドコンセン
  トを撤回して，オペをやめたいと希望してきた場合，ど
  うするか
- 延命意思の確認ができていない患者がいて，家族は延
  命治療を望まない場合，どうするか
- 訴訟を起こされた際の，患者家族への対応の仕方
- 患者さんへ 2 回注射を失敗した場合，3 回目を行うかど
  うかとその理由
- 患者情報を扱う上での注意点
- 臨床実習において印象に残っていること
- 救急室で上級医の先生は手が離せない状態，他には研
  修医の自分，看護師 2 名，警備員，事務員がいる状況に
  2 名の患者が現れた。その時，自分はどのように対応す
  るか
- ショッピングモールで人が倒れていたら何を考え，ど
  う対応するか
- BSL で最も印象に残った症例
- 印象に残った BSL 症例を交えて，医師としての心構え
  を述べよ

＜医師不足＞

- へき地に医師が足りない理由
- どうしたら京都の北部に医師が集まると思うか

・医学部の定員増，医師不足について，自分の考えと解決法を述べよ

＜チーム医療＞

・チーム医療について
・チーム医療とは何か（p.158参照）
・チーム医療に含まれる職種
・チーム医療における医師の役割
・チーム医療で大切なことは何か
・チーム医療において研修医として何ができるか
・チーム医療において各職種間で意見が分かれた場合，どうするか
・他職種との連携について
・医師以外の職種との連携は必要だと思うか
・研修医として，他の医療従事者とどのように関わりたいか
・看護師等とどのようにコミュニケーションをとっていくか
・コメディカルと対立したらどうするか
・コメディカルと意見が食い違ったらどうするか
・コメディカルスタッフと医師の関わりを病院見学でどう見たか
・見学時の看護師の仕事ぶりに対する印象
・チーム医療における看護師の役割（p.15〜17参照）
・看護師に望むこと
・優秀な看護師に必要な要素
・当院の看護師の印象
・看護師が誤って薬剤を投与した場合，どう対応するか
・コメディカルスタッフに望むこと

＜社会一般＞

・最近気になるニュース
・最近気になった医療系ニュース
・安保統制について
・日本の未来に関して不安なこと
・マイナンバー制について
・孤独死について
・ドローンについて
・小学生のなりたい職業ランキング
・子どもにスマートフォンを持たせることについて
・遺伝子組み換え食品の開発について
・原子力発電は必要か（p.216参照）
・国民年金機構の情報漏えいについて
・高齢化社会について

＜自己アピール・自己分析＞

・自己アピール（p.185〜187参照）
・自分を一言で表現
・自分の長所と短所
・短所をどのように克服していくか
・自分の欠点
・自分の好きなところ，嫌いなところ
・ここだけは他の人に負けないと思うところ
・自分が自慢できること
・私の強み
・「私」について
・私の好きなもの
・自分を臓器に例えると何か，その理由
・自分を動物に例えると何か
・1人で抱え込むか，抱え込まないか
・自分は他人にどう思われているか，自分の立ち位置
・人付き合い，人間関係で悩んだことはあるか，またその解決法
・嫌いな人はどのような人か
・苦手な上司，人の特徴，またその人に対してどう接するか
・同僚はあなたをどう評価，紹介するか
・同僚や上司とトラブルがあった場合，どうするか
・友人は多いか
・親友と呼べる友人はいるか
・友人にはどのようなタイプが多いか
・友人からどんな人だと思われているか
・友人関係で気を付けていること
・精神的に成長するために何が必要か
・集団においてどのような役割を果たすことが多いか
・病院の規定を守れるか
・ゆとり世代と言われることについて
・学生時代に努力したこと
・学生生活で楽しかったこと，つらかったこと
・大学で学んだこと，今後それをどう活かすか
・アルバイトを通して学んだこと，困ったことや大変だったこと
・部活を通して得たもの，学んだこと
・部活をやっていて良かったこと
・部活内での自分の立場
・部活での役職，仕事内容，それに伴い苦労したことや学んだこと
・部活で意見がまとまらない時，どのようにしていたか

VI 施設別傾向と対策 **569**

- ・怒りを覚えた経験について
- ・得意なことが，どのように役立ってきたか
- ・学校の成績はどうか
- ・国家試験への意気込み
- ・国試合格の自信の有無
- ・好きな科目，嫌いな科目
- ・得意科目
- ・今までの勉強法について
- ・レポートの提出は早めか，ギリギリか
- ・CBT の順位
- ・大学で特徴的なカリキュラムとその詳しい内容
- ・人生で一番プレッシャーを感じたこと
- ・人生で一番つらかったこと
- ・人生で一番叱られた経験
- ・人生で最も挫折したことと，それをどのように乗り越えたか
- ・人生で情熱を傾けてきたもの
- ・学生時代にどのように困難に立ち向かっていたか
- ・学生時代に最も苦しかったことと，それを克服するために努力したこと
- ・今までで一番達成感を得たこと
- ・今までで最も嬉しかったこと
- ・大学生になって自分自身が変わったこと，または変わらなかったことを理由とともに考察せよ
- ・大学で何か新しいことにチャレンジしたか
- ・大学生活で印象に残っていること
- ・大学生活で頑張ったこと（勉強以外）
- ・ボランティア活動について
- ・最近関心をもっていること
- ・最近起きた良かったこと，つらかったこと
- ・最近嬉しかったこと，ムッとしたこと
- ・最近面白かったこと
- ・最近感謝したこと
- ・自分が臨床医に向いている点，向いていない点
- ・自分に向いていると思う職業（医療関係以外）とその理由
- ・自分に向いていないと思う職業とその理由
- ・プロフェッショナルとはどういうことか
- ・仕事とプライベートどちらを優先するか（p.107, 108 参照）
- ・仕事とプライベートの両立について
- ・ワークライフバランスについてどう考えるか
- ・予定が重複した場合，どう対応するか

- ・一人暮らしはできるか
- ・体力に自信はあるか
- ・忙しい時でも頑張れるか
- ・朝，起きて体調が悪くて動けなかった場合，どのように対応するか
- ・アクシデントが起こった時，どう対応するか
- ・困難に直面した時，どう対応するか
- ・リーダーをつとめたことはあるか
- ・リーダーシップはとれるか，とることは得意か
- ・リーダーシップをとるタイプか，ついていくタイプか
- ・リーダーシップをとる上で大切なことは何か
- ・人と会話することは好きか
- ・初対面の人とどのように打ち解けるか
- ・どうやってコミュニケーション能力をつけるか
- ・コミュニケーションをとる上で大切にしていること
- ・気分転換・ストレス解消法は何か
- ・イライラした時はどうするか
- ・落ち込んだときの解消法
- ・喫煙するか，お酒は好きか
- ・酒・タバコの摂取量
- ・趣味について
- ・習い事について
- ・学生生活で成し遂げたこと
- ・6 年間努力したこと
- ・これまでの人生での成功と失敗
- ・これまでの人生で最大の失敗とその解決策
- ・尊敬する医師，こうはなりたくないという医師
- ・恩師へ国家試験合格と当院に入職する旨を伝える手紙
- ・尊敬する人物とその理由
- ・理想としている人物とその理由
- ・人生の哲学とは
- ・人生で最も大きな影響を受けた人物
- ・人生で最も印象に残っている人
- ・子どもの頃の夢
- ・幼少期の思い出（p.111 参照）
- ・医師を志した理由
- ・医師になりたいと考えた年齢とその理由
- ・医師を志した動機と今の想い
- ・医師になっていなければ何になっていたか（p.105, 106 参照）
- ・心に残る医療体験
- ・震災を体験して感じたこと
- ・Bad news の伝え方についての考え

- 県外の大学へ進学した理由
- 出身校の校歌を歌えるか
- 出身大学のある地域のアピールポイント
- 出身大学のある地域の名所や特産物
- 出身大学の良いところ
- 当院のある県の印象
- 実習時の当院の印象，感想
- 実習で失敗した場合，どう対処してきたか
- 実習で一番印象に残ったこと
- 実習で印象に残った症例について
- 実習で印象に残った先生
- 実習で印象に残った科，つらかった科
- 実習で得たもの，自分ができたこと
- 実習時にコメディカルスタッフから学んだこと
- 実習を通して印象に残っている患者
- 患者さんから学んだこと
- 社会に出るということに対する考え
- 仕事に対するモチベーションは何か
- 社会人となって賃金を受け取り，そのお金をどう使うか考えがあるか
- 留学の経験はあるか，その時学んだこと
- 留学経験を今後どう研修に活かしていくか
- 自分にとってのヒーローとは
- 願いが1つ叶うとしたら何を願うか
- 愛とは何か
- 両親について
- 親の職業
- 家族に医療関係者がいるか
- 医師をしている親の診療科，専門
- 実家は開業しているかどうか
- 身近や近しい関係で高齢の方はいるか，接したことはあるか
- 下町のお年寄りの相手ができるか
- 死に直面したことはあるか
- 座右の銘
- 最近読んだ本
- 最近読んだ本で感動したもの，印象に残っているもの
- 心に残っている本
- 最近見た映画・演劇・本で印象に残っているもの
- 休日の過ごし方
- メールアドレスの由来
- 4コママンガを見せられて，それに対する感想（面白い点，自分ならどうするか）

- 青梅マラソンのランナーと救護班，どちらをやりたいか
- オリンピックの導入種目で，自分ならどの競技を導入したいかとその理由

● 2016 年 ●

＜将来＞
- 目指す医師像（p. 74，119 参照）
- 5 年後の将来像
- 6 年，12 年後の自分はどんなことをしているか
- 10 年後の将来像（p. 30〜36 参照）
- 10 年後の自分への手紙
- 20 年後，どのようなことをしていたいか
- 医師になってやりたいこと（p. 123 参照）
- 研究，教育，臨床の何がしたいか
- 研修 3 年目以降はどうするか
- 研修終了後の進路
- 将来希望する科とその理由
- 大学院への進学を考えているかどうか
- 大学での研究に興味はあるか
- 当院に残るつもりはあるか
- 女性としての今後のキャリアプラン
- 女性医師としてのキャリア，仕事を継続するかどうか（仕事と家庭の両立）について
- 将来開業するつもりはあるか

＜臨床研修＞
- 研修病院を探し始めた時期
- どのような研修を希望するか（p. 92 参照）
- 研修にどのように取り組みたいか
- 研修で学びたいこと，目標（p. 117 参照）
- 臨床研修に臨むにあたっての決意・抱負
- 研修するにあたり心配なことや疑問におもっていること
- 初期研修を通して何を習得したいか
- 自分を採用したらどのようなメリットがあるか
- 病院があなたを採用すべき理由
- 研修医として病院にどう貢献できるか
- 研修医に必要なもの（p. 88 参照）
- 研修医に求められる能力・資質とは（p. 88 参照）
- 病院見学時の当院の印象
- 病院見学時の科の印象
- 当院をどのように知ったか

VII 施設別傾向と対策 **571**

- ・当院の経営母体は
- ・当院の長所，短所
- ・当院の魅力は何か
- ・当院の教育で改善すべきポイント
- ・当院のある地域のイメージ
- ・たすきがけならどの病院を希望するか
- ・たすきがけで希望する病院の見学は行ったか
- ・なぜ自大学ではなく当院にしたのか
- ・大学病院を志望しない理由
- ・市中病院ではなく大学病院を選んだ理由
- ・大学病院で研修するメリット・デメリット
- ・市中病院で研修するメリット・デメリット
- ・他大学生に当院の研修を勧めたいかどうかとその理由
- ・併願病院との比較
- ・当院と他院の実習の違い
- ・当院での研修を終えたときの自分はどうなっていたいか
- ・出身地について
- ・出身地に帰らなくてよいのか
- ・他県からなぜこの地域の病院を受験しようと思ったのか
- ・研修中，上級医とどのような関係を築きたいか
- ・志望科とその理由，その科の中でどの分野に興味があるか
- ・志望する科と産業医学をどのように結びつけるか
- ・志望科以外での初期研修への考え方
- ・興味のない科でのモチベーションの保ち方
- ・周囲の外科に対する反応，意見
- ・後期研修はどうするか
- ・後期研修で大学に戻るつもりはあるか
- ・当院のプログラムは何点か
- ・当院の研修プログラムで改善するとよいと思う点
- ・自分が採用する側ならどんな人を採用するか
- ・全て合格したらどこを選ぶか
- ・県の職員として働くことについて

<医療・医学>
- ・ヘルシンキ宣言について
- ・医療において多職種連携が重要である理由は何か
- ・高額医療が医療経済を圧迫していることについて
- ・画期的な新薬と増加する高額医療費について
- ・医学の進歩と高額医療について
- ・社会保障の免責制度（軽医療を実費負担とする議論）について

- ・救急医療について思うこと（p. 208 参照）
- ・今後の急性期病院の役割について
- ・体外受精について
- ・どんな疾患に興味があるか
- ・身体診察がおろそかにされる傾向があることについて
- ・混合診療について
- ・ジェネリックとは
- ・オプジーボについてどう考えるか
- ・iPS 細胞の利点と欠点
- ・先進各国に比べて受診率が低い我が国の子宮がん検診の受診率を上げるためにはどうすればよいか
- ・医療安全について（p. 41, 43 参照）
- ・医療ミスを防ぐにはどうしたらよいか（p. 41, 43 参照）
- ・医療ミスが起こった際の対応（p. 45, 79 参照）
- ・医療事故を防ぐためには
- ・医療事故が起こる要因と再発予防策について
- ・安心・安全な医療を行うためにできること
- ・医療と不安について
- ・がん治療と緩和ケア
- ・少子高齢化社会における医療のあり方
- ・意思表示が困難な認知症患者や小児患者に対し，家族に説明し同意を取るだけでは倫理的問題があるとされるのはなぜか
- ・認知症患者増加傾向の高齢者社会の今後の対応策について
- ・高齢化社会の中でこの先何をしていくべきか。そのために医師として自分は何をしなければならないか
- ・超高齢化社会で必要な医師像
- ・高齢者の救急外来における対応について
- ・高齢者の糖尿病治療とポリファーマシーの問題について
- ・高齢社会における医療費増大の課題と対策
- ・地域医療について考えること（p. 85～87 参照）
- ・京都の北部は地域医療となるが，それについてどう考えるか
- ・研修医時代に，どのようにして地域医療に貢献できると思うか
- ・診療科における医師の偏在について（p. 210 参照）
- ・地元における周産期医療はどうなっているか
- ・機能分化と地域連携について
- ・地域包括支援制度について
- ・医療の地域格差について
- ・大学病院と市中病院の違い

- マグネットホスピタルを作るのに必要な要素は何か
- EBM について（p. 51 参照）
- 医療現場に人工知能やロボットを導入することについて
- 人工知能を利用して診断を導く新しい技術を，臨床研修医が早期から積極的に利用していくことについて
- 特定の医療行為を国が許可した病院でのみ行わせることに対する是非について
- ノンパラメトリック法について
- アメリカ医療について
- 近年の外国からの輸入感染症 3 つのうち 1 つを書け
- 臨床推論クリニカルカンファレンスの様子を撮影したビデオを見ての印象
- IQ テストを子どもに分かりやすく解説

＜臨床知識＞
- ANCA 関連腎炎の診断，鑑別，治療，予後
- NASH，NAFLD の診断，鑑別，治療，予後
- Crohn 病と潰瘍性大腸炎の違いについて
- UC で見られる眼病変について
- 尿素呼気試験の原理について
- 尿路感染症とその対策
- 腎代替療法について
- 頻脈性不整脈の鑑別・診断・治療について
- 致死性不整脈について
- 心不全について
- 敗血症の新定義について
- 低 Na 血症の診断アルゴリズム
- 肝機能障害の診断
- 好酸球増加の鑑別疾患と診断ストラテジー
- 多発性硬化症について
- 髄膜炎患者の病態と原因
- 高カルシウム血症の治療法
- ショックの鑑別
- ジカ熱について
- 強皮症について
- 子宮頸癌ワクチンについて
- ステージ 4 の乳がんの治療法
- 妊娠 36 週に出血と下腹部痛を認め来院した妊婦に考えられる疾患 3 つとその対処法
- 院内感染の対処法について（p. 156 参照）
- B 型肝炎のワクチン接種が定期接種になった理由（キャリア，母子感染，水平感染を使って）
- 心電図の見方

- Levine 分類について
- 心電図異常をきたす疾患
- 聴診の仕方
- 胃瘻の適応，メリット・デメリットについて
- コアグラーゼ菌について
- 高齢の男性が前胸部の違和感を訴えて来院した際の問診，検査，身体診察のポイント
- 小児の嘔吐について
- 小児急搬送で虐待の疑いがあるときの対応

＜医師・医師患者関係＞
- 医師にとって一番大切なこと
- 医師になるにあたって，自分が大切だと思うこと
- 医師が備えているべき素質とは何か
- 医師として必要なもの 3 つ
- 求められる医師のあり方
- 自分にとって良い医師とはどういう医師か
- 医師としてのプロフェッショナルとは何か
- 医師のプロフェッショナリズムについて（医学的・社会的・倫理的側面から）
- 医師としての社会貢献について
- 産業医としての活動について
- 総合診療医について
- 総合医と専門医について
- 専門医制度について知っていること
- 専門医制度の概要と期待していること
- 私が考える専門医制度のあるべき姿
- 海外や大学院へと進学する医師が少なく，今後医師の力が低下すると考えられていることについて
- 労働時間に対する自分の考え
- 「24 時間 365 日外科医たれ」という言葉についてどう思うか
- アルコールを摂取したときに呼び出されたらどうするか
- 対等な医師患者関係とは（p. 17，20 参照）
- 患者の立場に立つにはどうすればよいか
- 難しい患者とはどのような患者か，またどのように対処するか
- 対応に困った患者へどう対応したのか
- 海外からきた人を患者として受け入れるために必要なことは何か
- 患者から主治医変更を希望された場合，どうするか（p. 219 参照）
- 受け持ち患者ががん治療を拒否したらどうするか

VII 施設別傾向と対策 **573**

- 日曜深夜の救急対応へのクレームについて原因と対策
- 妊娠 38 週のシングルマザーがくも膜下出血になった。胎児は生きており，両親は子供を引き取ることを拒否している事例についての今後の方針
- 夜間に毎日不定愁訴で来る患者さんへどう対応するか
- 嚥下困難な患者，胃瘻を検討するも困難。この患者にどのような対応をするか
- 執刀医として手術中，患者が急変したらどうするか
- 処置中に救急要請がきたらどう対応するか
- インフォームドコンセントについて
- 癌患者の社会復帰について
- 救えない命もたくさん目にすることもあるが大丈夫か
- 高齢者は苦手ではないか
- ホスピスでの患者の苦しみを列挙し，その対策を講じる
- 癌の告知について（p. 96 参照）
- 自分が終末期患者だったら
- 80 歳の末期胃癌患者が来院したらどういった治療をすすめるか
- 上級医と意見が食い違った場合，どうするか（p. 101，102 参照）
- 教授と指導医の意見が食い違った時はどうするか
- 研究における不正行為について
- 目の前で人が倒れたらどうするか

＜チーム医療＞
- チーム医療について
- チーム医療とは何か（p. 158 参照）
- チーム医療に携わる職種
- チーム医療における医師の役割
- チーム医療の中での外科医としての役割
- チーム医療における研修医の役割
- チーム医療で自分に最適な役割
- チーム医療で大切なことは何か
- チーム医療において各職種間で意見が分かれた場合，どうするか
- 他職種連携について
- 他職種連携が大切だと思うが，その観点から医師と看護師の関係はどうあるべきか（p. 15〜17 参照）
- コメディカルとの関係で気を付けること，より良くするためにはどうするか
- 看護師や病院スタッフとの接し方について
- 他職種とのコミュニケーションについて
- 当直明けの研修医からの指示出しが誤っていたことに気づいた看護師長（自分）が，どう対応するか
- チーム医療における看護師の役割
- 看護師に求めるものは何か
- 看護師をどのような存在ととらえているか（p. 15〜17 参照）

＜社会一般＞
- 最近気になるニュース
- 最近気になった医療系ニュース
- 生活保護について
- 憲法について
- 地球温暖化について
- 政府の災害対策についてどう思うか
- 女性の社会進出について
- 喫煙をなくすには
- オリンピックのドーピング問題について
- 相模原障害者殺人事件について思うこと
- ゆとりについて

＜自己アピール・自己分析＞
- 自己 PR（p. 185〜187 参照）
- 自分の性格を一言で表現
- 自分の長所と短所
- 短所を補うために心がけていること
- 自分の欠点
- 「私」について
- 私の好きなもの
- 自分を動物に例えると何か
- 自分の思い通りにならないことがあった時どうするか
- ストレスには強いか
- ストレスをためやすいかどうか
- 自分は他人にどう見られているか
- 嫌いな人・苦手な人との付き合い方
- 嫌いな人はどのような人か
- 人付き合いはよい方か
- 人間関係を円滑にするために気を付けていることはあるか
- 学生時代に人間関係で困難だったことは，それを乗り越えるために何をしたか
- 相談できる人はいるか
- 友人からどんな人だと思われているか
- 友人があなたを紹介する場合，どう紹介すると思うか
- 周囲の人を飲み会に誘う方か，誘われる方か
- あなたの理想とする飲み会とは
- 正義感と協調性のどちらがつよいか

- 学生時代に一番努力したこと
- 学生生活に一番楽しかったこと，苦しかったこと
- 大学で学んだこと，今後それをどう活かすか
- アルバイトを通して学んだこと，困ったことや大変だったこと
- 部活を通して得たもの，学んだこと
- 部活を通して得た経験を医師としてどのように活かせるか
- 部活での思い出，大変だったこと
- 部活内での自分の立場，役割
- 部活と勉強の両立はできたか
- 学校の成績はどうか
- 国試対策の進み具合
- 国試に落ちた理由
- 再受験の理由
- 得意な科目，不得意な科目
- 大学6年間の勉強で何が一番楽しかったか
- 勉強法について
- 奨学金受給の有無
- 人生で最も挫折したことと，それをどのように乗り越えたか
- これまでの自分の最も大きな成功体験について，またそれを成し遂げた理由
- 今までで一番嬉しかったこと
- 大学生活で印象に残っていること
- 大学生活で頑張ったこと（勉強以外）
- ボランティア活動について
- 課外活動について
- 人と協力して何かをした経験
- 課外活動等で自分がチームをまとめた経験はあるか
- リーダーシップとは何か
- リーダーシップを発揮した場面とその後どうなったか
- チームワークで大切なことは何か
- 年下の先輩と仕事ができるか
- やる気のない同期への接し方
- 新しい組織に所属したときに気を付けていること
- 自分が医師に向いていると思う部分
- プロフェッショナルとはどういうことか
- 仕事とプライベートの両立について
- ワークライフバランスについてどう考えるか
- 自身の健康状態を評価してみてどうか
- 健康上気を付けていること
- 体力に自信はあるか
- 部活以外での運動はしているか
- 夜間の呼び出しに対応可能か
- 人当たりはよいか
- コミュニケーション能力を磨くため取り組んだこと
- コミュニケーションをとる時に心がけていること
- コミュニケーション能力を10段階で表すと自分はどのくらいか
- コミュニケーション能力とは何か。またそれを阻害する因子について自分なりに考察して述べよ
- ストレス発散方法・ストレス解消法は何か
- 息抜き，気分転換法は何か
- 喫煙するか
- お酒は好きか
- 趣味について
- 特技について
- 私の失敗談
- これまでの人生で一番の失敗とその解決策
- これまでの人生で何か感謝していること
- 歴史上または現存する人物で理想とする人とその理由
- 人生で最も印象に残っている人
- 医師を志した理由
- 医師になりたいと思ったきっかけ
- 医師を志した動機と今の想い
- 医師になっていなければ何になっていたか（p.105，106参照）
- 最も影響をうけた医学的な講義
- 心に残る医療体験
- 県外の大学へ進学した理由，地元から離れて学んだこと
- 出身大学のある地域のアピールポイント
- 出身大学の長所と短所
- 出身校の自慢
- 大学近くの地元住民との交流について
- 当院のある県の印象
- 実習時の当院の印象，感想
- 実習で一番印象に残ったこと
- 実習で印象に残った症例について
- 実習で印象に残った先生
- 実習で良かった点
- 実習を通して印象に残っている患者
- 学生と社会人の違いは何か
- 留学の経験はあるか，その時学んだこと
- 海外研修でつらかったことや学んだこと

VI 施設別傾向と対策 **575**

- ・海外の学生と話して感じた日本と海外それぞれの利点
- ・不得意なものを改善する方法
- ・家族の職業
- ・父親をどう思っているか
- ・座右の銘
- ・最近読んだ本
- ・好きな音楽・映画・（医学書以外の）本
- ・好きな言葉，それは誰が言っていた言葉か
- ・一日のルーティンについて
- ・あなたのルーティンとその意義について
- ・生きがいは何か
- ・今自分にとって一番アツいこと
- ・休日の過ごし方
- ・得意料理
- ・牛丼店（チェーン）のおすすめメニュー，注文の仕方
- ・オリンピックで一番楽しかった種目は何か

● **2017 年** ●

＜将来＞

- ・目指す医師像（p. 74, 119 参照）
- ・5 年後の将来像
- ・10 年後の将来像（p. 30～36 参照）
- ・10 年後の自分への手紙
- ・20 年後の展望
- ・30 歳になったとき，自分はどうなっていると思うか
- ・今後の将来設計，キャリアデザイン
- ・理想とする医師像を叶えるためにしている努力
- ・研修 3 年目以降はどうするか
- ・研修終了後の進路
- ・研修終了後にどうなっていたいか，キャリアデザイン
- ・将来希望する科とその理由
- ・どんな研究をしてみたいか，研究への興味
- ・大学院への進学を考えているかどうか
- ・当院に残るつもりはあるか
- ・女性としての今後のキャリアプラン
- ・女性医師としてのキャリア，仕事を継続するかどうか（仕事と家庭の両立）について
- ・出産などで休業することがあった場合，どんなことを心がければ復職へのやる気が出ると思うか

＜臨床研修＞

- ・初期臨床研修制度はどうあるべきか
- ・どのような研修を希望するか（p. 92 参照）

- ・研修をどのようにローテートしたいか
- ・研修にどのように取り組みたいか
- ・研修で学びたいこと，目標，高めたいスキル（p. 117 参照）
- ・臨床研修に臨むにあたっての意気込み
- ・研修するにあたり心配なことや疑問におもっていること
- ・研修病院に望むこと
- ・初期研修を通して何を習得したいか
- ・自分を採用したらどのようなメリットがあるか
- ・研修医として病院にどう貢献できるか
- ・研修医に必要なもの（p. 88 参照）
- ・研修医に求められる能力・資質とは（p. 88 参照）
- ・新専門医制度を踏まえての研修医のあり方
- ・先輩研修医に求めること
- ・病院見学時の当院の印象，科の印象
- ・当院をどのように知ったか
- ・当院の長所，短所
- ・当院の魅力は何か
- ・当院のある地域の印象
- ・たすきがけならどの病院を希望するか
- ・なぜ自大学ではなく当院にしたのか
- ・市中病院ではなく大学病院を選んだ理由
- ・大学病院で研修するメリット・デメリット
- ・市中病院で研修するメリット・デメリット
- ・併願病院との比較（良い点，悪い点）
- ・当院と他院の実習の違い
- ・出身地について
- ・出身地に帰らなくてよいのか
- ・他県からなぜこの地域の病院を受験しようと思ったのか
- ・志望科とその理由，その科の中でどの分野に興味があるか
- ・後期研修はどうするか
- ・当院の研修プログラムで魅力を感じた点
- ・当院の研修プログラムで改善するとよいと思う点
- ・マッチングシステムについての意見
- ・県の職員として働くことについて
- ・最先端の技術や知識を兼ね備えた医師 1 人と，通常の病院業務をこなす普通の臨床医数人だったら，どちらの下で学びたいか，またその理由
- ・当直を何回できるか

＜医療・医学＞
・リスボン宣言について
・プライマリヘルスケアについて
・高騰する医療費の問題への対応策とその理由
・薬価引き下げの是非について
・新薬の値段について
・寿命を延ばすような薬剤の研究開発を規制すべきかどうか
・アメリカでは承認されていて日本では未承認の薬の自費診療についてどう思うか
・高額な抗がん薬と国民皆保険について
・救急医療について思うこと（p. 210 参照）
・救急の現場で一番大切だと思うこと
・救急現場の問題点
・ジェネリックについて
・医療における共感の意義と，共感を示すには具体的にどうしたらよいか
・医療安全について（p. 41, 43 参照）
・医療ミスを防ぐにはどうしたらよいか（p. 41, 43 参照）
・医療過誤・医療ミスが起こった際の対応（p. 45, 79 参照）
・医療事故を防ぐためには
・薬の量を何倍も間違えて投与してしまった時，どうするか
・抗菌薬を間違えて投与した場合の対処法
・終末期医療と緩和ケア（p. 59 参照）
・延命治療について思うこと
・臓器移植について（p. 72 参照）
・少子高齢化社会における医療のあり方
・少子高齢化が著しい日本において，医療や患者がどう変化していくか
・2025 年問題の医療への影響，その時自分はどうするか
・高齢化社会において社会がするべきこと，その中で医療者，医療機関として果たすべき役割
・高齢化社会における医療の問題点について，「併存疾患」「キュアとケア」というキーワードをもとに自分の考えを述べよ
・高齢化が進む中，病院としてどのように対応していったらよいか
・高齢化によって医療費が増大している中，医療費削減のために我々は何を求められているか
・認知症患者増加への対策
・地域医療について考えること（p. 85～87 参照）

・地域医療が崩壊しないためにはどうするべきか
・どのようにして地域医療に貢献できると思うか
・災害医療について（p. 216 参照）
・医師の地域・診療科の偏在についてどのように対応すべきか（p. 210 参照）
・離島・へき地医療の医師不足について
・新専門医制度により，医師の偏在は進むと思うか
・後期研修で義務的に地域医療に従事させることについてどう考えるか
・2025 年問題と地域包括ケアシステム
・医療の地域格差について
・標準治療の功罪について
・代替医療ついて
・EBM について考えること（p. 51 参照）
・医科大学の新設は必要か
・AI の技術発展に伴い，人に変わって AI が医療を担う時代がくるか
・AI を医療に導入するとどうなるか，メリット，デメリット
・AI の医療における役割（p. 220 参照）
・ロボットによる手術について
・最近気になる医療トピックス
・公立病院が医療ツーリズムを受け入れることについての是非

＜臨床知識＞
・意識障害をきたす疾患
・低 Na 血症をきたす疾患
・ステロイドの副作用
・抗がん剤の副作用
・DM 患者の心窩部痛と下肢痛に対する初期対応で何を診るか
・知っている悪性腫瘍についての，診断，治療，対策
・消化器系癌とその腫瘍マーカー
・心窩部痛で救急外来に来た患者の鑑別疾患
・AMI の初期対応
・33 歳男性，頭痛の鑑別疾患
・上腹部痛の中年女性に対する問診，身体所見，必要な検査
・パーキンソン病の症状
・統合失調症について
・非小細胞肺癌の治療について
・NOMI について診断，治療，合併症
・転移性乳癌について

VI　施設別傾向と対策　**577**

・脳機能と心臓について
・失神の鑑別疾患
・胸痛の鑑別
・下痢・下血をきたす疾患
・UC の治療
・ピロリ菌関連の疾患・治療
・胃十二指腸潰瘍の治療薬
・貧血の定義，診断，原因
・多発性硬化症について
・腎不全について
・動脈硬化について
・大動脈解離の分枝血流障害による合併症
・血液濾過透析の原理
・発熱，倦怠感の今後の診察の進め方
・腎代替療法について
・腎臓病患者の点滴で気を付けること
・胎児機能不全について
・溶血が疑われる患者の血液検査で何をみるか
・妊娠初期の性器出血の鑑別
・無痛分娩について除痛方法の利点と欠点，無痛分娩の
　禁忌と相対禁忌
・繰り返し誤嚥性肺炎を起こす高齢者への対応
・qSOFA について
・wilson 病の遺伝について
・心不全について
・ジカ熱について
・ロタウイルスについて
・アナフィラキシーについて
・外科手技で気を付けたいこと
・触診法で血圧を測定する医学的意義，聴診法との違い
・院内感染の対処法について（p. 156 参照）
・児童虐待の疑いがあるときの対応
・子宮頸がんが若年女性で増えている理由，ワクチンを
　普及させるためには

＜医師・医師患者関係＞
・医師として働く上で大事なこと
・医師が備えているべき素質，必要なもの
・医師にとってのリーダーシップとは
・医師としてのプロフェッショナルとは何か
・医師のプロフェッショナリズムについて（医学的・社会
　的・倫理的側面から）
・医師として基本的な臨床能力について国民はどんなイ
　メージをもっているか

・スペシャリストとジェネラリストのどちらがよいか，
　どちらになりたいか（p. 213 参照）
・総合診療医と臓器別専門医が救急医療で果たす各々の
　役割
・総合診療専門医，総合診療科について
・新専門医制度について知っていること
・新専門医制度をどのように利用したいか
・自分が臨床医になると仮定して，海外留学をして基礎
　医学研究をすることは必要か
・研修医の労働時間に対する考え
・研修医の過労死，自殺問題についてどう思うか，対策法
・同僚が過労を相談してきたらどう対応するか
・医師のワークライフバランスについてどう考えるか
・医師と労働時間について，医師の過重労働について
・忙しい医師生活をどう工夫すれば疲弊せずにやってい
　けるか
・「病気を診ずして病人を診よ」について
・デートに行こうと思ったところ病院から急遽呼び出さ
　れた，どう対応するか（p. 107，108 参照）
・沖縄での友人の結婚式のために休みをとっていた日に
　担当患者が急変した場合，自分の都合と患者のどちら
　を優先するか
・医師が自分を含め 2 名，患者が 4 名の状態でさらに 1
　名救急で受け入れるか
・理想の医師患者関係（p. 17，20，76 参照）
・患者と接する上で気を付けること，大切にしているこ
　と
・患者から信頼される医師とは
・患者との信頼関係を築くためにどうしたらいい
・患者がセカンドオピニオンを望んだらどうするか（p.
　157 参照）
・きちんと説明したにも関わらず，患者は治療効果や治
　る，治らないということを理解していない人が多いと
　報告が NEJ にあった時，どう対処するか
・IC の得られない患者への対応
・モンスターペイシェントへの対応（p. 219 参照）
・外国人の患者とのコミュニケーションをどうはかるか
・患者から主治医変更を希望された場合，どうするか（p.
　219 参照）
・手術当日の朝に患者が手術を拒否したらどうするか
・自分が処方した薬について，患者から「処方されても飲
　んではいけない薬」という記事に載っていたと言われ
　た時の対応

- 患者が研修医の出した薬を飲んでから調子が悪くなったと怒っている，どう対処するか
- 治療を受ければ完治する患者が標準医療を拒否し，代替医療を希望している。どうアプローチするか
- 最近増えている医療者と患者とのトラブルの原因，対処法
- 待ち時間が長く，機嫌が悪い患者への対応（p. 219 参照）
- 上級医が患者を待たせている間に，患者が怒って帰ってしまったが，どうすればよかったか
- もし患者が突然殴りかかってきたらどうするか
- 患者が担当医の治療方針を内心では否定していることが分かった時，研修医の立場でどのように動くか
- 尿閉の患者さんが蓄尿バッグを破損させ心配で来院した状況で，上級医が診るまでの対応
- 研修 1 年目の出勤時に，病院近くのバス停に病衣の人がいた時どうするか（点滴を抜いてきて出血している）
- 本人は尊厳死を望んでいるが，患者の家族は望んでいないとき，医師としてどうするか
- インフォームドコンセントについて
- 癌の告知について（p. 96 参照）
- 余命半年で死を受け入れられない末期がん患者への対応
- 上級医と意見が食い違った場合，どうするか（p. 101, 102 参照）
- 上級医が間違ったことを言った際，面と向かって訂正できるか
- 上司と患者の望む治療方針が違った場合どうするか
- 指導医がガイドラインとは異なる治療を行っていた場合，どうするか
- 指導医が自分にだけ態度が悪い時，どうするか
- 数年後，教える立場に就くことになった際にどのようなスタンスで指導していけばよいと思うか
- カンファレンスでリーダーとなった時に気を付けること
- 女性医師が活躍するためにはどうすればよいか
- 医療者の禁煙について
- ヤブ医者とは何か
- 大切な祖父（祖母）の病気の治療法がないと言われた時，あなたならどうするか
- オリンピックにどのように貢献できるか

＜チーム医療＞
- チーム医療とは何か（p. 158 参照）
- チーム医療を実現させていくためにはどうすべきか
- チーム医療の長所と短所
- チーム医療における医師，研修医の役割
- チーム医療で大切なことは何か
- チーム医療において各職種間で意見が分かれた場合，どうするか
- チーム医療で他職種と関わる時に気を付けること
- チーム医療のリーダーとなる時に重要視すべき点
- 医療現場における他職種連携について
- コメディカルとの関係で気を付けること，より良くするためにはどうするか
- チーム医療における看護師の役割
- 看護師に求めるものは何か
- 看護師をどのような存在ととらえているか（p. 15〜17 参照）
- 医療従事者の過重労働におけるチーム医療の役割

＜社会一般＞
- 最近気になるニュース
- 最近気になった医療系ニュース
- 相模原障害者殺人事件について思うこと
- 過労自殺を防ぐ方策
- 電通の事件について医療者の立場からの意見
- 2025 年問題
- 2035 年問題
- 本邦における少子化の現状・原因分析を行い，あなたの考える対策を述べよ
- AI の良いところ，悪いところ
- 組織のモチベーション向上の為に特別報酬は必要か
- 東日本大震災や常総市の洪水で感じたこと
- あなたの考える国家とは何か。一般的な国家についてでも，日本という国家を例に挙げても構わない

＜自己アピール・自己分析＞
- 自己 PR（p. 185〜187 参照）
- 自分の性格を一言で表現
- 自分の自慢できること
- 自分の長所と短所
- 短所を補うために心がけていること
- 「私」について
- 好きな言葉
- 自分を動物に例えると何か
- 自分らしさとは何か，またそれを問う意図を考えよ
- 自分に足りないものは何か
- ストレスには強いか
- 苦手な人や上司のタイプ，対処法，付き合い方

VI 施設別傾向と対策 *579*

- ・集団の中で人と仲良くなる秘訣
- ・集団行動は得意か不得意か
- ・今までの人間関係でトラブルになったエピソードと解決策
- ・自分を変えた先輩の言葉
- ・親友と呼べる人がいるか，人数は，それはなぜか
- ・自分の性格を他人はどう評価しているか
- ・友人からどんな人だと言われるか
- ・研修医仲間で孤立している人がいたらどうするか
- ・学生時代に努力したこと
- ・大学で学んだこと，今後それをどう活かすか
- ・アルバイトを通して学んだこと，困ったことや大変だったこと
- ・アルバイトでの面白いエピソード
- ・部活を通して得たもの，学んだこと
- ・部活を通して得た経験を医師としてどのように活かせるか
- ・部活を通して学んだ人間関係のトラブルへの対処法
- ・部活での思い出，大変だったこと
- ・部活でチームワークにおいて自分が果たした役割
- ・部活内での自分の立場，役割
- ・東医体で優勝するためにしてきたこと
- ・学校の成績はどうか
- ・CBTの成績，点数
- ・国試対策の進み具合
- ・国試に落ちた理由
- ・得意な科目，不得意な科目
- ・勉強について（勉強法，ペース，1人でするか，グループでするかなど）
- ・奨学金受給の有無
- ・人生で最も挫折したことと，それをどのように乗り越え，何を学んだか
- ・これまでの人生で一番つらかったこと，一番頑張ったこと
- ・困難な状況にどう対応するか
- ・人として生きるために必要なこと
- ・人として成長するのに必要なものは何か
- ・人生で自分が一番成長したと思うこと
- ・教養を増やすために何をしたか
- ・社会人にとって必要なものは何か
- ・大人と子供の境界線は，また自身は大人か子供か
- ・これまでに何かやり遂げた経験
- ・人生で一番感動したこと

- ・これまでの自分の最も大きな成功体験について，またそれを成し遂げた理由
- ・最近嬉しかったこと
- ・最近怒ったこと，悔しかったこと
- ・大学生活で印象に残っていること
- ・大学生活で頑張ったこと（勉強以外）
- ・大学生活でやり残したこと
- ・課外活動について
- ・人と協力して何かをした経験
- ・リーダーシップとは何か
- ・部活以外でリーダーシップを発揮した経験
- ・わがままな同期，朝の勉強会に来ない同期がいたらどうするか
- ・自分が医師に向いていると思う所，向いていないと思う所
- ・プロフェッショナルとはどういうことか
- ・働く上でのモチベーション
- ・ワークライフバランスについてどう考えるか
- ・自身の健康状態を評価してみてどうか
- ・精神状態は良好か
- ・体力に自信はあるか
- ・コミュニケーション能力は抜群か
- ・コミュニケーションにおいて重要なこと
- ・コミュニケーションをうまくとれない人への接し方
- ・自分はリーダータイプかサブタイプか
- ・ストレスに直面した時どうするか
- ・ストレス発散方法・ストレス解消法は何か
- ・落ち込んだ時の対処法，息抜き，気分転換法は何か
- ・タバコ・酒の摂取量
- ・お酒は好きか
- ・趣味について
- ・特技について
- ・今，興味関心があること
- ・過程と結果のどちらが重要か
- ・これまでの人生での大きな失敗
- ・歴史上または現存する人物で理想とする人（尊敬する人）とその理由
- ・自分にとってのヒーロー
- ・医師を志した理由
- ・医師になりたいと思ったきっかけ
- ・医師になるのを目前にして今の想い
- ・医師になっていなければ何になっていたか（p.105, 106参照）

- 医学部に入って良かったこと，悪かったこと
- 最も印象に残った大学の講義
- 地元から離れることを選んだ理由
- 出身大学の長所と短所
- 実習時の当院の印象，感想
- 実習時の看護師の印象
- 実習で一番印象に残ったこと
- 実習で印象に残った先生，看護師，患者，症例
- 実習で延命治療の場面，患者の死に出会うことはあったか，その時どう感じたか
- ポリクリで学んで将来活かしたいこと
- 高齢患者への苦手意識の有無
- 留学の経験はあるか，その時学んだこと
- 海外研修でつらかったことや学んだこと
- 留学生との交流で得たこと，日本との違いを感じたこと
- 家族構成，家族の職業
- パターナリズムとは何か
- 最近読んだ本
- 自身の結婚観
- 生まれ変わったらなりたいもの
- あなたのルーティンとその意義について
- 生きがいは何か
- 人生においてゆずれない大切なものとは
- 休日の過ごし方（大学の長期休暇の過ごし方）
- カラオケの十八番
- 得意料理
- SNS についてどう思うか
- 野球で好きな球団
- おすすめの旅行先
- 10 万円もらったら何をするか

● 2018 年 ●

＜将来＞
- 理想の医師像（p. 37, 39, 120～126 参照）
- 目指す医師像（p. 74, 119 参照）
- 5 年後の将来像
- 10 年後の将来像（p. 30～36 参照）
- 10 年後の自分への手紙
- 今後の将来設計，キャリアデザイン
- 将来の抱負とそれをどうやって実現していくか
- 海外に興味があるか，留学したいと思うか

- 理想とする医師像を叶えるためにしている努力
- 研修 3 年目以降はどうするか
- 研修終了後にどんな医師になっていたいか
- 研修終了後の進路
- 研修終了後 10 年間に取り組みたいこと
- 将来希望する科，その理由
- 臨床と研究どちらに興味があるのか
- どんな研究をしてみたいか，研究への興味
- 大学院への進学を考えているかどうか
- 将来は勤務医か開業医か
- 医師になったら挑戦したいこと
- 専門医の資格をとりたいか
- 当院に残るつもりはあるか
- 女性としての今後のキャリアプラン
- 女性医師としてどう働くか
- 医師を辞めるタイミング
- 女性医師として，子育てとキャリアをどう両立していくか

＜臨床研修＞
- 初期臨床研修の意義とは何か
- どのような研修を希望するか（p. 92 参照）
- 様々な科をローテートすることの意義
- どのようなローテーションをしたいか
- 外科のローテート必須化について
- 研修にどのように取り組みたいか
- 研修で学びたいこと，目標，高めたいスキル（p. 117 参照）
- プロフェッショナリズムとはどういうものかを踏まえて，初期研修で行いたいこと
- 臨床研修に臨むにあたっての決意・抱負・意気込み
- 研修と自己研鑽について
- 研修において不安なこと
- 研修医にとってよい研修病院とは何か
- 研修病院に希望すること
- 研修を通して何を習得したいか
- 研修は大変だと思うが，耐えられると思うか
- よりよい研修生活を送るために必要な 3 要素
- 自分を採用すべき理由
- 当院のスタッフになったらどんなメリットをもたらせることができるか
- 研修医として病院にどう貢献できるか
- 研修医の勉強会でどんな風に貢献することができるか
- 研修医に生じる責務，責任についてどう思うか

Ⅶ　施設別傾向と対策　**581**

- どのような研修医になりたいか
- 研修医のあなたが病棟に30分早く着いたとしたら，何をするか
- 研修医として学生をどう指導するか
- 研修医として，見学に来た学生に何てアピールするか
- 指導医にはどのように指導してほしいか
- 指導医に求める素質
- 理想の研修医と指導医
- 先輩医師から教わりたいこと優先度の順に3つ
- 病院見学時の当院の印象，科の印象
- 実習にきてみて当院の良かったところ，改善した方がよいところ
- 当院をどのように知ったか
- 見学にこようと思った理由
- 当院の良いところ，悪いところ
- 当院の欠点，弱点
- 当院の評判を何か聞いているか
- 当院の魅力は何か
- 当院のある地域の印象
- 当院のある県に住むことになるが大丈夫か
- 公立病院としての地域における当院の役割
- なぜ急性期病院で研修がしたいのか
- たすきがけ病院の希望とその理由
- たすきがけコースを選んだ理由
- なぜ自大学ではなく当院にしたのか
- 大学病院で研修するメリット・デメリット
- 市中病院で研修するメリット・デメリット
- 市中病院の中でも中規模病院を選んだ理由
- 併願病院との比較（良い点，悪い点）
- 当院と他院の違い
- 当院を選んだ決め手
- 出身地について
- 地元に戻らない理由
- 地元に戻って研修をしたい理由
- 他県からなぜこの地域の病院を受験しようと思ったのか
- 志望科とその理由，その科の中でどの分野に興味があるか
- 志望科で必要となる能力について
- 希望以外の科に興味はないのか
- 志望科以外の科での研修はどのような気持ちで行うか
- 志望している科は，現在の医療においてどんな立ち位置か

- 研修医時代，専門性を重視して診療科の数を絞ることと，偏りなく多くの診療科を回ることではどちらがよいと思うか
- 後期研修はどうするか，どこで行うと考えているか
- 当院の研修プログラムについてどう思うか
- 当院の研修システムで改善した方がよい点
- 当院の残業システムについてどう思うか
- 病院内の全職種合同で新人研修を行うことについてどう考えるか。ただし，研修は通常の業務時間外に行うものとする
- 当直できるか
- 研修病院の選び方，選ぶポイント，重視すること
- 受験する病院に共通する特徴
- プログラム志望順位の決め方
- 一次〜三次どの救急を主に学びたいか
- 札幌医大の第1内科と第4内科の違いについてどう考えるか
- 民医連の活動をどう思うか
- 日本赤十字社のミッションステートメントに関して感じること

<医療・医学>
- 医療の現状と改善点について
- 現在の医療の問題点とその解決策
- 医療がなぜ今問われるのか
- 質の高い医療とはなにか，それを常に実現するために必要なこと
- あなたが考える良質な医療とは
- これからの医療に必要なもの
- 20年後の医療状況はどうなっていると思うか
- わたしの医療観
- 日本の医療の研究を充実させるためにどうするか
- 医療費増大に対する解決策
- 全人的医療について
- 精密医療のメリット・デメリット
- 移民を受け入れるにあたって医療・介護分野において行うべき対策
- アメリカと日本の医療の違い
- 病院が赤字になることについて最も重要だと思う理由とその背景，あなた自身ができる改善策を述べよ
- 大学病院では3時間待ちの3分診療を行っていると言われる現状に対する意見と対策
- 救急についてのイメージ
- 昨今の救急の問題点について（p.210参照）

- 救急車のたらい回しが起こる原因と，それを改善するためにはどうすればいいか
- 救急現場における人工呼吸器をめぐる医の倫理についての問題
- 救急車を有料化すべきか否か
- 医療安全について（p. 41，43 参照）
- 医療ミスを防ぐにはどうすればよいか（p. 41，43 参照）
- 医療ミスは防げるのか
- 医療過誤・医療ミスが起こった際の対応（p. 45，79 参照）
- 医療事故を起こした時に重要なこと
- 針刺し事故を起こしたらどうするか
- 処方ミスをしたが患者の連絡先が分からない時どうするか
- 医療現場におけるリスク管理について
- 医療現場においてルールを破っていいのはどんな時か
- 終末期医療についてどう考えるか（p. 59 参照）
- 終末期医療についてあなたの考える問題点や課題を踏まえ知っていること
- 終末期がん患者に対して化学療法を行うべきか
- 医師としてあなたが考える看取り
- 臓器移植について（p. 72 参照）
- 医療現場の情報管理について
- 超高齢化社会で医師が行うべきこと
- 超高齢化社会で救急をするにあたって思うこと
- 高齢者社会における医療資源の活用に関すること
- 最近高齢者に不要な延命措置がされているように思うが，どう思うか
- 身寄りのない高齢者にどう対応するか
- 高齢のがん患者への対応の仕方
- 高齢者に対する医療についての自分の考え
- お金のない人に高額医療をする方法について
- いのちの平等について
- 地域包括ケアシステムで重要だと考えられること
- 地域医療について考えること（p. 85〜87 参照）
- 地域医療のあり方について
- 地域医療は誰がやるべきか
- 地域医療にどう関わっていくか
- 地域医療に貢献する中で，どんなことがしたいか
- 地域医療の問題点と解決法
- 災害医療について（p. 216 参照）
- 災害時でも現場に向かえるかどうか
- 医師の地域・診療科の偏在についてどのように対応すべきか
- 医師の地域偏在の解決策は何か
- 地方の医師不足解消のため地方への一定期間の勤務や，保険診療医になるため地方へ一定期間勤務させる政策があるが，あなたはどう考えるか
- 埼玉の現在の医療について
- 山梨県内の医療ニーズは何か，それに対して学生として何かしたことはあるか
- 人工授精や体外受精についてどう思うか
- ゲノム医療の今後の課題と展望について
- ゲノム医療のメリット・デメリットと解決策
- ストレスチェックの提言に対して医師からの意見
- 医学教育の良い点，悪い点
- 医学生と一般人の常識の乖離について医学生に気づかせるための教育カリキュラムを考えよ
- PC やスマホの普及によって，現代人の生活がどのように変わり，それにより身体機能にどのような影響が出ているか考察し，それらの技術に医療者としてどのように向き合っていくか
- AI について
- AI と医療の関係（p. 220 参照）
- 医療に AI を導入する際の注意点について
- AI が医療を席巻すると考えられるが，医師として重要なことは何か
- 医療の現場に AI が導入されていく中で，医師の役割は変わるか，変わらないか
- AI のメリット・デメリット
- AI による医療について思うこと
- 少子高齢化と AI について
- 最近気になる医療トピックス

＜臨床知識＞
- 体重減少を主訴として来院した患者の鑑別診断 7 つ
- 胃ろうに関する質問（手技，知っていること，患者への適用などの倫理に関すること）
- 消化管出血を疑う症状
- モルヒネの副作用
- A-DROP について
- 虚血の 5P について
- 急性・重症成人における調整晶質液と生理食塩水の比較
- 僧帽弁狭窄症について
- 腹痛患者の救急搬送症例についての診断や方針
- 肺アスペルギルス症の病態

Ⅶ　施設別傾向と対策　**583**

- 癌治療の三原則について
- 右片麻痺の鑑別と検査
- Horner 症候群の症状
- 猿手になる時障害される神経
- 貧血の定義
- IRB について
- ヘルペスウイルス属について
- MRSE について
- ミトコンドリア病について
- 胸痛の患者にどのような検査，診察をするか
- 血球の写真を見て，どれが異常か判断
- 腸閉塞について
- 下腹部痛をきたす疾患
- リンパ管とリンパ液について
- 肺活量について
- 上肢帯の概念
- 悪性新生物で人が死ぬ理由
- 急性腹症の原因
- 喀血の原因
- 腎代替療法について
- 大腿骨骨折患者を担当した時，気を付けること
- NST について
- 統合失調症の水中毒について
- 新型出生前診断について
- MR ワクチンについて
- 高齢女性が失神で来院，バイタルなどは正常，鑑別すべき疾患や必要な検査
- 浮腫について
- 熱中症の定義，重症度分類，治療
- 幽門部に潰瘍と腫瘍を内視鏡で発見。確定診断のために必要な検査，治療
- 大動脈弁狭窄症について
- 肝硬変の評価について
- 心筋梗塞の人が救急車で運ばれてきたら，どのような処置，検査，治療を行うか
- 高齢者，不明熱で激しい咳をしている患者が来たときどうするか
- 妊婦に誤ってレントゲン検査をしてしまった時に説明すべきこと
- 児童虐待の疑いがあるときの対応

＜医師・医師患者関係＞
- 医師にとって大切だと思うこと
- 医師に必要なもの

- 医師として必要な素質は何か
- 医師にとってのリーダーシップとは
- よい医師になるためには
- 医師に重要なことと，それを実行するために自分はどうするか
- 医師のプロフェッショナリズムについて（病院実習の経験を踏まえて）
- 医師に求められる倫理観
- 医師ができる社会貢献について
- 医師と他の職業の違い
- 社会から求められている医師像とわたしが目指す医師像について
- あなたにとって最高の医師とは何か
- 「医は仁術」という言葉があるが，あなたはどのように解釈しているか
- あなたにとって「医業」とはどのような位置づけか
- 良き臨床医に必要な態度と資質と医師の QOL について
- 公文書改ざんと記憶と記録について。医師にはカルテ記載があるが，どう考えるか
- 医師の守秘義務について
- 新専門医制度についてどう思うか
- 新専門医制度が始まり内科専攻医が 2 割減少したことについてどう思うか。そして，そのことは専門科を決めるにあたりどう影響するか
- 家庭医について思うこと
- 総合診療医の専門性とは
- 総合診療医は今後必要となるか
- 総合内科についてどう思うか
- 画像読影の見落としを防ぐために研修医ができること
- 研修医の立場で医療過誤を防ぐためにはどのようなことができるか
- 地域医療において臨床研修医が求められるもの
- 研修医の労働時間に対する考え
- 研修医の燃えつきが問題となっているが，どう思うか
- 研修医の勤務時間について，過労や過労死が問題となっているがどうしていけばよいか
- 研修医の長時間労働についてのメリット・デメリット，労働環境をよくするためには
- 医療における研修医の役割は自己研鑽か，労働か
- 医師の働き方改革，過剰労働問題について（p.221 参照）
- 医師の時間外労働について
- 医師の働き方についてどう思うか

- 医師の働き方改革についての意見と対策
- 応召義務などがあるが，医師の働き方について国民の意見と自分の意見を述べよ
- 医師のワークライフバランスについて
- 24時間365日オンコール体制を行うことについての賛否
- パワハラ，ドクターハラスメントについて
- 亡くなった患者さんの診察，治療から病理まで1人でこなせると思うか
- 義務参加のカンファレンスと，自分が診たい症例が同時にきたらどうするか
- 患者の急変とプライベートの予定が重なった時の対応
- 病棟と救急で同時に病態が悪くなった患者がいたらどうするか
- 麻酔科の研修中，飲みに行く約束をしていたが，その時間に緊急手術が入った。その時どうするか
- 患者とのコミュニケーションの具体的な取り方
- 医師と患者のコミュニケーションについて
- 患者とよいコミュニケーションをとるために必要なこと
- 患者に優しく接するためにはどうしたらよいか
- 患者に接する時に気を付けていること
- 患者の希望を直接聞けない時や，救急の現場ではどう対応するか
- 患者が望む医療とは何か
- 治療を拒否した患者への対応の仕方
- 言うことをきかない患者に対してどう対応するか（p. 219参照）
- 治療を拒否して帰宅した患者，意識不明の状態で再度病院に運ばれてきた時，どうするか
- 患者が処方されている薬を捨てているのを見かけた。患者は見られたことに気づいていないが，どう対応するか
- 自分は研修医で，病棟で経腸栄養の管を自己抜管しようとしている患者を見つけたらどうするか
- 脳梗塞で運ばれた患者が治療をしないでくれと言ったらどうするか
- 病棟で患者が看護師に暴言をはいている時，どう対応するか
- 面倒なクレーマーである患者との接し方
- 難病の患者とどう接するか
- 10歳の男児，交通事故により大量出血あり，ショック状態で搬送。輸血が必要な状態と判断したが，両親がエ

ホバの証人で輸血を拒否している。主治医としてどのように対応すべきか
- 寝たきりで，1日1〜2時間程度車いすで過ごしている認知症の高齢者が腎不全になった。透析を導入すべきか，また家族への説明はどのようにするか
- 入院中の患者に内視鏡検査を施行しようとしたら，患者とその家族に，聞いていないと言われた。しかし事前に説明したことを確かに記憶している。この状況に対する意見と対応
- 書面を残してはいないが，かねてから人工呼吸器や延命処置を断っていた患者が，延命が必要な状態になったらどうすべきか
- 胸痛を主訴に救急搬送された患者。精査の結果異常なし，帰宅可となったが，心配だから今夜は入院したいと言う。どう対応するか
- 手術不要となった患者が手術を希望した時に，研修医としてどう対応するか
- 患者から主治医変更を希望された場合，どうするか（p. 219参照）
- セカンドオピニオンについてどう思うか（p. 157参照）
- 胃ろう造設に葛藤があるおじさんの妻から相談されたら医師としてどうアドバイスするか
- 小児科で，苦しんでいる親子を見ても耐えられるか
- インフォームドコンセントについて
- 癌の告知について（p. 96参照）
- 末期腎不全患者の今後の方針について
- 終末期患者の家族への説明の仕方
- 上級医と意見が異なった場合，どうするか（p. 101, 102参照）
- 研修中に上級医の先生が明らかに間違ったことをしていたらどうするか
- 指導医の言っていることが間違っていると感じたらどうするか
- 上級医に意見を伝える際のやり方
- 上級医から検査に必要な薬を忘れたため急いで取りに行くよう言われ，病棟へ向かっている途中で道に迷っている患者に出会ったらどうするか。もし上級医と電話がつながらなかったらどうするか，患者の立場だったらどう思うか
- 患者安全と臨床研修での教育を両立させることが重要だという意見について，どう考えるか
- 男性医師と女性医師の違い
- 女性医師が働きやすい環境にするために我々がすべき

こと
・心臓外科手術の歴史
・職種間の垣根を取り払うために，職種ごとのスクラブの指定はしていない。しかし，一方でどの職種なのか分かりづらいとの声もある。これに対して解決策はあるか

＜チーム医療＞
・チーム医療とは何か（p. 158 参照）
・チーム医療はどうあるべきか
・チーム医療における医師，研修医の役割
・チーム医療で大切にしなくてはならないもの
・チーム医療について気を付けたいこと
・チーム医療の必要性
・チーム医療の大切さを医師として述べよ
・研修医の医療現場での役割について（チーム医療の一員となるために大切なこと）
・カンファで他の医師と意見が分かれた時どうするか
・チーム医療において皆で話し合うが意見がまとまらない時，自分はどんな立場となるか，どうするか
・慢性心不全のチーム医療について
・他職種との関わりで気を付けたいこと
・他職種とのコミュニケーションの取り方
・医師としてリーダーシップを発揮する機会があるが，他職種からの要望や苦情があった場合どのように対処すべきか
・チーム医療において医師が他の職種を尊敬して診療にあたることが大切だという意見があるが，どう思うか
・コメディカルとの接し方
・コメディカルに求めるもの
・コメディカルとのコミュニケーションはなぜ大切か
・コメディカルの人と意見が分かれた時どうするか
・看護師とのコミュニケーションで気を付けることは何か
・看護師との関わり方について
・チーム医療における看護師の役割
・看護師に求めるものは何か
・看護師をどのような存在ととらえているか（p. 15～17 参照）
・看護師がミスをした時の対応について

＜社会一般＞
・最近気になるニュース
・最近気になった医療系ニュース
・女子や浪人生への差別問題（入試問題）についてどう思うか
・アメフトタックル問題について
・高齢者免許返納について
・超高齢者社会について
・今後日本の少子化をどう対策していけばよいのか
・日本の出生数
・働き方改革についてどう思うか（p. 221 参照）
・働き方改革で労働時間に制限がかかることをどう思うか
・女性の働き方について，ワークライフバランスについて
・IT について
・医療番組の功罪
・パワハラについて自分が考える対策
・児童虐待について
・米国における人種間での差別をなくすための救済措置の是非について
・就学前児童の教育無償化と待機児童問題への対策，どちらにお金を使った方がよいか
・禁煙スペースでの加熱型タバコの使用を許可するかしないか
・サマータイムの導入の是非について
・平成とはどんな時代だったか

＜自己アピール・自己分析＞
・自己 PR（p. 185～187 参照）
・自分の性格について，具体的なエピソード
・自分の長所と短所
・自分の長所を今後どのように活かしていきたいか
・自分の短所と仕事への影響
・自分の性格で嫌なところ
・自分の強み
・自分の弱点
・自分の資質を自己評価せよ（社会的使命と公衆衛生への寄与。利他的な態度。人間性の尊重。自らを高める姿勢）
・自分のチャームポイント
・自分の特徴
・私について
・好きな言葉，それはどんなきっかけでいつから好きなのか
・自分を動物に例えると何か
・子どもの頃の思い出（p. 111 参照）
・苦手な人への対処法

- 挨拶はなぜ大切か
- 人付き合いで気を付けていること
- 先輩・後輩との接し方
- 友人関係はよかったか
- 困っている時，友人に頼るかどうか
- 親友にあって自分にないもの
- 友人や親にしてあげたいこと
- 友人と連絡をとるのにメールや電話を使うか，SNSを使うか
- 自分が他人にどう思われていると思うか
- 周りから自分はどのように言われているか
- 集団の中での自分の立ち位置はどこか
- 飲み会ではどんな役割をしているか
- チームで物事を行うことは得意か
- 1人で行動するのとグループ行動どちらが好きか
- 人に仕事をお願いすることができるか
- 態度の悪い同僚の素行をよくするためにはどうするか
- 他人のために自分を犠牲にしたエピソード
- 学生時代に力をいれたこと，頑張ったこと
- 大学生活で一番頑張ったこと
- 大学生活で頑張ったこと（勉強以外）
- 大学で学んだこと，今後それをどう活かすか
- 大学での印象的な思い出について（勉強面とそれ以外）
- 学生生活の勉強で一番大変だったこと
- 大学生活で一番大変だったことと楽しかったこと
- 大学生活の感想，印象に残っていること
- 大学生活で自分が変わったと思うこと
- 大学に入学してからの6年間での心境の変化
- 大学時代のお金の使い道
- 大学の授業で記憶に残っていること
- 学生時代に行った研究
- ボランティア経験の有無
- ボランティア活動でためになったこと，苦しかったこと
- アルバイトの経験について
- アルバイトを通して身についたこと，学んだこと
- アルバイトで苦労したこととその対処法
- アルバイトと部活の両立について
- 部活を通して得たもの，学んだこと
- 部活をやった6年間で良かったこと，もっと頑張ればよかったこと
- 部活をしていて研修に活用できることはあるか
- 部活の人間関係で苦労したこと，失敗したこと
- 部活内でのもめごとについて，またその解決策は何か
- 部活での思い出，大変だったこと
- 部活でのつらかった経験，嬉しかった経験
- 部活内での自分の立場，役割，その上で気を付けたこと
- 大学時代のサークル活動について
- 学校の成績はどうか
- CBTの成績，点数
- 国試合格までのプラン
- 国試対策の進み具合
- 国試を短期目標とすると，中期目標は何か
- 留年した理由
- 得意な科目，不得意（苦手）な科目
- 苦手科目の克服方法
- 英語に自信があるか
- グローバル化が進んでいるが，英語の勉強はしているか
- 英語の試験（TOEIC，TOEFL）成績
- 勉強について（勉強法，ペース，進捗状況，1人でするか，グループでするかなど）
- 今，医学部の1年生に勉強のアドバイスをするとしたら何と言うか
- 奨学金受給の有無
- 人生において挫折したことと，それをどのように乗り越え，何を学んだか，今度はどのように活かしたいか
- 今までで一番苦労したこと
- 今までの人生で一番困ったこと
- 今までで一番落ち込んだこと，それをどう乗り越えたか
- 今まででつらかったこととその対処法
- 困難にどのように対応するか
- 今までで一番パニックになったこと
- 人生で一番想定外だったこと，その時の対処法
- つらいこと，悩みごとがある時どうするか
- 私の失敗談
- 今までの経験で失敗したこと
- 集団で経験したハッピーな出来事
- 人生で大事にしていること
- 今までの人生に点数をつけるとしたら何点か
- 学生時代に人生に最も影響を受けたことは何か
- 人生に影響を大きく与えた感謝している人と逆に感謝された経験
- 人生で一番感謝されたこと
- 感謝と言われて思い出すエピソード

VI 施設別傾向と対策 **587**

- 世の中には小さなことに対する疑問が大きな発見を生んだ例がいくつもある（セレンディピティ）。あなたの人生の中でのそのような経験について述べよ
- 医学的, 臨床的見地から出会いと別れという割り切れない運命をどのように捉えるか
- 医学における発見ですごいと思うものは何か
- 社会人になる上で一番大切だと思うものは何か
- 社会人になるにあたって気を付けたいこと
- 大人と子どもの境界線について, また自分はどちらだと思うか
- これまでに果たした貢献について
- これまでに何かやり遂げた経験
- 今までに達成した誇れること
- 今まで打ち込んできたこと
- 今までしてきたスポーツについて
- 今までで一番感動したこと
- 最近感動したこと
- 今までで一番嬉しかったこと
- ここ1週間で怒ったこと, 嬉しかったこと
- 最近怒りを覚えたこと
- 恥をかいた経験
- 課外活動について
- 出身高校は医学部に入る人が多いのか
- 医学部に入るためどうやって勉強してきたか
- あなた独自のリーダーシップとは何か
- リーダーに求められることは何か
- リーダーシップで大切なこと
- リーダーシップをとる機会があったか
- プロフェッショナリズムについて
- ワークライフバランスについてどう考えるか
- 今の自分の健康状態, 体調面に問題はないか
- 精神状態は良好か, 精神面に問題はないか
- 精神力に点数をつけるとしたら何点か
- メンタルに自信はあるか
- ストレスには強いか
- ストレスが身体症状として出るかどうか
- プレッシャーに強い方かどうか
- 健康のために気を付けていること
- 体力に自信はあるか
- 休みが少なくても働いていけるか
- 打たれ強いかどうか
- コミュニケーションに自信はあるか
- 人と意見がぶつかったことがあるか

- 意見の合わない人との接し方
- 周囲の人間と意見が対立したらどうする
- コミュニケーションで何を大切にするか
- コミュニケーションで気を付けていること
- 今まで人とコミュニケーションをとる上で困ったこととその対処法
- コミュニケーションがとりづらい人と意思疎通する時に気を付けること
- 自分はリーダータイプかサブリーダー（補佐）タイプか
- 他者がすることを何でも許すのはその人に対して寛容であるというわけでは必ずしもない。では, 他者に対して寛容であるとはどういうことか
- ストレスを感じた際の対応
- ストレス発散方法・ストレス解消法・息抜き方法は何か
- 落ち込んだ時の対処法, 息抜き, 気分転換法は何か
- 喫煙, 飲酒について
- 趣味について
- 特技について
- 持っている資格について
- 手先は器用か
- 色々な課題が同時にある時, どうするか
- 一人暮らしの経験を医師の仕事にどう活かすか
- 心に残った医療体験
- 自分自身あるいは身近な家族が病気になった時, 医院・病院で感じたこと, 望むこと
- 医師を志した理由
- 医師になりたいと思ったきっかけ
- 自分が医師に向いていると思うことはあるか
- 自分が医師に向かないと思う点
- 医師としての人格を涵養するためにこれまで行ってきたこと, もしくはこれから行いたいこと
- 医師として困難な事例にあった時どうするか
- 同期の中でどのような立場や役割を担っていきたいか
- 医療をやっていてうまくいかなかった時, どのように考えるか
- 医師になっていなければ何になっていたか（p. 105, 106 参照）
- 医学部に入って良かったこと
- 医学部で一番つらかったこと
- 良医とは何か
- 良医と名医どちらになりたいか
- ロールモデルとなる先生

・目指す人
・尊敬する人
・尊敬する医師とその理由
・自分にとってのヒーロー
・座右の銘
・自分のモットー
・地元から離れることを選んだ理由
・出身大学のある土地はどのような所か
・出身大学の良いところ
・現在所属の大学を選んだ理由
・大学の最寄りに住んでいないのはなぜか
・実習で一番印象に残ったこと，症例
・実習で印象に残った先生，看護師，患者，科
・実習で感じたこと，学んだこと
・実習で一番勉強になったこと，記憶に残っていること
・実習で失敗したこと
・実習で患者とのコミュニケーションで気を付けたこと
・ポリクリで一番学んだこと
・ポリクリ，クリクラで大変だったこと
・当直見学の際にどんな症例を見たか
・実習と研修（学生と研修医）の一番大きな違いは何だと
　思うか
・海外留学の感想
・留学で大変だったこと
・留学で印象に残ったこと
・海外での実習の感想
・海外旅行の経験について
・海外在住経験について
・家族構成，家族や親戚の職業
・家では誰と会話することが多いか
・最近読んだ本
・おすすめの本
・最近みた映画
・最近おすすめのアニメ
・医療ドラマを見るか，どのような内容が印象的だった
　か
・今現在楽しんでいること
・今一番行きたいところ
・今この場で地震が起きたらどうするか
・休日の過ごし方
・4コマ漫画を見て，どう思ったか
・寝坊して起きたら10時だった。どう対応するか
・東京オリンピックで注目する競技・選手とその理由

・オリンピックが開催されるが，医師としてどのように
　関わりたいか
・今年の甲子園決勝の大阪桐蔭高校と金足農業高校，あ
　なたにとってどちらが理想のチームであると考えるか
・病院のキャラクターを作るとしたら名前は何がよいか
・金魚について1分間で説明
・1日が28時間あったらどうするか

● 2019年 ●

＜将来＞
・目指す医師像（p.74，119参照）
・5年後の将来像
・5年後の自分へ送る手紙
・10年後の将来像（p.30～36参照）
・10年後の自分への手紙
・20年後どのような医師になっていると思うか
・20年後の医療と自分
・今後の将来設計，キャリアデザイン
・医師としての私のミッションと，達成するためのキャ
　リアパスプラン
・医師としての目標を短期的と長期的に
・海外に興味があるか，留学したいと思うか
・研修3年目以降はどうするか
・研修終了後にどんな医師になっていたいか
・研修終了後の進路
・2030年4月，あなたはどこでどんな人と一緒にどんな
　仕事をしたいか
・将来希望する科，その理由
・将来当院に貢献できること
・将来はジェネラルか専門性か（p.213参照）
・どのようなプランを経て専門医の資格を取るか
・臨床と研究どちらに興味があるのか
・大学院への進学を考えているかどうか
・後輩をどう指導するか，指導する時に注意すること
・専門医の資格をとりたいか
・当院に残るつもりはあるか
・女性としての今後のキャリアビジョン
・女性医師の結婚や出産について
・仕事と家庭の両立についてどのように考えているか
・医師としてのキャリアと私生活の両立をどう図ってい
　くか
・この2年以内に結婚する意志があるか

・女性医師として働くにあたっての考え

＜臨床研修＞

・どのような研修を希望するか（p. 92 参照）
・研修医にとって理想の研修
・初期研修でやりたいこと（p. 117 参照）
・初期研修中に興味のない（将来選択しない）診療科を
　ローテーションする際その経験をより実のある有効な
　ものにするためにはどうしたらよいか
・研修で学びたいこと，目標，高めたいスキル（p. 117 参
　照）
・研修において譲れないポイント
・自分にとってのプロフェッショナリズム，それを初期
　研修で取得するために必要なこと
・研修において不安なこと，ぶつかりそうな課題
・研修医になってからどのように知識を身につけるか
・何をもって初期研修を修了したと言えると考えるか
・働きやすい研修病院とは
・ART プログラムに興味はあるか
・研修医として病院にどう貢献できるか
・指導医にはどのように指導してほしいか
・指導医と価値観が合わなかったらどうするか（p. 101,
　102 参照）
・将来上級医になった時，研修医の指導で意識したいこ
　と
・あなたが研修医を指導する責任者という立場であった
　なら，研修 2 年間で具体的にどのようなことをどのよ
　うなやり方で指導するか
・病院見学時の当院の印象，科の印象，スタッフの雰囲気
・研修医の先生とのエピソード
・実習にきてみて当院の良かったところ，改善した方が
　よいところ
・当院をどのように知ったか
・当院の良いところ，悪いところ
・当院の改善点
・魅力ある病院にするためにはどうしたらよいと思うか
・診療科が少ないことや症例が少ないことについてどう
　考えているか
・当院のある地域の印象
・公立病院としての地域における当院の役割
・病院の基本理念についての自らの考え，意見
・たすきがけ病院の希望とその理由
・なぜ自大学ではなく当院にしたのか
・市中に比べて大学病院の良いところ

・都立病院と私立病院の違い
・私立病院と公立病院，働く上での違い
・併願病院との比較（良い点，悪い点）
・当院を選んだ決め手
・出身地について
・出身地ではできないこと
・他県からなぜこの地域の病院を受験しようと思ったの
　か
・志望科とその理由，その科の良さ，魅力は何か
・希望以外の科に興味はないのか
・後期研修について
・理想の研修プログラムとは
・研修プログラムの内容が今後かわるかもしれないが，
　不安はないかどうか
・当直できるか
・研修病院の選び方，選ぶポイント，重視すること
・もし研修中に具合が悪くなった時はどう対応するか
・同期がリタイアしそうになったらどうするか
・あなたは内科ローテーションしている初期研修医で，
　夜 20 時に病棟でカルテを書いていた。同期の救急科
　ローテしている研修医から「救急対応が忙しく手伝っ
　てほしい」と電話がきた時，どうするか
・急性期医療を担う病院に勤める医師として心がけなく
　てはならないこと

＜医療・医学＞

・質の高い医療を提供するために大切なこと
・現代医療が抱える問題点とその解決策
・将来の医療において危惧していること
・日本の医療の問題点となぜそれが問題点なのか
・今の医療界の問題，それを変えていくにはどうすれば
　よいか
・20 年後の医療について
・最近 100 年間での医療における大発見を 3 つ挙げ，そ
　の発見がどう貢献したか
・今後 30 年で医療がどう進歩すると考えるか
・病診連携について
・地域病院との連携をしていく上で大切なこと
・日本の保険診療について
・保険診療内の診療のメリット，デメリット
・保険適用外の診療を行うことに賛成か反対か
・医療費抑制政策について
・現在の救急医療について思うこと（p. 210 参照）
・医療安全について（p. 41，43 参照）

- 医療ミスを防ぐにはどうすればよいか（p. 41，43 参照）
- 治療ミスをしてしまったらどうするか（p. 45，79 参照）
- 外科の中でも産科で亡くなることが多いのはなぜか
- 終末期医療についてどう考えるか（p. 59 参照）
- 安楽死について（p. 61 参照）
- 尊厳死についてどう思うか
- 人間としての死とは
- 臓器移植について，移植医療についてどう思うか（p. 72 参照）
- 高齢者社会が進んでいる中で，医療費を適切に使用していくにはどうしたらよいか
- 高齢化が進む社会の中で何が医療にとって大事だと思うか
- 高齢者に対する医療のあり方（p. 221 参照）
- 大学病院が地域で果たす役割とは何か
- 地域医療について考えること（p. 85〜87 参照）
- あなたにとって地域医療とは
- 地域医療における資源不足について
- 都会の医療と地方の医療でどこがどう違うと思うか
- 医療の地域格差について
- 災害医療について（p. 216 参照）
- 医師の地域・診療科の偏在についてどのように対応すべきか
- 内科と外科のバランスについてどう思うか
- 医師の地域偏在の解決策は何か
- 外科系の医師不足を解消するにはどうしたらよいか
- へき地，離島の医療について
- 診療科を横断することについて（将来患者が増えて，自分の専門外も幅広くみる必要がある）
- 千葉県の医療について
- 岐阜の医療について
- 多摩の医療についてどう考えるか
- 秋田県の医療についてどう思うか
- 高知県の今後の医療について
- 2019 年 3 月にあった透析中止による患者死亡の事件についてどう思ったか
- AI と医療の関わりについて（p. 220 参照）
- AI が導入される未来，医師の存在意義は
- 医療の IT 化のメリット，デメリット
- IOT や遠隔医療，AI などが発達しているが実際どのように使われているか
- 最近気になる医療トピックス
- 本庶佑先生のノーベル賞の報道をうけて考えたこと

＜臨床知識＞
- ステロイド全身投与の適応疾患 10 個
- 意識障害の鑑別疾患 10 個
- ショックの分類
- 生活習慣病について
- 胃がん術後のイレウスについて
- 慢性硬膜下血腫について
- 腸閉塞について
- ステロイドの副作用 5 つ
- 血痰を生じる疾患 5 つ
- 蛋白細胞解離を起こすのは
- 麻疹のワクチン接種後に起こる疾患
- アキレス腱反射の中枢は
- 進行性多巣性白質脳症の原因
- 腹痛の患者が来たら何を考えるか
- トリアージでの家族への説明
- 発達障害とはどのようなものか
- SNP について知っていること
- 色素性乾皮症について
- Vogt-小柳-原田病について
- 腎盂腎炎（尿路結石合併）について
- ビタミン B$_{12}$ 欠乏性貧血について
- 胸痛の鑑別を重症順に 3〜8 つ答え，特徴的な所見を述べよ
- 虫垂炎の重症度分類について
- ダウン症の合併症
- Fallot 四徴症の日常的に注意すべきこと
- 抗生剤を投与してアナフィラキシーが起きた時の対応
- 栄養の投与経路について
- 汎発性腹膜炎について（原因，対処法，検査など）
- NIPT について（倫理的問題点の側面に対する自分の考えも含め）
- 分子標的薬について
- ネフローゼをきたす疾患
- 壊死性筋膜炎について
- 救急現場における DNAR について
- 慢性期医療について
- 緊張性気胸について

＜医師・医師患者関係＞
- 医師にとって最も大切なもの
- 医師として大事な要素は何か
- 医師になる上で必要なこと，適正として重要視していること

- 医師に必要なこと，備えるべき人格とは何か
- 医師のもつべき資質について
- 医師の素質と，そのために努力したこと
- 医師としてのプロフェッショナリズムとそれに必要なこと
- 医師のプロフェッショナリズムについて（医学的，社会的，倫理的側面から）
- 医師の臨床能力とは
- 診察時に大事にすること
- 高圧的な医師についてどう思うか
- 冷たい医者だけど腕がいい医者，どう思うか
- 優秀だけど患者への態度が悪い医師と，穴はあるけど患者に対して真摯に向き合う医師，自分の患者を任せるならどちらか
- 高齢化社会での医者の役割
- 少子高齢化社会において医師が求められるもの
- 産業医とは
- 市民に選ばれるかかりつけ医とはどんな医師か
- 医師ができる社会貢献について
- 社会から求められている医師像とわたしが目指す医師像について
- 良き臨床医に必要な態度と資質と医師の QOL について
- 将来の専門医のあり方について
- 医師の働き方についてどう思うか
- 応召義務についてのあなたの考え
- 医師の働き方改革についての意見（p.221 参照）
- 医師の働き方改革と自己研鑽について
- 勤務時間外の仕事について，どこまでが仕事でどこからが自己研鑽だと考えるか
- 17 時以降は帰っていい制度だとして，それ以降までかかる手術があった場合どうするかとその理由。残るとしたらその際に自己研鑽ではなく勤務として給料は欲しいか
- 業務時間外に勉強となる症例がある場合と前からあったプライベートな予定が重なったらどうするか
- 自分の担当患者が時間外に急変した場合どうするべきか，医師の時間外業務について
- 患者との接し方についてどう考えるか
- 患者とのより良いコミュニケーションのために留意すべき点
- 患者に寄り添うとはどういうことだと思うか
- 難しい患者とのコミュニケーションの取り方

- 身体障害や精神疾患をもつ人と接する時に気を付けていること
- 研修医として採血しようとした患者に断られたらどうするか
- 抗がん剤治療を受けたくないと訴える患者に対して，主治医としてどう対応するか
- 末期がん患者で有効な治療がほとんど無い中，患者は治療を希望しているが，家族は希望していないという状況で医師としてどのような選択をするか
- あなたの受け持つ糖尿病患者が病院の売店で菓子パンを買っているところを目撃したら，あなたはどうするか
- 薬を増量したくないという患者と，増量してほしいと願う家族や職場の人がいて，医師としてどのように対応するか
- 人工呼吸器を使って延命したくない患者と，つけてほしい家族がいて，どちらの意見を尊重するか
- 人生の最終段階をむかえた患者に対し，医師であるあなたはどう関わりますか
- 終末期がん患者の病状を家族へ説明する際に気を付けること，説明方法
- アドバンス・ケア・プランニングについてどのように実践していけばよいか
- ALS など意思疎通が難しい患者の要望をどう叶えるか
- ガイドラインに当てはまらない患者さんがいたらどうするか
- 病院の待ち時間が長いというクレーム。丁寧に診てもらえるとは言われている。どのように対応するか，改善策
- 院内で喫煙している人を見かけたらどう対応するか（p.219 参照）
- モンスターペイシェントと出会ったらどうするか（p.219 参照）
- 患者とのトラブルを避けるためにはどうすればよいと思うか
- 患者が自分に危害を加えようとしてきたらどうするか
- 診察の際の患者と医師の会話を録音してカルテに残すことについての意見
- エホバの証人が来院時，輸血が必要の場合どうするか
- 患者から主治医変更を希望された場合，どうするか（p.219 参照）
- 上級医と意見が異なった場合，どうするか（p.101，102 参照）

- 指導医の治療が間違っていると思った時，どうするか
- 上級医とのコミュニケーションで意識すること
- 治療について上級医に聞くといちいち聞くな，自分で考えて判断しろと言われたのでそうしたら，次はやる前に確認しろ，なぜ聞かないと言われた状況，あなたはどう思うか
- アナフィラキシーショックに陥った患者にアドレナリンを投与する際に指導医から量を指定されず，確認できなかった研修医は誤った量を投与したという文章を読み，どうすべきか，何か改善策はあるか

＜チーム医療＞

- チーム医療とは何か（p. 158 参照）
- チーム医療の構成員やその役割について
- チーム医療に何が必要か
- チーム医療をうまくやっていくには
- 医師になったらどのようにしてチームをひっぱっていくか
- チーム医療を行う上で医師が果たすべき役割
- チーム医療で大切なこと，心がけること
- チーム医療において研修医として大事にしていくべきこと
- 多職種との関わり方
- 多職種との仕事の中で自分が大事だと思う事柄
- 多職種でどのように仕事をしていきたいか
- コメディカルというとどのような職業が思いつくか
- コメディカルスタッフとの接し方
- コメディカルスタッフとうまくやっていくには何が必要か
- コメディカルの重要性を感じたエピソード
- コメディカルと医師とで意見が食い違ったときの解決法
- 年配のコメディカルスタッフをどう思うか
- 看護師の役割についてどう考えているか（p. 15～17 参照）
- 看護師に求めるものは何か
- 5 年目の看護師と意見が食い違ったらどうするか
- 看護師から理不尽なことを言われたらどうするか
- 看護師以外のコメディカルスタッフとの関わり方
- 看護師をはじめとする院内スタッフと医学関係以外の日常会話をするとしたら，どんな話題で会話できるか

＜社会一般＞

- 最近気になるニュース
- 今関心のある社会問題
- 最近気になった医療系ニュース
- 女性の医学部減点問題についての意見
- 高齢者の自動車免許返納の是非について
- 高齢者ドライバーの免許返納率が都会より地方の方が低い，この問題点 1 つと解決策
- 超高齢者社会についてどう思うか
- 増加する高齢者との良好な関係を築くための工夫
- 高齢化社会の中で「老い」に対してどう考えるか。若い世代はどのように対応していくべきか
- 少子化について
- 働き方改革についてどう思うか
- 女性が働きやすい環境について
- 男女共同参画について
- 戦争についてどう思うか
- 児童虐待について
- 千葉の虐待事件について，どんな対策が考えられるか
- 乗客，乗務員が多く乗る豪華客船が沈没しそうな時，誰から避難すべきか

＜自己アピール・自己分析＞

- 自己 PR（p. 185～187 参照）
- 自分の性格について，具体的なエピソード
- 自分はどのようなタイプの人間か
- 自分の長所と短所
- 自分の短所とそれが仕事に及ぼす影響
- 自分の短所とその改善策
- 自分の強み
- 自分の弱点
- 自分から見て自分に足らないと思うところ
- 私について
- 自分史（p. 115，134 参照）
- 人間としての成長には何が必要か
- 今までで最も印象に残った言葉
- 自分を動物に例えると何か
- 自分を色で表すと何色か
- 自分を果物に例えると何か
- 自分を漢字 1 文字で例えると何か
- 子どもの頃の思い出（p. 111 参照）
- 苦手な人，どうしても嫌な人との付き合い方
- 先輩・後輩との接し方
- ミスをどう指摘するか
- 友人は多いか
- どのような人と仲がよいか
- 困った時相談する相手は誰か

Ⅶ　施設別傾向と対策　**593**

- 精神的に病んでしまっている友人への言葉のかけ方
- 人に対して自分から何かをしてあげようと思ってしたことがあれば具体的に
- 自分の親友を他己紹介する
- 自分は他人にどう見られているか
- 周りから自分はどう思われているか，どのような性格と言われるか
- 仲間内での自分の役割，立ち位置，キャラクター
- 人間関係で苦労したこととその対処法
- 人間関係が複雑になったことがあるか
- 人と関係を築いていく上で心がけていること
- 高校生活を過ごして何がよかったか
- 学生時代，大学生活で力をいれたこと，頑張ったこと
- 学生時代の一番の思い出
- 大学生活で勉強以外に頑張ったこと
- 大学入学後，勉強以外で成長したこと
- 大学生活で良かったこと，悪かったこと
- 大学生活で一番楽しかったこと
- 勉強で最も苦労したこと
- 大学で6年間続けたことは何か
- 大学6年間で最もつらかったこと
- 学生時代に行った研究
- ボランティア経験の有無
- アルバイトの経験について
- 部活で役職についていたか
- 部活内で自分の立ち位置
- 部活を通して得たもの，学んだこと
- 部活で学んだことをどう医療に活かすか
- 部活で得たもので普段の生活にも役立っていることはあるか
- 部活で良かった点と悪かった点
- 部活で頑張ったこと，苦労したこと
- 部活において自分の短所がどう影響したか
- 部活と勉強の両立をするためにどう努力したか
- 部活で幹部をやって大変だったこと，得たこと
- 部活でキャプテンをしたとき，チームをまとめるためにどのような工夫をしたか
- 個人競技と団体競技のどちらが好きか
- 学校の成績はどうか
- CBTの成績，点数
- 国試対策の進み具合
- 留年した理由，反省点
- 国試に落ちた理由

- 地域枠について
- 得意な科目，不得意（苦手）な科目
- 好きな科目，嫌いな科目
- 英語に自信があるか
- 勉強について（勉強法，ペース，進捗状況，1人でするか，グループでするかなど）
- 勉強につまづいた時の対処法
- 勉強とプライベートの両立方法
- 奨学金受給の有無
- 挫折した経験と乗り越え方
- 今までで一番頑張ったこと
- 人生で一番理不尽だったこととその克服法
- 大変なことがあったらどう乗り越えていくか
- 自分の中で逃げたい，やりたくないことがあったらどうするか
- 頑張っても評価されなかったり認めてもらえなかった経験はあるか
- 私の失敗談
- 今までの人生で失敗したこと
- 人生で一番の思い出
- 人生で一番嬉しかったこと，悔しかったこと
- 今まで人生の転機となったエピソード
- 人生の価値観が変わった体験やきっかけ
- これまでに果たした貢献について
- 今まで表彰されたこと
- これまでに何かやり遂げた経験
- 最近嬉しかったこと，悲しかったこと
- 課外活動について
- リーダーシップに必要なもの
- リーダーシップはどこで培われたか
- これまでプロフェッショナルと思った人について
- ワークライフバランスについて，自分が将来どのような働き方をしたいか
- ワークライフバランスについての考え（自分の経験を踏まえて）
- 健康のために気を付けていること
- 入院経験の有無
- 体力に自信があるか
- 体力づくりのためにしていること
- 周囲の人間と意見が対立した時どうするか
- コミュニケーションで大切にしていること
- 自分はリーダータイプか否か（自己評価と周囲からの意見）

- チームでは自ら進んで何かをするタイプか，周りについていくタイプか
- ストレスを感じたときの対処法
- ストレス発散方法・ストレス解消法は何か
- 息抜き，気分転換法は何か
- 喫煙，飲酒について
- 趣味について
- 特技について
- 百人一首は好きか，どんな歌が好きか
- 登山に興味があるか
- 持っている資格について
- 医学以外で興味のあること
- 医師を志した理由
- 医師を目指したきっかけ
- 自分が医師に向いていると思うことはあるか
- 自分が医師に向いていないと思うところ
- 医師として壁にぶつかった時どうするか
- 年下の同期と仲良くできるか
- 医師になっていなければ何になっていたか（p. 105，106参照）
- 医学部に入って良かったこと
- 医学を学んで感動したこと
- 理想の医師像（p. 37，39，120〜126参照）
- 自分の目指す医師像に影響した，臨床実習を通して出あった医師や出来事，経験
- 医師を続ける上でのモチベーションとなるものは何か
- 尊敬する人
- 今まで見た，聞いた医師の中で反面教師的な医師，目標にしたい医師を理由を含め説明
- 座右の銘
- 信念みたいなものはあるか
- 夢や目標の意味とは
- どんな野望を持っているか
- 最近自分なりに計画をたてて実行したこと
- 幸せの定義とは
- 出身大学について
- 出身大学の良いところ，悪いところ
- 自分の大学で自慢できるところ，当院で応用するにはどうすればよいか
- 実習で一番印象に残ったこと，症例
- 実習で一番印象に残っている科とその理由
- 実習の感想
- 実習で印象に残った先生，看護師，患者

- 実習で感じたこと，学んだこと
- 実習で一番苦手だった患者
- 実習でうまくいかなかったこと
- 実習で失敗し学んだこと
- 実習中改めて医師になりたいと強く感じた出来事
- 実習で医師としての将来を決めるような出来事はあったか
- 実習を経験して感動したこと，エピソード
- 市中病院と大学病院の実習で内容に違いはあったか
- 留学経験で日本と違うと感じたこと，一番楽しかったこと
- 留学して学んだこと
- 留学で印象に残ったこと
- 海外研修の感想
- 人種差別をされたことがあるか，またその際どのような対応をしたか
- 家族構成，家族や親戚の職業
- 最近読んだ本とその内容
- 最近行った旅行
- お金が落ちていたらいくらまで拾うか。その答えに対して，なぜその金額なのか
- おすすめの本，映画
- 好きな映画
- SNSをやっているかどうか
- 働いてから何か新しいことを始めたいか

● 2020年 ●

＜将来＞

- 理想の医師像（p. 37，39，120〜126参照）
- 目指す医師像（p. 74，119参照）
- 5年後の将来像
- 10年後の将来像（p. 30〜36参照）
- 10年後の自分への手紙
- 20年後どのような医師になっていると思うか
- 20年後の医療と自分
- 30年後の働き方
- 今後の将来設計，キャリアデザイン
- 海外に興味があるか，留学したいと思うか
- 研修3年目以降はどうするか
- 研修終了後にどんな医師になっていたいか
- 研修終了後の進路
- 将来希望する科，その理由

VII 施設別傾向と対策 **595**

- ・志望科を変更する可能性
- ・臨床と研究どちらに興味があるのか
- ・研修終了後は地元に戻るか
- ・当院に残るつもりはあるか
- ・当院に貢献できること
- ・女性医師としての働き方について
- ・女性医師としてキャリアを積む上で不安はないか
- ・女性医師が働き続けるためにやるべきこと

＜臨床研修＞
- ・どのような研修を希望するか（p. 92 参照）
- ・初期研修でやりたいこと（p. 117 参照）
- ・初期臨床研修に向けての抱負
- ・研修で学びたいこと，身に付けたいこと（p. 92 参照）
- ・研修で大事だと思うこと
- ・初期研修で不安なこと
- ・研修病院に求めるもの
- ・臨床研修の時間をどのように過ごし，どのような医師になりたいと考えているか。そのためには何が必要か
- ・働き方改革による研修と QOL について
- ・研修医になってから苦労しそうなことや不安なことはあるか
- ・良い研修医と悪い研修医について
- ・研修医が心がけるべきことについて
- ・初期研修は学習か，それとも労働か
- ・新型コロナウイルスの感染が危ぶまれる中でよりよい研修を行うには
- ・新型コロナウイルス感染拡大における臨床研修のあり方について
- ・コロナの状況下でどのような研修をしたいか
- ・研修医として病院にどう貢献できるか
- ・あなたを雇うメリット
- ・指導医にはどのように指導してほしいか
- ・病院見学時の当院の印象，科の印象，スタッフの雰囲気，感想
- ・見学，実習にきてみて当院の良かったところ，改善した方がよいところ
- ・当院をどのように知ったのか，きっかけ
- ・当院の良いところ，悪いところ
- ・当院の改善点
- ・病院の魅力を上げるために必要なことは何か
- ・病院長の名前
- ・この病院に来たい気持ちを点数にしてください
- ・当院のある地域の印象

- ・たすきがけ病院の希望
- ・自大学の病院での研修を考えなかったのか
- ・なぜ大学病院なのか
- ・市立病院として重要なこと
- ・地域の小さな病院が果たす役割
- ・大型の市中病院と小さめの市中病院では，あなたにとってどちらが行く価値があるか
- ・市中病院と大学病院の違い
- ・併願病院について
- ・併願病院との比較（良い点，悪い点）
- ・他の受験病院と当院の共通点
- ・出身地について
- ・出身地の病院で研修するつもりはないのか
- ・志望科とその理由，その科の良さ，魅力は何か
- ・後期研修について
- ・希望プログラムを選んだ理由
- ・当院と他院のプログラムの違うところ
- ・研修プログラムについてどのように思うか
- ・プログラムは自分にあっていると思うか
- ・初期研修選びの軸 3 つ
- ・研修病院を選ぶ基準，雰囲気のよい病院について
- ・研修医が使用する自己評価シートを用いて，現在または過去のある時点での自分について採点し，最高点または最低点をつけた項目とその理由，よりよくするために必要なこと
- ・あなたのこれまでの経験が研修にどのように役立つか
- ・夜間当直研修が規定より足りないかもしれない状況になりました。あなたは研修医の代表としてスケジュールを見直して提出しないといけません。あなたならどのように取りまとめますか。そして，あなたはどのように自身の研修スケジュールを組みますか
- ・小児科が初期研修で 2 か月あるが，それに関してどう思うか
- ・当直に耐えられるか
- ・救急診療の大変さとやりがい

＜医療・医学＞
- ・今，医療に求められているもの
- ・日本の医療制度の問題点
- ・興味がある医療問題
- ・アメリカと日本の医療の違い
- ・心技一体の医療とは何か
- ・患者中心の医療について
- ・急性期病院の役割について

- 医療安全について（p. 41, 43 参照）
- 終末期医療についてどう考えるか（p. 59 参照）
- 安楽死について（p. 61 参照）
- 尊厳死と安楽死についてどう考えるか（ALS 嘱託殺人の件で）
- 人間としての死について
- DNR について
- 脳死における人工呼吸の中止について考えを述べよ
- 高齢者医療について（p. 221 参照）
- 高齢者の看取りについて
- プライマリー・ヘルス・ケアについて
- 地域医療について考えること（p. 85〜87 参照）
- 地域医療で重要なこと
- 地域医療をどうしていくか
- ウィズコロナ時代の地域医療について
- 北海道の地域医療について
- 東北地方の医療をよくするために貢献できることを，自らの経験を踏まえて述べよ
- 高知県の地域枠の医師として大切にしたいこと
- 医療の貧困に出会ったことはあるか
- 地方医師不足の解決策
- 断らない医療についての自分の考え
- 医師の地域偏在についてどのように対応すべきか
- オンライン診療に関しての利点と欠点について
- 専門医制度についてどう考えるか
- 標準治療の功罪
- 医療における差別について
- がんゲノムについて
- がんの死亡率のグラフを参考に，高額な抗がん剤治療を行うことについて書け
- 医療とソーシャルディスタンスに関して
- 新型コロナウイルスの現状で医学生としてできること
- 新型コロナウイルスの現状で研修医になってできること
- コロナ禍における研修医の役割
- 新型コロナパンデミックの時代に，あなたは医師として何をなすべきか
- コロナ問題に対してどのようにアプローチするか
- 新型コロナウイルスによる医療への影響について自分が感じたこと
- 新型コロナウイルスに対する医療体制について
- 新型コロナウイルスについての現状についての考えと自分なりの今後の見通しについて，医療的な側面を踏

- まえて述べよ
- コロナと共存の医療についてどう考えるか
- コロナウイルス感染症について医療者として働く上で感染のリスクがあるが，どう思うか
- 新型コロナウイルス感染症が全世界的に広がり，日本でもさまざまな影響が生じています。このようなパンデミックに対応するにあたり，医師として必要な心構えを論じなさい
- COVID-19 流行に対する医療状況から医学生として感じたこと，特に医療専門職の働き方に関して
- COVID-19 流行で医療従事者の働き方について思ったこと
- あなたがこの病院の病院長であるとします。これからコロナウイルス感染が広がることが予想されるなか，病院長としてどのような対策を行っていきますか
- コロナウイルスの検査方法や予防に向けた対策をできるだけ多く挙げること。また，病院で行うべき対策も自分で考え述べる
- 新型コロナウイルス感染症の世界中での蔓延は，医療及び医療者に大きな影響を与えた。一連の経緯を見て，これから医療に携わる者としてどのようなことを考えたか
- コロナウイルス禍での身の回りの変化，及びこれからの医療現場における自己の意気込み
- 新型コロナウイルスの感染拡大に伴い，医療関係者は肉体的にも精神的にも著しい負担を強いられている。医師を目指すあなたはこれについてどう考えるか
- 私たちは，COVID-19 によるパンデミックの渦中にいます。今後どのように対峙していくのか，携わる医療者すべてに共通した課題であると思われます。医師として，または一個人として考えるところをあなたの経験を踏まえて述べよ
- 新型コロナウイルス感染症について，一般の方（学生含む），医療者それぞれの立場から考えを述べてください
- 新型コロナウイルス感染症と救急医療について
- コロナ禍において医療資源が限られる中，患者をどのようにトリアージするか。その利点と欠点について
- 助かる見込みが低い人工呼吸器を装着した COVID-19 の患者から人工呼吸器を装着することで助かる見込みがある人へ着けかえることはできるか
- COVID-19 では何が問題であると感じるか
- 第二種感染症指定医療機関ということで COVID-19 について（当院が COVID-19 に対してどのような位置づ

VI 施設別傾向と対策 **597**

けにあるか知っているか。COVID-19 の診療に参加することになるが不安はあるか。スタッフ間の院外でのコミュニケーションが難しくなるが，それはどうしていくか，など）
・AI はどのように医療に活かされていくと思うか（p. 220 参照）
・AI が医療をどう変えるか
・AI の活用が普及するこれからの時代において，医師として求められる能力は何か
・AI による医療について，賛成か反対か
・AI と医療をテーマとして，あなたの考える未来の医療について述べよ
・人工知能やビックデータの解析技能の発展に伴い，近い将来，人工知能による診断率は専門医を超えると考えられている。治療についても同様のことが言える。仮に医学的な判断や施術の多くを機械に委ねることが可能になった場合，医師は不要になるだろうか，それとも必要であろうか。不要になるならばその理由を，必要であるならば，医師に残される具体的な専門性は何であるか
・SNS を利用した今後の医療のあり方について
・民医連綱領を読んで共感したこと
・民医連についてどう思うか
・民医連の理念や活動に対する自分の考え
・医学部の授業で取り入れたほうがいいと思うものは何か
・東洋医学の長所

＜臨床知識＞
・ショックを呈する病態の鑑別疾患 10 個
・出血傾向を呈する病態の鑑別疾患 10 個
・インフルエンザの感染形式
・高血圧について
・ステロイドの副作用
・熱中症の症状
・ALS の陰性症状
・ピロリ菌除去する疾患
・腎嚢胞について
・全身管理について一言で
・アドバンスドケアプランニングについて
・インフォームドコンセントについて
・気胸について

＜医師・医師患者関係＞
・医師にとって大切なこと

・医師として必要だと思うこと
・医師になった際に必要とされる能力についてまとめよ
・医師として必要とされる資質について
・医師として診療するときに大切だと思うこと 3 つ
・医師の仕事に対する自分の考え
・医師の倫理について
・医師や医学生にはより高い倫理観が求められるが，そのことについて思うこと
・医師の誇りについて
・臨床能力とは一言で何だと思うか
・医師の給与の削減についての自分の考え
・社会から求められている医師像とわたしが目指す医師像について
・医師の中には必ずしも善良とは言えない人がいるが，それはなぜか，どうしたら良くなるか
・初期研修医の給料が他の職種に比べて高いこと，また日本は先進国の中で珍しく医師免許の更新制度がないこと，これらの事実を踏まえた上で医師に求められる責務について述べよ
・医師のプロフェッショナリズムについて
・コロナで大変でも医師としての職務を全うできるか
・今般の COVID-19 の世界的な感染拡大を目の当たりにし，自身の目指す医師像にどのような変化が生じたか。またはどのような思いがより強固となったか
・医師の働き方改革についての意見（p. 221 参照）
・医師という職業と働き方改革について
・医師における働き方改革について自己研鑽，医師応召義務と関連付けて述べよ
・時間外労働と自己研鑽について
・時間外勤務について
・沖縄で同期の結婚式，自分は事前に休みを取っている。患者さんと家族が病院にいて欲しいと懇願している。研修同期と指導医はカバーするから行っておいでと言っているが，どう振る舞うか
・あなたにとって患者の立場にたった医療とは
・医師としての新型コロナウイルス感染者への接し方
・もし 10 人コロナ患者がいて，4 人分しか薬がなかったらどうするか
・癌の遺伝子治療を患者に説明する上で研修医として知っておくべきこと。また，研修医としてそれをどう学ぶか
・治療，検査に消極的な患者に対しどのように対応するか

- コロナ疑いの患者がマスクをしない，どう対応するか
- 新型コロナ感染と，外出自粛による高齢者のフレイル等の危険性を天秤にかけて，コロナへの感染を危惧する患者とその介護者にどうアドバイスするか
- あなたは A 病院の内科医師である。75 歳の男性が間質性肺炎の急性増悪で入院し，受け持ちとなった。入院後，血中酸素飽和度は次第に悪化し，人工呼吸器装着を必要とするほどになった。この時，全国特に首都圏で新型コロナウイルス感染が大流行しており，A 病院の院内規定では面会を原則中止としている。患者の一人娘が埼玉県に居住しており，患者が自らの判断で娘に来院を要請し，現在，娘は A 病院の総合受付に来てしまっている。さて，あなたはどう対応するか
- 5 人の急性腎不全患者に対して透析機器が 2 台しかない状況で，誰に透析を行うか
- もしあなたが離島で初期研修をしており，外来で「薬がなくなったから欲しい」と訴える患者さんが来たときにどのような対応をとるのか。島に来る研修医で外来を回しているため主治医に確認することはできず，院長はオペ中で即座に対応できる状況ではないという設定
- 膵癌の患者さんで食事をとれない。上級医は無理に食べさせるのもかわいそうだと言っている。カンファレンスで他科の先生が経腸栄養または経管栄養した方がよいと耳打ちした場合，どうするか
- 話を聞いてくれない患者がいたらどうするか
- 腎代替療法を拒否する患者の対応について
- もし患者が胃管を抜こうとしていたらあなたはどうするか
- ある患者さんが退院したいと言っている。看護師陣も退院をさせたい。医師（私）としては退院させたくないし，家族も心の準備が整っていない。あなたならのどのように対応するか
- 京都で ALS に罹患している女性に医師 A が睡眠薬を大量に投与し死亡させた事件があった（詳細提示あり）。この事例の問題点を簡潔にまとめ，もし自分がこの患者の主治医であったらどう行動したいか
- 救急で重症患者の家族にどう説明するか
- 患者さんの「家族への告知」についてどう対応するか
- がん患者さんの子どもから「私も同じ病気になっちゃうの？」と尋ねられた時，どう答えるか
- 担当の患者さんが民間の高額な医療を受けていると知ったら，自分ならどうするか

- 新幹線の中，胸痛の患者さんがおり，医師の人はいませんかという放送が流れる。数分ほど様子をみるが誰もこない。患者さんの胸が痛いという叫び声が聞こえてきた場合どうするか
- 上級医と意見が異なった場合，どうするか（p.101，102参照）
- 上級医が間違ったことをしていたらあなたはどのように対応するか

＜チーム医療＞
- チーム医療とは何か（p.158 参照）
- チーム医療の良い点悪い点
- チーム医療で大切だと思うこと
- チーム医療における医師の役割
- チーム医療を推進するために重要なコミュニケーション能力とは
- チーム医療を実現するためにコミュニケーション以外で大切なこと
- チーム医療の中での自分の役割
- 多職種連携とあるが，他の職種の方の役割を理解しているか
- 多職種連携と医師の役割についてどう考えるか
- 多職種とのコミュニケーションで大切だと思うこと
- コメディカルスタッフとの関わり方
- コメディカルとの関係をよくするために心がけていること
- 看護師などのコメディカルの仕事についてどう思うか
- チーム医療で看護師に期待するもの
- 看護師と衝突した時はどうするか
- 看護師の良いところと悪いところ

＜社会一般＞
- 最近気になるニュース
- 今関心のある社会問題
- 医学部女子差別についてどう思うか
- 社会と女性について思う事はあるか
- 最近気になった医療系ニュース
- 高齢者の運転免許返納について
- 少子化について。データに基づいた現状，20 年後の社会や医療について，想像することを含め記載
- 働き方改革についてどう思うか
- 過労死について
- 子供に予防接種を受けさせない親がいますがそれについてどう思うか
- パンデミックへの対応法

VII　施設別傾向と対策　**599**

- 新型コロナに関する倫理的配慮について
- コロナウイルス感染症が社会に与えた影響
- コロナウイルスがある状態で1年後, 社会がどう変わっているか
- コロナについて不安に思うこと
- コロナ禍で感じたこと, また学んだことは何か
- コロナが流行った際にどのようなことを意識して生活していたか
- 新型コロナウイルスの流行について医学以外で学んだこと
- 日本でのコロナ死亡率が低い理由
- 各国のコロナ対策, どこが正解だと思うか
- 日本のコロナ対策について気になったこと
- COVID-19について考えること
- 飲食店で働く友人がいて, 医学生の君に「今までコロナのせいで儲からなかった分稼ぎたいのだが, 店で医学的に気を付けること, お客さんを呼ぶ方法はあるか」と聞かれたらどうするか
- 人の成長を促すには, 意欲を持って課題に取り組んでもらうことが必要ですが, 意欲を給与や待遇などの外的な報酬（外発的動機）が重要だという議論と, 自らが学びたいという内発的な動機がなにより重要という議論とがあります。あなたは外発的な動機と内発的な動機のどちらが重要と考えますか
- 来年オリンピックを開催できるかどうかあなたの考えを教えてください
- マスクの価格高騰化についての自分の考え
- Go Toキャンペーンについての意見
- ゆとり, 働きかた改革, コロナの世代だからねと言われないためには
- 新社会人として必要なこと

＜自己アピール・自己分析＞
- 自己PR（p. 185～187参照）
- 自分の性格を一言で表すと何か
- 自分の長所と短所
- 自分の短所とその改善策
- 長所を伸ばすのと短所を改めることのどちらに重点を置きたいか
- 自分の強みと弱み, それが研修においてどう関係してくるか
- 自分の強みについて。それを支持するエビデンスがあれば含めて記載
- 自分のどういうところが嫌か

- 最も得意なこと
- 最も好きなこと
- 他の受験者と比べて自分が一番だと思うこと
- 自分を動物に例えると何か
- かくありたいという自分の理想像
- 今までに苦労してやり遂げたことを1つ
- 今までの経験を今後どのように活かせると思うか
- これまでで自分を一番大きく変えた出来事は何か。そこから得たものは何か
- 今までに自分に影響を与えた人物
- 子供の頃の一番印象に残っていること
- 人生において最も大切な年齢, 年代
- 友達は多いか
- 同期や後輩から慕われているか
- 友人からなんと言って褒められることが多いか
- 話を聞いてもらえる人はいるか
- メンタルは強いか
- 挫折しそうな研修同期がいた時の対応
- 周りから自分はどう思われているか, どのような性格と言われるか
- 友人は自分のことをどう思っていると思うか
- 両親は自分のことをどう思っていると思うか
- 自分は集団の中でどういった立場, 役割であることが多いか（リーダータイプかなど）
- 年の離れた同期たちとの関係について
- 人付き合いにおいて, あなたが良かれと思って誰かにしたことが, 相手にとって迷惑だったり, 不利益になってしまうことはよくある。あなたのそのような経験を踏まえ, なぜそのようなことが生じるのか, そのようなことが生じたときにあなたはどのように振る舞う（対処する）のか
- 苦手な人のタイプ, その人とはどのように付き合っていくか
- 自分と合わない人との関わり方
- 人間関係で悩んだことはあるか
- 他人と揉めた時どうするか
- 他人と意見が違った時にどうするか
- 理不尽なことを言われたらどうしていたか
- 今までに集団生活をしたことがあるか, その時にはどのような役割を担ったか
- 新しい環境に入った時, どのように周囲と関わるか
- 学生時代, 大学生活で力をいれたこと, 頑張ったこと
- 医学部6年間での苦い思い出

- 学生の時に一番印象に残っている授業
- 大学生活で勉強以外に学んだこと
- 大学時代他の学生とは違う経験をしたと思える出来事はあったか
- 大学6年間で学んだこと
- ボランティア経験の有無
- アルバイトの経験について
- アルバイトではどんなことを学んだか
- アルバイトで印象に残った出来事
- 部活で役職についていたか
- 部活で役職に選ばれた理由を自分ではどう考えるか
- 大学時代の部活でキャプテンをした際の選出方法
- 部活において自慢できること
- 部活で頑張ったこと，それが今後どう役に立つか
- 部活で意見が対立したときどのように対処していたか
- 部長をしていた部活は何人いるのか
- どうやって部員を引っ張って行くかんじか
- 部活の試合に出る人を決めるのは難しいがどうやって決めたか
- 部活動の試合での緊張の克服の仕方
- 個人競技とチーム競技どちらに向いているか
- 東医体の思い出に残った場所
- スポーツにおいて皆で何か達成した経験
- 学校の成績はどうか
- 成績についてどのように自己分析しているか
- 国試対策の進み具合
- 留年について
- 国試不合格の自己分析
- 浪人について
- 地域枠について
- 得意な科目，不得意（苦手）な科目
- 勉強について（勉強法，ペース，進捗状況など）
- 勉強するモチベーションについて
- 模試を受けたかどうか
- 模試の成績
- 奨学金受給の有無
- 挫折した経験と乗り越え方
- 今までで一番つらかった体験とその対処法
- 今までの人生で一番大変だったこと
- 落ち込んだ時の立ち直り方
- 今までの人生で失敗した経験，そこから学んだこと
- 失敗した経験，それを医師にどう活かすことができるか

- 自分以外のために行動し，社会に何か貢献したことはあるか
- 今まで表彰されたこと
- 課外活動について，そこから学んだこと
- 今までで最も楽しかったこと
- 最近嬉しかったこと，悲しかったこと
- 最近感動したこと
- リーダーに必要なものは何か
- 今までに人の上に立つ経験はあったか
- リーダーとしてまとめたエピソード
- あなたにとってプロフェッショナルとは，具体的な人はいるか，それを目指す上であなたに足りないもの
- 体力に自信はあるか
- 運動習慣について
- コロナによる自粛期間中，生活リズムは崩れなかったか
- コロナによる自粛期間中はどのように過ごしていたか
- コロナ禍で何か新しく始めたことはあるか
- コロナによる自粛期間中の授業について
- コロナで一番つらかったことは何か。逆に良かったことは何か
- 自己管理はできるか
- 周囲の人間と意見が分かれた時どうするか
- コミュニケーションをとることが得意か，自信があるか
- コミュニケーションをとる中で難しかったこと，またその時の対応
- 乳幼児は喋ることができないが，どうやってコミュニケーションをとっていきますか
- コミュニケーションを取ることが難しい人にどう接するか
- 交流をもった中での看護学部の学生のイメージ
- 国対委員の仕事について
- 自分はストレスに強いか
- ストレス発散方法・ストレス解消法・息抜き方法は何か
- ストレスコーピングについて
- 気晴らしの方法
- 趣味について
- お酒は強いか
- 好きな食べ物
- 国試が終わったら何をしたいか
- 休みを1週間もらったら何をするか
- 時間の使い方に関して工夫していること

Ⅶ 施設別傾向と対策　*601*

- バンジージャンプは好きか
- 特技について
- 将来住みたいところ
- 休日が潰れても大丈夫か
- 何かに取り組む際のモチベーションが上がる条件，下がる条件
- 医師を志した理由
- 医師を目指したきっかけ
- 医学部への進学理由
- 医師になっていなければ何になっていたか（p. 105, 106 参照）
- 医師になったら挑戦したいこと
- 自分はこれまで医師になる者としてふさわしい生活だったか。採用されたとして病院に何を貢献できるか
- なりたくない医師像
- どうして一度仕事をやめて医者を志望したのか
- 尊敬できる先生がいたか
- 自分が小さい病院に向いていると思う根拠
- 座右の銘とその理由
- 出身大学の良いところ，悪いところ
- 大学のある県と地元のいいところを 2 つずつ
- 実習で一番印象に残ったこと，症例
- 実習で記憶に残っていること
- 実習で何を大切にしていたか
- 実習の感想
- 実習で印象に残った，記憶に残った患者
- 実習でつらくなったこと
- 病院で実習をして理想と違ったこと
- 実習でやり残したこと
- 実習でどの先生と話したか
- 新型コロナウイルスをうけて，改めて感じた臨床実習の意義について
- 留学経験で学んだこと
- 海外の大学へ行って良かったこと，大変だったこと
- 学生時代の留学にて，日本と海外の医療の一番大きな違いはどこだったか
- 英語力（TOEIC，TOEFL の受験歴，英会話の経験と能力，英語論文を読む機会と読解力など）
- 公務員に大切なこと
- 四日市という市の職員として働くことについて
- 川崎市長の名前
- 家族構成
- 帰省したら必ず行く場所

- 無人島に行ったら持っていくもの 1 つ
- もしスーパーヒーローの力があるなら何がほしいか，またその理由
- 最近読んだ本とその内容，感想
- 人生を変えた本や映画
- 人におすすめしたい映画
- 好きな映画
- 2010 年に起こった出来事とそれについてあなたが考えたことや感じたことについて
- 自分が面接官になったらどんな質問をするか，それを自分なら何と答えるか

● 2021 年 ●

＜将来＞

- 目指す医師像（p. 74, 119 参照）
- 4 年後，12 年後，20 年後あなたはそれぞれどうしていると思うか
- 5 年後の将来像
- 10 年後の将来像（p. 30〜36 参照）
- 10 年後に思い描く自分のすがたと，目指す未来の自分のために当院でどのように過ごしたい
- 15 年後どんな医師になっていたいか
- 20 年後どのような医師になりたいか
- 30 年後の将来像
- 今後の将来設計，キャリアプラン
- 将来のキャリアにおいて当院の強みをどう活かせるのか
- キャリアの上で将来起こるであろう困難は何か
- あなたのキャリアの中でどう地域医療に関わると考えるか
- 将来どのようなフィールドで働きたいか，それはどうしてか
- 研修 3 年目以降はどうするか
- 研修終了後にどんな医師になっていたいか
- 研修終了後の進路
- 将来希望する科，その理由
- 臨床と研究どちらに興味があるのか
- 研究したいテーマはあるか
- 研修終了後は地元に戻るか
- 当院に残るつもりはあるか
- 後輩の指導についてはどう考えているか
- 当院に貢献できること

＜臨床研修＞

- どのような研修を希望するか（p.92参照）
- 初期研修でやりたいこと（p.117参照）
- 研修で学びたいこと，身に付けたいこと（p.117参照）
- 初期研修に対する抱負
- 研修で頑張りたいこと
- 急性期，高度医療を担う本病院での初期研修に臨むあなたの決意
- 研修で大事にしたいこと
- 研修医になってまずしたいことは何か
- 研修生活に求めること，もし理想と現実が乖離していればどのような行動をとるか
- 充実した研修生活を送るために欠かせないものは何か
- 臨床研修の基本理念について
- 研修医になる上で不安なこと
- 自分が研修医を選ぶ側に立った時どこを重視して選ぶのか，どのような基準で採用するか
- 初期研修は労働の場か，学習の場か
- 卒後臨床研修で医学的知識，基本的手技の修得と共に，重要と思われること
- コロナ禍における初期臨床研修制度について
- ウィズコロナ（新型コロナウイルスとの共存）という新たな状況で，あなたは医師としてどのような役割を担っていくべきと考え，そのためにどのような初期研修を行いたいと思いますか
- 来年コロナ対応できると思うか
- コロナ患者を研修医で担当するとしたらどんな風に対応するか
- 働くことになったとしてコロナ禍で県外への移動を規制することになったとしても大丈夫か
- 研修医として病院にどう貢献できるか，役立つか
- 研修医としてあなたが救急医療の現場で出来る事とは
- 入職してすぐ災害が起こったらどんなことをして貢献するか
- 研修医の中でどのようなポジションになりたいか
- 他の研修医に自分は何を与えられるか
- 自分が研修医のまとめ役だったら何に気を付けるか
- 相性が合わない初期研修医1年目8名が集まり，あなたがリーダー役に選抜された場合，どうすれば8名の初期研修を有効なものにできるか
- リーダーシップを当院でどう発揮していくか
- 指導医が間違った指導をしてきた場合の対応
- 上司から理不尽に意見を無視された場合どうするか

- 病院見学時の当院の印象，科の印象，スタッフの雰囲気，研修医の様子，感想
- 他院の見学時の感想
- 実習に行ったことのある他の病院についての印象
- 研修している先輩から話を聞いたことはあるか
- 当院をどのように知ったのか，きっかけ
- 当院のどのような点が良かったか
- 当院の弱いところ，改善点
- 実習でここをもっとこうした方がいいという改善点
- 女性として働きやすくなるために当院にあったほうがいいと思うこと
- 当院にどれくらい来たい気持ちがあるか
- 当院のある地域の印象
- 地元でもなく，大学のある地でもないのにこの地を選んだ理由
- 地域医療志望であるのに色々と揃っている病院でなぜ研修したいのか
- 市中病院と大学病院の違い
- 大学病院，市中病院の利点
- 大学病院で研修をする利点
- 併願病院について
- 併願病院との比較（良い点，悪い点）
- 他の受験病院，志望順位
- 出身大学での研修は考えなかったのか
- 地域医療支援病院で研修することで，あなたにとって良い点は何か
- 志望科とその理由
- 志望科を目指したきっかけ
- 後期研修について
- 希望プログラムを選んだ理由
- 研修では将来の診療科に関わらず科を回らないといけないが，それについてどう思うか
- 興味の無い科の研修に対する姿勢は
- 地域実習があるが都市部と過疎地どちらに行きたいか
- カンファレンスでわからない用語や内容があった時どうするか
- 夜勤からの日勤をどう思うか

＜医療・医学＞

- 現行の医療制度の課題について
- 日本の医療制度についてどう思っているか
- 患者のたらい回しについてとその対策
- 断らない医療について
- 命の選別についての自分の考え

Ⅶ　施設別傾向と対策　**603**

- 心技一体で心の深くに届く医療の実践にはどのような努力が必要か
- 医療従事者の放射線被曝について
- 医療安全について（p. 41，43 参照）
- 手術で失敗したらどうするか
- 他の医療者がミスをおかした時，あなたはどのように対処しますか
- ヒヤリハットを起こしたらどう対応するか，原因は何が考えられるか
- 一つ前に診療していた患者の薬を処方してしまった，どう対応するか
- 終末期医療のあり方についての自分の考え（p. 59 参照）
- 安楽死について（p. 61 参照）
- 人間としての死とは
- 高齢者医療における救急医療の在り方について
- 地域医療について考えること（p. 85～87 参照）
- 地域医療をどのようなものと考えているか
- 高齢社会が進む中で地域中核病院に発生する医療ニーズとは何か
- 東日本大震災から 10 年経過した現在の日本の災害医療体制について
- 災害現場など限られた医療資源の中で働くために必要なこと
- 救急の現状について
- DMAT に興味はあるか
- 不断の救急医療を完遂する上で，専門診療と総合診療のスキルアップについての考え
- 専門医制度についてどう考えるか
- 専門医制度について知っていること，取得したいかどうか
- 臨床研究についてどう思うか
- CRISPR-Cas9 は画期的なゲノム編集技術として期待されている．その応用分野と，応用における問題について述べよ
- 西暦 2050 年，200 歳まで健康寿命を延ばす薬剤が開発され，一人当たりの治療費（自己負担）に 20 億円（国民平均所得は年間 200 万円）が必要と報道された．この画期的な薬剤は人類にとって朗報であろうか，考えを述べよ
- コロナ禍で医師になることについて
- コロナの医療に関わることについて
- コロナ禍における医療提供体制はどうあるべきか
- コロナ禍の救急医療について

- コロナを収束させるためにはどうすべきか．自宅療養者が増加していく中あなたは何をするか
- 日本においてコロナウイルスで医療崩壊が起きている理由
- 公的医療機関（保健所なども含む）のあるべき役割について，特に新型コロナウイルス感染症の拡大によって見えてきた内容を中心に，自身の見解を述べよ
- アフターコロナで医療職に求められること
- COVID-19 流行に対する医療状況から医学生として感じたこと，特に医療専門職の働き方に関して
- COVID-19 があなたの医療に向き合う姿勢や将来に与えた影響
- AI はどのように医療に活かされていくと思うか（p. 218 参照）
- AI を使った医療について
- 医療における AI の活用について，現状および将来の展望について
- 医学における AI の将来的貢献について述べよ（ただし，【ディープラーニング】【ビックデータ】という単語を必ず含めること）
- 民医連について知っていること
- 勤医協の取り組みで知っていることと共感すること
- 日本赤十字社の一員として気を付けること
- 災害やコロナ，色々あるがそれに対し日赤が何に取り組んでいるか知っているか

<臨床知識>
- 骨粗鬆症の治療薬を 3 つ
- 骨粗鬆症の病態と治療薬
- ウイルス性肝炎の種類と特徴について
- 血小板減少の疾患
- 良性腫瘍と悪性腫瘍の違いを 2 つ
- 中毒の原因薬物とその拮抗薬を 3 つ
- TTP の五徴のうち 3 つ
- TTP と HUS の病態
- 小児の腹痛の鑑別
- 体重減少における鑑別診断
- 統合失調症とはどんな病気か
- 貧血について
- ショックの分類
- ショックバイタルの患者さんに対する初期対応
- ワクチンについて
- Cushing 症候群の兆候
- 高/低 K 血症の心電図所見

- 髄膜刺激症状について
- 糖尿病の型・抗体について
- 甲状腺機能亢進をきたす疾患
- 亜急性甲状腺炎の症状
- 喀血の鑑別疾患，喀血と吐血の判別，喀血を訴えた患者さんにまずすること
- 外来で1人で診察中，70代の男性が胸部をぶつけたとやってきた．血圧が下がっている．まず何をするか
- 緊張性気胸について
- 輸血中の患者が気分が悪いと訴えた時，どうすればよいか
- 白内障の手術を受けた高齢男性が，術後に視力低下をきたした場合の対応

<医師・医師患者関係>
- 医師に必要な資質
- 医師として必要なスキル
- 良い医師になるために具体的に必要なこと
- 小児科医にとって必要なことは何か
- 総合診療医に必要なものは何か
- 麻酔科医として救急医療現場でどう活躍したいか
- 身体疾患と精神疾患を鑑別する力をつけるには具体的にどうすればよいか
- 医療人としての基本姿勢
- 医師の倫理観について
- 医師として働く上で大切にしたい心構えを一言で言うなら何か
- 医師のプロフェッショナリズムについて
- 今から20年後，医師は不足しているのか，過剰になっているのか．その予測した状態に対しあなたはどう対応していくか．当院はどう対応していけばよいのか
- 医療者のリーダーシップとは
- 医師の働き方改革についての意見（p. 221参照）
- 働き方改革の中で，医師として研修医としてどのように働いていくか
- 時間外勤務についてどう思うか
- 世界の医者・医学研究者は週末や祝日に論文提出・査読を行うことが多いとわかっている．国によってこの作業を行う時間帯は様々であり，特に中国と日本は業務時間外に行っていることが多いとわかっている．医者・医学研究者の働き方を踏まえて【業務時間内に行うべき】または【業務時間外に行うべき】の立場で意見を述べよ
- 誕生日や大きなライフイベントの日に外科医の治療成績が落ちるという内容の英語論文があり，そういう日に外科医を休みにするべきか，休みにしないべきか
- 個人的予定のあった日曜日に病院から担当患者が急変したと連絡があった．どう対応するか．働き方改革を踏まえて答えよ（p. 107, 108参照）
- 医師としてコロナとどう向き合っていくか
- 新型コロナ診療に携わりたいと思うか
- 新型コロナウイルス患者とAMI患者の救急外来での同時受け入れ時の考え方
- コロナで亡くなってしまった患者の家族に対し，面会等も行けず，亡くなった後も会えない状況で医師として，どのように話すか
- コロナのワクチンを摂取するか迷っている人にどのような説明をするか
- コロナ感染を不安に思う患者さんに安心していただくために，病院として何ができるか
- PCR検査の説明を患者さんにするとしたら，デルタ株とは何か
- リハビリ中の患者が突然倒れた場合，研修医としてどんな対応をするか
- 小児科と外科（志望科）の患者さんのコミュニケーションの違い
- 患者さんから理不尽なクレームがきたらどう対応するか
- 胃瘻を自己抜去している患者さんを見た時どう対応するか
- 医学的には退院可能な終末期の患者が退院を希望している．一方でこれまでの生活を踏まえると，この患者から暴言などを受けることが予想されるため，家族は退院に反対している．あなたは医師としてどうするか
- 意思表示ができず，家族とも連絡が取れない患者さんの治療方針の決定について
- 上級医と意見が異なった場合，どうするか（p. 101, 102参照）
- 上の先生が自分が良いと思う治療ではない治療をしていたらどうするか
- 手技をやりたい希望があるようだが，闇雲にやるものではなくて，あえてやらないというのも患者さんのためになることもあるのだが，どう思うか

<チーム医療>
- チーム医療とは何か（p. 158参照）
- チーム医療で大切なことは何か
- チーム医療の中であなたにできること

VII 施設別傾向と対策 **605**

- チーム医療についての考え
- チームに自分の苦手な人がいた時どう対応するか
- チームをまとめる上で問題がある人間への対処法
- チーム医療における理想のリーダー像
- チーム医療について求められる能力は何か
- チーム医療をうまく行うにはどうすればよいか専門的な知識という言葉を用いて述べよ
- チーム医療を推進するために重要なコミュニケーション能力とは
- 他職種との連携をどう考えるか
- 他職種間での判断や治療の食い違いが起きた際の対応方法
- 他の職種と話が通じなくてトラブルになった時，どのように対応するか
- コメディカルとの関係性について
- コメディカルと関わる時に心がけていること
- チーム医療でコメディカルが医師の指示に従わない場合はどうするか
- チーム医療における看護師の役割
- 看護師についてどう考えているか
- 看護師と関わる上でどういう関係性を築きたいか（p. 15〜17 参照）
- 看護師に求めること
- 看護師と働く上で気を付けたいこと
- 看護師から同僚の愚痴を言われたらどうするか

＜社会一般＞
- 最近気になるニュース
- 今の医療ニュースで関心あること
- 少子高齢化を改善するために私たちにできることは何か
- 働き方改革についてどう思うか
- 新型コロナウイルスが社会に与えた影響についてのあなたの考え
- コロナに関して思うこと
- コロナ禍がもたらしたプラスな点とマイナスな点
- 新型コロナウイルスの影響で新しい生活様式になったが，その生活の中であった新しい気づきや疑問
- COVID-19 の流行によって世界にどのような変化が起きたか
- 新型コロナウイルスパンデミックにおいて，学んだことと変化したこと
- 30 年前にコロナウイルスが流行っていたらどんな世の中になったと考えるか

- コロナに関して，あなたが 1 番問題視している点は何か
- コロナ禍で公共の福祉と個人の人権はどちらが尊重されるべきか（必ずどちらかに決める）
- 新型コロナワクチン接種と日本人について思うこと
- コロナワクチンを普及させるにはどうすればよいか
- コロナワクチンが若者に受け入れられていないがどうしたらよいか
- 新型コロナウイルスのワクチン接種に関する現在の社会状況について，自身の見解を述べよ
- 新型コロナウイルス感染症について，最近デルタ株が流行しており新規感染者数が増えている．ワクチン接種義務化の動きが国内外で進んでいるが，ワクチン接種の義務化にどう思うか
- 世界中でコロナウイルスワクチンの接種が行われていますが，日本では，開発の遅れ，接種の遅れが OECD 加盟国の中でも際立っています．「ワクチン後進国 日本」の問題点を挙げてあなたの意見を聞かせてください
- COVID-19 に関連して，欧米に比べ，わが国の新薬研究・開発の停滞や予防医学の軽視は何故生じているか，またその対策など考えること
- 新型コロナウイルスに対する政府の対応についてどう思うか
- 各国のコロナ対策，どこが正解だと思うか
- 新型コロナウイルスの今後の展望について
- コロナの影響を受けた経済はどうやったら回復すると思うか
- 友人を亡くしたという内容の短い小説を読み，若くして友人を失った人はその後どうすると思うか
- あなたの考える男女平等とは何か
- 社会人になるということにどう意味があると思うか，何が変わると思うか
- オリンピックの開催は賛成か反対か
- 東京オリンピックを見たか，どう思ったか
- オリンピックを見ていて心に残っていること
- オリンピックは無観客開催だったがどう思ったか，有観客や違った形での開催にしようと思ったらどんな提案をするか，自分がオリンピックの医療関係者だったら何かより良い対策ができたか．
- 大谷翔平選手について
- スポーツの魅力について
- プロフェッショナルにおいて大事なこと

- 2020年のノーベル賞で知っていること
- 医学書の電子書籍化について
- スマホが与える影響についての文章を読み，自分の意見を述べる

＜自己アピール・自己分析＞
- 自己PR（p.185～187参照）
- 自分のセールスポイント
- 自分の性格について
- あなたの強みは何か
- 自分の長所と短所
- 自分の短所とその改善策
- 自分が弱点だと思っているところ
- アンガーマネジメントについて
- 色々な活動をしたその経験から人と関わる上で大切にしていることや今後に活かせることはあるか
- これまでで自分を一番大きく変えた出来事は何か．そこから得たものは何か
- 一人暮らしの経験から活かせることはあるか
- あなたは年上に可愛がられるか，年下に慕われるか
- 先輩として後輩に接する時に気を付けていたこと
- 周囲の人からどんな人と言われているか
- あなたはどんな人だと言われ，それについてどう思っているか
- 人から言われて耳が痛かったこととそれにどう対処したか
- すぐに人と親しくなれるコツ
- 個人プレーとチームプレーどちらが得意か
- 自分にとって仲間とはどんな存在か
- 親友と呼べる友はいるか
- メンタルは強いか
- 自分が医師で挫折しそうになったらどうするか
- 落ち込む時の原因はどういうものが多いか
- 自分は集団の中でどういった立場，役割であることが多いか（リーダータイプかなど）
- 同じ組織の中に意見が合わない人がいたらどうするか
- 人生で嫌いな人に会ったことはあるか，その対処法
- 人間関係で困ったこと，苦労したこと
- 理不尽な上司と，やる気のない後輩がいた時にどうするか
- 誰かを悲しませた経験
- 理不尽な経験
- パワハラやいじめを見たことはあるか
- 最近腹が立ったこと

- 社会人経験について（どんな会社でどんな仕事内容だったか）
- 学生時代，大学生活で力をいれたこと，頑張ったこと
- 学生生活で一番つらかったこと
- 学生時代に楽しかったこととつらかったこと
- 大学生活でストレスまたはプレッシャーに感じた出来事について
- 6年間の学生生活どうだったか
- 大学時代にやっておけばよかったこと
- 大学時代に成果を挙げた経験
- ボランティア経験の有無
- アルバイトの経験について
- アルバイトを通して得たもの
- アルバイトで大変だったこと
- アルバイト先でクレーマーにどう対応するか
- 部活で役職についていたか，苦労したことはあったか
- 部活で大変だったこととその乗り越え方
- 部活で揉め事が起きた時どうしたか
- 部活でモチベーションの違う部員をまとめる方法
- 部活で得たもの
- 部活で学んだことを研修でどう活かすか
- 部活と勉強の両立，計画は立てたか，勉強が計画通り行かなかった場合どうするか，その場合何を犠牲にするか
- 高校での部活について
- サークル活動について
- 大学で国試対策委員をしていて大変なこと
- 学校の成績はどうか
- 国試対策の進み具合
- 留年した理由
- 留年した時に落とした科目
- 国試に落ちた理由
- 地域枠制度について
- 大学生活のタイムマネジメントをどのように行なっていたか
- 大学時代に経験した研究
- 大学での授業で最も印象的だったものとその理由
- 得意な科目，不得意（苦手）な科目
- 勉強について（勉強法，ペース，進捗状況など）
- 勉強でストレスはたまるか
- 模試の成績
- CBTの結果をどのように評価しているか
- 奨学金受給の有無，奨学金の種類

VII　施設別傾向と対策　**607**

・学位についてどう思うか

・挫折した経験と乗り越え方

・自分が考える精神的な成長とはどんなことか

・つらい時も習い事を続けた理由

・今までで一番困難だったこと

・困難な経験，乗り越え方，それをどう活かすか

・これまでで一番苦労したこと

・上尾病院が研修理念に掲げる「たくましさ」について．これまでにたくましさを発揮して成し遂げたこと，またはたくましさを発揮できず失敗した経験について

・大学のカリキュラム以外で，国内外の研究活動や研修に参加したことはあるか

・自分以外のために行動し，社会に何か貢献をしたことはあるか

・社会貢献や課外活動等において表彰されたことはあるか

・今まで取った資格と取得理由

・今までで一番感動したこと

・あなたが生きている中で大切にしていること

・私の大切なもの

・女性として家庭を持つこともあると思うが，人生の中で一番大事にしたいことは何か

・あなたの大切にしている価値観

・あなたの人生に大きな影響を与えた人物や出来事

・今までで一番感情を刺激した人や出来事

・幼少期～高校までの人生について

・小学校時代にどういう風に夏休みの宿題に取り組んでいたか

・リーダーシップを実際に発揮した経験

・体力に自信はあるか

・健康のために心がけていること

・なぜ毎日トレーニングするのか，その継続力はどこから

・コロナ禍をどう過ごしているか，何をしていたか

・コロナがあなたに与えた影響

・コロナで人とのコミュニケーションが中々できないが，どうしたか

・コロナで集まって勉強できない中で協力して勉強することはあるか

・コロナで実習に影響はあったか

・コロナの状況下で実習など制限されることも多かったと思うが，できなかったこととそれについて思ったこと

・今コロナ対策としてあなた自身はどんな対策をしているか

・コロナ禍の学生生活で何が困難だったか，どう乗り越えたか

・コロナ禍での実習により，国家試験で不安なこと

・コロナ禍，各種イベントの中止が余儀なくされ，対面での授業・講義・病院説明会が中止になり，オンラインによる授業や講義，病院説明会が行われています．これらを経験し，「課題と今後」に関して意見を述べてください

・いいコミュニケーションとは

・コミュニケーションを取ることが難しい人にどう接するか

・人とコミュニケーションを取る上で心がけていること

・自分のコミュニケーション能力を10段階で表し，その理由も述べよ

・コミュニケーションの必要性とその身に付け方

・初対面の人と仕事をする際，どうやって仲良くなったか

・ストレス発散方法・ストレス解消法・息抜き方法は何か

・ストレスの原因・理由

・ストレスを感じた時どう対応しているか

・体力面やつらいことがあった時はどうリフレッシュするか

・趣味について

・仕事以外の生きがい

・今，ハマっていること

・特技について

・病院までどれくらい時間がかかったか（通える範囲かどうか）

・面接を待っている間何を考えていたか

・今日の昼食はどこでとってきたか

・理想の働き方

・生活と仕事のバランスについて

・オーバーワークになりそうな時どうしていたか，そういった時は自分で気付いたか，周りが気付いてくれたか

・遅刻した時どう対応するか

・医師を志した理由

・医師を目指したきっかけ

・医学部への進学理由

・医師になっていなければ何になっていたか（p. 105, 106参照）

- 理想の医師像（p. 37，39，120〜126 参照）
- 医師になるにあたって心配なこと
- 医師になることの一番大きな利点
- 医療従事者として働く上で気を付けること
- 心に残る医療体験
- 尊敬している自大学の教授
- 座右の銘
- 自身がモットーとしていること
- 出身大学の教育の良かった思い出，改善点
- 実習で一番印象に残ったこと，症例
- 最も印象に残る BSL（臨床実習）症例について，医学的見地も含めて述べよ
- 実習の感想
- 臨床実習を体験して改めて感じたこと
- 実習では患者さんの診察をしたか
- 実習で最も印象に残った患者
- 実習などで患者さんに接する時大事にしていること
- 留学に行ったきっかけ
- 留学で学んだこと
- 価値観を広げることはどのように仕事につながるか
- 海外の大学へ進学した経緯
- 日本と海外の医療の違い
- 海外経験について（留学，旅行）
- 公務員として働くにあたって思うところは
- 家族構成，家族について
- 家族に医療従事者がいるか
- 両親は志望している病院について何と言っているのか
- 両親のエピソードとそこからの学び
- 自分の苗字はどこのものか
- 出身地について
- 自分の出身町の良い点と悪い点
- 出身地を PR
- 無人島に行ったら持っていくもの 1 つ
- 今日，世界が滅亡するとしたらどうするか
- 心に残る本
- （4コマ漫画を見せられて）どこが面白いか，登場人物の性格は，実際に同様の経験はあるか
- 今まで読んだ本や映画などで印象に残っているものとその理由

● 2022 年 ●

＜将来＞

- 理想の医師像（p. 37，39，120〜126 参照）
- 理想の医師像のなかで一番何が重要だと考えるか
- 目指す診療科について，どのようなキャリアを積む予定か
- 将来大学に戻るのか
- 将来は海外で働きたいか
- この先 5 年間のワークライフバランスについて
- 3 年目以降の進路
- 5 年後，10 年後の自身の医師像について（p. 30〜36 参照）
- 10 年後の自分への手紙
- 10 年後の自分は医師として，どこでどのような役割を担っているか
- 10 年後どんな医師になっていたいか，そのために初期研修でどんな研修をすべきと考えるか
- 15 年後，どのように働いているか（臨床医か研究医か）
- 自分のキャリアプランについて
- 専攻医時代とその後の計画について
- ジェネラリストかスペシャリストか
- 将来は勤務医，開業医，研究医のどれになりたいか
- 病院に残るつもりはあるのか

＜臨床研修＞

- 当院を知ったきっかけ
- 当院を選んだ理由（志望理由）
- 当院の直した方がいいところ
- 志望科はどこか
- 第一志望はどこか
- 離島研修を志望する理由
- たすき掛けの希望順位の理由
- 研修病院を選ぶ基準は何か
- マッチング病院を決めるにあたりどういう点を重視したか
- 医師になるうえでの初期研修 2 年間の位置づけとは
- 良い指導医と悪い指導医
- 指導医に求めること
- 十分な指導を受けられないときどうするか
- 新人研修医にとって成功体験と失敗体験どちらが大切か
- 学生と研修医の違い
- 研修医の定員が少ないことについてデメリットを感じ

なかったか（人数が多いところも見たのか）
- 大学の臨床実習と初期研修で，最も大きく変わるところは何だと思うか。医療プロフェッショナリズムの観点から記述せよ
- 研修医になってカンファレンスで発表するとき，またカルテを記載したりするとき，どういうことを心がけてやりたいか
- 研修医として予期せぬ事態が起きた際にどのように対処するか
- 研修医で医療ミスをしたとき，どう対処するか
- 臨床研修で頑張りたいこと
- ハードな初期研修を耐え抜く自信や成長していけると自負するアピールポイントは何か
- 研修医の役割と研修中に成し遂げたいこと
- 自分が病院に貢献できること
- 初期臨床研修に向けての抱負
- 急性期，高度医療を担う本病院での初期研修に臨むあなたの決意
- 臨床研修において重要と考えていることは何か
- 研修医でどうやって学んでいくか
- 研修に関する要望はあるか（どのような研修を求めているのか）（p. 92 参照）
- 研修医として働く際にどのような指導を心がけたいか
- 初期臨床研修で何を学びたいか（p. 117 参照）
- 研修で心配なこと，不安なことはあるか
- どんな研修生活にしたいのか
- 研修医の間，大切にしたいことを3つ
- 患者から研修医を変えてほしいといわれたらどうするか
- 初期臨床研修は労働か，それとも学習か。またはそれ以外か。
- 研修またはそれ以外で何か楽しみがあるか
- 当院で研修することのメリットとデメリットについて
- 働いてから当院のスタッフ（コメディカルや同期研修医を含む）にどのような影響を与えることができるか
- 勤務初日に病院職員の先輩たちに対してした方がいいと思うことはあるか
- 初期研修を終えたらどうするのか
- 2年間でどんな医師になりたいか
- 当院が研修施設として最も優れていると感じた点は何か

＜医療・医学＞
- 将来の医療のあるべき姿

- 印象に残っている症例は何か
- 心に残る医療体験
- 治療がうまくいかなかったときどのように切り替えるか
- 今まで見聞きした医療ミスについて
- 医療事故を防ぐためには
- 医療事故を防ぐために大切なこと
- 医療事故についての考え（左記から派生して医療ミスではない医療事故についてどう対処するか）
- 医師がインシデント・アクシデント・レポートを作成する重要性について
- 大学や高校で医療に関わった経験
- APC として，医師としてどう取り組んでいくか
- 研究に興味はあるのか
- 研究に対してどう考えるか
- 内科と小児科の違い
- 自分が思う総合診療とは
- ポリファーマシーについて
- 癌の集学的治療について
- 高齢者の医療をどう思うか
- 高齢化と病院の在り方について
- 高齢化と医療の関わりについて
- 高齢化社会の医療で重要なことは何か
- これまで高齢者と関わってきたなかで大切にしてきたこと
- 医療のタスクシフトについて
- 医療問題について最近気になっているニュース
- 国民医療費の増加問題について，どう対処するか
- 救急車の有料化について，皆が納得できる理由を答えよ
- 医学生に医療行為の拡大について
- インフォームドコンセントについてどう考えるか
- 戦争と医療について思うところを述べよ
- 最近気になる研究トピック
- 医療系映画は何を見たか
- 僻地における医療資源の過疎化について，どう対処するか
- 地域住民にとっての理想の病院像
- 地域医療について（p. 85〜87 参照）
- 地域医療をやりたいか
- 地域医療にどう貢献していきたいか
- 地域医療に求められることは何か
- 地域に医療者を派遣するにはどうすればよいか

- 断らない医療について
- 尊厳死か安楽死か（p.61 参照）
- カルテの意義
- 再生医療について
- 良質な医療
- サブスペは何を考えているか
- オンライン診療の在り方について
- 日本の医療の問題点を 1 つ挙げよ
- 2001 年から 2016 年までの平均寿命と健康寿命の推移のグラフが与えられ，この推移からどのようなことが言えるか
- 学生から見た現行の研修制度について賛成，反対，改善点，要望など
- 自分が臨床医として適している点，適していない点およびその対応策があればあなたの考えを述べよ
- 災害医療や戦争時の医療といった場面に医師が出ていかないといけないことあると思うが問題ないか
- 新興感染症について自分の考えを述べよ
- 大規模な感染症の流行における医療者の役割について

＜臨床知識＞
- 最も印象に残る BSL 症例について，医学的見地も含めて述べよ
- 症例ベースに，老年症候群に関する注意点と医学的な問題点についてそれぞれ 2 つずつ挙げて論じる
- 17 歳女子慢性的な頭痛と腹痛鑑別について
- リンパ節腫脹を伴う疾患の鑑別
- 透析導入の原因
- 化学療法中の発熱の鑑別
- 癌について
- 認知症について知っていること
- 脳卒中の病型分類
- 脳卒中の治療法
- ラクナ，アテローム，心原性以外で知っている病型
- tPA 以外の治療法
- 心原性の治療法
- ラクナ，アテロームの治療法
- 遺伝形式
- 血友病
- Duchenne 筋ジストロフィー・ハンチントン病
- 性染色体数の異常

＜医師・医師患者関係＞
- 医師に必要なコミュニケーション能力は何か
- コミュニケーションの必要性とその力のつけ方

- コミュニケーションを取るときのコツは何か
- コミュニケーションがうまく取れなかった経験はあるか
- 医師のプロフェッショナル
- 医師とはどういう職業だと思うか
- 医療人としての基本姿勢
- 医師としての倫理
- 医師になった理由
- 社会人から医師を志した理由
- 医師に求められる最も大切なこと
- 医療におけるスペシャリストとジェネラリスト
- 仕事のやりがい
- 医師として病院外でできると思うことはあるか
- こんな医師にはなりたくないというのはあるか
- 自分は医師に向いていると思うのか
- 医師の成長に必要なことは何か
- 患者の権利
- 患者中心の医療
- 患者へがん告知を行う際の医師の適切な行動を 6 択から選びその理由を述べる
- 末期がんの人にどのように診断を伝えるか
- 意思表示ができない患者の終末期緩和医療について
- 患者とのコミュニケーションで重要なことは何か
- 患者への説明について思うところを述べよ
- 患者との関わりで良いエピソード（もしくは失敗したエピソード）
- 患者が治療拒否した場合の対応について
- 「誠実な医師」とはどのような医師であると考えるか
- マスク着用と医療現場におけるコミュニケーションについて
- 働き方改革についてどう思うか
- 働き方改革と研修医について
- 働き方改革のなかでどのような研修を望むか
- 働き方改革のなかで医療の質を落とさないためにどうすればよいか
- 医師の働き方改革について思うことを「研修で如何に学び働くか」という点を踏まえ，1000 字以内で述べよ
- 時間外勤務に関してどう考えるか
- ワークライフバランスについてどう思うか
- 「上医は国を治し，中医は人を治し，下医は病を治す」という言葉があるが，それからあなたは何を連想するか
- 医師の収入に制限を定めることに賛成か反対か

Ⅶ　施設別傾向と対策　**611**

・お金をもらえなくても患者につくすか
・終業間近に患者がきたらどう思うか
・医師過剰事態に向けて取り組みたいこと
・海外留学に行くと臨床能力は停滞しがちだがあなたなら行くか

＜チーム医療＞

・チーム医療について，どう考えるか
・チーム医療の意義と医師の役割
・チーム医療で大事なこと
・チーム医療について，具体例を挙げて述べよ
・医療チームのコミュニケーションで大事だと思うこと
・チーム医療ではコミュニケーションが大事だがみんなをまとめるために具体的にどのようなことをしていくべきだと思うか
・初期研修医としてチーム医療にどう役立つか
・チーム医療におけるリーダーシップについて
・チーム医療における医師の立場
・腕を骨折した患者のチーム医療にはどんな職種の方が関わるか挙げる
・円滑なチーム医療のためにどのような研修を心がけるか
・意見がチーム内で異なったときどうするか
・病院実習で多職種連携した経験
・医療スタッフや患者との信頼関係をどう築いていくのか
・看護師と働くにあたって大切なこととどうやって信頼関係を築いていくか
・コメディカルで意見が食い違ったらどうするか

＜社会一般＞

・新型コロナウイルスの影響で新しい生活様式になったが，その生活の中であった新しい気づきや疑問は何か
・コロナ報道における医師のあり方
・コロナ禍での医療状況に対して医学生として感じたこと
・コロナ禍が医学生のコミュニケーション能力において与えた影響について
・コロナ禍で医師に求められること
・コロナ禍での実習の受け方について
・コロナ禍における医療のオンライン化について良い点悪い点とあなたの考え
・コロナ禍で良かったこと
・コロナ禍で困ったこと
・コロナ禍で学んだことで今後に活かせることはあるか

・コロナ禍で学生生活をどう過ごしたのか，何が大変だったか
・コロナ感染が蔓延していることについてどう考えているか
・コロナ蔓延と医療について
・コロナ禍の医療逼迫問題と対策
・急性期医療における新型コロナ感染対策
・新型コロナウイルスに対する対応と今後の対策について
・COVID-19 パンデミックによって出現した困難なことに対して，どのように対応して乗り越えてきたのか
・コロナ禍でも徐々に規制が緩和されてきているが，医療従事者としてあなたはどのように行動するか
・当院がコロナ感染拡大を受けて感染病床を増設したことについてどう思うか
・病院のコロナ対策についてどう思うか
・日本のコロナ対策についてどう思うか
・日本のコロナ対策はなぜ失敗しているのか
・コロナに関してダメだと思う政策
・新型コロナウイルスを 2 類から 5 類に下げるという議論があるが，2 類から 5 類に下げることで社会に与える影響について
・COVID-19 を 2 類から 5 類に落としたらどうなりそうか
・新型コロナウイルス感染に対して様々な対策が取られているが，5 年後，2027 年 8 月に日本の社会・医療はどのように変貌しているか。あなたの思い描く未来予想図は何か
・今後，コロナウイルス感染症のような世界的パンデミックの発生に備えて，私たちができることを，医療・政治・個人の各観点から考えよ
・LGBTQ について医療者の視点から述べよ
・最近気になるニュース（医療的な内容とそれ以外）
・時事問題について
・現在の世界情勢について思うところ
・二刀流のメリットとデメリット
・大谷選手の二刀流が有名だが，あなたは医者と何を二刀流するか
・スマートフォンのメリットとデメリット，有効な活用方法
・SDGs に関連して 3R について，それぞれ自分自身が取り組んでいることやそれによる健康や環境面での影響について述べよ

- 2025年問題についてグラフを見て考えることを書け
- ポンペの言葉をどう思うか
- ソクラテスの言葉を基に医師におけるコミュニケーションの役割について
- 医学研究を遂行する上で重要なヒポクラテスの誓いについて
- 憲法25条についてあなたはどのように考えているのか
- 人間としての死とは
- 銀行のサービスと顧客満足度に関するA4 1枚程度の小論文を読み，医療にそれを当てはめた場合，どのようなサービスが顧客満足度に影響するか

＜自己アピール・自己分析＞

- 出身はどこか
- 家族構成（家族に医師はいるのか）
- 親は看護師か
- 親戚に医療従事者はいるか
- 兄弟の専攻学科
- 両親に当院を受けることについてどう言われているのか
- 地元に戻るつもりはないのか
- 実家の近くがよい理由
- 田舎でも住めるか
- 忍耐力はあるか
- 体力に自信はあるか
- 体調管理の方法
- 体は丈夫か
- 健康のために心がけていることは何か
- 既往歴
- タバコを吸うか
- お酒は飲むのか，飲むとどうなるのか
- 自分の今までの人生について本を作るとして，どのようなタイトルをつけるか
- 自己分析（自分史）
- 自己紹介
- 自己PR
- 自分をどのように評価しているのか
- 自分を一言で表すと何か
- 自分を動物に例えると何か
- 人生会議について
- 座右の銘
- 推薦状を大学の先生に書いてもらうとしたら，どのような内容が書いてあると思うか
- 部活動以外で頑張ったこと

- 部活動を通して自分が学んだこと
- 部活動で大変だったこと
- 部活動と役職
- 部活動でチームが負けてしまったとき，どのようにチームを引っ張っていったか
- 部活では自分の考えを出すタイプか，相手の考えに流されるタイプか
- アルバイトで学んだこと
- アルバイトで力を入れていたこと，大変だったこと
- アルバイトでバイトリーダーとして苦労したことは何か
- リーダーとして大切なことは何か
- リーダーになることが多いか
- 大学入試の際，今の大学以外を受験したのか
- 自大学の教育カリキュラムの良いところ
- 大学時代（学生時代）に頑張ったこと
- 学生生活や実習で印象に残ったできごと
- 大学は授業時間ギリギリまで講義をやるタイプか（もし授業が早く終わったとして，質問があるときのように聞きに行くか）
- ふだんの勉強方法
- 勉強についてどういうことを心がけてきたか
- 一日の勉強時間
- 職業人として，どのように自己研鑽していくか
- 今までで一番苦労したこと
- 今までに自分にあった大きなできごととその影響
- 今までで一番うれしかったこと，悲しかったこと
- これまで頑張れなかったというものはあるか
- これまでに何かできなかったことはあるか
- 成功体験（その成功に自分のどのような点が影響したのか）
- 卒業研究の内容
- 学会発表の内容について
- 出身大学について
- 中学高校での失敗談
- 浪人生活で得たこと
- 社会人から編入したことによって得たものと失ったものは何か
- 留学先で学んでこれから活かせることは何かあったか
- 医学部に入ってから理想と現実のギャップはあったか
- 将来の夢（医師と関係のない内容でも可）
- 地域枠か否か
- 続けていてよかったこと

VII 施設別傾向と対策 *613*

- ものごとを長く続けるコツは
- 自己責任という言葉についてどう思うのか
- 後輩，同級生，先輩からそれぞれどのように思われているか（他人から自分はどのように映っているか）
- 同級生のなかでの自分の役割
- 同期が夜勤を変わってほしいときにどうするか
- コミュニケーション能力の有無
- いじめについてどう考えているか
- 自己と他人
- 男女共働について
- 女性だと大変なことが多いと思うがどのように考えているのか
- 女性のライフプランについて
- 婚姻を結ぶ人はいるか
- 料理をするか
- 職業上の公平性
- 成人年齢引き下げについて期待すること
- 尊敬する人物は誰か（どういった点で尊敬しているのか）
- 尊敬する医師はいるか
- 人生の中で自分に影響を与えた人物について
- 自分を変えたきっかけとそれによってどう変わったか
- 苦手なタイプの人間と研修で上級医にそういった人がいた場合にどうするか
- 苦手科目をどうやって勉強しているのか，得意科目は教えることもあるか
- 生き方として心がけていること
- 人間関係で失敗したこと，気をつけていること
- 時間を忘れるほど没頭するテーマは何か（理由も含む）
- 自分の意見を貫いたことはあるのか
- 譲れないことはあるか
- 意見対立が生じた場合どうするか
- 他人をやる気にさせたことはあるか
- 英語はできるか
- 外国人の患者に対応できるか
- 海外ボランティアに行ったきっかけ
- 今までやってきたボランティア
- 人生で直面した最大の困難について
- 精神的な成長に最も重要なことは何か
- 挫折したことは何か，それをどう乗り越えたのか
- わたしが失敗から学んだ経験について
- 人生に影響を与えた本
- 本を買ったり論文を読んだりしているか
- 今までに観た映画の中で心に残っているもの（2，3個）
- 大学で人権に関する映画を観せられたことはあるか
- 長所と短所
- 自分の長所を病院でどう生かせるか
- 自分の短所とそれをどう改善するか
- 自分の強み
- 習い事について
- 趣味
- 特技
- 最近読んだ本
- プライベートをどう充実させるか
- 休みの日の過ごし方
- 友人関係について
- リラックス，息抜きの方法
- 成績はどうだったか
- 給料は何に使うか
- 奨学金をもらっているのか
- 縛りのある奨学金をもらっていないかどうか
- 強いストレスを受けた経験はあるか
- ストレスに対してどのように対応するか
- ストレス解消法
- 気分転換の方法
- モチベーションの保ち方
- 精神的に落ち込んだことはあるか（その対処法）
- 精神的に落ち込んだ自分に一言言うとしたら何を言うか
- 研修医は鬱になることがあるが，セルフメンタルケアで重要なことは何か
- 人生で理不尽なことをされた経験はあるか
- 理不尽なことに対してどう対応するか
- パワハラを受けたらどう対処するか
- あなたが面接官ならどんな人を採用したいか，逆にどんな人は採用したくないか
- ユーチューバーになるなら何を配信するか
- 総理大臣になったらやりたいこと
- 筆記試験は何割くらいできたのか
- 国試に向けての勉強はどうか
- 国試に受かる自信はあるか
- 国試対策についてこれまでしてきたこととこれからすること
- CBTはどう勉強したか
- CBTの成績は良好だが，その後の成績はどうか
- 併願病院について

- 分院は受験しないのか
- 母校は受験しないのか
- 見学にきたきっかけ
- 見学時の雰囲気
- 見学時の研修医の言葉で印象に残っていること
- 実習はどうだったか
- 実習で印象に残った症例
- 実習で印象に残っている先生
- 実習で難しかったと感じた，あるいは印象に残った症例
- 病院実習に来なかったのはなぜか
- 当院が人気病院になってきたのはなぜであると考えるか
- 24時間以内にあったいいことや発見したこと
- 無人島に一つ物を持っていけるとしたら何を持っていくか
- 最後に何か質問はあるか

HELLO MATCHING 2023

VIII

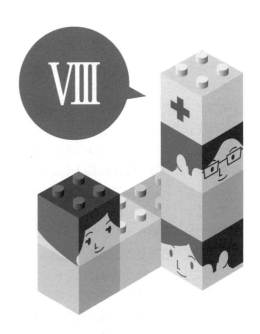

アメリカの医療について

アメリカの医療とは？

アメリカの医療制度について，これまでも随所に私の考えを書いてきたが，ここでインフォームドコンセントやクリティカルパス（クリニカルパス），セカンドオピニオンやリスクマネージメント，evidence based medicine（EBM）といった，現在の医療の根幹をなすアメリカ直輸入の概念について，まとめて述べてみたい。

雑多な人種の入り混じったアメリカという国では，そもそもすべてにおいてインフォームドコンセントといった手続きが必要ではある。

その結果，マニュアルができ，なんでもシステム化される。

マニュアルやシステムというのは輸入しやすく，かつ，アメリカで行われているという部分で権威化されやすい。

しかし，日本の現状を知り，アメリカの現状を知ってみると，日本ではこれらの概念が少なからず誤解されていることに気付く。

たとえば，同じインフォームドコンセントとは言っても，日本のように外来で1時間近くかけてなどといったものではない。

日本では希な副作用の説明のために，それでなくても多忙な時間を取られ，結果，患者診察がおざなりという本末転倒ぶりであったりはしないだろうか。

それに対して，私が経験したアメリカでのインフォームドコンセントは実に簡単で，場合によっては医師ではなく看護師によって行われることもあった。

日本のように，後の医療訴訟に備えるといった感じでもなく，必要なことを最小限度説明している印象である。

そのかわり，入院前など，分厚い冊子に細かい文字で書き込まれた同意書にサインさせられるのだが，ほとんどの患者は読みもせずにサインしている。

日本でそんなことをやったら，なんてひどい病院，医者だということになることは想像に難くない。

それよりむしろ印象的なのは，検査とか治療に要する費用に関するインフォームドコンセントがアメリカでは徹底していることである。

国民皆保険制度ではなく，個人負担が大きいのだから当然のことではあるが，日本ではほとんど行われていないインフォームドコンセントだろう。

もっとも，インフォームドコンセントという言葉がない頃，日本では医者が患者に説明していなかったのかと言えば，そんなことはない。

日本では長らく癌を本人に告知しなかったという歴史があり（p. 97 参照），医者は何かしらの後ろめたさを感じながら，この説明をしてきたというだけのことではある。

どうも，インフォームドコンセントが癌の告知と渾然一体となり，何でも包み隠さず説明しておけば間違いないし，同意をカルテに書き込んでおけば責任を回避できるという風潮になっているように思えるが，本当にそうなのだろうか。

クリティカルパスにしても同様のことが言える。

かつて，私が研修医をしていた頃，疾患ごとに決め打ちの指示書を作ってコピーしていたら，指導医から患者はそれぞれに異なるし，状態も日々異なるものだから，そんなものを作っていてはダメだと言われたものである。

個人的に，それはそれで正論だと今でも思っているし，私に先見の明があったわけでもない。

クリティカルパスとは，マニュアル作りが好きなアメリカ人が，できの悪い医師にも均一の医療をさせるよう，マニュアルを作っただけのことではあるのだ。

その内容をちゃんと見ると，実は，必要最小限のことをやり，どうやって過剰を省くかに重点が置かれている。

注文料理ではなく，いわば安上がりの定食である。

しかし，これらよりもっと凄いのは EBM で，じゃあコレがなかった頃は一体何に基づいて医療をしていたのかと考え込んでしまう。

個人的な経験と勘だけ？　なことはないはずで，よほどの医者でもなければ，論文や学会発表，各人それなりに何かの根拠があって医療を行っていたことに間違いはない。

EBM という言葉で表される内容として，むしろ何かしらの根拠に基づいて，やはり医療を均一化させようという意図の方が大きいのではないか。

総じて見ていくと，アメリカの医療概念の目的はすべて，医療費の抑制を念頭に置いてのことに思えてならない。

確かにアメリカにおける医療の最大の問題は「コスト」であり，逆に「コスト」がすべてを支配している。

アメリカ追従が本当に良いことなのかどうか，もう一度考えてみる余地はある。

何もかもがシステム化され，マニュアル化されると，当然ながら切り捨てられた部分に軋みが出てくる。

セカンドオピニオンやリスクマネージメントだって，それが組織化され，制度化

されたという点に意味はあるだろうが，一人の医者の意見だけでは間違っているかもしれないから他の医者の意見も聞くというのは当たり前の話で，事故の予防と迅速に対応するという体制もその内容さえしっかりしていれば，何のスローガンも必要ない。

　家庭医が医療の主体であるアメリカと，大病院志向の日本では，保険制度の前に，そもそも医療制度自体が大きく異なっていることを忘れてはいないだろうか。

　アメリカではオープンシステムという制度があり（p. 99 参照），これを利用して，開業医は自由に大学病院での検査をオーダーしたり，手術室を借りたりすることができる。

　その結果，クリニックであってもその診断の質は高く，大病院との垣根は低い。

　患者はクリニックを第一選択とする良循環の中，家庭医制度が維持され，これがアメリカ医療の主役なのである。

　小規模・中規模病院を次々に潰した行政が，第一に輸入すべきは，実はこのオープンシステムだと思っているのだが，いずれにしても，形ばかりの物まねはいずれボロが出る。

　何でもこうだとなったら右へ倣えで硬直化する日本とは違い，何でもマニュアルのアメリカは，またそのマニュアルを作り変えることにも躊躇がないことに留意しなくてはならない。

　学ぶべきアメリカ医療の本質は，むしろそうした批判精神であるような気がしてならないのだが……。

　マッチングのいわばマニュアル本の最後をそんな言葉で締めくくってみたい。

試験は難しいか —あとがきにかえて—

マッチングに伴う採用試験は難しいかと聞かれれば，答えはノーである。

少なくとも医学部の入試に比べたらはるかにやさしいだろう。

医師国家試験に通るかどうかは問題だが，採用試験に落ちてもさほど気にすることはない。

何も米つきバッタのようにペコペコして入れてもらう必要などないのだ。

まあ，試験は見合いと同じようなもので，むこうが気に入るかどうかだけでなく，こっちだって気に入るかどうかも問題である。

落とされたらこっちから断ってやったのだ，と思えば良い。

安い給料で死ぬほど働かされるのだから，考えてみればむこうが選ぶなんてのは，おこがましいのである（労働基準法の厳密な適応以来，これも少し変わってきてはいるが）。

まあしかし，希望する病院で研修できればこれほど良いこともない。

採用試験に臨むときには，気合を入れすぎず，されど気を抜くべからずである。

諸君だって数年後には試験を課す側になる程度のものだと思って試験を受ければまず間違いはない。

もっとも，その程度のものに受かるのは，ちゃんとした試験に受かるのより難しいかもしれない。

つまるところ確実な方法はない。

ただその中で何をすれば比較的良いかを示したのが本書である。

本文の中で日本の医療は各施設で方針がまちまちと書いたが，採用試験についてもそれが言える。

正直，何を試したいのかと疑いたくなるような出題もある。

しかし，best が示せなくても better を示すことはできるという点から本書を書いた。

論文も面接もその場の瞬間的な判断が重要という点において，痛がっている患者に瞬間的な判断を下しながら治療を進めていく医療行為に似ている。

どんなに頑張っても患者の状態を改善することができないこともあれば，ちょっとした処方で劇的に改善することもある。

それが人生というものかもしれない。

長い人生の中で，初期の研修病院は大切でもあり，そうでなくもあり，が正直なところだ。

その病院で研修しなければどうなるかは誰にも分からないだろう。

ただ，人間到る所青山ありである。

後悔や不満を抱きながらの研修は不幸かもしれないが，そうでなければ研修はどこでもそう変わりない……要は本人の心の持ちようだ。

何が幸福かはその人間にしか分からない，というより，その人間にしか決められない。

たくさんの学生を見てきて思うのはそういうことである。

マッチングは医療崩壊の現状とも関連して，今後さらなる制度改革がなされるようである。

マッチングは再び戦国時代に突入する感がある。

しかし，個人の軸さえしっかりしていれば恐るるに足らずである。

最後になったが，毎年，執筆のための膨大な資料を集めていただいている編集諸氏に，この場を借りてお礼を述べたい。

著　者

〈著者〉

石黒　達昌（いしぐろ　たつあき）

医師・作家

1961 年北海道生まれ

東京大学医学部卒

元テキサス大学 MD アンダーソン癌センター客員助教授

主な著書『最終上映』（福武書店）

『平成 3 年 5 月 2 日…』（ベネッセ）

『新化』『人喰い病』（ハルキ文庫）

『劣等生の東大合格体験記〈15 歳の寺子屋〉』（講談社）

『Biogenesis』（Vertical, Inc. 英訳）

『冬至草』（中国語訳）

『現代日本文学アンソロジー』（ロシア語訳）など

ハローマッチング 2023
小論文・面接・筆記試験対策の ABC

2004 年 5 月31日	2004 年版第 1 刷発行
2023 年 4 月28日	2023 年版第 1 刷発行

著　者　石黒　達昌

発行所　エムスリーエデュケーション株式会社

〒 108-0014　東京都港区芝 5-33-1
森永プラザビル本館 15F

（営業）TEL　03　（6879）3002

FAX　050　（3153）1427

（編集）TEL　03　（6879）3004

URL https://www.m3e.jp/books/

印刷所　三報社印刷株式会社

イラスト　伴　武司　　　　　ISBN978-4-86399-559-8 C3047